普通高等教育案例版系列教材

供临床、基础、口腔、麻醉、影像、药学、检验、护理、法医等专业使用

预防医学

案例版

第3版

主　编　郑建中　吕嘉春
副主编　刘　涛　靳光付　杨光红　王学梅　平卫伟
编　委　（按姓氏笔画排序）

丁国永（山东第一医科大学）　　陆彩玲（广西医科大学）
于德娥（海南医学院）　　　　　陈子敏（湖北科技学院）
王　怡（温州医科大学）　　　　陈锦彬（广州医科大学）
王学梅（内蒙古医科大学）　　　罗　皓（广东医科大学）
王俊玲（兰州大学）　　　　　　庞雅琴（右江民族医学院）
毛　琛（南方医科大学）　　　　郑建中（长治医学院）
毛辉青（青海大学）　　　　　　房中则（天津医科大学）
尹素凤（华北理工大学）　　　　赵　芳（上海健康医学院）
平卫伟（长治医学院）　　　　　段爱旭（山西大同大学）
丘福满（广州医科大学）　　　　姜　晶（吉林大学）
冯　旭（沈阳医学院）　　　　　姚　燕（吉林大学）
吕美霞（华中科技大学）　　　　贺　鹭（山西医科大学）
吕嘉春（广州医科大学）　　　　郭崇政（长治医学院）
刘　涛（新疆医科大学）　　　　菅向东（山东大学）
杨巧媛（广州医科大学）　　　　韩冬梅（包头医学院）
杨光红（贵州医科大学）　　　　景汇泉（首都医科大学）
何保昌（福建医科大学）　　　　曾怀才（桂林医学院）
张志将（武汉大学）　　　　　　靳光付（南京医科大学）
张青碧（西南医科大学）　　　　漆光紫（右江民族医学院）
张忠臣（山东大学）　　　　　　戴江红（新疆医科大学）

秘　书　陈锦彬（广州医科大学）

科学出版社
北　京

郑 重 声 明

为顺应教学改革潮流和改进现有的教学模式，适应目前高等医学院校的教育现状，提高医学教育质量，培养具有创新精神和创新能力的医学人才，科学出版社在充分调研的基础上，首创案例与教学内容相结合的编写形式，组织编写了国内首套案例版系列教材。案例教学在医学教育中，是培养高素质、创新型和实用型医学人才的有效途径。

案例版教材版权所有，其内容和引用案例的编写模式受法律保护，一切抄袭、模仿和盗版等侵权行为及不正当竞争行为，将被追究法律责任。

图书在版编目（CIP）数据

预防医学/郑建中，吕嘉春主编．—3版．—北京：科学出版社，2021.8
ISBN 978-7-03-069194-1

Ⅰ.①预⋯　Ⅱ.①郑⋯②吕⋯　Ⅲ.①预防医学－医学院校－教材　Ⅳ.①R1

中国版本图书馆 CIP 数据核字（2021）第 111427 号

责任编辑：王　颖 / 责任校对：宁辉彩
责任印制：赵　博 / 封面设计：陈　敬

科学出版社 出版
北京东黄城根北街 16 号
邮政编码：100717
http://www.sciencep.com

中煤（北京）印务有限公司印刷
科学出版社发行　各地新华书店经销

*

2007 年 8 月第　一　版　开本：850×1168　1/16
2021 年 8 月第　三　版　印张：31
2025 年 1 月第二十次印刷　字数：920 000

定价：98.00 元
（如有印装质量问题，我社负责调换）

前 言

随着社会与经济的发展、疾病谱的变迁和医学模式的转变，人类面临的新健康问题不断增多，如环境污染、生活方式改变、新型传染性疾病暴发流行、各种慢性非传染性疾病患病率不断上升等。因此，人们对卫生服务的要求越来越强调疾病预防和健康促进，这对临床医生的预防医学技能提出了新的要求。预防医学作为医学教育体系的重要组成部分，是一门与临床医学密切相关的重要课程。2007年，受科学出版社委托，新疆医科大学郑玉建教授和广州医学院王家骥教授共同主编了《预防医学》（案例版）教材。该教材的使用促进了非预防医学专业预防医学教学模式的改革与发展，取得了良好的教学效果。这次修订是在前两版教材的基础上，本着"三基、五性、三特定"的原则，以及执业医师资格考试和硕士研究生入学考试对课程内容的需求，就我国当前的教学情况和针对教学对象为临床医学专业学生的特点而编写。根据这些要求，结合预防医学的学科进展，我们对新版修订教材在框架和内容上均作了一定幅度的改动。

全书共分为4篇33章，涵盖了环境与健康的关系、医学统计方法、流行病学原理与方法、卫生政策与健康管理等预防医学主干内容。在绪论以后，第一篇是环境与健康，这里指的环境包括自然环境和社会环境，主要是介绍了环境相关疾病的预防与控制。第二篇是医学统计方法，主要介绍了医学统计的基本概念和常用的统计学方法。第三篇是流行病学原理与方法，介绍了流行病学的基本概念及常用的流行病学研究方法。第四篇是卫生政策与健康管理，介绍了卫生政策、健康管理、健康教育以及疾病预防控制等方面的内容，目的是让医学生从宏观和管理的视角来审视健康问题。

本教材的编写采用了以案例导入为主线，在保持传统预防医学教学内容并体现预防医学最新进展的基础上，将国内外典型案例融于教材中。案例的选择主要以激发学生的学习兴趣，促进学生的主动思维，加深学生对教学内容与知识点的理解为出发点；同时注意选择能反映国内外预防医学领域新问题和新成果的案例与数据，使案例与教学内容有机结合，力求达到内容与形式的统一，思想性、科学性、先进性与实用性的统一。

在本教材的撰写过程中，得到了全国31所高等医学院校40余位专家的大力支持，在大家的共同努力下，特别是在积极进行抗击新型冠状病毒疫情期间，高质量地完成了书稿的编写和审校工作，在此谨表示诚挚的敬意和衷心的感谢。

尽管参与编写的专家都有着丰富的教学经验和深厚的专业造诣，但教材中难免存在不足之处，真诚希望各兄弟院校的同道专家、教师、同学和广大读者提出宝贵的意见和建议，以便今后再版时予以完善。

郑建中　吕嘉春

2020年8月

目 录

绪论 ………………………………………… 1

第一篇 环境与健康

第一章 环境与健康概论 ………………… 5
第一节 人类与环境 ………………………… 5
第二节 环境因素与健康 …………………… 7
第三节 个体因素与健康 …………………… 13
第四节 社会因素与健康 …………………… 16

第二章 生活环境与健康 ………………… 19
第一节 大气环境与健康 …………………… 19
第二节 水环境与健康 ……………………… 28
第三节 土壤环境与健康 …………………… 36
第四节 居室环境与健康 …………………… 47

第三章 生产环境与健康 ………………… 53
第一节 职业性有害因素及其健康损害概论 ……………………………………… 53
第二节 生产性毒物与职业中毒 …………… 57
第三节 生产性粉尘与职业性肺部疾病 …… 71
第四节 物理性有害因素与健康损害 ……… 78

第四章 食物与健康 ……………………… 88
第一节 营养学基础理论 …………………… 88
第二节 特殊人群营养 ……………………… 100
第三节 营养与疾病 ………………………… 102
第四节 食品安全 …………………………… 105
第五节 食物中毒 …………………………… 106

第五章 学校环境与健康 ………………… 115
第一节 儿童青少年生长发育 ……………… 115
第二节 影响儿童青少年健康的学校环境因素 ……………………………………… 117

第六章 心理行为因素与健康 …………… 121
第一节 心理因素与健康 …………………… 121
第二节 行为生活方式与健康 ……………… 124
第三节 心理与行为生活方式的干预 ……… 126
第四节 心身疾病的防治 …………………… 128

第二篇 医学统计方法

第七章 医学统计学的基本内容 ………… 130
第一节 医学统计学的基本概念 …………… 130
第二节 医学统计资料的基本类型 ………… 132
第三节 医学统计资料的来源 ……………… 133
第四节 医学统计工作的基本步骤 ………… 135

第八章 定量资料的统计分析 …………… 137
第一节 定量资料的统计描述 ……………… 137
第二节 定量资料的统计推断 ……………… 151
第三节 假设检验的基本方法 ……………… 153

第九章 定性资料的统计分析 …………… 174
第一节 定性资料的统计描述 ……………… 174
第二节 医学人口统计常用指标 …………… 176
第三节 率的标准化法 ……………………… 179
第四节 定性资料的统计推断 ……………… 181

第十章 秩和检验 ………………………… 191
第一节 配对资料的 Wilcoxon 符号秩和检验 ……………………………………… 191
第二节 两独立样本比较的秩和检验 ……… 192
第三节 多个样本比较的秩和检验 ………… 195
第四节 秩相关 ……………………………… 196

第十一章 直线相关与回归 ……………… 198
第一节 直线相关分析 ……………………… 198
第二节 直线回归 …………………………… 202
第三节 直线相关与回归的区别和联系 …… 207

第十二章 多元统计简介 ………………… 208
第一节 多元线性回归分析 ………………… 208
第二节 logistic 回归 ………………………… 211

第十三章 生存分析 ……………………… 216
第一节 生存分析的基本概念 ……………… 216
第二节 生存曲线的估计与比较 …………… 218
第三节 Cox 回归分析 ……………………… 222

第十四章 统计图表 ……………………… 225
第一节 统计表 ……………………………… 225
第二节 统计图 ……………………………… 226

第十五章 医学科研设计 ………………… 231
第一节 医学科研的统计学设计 …………… 231
第二节 常用实验设计方案与统计分析 …… 235

第十六章 常用统计方法在 SPSS 统计软件中的实现 …………………………… 244
第一节 SPSS 基础知识 …………………… 244
第二节 常用统计方法在 SPSS 统计软件中的实现 ……………………………… 247
第三节 其他常用统计软件概述 …………… 253

第三篇 流行病学原理与方法

第十七章 流行病学概论 ………………… 254
第一节 流行病学概念 ……………………… 254

第二节　流行病学原理与方法………256
　　第三节　流行病学的应用与进展………258
第十八章　疾病分布………………………261
　　第一节　描述疾病分布的常用测量
　　　　　　指标……………………………262
　　第二节　疾病的流行强度………………265
　　第三节　疾病的分布形式………………266
第十九章　描述性研究……………………274
　　第一节　现况调查………………………274
　　第二节　生态学研究……………………281
　　第三节　暴发调查………………………282
　　第四节　个例调查和病例报告…………284
第二十章　病例对照研究…………………286
　　第一节　病例对照研究基本概念………286
　　第二节　病例对照研究设计……………288
　　第三节　资料整理与分析………………291
　　第四节　病例对照研究的优缺点及
　　　　　　偏倚……………………………297
第二十一章　队列研究……………………299
　　第一节　队列研究的基本概念…………299
　　第二节　队列研究设计…………………301
　　第三节　数据整理与分析………………304
　　第四节　队列研究的优缺点及偏倚……308
第二十二章　实验性研究…………………310
　　第一节　概述……………………………310
　　第二节　临床试验………………………311
　　第三节　社区试验………………………318
第二十三章　筛检与诊断试验……………322
　　第一节　概述……………………………322
　　第二节　筛检或诊断试验的设计与
　　　　　　实施……………………………324
　　第三节　筛检或诊断试验的评价………329
　　第四节　提高筛检与诊断试验效率的
　　　　　　方法……………………………334
第二十四章　偏倚控制与病因推断………336
　　第一节　流行病学研究中的偏倚及其
　　　　　　控制……………………………336
　　第二节　病因研究………………………341
　　第三节　因果推断………………………343
第二十五章　循证医学……………………347
　　第一节　循证医学概述…………………347
　　第二节　提出临床问题…………………348
　　第三节　证据的检索……………………349
　　第四节　证据的质量评估………………356
　　第五节　证据的应用与后效评价………357
　　第六节　证据检索实例…………………357

第二十六章　疾病防治效果与研究质量
　　　　　　　评价…………………………363
　　第一节　疾病防治效果评价概述………363
　　第二节　疾病防治效果评价常用方法…364
　　第三节　疾病防治效果研究质量评价…367

第四篇　卫生政策与健康管理

第二十七章　卫生保健策略与我国卫生
　　　　　　　政策…………………………371
　　第一节　全球卫生保健策略……………371
　　第二节　我国卫生政策…………………377
　　第三节　医疗保险与医疗费用控制……379
第二十八章　疾病预防和控制……………386
　　第一节　传染病预防和控制……………386
　　第二节　慢性非传染性疾病的预防和
　　　　　　控制……………………………394
　　第三节　全科医学………………………405
第二十九章　健康教育与健康管理………412
　　第一节　健康教育与健康促进概述……412
　　第二节　健康行为因素与行为改变
　　　　　　理论……………………………414
　　第三节　健康教育与健康促进项目的
　　　　　　设计、实施与评价……………420
　　第四节　场所健康教育与健康促进……423
　　第五节　健康管理………………………425
第三十章　公共卫生系统绩效评价………430
　　第一节　绩效评价………………………430
　　第二节　公共卫生绩效评价……………432
　　第三节　公共卫生绩效评价框架………434
第三十一章　医院感染的预防和控制……438
　　第一节　医院感染的定义、分类及
　　　　　　诊断标准………………………438
　　第二节　医院感染的流行病学…………439
　　第三节　医院感染的预防和控制………443
第三十二章　公共卫生监测………………448
　　第一节　公共卫生监测概述……………448
　　第二节　疾病监测………………………451
　　第三节　药品不良反应的监测…………453
第三十三章　突发公共卫生事件的应对
　　　　　　　策略…………………………456
　　第一节　突发公共卫生事件概述………456
　　第二节　突发公共卫生事件的应急
　　　　　　管理……………………………457
　　第三节　突发公共卫生事件应急处置
　　　　　　的保障…………………………460

参考文献……………………………………462
附表…………………………………………464
中英文名词对照……………………………484

绪 论

医学是人类为了谋求生存和发展，在长期与危害健康的各种因素斗争的过程中形成的科学；其起初的主要任务是通过各种手段诊断和治疗疾病，以达到恢复健康、保障繁衍的目的。随着社会进步和科学技术的发展，医学的内涵逐渐丰富，已从治疗疾病发展到预防疾病、促进和维护健康。现代医学按其研究对象和任务不同，主要分为基础医学、临床医学和预防医学。它们既相互区别又相互联系、相互渗透，成为整个医学学科体系里不可分割的组分。随着人类疾病谱的显著改变及各种危害健康的问题日益突出，预防疾病和促进健康的需求变得十分迫切，预防医学的发展也得到了前所未有的关注。

一、预防医学的概念

预防医学（preventive medicine）是以人群为研究对象，应用宏观与微观的技术手段，研究健康的影响因素及其作用规律，阐明环境因素与人群健康的相互关系，制定公共卫生策略与措施，以达到预防疾病、促进健康、延长寿命、提高生命质量为目标的一门学科。预防医学的主要目标是预防人群疾病和保护健康，关注与疾病发生有关的各种危险因素，包括社会因素和环境因素等。

相较于其他医学学科，预防医学有自身特有的内涵，主要包括：①研究对象既包括患者又包括健康的和无症状的群体。②研究方法注重宏观与微观结合，通过分析各种健康影响因素与疾病的关联并应用微观手段解释关联，以揭示疾病发生发展的本质。③在防治策略上，重点关注健康人群及影响人群健康的因素，采取更积极主动的预防措施和策略，从群体的角度进行疾病的预防和控制。

预防医学的最终目的是阐明各种健康有害因素对人群健康的影响规律，提出有效的疾病防治措施，促进健康、预防疾病和提高生命质量。其主要任务可以概括为以下几点：①研究环境因素对人群健康的主要影响。环境是指人类赖以生存的空间及其所包含的各种因素，包括自然环境和社会环境。尽管遗传因素与人类的健康密切相关，但是环境因素的变化在更大程度上影响着人类疾病的发生发展，在预防疾病的过程中，控制环境因素的可行性和有效性远大于控制遗传因素。阐明环境因素对健康的影响，控制环境因素的危害是预防医学的重要任务。②评价社会卫生状况。通过全面的社会卫生调查，对与健康有关的社会经济状况、环境卫生质量、卫生服务、人群的健康状况和生命质量等进行评价，为开展社区卫生服务、改善卫生状况、保障和提高人群健康水平提供依据。③制定增进健康、防治疾病的策略和措施。在研究环境因素的基础上，提出疾病预防控制以及健康促进的对策和措施，加强社区医疗卫生服务。通过开展健康教育与健康促进，进行社区诊断和社区健康计划的措施，对健康危害因素进行预防和干预，提升人群健康水平。

二、预防医学的发展历程及最新进展

（一）古代预防医学

医学科学的发展史就是一部人类与疾病做斗争的历史。预防医学作为医学的重要组成部分，也是在人类与疾病斗争的过程中逐步形成和发展起来的。预防医学的思想在古代已经开始萌芽。在中国古代关于预防医学最早的记载可以追溯到先秦时期，《黄帝内经》记载"圣人不治已病治未病"；汉代《淮南子》记载"良医者，常治无病之病，故无病"；隋朝设"疠人坊"隔离麻风患者；宋代发明用人痘接种术预防天花等。在西方，关于预防医学最早的记载是在古希腊时期，希波克拉底（Hippocrates，公元前460至公元前377）在其著作《空气、水和土壤》中第一次系统阐述了环境与疾病的关系，强调了在疾病发生的各环境因素中，空气、水、土壤的重要性；古罗马医师盖伦（Galenus，约129—200）继承和发扬了希波克拉底的医学思想，从各方面论述了疾病的发生发展过程及与环境因素的关系，并以古希腊健康女神Hygeia之名命名了"卫生学"（hygiene）；1348年，意大利为了控制传染病的流行，在威尼斯首先设立了检查站，对来往货船、人员及货物进行30～40天的隔离检查，这是检疫的最早形式；1700年，意大利的Ramazzini在《劳工者疾病》一书中详述了矿山、油漆和陶工等42种不同职业工人健康和发病状况，指出了某些疾病的发生与不同职业暴露有关。

（二）工业革命阶段

欧洲文艺复兴和工业革命极大地推动了自然科学的发展，人类对疾病的发生有了新的认识，开始有了预防疾病的需求。18世纪后半叶，工业革命席卷欧洲，工业化和城市化发展迅速，人口大量向城市聚集，城市居民生活环境和工作环境的卫生状况迅速恶化，普遍缺乏合理的劳动保护。例如，在英国扫烟囱童工中出现了历史上著名扫烟囱童工阴囊癌事件。工人生活贫困、营养不良和居住环境恶劣等导致了霍乱、结核等传染病的流行，严重威胁居民健康。因此，英国在1848年制定了世界上最早的卫生立法《公共卫生法》。人们开始在城市规划中考虑环境卫生问题，进行了大量改善环境的城乡卫生建设措施，降低了消化道和呼吸道传染病的发生率。而在这一时期，德国慕尼黑大学的Pettenkofer教授首次开办了卫生学讲座，强调以调查和实验的方法研究环境因素、风俗习惯、社会经济、政治体制等与疾病和健康的关系，极大地推动了卫生学、预防医学的发展。预防医学逐渐发展成一门独立的学科。

（三）第一次卫生革命

19世纪末到20世纪上半叶，天花、霍乱、鼠疫等烈性传染病依然是人类健康的主要威胁。人类在长期与这些传染病斗争的过程中积累了大量的经验并逐渐认识到针对个体的疾病预防效益不高，必须对群体进行预防才能取得显著的效益。此外，通过对工业革命造成的环境污染等卫生问题的经验总结，人们也开始认识到在改善环境和劳动条件的同时，还需保护宿主，控制病因。面对烈性传染病的肆虐及工业革命造成的环境卫生问题，人类掀起了第一次卫生革命浪潮。世界一些国家和地区纷纷制定了国家卫生措施和环境卫生工程措施，通过免疫接种、隔离检疫、消杀病媒动物、重视饮用水卫生和增加工厂卫生设施等措施，在传染病防治方面取得了显著的成效。第一次卫生革命把卫生学的概念扩大至公共卫生（public health），从个体预防扩大到了社会性群体预防，从此预防医学具有了较为完善的体系。1915年耶鲁大学成立公共卫生系，1922年哈佛大学成立了公共卫生学院。

（四）第二次卫生革命

第二次世界大战结束至20世纪60年代，世界各国经济迅速发展，伴随着工业和科技的进步，各种工业产品大量地被生产出来，人们的物质需求得到了前所未有的满足，生活方式也随之发生了重大的变化。同时，随着工作紧张、社会竞争激烈、体力劳动负荷减轻、摄入能量过剩、运动减少、吸烟、酗酒等不良生活方式开始流行，人类的疾病谱和死亡谱也发生了重大的改变；心脑血管疾病、恶性肿瘤、糖尿病和精神疾病等慢性非传染性疾病（慢性病）发病率显著上升，人们逐渐认识到，疾病发生的模式已由过去的生物医学模式转变为生物-心理-社会医学模式，环境污染、社会压力、心理承受能力及不良生活方式和行为与慢性病的发生关系密切，单纯的生物医学手段已经不能有效预防疾病的发生，需要采取有效的公共卫生措施，改善社会环境、社会行为、生活方式才能有效防治慢性病，这就是第二次卫生革命。第二次卫生革命的兴起，使慢性病在发达国家和一些发展中国家得到了有效控制，预防医学扩大到社会医学、行为医学和环境医学的社会预防阶段。

（五）第三次卫生革命

20世纪70年代以后，随着第二次卫生革命的成功，传染病的流行得到了有效控制，慢性病的防治也取得了显著的成效，人们的健康意识和保健需求逐步提高，卫生工作的重心也开始转移到提高生活质量、促进人类健康长寿、实现人人享有卫生保健的目标上。与此同时，人类健康面临着来自机体内部遗传因素及外部环境因素、食品安全问题、行为生活方式等多层面交互的复杂的健康危险因素的威胁，解决这些问题远远超出了卫生部门的能力范围，需要增强全社会对健康问题的认识，通过全社会的通力协作，制定符合社会生态学模式的综合干预措施，进而改善和提高人群健康水平，这就是第三次卫生革命。第三次卫生革命使得医学目标开始从以疾病为中心向以健康为中心转变，医学目的也从对抗疾病和死亡逐渐转变为对抗早死、维护和促进健康、提高生命质量。

（六）预防医学的新进展

近年来，以组学为代表的新的生物技术、计算机技术、健康医疗大数据及大型人群队列等不断被应用于疾病防控与健康促进的工作中，为预防医学提供了阐明外界环境因素与人群健康关系的新途径，为国家制定精准预防疾病的战略提供有效依据。组学技术包括基因组学、转录组学、蛋白质组学、代谢组学等，它们具有通量高、灵敏度高、分辨率高等特点，这些新的技术在预防医学领域的广泛应用，使得预防医学可以从分子机制等微观的层面解释生命现象，揭开健康影响因素与疾病之间的"黑匣子"。而医疗大数据在预防医学领域的应用，使得传染性疾病及重大疫情可以被实时

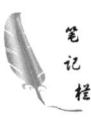

地监测和分析并迅速做出应急管理措施，极大地提高了突发公共卫生事件预警和应急能力。在大型人群队列研究方面，目前我国已经建立了50万人的中国慢性病前瞻性队列、20万人的泰州人群纵向队列及18万人的中国高血压跟踪调查队列等。大型自然人群队列研究在揭示疾病病因方面具有独特的优势，是国家实施精准预防战略的核心支撑。其研究成果可以应用于人群早期诊断和早期干预，在预防医学领域具有重要的地位。2016年我国发布的《"健康中国2030"规划纲要》提出"共建共享、全民健康"是建设健康中国的战略主题。针对目前我国预防医学领域亟须解决的重要前沿基础科学问题，响应国家战略需求，我国专家围绕慢性病流行病学、环境与健康、营养与健康等方面提出了重要的共识。

三、健康的概念

人类对健康的认识是随着医学的发展和时代的进步而不断改变。过去，人们基于生物医学模式，认为"无病即是健康"，把无疾病视为健康的唯一判断标准，把健康单纯地理解为"无病、无伤、无残"。随着医学模式的进步，人们对健康的认识逐步加深，基于生物-心理-社会医学模式，形成了整体的现代健康观，认为健康是由身体、心理和社会多个层面构成的。世界卫生组织（World Health Organization，WHO）1948年对健康定义为：健康不仅是没有疾病和虚弱现象，而且是一种躯体上、心理上和社会适应上的完满状态（Health is a state of complete physical, mental and social well-being and not merely the absence of disease or infirmity）。这个定义从躯体、心理和社会三个维度界定健康，避免了躯体、精神和社会的分离，更全面地考虑到生物、心理和社会因素对健康和疾病的影响，对健康有了更全面的理解和追求。近年有学者提出的生态医学模式，较之以往的医学模式还拓展了生态这一维度，其核心思想是人的健康不仅包含身体、精神和社会方面的完好状态，而且包括人类与生态环境的和谐发展。而预防医学也正是基于这种整体的现代健康观，为保护、促进和维护健康提出具体的措施。

四、疾病的三级预防

疾病的发生是在健康影响因素的长期作用下导致重要组织和细胞发生病理改变，当这种改变不断地累积，超过了机体的再生或修复能力，机体从代偿发展为失代偿，重要器官功能失调，则会导致疾病的发生或者死亡结局。一个人从健康到发生疾病再到恢复健康这是一个连续的过程。若在疾病发生的过程中，针对疾病发生的不同阶段开展疾病预防，则可以改变疾病发生发展的进程。根据疾病发生发展过程的特点，可将疾病预防分为三级预防。

1. 第一级预防（primary prevention）　又称病因预防，是在个人或群体的健康问题未产生前，通过采取措施消除致病因素对机体危害的影响或提高机体的抵抗力来预防疾病的发生。例如，通过保护环境、消除污染、贯彻执行环境卫生标准，来预防地方病和职业病；通过免疫接种来预防传染病；通过各种媒体开展健康教育，提高公众健康知识，来防止致病因素对公众健康的危害等。

2. 第二级预防（secondary prevention）　也称为临床前期预防，即在疾病的临床前期通过采取早期发现、早期诊断、早期治疗的"三早"预防措施，以控制疾病的发展和恶化。对传染病的二级预防还应有早隔离、早报告的措施。疾病普查、高危人群筛检、特定人群的定期健康体检等是早期发现的有效措施。对于肿瘤、心血管疾病和糖尿病等致病因素不完全明确且危害严重的疾病，二级预防愈早，效果愈好。对传染病，二级预防的积极意义是及早发现和控制传染源，切断传播途径，防止流行蔓延。

3. 第三级预防（tertiary prevention）　又称临床预防，对已患病者，采取及时的、有效的治疗措施，阻止疾病的发展，防止病情恶化，预防并发症和伤残，促进功能恢复和心理康复。

针对不同的疾病，三级预防有不同的侧重点和预防措施。研究和开发有效的预防策略和措施是我们医学工作者的重要任务。

五、新时代我国公共卫生问题与挑战

进入21世纪，伴随着我国经济发展、人们劳动和生活方式的改变，影响我国人民健康的主要疾病谱及危险因素发生了巨大的变化，我国公共卫生工作面临着诸多的问题与挑战。目前，我国人群面临的主要公共卫生问题包括：传染性疾病、慢性病、精神心理疾病、环境污染、人口老龄化等。

1. 新发传染病肆虐，曾被控制传染病复燃　自中华人民共和国成立以来，多种烈性传染病疫情已经得到了有效的控制，发病率已降低到很低的水平。近年来，由于社会快速发展，国际经贸和人员来往大幅度增加，新发和不明原因传染病在我国都有病例发生或流行。同时，曾被控制的传染病死灰复燃，结核病、性传播疾病、血吸虫、布鲁氏菌病等多种传染病呈现再燃趋势，传染病发病率和死亡率均呈反弹趋势，严重影响我国社会经济稳定和安全。

2. 慢性病严重威胁我国人群健康　随着我国人群生活方式和行为因素的改变，老龄化加速，高血压、糖尿病、冠心病、脑卒中及肿瘤等慢性病发病迅速上升，已成为我国居民死亡的主要原因。同时，部分居民健康素养较低，加上缺乏有效的预防控制措施，慢性病防控形式十分严峻。

3. 精神、心理问题日益严重　经济快速发展和运转带来的工作和生活压力的增加，使得患精神性疾病的人数急速上升。然而，目前我国缺乏足够的精神心理卫生专业人员及有效的心理干预机制。

4. 环境问题突出　经过40多年经济的高速发展，我国的资源和能源被大量消耗，生态环境遭到严重的破坏，水、空气、土壤等环境要素质量持续恶化，近年来各主要城市出现了如$PM_{2.5}$严重超标等一连串的环境问题。另外，由于大部分产业生产技术水平仍较低，人群职业防护意识较差，粉尘、有害化学物质、物理因素等传统职业环境危害因素尚未得到有效的控制，同时新工种、新行业、新有毒物品不断出现，我国职业环境危害状况十分严峻。

5. 人口老龄化问题　我国已进入人口老龄化阶段，慢性病、心理健康、伤害及传染病的发生随之上升，老年人健康问题突出，相应的医疗卫生负担将持续增加。老年人健康问题将是未来很长一段时间我国卫生事业关注的重点之一。

六、医学生学习预防医学的意义

预防医学是医学的重要组成部分，其与临床医学在促进健康、防治疾病、延长寿命等方面的目标一致，但各有不同的侧重点。预防医学主要关注群体健康与疾病预防，而临床医学侧重于患病个体的治疗，通过各种医学手段促进患病个体向健康转化，这要求广大医学生和未来的医务工作者，除了掌握扎实的基础医学知识和临床技能，学习好预防医学也是必需的。

临床医学生学习预防医学课程具有以下几方面的意义：

1. 树立预防为主的观念　面对心血管疾病、糖尿病、肿瘤等慢性病的威胁，单靠个体治疗并不能有效解决问题，预防胜于治疗，从健康问题的危险因素入手，防治结合，才能有效降低疾病的发病率，改善人群健康，降低社会疾病负担。预防为主也是传染病防控的重要思想。学习预防医学课程，有利于临床医学生认识健康危险因素与疾病的关系，树立预防为主的医学观念。

2. 加强对医学的整体认识　预防医学强调从群体、疾病流行规律、社会心理及防治措施等层面宏观地看待健康问题；临床医学侧重于从个体、生物学变化、疾病诊断及治疗等微观层面分析健康问题。学习预防医学知识，可以帮助医学生全面了解健康决定因素对疾病发生、发展、转归的影响，加强对疾病的整体认识，更好地应用宏观与微观结合的思维方法分析和解决临床问题，提高临床决策能力。

3. 提高突发公共卫生事件的处理能力　临床医生工作在临床一线，需要直接面对患者，很有可能首先接触突发公共卫生事件，学习预防医学知识可以让临床医生具备预防意识，在临床实践中快速地察觉和报告突发公共卫生问题，如2003年SARS疫情、2008年"三聚氰胺奶粉"事件等均由临床医生首先发现。

4. 提升医学科研能力　流行病学和统计学是预防医学重要的方法学。学习预防医学可以让临床医学生掌握必要的流行病学和统计学知识，提高临床研究设计和临床资料分析能力，有效解决临床实践中发现的科学问题。

疾病预防，任重而道远。学习环境与健康、医学统计方法、流行病学原理、卫生政策与健康管理的知识，可为广大医学生学习预防医学打好基础，促使其为人类卫生与健康事业做出更大的贡献。

（郑建中　吕嘉春）

第一篇 环境与健康

第一章 环境与健康概论

环境（environment）是人类和一切生物赖以生存和发展的物质基础，在漫长的人类发展史中，人类不断适应环境、发现和掌握自然发展规律，利用有利的环境因素，并按自身所需改造环境，和环境之间形成了密不可分的关系。然而随着工业化的进程，环境污染、生态破坏等问题频频威胁人类和生态系统健康，人们越来越深刻地认识到环境对健康的重要影响。

第一节 人类与环境

一、环境的分类及其构成

环境一般指围绕某个中心事物的外部世界。中心事物不同，其含义随之发生变化。预防医学所研究的环境，其中心事物是人，其所研究的环境是指围绕人群的空间及其中可以直接或间接影响人类生存和发展的各种因素的总体。WHO公共卫生专家委员会将环境定义为在特定时刻由物理、化学、生物及社会各种因素构成的整体状态，这些因素可能对生命机体或人类活动直接地或间接地产生现时或远期作用。

在环境这个复杂的系统中，能够承载各种影响人类生存发展因素的载体被称为环境介质（environmental media），主要指空气、水、土壤（岩石）、食物及包括人体在内的生物体；而在介质中被转运的或介质中存在的各种无机及有机成分被称为环境因素（environment factors）。环境因素附载在不同环境介质中，不同环境介质中的环境因素可以互相转化或互相迁移。通常按照环境的属性可将环境分为自然环境（natural environment）和社会环境（social environment）。

（一）自然环境

自然环境是在人类出现之前就存在的，是人类目前赖以生存的自然条件和自然资源的总称，是直接或间接影响到人类的一切自然形成的物质能量和自然现象的总体，如大气、水、土壤、阳光及各种动物、植物、微生物等。根据人类对环境影响的程度不同，又可将自然环境划分为原生环境（primitive environment）和次生环境（secondary environment）。原生环境是指天然形成的，未受或少受人为因素影响的环境，其中存在着许多对人体健康有利的因素，如清洁的并具有正常理化构成的空气、水、土壤以及适宜的太阳辐射和气候等。次生环境是指在人类活动影响下形成的环境，如三峡大坝等。

不论是原生环境还是次生环境都可能存在危害人类健康的环境因素，进而导致环境问题的出现。原生环境问题包括自然灾害（地震、洪水、海啸等）、生物地球化学性疾病（如环境中碘含量过低导致的地方性碘缺乏病等）。次生环境问题往往与人类对自然环境生态的破坏有关。典型的次生环境问题包括全球气候变暖、酸雨、臭氧层空洞及生物多样性锐减等。

（二）社会环境

社会环境是在自然环境的基础上，人类通过长期有意识的社会劳动，加工和改造了的自然物质、创造的物质生产体系、积累的物质文化等所形成的环境体系，是与自然环境相对的概念。具体地讲，社会环境是指人类生存及活动范围内的社会物质、精神条件的总和。广义的社会环境包括整个社会经济文化体系（生产力、生产关系、社会制度、社会意识和社会文化），狭义的社会环境仅指人类生活的直接环境（家庭、劳动组织、学习条件等）。

二、生态系统与生态平衡

> **案例 1-1**
> 位于西班牙南部的多纳纳湿地是水禽在欧洲最重要的越冬地点,该地有 100 多万只鸟,还包含了大量独特的无脊椎动物和植物物种。农业肥料的使用导致的营养物质流失和城市废水排入,引发湿地水质下降并产生了有毒的藻花,危害了该湿地的生态系统生物多样性。
>
> **问题:**
> 1. 何谓生态系统?
> 2. 生态系统结构有哪些?
> 3. 生态系统需具备哪些基本功能?
> 4. 何谓生态平衡?
> 5. 试分析影响多纳纳湿地生态系统平衡的原因。

(一) 生态系统

生态系统 (ecosystem) 是指在一定空间范围内,由生物群落与非生物环境组成,通过物质流、能量流、信息流和物种流所联结的稳态功能系统。所谓生物群落是指在一定时间、空间中相互之间有直接或间接联系的各种生物种群的集合,包括生产者、消费者、分解者三个部分。其与非生物环境相互联系,使生态系统内物质、能量、信息维持动态平衡,从而形成一个不可分割的统一体,具有整体性、开放性、自调控、可持续性等特征。

(二) 生态平衡

生态系统不仅能为人类提供各类有价值的产品,如食物、水、空气,而且还能提供多种重要的人为力量不可取代的服务,如气候的调节、环境的净化等。然而,要实现这些功能,生态系统必须处于完善良好的状态,即生态平衡 (ecological balance)。此时生态系统中的生产者、消费者和分解者之间,生物群落与非生物环境之间,物质、能量的输出和输入之间,始终保持着一种动态平衡关系,物种数量和种群规模相对平稳并具有自我调节的能力。当生态系统的某个要素出现功能异常时,其产生的影响就会被系统做出的调节所抵消。对污染物的入侵,生态系统会表现出一定的自净能力,这也是系统调节的结果。生态系统的调节能力与其结构有关,生态系统的结构越复杂,能量流动和物质循环的途径越多,其调节能力,或者抵抗外力影响的能力就越强。反之,结构越简单,生态系统维持平衡的能力就越弱。

一个生态系统的调节能力是有限度的。当外力的影响超出这个限度,生态平衡就会遭到破坏,其结构就会在短时间内发生变化。例如,20 世纪 30 年代美国西部由于滥垦滥牧,植被遭到破坏,导致三次"黑色风暴"的发生。其中 1934 年 5 月"黑色风暴"以每小时 100 多千米的速度,带走 3 亿多吨表土,毁坏数千万亩农田。

(三) 食物链与环境污染物的转移和蓄积

> **案例 1-2**
> 中国科学院海洋研究所一项研究检测了莱州湾海水及生物体内的铬含量的情况。结果发现,海水中铬含量为 1.74μg/L,在浮游甲壳类体内为 0.26mg/kg,底层捕食鱼类体内为 1.46mg/kg,而中上层捕食鱼类体内为 6.43mg/kg。
>
> **问题:**
> 1. 为什么生物体内的铬含量均高于海水中的铬含量?
> 2. 观察不同生物体内铬的含量变化可发现何种规律?
> 3. 这一规律对人类而言有什么意义?

在生态系统中,一种生物以另一种生物为食物,后者再被第三种生物作为食物,彼此以食物连接起来的锁链关系被称为食物链 (food chain),食物链彼此交错连接组成食物网 (food web)。食物链是生态系统能量流动、物质循环及信息传递的基础。环境污染物作为环境物质的一种,在生态系统中同样可以经食物链发生转移,并在生物体内蓄积,并可能最终进入人体内导致健康损害。在环境中我们经常可以看到这样一种现象,有些环境毒物在环境介质中的浓度并不高,但在通过生物体的吸收和蓄积使得生物体内毒物浓度远高于环境介质，这种现象称为生物富集作用（bioconcentration）。而随着食物链的延长、营养级的增高，高位营养级生物体内的环境毒物浓度较低位营养级生物体内环境毒物浓度更高的现象，被称为生物放大作用（biomagnification）。生物放大作用发生需具备以下条件：①环境化学物质易为各种生物体吸收；②进入生物体的环境化学物质较难分解和排泄；③生物富集的过程多通过食物链进行；④污染物在生物体内富集和逐渐积累时，尚不会对该生物造成致命性损害。

三、人类与环境的关系

自人类诞生之始，环境就是人类赖以生存和繁殖的家园，在漫长的历史进程中，自然环境影响和制约人类的发展，而人类也在不断利用环境资源改造环境，与环境之间形成了一种既相互对立、相互制约，又相互依存、相互转化的辩证统一关系。

（一）人与环境在物质上的统一性

人类是环境的重要组成部分，人体通过新陈代谢与外界环境不断地进行着物质交换和能量流动，使得机体的结构组分与各种环境的物质成分之间形成动态平衡的状态，从而与环境形成统一整体。英国地球化学家Hanmil分析了220名英国人血液与地壳中元素的含量，发现人体血液中60多种化学元素与地壳化学元素含量的分布规律是一致的，这是机体与环境之间存在物质统一性的有力证明。

（二）人类对环境的适应性

在人类长期进化发展过程中，随着自然条件的改变、历史的变迁，人类经历了各种环境的考验，不断进化，才形成了适应不同环境特点的遗传特征。例如，非洲居民为了适应高强度太阳辐射的环境，形成了黑色皮肤的遗传特征；高原居民因空气中氧含量较低，形成了其血液中血红蛋白浓度较高的遗传特征等。另外，人体还可随环境条件暂时性变化形成短期适应，如平原居民初入高原环境会出现心率加快等变化以提高机体摄氧的能力，帮助机体适应高原缺氧环境。还有热适应、光适应、嗅觉适应等都是机体对外界环境适应性的典型例证。人体对环境变化的适应能力是有一定限度的，当外界环境条件变化超出了人类正常的生理调节能力，就会引起人体异常反应，形成疾病甚至造成死亡。

（三）人与环境的相互作用

1. 环境因素对健康影响的双重性　自然环境和生活环境中存在如清洁的空气、水和土壤，充足的阳光和适宜的气候等诸多对人类健康有益的因素。同时，因地球还存在诸多原生环境问题，如自然灾害、化学元素分布不均等，加上人类在生产和生活中造成的环境破坏和环境污染等问题，也在不断影响人类健康和发展，因此环境因素对人类健康的影响具有双重性的特点。例如，适量的红外线照射可促进机体新陈代谢，而过量的红外线则会导致红外线性眼损伤、中暑等一系列健康问题出现；饮水中含碘量适宜可促进机体的生长发育，而水中碘含量过低则会导致碘缺乏病的发生。

2. 环境污染严重威胁人类健康和生存发展　相关研究发现，现代人类疾病70%～90%与环境有关，与环境有关的疾病死亡率约占总死亡率的90%。例如，北欧研究者通过对近9000对双胞胎癌症发病情况观察的队列研究发现，导致癌症的主要原因不是遗传基因，而是环境因素。由于环境污染导致一些环境有害因素严重危害人类健康，如水俣病、痛痛病等公害病频频发生。

3. 环境因素的遗传易感性　人类基因组计划（human genome project，HGP）和环境基因组计划（environmental genome project，EGP）的研究揭示：人群中存在基因多态性，是个体对环境因素的感受性不同的根本原因。表明人类健康、疾病、寿命的本质就是环境因素与机体内因（遗传因素）相互作用的结果。

第二节　环境因素与健康

一、环境污染概述

环境污染（environmental pollution）是指环境污染物进入环境介质，使其本身的组成发生变化，超过其自净能力，使环境质量恶化，达到对人类及其他生物有害的程度。严重的区域性环境污染称为公害。环境污染物可根据其进入环境介质后是否发生理化性质的变化分为一次污染物和二次污染物。一次污染物是指环境污染物进入环境后理化性质均未发生改变的污染物，如燃料燃烧产生的CO_2，二次污染物则是一次污染物进入环境后发生理化反应形成的新的毒性更大的污染物，如碳氢化合物和氮氧化合物经光化学反应形成的臭氧、醛类、过氧酰基硝酸酯类物质等。

（一）环境有害因素

环境有害因素是指人类在生产和日常生活环境中所接触的，使环境介质物理化学性质发生变化，可引起疾病或使健康状况下降的各种因素。概括来说环境有害因素可以分为化学因素、物理因素、生物因素和社会心理因素四类。

1. 化学因素 环境中的化学因素成分复杂、种类繁多，其中既有天然存在的各种有机和无机化学物质，又有随着人类活动排入环境中的各种人工合成化学物质。当空气、水、土壤及食物的化学组成发生较大变化，就会导致健康损害。相关数据表明世界上已知的环境化学物质约有1000万种，进入环境的有10万种之多，其中含有大量有毒物质，这类物质对健康的影响越来越受到人们的关注。目前已有129种毒性较大、出现频率高、可生物积累，具有致癌、致畸、致突变性质的环境化学物质被美国环境保护署（Environmental Protection Agency，EPA）列入优先污染物名单。

2. 物理因素 环境中的物理因素主要包括温度、湿度、气压、气流和热辐射、噪声、非电离辐射和电离辐射等。其中温度、湿度与人体热平衡有关。另外，阳光中的电磁辐射、天然放射元素产生的电离辐射及机器运转和交通运输产生的噪声、振动等也与人类健康有密切关系。生活和生产活动都可使环境的某些物理状态发生异常变化，从而影响人类健康。

3. 生物因素 生物性因素主要指环境中的细菌、真菌、病毒、寄生虫和变应原等。在正常情况下，大气、水、土壤中均存在大量的微生物，对维持生态系统平衡具有重要作用。但当环境中生物种群发生异常变化或环境中存在生物性污染时，则可对人体健康产生直接、间接或潜在的危害。

4. 社会心理因素 社会因素对人类健康的影响不是孤立的，往往通过影响人们的生活、生产环境而影响人类的健康，而最主要的途径是通过影响人们的心理状态进而影响人类的健康。社会因素与心理因素对人类健康的影响是相辅相成的，关系十分密切，作用紧密结合。随着人们健康观念和医学模式的改变，社会心理因素对人类健康的影响正日益受到人们的重视。

（二）环境污染的主要来源

1. 生产性污染 工业生产所形成的废气、废水、废渣，如排放前未经净化处理或处理不达标就大量排放到环境中去，即可造成环境的污染。目前工业污染仍是环境污染物的最主要来源。农业生产中农药的长期广泛使用，造成农作物、畜产品以及野生生物中农药残留，空气、水、土壤也可能受到不同程度的污染。

2. 生活性污染 人类消费活动产生的垃圾、生活污水、粪尿以及生活炉灶和采暖锅炉产生的废气等生活废弃物，如果未经适当的处理均可造成空气、水、土壤和食物的污染。致病微生物和寄生虫卵的污染主要来自生活性污染。

3. 交通性污染 交通运输工具所产生的废气、噪声、振动等也是环境污染的重要来源。《北京市2017年度环境统计年报》数据显示：2017年北京氮氧化物排放总量为144 514吨，其中机动车排放量为7510吨，交通污染占比为5.2%；烟尘排放总量为20 424吨，其中机动车排放量为9635吨，交通污染占比为47.2%。

4. 其他污染 电磁波通信设备所产生的微波和其他电磁辐射波，医用和军用的原子能和放射同位素机构所排出的放射线废弃物和飘尘。此外，还有电子垃圾污染、抗生素污染等。

（三）环境有害因素进入人体的途径

按照环境有害因素与机体的接触方式不同，其进入机体的主要途径包括：

1. 经呼吸道进入 以气体、蒸气、气溶胶（烟、雾）等状态存在于环境中的环境有害因素多通过呼吸道进入人体。由于人体肺泡表面积为$50\sim100m^2$，壁薄、毛细血管丰富，空气进入肺泡后流动速度缓慢，环境有害物质进入呼吸道后迅速吸收入血，并经血液分布到全身各组织器官，造成健康危害。如含硅粉尘主要通过呼吸道进入肺部导致尘肺的发生；大气中的二氧化硫可在上呼吸道局部溶解并产生刺激作用。

2. 经消化道进入 环境有害物质污染水体、土壤后可经食物链转移至生物体，使饮用水和食品受到污染，经饮水和摄食过程通过消化道进入人体。如痛痛病、水俣病中的污染物都是通过食物由消化道进入人体从而导致健康损害。

3. 经皮肤进入 部分环境毒物可通过皮肤的表皮和附属器（毛囊、皮脂腺、汗腺）吸收。如农药中毒有71.4%是由皮肤吸收而引起。

二、环境污染所致人群健康效应

> **案例 1-3**
> 某地区曾于1976年对其地方性甲状腺肿发病情况进行抽样调查,整群抽样调查了108 875人,其中正常103 120例,Ⅰ度4550例,Ⅱ度968例,Ⅲ度176例,Ⅳ度61例。
> **问题:**
> 1. 为什么同样生活在碘缺乏地区,却只有5.02%的人出现了临床症状?
> 2. 其发病程度分布有何特点?说明了什么问题?

(一)健康效应谱

当人群暴露于环境有害因素中时,由于人体具有对环境的适应能力,在一定程度上可以通过自身对生理功能的调节对其变化进行适应。当环境有害因素的量超过人类的生理调节阈值时,则会表现出人体结构和功能的变化,进而表现出不同的健康效应。将人群暴露于环境有害因素时,出现的不同级别的健康效应的分布情况用图来表示称之为人群健康效应谱(spectrum of health effect),其分布呈金字塔形,如图1-1。

在一个人群群体中,由于暴露水平的不同和个体因素等其他因素的不同,在临床工作中,我们能看到的只有出现症状和体征的患者,而无症状的处于有害因素潜在影响的人群则往往会被忽视,为了更好地促进全民健康,就要求我们在工作中不仅要关注显示出健康损害的人群,更要关注未显现出健康损害的人群,只有了解健康效应谱的全貌,才能更好地制定正确的预防策略和措施,推动全民健康工作的顺利运行。

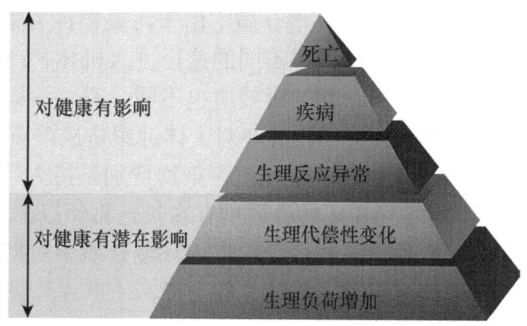

图 1-1 人群健康效应谱

(二)环境有害因素对健康损害的影响因素

影响人群出现不同健康效应的因素较多,主要包括:

1. 环境有害因素的理化性质 环境有害因素的化学结构、理化特性与其毒性大小有关。如在氯代烃化合物中被氯原子取代的氢原子越多,其肝脏毒性越大;化学毒物的水溶性、脂溶性、挥发性、分散度均可影响其在体内的吸收、分布、代谢、蓄积、排泄等生物学过程及不同的靶器官。环境有害因素的理化性质决定其毒作用性质。

2. 暴露剂量或强度 剂量通常指进入机体的有害物质的数量。强度则指物理有害因素作用于机体的数量。环境有害因素作用于机体随着剂量或强度的增加或降低,机体内所产生的有害生物学效应而随之增强的相关关系,被称为剂量-效应关系(dose-effect relationship)。例如,铅可抑制血红素合成酶,随着铅暴露浓度增高,其血红蛋白含量降低,贫血程度增加,这种生物效应的强度是可以定量测定的,又称为量效应或量反应,属个体反应。随着暴露剂量的增加或减少,人群中出现某种特定生物学效应的个体数增加或减少的线性关系,称为剂量-反应关系(dose-response relationship),又称为质反应,属群体反应。例如,随着人体内甲基汞含量的增加,出现听力障碍的反应率随之增加,即为剂量-反应关系。

3. 暴露时间 对于环境污染物的暴露,往往是长时间低剂量暴露,暴露时间可影响其在体内的物质蓄积量和功能蓄积水平,从而影响健康效应类型。

4. 环境有害因素的联合作用 在环境介质中环境有害因素往往不是单独存在的,这些理化因素共同作用于人体,往往会产生不同的联合作用。常见的联合作用类型包括相加作用、独立作用、协同作用、拮抗作用和加强作用。①相加作用:即环境有害因素对机体产生的总效应等于各个有害因素单独效应之和,如两种有机磷农药同时进入体内,其对胆碱酯酶的活性抑制作用表现为相加作用。②独立作用:指各类有害因素作用的靶不同,所引发的生物效应也不相互干扰,同时作用于机体后表现为各自的毒性效应。③协同作用:有害因素联合作用于机体时,其总效应大于其单独效应之和,如苯硫磷和马拉硫磷进入体内后,苯硫磷可抑制肝脏降解马拉硫磷的酯酶,产生协同作用。④拮抗作用:各有害因素共同作用于机体时,其总效应低于各有害因素单独效应的总和,如卤代苯类化合物能降低有机磷化合物毒性。⑤加强作用：某一物质本身对机体毒性极低，但与另一种物质同时或先后暴露时使其毒性效应增强，称为加强作用。例如，异丙醇本身肝毒性极低，但当其与四氯化碳同时进入机体时，后者所显示的肝毒性效应则高于其单独作用。

5. 个体易感性 个体健康状况、生理状态、年龄、性别、营养状况和遗传因素均可导致人体对环境有害因素的健康效应不同。

（三）环境污染对健康影响的特点

1. 多样性 环境污染物因其理化性质和靶器官的不同，其表现出的健康效应类型具有多样性。既可产生局部毒作用又可产生全身作用，既可直接作用于人体，也可通过改变环境介质的理化状态，通过食物链最终进入人体产生健康影响。还有部分污染物既可产生急、慢性中毒，又可产生远期影响。

2. 广泛性 环境污染一旦发生可在环境介质中发生迁移，从而不仅影响某一地区，甚至可造成全球性的污染。例如，2011年福岛核电站泄漏事故发生后，在我国广西南宁市大气沉降物中检出了人工放射性核素碘-131、铯-137，提示该事故对南宁市大气造成了放射性污染。其次，污染危害的对象广泛，包括从胚胎期至成人的各类人群。

3. 复杂性 环境介质中由于污染物种类繁多，成分复杂，多种污染物可产生各种联合作用；同一种污染物又可通过不同的途径进入机体，产生不同的生物学效应。暴露人群又因其对环境污染物的敏感性不同，其健康效应也不同。有些污染物，如重金属在环境中通过迁移、转化和富集，经食物链的生物放大作用最终对人体健康造成严重危害。

4. 长期性 大量环境污染物特别是持久性有机污染物在环境中的生物半减期长，在环境介质中不易降解，可在环境介质中存在长达百年以上，如有机氯农药等，在降解完成前均可对人群健康造成影响。此外，一些污染物进入环境介质中短期内不会表现出健康效应，经几年甚至几十年的时间，超过环境容量时，才会显现出来。

三、环境污染对健康损害的主要类型

> **案例 1-4**
> 高桥镇位于重庆市开州区西北方向，距离开州区约80km。高桥镇晓阳村境内的"罗家16H"井，气藏天然气含硫高。2003年12月23日21时55分，四川石油管理局川东钻探公司川钻12队对该气井起钻时，突然发生井喷，来势特别猛烈，富含硫化氢的气体从钻具水眼喷涌达30m高程，硫化氢浓度达到100ppm以上。失控的有毒气体（硫化氢）随空气迅速扩散，造成井场周围居民和井队职工243人死亡，2142人中毒住院，6500余人紧急疏散转移。
> **问题：**
> 1. 环境污染有哪些危害？
> 2. 环境污染对健康影响的特点是什么？
> 3. 应如何预防和控制环境污染？

环境污染因其污染物性质不同，暴露剂量、暴露时间和个体敏感程度不同，引起的健康损害类型不同。

（一）急性危害

当大量环境有害因素短期内作用于机体可致暴露人群出现急性损害发生，急性损害常因大气污染事件和生产事件事故引发。如震惊世界的伦敦烟雾事件、洛杉矶光化学烟雾事件、马斯河谷烟雾事件等大气污染事件，以及以1984年发生在印度中央邦首府博帕尔市农药泄漏事件为代表的生产事故。博帕尔市农药泄漏事件因农药厂储气罐阀门失灵，造成45吨剧毒物质异氰酸甲酯泄漏，导致急性中毒事件发生，致3150人死亡，5万多人失明，2万多人受到严重毒害。

（二）慢性危害

环境中有毒、有害的污染物质低浓度、长时间、反复对机体作用所产生的危害称为慢性危害。这种危害是环境污染物进入机体后在体内发生物质蓄积和功能蓄积所致，其中最常见的类型是慢性中毒，还可导致人群中慢性疾病的发病率和死亡率增高。例如，《2017年我国卫生健康事业发展统计公报》中报告慢性职业中毒726例。当空气受到污染时，有害物质长期反复作用于呼吸道，可导致黏膜表面黏液分泌增加，黏液层变厚、变稠，纤毛运动受阻，肺通气换气功能下降，部分污染物还可诱发炎症反应和呼吸道局部机械损伤。有研究者对杭州市三至五年级学生呼吸系统发病率与 $PM_{2.5}$、SO_2、NO_2、PM_{10} 等空气污染成分相关性进行了分析，结果显示，污染区学龄儿童的呼吸系统发病率的危险性为清洁区的 32.34 倍。

（三）致癌作用

恶性肿瘤是目前人类死亡的重要病因之一。肺癌是最常见的癌症类型（11.6%），也是癌症死亡的主要原因（占癌症总死亡数的 18.4%）。发病情况来看，乳腺癌、结直肠癌、前列腺癌列前三位；死亡率排在前三位的肿瘤则分别是结直肠癌、胃癌和肝癌。据估计我国 2018 年肿瘤新增病例数 380.4 万例、死亡 229.6 万例，高于报告中其他国家。大量研究表明肿瘤的发生与环境因素，如环境污染、职业暴露、不良生活方式有密切关系。例如，职业环境接触石棉与肺癌及间皮瘤有关，过量暴露于紫外线辐射可诱发皮肤癌，黄曲霉毒素可致肝癌。大量流行病学研究证据表明，大气污染与肿瘤的发生有关。在苏州市进行的一项研究发现，大气中 SO_2 和 PM_{10} 每升高 $10\mu g/m^3$，恶性肿瘤死亡的相对危险度（RR）分别为 1.004 和 1.001，日死亡率分别上升 0.44% 和 0.10%，该地区居民恶性肿瘤日死亡率与大气中 SO_2 和 PM_{10} 日平均水平呈正相关。环境中的化学致癌物种类繁多，2017 年 10 月 27 日世界卫生组织（World Health Organization，WHO）国际癌症研究机构（International Agency for Research on Cancer，IARC）对 1003 种化学物质，根据其对人类致癌证据的强度进行了分类：

Ⅰ类致癌物：对人类为确定致癌物（120 种）见表 1-1。

Ⅱ类：可能致癌物（380 种）。

ⅡA 类致癌物：对人类致癌性证据有限，对实验动物致癌性证据充分（81 种）。

ⅡB 类致癌物：对人类致癌性证据有限，对实验动物致癌性证据并不充分，或对人类致癌性证据不足，对实验动物致癌性证据充分（299 种）。

Ⅲ类致癌物：对人类致癌性可疑，尚无充分的人体或动物数据（502 种）。

Ⅳ类致癌物：对人类很可能不致癌（1 种）。

表 1-1　IARC Ⅰ类致癌物清单

序号	名称	序号	名称	序号	名称
1	与酒精饮料摄入有关的乙醛	19	铍和铍化合物	37	1,2-二氯丙烷
2	与职业暴露有关的艾其逊法（用电弧炉制碳化硅）	20	含烟草的槟榔嚼块	38	己烯雌酚
3	强无机酸雾	21	不含烟草的槟榔嚼块	39	柴油发动机排气
4	黄曲霉毒素	22	双（氯甲基）醚；氯甲基甲基醚（工业级）	40	爱泼斯坦-巴尔病毒
5	含酒精饮料	23	白消安	41	毛沸石
6	铝生产	24	1,3-丁二烯	42	绝经后雌激素治疗
7	4-氨基联苯	25	镉及镉化合物	43	雌激素-孕激素更年期治疗（合用）
8	槟榔果	26	苯丁酸氮芥	44	雌激素-孕激素口服避孕药（合用）
9	马兜铃酸	27	萘氮芥	45	含酒精饮料中的乙醇
10	含马兜铃酸的植物	28	铬（6价）化合物	46	环氧乙烷
11	砷和无机砷化合物	29	华支睾吸虫（感染）	47	依托泊苷
12	石棉	30	煤炭气化	48	依托泊苷与顺铂和博来霉素合用
13	金胺生产	31	家庭烧煤室内排放	49	裂变产物，包括锶-90
14	硫唑嘌呤	32	煤焦油蒸馏	50	氟代-浅闪石纤维状角闪石
15	苯	33	煤焦油沥青	51	甲醛
16	联苯胺	34	焦炭生产	52	赤铁矿开采（地下）
17	染料代谢产生的联苯胺	35	环磷酰胺	53	幽门螺杆菌（感染）
18	苯并[a]芘	36	环孢素	54	乙型肝炎病毒（慢性感染）

续表

序号	名称	序号	名称	序号	名称
55	丙型肝炎病毒（慢性感染）	77	含颗粒物的室外空气污染	99	司莫司汀 [1-（2-氯乙基）-3-（4-甲基环己基）-1-亚硝基脲，甲基-环己亚硝脲]
56	人免疫缺陷病毒 I 型（感染）	78	画家，油漆工，粉刷工等（职业暴露）	100	页岩油
57	人乳头瘤病毒 16、18、31、33、35、39、45、51、52、56、58、59 型	79	3,4,5,3′,4′-五氯联苯（PCB-126）	101	石英或方石英形式的晶状硅尘
58	人嗜 T 淋巴细胞病毒 I 型	80	2,3,4,7,8-五氯二苯并呋喃	102	太阳辐射
59	电离辐射（所有类型）	81	五氯苯酚（参见聚氯苯酚）	103	煤烟（烟囱清洁工的职业暴露）
60	钢铁铸造（职业暴露）	82	非那西汀	104	硫芥子气
61	使用强酸生产异丙醇	83	含非那西汀的止痛剂混合物	105	他莫昔芬
62	卡波氏肉瘤疱疹病毒	84	磷-32，磷酸盐形式	106	2,3,7,8-四氯二苯并对二噁英
63	皮革粉末	85	钚	107	噻替哌
64	林丹（参见六氯环己烷）	86	多氯联苯	108	钍-232 及其衰变产物
65	品红生产	87	类二噁英多氯联苯，具有 WHO 毒性当量因子（TEF）（多氯联苯 77、81、105、114、118、123、126、156、157、167、169、189）	109	二手烟草烟雾
66	米尔法兰	88	加工过的肉类（摄入）	110	吸烟
67	花椒毒素（8-甲氧基补骨脂素）伴紫外线 A 辐射	89	放射性碘，包括碘-131	111	无烟烟草
68	4,4′-亚甲基二(2-氯苯胺)(MOCA)	90	放射性核素，α 粒子放射，内部沉积	112	邻-甲苯胺
69	未经处理或轻度处理矿物油	91	放射性核素，β 粒子放射，内部沉积	113	曲奥舒凡
70	MOPP（氮芥、长春新碱、丙卡巴肼、泼尼松）及其他含烷化剂的联合化疗	92	镭-224 及其衰变产物	114	三氯乙烯
71	2-萘胺	93	镭-226 及其衰变产物	115	紫外发光日光浴设备
72	中子辐射	94	镭-228 及其衰变产物	116	紫外线辐射
73	镍化合物	95	氡-222 及其衰变产物	117	氯乙烯
74	N'-亚硝基降烟碱（NNN）和 4-（N-甲基亚硝胺基）-1-（3-吡啶基）-1-丁酮（NNK）	96	橡胶制造业	118	焊接烟尘
75	麝后睾吸虫（感染）	97	中式咸鱼	119	木尘
76	室外空气污染	98	埃及血吸虫（感染）	120	X 射线和伽马射线辐射

（四）生殖毒性和发育毒性

生殖毒性（reproductive toxicity）指对雄性和雌性生殖功能或能力的损害和对后代的有害影响。主要表现为性功能障碍、不孕、不育、性发育异常、不良妊娠结局等。发育毒性（developmental toxicity）则指出生前经父体和（或）母体接触外源性理化因素引起的，在子代发育为成体前的任何有害作用，包括结构畸形、生长迟缓、功能障碍及死亡。20 世纪 60 年代初震惊世界的 "反应停" 事件，让人们开始正视化学物质的生殖和发育毒性。越南战争期间，因美军大量喷洒落叶剂（含有剧毒的四氯双苯二噁英杂质），在受撒布区内的流产、死胎、死产和畸形儿的发生率增高。流行病学调查发现高浓度双酚 A 可降低男性工人尿中的睾酮水平，拟除虫菊酯职业暴露与男性精子活力降低有关。

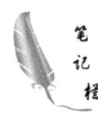

（五）遗传毒性

遗传毒性（genetic toxicity）是指环境化学、物理和生物因素造成生物细胞基因组损害的能力。主要表现为基因突变、染色体结构改变、染色体数目的改变及 DNA 损伤。环境有害因素可诱导生殖细胞突变，导致不孕、早产、死胎、出生缺陷及遗传性疾病。哥伦比亚大学的一项研究结果发现出生前暴露于环境中多环芳烃类物质是引起细胞遗传学损伤的潜在危险因素。波兰一项流行病学研究显示，多环芳烃污染区人群中染色体畸变、姐妹染色单体交换发生率均高于对照区。

（六）免疫毒性

环境有害因素可以通过免疫抑制、诱发超敏反应、引起自身免疫反应的方式导致机体免疫功能损伤。某地的电子垃圾拆解区存在高镉暴露的问题，对污染区和对照区幼儿园儿童外周静脉血进行检测，结果发现污染区幼儿外周血总淋巴细胞百分比和 NK 淋巴细胞亚群的绝对数和百分比低于对照区儿童，儿童高血镉暴露可引起淋巴细胞及其亚群数量的改变，进而影响儿童的免疫功能。

（七）干扰内分泌功能

近年来人们陆续发现一些环境化学毒物如多氯联苯、壬基酚、辛基酚、双酚 A、邻苯二甲酸酯类物质、二噁英等物质具有影响生物体内天然激素的合成、释放、转运、代谢、结合及其生物学效应，这类物质被称为环境内分泌干扰物。这些物质进入环境将会对人体和生态系统产生极大危害。

四、环境污染引起的疾病类型

（一）公害病

严重的环境污染引起的区域性疾病称公害病（public nuisance disease）。公害病是人为污染导致的，其污染程度高，影响范围较大，多为连续性污染，发病呈现区域聚集性，群体发病，患者症状、体征相似，其表现形式可以是既有急性危害又有慢性危害，甚至累及胎儿，通常发病之初机制不明，缺少有效治疗手段。历史上典型的公害事件包括伦敦烟雾事件、马斯河谷烟雾事件、洛杉矶光化学烟雾事件、痛痛病事件、四日市哮喘病、水俣病事件等。因公害病一旦发生不仅影响人群健康，还会影响社会的稳定和发展，并涉及损害责任的承担等，已经超出了医学的范畴，其认定需经严格的医学鉴定和国家法律认可。

（二）职业病

职业病（occupational disease）是职业人群在生产过程中接触职业性有害因素所引起的特定疾病。我国政府颁布的法定职业病有 10 类 132 种。2017 年，全国共报告各类职业病新病例 26 756 例，职业性尘肺病及其他呼吸系统疾病 22 790 例。

（三）传染病

传染病（infectious diseases）是由各种病原体引起的能在人与人、动物与动物或人与动物之间相互传播的一类疾病。当环境介质被病原生物污染即可引起此类疾病的发生。1918 年西班牙大流感暴发全球 5 亿人感染，5000 万至 1 亿人口死亡。2018 年以来埃博拉病毒、中东呼吸综合征（MERS）、西尼罗河病毒、炭疽、脊髓灰质炎、登革热、新型冠状病毒肺炎（corona virus disease 2019，COVID-19）等传染病在各地流行。

（四）食源性疾病

食源性疾病（foodborne disease）指环境介质中的有害因素随着摄食过程进入体内，引起的具有感染或中毒性质的一类疾病。其既包括食物中毒也包括食品发生化学污染或放射性污染所导致的急性或慢性中毒。

（刘 涛）

第三节　个体因素与健康

环境因素对机体健康的效应影响会受到个体因素的影响，在相同的环境因素暴露条件下，不同的个体对其响应往往存在着巨大的差异。环境中的外源物质到达其发挥毒性效应的靶点需要经历吸收、分布、代谢三个过程，最终通过排泄的方式排出体外。其中吸收、分布和排泄三个要素合称为个体的生物转运，代谢为个体的生物转化。个体生物转运因素和个体生物转化因素共同影响环境因素对人体健康的影响。

一、个体生物转运因素与健康

案例 1-5

每年冬季,许多没有暖气取暖的家庭陆陆续续地生起了煤炉,经常会听到新闻报道因"煤气中毒"而导致家破人亡的。我们所说的"煤气中毒",其实就是一氧化碳中毒。一氧化碳是含碳物质在没有充分燃烧的情况下产生的有毒气体,它能抑制血液的携氧能力,造成人体组织缺氧。因为一氧化碳是无色无味的气体,而且有麻痹作用,人根本就感觉不到它的存在。一氧化碳中毒时患者最初感觉为头痛、头昏、恶心、呕吐、软弱无力,当他意识到中毒时,常挣扎下床开门、开窗,但一般仅有少数人能打开门,大部分患者迅速发生抽搐、昏迷,两颊、前胸皮肤及口唇呈樱桃红色,如救治不及时,可很快呼吸抑制而死亡。很多抢救过来的患者也有十分严重的后遗症,常留有痴呆、记忆力和理解力减退、肢体瘫痪等现象。

问题:
1. 生物转运及其类型有哪些?
2. 什么是吸收、分布、排泄?主要类型是什么?
3. 个体生物转运因素与我们的案例有什么关系?

(一)生物转运

生物转运是指外源化学物质在体内吸收、分布以及排泄的过程。生物转运反映了外来化学物质在机体内的来踪去路。了解这个过程对阐明外来化学物质给机体造成的毒害作用极为重要。因为个体差异的存在,相同的外源化学物质在不同个体体内的生物转运也存在着差异。

在生物转运的过程中,外源化学物质需要穿越多个生物膜屏障。生物膜是把细胞或细胞器与周围环境分隔开来的半透膜,不仅维持细胞内环境的稳定,还参与细胞内外物质的交换及生化反应和生理过程,在生物转运过程中发挥着重要作用。

(二)外源化学物质的吸收、分布和排泄

1. 外源化学物质的吸收及其影响因素 吸收是外源化学物质从机体的接触部位进入血液的过程。吸收的主要部位是胃肠道、呼吸道和皮肤。

(1)经胃肠道吸收:胃肠道是外源化学物质的主要吸收途径之一。胃肠道吸收的主要部位是在小肠,其次是胃。外源化学物质经胃肠道吸收的主要方式是简单扩散。影响胃肠道吸收的因素有化学物质的脂溶性、解离态、胃肠道内容物的种类和数量、消化酶、胆汁酸、胃肠道菌丛、胃肠蠕动和排空速度等。

(2)经呼吸道吸收:以气体、挥发性液体的蒸气和气溶胶形式存在的外源化学物质主要经呼吸道吸收,主要吸收器官是肺。

气体和蒸气的脂溶性和浓度影响其在呼吸道吸收和作用的部位。水溶性高的气体,如氯气与呼吸道黏膜的水生成次氯酸和盐酸,对局部直接产生损伤效应。难溶于水的氮氧化物,如二氧化氮,主要进入呼吸道深部,与细支气管、肺泡上皮的水作用,生成硝酸和亚硝酸,引起肺水肿。气体到达肺泡后,主要经简单扩散从肺泡腔扩散入血。

(3)经皮肤吸收:外源化学物质经皮肤吸收的过程可分为穿透阶段和吸收阶段。

1)穿透阶段:指外源化学物质经被动扩散透过皮肤表皮角质层的过程。扩散速率主要与角质层厚度、外源化学物质的脂溶性及分子量大小有关。角质层越厚,化学毒物越不易通过。化学物质通过表皮的速度与脂溶性成正比,与其分子量成反比。

2)吸收阶段:指化学物质扩散经表皮的深层和真皮被吸收入血的过程。扩散速度取决于间质液体的运动、血流量以及与真皮成分之间的相互作用。此外,气温、湿度、溶剂及皮肤完整性也可影响化学物质的经皮肤吸收。

2. 外源化学物质的分布及其影响因素 分布是指外源化学物质吸收后,随着血液或淋巴液分散到全身各组织的过程。外源化学物质在体内的分布往往并不均匀,到达各组织器官的速度也不相同。器官或组织的血流量和对外源化学物质的亲和力是影响外源化学物质分布的最关键因素。例如,除草剂和百草枯易在肺部浓集并呈现毒性作用;滴滴涕和六六六等有机氯化物可蓄积于脂肪组织中;铅可大量在骨骼中沉积等。在脂肪组织或骨骼中蓄积或沉积的化学物质一般不呈现毒性作用,但在

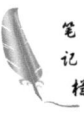

一定情况下，可以重新被释放，并引起毒害。

（1）外源化学物质在组织器官中的储存：蓄积指外源化学物质以相对高的浓度富集在某些组织器官的现象。蓄积的部位并没有体现出毒性作用，这样的蓄积部位称为储存库。外源化学物质在体内的储存库主要有血浆蛋白、肝和肾、脂肪和骨骼。

（2）特殊屏障：屏障是阻止或减少外源化学物质由血液进入某种组织器官的一种生理保护机制，主要有血-脑/血-脑脊液屏障、胎盘屏障、血-睾屏障和血-眼屏障。

3. 外源化学物质的排泄 排泄是指外源化学物质及其代谢物经不同途径离开机体向体外转运的过程。排泄的最重要的途径是经肾脏随尿液排泄、经粪便排泄、经呼吸道随呼出气体排出。另外，一些外源化学物质还可以随脑脊液、乳汁、汗液、唾液等分泌物及毛发和指甲排出体外。排泄速度越快，外源化学物质毒副作用越小；排泄速度越慢，外源化学物质毒副作用越大。

（三）个体因素对生物转运的影响

1. 年龄因素 随着年龄的增大，与金属相结合的金属硫蛋白逐渐减少，而金属硫蛋白能强烈螯合有毒金属，帮助其转运排出体外，相较于青壮年，老年人更容易对有毒金属进行蓄积。

2. 性别因素 有机阴离子转运肽（organic anion transporting polypeptide，OATP；人类：OATPs；啮齿类：Oatps）是动物及人体内重要的细胞膜吸收转运蛋白，调节一系列内、外源性物质的摄取和转运。有研究表明在女性体内肝脏 OATP 1A1 表达较高，这是受雄激素和男性生长激素影响，而 OATP 1A4 在男性中表达较高。

3. 遗传因素 转运载体的遗传因素对生物转运及毒性产生影响，如 P-糖蛋白是人体内重要的转运蛋白，具有广泛的作用底物，然而当其编码基因 ABCB1 发生变异时，则引起 P-糖蛋白表达与活性的改变。其中 ABCB1-3435C＞T 基因多态性在中国人群中有较高的突变频率，其突变纯合子 TT 型能够明显降低 ABCB1 蛋白的表达。例如，服用伊立替康后的 TT 基因型患者药物转出细胞能力较弱，从而诱发的毒性风险也降低。

4. 病理状态 病理状态也会影响到外源物质的生物转运过程。细胞内锌浓度再分布是维持锌稳态的基本环节，但锌离子不能自由通过细胞膜，只能在一类被称作锌转运体的特殊膜蛋白协助下完成，其中有一类就是锌铁调控样蛋白（ZRT、IRT-like protein，ZIP），有研究发现活动性肺结核患者外周血中单个核细胞 ZIP2 的 mRNA 表达水平、蛋白水平均出现明显升高，血清锌离子浓度下降。

二、个体生物转化因素与健康

> **案例 1-6**
>
> "何以解忧，唯有杜康"，我国是酒的故乡，也是酒文化的发源地，酒更是聚会助兴的常见饮品，可以带来愉悦感。酒充斥在生活的每一个时刻，心情好了要喝酒，心情不好也要喝酒，朋友相聚要喝酒，朋友分离也要喝酒……为什么酒在人类的生活中的扮演着这么重要的角色呢？主要是因为酒精可以作用于人体的神经系统，使神经兴奋。人们喜欢喝酒，其实是在追求这种神经兴奋的感觉。从西医角度来讲，饮酒是导致酒精肝、肝硬化，最终导致肝癌的常见原因。从中医角度来讲，经常喝酒损伤脾胃，耗损脾阳，脾阳虚衰运化无力，痰湿内生，脾阳不足日久，损及肾阳，脾肾阳虚，就会出现腰膝酸软、怕冷、体型肥胖、免疫力下降、容易过敏等等表现。长期嗜酒，神经处于酒精的麻痹中，神经反射会逐渐减慢，人会反应越来越迟钝。喝酒后，有人面色潮红，有人面色苍白，还有人面不改色。
>
> 问题：
> 1. 何为生物转化？
> 2. 生物转化的过程涉及了何种酶类？
> 3. 何种因素可以影响生物转化过程？
> 4. 这些喝酒后的状态用生物转化的过程怎样解释？

（一）生物转化

生物转化指外源化学物质经过酶催化后化学结构发生改变的代谢过程，是机体对外源化学物质处置的重要环节，也是维持机体稳态的重要机制。外源化学物质进入机体经生物转化过程后，其存在形式可能会发生各种变化，活性也会发生改变，其中大部分毒性降低，还有少部分毒性升高。

(二)生物转化过程及生物转化酶

通常将生物转化分为两相反应。Ⅰ相反应(phase Ⅰ reaction)是使外源性化学物质的分子暴露或增加极性基团,如—OH、—NH_2、—SH、—COOH等,水溶性增高并成为适合于Ⅱ相反应的底物便于排泄。Ⅱ相反应(phase Ⅱ reaction)即结合反应(conjugation),是指第Ⅰ相反应形成的中间代谢产物与某些内源化学物质的中间代谢产物相互结合的反应过程。

(三)个体生物转化的影响因素

很多因素可通过改变生物转化过程中各种酶类的活性和功能,使外源化学物质生物转化的途径和速度发生变化,影响其对机体的生物学作用和机体对该化学物质的反应等。外源化学物质本身的影响如下:

1. 对代谢酶的抑制作用 一种外源化学物质的生物转化可受到另一种化学物质的抑制,此种抑制与催化生物转化的酶类有关。能使一种酶活力减弱、含量减少或催化反应的速度减慢的现象称为抑制作用(inhibition),具有抑制作用的化学物质称为抑制物(inhibitor)。抑制作用的分类见表1-2。

表1-2 抑制作用的分类

分类	本质
可逆性抑制作用	
竞争性	抑制物与外源化学物质竞争同一催化酶的活性中心
非竞争性	抑制剂与酶-底物复合物结合
非可逆性抑制作用	抑制物与酶发生共价结合或形成稳定的络合物,致使酶的结构遭到破坏,失去原有的生物学活性

2. 对代谢酶的诱导作用 有些外源化学物质可使某些代谢过程催化酶系活力增强或酶的含量增加,以及所催化反应的速度加速的现象,称为诱导作用(induction)。诱导的结果可促进其他外源化学物质的生物转化过程,使其增强或加速。在生活中我们所服用的大多数解酒药就是依靠此原理进行解酒。

3. 外源化学物质的代谢饱和状态 外源化学物质的剂量或浓度可影响其代谢的状况,机体在单位时间内代谢外源化学物质的容量有一定的限度,当其达到一定浓度时,代谢酶催化能力达到饱和状态,此时外源化学物质的正常代谢途径可能被改变。

4. 个体差异 个体差异主要表现为酶活力及含量的差别,在一般人体中,都存在乙醇脱氢酶,而且数量基本是相等的。但缺少乙醛脱氢酶的人就比较多。这种乙醛脱氢酶的缺少,使酒精不能被完全分解为水和二氧化碳,而是以乙醛的方式继续留在体内,使人喝酒后产生恶心欲吐、昏迷不适等醉酒症状。

5. 其他影响因素 ①年龄:年龄的增长伴随着代谢酶活力的变化,从出生到中年再到老年呈钟形变化。在一般情况下,幼年及老年机体对外源化学物质代谢转化能力较成年弱,故外源化学物质对其损害作用也较强,在实际生活和工作中应该注意对这些人群的保护。儿童、青少年等由于生物转化酶发育不完全,其生物转化能力较弱。②性别:性别差异主要由性激素决定,在性发育成熟的青春期即开始出现,并持续整个成年,直到进入老年以前。一般情况下,雄性成年动物对外源化学物质的代谢转化能力较雌性强。③营养:合理的营养对于维持机体健康、正常生理状况十分重要。营养不足或失调将影响化学物质对机体的毒性。膳食中蛋白质的质与量不足,将影响一系列酶的生物合成或活性,从而改变化学物质在体内的代谢速率。维生素C、维生素B_2、维生素A、维生素E的营养状况都可以影响微粒体混合功能氧化酶的活力。维生素A通过影响内质网的结构,使混合功能酶活性受损。维生素C可参加细胞色素P450的功能过程。

(房中则)

第四节　社会因素与健康

随着医学模式向生物-心理-社会医学模式的转变,人们逐渐认识到社会因素对健康的重要影响。很多疾病的产生和发展不仅仅受生物因素的影响,更多地受自然环境因素、社会环境因素的影响,而社会环境因素包括社会经济因素、文化因素、人口因素、社会制度等。

一、社会经济因素与健康

经济的发展可以改善人类生存的物质基础和环境条件,促进人群健康;同时人群健康水平的提高又是经济发展的先决条件。

(一)经济发展对健康的促进作用

大量研究表明,经济发展(economic development)在某种程度上决定着人们的健康水平。国家或地区社会经济水平的提高是国民健康指标攀升的主要动力(表1-3)。经济发展促进国民健康的改善是通过多种渠道综合作用的结果:①改善物质生存条件:社会经济发展不仅为人们提供衣食住行等基本物质基础,还提供充足良好的生活与劳动条件,促进了人类物质生活条件及卫生状况的改善,促进居民健康状况和生活质量的提高。②增加健康投资:经济水平的提高和社会财富的积累有利于促进社会保障体系的完善和卫生投入的增加,改善卫生条件,拓宽卫生服务,促进医学科学技术的发展。③经济的发展可以推动文化事业的发展,提高人们的文化素质,增强卫生保健意识,采取健康的行为生活方式,进而影响健康。

(二)经济发展对健康带来的负面效应

经济发展有利于健康水平的提高,但也会产生一些负面效应,带来一些新的健康问题。

1. 环境污染和生态破坏　工业生产、交通的发展大大增加了废渣、废气、废水的排放,同时工业化、都市化进程导致大量的植被破坏,由此产生的健康问题和潜在危害广泛存在。近年来我国部分地区雾霾严重,当地居民呼吸系统和心脑血管疾病发病率显著上升。

2. 生活方式的改变　随着经济的发展和物质生活条件的改善,人们的生活方式发生了显著变化。吸烟、吸毒、酗酒、缺乏锻炼、熬夜、生活不规律、不安全的性行为等不良生活方式对健康的负面影响日益严重,成为导致人类疾病和死亡的主要原因。

3. "现代社会病"的产生　被称为"现代社会病"的富裕病(高血压、糖尿病、肥胖症等慢性病),"文明病"(网络成瘾、手机依赖症等)逐渐成为威胁人类健康的新问题。

表1-3　2015年部分国家的经济发展与健康水平指标

国家	人均GNP(美元)	出生期望寿命(岁)	新生儿死亡率(‰)	婴儿死亡率(‰)	成人死亡率(‰)
澳大利亚	60 360	82.8	2.2	3.0	59
瑞典	57 880	82.4	1.6	2.0	54
美国	56 300	79.3	3.6	5.8	110
日本	38 880	83.7	0.9	2.0	53
巴西	10 100	75.0	8.9	14.0	145
墨西哥	9860	76.7	7.0	12.7	128
中国	7950	76.1	5.5	9.2	82
埃及	3310	70.9	12.8	20.1	166
印度	1600	68.3	27.7	35.3	181
坦桑尼亚	910	61.8	18.8	41.0	279

4. 心理健康问题凸显　生活节奏加快、社会竞争激烈,人们面临比以往更大的工作生活压力,心理紧张程度增大。长期处在这样的社会环境中,容易出现情绪消极、焦虑恐惧等心理健康问题。

5. 社会负面事件增多　经济发展及城镇化造成人口聚集和交通拥堵,交通事故导致的伤亡率增加;经济发展不平衡、贫富差距加大等加剧了社会矛盾,导致社会暴力犯罪事件增加;家庭关系紧张导致家庭暴力、青少年犯罪等。

(三)健康改善对经济的促进作用

技术进步和人力资本是经济增长的主要动力。在决定技术进步和人力资本的因素中,健康和教育一样,作为一种重要的人力资本形式,推动社会经济的增长。因此,健康投资可以改善人力资源的数量和质量。据世界银行测算,世界经济的增长8%~10%源于健康的人群。

二、人口发展与健康

社会的发展程度取决于资源的平衡,而人口的变化会影响这种平衡。人口发展即人口的数量、质量和再生产的速度,决定了人们的生活水平和健康水平,对健康和卫生工作也有重要影响。随着人类寿命延长,人口出生率降低,老龄化已成为世界性难题。我国老年人口数量多,老龄化速度快,因此,我国将实施健康老龄化战略纳入国民经济和社会发展的长期规划。联合国规定,当一个国家或地区60岁及以上人口超过全人口的10%或65岁及以上人口超过全人口的7%即为老龄化社会。人口老龄化带来诸多新的健康问题。一方面,老年人口疾病的患病率高,卫生服务需求和利用率高,卫生资源消耗量大,对社会的医疗卫生事业形成沉重负担;另一方面,传统的综合医院和专科医院提供的医疗服务形式的局限性和昂贵的费用,无法满足老年人特殊医疗保健服务需求。

三、文化因素与健康

世界卫生组织曾指出:"一旦人们的生活水平达到或超过起码的需求,有条件决定生活资料的使用方式,文化因素对健康的作用就越来越重要了。"文化分为智能文化、规范文化和思想文化三种类型。不同类型的文化,通过不同的途径影响健康(图1-2)。

文化对于健康的影响是多方面的,包括价值取向、风俗习惯、教育、道德法律等,其影响涵盖整个人群,其广泛程度远大于生物和自然因素。以教育为例,文化对健康的影响途径:①影响人们的生活方式:教育的目的是使他们掌握基础的知识技术和初步社会化,随着学生价值观的形成,其学习方式、交往方式、物质消费方式、闲暇生活方式和家庭生活方式也逐步确立。②影响人们对卫生服务的利用:受教育程度较高的个体会采取有益于健康的行为生活方式,更重视自我保健,可以减低疾病风险,保持良好的健康状态。同时受教育程度较高的个体接受卫生服务信

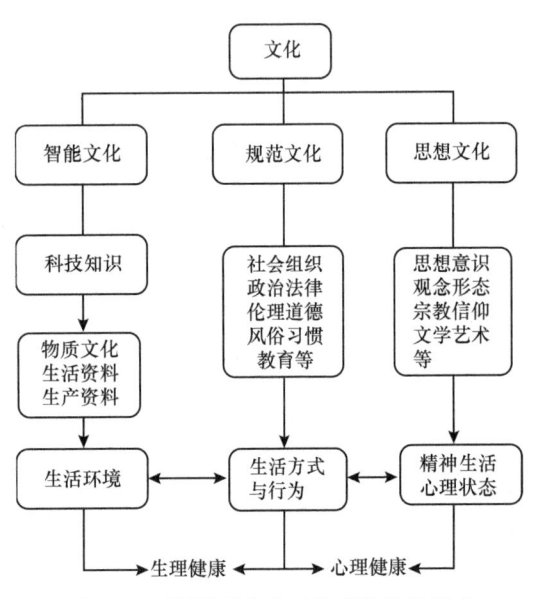

图1-2 不同类型文化对健康的作用模式

息的能力就较强,会积极主动寻求医疗服务,改善自身健康状况。③影响人们的就业机会和收入:受教育或社会化程度不同,其社会财富及支付能力也不相同。个体受教育程度越高,工作能力越强,获得就业的机会和劳动收入也越多,利用社会资源的能力就越强,并且可以更多更好地获取和利用健康信息和服务,达到较高的健康水平。

(贺 鹭)

第二章　生活环境与健康

第一节　大气环境与健康

案例 2-1

1952年12月5日，范围很广的反气旋控制着西欧，泰晤士河流域上空大气处于稳定状态、气温低、无风，导致气温逆增。英国许多地区被浓雾覆盖，持续4～5天之久。一群将在交易会展出的得奖牛出现呼吸困难，舌头吐露，其中一头当即死亡，12头奄奄一息，还有160头必须接受治疗。同时许多市民出现胸闷、咳嗽、咽痛、呕吐等症状，当地居民的死亡率急剧增加。12月7～13日的一周内，死亡人数增至4703人，与1947～1951年同期相比超额死亡2851人。第二周的死亡人数为3138人，仍较平时成倍增加。在此后2个月内，还陆续有8000人死亡。

问题：

1. 根据以上信息，该次事件是什么类型的大气污染？
2. 造成此次大气污染的原因是什么？此次污染对人类健康造成了哪些危害？
3. 常见的大气污染物有哪些？如何防治大气污染？

地球表面包围着很厚的并随地球旋转的空气层，称为大气圈（atmosphere）。大气圈的厚度为2000～3000km或以上，没有明显的上界。大气是人类赖以生存的外界环境因素之一，机体与外界环境不断地进行着气体交换。在通常情况下，每人每日平均吸入10～15L空气。因此，空气的清洁程度及其理化性状与人类健康关系十分密切。由于大气的物理化学性状随其高度不同而有很大变化，通常按照气温的垂直变化特点将大气圈分为对流层、平流层、中间层、热层和逸散层。对流层是大气圈最靠近地表且密度最大的一层，与人类生命活动的关系最为密切，它的物理、化学性状对人体的健康和疾病有明显的影响。

一、大气的特征与卫生学意义

（一）空气的化学组成

在自然状态下，空气是无色、无臭、无味的混合气体，其组成也较为恒定：氮、氧、氩三种成分约占大气总量的99.96%，分别为78.10%、20.93%和0.93%；CO_2约为0.03%。此外还有少量的水蒸气、惰性气体（氖、氙、氪、氦）、尘埃、微生物、臭氧、过氧化氢、氨和氮氧化物等。

（二）空气的物理性状

空气的物理性状包括与人类健康关系密切的各种气象因素（太阳辐射、空气离子）和室内微小气候等。

1. 太阳辐射　太阳是一团炽热的熔融物体，是一个巨大的热核反应堆。在反应过程中，产生大量辐射能。太阳辐射（solar radiation）是产生各种复杂天气现象的根本原因，是地球上光和热的源泉。在透过大气层时，由于大气层中灰尘、雾、水汽等的吸收，一般仅有43%的太阳辐射能量到达地面。太阳辐射光谱由红外线、可视线和紫外线组成。不同波长的射线其生理作用不同。

（1）紫外线：第二届哥本哈根光学会议将紫外线辐射分为三段：A段（UV-A），波长320～400nm，又称长波紫外线；B段（UV-B），波长275～320nm，又称中波紫外线；C段（UV-C），波长200～275nm，又称短波紫外线。紫外线的生物学作用有：

1）抗佝偻病作用：系由UV-B（275～320nm）紫外线产生。皮肤和皮下组织中的麦角固醇和7-脱氢胆固醇在UV-B作用下可形成维生素D_2（麦角钙化醇）和维生素D_3（胆钙化醇），二者在体内活化后生成羟基胆钙醇[25-(OH)-D_3]和1,25-二羟胆钙醇[1,25-(OH)$_2$-D_3]，可促进体内钙吸收并调节钙磷代谢，维持骨骼的正常生长发育。所以婴幼儿和孕妇在用维生素D预防佝偻病时，需接受紫外线的照射才能获得良好的效果。而佝偻病患病率的季节性变化也与太阳紫外线辐射的季节性变化相一致，春季最高，秋季最低。

2）红斑作用：皮肤被紫外线照射后，局部出现皮肤潮红现象。这亦是 UV-B 紫外线引起。原发性红斑可在紫外线照射后立即发生；继发性红斑在紫外线照射后 6～8 小时发生。

3）色素沉着作用：是机体对光刺激的一种生理性保护机制，在受到波长为 300～400nm 紫外线照射时，皮肤细胞中的黑色素原通过氧化酶的作用，转变成黑色素沉着，它可阻挡太阳辐射不致深入深部组织。而皮肤由于吸收辐射使温度上升，表皮血管扩张有利于出汗，增加体表散热。

4）杀菌作用：波长 260nm 左右的 C 段紫外线具有杀菌作用。其作用机制为：紫外线使蛋白质变性离解；在核酸中形成胸腺嘧啶二聚体，从而破坏 DNA 结构与功能，导致细菌死亡。不同细菌对不同波长紫外线的敏感性不同，一般来说紫外线波长愈短，杀菌效果愈好。一日之中，中午 12～14 时紫外线强度最大、波长最短，空气中的细菌数量也最少。而在冬季和多云天气，紫外线对空气的杀菌作用将大大减弱。

5）其他：长波紫外线可增强免疫功能，通过刺激体液及细胞免疫活性而增强机体的免疫能力；紫外线可促进组织的氧化过程，加速酶促反应，增加血红蛋白，使血液中红细胞和白细胞数目增多，加速创伤愈合。紫外线还可兴奋交感神经系统。

上述作用均可增强机体抗病能力。但长期大量的紫外线照射也可对机体造成危害，严重者可导致白内障和皮肤癌的发生。

a. 紫外线眼损伤：长波紫外线可穿透角膜，被晶状体吸收而导致晶状体蛋白质氧化，引起紫外线性白内障。有研究表明：随纬度降低或海拔升高，太阳辐射中紫外线增加，白内障发生率也增高。250～320nm 波长的紫外线直接照射眼睛，可引起急性结膜角膜炎，如冬季太阳光被积雪反射形成的紫外线照射可导致雪盲。电弧光发出的紫外线照射可致电光性眼炎。

b. 紫外线皮肤损伤：紫外线过度照射皮肤，可导致光照性皮炎，皮肤出现红斑、水疱、水肿等；在接触光变应性物质时，在一定波长紫外线照射下，可引起皮肤发生光感性皮炎，出现红斑、水肿或疱疹、湿疹样症状；紫外线慢性危害可增加皮肤癌发生率，包括基底细胞癌、鳞状细胞癌和恶性黑色素瘤。有研究显示：在同一地理区域中，深肤色人群皮肤癌发生率要低于浅肤色人群。鳞状细胞癌的好发部位是头和颈部，而这正是最易接触阳光的部位。

c. 紫外线还可使大气中碳氢化合物和氮氧化物发生光化学反应而产生光化学烟雾，对人体造成危害。光化学烟雾可以说是工业发达、汽车拥挤城市的一个隐患。20 世纪 50 年代以来，世界上很多城市都不断发生光化学烟雾事件。光化学烟雾的形成机制十分复杂，其主要污染物来自汽车尾气。因此，目前人们主要在改善城市交通结构、改进汽车燃料、安装汽车排气系统催化装置等方面做着积极的努力，以防患于未然。

（2）红外线：红外线是波长在 760nm 至 1mm 的电磁波，其短波（760～1400nm）部分具有更强的生物学效应。红外线生物学作用的基础是热效应，故又称热射线。机体皮肤可吸收红外线，使照射部位或全身血管扩张、血液循环速度加快、体温升高，加速组织内各种物理和化学过程。医学上可利用红外线治疗冻伤、某些慢性皮肤疾病和神经痛等。红外线亦可协同紫外线增强其杀菌作用。

过量红外线照射可引起组织损伤。红外线作用于皮肤可引起皮肤温度升高，当皮肤温度达 44～45℃时，即可引起组织损伤（烧伤）。过强的红外线照射机体，可导致体温调节障碍，引起热射病和日射病。波长＞1400nm 的红外线可被角膜上皮吸收引起热损伤。波长＜1300nm 的红外线易被虹膜吸收，引起充血性瞳孔缩小。晶状体对 1400～1600nm 和 1800～2000nm 的红外线最为敏感，由于晶状体无神经末梢，对红外线热效应不敏感，损伤可在无感觉中发生，引起视力下降和晶状体混浊，即白内障。

（3）可视线：可视线的波长为 400～760nm。可视线作用于视觉器官可产生视觉，亦可通过视觉器官改变人体的紧张及觉醒状态，使机体的代谢、脉搏、体温、睡眠和觉醒等生理现象发生节律性变化。适宜的照度可预防眼睛疲劳和近视，提高情绪和劳动效率。光线微弱会增加视觉器官紧张度而易引起疲劳。

2. 空气离子 大气中带电荷的物质统称为空气离子。根据携带电荷的性质分为正离子（阳离子）和负离子（阴离子）。每个阳离子或阴离子均能吸附周围 10～15 个中性分子而形成轻离子，轻离子与空气中的悬浮颗粒或水滴结合后就形成重离子（表 2-1）。新鲜的清洁空气中轻离子浓度高，而污染的空气中轻离子浓度低。空气中重离子数与轻离子数之比＜50 时，则空气较为清洁。

表 2-1 轻离子和重离子的比较

项目	轻离子	重离子
直径（cm）	4×10^{-8}	80×10^{-8}
运动速度（cm/s）	阳离子：1.36 阴离子：2.1	$0.0005 \sim 0.01$
空气中（陆地）的浓度（个/m³）	$3 \times 10^8 \sim 20 \times 10^8$	$1 \times 10^{10} \sim 8 \times 10^{10}$
空气中（海洋）的浓度（个/m³）	$5 \times 10^8 \sim 7 \times 10^8$	2×10^8

一般认为，空气阴离子对机体具有镇静、催眠、镇痛、镇咳、降压等作用，临床上将空气离子疗法作为呼吸系统、循环系统等疾病的辅助治疗手段；空气负离子还具有清洁空气、改善微小环境中空气状况的作用；居住区增加绿化面积，公园、广场设置喷泉等可增加空气中负离子浓度，有利于改善环境空气质量；而阳离子作用则相反，可引起失眠、头痛、烦躁、血压升高等。但当空气离子浓度超过 10^6 个/cm³ 时，则不论正负离子均可对健康产生不良影响。空气中离子浓度及重、轻离子的比例，可作为衡量空气清洁新鲜程度的标志和评价环境空气质量的参考指标之一。

在海滨、森林公园、瀑布处，感到空气新鲜，使人有舒适感；夏季雷雨之后空气特别清新令人舒爽，产生这些现象的原因之一，可能与空气中负离子增多有关。而在城市的闹市区或拥挤的公共场所，易感胸闷、头昏、头痛等，则可能与空气中的正离子及重离子增多有关。

3. 气象因素（meteorologic factor） 包括气温、气湿、气流、气压等。天气是指一定地区在一定时间内各种气象因素的综合表现，主要为气温、气湿、气压、风、云、雨、雪等大气状态，是短时间内的变化。而气候是指某地区长期天气变化情况的概括。

季节和气象与疾病的过程相关，如花粉症、流行性感冒等，均与季节明显相关；天气的变化也常常引起某些疾病的加重，如心肌梗死的急性发作常受高气压、气温变化、大风等的影响；高血压、脑卒中死亡亦多发生在寒冷季节和气象多变的时日。传染病的发病往往有明显的季节性，有些其他非传染性疾病亦然，呼吸系统疾病、心血管疾病、肌肉与关节疾病的发病常受季节和气候的影响，严酷天气和气候异常可诱发许多疾病，使死亡率上升。肺炎死亡多见于 12 月份至次年 3 月份，特别是高气压急剧下降、冷风通过时肺炎的发作或死亡数明显增加；风湿性关节炎、肌肉痛、断肢痛、偏头痛等受天气变化的影响更大，俗称"天气痛"。

如在高原生活一段时间的人，血液中血红蛋白含量和红细胞数目显著增加，心跳次数和每搏心输出量均升高，且血压有随海拔增高而上升的趋势，肺通气量也加大。气候适应是一个过程，也有一定的限度。短时间内过分强烈的气候变动，超过人类所具有的适应能力，即可造成对健康的损害。

4. 室内微小气候 室内由于屋顶、地板、门窗和墙壁等围护结构以及室内的人工空气调节设备等综合作用，形成了与室外不同的室内气候，即室内微小气候（indoor microclimate）。住宅室内微小气候与人类健康关系密切，室内微小气候必须维持机体的温热平衡或体温调节功能处在正常状态中，即在室内人们着普通衣服处于安静或中度劳动情况下，机体的产热量与散热量能保持平衡，体温、皮肤温、皮肤出汗量、温热感觉及其他生理指标都能维持在正常范围内。因此居室内的气温、气湿、气流等气象因素必须满足一定卫生要求，在时间上、空间上保持一定的稳定性。室内微小气候的卫生要求，冬、夏两季不同。

二、大气污染与污染物的主要来源

（一）大气污染及其来源

1. 大气污染（air pollution） 是指由于人为或自然原因，使一种或多种污染物混入大气中，并达到一定浓度，超过大气的自净能力，致使大气原有的正常组成或性状发生改变，对居民健康和生活条件造成了危害，对动植物产生不良影响的空气状况。其包括天然污染（natural pollution）和人为污染（anthropogenic pollution）两大类。

2. 大气污染的主要来源 大气中的污染物主要来自煤、石油等燃料的燃烧，以及汽车等交通工具在行驶中排放的有害物质。

（1）工业企业：燃料的燃烧和生产过程中排出的废气是大气污染的主要来源。煤炭和石油是目前我国企业的主要燃料。煤的主要杂质是硫化物，而石油的主要杂质有硫化物和氮化物，此外还有极少量的金属化合物。燃料燃烧完全的产物主要有 CO_2、SO_2、NO_2、水汽和灰分；燃烧不完全常含有 CO、SO_x、NO_x、醛类、碳粒和多环芳烃等。

（2）交通运输：主要指汽车、飞机、火车、轮船、拖拉机、摩托车等机动交通工具。这些交通运输工具绝大多数使用汽油、柴油等燃料，均为石油制品。部分汽车发动机燃油不完全产生大量废气，尤其是在堵车、减速行驶或空挡停车时排出更多，汽车废气已成为城市大气污染的主要来源。汽车尾气成分极其复杂，据报道含有上千种化合物。气态物质包括 CO、NO_x、碳氢化合物、SO_2 等，颗粒物中含有炭黑、焦油、多环芳烃、四乙基铅等污染物。

（3）生活炉灶和采暖锅炉：采暖锅炉以煤或石油产品为燃料，是采暖季节大气污染的重要原因。生活炉灶使用的燃料有煤、液化石油气、煤气和天然气。如果燃烧设备效率低，燃烧不完全，烟囱高度低或无烟囱，可造成大量污染物低空排放。在采暖季节，各种燃煤小炉灶是居民区大气污染的重要来源。

（4）其他：地面尘土飞扬或土壤及固体废弃物被大风刮起，均可将铅、农药等化学性污染物以及结核杆菌、粪链球菌等生物性污染物转入大气。水体和土壤中的挥发性化合物也易进入大气；车辆轮胎与沥青路面摩擦可以扬起多环芳烃和石棉。意外事件，如工厂爆炸、火灾、核泄漏均能严重污染大气，这类事件虽然少见，但是危害严重。此外，火葬场、垃圾焚烧炉产生的废气也可以污染大气环境。

（二）大气污染物的种类

大气污染物的种类很多，目前已知有 100 多种。随着社会经济和人类生产生活需求的飞速发展，人类不断开发新的物质，大气污染物的种类和数量也随之发生变化。大气污染物按其属性分为物理性（如噪声、电离辐射、电磁辐射等）、化学性和生物性（经空气传播的病原微生物和植物花粉等）三类，其中以化学性污染物种类最多、污染范围最广。大气污染物按其形成过程又可分为一次污染物和二次污染物。

1. 一次污染物（primary pollutant） 直接来源于污染源的污染物，其物理和化学性质均未发生变化的污染物称为一次污染物。这些污染物包括从各种排放源排出的气体、蒸气和颗粒物，如 SO_2、H_2S、CO、CO_2、NO、颗粒物、碳氢化合物等。

2. 二次污染物（secondary pollutant） 由一次污染物在大气中与其他物质发生化学反应或在太阳辐射线作用下发生光化学反应而形成的理化性质不同于一次污染物的新的、毒性更大的污染物。如 SO_3、H_2SO_4、NO_2、HNO_3、醛、酮、过氧乙酰硝酸酯等。

三、大气污染对健康的危害

（一）大气污染物进入人体的途径

大气污染物主要通过呼吸道进入人体，小部分污染物也可以降落至食物、水体或土壤，通过摄入食物或饮水，经消化道进入体内，儿童还可以直接食入尘土而由消化道摄入大气污染物。有的污染物可通过直接接触皮肤、黏膜进入机体，脂溶性的物质更易经过完整的皮肤而进入体内。

（二）大气污染物对人体健康的直接危害

1. 急性中毒 当大气污染物的浓度在短期内急剧增高，使周围人群吸入大量污染物，可造成急性中毒。急性中毒主要由烟雾事件和生产事故引起的。

烟雾事件是大气污染造成急性中毒的主要类型，根据烟雾形成的原因，又可分为光化学型烟雾事件和煤烟型烟雾事件。光化学型烟雾是汽车尾气中 NO_x 和烃类污染物在强烈日光作用下经过一系列光化学反应产生光化学氧化剂（photochemical oxidants），蓄积于空气中形成具有强烈刺激作用的一种浅蓝色烟雾，其主要成分是臭氧、醛类以及各种过氧酰基硝酸酯（peroxyacyl nitrate, PAN）。洛杉矶于 1943、1946、1954、1955 年均发生了光化学型烟雾事件，特别是在 1955 年持续一周多的事件期间，气温高达 37.8℃，致使哮喘和支气管炎流行，65 岁及以上人群的死亡率升高，平均每日约死亡 70～317 人。煤烟型烟雾事件是由于煤烟和工业废气大量排入大气且得不到充分扩散而引起的，主要污染物为 SO_2、烟尘以及硫酸雾。

生产事故引起的急性中毒事件国内外曾多次发生，并造成严重后果。如印度博帕尔毒气泄漏事件造成 2500 人因急性中毒死亡；苏联切尔诺贝利核电站爆炸事件造成 13 万居民急性暴露，31 人死亡，233 人受伤，经济损失达 35 亿美元。

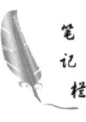

2. 慢性危害

（1）对呼吸系统影响：大气中的 SO_2、NO_x、硫酸雾、硝酸雾及颗粒物不仅能产生急性刺激作用，还可长期反复刺激机体引起咽炎、喉炎、眼结膜炎和气管炎甚至慢性阻塞性肺疾病（chronic obstructive pulmonary disease，COPD）。近年来的流行病学研究发现，大气污染与婴幼儿的急性呼吸道感染死亡率和发病率的增高有关。

（2）增加心血管疾病风险：对美国六个城市进行的队列研究发现，大气污染的长期暴露与心血管疾病死亡率增加有关。对美国50个州近50万成年人暴露在大气污染16年的死亡数据分析发现，在控制饮食、污染物联合作用等混杂因素后，$PM_{2.5}$ 年平均浓度每升高 $10\mu g/m^3$，心血管疾病患者的死亡率增加6%。我国沈阳、本溪等地的调查也表明，大气颗粒物的长期暴露与人群心血管疾病死亡率的增加有关。此外，大气污染长期暴露还可增加心律不齐、心衰、心搏骤停的发病风险。

3. 变态反应 除花粉变应原外，大气污染可通过直接或间接的作用机制引起机体的变态反应。研究表明大气污染可加剧哮喘患者的症状，且大气污染物 SO_2、O_3、NO_x 等可引起支气管收缩、气道反应性增强和加剧过敏反应。德国的一项研究观察到大气污染物 NO_2、$PM_{2.5}$ 以及煤烟与1岁幼儿夜间发生干咳之间有显著的关联。

4. 致癌作用 大量调查资料已经显示大气污染是肺癌发生的重要原因之一，大城市居民肺癌发病率比中小城市高，城市肺癌发病率比农村高。在空气污染物中既可含有致癌物质如苯并（a）芘[B（a）P]，汽车废气中的放射性钋、石棉和砷、镍、铬等重金属颗粒物，也可能含有促癌物质；上海、沈阳等城市中居民肺癌死亡率与大气中可吸入颗粒物和B（a）P的浓度呈密切相关关系。

5. 降低机体免疫力 在大气污染严重的地区，居民唾液溶菌酶和SIgA的含量均明显下降，血清中的其他免疫指标也有下降，表明大气污染可使机体的免疫力降低，细颗粒物和臭氧的作用尤为明显。据估计，大气中 $PM_{2.5}$ 的日平均浓度每增加 $20\mu g/m^3$，急性下呼吸道感染的危险性增加8%。

（三）大气污染的间接危害

1. 影响小气候和太阳辐射 大气污染物中的烟尘能促使形成云雾而吸收太阳的直射光和散射光，影响紫外线的强度和生物学作用，并且可使儿童龋齿和佝偻病的发病率增加，同时有助于病原微生物在空气中的生存和传染性疾病的流行。大量的颗粒物还能吸收太阳能而使气温明显降低，造成"冷化效应"，如1991年，海湾战争时，科威特数百口油井的大火，使地表温度比往年同期下降了10℃。

2. 形成酸雨 酸雨（acid rain）指pH小于5.6的酸性降水，包括雨、雪、雹、雾等所有降水。酸雨形成的主要原因是大气中 SO_2、NO_x 等污染物溶于水汽中，经过氧化、凝结而成。一般 SO_2 形成的硫酸占70%，NO_x 形成的硝酸占30%。酸雨污染在世界上的范围越来越大，酸度也不断增加。2017年中国生态环境状况公报：2017年我国酸雨区面积约62万 km^2，占国土面积的6.4%，比2016年下降0.8%，其中，较重酸雨区面积占国土面积的比例为0.9%。酸雨污染主要分布在长江以南至云贵高原以东地区，主要包括浙江、上海的大部分地区、江西中北部、福建中北部、湖南中东部、广东中部、重庆南部、江苏南部、安徽南部的少部分地区。酸雨的危害主要表现为以下几个方面：

（1）对土壤和植物产生危害：在酸雨的作用下，土壤中的营养元素，如钾、钠、钙、镁会被溶出，使土壤pH降低。受酸雨侵蚀的植物叶片、叶绿素合成减少，出现萎缩和果实产量下降。酸雨还可抑制土壤微生物的繁殖，特别是对固氮菌的伤害，使土壤肥力下降，农作物产量降低。

（2）影响水生生态系统：酸化的水体中微生物分解有机物的活性减弱，水生植物的叶绿素合成降低，浮游动物种类减少，鱼贝类死亡增加。

（3）对人类健康产生影响：酸雨增加土壤中有害重金属的溶解度，加速其向水体、植物和农作物的转移。有研究显示，在酸化水区内，水体和鱼肉中的汞含量均明显增加。

此外，酸雨可腐蚀建筑物、文物古迹，可造成地面水pH下降而腐蚀输水管材。

3. 产生温室效应，使全球气候变暖 大气层中的某些气体能吸收地表发射的热辐射，使大气增温，从而对地球起到保温作用，称为温室效应（greenhouse effect）。这些气体统称温室气体，主要有 CO_2、甲烷（CH_4）、氧化亚氮（N_2O）和含氯氟烃（氟利昂，chlorofluorocarbons，CFCs）等。CO_2 增加是造成全球变暖的主要原因，据测算到21世纪中叶，全球气温比现在要高出1.5～4.5℃。我国温室气体的排放总量已经超过全球总量的10%，仅居美国之后，列第二位。

全球气候变暖可使两极冰川融化，海平面上升（近100年来，地球表面的温度升高了0.3～0.6℃，海平面上升了10～25cm）。陆地和海洋生态系统受到影响，植物群落、浮游生物发生改变，土壤趋于干燥。全球气候变暖也使大气质量改变，加速化学反应。城市上空臭氧增加，加速硫和氮氧化，酸雨形成增加。气候变暖有利于病原体及有关生物的繁殖，从而引起生物媒介传染病的分布发生变化，扩大其流行的程度和范围，加重对人群健康的危害；气候变暖也可导致与暑热相关疾病的发病率和死亡率增加；还会使空气中的一些有害物质如真菌孢子、花粉等浓度增高，导致人群中过敏性疾病的发病率增加。此外，由于气候变暖引起的全球降水量变化，最终导致洪水、干旱以及森林火灾发生次数的增加。

4. 臭氧层破坏 臭氧层位于地球表面上20～50km的平流层中，正常情况下臭氧形成与破坏几乎相当，保持动态平衡。大气中如存在氯氟烃、氮氧化物时，则可破坏臭氧层，使臭氧层变薄，甚至形成空洞。20世纪50年代科学家观察到臭氧层中的臭氧减少。70年代后，臭氧层减少加剧，并于1985年首次在南极上空发现臭氧空洞（ozone hole），后来在北极、青藏高原也观察到这一现象。过去的30年，臭氧层保护已成为人类面临的主要挑战之一。2000年的测定显示，南极大陆上空臭氧空洞面积达2800万km^2。学术界一致认为人类活动排入大气的某些化学物质与臭氧作用是导致臭氧消耗的主要原因。消耗臭氧层的主要物质有N_2O、CCl_4、CH_4、溴氟烷烃类（哈龙类，Halons）以及氯氟烃类化合物（chloro-fluoro-carbons，CFC_S）等，破坏作用最大的是CFC_S和哈龙类物质。CFC_S在工业上用作制冷剂、气溶胶喷雾剂、发泡剂以及氟树脂生产的原料。CFC_S进入平流层后受短波紫外线辐射发生光降解而释放出游离氯，游离氯可与臭氧反应破坏臭氧层。溴氟烷烃类可用作灭火剂和熏蒸剂，大气中可释放溴离子加速臭氧的消耗。

臭氧层破坏对健康的影响：臭氧空洞减弱了臭氧层遮挡吸收短波紫外线的功能，造成人群皮肤癌和白内障等发病率增加。据估计，平流层臭氧浓度减少1%，UV-B辐射量将增加2%，人群皮肤癌的发病率将增加3%，白内障的发病率将增加0.2%～1.6%。

（四）大气中几种常见污染物对健康的影响

1. 二氧化硫 二氧化硫（SO_2）是一种有刺激性的无色气体，易溶于水。大气中的SO_2约70%来自火力发电厂等的燃煤污染，约26%来自有色金属冶炼、钢铁、化工、炼油和硫酸厂等生产过程，其他来源仅占4%左右。小型取暖锅炉和民用煤炉是地面低空SO_2污染的主要来源。

主要健康危害：SO_2易被上呼吸道和支气管黏膜的富水性黏液所吸收并转化为亚硫酸盐或亚硫酸氢盐后吸收入血并迅速分布于全身。SO_2可刺激呼吸道平滑肌内的末梢神经感受器，使气管或支气管收缩，气道阻力和分泌物增加，从而人在暴露较高浓度的SO_2后，很快会出现喘息、气短等症状以及FEV1等肺功能指标的改变。SO_2可增强B（a）P的致癌作用。

日本"四日市的哮喘病"事件发生时，该市平均每月每平方千米降尘量为14吨（最多达30吨），大气SO_2含量浓度超过标准5～6倍。其原因就是该地居民长年累月地吸入被SO_2及各种金属粉尘污染的空气而引起的以呼吸系统损害为主的疾病。

我国"居住区大气中有害物质最高容许浓度"中规定居住区大气中SO_2一次最高容许浓度为0.50mg/m^3，日平均最高容许浓度为0.15mg/m^3。

> **案例2-1分析（1）**
> 本事件发生时空气中SO_2的最高浓度为1.34 mg/m^3，为平时的6倍。

2. 氮氧化物 大气中的氮氧化物（nitrogen oxides，NO_x）主要指二氧化氮（nitrogen dioxide，NO_2）和一氧化氮（nitrogen monoxide，NO）。主要来源：各种矿物燃料的燃烧过程；硝酸、氮肥、炸药、染料等生产过程；机动车尾气。NO_2有刺激性，与烃类共存时，在强烈的日光照射下，可以形成光化学烟雾。NO_2较难溶于水，故对上呼吸道和眼睛的刺激作用较小，主要作用于深部呼吸道、细支气管及肺泡。

主要健康危害：由于NO_2的毒性比NO高4～5倍，是引起健康损害的主要NO_x。NO_2较难溶于水，可引起肺泡表面活性物质的过氧化，损害细支气管的纤毛上皮细胞和肺泡细胞，破坏肺组织的胶原纤维，严重时引起肺气肿。一项研究显示，健康成人暴露于4700μg/m^{3}以上浓度的NO_2后，2小时内就可出现显著的肺功能降低。患有呼吸系统疾病，如哮喘的人对NO_2比较敏感。有研究发现，在560μg/m^{3}的NO_2中暴露30～110分钟，哮喘患者就可出现肺功能的改变。

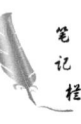

我国"居住区大气中有害物质的最高容许浓度"中规定居住区大气中 NO_2 一次最高容许浓度为 $0.15mg/m^3$。

3. 颗粒物　颗粒物污染是一种重要的大气污染，它是分散于空气中的固体颗粒与液体微滴的混合物。可吸入颗粒物按其粒径（空气动力学直径）大小大致可分为：直径 ≤ 10μm 的粗颗粒物（PM_{10}）和直径 ≤ 2.5μm 的细颗粒物（$PM_{2.5}$）。大量的流行病学和毒理学研究表明，$PM_{2.5}$ 对健康的危害比 PM_{10} 更严重，其与心肺疾病甚至与肺癌的发生密切相关。$PM_{2.5}$ 空气污染问题已成为中国面临的严峻挑战。2010 年 $PM_{2.5}$ 空气污染居全球 20 个首要致死风险因子的第 9 位，而在中国则排在第 4 位。2011 年，在中国死因前四位的疾病分别为：脑卒中、肺部疾病、冠心病和肺肿瘤，这四种疾病均与 $PM_{2.5}$ 有关。不同粒径范围的颗粒物在人体滞留的部位不同，大于 5μm 的多沉积于上呼吸道，小于 5μm 的多沉积于细支气管和肺泡。空气动力直径 ≤ 2.5μm 的气溶胶称为细颗粒物（fine particles matter，$PM_{2.5}$），75% 的 $PM_{2.5}$ 在肺泡内沉积，$PM_{2.5}$ 由于不能被鼻孔、喉咙所阻挡，能通过呼吸系统被吸入沉积到肺泡，甚至通过肺换气可到达其他器官，不易排出体外，而且粒子越小越容易吸附一些对人类有害的细菌、病毒、有机物和重金属等，因此颗粒物的粒径越小对人体的危害越大。2017 中国生态环境状况公报显示，全国 338 个地级及以上城市可吸入颗粒物（PM_{10}）平均浓度比 2013 年下降 22.7%，京津冀、长三角、珠三角区域细颗粒物（$PM_{2.5}$）平均浓度比 2013 年分别下降 39.6%、34.3%、27.7%，北京市 $PM_{2.5}$ 平均浓度从 2013 年的 89.5μg/m³ 降至 58μg/m³。

主要健康危害：①可引起呼吸道炎症，如支气管炎、肺气肿和支气管哮喘及影响肺通气功能。美国两项经典的队列研究发现长期暴露 $PM_{2.5}$ 能显著增加人群心肺系统疾病的死亡率。我国的一些横断面调查发现，长期居住在颗粒物严重污染地区的居民，可出现肺功能降低、呼气时间延长、呼吸道疾病、哮喘的患病率增加。②对心血管系统的影响：颗粒物进入机体后，可通过激发系统性的炎症反应和氧化应激，增加血液黏度和形成血栓，导致动脉粥样硬化而出现一系列缺血性心脏病；可通过肺部的自主神经反射弧，改变心脏的自主神经传导系统，增加心率、降低心率变异性，出现心律失常甚至心搏骤停；系统性炎症反应可激活血管内皮细胞，改变其功能，引起动脉血管收缩，血压升高。③对生殖系统的影响：大气颗粒物进入母体后，可通过系统性的氧化应激/炎症反应、血流流变学和动力学的改变，对胎儿产生危害，产生一系列不良生殖结局。④对儿童健康的影响：流行病学研究发现母体在孕期若暴露于高浓度的大气颗粒物，可能会增加围生期死亡率和婴儿死亡率；颗粒物还可增加儿童哮喘、过敏性疾病、肺炎、急性支气管炎的入院率。⑤致癌作用：国内外大量研究已经表明，颗粒物中的多个成分具有致癌性或促癌性，如多环芳烃，镉、镍、铬等重金属。在美国癌症协会队列研究中发现，$PM_{2.5}$ 每升高 10μg/m³，人群中肺癌死亡率将升高 13.5%，且肺癌死亡风险在慢性肺部疾病患者中更高，一项对欧洲 17 个队列研究的综合分析发现 $PM_{2.5}$ 每升高 5μg/m³，人群中肺癌死亡率将升高 55%。2013 年 10 月，国际癌症研究所（International Agency for Research on Cancer，IARC）发布报告，首次确定大气颗粒物为 I 类致癌物。

4. 一氧化碳（carbon monoxide，CO）　是含碳物质不完全燃烧的产物，无色、无臭、无刺激性。大气中的 CO 主要来源于炼钢、铁、焦炉、煤气发生站、采暖锅炉、民用炉灶、固体废弃物焚烧排出的废气。近年来，随着一些大城市机动车数量的急剧增加，机动车尾气排放的 CO 对大气 CO 污染的分担率明显增加。北京、广州、沈阳等地的研究显示，机动车尾气排放 CO 对城市大气 CO 贡献率均在 70% 以上。因此，CO 被视为交通来源大气污染物的重要指示物。大气中 CO 的本底浓度一般在 0.06 ~ 0.14mg/m³。2014 年，我国 74 城市 CO 日均值第 95 百分位数浓度范围为 0.9 ~ 5.4mg/m³，平均浓度为 2.1mg/m³。

> **案例 2-1 分析（2）**
>
> 本事件发生时空气中粉尘的最高浓度为 4.46mg/m³，为平时的 10 倍。

CO 很容易通过肺泡、毛细血管以及胎盘屏障。吸收入血以后，80% ~ 90% 的 CO 与血红蛋白结合形成碳氧血红蛋白（carboxyhaemoglobin，COHb）。CO 与血红蛋白的亲和力比氧大 200 ~ 250 倍，可竞争性的与血红蛋白结合，结合后其解离速度比氧合血红蛋白慢 3600 倍，影响血液的携氧能力。此外，COHb 还影响氧合血红蛋白的解离，阻碍氧的释放，引起组织缺氧。血中 COHb 含量与空气中 CO 的浓度呈正相关，正常人的 COHb 饱和度为 0.4% ~ 2.0%，贫血者略高。

急性 CO 中毒以神经系统症状为主，其严重程度与血中 COHb 含量有关（表 2-2）。

表 2-2　血中 COHb 含量与 CO 急性中毒症状的关系

COHb（%）	症状
<2	无（非吸烟者）
3～6	无（吸烟者，20根/天）
10～20	剧烈运动时较早出现气短，一般活动时出现气短、轻度头痛
30	头痛、注意力下降、神经症的症状
40	剧烈头痛、精神错乱
>50	意识不清、休克、死亡

流行病学调查发现，CO 暴露与人群心血管疾病的发病率和死亡率增加有关。低浓度 CO 暴露还可在冠心病病人身上诱发心律不齐、心电图异常等。胎儿对 CO 的毒性比成人敏感，研究证实，妊娠妇女吸烟可引起胎儿血中 COHb 浓度上升至 2%～10%，其结果是导致低体重儿、围产期死亡增高以及婴幼儿的神经行为障碍。

5. 光化学烟雾（photochemical smog）　属于二次污染物，主要是由汽车尾气中的氮氧化物和碳氢化合物在太阳光紫外线的作用下发生光化学反应所形成的一种强刺激性的浅蓝色的混合烟雾，其中主要成分是臭氧（O_3）、过氧酰基硝酸酯类（PAN）和醛类等，这些物质统称为光化学氧化物。此外，还含有少量的酮类、醇类、酸类等。在各类光化学反应产物中，O_3 约占 85% 以上，PAN 约占 10%，PAN 中主要是 PAN，其次是过氧苯酰硝酸酯（PBN）和过氧丙酰硝酸酯（PPN）。

光化学烟雾是强氧化剂，主要危害是对眼睛具有强烈的刺激作用，引起眼睛红肿、流泪；对鼻、咽、喉、气管和肺等呼吸器官也有明显的刺激作用，可引起急性咽喉炎、气管炎，严重者可致肺水肿，对眼结膜亦有轻度刺激作用。美国洛杉矶曾多次发生光化学烟雾事件，纽约、东京、大阪、悉尼、孟买等城市也发生过光化学烟雾污染。

6. 多环芳烃（polycyclic aromatic hydrocarbon，PAH）　是指含有两个或两个以上苯环并以稠环形式连接的芳香烃类化合物的总称，又称稠环芳烃。环境中 PAH 的主要来源是各种含碳有机物的热解和不完全燃烧，例如，煤、木材、烟叶以及汽油、柴油、重油等各种石油馏分的燃烧，烹饪油烟以及各种有机废弃物的焚烧等等。天然环境中的 PAH 含量极微，仅由森林火灾以及细菌分解有机物的过程中产生极少量。

至今已发现 PAH 有 100 多种化合物，大多数 PAH 吸附在颗粒物表面，尤其是 <5μm 的颗粒物上。大颗粒物上的 PAH 很少。PAH 可与大气中的其他污染物反应，形成二次污染物。例如，PAH 与 O_3 作用生成多种具有直接致突变作用的氧化物；与大气中的 NO_2 或 HNO_3 形成硝基多环芳烃，后者有直接致突变作用。PAH 中有强致癌性的多为四到七环的稠环化合物。由于 B（a）P 是第一个被发现的环境化学致癌物，而且致癌性很强，故经常以 B（a）P 作为 PAH 的代表。研究表明，一些 PAH 还有免疫毒性、生殖和发育毒性。

我国"环境空气质量标准"中规定 B（a）P 的日平均限值是 $0.01\mu g/m^3$。

7. 二噁英　是一类有机氯化合物，包括多氯二苯并-对-二噁英（PCDD）和多氯二苯并呋喃（PCDF），共 210 种。二噁英的毒性因氯原子的取代位置不同而有差异。二噁英中以 2,3,7,8-四氯-二苯并-对-二噁英（TCDD）的毒性最强，研究也最多。

大气环境中二噁英类的主要来源：90% 来源于城市和工业垃圾焚烧；含铅汽油、煤、防腐处理过的木材以及石油产品；各种废弃物特别是医用废弃物，在燃烧温度低于 300～400℃时容易产生二噁英类；某些农药的合成、聚氯乙烯塑料的生产、造纸厂漂白过程、氯气生产、钢铁冶炼、催化剂高温氯气活化等。

二噁英是环境内分泌干扰物的代表。它们能干扰机体的内分泌，产生广泛的健康影响。例如，能引起雌性动物卵巢功能障碍，抑制雌激素的作用，使雌性动物不孕、流产、胎仔减少、胎鼠畸形等；低剂量的二噁英能使胎鼠产生腭裂和肾盂积水。给予二噁英的雄性动物会出现精细胞减少、成熟精子退化、雄性动物雌性化等。流行病学研究发现，在生产中接触 2,3,7,8-TCDD 的男性工人血清睾酮水平降低、促卵泡激素和黄体激素增加，提示它可能有抗雄激素和使男性雌性化的作用。

二噁英还有明显的免疫毒性，可引起动物胸腺萎缩、细胞免疫与体液免疫功能降低等。二噁还能引起皮肤损害，在暴露的实验动物和人群中可观察到皮肤过度角化、色素沉着以及氯痤疮等的发生。二噁英染毒动物可出现肝脏肿大、实质细胞增生与肥大、严重时发生变性和坏死。TCDD 对动物有极强的致癌性。1997 年国际癌症研究机构（IARC）将 TCDD 确定为 I 类人类致癌物。

从案例中我们可以看出，大气污染造成的危害是巨大的，不仅造成巨大的经济损失，最主要的还是对人们健康的巨大威胁。我们应当贯彻可持续发展的战略方针，从源头抓起，控制污染物的排放，加强环境污染的监测，建立完善的预警系统。这就要求我们加强宣传，同时加大监管力度，制定完善的大气卫生标准，建立完善的法律法规体系，真正做到有法可依、有法必依、执法必严、违法必究，大力发展科技，革新设备、工艺，有效的控制污染源。

四、大气污染的卫生防护原则

大气污染是多种污染源造成的，并受地形、气象、绿化面积、能源结构、工业结构、交通管理、人口密度等多种自然因素和社会因素的影响，大气污染物又不可能集中起来进行统一处理，因此针对大气污染必须采取综合防治的原则。大气污染综合防治的基本点是防与治的综合，实质是为了达到区域环境空气质量控制目标，对多种大气污染控制方案的技术可行性、经济合理性、区域适应性和实施可能性等进行最优化选择和评价，从而得出最优的控制技术方案和工程措施。

（一）调整工业布局和工业结构

工业布局不合理是造成中国城市大气污染的主要原因之一，改善不合理的工业布局，合理利用大气环境容量是十分必要的。调整工业布局要以生态理论为指导，在保证实现本地区经济目标的前提下，优先选出经济效益、社会效益和环境效益相统一的工业结构，淘汰严重污染环境的落后工艺和设备，加快以节能降耗、综合利用和污染治理为主要内容的技术改造，采用技术起点高的清洁工艺，控制工业污染。

（二）改善能源结构，积极采取节能措施

以国家西气东输、西电东送为契机，加快城市能源结构调整；通过划定高污染燃料禁燃区，推广电、天然气、液化气等清洁能源的使用，减少城市原煤的消费量，推广洁净煤技术，促进热电联产和集中供热的发展，有效控制煤烟型污染。我国已经制订了国家煤炭消费总量长期控制目标，实行目标责任管理。到 2017 年底，煤炭占能源消费总量的比重降低到 65% 以下。京津冀、长三角、珠三角等区域力争实现煤炭消费总量负增长，通过逐步提高接受外输电比例、增加天然气供应、加大非化石能源利用强度等措施替代燃煤。同时加快清洁能源替代利用，加大天然气、煤制气、煤层气供应。对于城市居民炉灶鼓励使用电、燃气等清洁能源或固硫型煤替代原煤散烧，逐步减少直接消费煤炭，尽快提高使用燃气、电力等清洁能源的消费比例。

（三）全面推行清洁生产，大力发展循环经济

资源利用率越高，向环境排放的废物就越少，使经济发展对资源的开发强度不超过环境的承载能力，生产过程的排污量不超过环境的自净能力，从而促进生态系统的良性循环。对钢铁、水泥、化工、化石、有色金属冶炼等重点行业进行清洁生产审核，针对节能减排关键领域和薄弱环节，采用先进适宜的技术、工艺和装备，实施清洁生产技术改造。鼓励产业集聚发展，实施园区循环化改造，推进能源梯级利用、水资源循环利用、废物交换利用、土地节约集约利用，促进企业循环式生产、园区循环式发展、产业循环式组合，构建循环型工业体系。

（四）控制机动车尾气污染

加强城市交通管理。优化城市功能和布局规划，推广智能交通管理，缓解城市交通拥堵。实施公交优化战略，提高公共交通出行比例，加强步行、自行车交通系统建设。根据城市发展规划，合理控制机动车保有量，北京、上海、广州等特大城市要严格限制机动车保有量。加快石油炼制企业升级改造，提升燃油品质。加快推进低速汽车升级换代，大力推广新能源汽车。

（五）加强大气污染防治实用技术的推广

利用除尘装置除去废气中的烟尘和各种工业粉尘，采用气体吸收法处理有害气体，应用冷凝、催化转化、吸附和膜分离等技术处理废气中的主要污染物。另外，要从国情出发，尽量开发推广技术可靠、经济合理、配套设备过关的大气污染的实用技术，重点包括煤炭洗选脱除有机硫、工业型煤、循环流化床锅炉、煤的汽化和液化、烟气脱硫、转炉炼钢除尘、焦炉烟气治理、陶瓷砖瓦黑烟治理等，建设一批典型的大气污染治理示范工程，并采取有效措施尽快推广应用。

（六）完善环境监督管理制度

建设城市烟尘控制区，加强城市烟尘控制区的监督管理，是大气污染综合防治的有效措施。实施排污许可证制度，使排污单位明确各自的污染物排放总量控制目标，对污染源排放总量实施有效的控制。加强对除尘器等环保设备的制造、安装和使用的监督管理，加快淘汰各种低效除尘器和原始排放浓度高的锅炉。提高大气环境污染源监督监测的技术水平，改善监测装备条件。改善机动车排气污染监督管理体系，建立环保部门统一监督管理、部门协调分工的管理体系和运行机制。

2017年中国生态环境状况公报：我国基本完成地级及以上城市建成区燃煤小锅炉淘汰，累计淘汰城市建成区10蒸吨以下燃煤小锅炉20余万台，累计完成燃煤电厂超低排放改造7亿千瓦。全国实施国Ⅴ机动车排放标准和油品标准；黄标车淘汰基本完成，新能源汽车累计推广超过180万辆；推进船舶排放控制区方案实施。启动大气重污染成因与治理攻关项目。开展京津冀及周边地区秋冬季大气污染综合治理攻坚行动。清理整治涉气"散乱污"企业6.2万家，完成以气代煤、以电代煤年度工作任务，削减散煤消耗约1000万吨；落实清洁供暖价格政策，在12个城市开展首批北方地区冬季清洁取暖试点；实施工业企业采暖季错峰生产；天津、河北、山东环渤海港口煤炭集疏港全部改为铁路运输。

（张青碧）

第二节　水环境与健康

一、水源种类及其卫生学特征

一切生命过程都离不开水资源，水不仅是构成身体的主要成分，而且还有许多生理功能。成人每日生理需水量为2.5~3.0L，通过饮水摄入的水量约占1/2。地球表面约有70%的面积被水覆盖，但人类赖以生存的淡水资源仅占总水量的2.53%。

我国是一个严重缺水国家。虽然我国淡水资源总量为32 466.4亿 m³（中华人民共和国水利部，2016年中国水资源公报），位列全球第四位，但人均水资源量仅有2300m³，仅为世界人均水平的28%。自20世纪70年代以来我国就开始出现缺水问题，并逐渐向全国蔓延，对农业和国民经济都带来了严重影响。

淡水资源分布不平衡是我国水资源的另一重大问题。总体来说，南方水资源占比高于北方，东部高于西部。但近些年来南方地区由于工业污水、生活废水缺乏管理，导致较多的河流湖泊被污染，严重影响了水资源的有效性，造成水质性缺水问题。

水资源的种类

1. 降水（fall water）　是指雨、雪、雹水，其特点为水质较好，矿物质含量较低，但受大气和降水来源的影响，水量没有保证。

2. 地表水（surface water）　是降水在地表径流和汇集后形成的水体，包括江河水、湖泊水、塘水、水库水等。地表水水质一般较软，含盐量较少，水质一般较清。地表水的水量和水质受流经地区地质状况、气候和人为活动等因素影响较大。

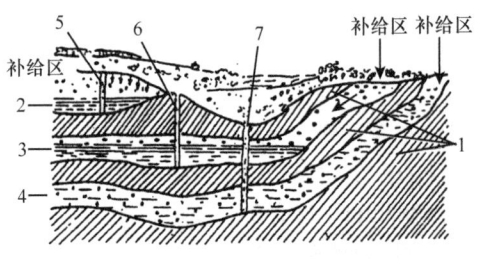

图 2-1　地下水

1. 不透水层；2. 浅层地下水；3. 不承压的地下水；4. 承压的地下水；5. 浅井（由浅层地下水补给）；6. 深井（由不承压深层地下水补给）；7. 自流井（由深层地下水补给）

3. 地下水（underground water）　是由于降水和地表水经土壤地层渗透到地面以下而形成（图2-1）。地下水可分为浅层地下水、深层地下水和泉水。

浅层地下水是指潜藏在地表下第一个不透水层上的地下水，是我国广大农村最常用的水源。浅层地下水的水质感官性状较好，细菌含量较少，但可溶解土壤中各种矿物盐类使水质硬度增加，水中溶解氧因被土壤中生物化学过程消耗而减少。

深层地下水是指在第一个不透水层以下的地下水，其水质透明无色，水温恒定，细菌数很少，但盐类含量高、硬度大。由于深层地下水水质较好，水量较稳定，常被用作城镇或企业的集中式供水水源。

泉水（spring water）是指通过地表缝隙自行涌出的地下水。因地质构造不同，泉水分为潜水泉与自流泉两种，潜水泉水质与浅层地下水相似，自流泉水质与深层地下水相似。

二、水的性状和卫生学评价指标

水的水质、受污染情况以及污染来源、性质和程度，可根据以下水质性状指标检测结果作出评价。

2006年颁布的最新版《生活饮用水卫生标准》（GB 5749—2006）水质指标增加至106项，分为常规检验项目和非常规检验项目，其中常规检验项目分为：感官性状和一般化学指标、毒理指标、微生物指标和放射性指标。下面对生活饮用水水质的常规检验项目做简要说明，具体见表2-3。

表2-3　生活饮用水水质常规检验项目及限值

指标	指导值
1. 感官性状和一般化学指标	
色度（铂钴色度单位）	15
浑浊度（散射浑浊度单位）（NTU）	1 水源与净水技术条件限制时为3
臭和味	无异臭、异味
肉眼可见物	无
pH	不小于6.5且不大于8.5
铝（mg/L）	0.2
铁（mg/L）	0.3
锰（mg/L）	0.1
铜（mg/L）	1.0
锌（mg/L）	1.0
氯化物（mg/L）	250
硫酸盐（mg/L）	250
溶解性总固体（mg/L）	1000
总硬度（以$CaCO_3$计）（mg/L）	450
耗氧量（COD_{Mn}法，以O_2计）（mg/L）	3 水源限制，原水耗氧量>6mg/L时为5
挥发酚类（以苯酚计）（mg/L）	0.002
阴离子合成洗涤剂（mg/L）	0.3
2. 毒理指标	
砷（mg/L）	0.01
镉（mg/L）	0.005
铬（六价）（mg/L）	0.05
铅（mg/L）	0.01
汞（mg/L）	0.001
硒（mg/L）	0.01
氰化物（mg/L）	0.05
氟化物（mg/L）	1.0
硝酸盐（以N计）（mg/L）	10 地下水源限制时为20
三氯甲烷（mg/L）	0.06
四氯化碳（mg/L）	0.002
溴酸盐（使用臭氧时）（mg/L）	0.01
甲醛（mg/L）	0.9
亚氯酸盐（使用二氧化氯消毒时）（mg/L）	0.7
氯酸盐（使用复合二氧化氯消毒时）（mg/L）	0.7

续表

指标	指导值
3. 微生物指标[a]	
总大肠菌群（MPN/100ml 或 CFU/100ml）	不得检出
耐热大肠菌群（MPN/100ml 或 CFU/100ml）	不得检出
大肠埃希氏菌（MPN/100ml 或 CFU/100ml）	不得检出
菌落总数（CFU/100ml）	100
4. 放射性指标[b]	
总 α 放射性（Bq/L）	0.5
总 β 放射性（Bq/L）	1.0

a. MPN 表示最可能数；CFU 表示菌落形成单位。当水样检出总大肠菌群时，应进一步检验大肠埃希氏菌或耐热大肠菌群；水样未检出总大肠菌群，不必检验大肠埃希氏菌或耐热大肠菌群。

b. 放射性指标超过指导值，应进行核素分析或评价，判定能否饮用。

（一）感官性状和一般化学指标

1. 色度 清洁水浅时为无色，深时呈蓝色。天然水经常呈现的各种颜色是自然环境中的有机物分解过程和所含无机物造成的。饮用水受污染后可呈现特有颜色。生活饮用水色度不应超过15度。

2. 浑浊度 清洁水应是透明的。例如，水中含有大量悬浮物（如泥沙、黏土、水生生物等）时，则可使水产生浑浊。降低浑浊度对除去饮水中有害物质、细菌、病毒，提高消毒效果等具有积极作用。标准规定，浑浊度限值为1度，在水源与净水条件有限的条件下，允许浑浊度可为3度。

3. 臭和味 清洁水应无任何臭气和异味，水被化学污染物和（或）藻类代谢产物污染或含有其他物质时，会产生异臭和异味。标准规定生活饮用水不得有臭和味。

4. 肉眼可见物 指饮用水中不应含有沉淀物及肉眼可见的水生生物和其他物质。

5. pH pH过低会腐蚀自来水管道，过高则可析出溶解性盐类而影响消毒效果。水体污染时，水的pH可能发生明显改变。标准规定生活饮用水的pH为6.5～8.5。

6. 总硬度 硬度是指溶解性钙盐、镁盐等的总量，通常以$CaCO_3$（mg/L）表示。水的硬度过高时，可引起暂时性胃肠功能紊乱，出现腹痛、腹胀和腹泻等症状。天然水的硬度因地而异，差异较大。地下水的硬度通常高于地表水。标准规定生活饮用水的总硬度不得超过450mg/L。

7. 铝 研究表明，食物和饮水中的铝可能与早老性痴呆有关，且铝可引起饮用水感官性状异常，标准规定生活饮用水中的铝不应超过0.2mg/L。

8. 铁、锰、铜、锌 含有铁、锰或铜较高的水可呈不同的颜色，铁、铜、锌可使水呈现特殊金属味。标准中规定生活饮用水中铁不超过0.3mg/L，锰不超过0.1mg/L，铜、锌均不超过1.0mg/L。

9. 挥发性酚、阴离子合成洗涤剂 酚类化合物具有恶臭味，使用氯消毒时可形成臭味更强的氯酚；阴离子合成洗涤剂可使水产生泡沫与异味。故根据感官性状要求，规定生活饮用水中挥发酚（以苯酚计）不高于0.002mg/L，阴离子合成洗涤剂不超过0.3mg/L。

10. 硫酸盐、氯化物及溶解性总固体 硫酸盐含量较高时，可导致轻度腹泻，且饮用水有异味。氯化物具有不同的味阈，且可以腐蚀配水系统。规定生活饮用水中硫酸盐（以硫酸根计）和氯化物含量均不超过250mg/L。生活饮用水中溶解性总固体通常为钙、镁、钠盐，超过1200mg/L时，可产生苦咸味，标准中规定不得超过1000mg/L。

11. 耗氧量 代表水中可被氧化的有机物和还原性无机物的总量，为有机污染物的主要化学指标之一。饮用水中耗氧量越高表明有机物含量越多，经过加氯消毒后可能产生的有害副产物也越多，影响消毒效果，对人体的危害性也越大。标准中规定，生活饮用水中耗氧量不得超过3mg/L，水源受限制，原水耗氧量大于6mg/L时，处理后不得超过5mg/L。

（二）毒理指标

《生活饮用水卫生标准》（GB 5749—2006）常规检验项目中毒理指标中有15项，其中砷的限值为0.01mg/L，硝酸盐含量（以N计）为10mg/L，地下水源限制时为20mg/L。另外，使用新技术进行饮用水消毒时产生的化合物限值，溴酸盐（使用臭氧时）为0.01mg/L，甲醛（使用臭氧时）为0.9mg/L，亚氯酸盐（使用二氧化氯消毒时）、氯酸盐（使用复合二氧化氯消毒时）为0.7mg/L。

（三）微生物指标

1. 菌落总数　是评价水质清洁度和考核净化效果的指标。标准规定其限制为100CFU/100ml。

2. 总大肠菌群　系指一群在37℃培养，24～48小时能发酵乳糖并产酸产气的革兰氏阴性无芽孢杆菌。标准规定每100ml生活饮用水中不得检出。

3. 耐热大肠菌群　又名粪大肠杆菌，是一群在44.5℃培养，24小时内能产酸产气的细菌，是判断饮用水是否受粪便污染的重要微生物学指标。标准规定每100ml生活饮用水中不得检出。

4. 大肠埃希氏菌　又名大肠杆菌，通常存在于人和动物大肠内，对外界环境抵抗力较强，在土壤、水中可存活数月，是判断饮用水是否受粪便污染的重要微生物学指标。标准规定每100ml生活饮用水中不得检出。

（四）放射性指标

正常情况下，生活饮用水中放射性浓度很低，标准中规定总α放射性不超过0.5Bq/L，总β放射性不超过1.0Bq/L。

新标准中，除了上述四组指标外，还新增了饮水中消毒剂常规指标及要求，对消毒时间，消毒剂最高和最低含量做出了限定，包括氯气及游离性氯制剂（游离氯）、一氯胺（总氯）、臭氧（O_3）和二氧化氯（ClO_2），见表2-4。除游离氯外，其余均为新增指标。

表2-4　饮用水中消毒剂常规指标及要求

消毒剂名称	与水接触时间	出厂水中限值	出厂水中余量	管网末梢水中余量
氯气及游离性氯制剂（游离氯）	≥30分钟	4mg/L	≥0.3mg/L	≥0.05mg/L
一氯胺（总氯）	≥120分钟	3mg/L	≥0.5mg/L	≥0.05mg/L
臭氧（O_3）	≥12分钟	0.3mg/L	—	≥0.02mg/L 如加氯，总氯≥0.05mg/L
二氧化氯（ClO_2）	≥30分钟	0.8mg/L	≥0.1mg/L	≥0.02mg/L

新标准中还包括64项非常规指标及限值，共分为三组：感官性状和一般化学指标、毒理指标和微生物指标。非常规指标是根据地区、时间或特殊情况需要实施的生活饮用水水质标准，见表2-5。

表2-5　水质非常规指标及限值

指标	限值	指标	限值
感官性状和一般化学指标		二氯乙酸（mg/L）	0.05
氨氮（以N计）（mg/L）	0.5	1,2-二氯乙烷（mg/L）	0.03
硫化物（mg/L）	0.02	二氯甲烷（mg/L）	0.02
钠（mg/L）	200	三卤甲烷（三氯甲烷、一氯二溴甲烷、二氯一溴甲烷、三溴甲烷总和）	该类化合物中各种化合物的实测浓度与其各自限值的比值之和不超过1
毒理指标		1,1,1-三氯乙烷（mg/L）	2
锑（mg/L）	0.005	三氯乙酸（mg/L）	0.1
钡（mg/L）	0.7	三氯乙醛（mg/L）	0.01
铍（mg/L）	0.002	2,4,6-三氯酚（mg/L）	0.2
硼（mg/L）	0.5	三溴甲烷（mg/L）	0.1
钼（mg/L）	0.07	七氯（mg/L）	0.0004
镍（mg/L）	0.02	马拉硫磷（mg/L）	0.25
银（mg/L）	0.05	五氯酚（mg/L）	0.009
铊（mg/L）	0.0001	六六六（总量）（mg/L）	0.005
氯化氰（以CN^-计）（mg/L）	0.07	六氯苯（mg/L）	0.001
一氯二溴甲烷（mg/L）	0.1	乐果（mg/L）	0.08
二氯一溴甲烷（mg/L）	0.06	对硫磷（mg/L）	0.003

续表

指标	限值	指标	限值
灭草松（mg/L）	0.3	三氯乙烯（mg/L）	0.07
甲基对硫磷（mg/L）	0.02	三氯苯（总量）（mg/L）	0.02
百菌清（mg/L）	0.01	六氯丁二烯（mg/L）	0.0006
呋喃丹（mg/L）	0.007	丙烯酰胺（mg/L）	0.0005
林丹（mg/L）	0.002	四氯乙烯（mg/L）	0.04
毒死蜱（mg/L）	0.03	甲苯（mg/L）	0.7
草甘膦（mg/L）	0.7	邻苯二甲酸二（2-乙基己基）酯（mg/L）	0.008
敌敌畏（mg/L）	0.001	环氧氯丙烷（mg/L）	0.0004
莠去津（mg/L）	0.002	苯（mg/L）	0.01
溴氰菊酯（mg/L）	0.02	苯乙烯（mg/L）	0.02
2,4-滴（mg/L）	0.03	苯并（a）芘（mg/L）	0.000 01
滴滴涕（mg/L）	0.001	氯乙烯（mg/L）	0.005
乙苯（mg/L）	0.3	氯苯（mg/L）	0.3
二甲苯（总量）（mg/L）	0.5	微囊藻毒素-LR（mg/L）	0.001
1,1-二氯乙烯（mg/L）	0.03	微生物指标	
1,2-二氯乙烯（mg/L）	0.05	贾第鞭毛虫（个/10L）（mg/L）	<1
1,2-二氯苯（mg/L）	1	隐孢子虫（个/10L）（mg/L）	<1
1,4-二氯苯（mg/L）	0.3		

三、水体的污染、自净与转归

（一）水体污染

水体污染（water body pollution）是指人类活动排放的污染物进入水体，其数量超过了水体自净能力，使水和水体底质的理化特征和水环境中的生物特性、组成等发生改变，从而影响水的使用价值，造成水质恶化，甚至危害人体健康或破坏生态环境的现象。

水体污染源主要分为工业污染、农业污染、生活污染及其他类型污染。工业废水是造成水污染的主要原因，包含的污染物种类繁多且复杂。污染物一般按其性质分为物理性、化学性和生物性污染物。

1. 物理性污染物 物理性污染主要是热污染和放射性污染。水体热污染主要来自工业冷却水，水中溶解氧减少，影响水中鱼类和生物的生存和繁殖。放射性污染主要来源于放射性核素、核试验沉降物、核工业的废水/废气/废渣、核研究和核医疗等单位排放的废水。

2. 化学性污染物 水污染最显著的是化学性污染。水体受到工农业废水和生活污水污染，使水体含有各种有害化学物质，主要包括无机物和有机物两大类。最常见的无机污染物有铅、汞、镉、砷、氮、磷、氰化物及酸、碱、盐等；最常见的有机污染物有苯、酚、石油及其制品等。据统计，从全球水体中已鉴别出的有机化学物质达2221种。

3. 生物性污染物 某些行业的工业废水（制革、屠宰业）、医院污水和生活污水排入水体后其中所含的病原微生物污染了水体，可造成介水传染病的流行。此外，由于磷、氮等污染物引起水体富营养化而导致的藻类污染也属于生物性污染。

（二）水体自净作用

水体自净是指水体受污染后，污染成分在水体的物理、化学和生物学作用下，使污染成分不断稀释、扩散、分解破坏或沉入水底，水中污染物浓度逐渐降低，水质又恢复到污染前的状况。水体自净包括物理自净、化学自净和生物自净。自净的初始阶段通常以物理和化学作用为主，后期主要以生物学作用为主。

（三）水体污染的转归

水中污染的转归是指污染物在水环境中的空间位移及形态改变，包括迁移和转化，表现为量和

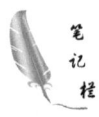

质的变化。

污染物的迁移是指污染物从某一地点转移到另一地点，从一种介质转移到另一种介质的过程。污染物可通过水中固体颗粒物和胶体物质的吸附和凝聚作用而随之转移或沉淀，也可以通过水生物的吸收、代谢及食物链的传递过程而转移。污染物的转化是指污染物在水体中所发生的核衰变、化学、光化学和生物学作用。通过转化，污染物的固有化学性质、毒性及生态学效应得以改变，最终使大部分污染物转化为无毒物质或低毒物质。

四、水体污染的危害与相关疾病

不同的水体污染类型可对人体产生不同的健康危害，主要分为生物性、化学性和物理性污染物危害。

（一）生物性污染物的危害

1. 介水传染病（waterborne infectious diseases） 指通过饮用或接触受病原体污染的水，或食用被这种水污染的食物而传播的疾病。介水传染病病原体主要包括细菌、病毒、原虫和其他病原体四类。介水传染病的流行特点：①水源一次大量污染后，可出现暴发性流行，绝大多数病例的发病日期集中在该病最短和最长潜伏期之间，但如水源经常受污染，则病例可终年不断；②病例的分布与供水范围一致，绝大多数患者都有饮用同一水源的历史；③一旦对污染源采用治理措施，加强饮用水的净化和消毒，疾病的流行能迅速得到控制。

2. 藻类毒素中毒 水体富营养化是指含有大量氮、磷等营养物质的污水进入湖泊、河流、海湾等缓流水体后，引起藻类及其他浮游生物迅速繁殖、水体溶解氧量下降、水质恶化、鱼类及其他生物大量死亡的现象，由于占优势藻类的颜色不同，故水面上可呈现绿色、红色、棕色、乳白色等，这种现象出现在江河湖泊中称为水华，出现在海湾中称为赤潮。大量繁殖的某些藻类可以产生毒素。

蓝藻（blue-green algae）是富营养化的淡水中生长优势且毒性较大的藻类，其已知的产毒种属有四十多种，其中泡沫节球藻产生的节球藻毒素和铜绿微囊藻产生的微囊藻毒素是富营养化水体中含量最多、对人体危害最大的两类毒素。微囊藻毒素是迄今已发现的最强的肝癌促进剂。人们直接接触含有微囊藻毒素的水，会出现恶心、呕吐、发热、皮肤炎、眼睛过敏、急性肠胃炎等症状，严重者可发生中毒性肝炎。

（二）化学性污染物的危害

1. 汞

（1）污染来源：汞（mercury）是构成地球元素之一，自然界中主要以硫化汞的形式存在于岩石中。天然水中含汞量很低，一般不超过 $0.1\mu g/L$。水体受汞污染时，进入水中的汞多吸附在悬浮的固体微粒上而逐渐沉降于水底，故底泥中汞含量常常较水中高。常见的汞污染主要为工业企业，如化工、仪表、含汞农药、冶炼、灯泡、氯碱等工厂的废水；另外，医院口腔科废水及农田中使用含汞农药也是常见的污染源。

（2）危害：污染水体的汞、特别是底泥中的汞，在微生物的作用下可被甲基化形成甲基汞，后者毒性较无机汞增大许多倍，更易为生物体吸收，并可通过食物链在生物体内富集，致使某些水生生物体内汞含量达到使人产生中毒的水平。日本熊本县水俣湾地区发生的水俣病就是众所周知的当地居民长期食用水俣湾中含甲基汞甚高的鱼虾、贝类而引起的一种公害病。

1）甲基汞的毒性及其发病机制：甲基汞通过生物体表（皮肤、黏膜及鱼的鳃等）、呼吸道和消化道吸收率为 95%～100%（无机汞为 5%）。经吸收进入血液的甲基汞，随着血流能通过血脑屏障侵入脑组织，也可透过胎盘组织侵入胎儿的脑组织，从而对胎儿脑细胞造成更为广泛的损害。甲基汞自体内排出很慢，生物半衰期较长，全身平均约为 70 天，脑组织则为 180～245 天，其对神经系统的损害不可逆，可产生严重的中枢神经系统中毒症状。

2）慢性甲基汞中毒的临床表现：慢性甲基汞中毒引起的水俣病，常见的症状有感觉障碍、共济运动失调、视野缩小、听力障碍、语言障碍、眼球运动异常、智力减退及震颤无力等。症状往往从感觉障碍开始，然后依次出现共济失调、语言障碍、视野缩小和听力障碍等，严重者可致全身瘫痪、精神错乱甚至死亡。但各地报道不尽相同，症状不一定按上述的顺序出现，其原因尚有待研究。Hunter-Russel 综合征是水俣病最典型的特异性体征，包括末梢感觉减退、视野向心性缩小、共济运动失调及听力障碍和语言障碍。

3）甲基汞中毒的诊断：我国1986年11月颁布了《水体污染慢性甲基汞中毒诊断标准及处理原则》（GB 6989—86）的国家标准。诊断标准如下所述，①甲基汞吸收：头发中总汞值超过10μg/g，其中甲基汞值超过5μg/g者，即为甲基汞吸收。②观察对象：在汞吸收的基础上，出现下列3项体征当中的2项阳性体征者即为观察对象。3项体征：四肢周围型（手套、袜套型）感觉减退；向心性视野缩小15°～30°；高频部感音神经性听力减退11～30dB。③慢性甲基汞中毒：在汞吸收的基础上，具有下列3项体征者，可诊断为甲基汞中毒：四肢周围型（手套、袜套型）感觉减退；向心性视野缩小15°～30°或有颞侧月牙状缺损到30°者；高频部感音神经性听力减退11～30dB；具有上述三项体征，但发汞低于10μg/g时，可做驱汞试验，驱汞后尿中总汞值超过20μg/g，其中甲基汞超过10μg/g者，方可诊断。

2. 铬

（1）污染来源：铬（chromium）为铜灰色耐腐蚀的硬金属，有多种化合物，是构成地球元素之一，广泛存在于自然环境中，地面水中含铬平均为0.05～0.50μg/L。铬及其化合物在工业生产中应用较为广泛，电镀、制革、铬铁冶炼及耐火材料、颜料和化工等生产中均有含铬废水和废渣排出，含铬的工业废水和废渣是污染水体的主要来源。

（2）危害：铬化学物质的毒性以六价铬为最大，它可干扰多种重要酶的活性，影响物质的氧化、还原和水解过程；并能与核酸、核蛋白结合，还可能诱发癌。关于铬致癌机制，有一些推断认为六价铬渗入细胞内，与细胞内大分子如蛋白质或核酸等结合，从而造成遗传密码发生改变，进而引起突变乃至癌变。饮用含铬量高的水，对消化道可有刺激或腐蚀作用，表现有恶心、呕吐、腹痛、腹泻、血便以致脱水；同时可伴有头痛、头晕、烦躁不安、呼吸急促、口唇指甲青紫、脉速，甚至少尿或无尿等严重中毒现象。

3. 氰化物

（1）污染来源：氰化物分为无机和有机两类，无机氰化物主要是氰氢酸及其盐类氰化钠、氰化钾等；有机氰化物（腈）主要有丙烯腈和乙腈等。氰化物在工业中应用很广，如炼焦、电镀、选矿、染料、化工、医药和塑料等工业中均用到氰化物，其废水可导致水源污染。

（2）危害：氰化物污染水体引起人群、家畜及鱼类急性中毒的事例，国内外均有报道。长期饮用被氰化物污染的水（浓度大于0.14mg/L）可出现头痛、头昏、心悸等症状。摄入体内的氰化物可与硫代硫酸盐在酶促反应下生成硫氰化物，后者在体内过量蓄积时，能抑制甲状腺素的合成，造成甲状腺功能低下，使甲状腺增生肿大。

4. 酚类化合物

（1）污染来源：天然水中不含酚，水中的酚均来自含酚的工业废水污染。许多工业废水中可含有不同量的酚或酚类化合物，如焦化厂（含酚量可达1000mg/L）、煤气厂、化工厂、制药厂、炼油厂、合成纤维厂、染料厂等的工业废水如未经一定的净化处理直接排放时都可能污染地面水或地下水。此外，粪便和含氮的有机物在分解过程中，也可能产生少量酚类化合物，故在大量的城市粪便污水中也含有酚。

（2）危害：酚是一种原浆毒，可使蛋白质凝固，由消化道及皮肤吸收中毒，进入体内的酚经过肝脏的解毒作用氧化成苯二酚、苯三酚，并与体内的葡萄糖醛酸结合而失去毒性随尿液排出，少部分可转化为多元酚。因酚有特殊臭味，故极少发生饮用水引起的急性中毒事件。酚类化合物污染水源后，除水感观性状恶化外，还可对水生生物产生较明显的危害，不仅能使鱼贝类产生臭味，还影响水产业的产量和质量。近年的研究发现，不少酚类化合物如五氯酚、辛基酚、壬基酚等具有内分泌干扰作用。

5. 多氯联苯

（1）污染来源：多氯联苯（PCBs）是一种由氯置换联苯分子中的氢原子而形成的化合物，为无色或淡黄色油状或树脂状液体，性质稳定，基本不溶于水，不易水解和氧化。工业上常用作增型剂、绝缘剂、高温润滑剂、橡胶软化剂及油漆的添加剂等，如未经处理任意排放可造成水源污染。由于PCBs在水环境中极为稳定，被认为是一类广泛存在的持久性有机污染物（persistent organic pollutants, POPs），可通过水生物摄取进入食物链而发生生物富集。

（2）危害：PCBs进入体内可蓄积于脂肪组织及各脏器中，目前人体内的PCBs虽然尚不致影响居民的发病率和死亡率，但能否致畸、致突变、致癌却是很值得进一步研究的问题。我国台湾和日本曾发生过PCBs中毒事件，但都是PCBs污染食物引起的。PCBs对人体危害的最典型例子是1968年发

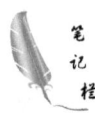

生在日本的"米糠油中毒事件",受害者因食用被PCBs污染的米糠油(含量达2000～3000mg/kg)而中毒,主要表现为皮疹、色素沉着、眼睑水肿、眼分泌物增多及胃肠道症状等,严重者可发生肝损害,出现黄疸、肝昏迷甚至死亡。孕妇食用被污染的米糠油后出现胎儿死亡、新生儿体重减轻、皮肤颜色异常、眼分泌物增多等,即所谓的"胎儿油症",这说明PCBs可透过胎盘进入胎儿体内。

(三)物理性污染有关疾病

1. 热污染 大量含热废水持续排入水体可使水温升高,造成水环境发生一系列物理、化学和生物学变化。如氰化物、锌离子等对鱼类的毒性随水温升高而增强;水温升高还可使一些藻类和水生植物生长繁殖加快,加剧原有的水体富营养化,某些水草过度生长可阻碍水流和航运。

2. 放射性污染 水体中的放射性污染主要来自地球形成时结合到地球中的放射性元素及其衰变产物、人为放射性物质如各种核试验、核战争、核潜艇、核燃料再生及各种含放射性的药物、试剂等。这些放射性物质可通过多种途径污染水体。水体中放射性物质可通过饮水或受污染的食物进入机体而引起疾病发生,如 ^{235}U 对肝脏、骨髓和造血功能的损害, ^{90}Sr 可引起骨肿瘤和白血病等。

五、水源选择与卫生学防护

(一)水源选择原则与卫生学要求

1. 水质良好 所选取水源作为饮用水时,经净化处理后水质的各项指标应符合《生活饮用水卫生标准》(GB 5749—2006)的要求。

2. 水量充足 水源水量应能满足城镇或居民点的总用水量,并考虑到近期和远期的发展,选用地表水时,一般要求95%保证率的枯水流量大于总用水量。

3. 便于防护 要保证饮用水水源能经常符合水质卫生标准,除了要完善自来水厂的净化设备外,更应该选择卫生状况较好、取水点防护条件优越的水源、有条件的地区宜优先考虑选用地下水作为饮用水水源。采用地面水作水源时,取水点应设在城镇和工矿企业的上游。

4. 技术和经济上合理 选择水源时,在分析比较各个水源的水量、水质后,可进一步结合水源水质和取水、净化、输水等具体条件,考虑基本建设投资费用最小的方案。

(二)水源的卫生防护

饮用水的给水方式有两种,即集中式给水和分散式给水。集中式给水是指由水源集中取水,对水进行净化和消毒,并通过输水管和配水管网送到给水站和城镇用户。分散式给水是指居民直接从水源分散取水,是广大农村居民的主要取水方式,包括井水给水、泉水给水、雨雪水给水、小型地表水源给水与新型饮用水供水等。

1. 集中式给水的卫生防护 采用地表水水源作饮用水时应设置卫生防护带。具体要求在河流取水点上游1000m至下游100m水域内,不得排入工业废水和生活污水,其沿岸不准堆放污染水源的废渣、垃圾、有毒物品等。采用地下水作饮用水源时,要注意井壁的结构应当严密不漏水,且周围应有一定距离的卫生防护带,在这个区域内不得有污染源存在。

2. 分散式给水的卫生防护 选择水源时,应从位置、水量、水质、防护和使用等方面加以考虑。在位置选择上,要远离污染源,附近无厕所、粪池及工厂等,供水源附近严禁进行可能污染水源的活动或有牲畜等。水量应满足一定人数的日常使用。为方便平时使用与防治污染,必要时可修建集水池、围墙等,根据水质的情况,可适当加入混凝沉淀剂和消毒剂。

桶装水近年来在经济发达区逐渐被人们接受,理论上桶装水通常不会被污染,但实际上由于生产过程、消毒、灌装或长久使用等,均可造成桶装水污染,因此从健康考虑,应选用合格的桶装水,并避免长久使用。

(三)水的净化与消毒

1. 水的净化 通常情况下,各种天然水源水质难以达到生活饮用水标准的要求,饮用水可通过净化除去其中的悬浮物、胶体物质、微生物及其他有害物质,改善饮用水的感官性状,常见的净化方法有混凝沉淀法和过滤法。

混凝沉淀是通过向水中添加混凝剂,将天然水中的细小悬浮物及胶体颗粒凝聚成较大颗粒,靠重力作用下沉,达到初步净水的效果。常用的混凝剂:金属盐类,如硫酸铝、三氯化铁;高分子混凝剂,如聚合氯化铝、碱式氯化铝、聚丙烯酰胺等。水中微粒的性质和含量、水温、pH、有机物和溶解盐含量、混凝剂的种类与用量及投放方式、反应强度和时间都会影响混凝效果。

过滤是指天然水经过石英砂等滤料层，将水中的悬浮杂质和微生物等截留分离的净水过程。过滤的净水原理可分为两类：筛除作用、接触凝聚作用。筛除作用是指水通过滤料时，比滤孔大的颗粒物被截留，随着过滤的进行，被截留的颗粒物增多，滤孔逐渐变小，较小的颗粒物也被截留；接触凝聚作用是指水在滤层孔隙内的流动一般呈层流状态，而层流状态产生的速度梯度会使细小絮状体和脱稳颗粒不断旋转，并跨越流线向滤料表面运动，当他们接近滤料颗粒表面时，就会产生接触吸附，当滤料吸附絮凝体后，其接触凝聚作用会进一步加强。滤层厚度和粒径、滤速、进水水质和滤池类型均可影响过滤效果。

2. 水的消毒　消毒是指杀灭环境中病原体的方法。饮用水消毒是阻断介水传染病传播的有效方式。目前我国用于饮用水消毒的方法主要有氯化消毒、二氧化氯消毒、氯胺消毒、紫外线消毒和臭氧消毒等。

（1）氯化消毒：常用的消毒剂包括氯气、漂白粉[$Ca(OCl)Cl$]、漂白粉精[$Ca(OCl)_2$]和有机氯制剂等。氯杀菌的作用机制主要是，次氯酸可穿过细胞壁，其强氧化性可破坏细胞膜，使蛋白质、RNA 和 DNA 等物质释出，并影响多种酶系统，从而使细菌死亡。对病毒的作用主要在于核酸的致死性损害。由于原虫包囊的抵抗力较强，杀灭包囊的作用较弱。氯化消毒会产生对人体有害的三卤甲烷类物质。

（2）二氧化氯消毒：二氧化氯（ClO_2）是极为有效的饮水消毒剂，对细菌、病毒及真菌孢子均有较好的杀灭效果。对微生物杀灭的作用机制主要是，ClO_2 对细胞壁有较好的吸附性和渗透性，可氧化细胞内含巯基的酶，可与半胱氨酸、色氨酸和游离脂肪酸反应，快速控制蛋白质的合成，使膜的渗透性增高并能改变病毒衣壳，导致病毒死亡。ClO_2 消毒具有其独特的优点：杀菌效果好，用量少，消毒持续时间长。其缺点是消毒成本较高，受安全性制约需现制现用，ClO_2 歧化物对动物可引起溶血性贫血和变性血红蛋白等中毒反应。

（3）氯胺消毒：氯化消毒时，加入氨后再加入氯可生成一氯胺（NH_2Cl）和二氯胺（$NHCl_2$）。氯胺氧化性较弱，需要较高浓度和较长反应时间，一般不单独使用。氯胺能避免或减缓氯与水中有机污染物质发生不良反应生成有害物质，同时可以有效抑制管网中细菌的繁殖和形成的生物膜。氯胺适用于在管网中停留时间大于 12 小时的水源消毒，但氯胺对水中的蓝氏贾第鞭毛虫和隐孢子虫卵囊杀灭效果较差。

（4）臭氧消毒：O_3 具有极强的氧化性，加入水中后对细菌和病毒的杀灭效果均较高，其可氧化细菌的细胞膜而使其渗透性增加，细胞内容物外漏，也可影响病毒的衣壳蛋白而杀灭病毒。用量少，接触时间短，消毒所需水体 pH 范围较宽，不影响水的感官性状，不产生三卤甲烷类副产物，对隐孢子虫和蓝氏贾第鞭毛虫有较好灭活效果是 O_3 消毒的优点。但是 O_3 消毒的成本较高，对管道具有腐蚀作用，持续杀菌效果较差。

（5）紫外线消毒：波长 200～295nm 的紫外线具有杀菌能力，其中以 253nm 杀菌能力最强。紫外线的杀菌效果除与波长有关外，也取决于照射的时间及强度、被照射的水深及水的透明度等因素。紫外线消毒的优点是接触时间短、效率高、不影响水的臭和味；缺点是消毒后无持续杀菌作用。

（王俊玲）

第三节　土壤环境与健康

> **案例 2-2**
> 　　日本中部的富山平原有一条叫神通川的清水河，两岸人民世世代代依靠着这条河生活，河水浇灌着肥沃的土地，也使这一带成为日本主要粮食产地。但 1952 年，这条河里的鱼大量死亡，两岸稻田大面积死秧减产。1955 年以后，在河流两岸如群马县等地出现一种怪病。患者大多是妇女，病症表现为腰、手、脚等各关节疼痛，延续几年之后，身体出现神经痛和全身骨痛，使人不能行动，以至呼吸都带来难以忍受的痛苦，最后骨骼软化萎缩，四肢弯曲，脊柱变形，骨质松脆，就连咳嗽都能引起骨折。人们称这种病为痛痛病（Itai-Itai disease）。日本医学界到 1961 年探索调查发现：痛痛病与神通川上游设立的神冈矿业所三井金属矿业公司神冈炼锌厂排放的含镉废水有关。该公司把炼锌过程中未经处理净化的含镉废水连年累月地排放到神通川中，两岸居民引水灌溉农田，

使土地含镉量高达 7～8μg/g，居民食用含镉（含镉量达 1～2μg/g）的稻米，饮用含镉的奶，久而久之体内积累大量的镉而导致中毒形成"痛痛病"。

问题：
1. "痛痛病"事件是什么原因引起的？
2. 重金属镉是如何导致"痛痛病"的？

土壤（soil）是处于大气圈、水圈、岩石圈和生物圈的过渡地带，是人类生活的一种极其宝贵的自然资源。土壤中含有多种宏量和微量元素，可通过食物、水、空气进入机体，影响人体的正常生理功能。土壤承载一定的污染负荷，具有一定的环境容纳量，但是，污染物超过土壤的最大容量时将会引起不同程度的土壤污染，土壤中的污染物质可通过各种途径进入机体，对人类健康产生危害。

一、土壤的卫生学意义

土壤是由固相、液相和气相物质构成。土壤固相包括土壤中的矿物质和有机质，矿物质占土壤的绝大部分。土壤液相是指土壤中的水分及其水溶物，土壤中的水分主要来源于降水和灌溉水，土壤水分中不仅含有 Na^+、K^+、Mg^{2+}、Ca^{2+}、Cl^-、NO_3^-、HCO_3^- 等离子，还含有机和无机污染物。土壤水分是植物养分的重要来源。土壤颗粒之间具有一定的孔隙，叫气孔，气孔对土壤性质有多方面的影响，气孔大小能影响土壤的通气性、渗透性和毛细管作用。通气性良好有助于土壤内污染物的氧化。

土壤中含有多种化学元素，其中氧占 49.4%，硅占 25.8%，铝占 7.5%，此外还有铁、钙、镁、钠、钾及少量的氢、氯、磷、碳、锰、硫、氮等元素。人体内的化学元素与土壤中的化学元素保持着动态平衡关系，然而由于自然的或者人为的原因，土壤中化学元素的分布存在着区域性的差异，如果这种区域性差异超出了人类和其他生物所能适应的范围，就可能使当地的动植物及人群发生特有的疾病。

土壤有机质是土壤中各种含碳有机化合物的总称，包括非腐殖质和腐殖质两大类。非腐殖质包括糖类、蛋白质、肽类、氨基酸、脂肪、树脂、色素及其他低分子有机物质。腐殖质是进入土壤的植物、动物及微生物等死亡残体经分解转化形成的物质，是土壤特有的有机物质，占土壤有机质总量的 85%～90%。腐殖质共有的特征：有与金属离子和水合氧化物形成稳定的水溶性和非水溶性的盐类及络合物的能力；有抵抗微生物降解的能力；一般无恶臭、不招苍蝇；不仅具有较高的肥效，且对维持生态平衡和环境卫生有重要的意义。

土壤生物是土壤形成、养分转化、物质迁移、污染物降解、转化和固定的重要参与者。其中土壤微生物是土壤中重要的分解者，对土壤自净具有重要的卫生学意义。土壤中数量最多的是非致病性的腐败菌和固氮菌，富含有机物的腐殖质土则可含菌 200 万～2 亿个/g。深层土壤细菌甚少，4～6m 深处几乎无菌。土壤藻类是含有叶绿素的低等植物，能进行光合作用，合成自身的有机物质，土壤中的藻类主要是绿藻和硅藻。在土壤中还生存或栖居的动物物种有上千种，多为节肢动物。土壤中也常含有粪便或其他排泄物，以及随废弃物进入土壤的致病菌、寄生虫卵和幼虫，可引起相应的疾病传播或流行。

案例 2-3

2011 年 3 月 11 日，日本本州岛附近海域发生里氏 9.0 级地震，随后引发海啸，造成 1.9 万人死亡、失踪。地震和海啸造成福岛第一核电站严重损坏，引发"福岛核泄漏事件"。由于核电站反应堆核燃料部分熔化，放射性物质大量扩散，造成日本福岛附近严重的空气污染。这些泄漏的放射性物质随大气环流在北半球地区广泛扩散。部分国家在饮用水、牛奶和蔬菜中也检测到了放射性碘 -131、铯 -137 和铯 -134 等物质。福岛核电站周围部分地区的土壤核污染水平，已与"切尔诺贝利事故"相当。福岛核电站泄漏的放射性物质随时间的推移会降落到地面，造成地面、建筑物表面与土壤的污染。世界卫生组织发布的健康风险评估报告指出，对于居住在福岛辐射污染最严重的地区的某些人群而言，罹患癌症的风险会增加。例如，受到辐照的男婴在一生中罹患白血病的风险会增加约 7%，受到辐照的女婴罹患所有实体肿瘤的风险增加约 4%、罹患乳腺癌的风险增加约 6%、罹患甲状腺癌的风险最高会增加 70%。通常情况下，女性一生中患甲状腺癌的风险基准值为 0.75%，而受照女婴的风险值比基准线高了 0.5 个百分点。

问题：
1. 通过"福岛核泄漏事件"，我们还能知道哪些类型的土壤污染物及它们通过什么样的途径对土壤形成污染？
2. 如何防止类似危害公众健康事件的发生？

二、土壤污染、自净及转归

土壤环境中污染物的输入、积累和土壤环境的自净作用是两个相反而又同时进行的对立、统一过程，在正常情况下，两者处于一定的动态平衡状态。在此状态下，土壤环境是不会发生污染的。但如果人类生产和生活活动排出的污染物通过各种途径进入土壤，其数量和速度超过了土壤环境自净作用的速度，打破了污染物在土壤环境中的自然动态平衡，使污染物的积累过程占据优势，则可导致土壤环境正常功能的失调和土壤质量的下降，使土壤生态发生明显变异，导致土壤微生物区系（种类、数量和活性）的变化，并通过食物链最终影响人类健康，这种现象属于土壤环境的污染，因此土壤污染（soil pollution）是指人类活动产生的污染物进入土壤并积累到一定程度，引起土壤质量恶化的现象，而土壤质量恶化主要表现为土壤功能的破坏，其明显的标志就是作物产量和质量的下降。

我国的土壤污染状况总体不容乐观，2014年环境保护部会同国土资源部公布了《全国土壤污染状况调查公报》。调查结果显示，部分地区土壤污染较重，耕地土壤环境质量堪忧，工矿业废弃地土壤环境问题突出。

（一）土壤污染源、污染物与污染类型

1. 土壤污染源 土壤污染的来源有很多，一般可以分为：①工业污染源，包括工矿企业排放的废水、废气、废渣等及汽车尾气污染，是土壤污染最重要的来源之一。②农业污染源，主要是农药和化肥污染土壤，相对于工业污染，农业污染具有剂量低、面积大等特点。③生活污染源，包括生活垃圾、人畜粪便和生活污水。

2. 土壤污染物 土壤污染物的种类有很多，通常有下列四类：①化学污染物，包括无机污染物和有机污染物。前者如汞、镉、铅、砷、锰等重金属和过量的氮、磷植物营养元素及氧化物和硫化物等；后者如各种化学农药、石油及其裂解产物，以及其他各类有机合成产物等。②物理污染物，指来自工厂、矿山的固体废弃物，如尾矿、废石、粉煤灰和工业垃圾等。③生物污染物，指带有各种病菌的城市垃圾和由卫生设施（包括医院）排出的废水、废物及厩肥等。④放射性污染物，主要存在于核原料开采和大气层核爆炸地区，以锶和铯等在土壤中半衰期长的放射性元素为主。

3. 土壤污染类型 污染物污染土壤的类型主要有下列几种。

（1）水体污染型：主要是工业废水和生活污水污染土壤，属封闭式局限性污染。其特点为从土壤表层向下部扩散、转移，达地下水深度，沿河流或干、支渠道呈枝形片状分布。用未经处理或未达到排放标准的工业污水灌溉农田是污染物进入土壤的主要途径。城市污水中含有多种病原菌、无机污染物和有机污染物，如氟、砷、重金属、酚、氰、有机氯农药、多氯联苯、多环芳烃等。

（2）大气污染型：主要是大气中的污染物自然沉降或随降水而降落进入土壤；工业排放的SO_2、NO等有害气体在大气中发生反应而形成酸雨，以自然降水形式进入土壤，引起土壤酸化，而土壤酸化可抑制土壤中有机物的分解和氮的固定，酸雨淋洗与土壤粒子结合的钙、镁、钾等营养元素，致使土壤贫瘠化。冶金工业烟囱排放的金属氧化物粉尘，则在重力作用下以降尘形式进入土壤。其特点以大气污染源为中心呈环状或带状分布，长轴沿主风方向伸长，其污染半径可达5～10km甚至更远，主要集中在土壤表层。

（3）固体废物污染型：主要是工业废渣、生活垃圾污染土壤，属于点源污染类型，其特点是污染范围比较局限和固定，但也可通过扩散、淋滤作用造成污染的扩散和转移。

（二）土壤污染的自净

土壤自净（soil self-purification）是指受污染的土壤通过物理、化学和生物学等自然因素的作用，使病原体死灭，各种有害物质转化到无害的程度，土壤可逐渐恢复到污染前的状态。

1. 生物净化 土壤中的有机污染物在微生物作用下，可以使有机物逐步无机化或腐殖质化。

（1）有机物的无机化：含氮有机物在土壤微生物作用下分解成氨或铵盐，称为氨化阶段。在充足氧气和亚硝酸菌的作用下，氨被氧化成亚硝酸盐，进一步在硝酸菌的作用下氧化成硝酸盐，称为硝化阶段。含碳有机物在氧气充足的条件下最终形成二氧化碳和水，在厌氧条件下则产生甲烷。含硫和磷的有机物在氧气充足的条件下最终分别形成硫酸盐或磷酸盐。在厌氧条件下则产生硫醇、硫化氢或磷化氢等恶臭物质，与含氮、碳有机物产生的氨、甲烷等一起以恶臭污染环境。

（2）有机物的腐殖质化：有机物在土壤微生物的作用下分解为简单化合物的同时，又重新合成复杂的高分子化合物，称为腐殖质。腐殖质的成分很复杂，其中含有木素、蛋白质、糖类、脂肪和腐殖酸等。腐殖质的化学性质稳定，病原体已经死灭，不招引苍蝇，没有不良气味，质地疏松，在卫生上是安全的，又是农业上一种良好的肥料。

2. 物理净化　土壤疏松多孔，难溶性固体污染物可被土壤机械性阻留；可溶性污染物可被土壤水分稀释或被土壤吸附；某些污染物可挥发或转化为气态物质通过土壤空隙迁移到大气中。

3. 化学净化　污染物进入土壤后，可发生一系列化学反应，如氧化还原反应、酸碱中和反应、水解反应、光化学降解作用等，通过以上化学反应分解为无毒或营养物质。性质稳定的化合物如塑料、橡胶、多氯联苯等难以被化学净化。

（三）土壤污染物的转归

进入土壤中的化学污染物的转归表现为化学污染物在土壤中的迁移、转化、降解和残留。

1. 农药在土壤中的转归　土壤是一个胶体体系，具有较强的吸附性能，土壤中的农药在被土壤固相物质吸附的同时，通过气体挥发和水的淋溶在土壤中扩散迁移，进而导致大气、水和生物的污染。只有在一定条件下，土壤才对农药有缓冲和净化的能力，否则土壤将受到农药残留的污染。

2. 重金属在土壤中的转归　重金属可被土壤吸附处于不活化的状态。土壤腐殖质能大量吸附重金属离子，通过螯合作用使其稳定滞留于土壤中而不易迁移到水和植物中，使其危害减轻。土壤pH越低，金属溶解度越高，越容易被植物吸收和迁移。土壤中的重金属污染，如不迁移出去，几乎可以长期以不同形式存在于土壤中。

三、土壤污染与健康

土壤是生态系统中能量传递、物质交换的中心环节，同时又是人类活动所产生的各种废弃物的天然容纳和净化的场所。土壤污染会使污染物在植物体中积累，并通过食物链富集到人体和动物体中，危害人畜健康，引发癌症和其他疾病等。

（一）土壤化学性污染所致的危害

1. 土壤重金属污染的危害　由于工业发展的提速，土壤重金属的污染已日趋严重，其中以镉最为典型。"长三角"地区已经发现"镉米""铅米""汞米"等。我国其他地区也有土壤镉污染的现象存在。镉进入人体后，部分与血红蛋白结合，部分与低分子含硫蛋白结合。所形成的镉金属硫蛋白经血液输送至肾，被肾小管重新吸收而蓄积于肾，引起肾功能障碍，并出现低分子蛋白尿，肾功能损害可抑制维生素D的活性，进而妨碍钙、磷在骨质中的正常沉着和储存，导致骨质软化，日本的痛痛病就是典型的慢性镉中毒。

贵州、湖南、重庆三省交界的"锰三角"地区重金属污染问题引起了国家的高度重视，人体长期接触锰会造成中枢神经系统细胞病变，出现震颤麻痹综合征，另外人体中锰含量过高也会引起甲状腺功能亢进、心肌梗死等症状。含汞工业废水与含汞农药均可造成对土壤的污染。土壤中的汞再经水、食物进入动植物体内发生富集和甲基化增毒过程。除镉、锰、汞外，铅、砷、铜、锌、镍、钴、钒等元素均可引起土壤污染，造成相应的健康危害。

2. 土壤农药化肥污染的危害　土壤被农药化肥污染后可通过不同途径进入机体。农药污染土壤造成的危害包括：

（1）急性毒作用：一般较少发生。主要见于高浓度的农药对土壤污染，从而污染直接入口的瓜果、蔬菜，使农药经消化道进入血流到达靶器官，引起中毒反应。这种情况往往是果农、菜农违反安全用药规定而发生的。

（2）慢性毒作用：长期接触污染土壤或通过食物链方式使农药逐渐进入机体可致慢性中毒。有机磷、有机氯农药都可以引起慢性中毒，其早期共同症状是神经衰弱症候群，有机磷慢性中毒患者的血胆碱酯酶可见明显且持久的降低，有机氯慢性中毒患者也可见肝大和肝功能异常。

3. 土壤持久性有机污染物污染的危害　持久性有机污染物（POPs）能持久存在于环境中，并可借助大气、水、生物体等环境介质进行远距离迁移，通过食物链富集，对环境和人类健康造成严重危害，具有持久性、蓄积性、迁移性和高毒性，这类物质对人类健康和环境影响非常巨大，已引起全世界的关注。土壤环境中的持久性有机物来源广泛，主要包括生产过程中产生的POPs或者从事POPs相关化工、农药生产企业的厂区或周边区域，以及一些长期施用有机氯农药的农田农药较高浓度的残留，堆放、填埋区域的POPs物质泄漏也是土壤污染的来源。POPs可通过多种途径进入机体，在体内的脂肪、肝脏等组织器官及胚胎中积聚，产生毒性。它还具有内分泌干扰作用，影响体内激素正常功能的发挥，改变免疫系统和内分泌系统的正常调节功能，引发多种疾病及身体损害。如越南有数以万计的儿童，因受战争毒剂的危害，在身体上和智力上存在明显缺陷。

（二）土壤生物性污染所致的危害

一个或几个有害微生物种群，从外界环境侵入土壤，可大量繁衍。土壤生物性污染的来源主要是未经无害化处理的粪便、垃圾、污水。其危害有：

1. 传播细菌性疾病　土壤污染传播的细菌性疾病有伤寒、副伤寒和痢疾。肉毒杆菌等病原体在土壤中可形成芽孢，长期生存。土壤是人们感染破伤风、气性坏疽的主要来源。结核杆菌和某些化脓菌随患者的痰液和脓液排出而污染土壤，并可随风尘带到空气中，通过呼吸道和皮肤使他人感染。

2. 传播病毒性疾病　目前在土壤中已发现100多种可能引起人类疾病的病毒，如常见的脊髓灰质炎病毒、埃可病毒、柯萨奇病毒、轮状病毒和甲型肝炎病毒（HAV）。

3. 传播寄生虫病　土壤是钩虫病、蛔虫病、鞭虫病传播的必经之路，因为在这些寄生虫的生活史中，有一阶段必须在土壤中进行，然后方能感染人。全世界有一半以上的人口受到一种或几种寄生虫感染，热带地区尤为严重。

> **案例 2-2 和 2-3 分析**
>
> 　　案例中的"痛痛病事件"正是由于炼锌厂排放的含镉废水污染了周围的耕地和水源而引起的。镉是重金属，是对人体有害的物质，进入体内的镉蓄积于肾，肾损害进一步引起钙、磷代谢障碍，尿钙增多，导致骨质脱钙，骨质软化。
> 　　"福岛核泄漏事件"放射性污染物通过空气和海水扩散污染土壤，对周围地区的空气、水源、食物造成污染，进而危害人体健康。除了放射性污染物，化学、生物、物理性污染物也是污染土壤的主要污染物类型。

四、地质环境与健康

人体组织中的元素以其在体内含量的多少分为宏量及微量两大类。有11种为人体必需的宏量元素，如碳、氢、氧、氮、磷、硫、氯、钾、钠、钙、镁等约占体重的99.95%，其余的为微量元素。在微量元素中，人们又根据其在生物体内的作用分为必需微量元素和非必需微量元素。必需微量元素是指那些具有明显营养作用及生理功能，维持生物生长发育、生命活动及繁衍不可缺少的元素。其中，铁、铜、碘、锌、硒、锰、钼、铬、钴、氟十种为必需微量元素。

地理地质原因使地壳表面的元素分布不均衡，致使有的地区土壤和水中某些元素含量过高或过少，导致该地区人群中发生某些特异性疾病，称为生物地球化学性疾病（geo-chemical disease）。生物地球化学性疾病具备如下特点：①疾病的发生有明显的地区性，且与该地区地质中某种化学元素之间关系密切；在不同时间、地点、人群中均有同样的相关性。②疾病的发生与地质中某种化学元素之间有明显的剂量-反应关系。上述相关性，可以用现代医学理论加以解释。我国常见的地球化学性疾病有碘缺乏病、地方性氟中毒、地方性砷中毒、克山病、大骨节病等。现分述如下：

（一）碘缺乏病

碘缺乏病（iodine deficiency disorders，IDD）是机体缺乏碘而造成的危害，指从胚胎发育到成人期由于碘摄入不足所引起的一系列病症。主要临床表现为甲状腺肿、克汀病、流产、早产及死胎等。此病分布广，世界范围内流行，是人类流行最广的疾病之一。碘缺乏病最明显的表现形式就是甲状腺肿和克汀病。

1. 碘缺乏病的流行病学特征

（1）地区分布：碘缺乏病流行的原因是土壤中缺碘，明显的地区性是本病的主要流行特征。其流行特点是山区、内陆及乡村分别高于平原、沿海及城市。我国以东北、西北、华北、西南等地区多见，主要是由于地形倾斜、洪水或雨水冲刷严重而导致土壤中的碘长期丢失。

（2）人群分布：地方性甲状腺肿各年龄组的人都可患病，一般以青春期患病率最高，女性在12～18岁多见，男性则在9～15岁多见，40岁以后逐渐下降。重病区男女患病差别无显著性，但在轻病区女性患者多于男性，15～20岁年龄组两性差异最大。不同病区由于地质及生活条件的差异，患病率差别也很大。

（3）时间趋势：采取补碘干预措施后，可以迅速改变碘缺乏病的流行状况。

2. 碘缺乏病的病因

（1）环境缺碘：是引起本病流行的主要原因。人体的碘主要来自食物，少量来自水和空气，许多资料表明：绝大多数患病地区的土壤、饮水或食物中都缺碘。水碘可反映环境碘的含量，故在无外来碘食物条件下，常以水碘含量来衡量当地居民的摄入量，碘缺乏病患病率与水碘含量密切相关（表2-6）。

表2-6 陕西省7个地区水碘含量与甲状腺肿发病关系

地区	水碘含量（μg/ml）	甲状腺肿发病率（%）
蒲城	14.83（0.10～40.00）	0.13
西安	16.51（4.60～46.00）	0.25
宝鸡	3.98（2.00～5.80）	3.35
石泉	1.18（0.10～2.00）	19.42
蓝田	3.24（1.25～8.70）	22.97
渭南	0.83（0.45～1.20）	重病区
商州区	0.48（0.20～0.75）	重病区

（2）致甲状腺肿物质：木薯、玉米、高粱、小米、黄豆、花生、豌豆、杏仁等含有硫氰酸盐，在胃肠道可逆转化成SCN^-，可竞争性抑制碘离子向甲状腺的输送，使碘排出增多。甘蓝、卷心菜、芜菁、大头菜等蔬菜含硫葡萄糖苷的水解产物，可抑制碘的有机化过程致甲状腺素合成不足，引起甲状腺肿大。致甲状腺肿物质与缺碘联合作用而使地方性甲状腺肿和克汀病流行，如刚果（金）的某些病区就是食用木薯和缺碘共同造成的。

（3）药物因素：硫脲类抗甲状腺药物抑制碘的有机化和偶联过程；治疗精神病的碳酸锂可抑制甲状腺素的分泌；甲巯咪唑、间苯二酚、洋地黄、四环素类药物均有一定的致甲状腺肿作用。

（4）其他原因：低蛋白、低热量可使血清中T_3、T_4及血浆蛋白结合碘（PBI）降低，血清促甲状腺素升高，促使酪氨酸分泌减少，降低碘的有机化；长期饮用高硬度水、含氟化物或硫化物过高的饮水及某些被化学物质污染的水也可引起地方性甲状腺肿流行。有人发现，某些病区居民膳食中维生素A、维生素C、维生素B_{12}不足可促使甲状腺肿发生。

应注意的是：高碘也可引起地方性甲状腺肿的流行，在河北及山东沿海也发现了饮用高碘深井水及腌海带盐而引起的高碘性甲状腺肿大案例。

3. 碘缺乏病的发病机制与临床表现 碘是人体必需微量元素，是合成甲状腺素的重要元素。研究表明，当饮水中碘含量低于5～10μg/L或每日摄入量低于10μg时往往有本病的发生。发病的程度与人体所处发育时期及碘缺乏程度、持续时间等因素有关。一般认为：胚胎期与出生后早期缺碘可引起克汀病、单纯聋哑病、亚临床型克汀病；生长期缺碘，则会引起甲状腺肿大，甲状腺功能低下，生殖衰退、性发育落后等。

（1）地方性甲状腺肿：缺碘时甲状腺素合成减少，使血液中甲状腺素浓度降低，反馈地导致垂体前叶分泌促甲状腺素增多，促使甲状腺增生肿大。地方性甲状腺肿主要表现为甲状腺肿大。早期无明显不适，随着腺体的增大，可出现周围组织的压迫症状：①气管受压时，出现呼吸不畅、憋气甚至呼吸困难。②食管受压造成吞咽困难。③声音嘶哑为肿大的甲状腺压迫喉返神经所致。④颈交感神经受压使同侧瞳孔扩大，严重时出现Horner综合征（眼球下陷、瞳孔变小、眼睑下垂）。⑤上腔静脉受压引起上腔静脉综合征。

（2）地方性克汀病：妊娠早期缺碘，致使甲状腺素合成不足，甲状腺素缺乏可使胎儿大脑皮质、基底核及内耳结构发育受阻，导致生后智力缺陷及耳聋。出生后继续缺碘，甲状腺素缺乏，此时会影响神经细胞树突、髓鞘形成和胶质的发育，导致抽象能力缺陷和智力低下。研究还表明，缺碘影响大脑蛋白质的合成和突触间神经信息传递、递质生成和释放，以及神经细胞发育等。由于缺碘对脑发育的影响程度不同、部位不同导致出现不同临床表现，轻者可能仅表现为智力低下，重者则可出现典型的克汀病症状。

地方性克汀病分为：①神经型：常有智力低下、聋哑、下肢痉挛、瘫痪和僵直，出现特征性步态。②黏液水肿型：具有甲状腺功能低下的全部特点，如皮肤干燥与肿胀、声音嘶哑、表情淡漠、智力缺陷。综合表现可概括为"呆、小、聋、哑、瘫"五字。

4. 碘缺乏病的防治措施　对碘缺乏病流行区，应分析其缺碘原因并采取相应的措施。

（1）食盐加碘：供给含碘食盐，这是目前最经济有效、简单易行的方法，即在食盐中加碘化钾或碘酸盐。为贯彻"因地制宜、分类指导、科学补碘"的碘缺乏病防治策略，卫生部于2011年9月15日发布了食品安全国家标准《食用盐碘含量》（GB 26878—2011）。该标准规定食用盐产品中碘含量的水平（以碘元素计）为20～30mg/kg，允许波动范围为平均水平±30%。《食用盐碘含量》国家标准从2012年3月15日开始实施。

（2）口服或肌内注射碘油：在重度缺碘区、克汀病流行区或不易供应碘盐的偏远和交通不便的山区，可采用口服或肌内注射碘油。国内采用碘化核桃油或豆油，每毫升含碘在500mg左右，一次肌内注射1～2ml，一般间隔三年再重复注射一次。口服碘化油方法简便，群众易于接受，防治效果同样明显，供碘效能一般为1年半左右。

（3）选用含碘量适宜的水源。

（4）早发现、早治疗：在碘缺乏区应定期进行普查，早期发现患者，及时治疗。对患者可口服碘化钾或用甲状腺制剂进行治疗。甲状腺制剂疗法：对治疗发生胶性甲状腺肿以前的患者有极其明显的效果。成人每日口服甲状腺片60～120mg，合并使用碘化钾10mg，3个月一疗程，一般2～4个疗程，疗程间隔半个月。

我国实施全民食盐加碘后，碘缺乏病的防治取得了巨大的进展。但在过去的实际工作中也发现了一些问题，长期慢性缺碘人群因快速增加了碘摄入量，或者碘摄入量过高会出现碘中毒或高碘性甲状腺肿。

（二）地方性氟中毒

> **案例 2-4**
>
> 我国某省有个荷花村，村子每年夏天都开出洁白的荷花。1970年前后，一种怪病笼罩了这个山村，得这种怪病的人，都有牙齿变黄变黑、腿呈X形或O形、弓腰背驼或者下肢瘫痪、手臂只能弯不能伸出去等症状。随处可见弯腰驼背的人，村里几乎没有身高达到1.7m的，并且大都干瘦。这里没有活到70岁的人，一般是五六十岁的时候就死了。
>
> 当地省防疫站、中科院地化所调查后发现：当地8岁以上的人群氟斑牙患病率为100%，氟骨症患病率高达77.6%。调查组对当地群众食用的粮食、生活用水及煤炭、土壤、岩等进行氟含量检测，发现煤的氟含量为598mg/kg，土壤的氟含量为903mg/kg，而生活饮用水和新鲜粮食的氟含量都在国家规定的标准范围内，因此专家得出结论：荷花村氟中毒是由燃煤引起。该村的粮食主要是玉米，秋天收玉米的时候，天气潮湿，为了避免发霉变质，人们都要用煤火烘干玉米。辣椒是主要调料，人们也用同样的方式烘干辣椒。农村都使用煤烟中，经调查，当地经烘烤的玉米、辣椒等农作物的含氟量超过国家标准的几十倍甚至数百倍。
>
> 问题：
> 1. 这是一种什么样的怪病？
> 2. 这种怪病是什么原因引起的？
> 3. 氟对人体有哪些损害？
> 4. 对氟中毒有何防治措施？

地方性氟中毒又称地方性氟病（endemic fluorosis），是由于长期从环境中摄入过量的氟，引起以氟斑牙和氟骨症为特征的一种地球化学性疾病。多在干旱半干旱的盐渍土地区、温泉周围地区、富氟矿区及与地质结构有关的某些深层地下水含氟较高的地区流行。我国除上海市区外，其他各省、自治区均有本病流行。截止到2014年底，28个省、自治区、直辖市存在饮水型病区，12个省、自

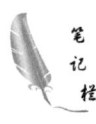

治区、直辖市存在不同程度的燃煤污染型病区，7个省、自治区、直辖市存在饮砖茶型病区，主要分布在农村地区。高氟暴露人口1.1亿，分布在127 006个自然村。地方性氟病的发生与性别无关，但有些病区，女性患者的病情较重，可能与妇女生育、授乳等有关。

1. 氟中毒的病因 长期摄入过量氟是发生本病的主要原因。人体摄入总氟量超过4mg/d即可引起慢性中毒，人体氟主要来源于饮水（约65%）及食物（约35%）。营养不良，特别是蛋白质、钙、维生素供给缺乏时，机体对氟的敏感性增高，可加重氟斑牙和氟骨症发生。国家地方性氟中毒病区划分标准《地方性氟中毒病区划分》（GB17018—2011）规定了我国地方性氟中毒病区的确定，我国病区类型可分为三种。

（1）饮水型病区：即长期饮用含氟量高的水而患病，饮水含氟量＞1.2mg/L，且当地出生成长的8～12周岁儿童氟斑牙患病率＞30%。此型分布广，90%的患者属此型。我国绝大多数饮水型病区的地质背景为富氟的岩石层，少数病区则邻近富氟矿区，有的地处深断裂脉状地带，地下水的氟含量高。综合国内各地流行病学调查资料，水氟与氟斑牙的关系见表2-7。

表2-7 水氟与氟斑牙的关系

水氟含量（mg/L）	氟斑牙患病率（%）
0.5～1.0	10～20
1.0～1.5	40～50
＞1.5	90～100

饮水型氟中毒病区主要分布在淮河-秦岭-昆仑山一线以北广大北方地区的平原、山前倾斜平原和盆地，如东北平原西部、华北平原、华东平原、中原地区、河西走廊、塔里木盆地、准噶尔盆地，形成东起山东半岛，西至新疆天山山脉的广大氟中毒病区。

（2）燃煤型病区：即在特定地区煤中的含氟量过多，当地居民习惯敞开燃煤、烘烤粮食，致使室内空气和烤干食物中氟含量增加，且当地出生成长的8～12周岁儿童氟斑牙患病率＞30%。燃煤型病区多为山区，煤层含氟量高，气候寒冷、潮湿。燃煤污染型氟中毒全国氟病监测点的中、重病区主要集中在贵州、四川、云南3个省交界处，还有陕西紫阳、重庆黔江和湖北的建始，这些病区的人群氟斑牙检出率均在50%以上，有些则接近90%。截止到2014年底，全国燃煤污染性氟中毒病区人口约3265万人，涉及173个县，33 376个村，805万户。

（3）饮茶型病区：居民饮用含氟砖茶，16周岁以上人口日均茶氟摄入量＞3.5mg，且经X线检查证实有氟骨症病的地区。饮茶型病区监测点主要在内蒙古、西藏、四川、青海和新疆等地区。我国砖茶含氟量限值为≤300mg/kg。

2. 氟中毒的发病机制 氟为人体必需微量元素之一，参与正常的钙磷代谢，促进牙齿和骨骼钙化，适量的氟可促使牙齿和骨骼正常生长和发育，并对神经传导和酶代谢有一定作用。氟进入人体后，在胃肠壁内迅速被吸收，并被转运到各组织。氟还可透过胎盘屏障。体内氟主要通过肾脏排出。过量氟主要蓄积在骨骼和牙齿组织中。氟的毒作用及其机制如下：

（1）对钙磷代谢的影响：过量的氟与钙结合成难溶的氟化钙，大量氟化钙沉积在骨组织中，使骨质硬化、密度增加，少量沉积在骨周软组织中，使韧带肌腱等钙化。血钙的减少，反馈地引起甲状旁腺功能增强，分泌增多，加速破骨细胞对钙的吸收，并抑制肾小管对磷的重吸收，使磷大量排出。

（2）对骨骼的影响：①氟化钙大量沉积，可使骨质硬化，密度增加，骨皮质增厚，髓腔变小；而破骨细胞可使骨钙吸收，又可使骨质脱钙疏松。因而在临床上出现硬化型、疏松型和混合型三种表现。②氟取代骨盐羟磷灰石中的羟基，使之变成氟磷灰石，从而破坏正常骨质晶体结构；另外成骨细胞和破骨细胞活动，又促进新骨形成，因而造成骨皮质增厚、表面粗糙、外生骨疣等病变。③氟能抑制骨磷酸化酶的作用，从而影响骨组织对钙盐的吸收和利用。

（3）对牙齿的影响：主要发生在牙胚发育阶段，氟可使釉细胞中毒变性，影响釉质正常发育，使牙本质钙化不全、牙齿变脆，因而在出牙后，牙面呈现浑浊无光泽的白垩样斑点。同时因钙化不全的釉质疏松多孔，吸附色素并使色素沉着。但适量的氟可在釉质表面形成氟磷灰石保护层，降低釉质酸溶性；同时氟能抑制口腔中某些酶的活性，使产酸减少，因而具有防龋的作用。

（4）氟的其他毒作用：氟中毒是全身性疾病，除了累及牙齿和骨组织之外，对非骨相组织和器官亦能产生损害。

3. 氟中毒的临床表现 氟斑牙患者不一定有氟骨症，而氟骨症患者往往有氟斑牙。但成年后迁入病区而患氟骨症者，一般均无氟斑牙。

（1）氟斑牙（dental fluorosis）：又称斑釉齿，患病率以7～15岁最高，多见于恒牙。卫生部于 2011 年 11 月 8 日发布《氟斑牙诊断》（WS/T 208—2011），标准将氟斑牙分为三型，每型又可分为三度（表 2-8）。

表 2-8 氟斑牙的分型和分度

分型/分度	临床表现
分型	
白垩型	牙釉面失去光泽、粗糙，似粉笔状
着色型	牙釉面呈微黄、黄褐或黑褐色，可见细小斑点、条纹、斑块
缺损型	牙釉质受损脱落，呈点状、片状或地图形凹状，或呈广泛的黑褐色斑块
分度	
轻度	需在充足光线下仔细辨认
中度	肉眼即能明显辨认
重度	对面讲话时即能辨认

（2）氟骨症（skeletal fluorosis）：一般在 10～15 岁后发病，且随年龄增长而患病率升高和病情加重。主要表现是腰背和四肢大关节持续性疼痛，且多为酸痛。一般晨起最剧，活动后减轻。但不伴体温升高和关节肿胀，不受气候改变的影响。重症患者，可引起四肢及躯干关节固定，肢体变形，甚至发生截瘫。此外，肢体皮肤可有蚁走感、紧束感、知觉减退和四肢发麻。也可出现神经衰弱综合征及胃肠道功能紊乱等症状。

氟骨症的 X 线特征是诊断的重要依据。主要表现：①密度增加，骨小梁均匀变粗、致密，骨皮质增厚，骨髓腔变窄或消失。②密度减低，骨小梁均匀变细、变小，骨皮质变薄，骨髓腔扩大，以腰椎、骨盆和肋骨多见。既有硬化也有疏松的混合型兼有以上两种的改变。③骨周改变：表现为软组织的钙化，包括韧带、肌腱附着处和骨膜、骨间膜的钙化，有骨刺形成，多见于躯干骨和四肢长骨。④关节改变：关节软骨退变坏死，关节面增生凹凸不平，关节间隙变窄，关节边缘呈唇样增生，关节囊骨化或有关节游离体，多见于脊柱及髋、膝、肘等大关节。

4. 氟中毒的防治措施　不同病区类型应采用不同的防治措施，关键是控制氟的来源，减少氟的摄入量，促进氟的排泄，增强人体的抗病能力。

（1）饮水型病区：主要是改水降氟，采用低氟水源，最佳水氟是 0.5～1.0mg/L。在无低氟水源的情况下，进行物理或化学方法降氟，如采用明矾除氟或活性氧化铝吸附法除氟。

（2）燃煤型病区：更换燃料、改炉改灶为主，采用降氟节煤炉灶，加强通风、增设排烟措施等。同时改变主要食物（玉米和辣椒）的干燥方式，自然晾晒或烤烟房烘干，避免氟污染；改变主食成分，以大米代替玉米；推广玉米地膜育秧，提早成熟，避免在炉子上熏烤干燥。

（3）饮茶型病区：首先是制定砖茶氟含量标准，限制生产和销售高氟茶叶，改变生活习惯，少饮含氟量高的砖茶。

（4）对病区居民定期进行体格检查，以早期发现地氟病患者，对地氟病患者应及早治疗，采用钙剂和维生素 D 治疗，还可用氢氧化铝以减少氟的吸收。

（三）地方性砷中毒

案例 2-5

贵州燃煤型砷中毒是发现最早且病情最重的病区，主要分布在兴仁、兴义、安龙、织金 4 县（市）的 26 个行政村，当地燃煤中砷含量远高于国家标准（100mg/kg），室内空气和食物砷含量超过国家标准数倍至数十倍，居民可同时通过呼吸道和消化道摄入过量砷。早期的流行病学调研发现，燃煤砷暴露数月即可出现皮肤色素异常和皮肤角化过度等典型病变。大量研究和系统评价结果显示，皮肤癌、膀胱癌、肺癌、前列腺癌、肝癌等与砷暴露密切相关。2005 年病区全面实施综合防控措施后，病区环境砷污染情况明显改善；对比总摄砷量发现，空气已不是居民主要的摄砷途径，食物成为砷暴露的主要来源。2006 年的分析结果显示，其流行危险因素也发生了一定变化，燃用高砷煤年限、年龄、吸烟仍是砷中毒的危险因素，家庭经济状况和居室通风情况为其影响因素。随着"十二五"期间综合防治措施的进一步落实，贵州燃煤型砷中毒病区居民改炉改灶率和炉灶正确使用率均达到100%。

近年监测结果显示，病区外环境砷含量和人群食用的玉米、辣椒含砷量均值均低于国家食品中砷污染限值，病区总体处于控制状态，局部达到消除水平。但仍不容忽视。

问题：

1. 案例中地方性砷中毒是什么原因引起的？
2. 砷中毒对人体有哪些损害？
3. 如何防治地方性砷中毒？

地方性砷中毒（endemic arsenicosis）是由于一定区域环境中砷元素过多，该区域居民长期通过饮水、食物、空气等途径摄入过量的砷而引起的一种生物地球化学性疾病。

1. 砷中毒的病因

（1）饮水型病区：主要是饮用高砷水，直接由消化道摄入过量砷而引起的中毒。"十二五"期间，我国饮水型病区主要分布在新疆、内蒙古、宁夏、甘肃、青海、山西等9个省、自治区的45个县，其中内蒙古、山西以中、重度病区为主。

（2）燃煤型病区：主要因敞灶燃用高砷煤取暖、做饭或烘烤粮食等，通过呼吸道和消化道摄入过量砷而引起的中毒。燃煤型仅见于我国南方一些地区，如贵州西南地区居民因燃用高砷煤而引起的地方性砷中毒，病区涉及多个市县。

2. 砷中毒的发病机制

（1）抑制多种酶的活性：三价砷与酶蛋白分子上的巯基或羧基结合，使酶的生物活性被抑制，引起相应的代谢功能障碍。砷可积聚在线粒体，干扰线粒体酶，损害组织呼吸，引起细胞毒性。

（2）导致细胞凋亡：砷对机体的损伤与细胞凋亡有密切关系，近年来，砷致细胞凋亡的机制有：①影响细胞凋亡调控基因的表达；②改变端粒酶活性；③细胞信号转导异常。

（3）致癌机制：近些年来，国内外学者从分子、细胞、组织等多层面进行了大量研究，先后提出DNA损伤、基因表达异常、DNA甲基化反应、氧化应激与活性氧的产生等假说。由于癌症发生机制比较复杂，因而砷的致癌机制尚不十分清楚。

3. 砷中毒的临床表现　饮水中砷含量≥20mg/L，可引起急性中毒；当砷含量≥0.5mg/L时，长期饮用能引起慢性砷中毒。

（1）皮肤损害：色素沉着、色素缺失和角化是地方性砷中毒的特征性表现。皮肤色素沉着或出现脱色斑点，呈弥漫性棕褐色或灰褐色斑点，逐渐融合成大片，多发生在躯干背部。皮肤过度角化，主要发生在手掌和脚跖，呈对称性。当一个患者同时有色素沉着、色素缺失和角化，称为"皮肤三联征"。

（2）神经系统损害：地方性砷中毒早期表现多为末梢神经炎症状，四肢呈对称性、向心性感觉障碍，出现蚁走感，四肢肌肉疼痛、收缩无力，甚至出现行走困难。此外，患者主诉头痛、头晕、失眠、健忘、多梦、心烦、易怒等自主神经功能紊乱症状。

（3）心血管系统及末梢循环损害：砷可引起高血压、冠状动脉粥样硬化、脑卒中等缺血性疾病。"黑脚病"是在我国台湾地区发现的由于下肢动脉狭窄、阻塞引起的脚部干性坏疽，其临床表现为间歇发作性脚趾冰冷、发白、脉搏微弱、疼痛、间歇性跛行，一般是大趾先发病，然后向中心发展，皮肤变黑坏死。

（4）消化系统损害：可引起食欲减退、恶心、腹痛、腹泻等，部分患者会有肝大、肝硬化等。

（5）致癌作用：砷为确定致癌物，砷可引起皮肤癌、乳腺癌、血管肉瘤、淋巴肉瘤、膀胱癌等。

4. 砷中毒的防治措施

（1）改善水源，饮水除砷。可采用混凝沉淀或过滤法除砷。

（2）改良炉灶以减少室内空气砷污染。加强宣传，改良敞开式燃烧炉灶，改变生活习惯，切断砷来源。

（3）采用营养支持，增加蛋白质、维生素的摄入；砷解毒剂二巯基丙磺酸钠的使用，每天肌内注射0.125～0.250g，3～5天为一疗程；处理皮肤损害，治疗末梢神经炎，减轻砷对机体的损害。

（四）克山病

克山病（Keshan disease）是一种病因未明，以心肌坏死为主要病变的疾病，亦称地方性心肌病。

1935年，首先在黑龙江省克山县发现，故以克山病命名。本病除发生在我国外，朝鲜、日本也有报道。我国主要发生在由东北到西南一条过渡地带上，病区分布在16个省（区）、327个县（市），病区人口1.24亿，现患5万多人。多见于黑龙江、吉林、辽宁、内蒙古、河北、河南、山东、山西、陕西、甘肃、宁夏、四川、云南、西藏等省和自治区，病区主要在荒僻山丘、高原及草原地带的农村，城镇地区较少发病。

1. 克山病的病因　目前有关克山病的致病学说：①环境缺硒是最主要的原因；②克山病是一种自然疫源性疾病；③有学者认为克山病是肠道病毒引起的病毒性心肌炎；④克山病是食物真菌毒素引起的中毒性心肌炎。

2. 克山病的临床表现

（1）急性克山病：多见于成人和大龄儿童，起病急、病情危重、变化较快。成人起病时全身不适、头痛、头晕、心烦，继而出现恶心、呕吐、心慌、闷气等症状。儿童可有四肢发冷、咳嗽、气喘、阵发性腹痛等表现。

（2）亚急性克山病：是小儿克山病常见类型。主要表现为心脏扩大、水肿，常在数日内发生心力衰竭，可合并心源性休克。

（3）慢性克山病：多主诉头痛、头晕、上腹不适、食欲缺乏、乏力、恶心、呕吐等。起病缓慢，多在不知不觉中发病。

（4）潜在型克山病：此型心肌病变较轻，心脏功能代偿良好，故仅在心电图检查中才能发现。

3. 克山病的防治　采用综合措施进行预防，如改良水质、改善营养、防烟、防霉、口服亚硒酸钠和硒盐等均有一定效果；对患者采用综合疗法进行治疗，关键是抢救心源性休克，控制心力衰竭和纠正心律失常。

（五）大骨节病

大骨节病（Kashin-Beck disease）是一种由于四肢关节软骨发生变性、坏死等病变，进而导致软骨内成骨障碍的一种地方性骨关节疾病。

1. 大骨节病的病因

（1）环境低硒：我国流行病学调查结果显示，大骨节病病区分布在从东北到西南的宽阔缺硒地带。

（2）饮水中有机物中毒。

（3）真菌毒素中毒。

2. 大骨节病的临床表现　大骨节病病程缓慢，在不知不觉中，患者手指、脚趾及肘、膝、踝等关节增粗、弯曲、变形。患者可有乏力、食欲缺乏、肌肉酸痛、四肢麻木等全身症状。关节疼痛以负重关节为重，劳动或天气变化时加重。

3. 大骨节病的防治　大骨节病的防治可采取补硒、改水、改粮、合理营养、改善环境条件等措施综合防治。

五、土壤污染的卫生防护原则

1. 生活垃圾处理　生活垃圾须经过有效的无害化处理，才能排放或利用。

2. 粪便无害化处理　利用堆肥、发酵、沼气等方法，杀灭粪便中的寄生虫卵和致病微生物，消除传染疾病的危害，并保持其肥料作用。

3. 工业废渣处理　工业废渣含有难以降解的重金属毒物，且产量巨大，化学成分复杂，对土壤产生极大的危害。目前对工业废渣的处理主要是综合应用，进行回收利用。

4. 污水处理　含有有毒有害物质的工业废水，必须经有效地净化、回收后才能排放。医院污水含有多种致病微生物，须经过专门的消毒处理。

5. 农药化肥污染处理　应控制毒性大、在土壤中残留期长的农药化肥的使用范围和使用量。同时大力发展高效低毒、低残留的化肥农药。

（王俊玲）

第四节 居室环境与健康

居室环境是人们生活的主要室内环境，其质量优劣直接关系人类健康问题。广义室内环境包括居室、办公室、写字楼、文化娱乐体育场所、学校教室、交通工具、医院病房、饭店、旅馆、宾馆等场所；狭义室内环境主要指居室内部环境。随着经济的发展、人民生活水平的提高、居住办公条件的改善，室内环境对健康的影响越来越明显。据统计，全球近50%的人处于室内空气污染中，室内环境污染已经引起35.7%的呼吸道疾病，22%的慢性肺病和15%的气管炎、支气管炎和肺癌。我国每年由室内空气污染引起的超额死亡人数达11.1万人，超额门诊数22万人次，超额急诊数430万人次。20世纪中期，广大专家学者已意识到室内空气污染（indoor air pollution）有时比室外更为严重。近30年来，国内外学者极为关注室内空气质量，其主要原因如下：第一，室内环境是人们接触最为密切的环境之一，所有室内空气质量的优劣直接关系到每个人的健康，尤其是老、弱、病、残、幼、孕等易感人群。第二，室内污染物的来源和种类越来越多，随着经济、生活和生产水平的不断提高，室内用的化学品和新型建筑材料等的种类和数量比以往明显增多。第三，建筑物密闭程度增加，使室内污染不易排出，增加了室内人群与污染物的接触机会。

> **案例 2-6**
>
> 1998年，陈先生花巨资在某别墅购房一套，经装修入住后，陈先生咳嗽不止，经诊断为癌症先兆之一"喉乳头状瘤"。检测发现：室内甲醛浓度平均超标25倍，陈先生向法院起诉装修公司，法院一审判决装修公司赔偿8.9万元。
>
> 问题：
> 1. 居室环境应符合哪些卫生要求？
> 2. 室内甲醛等物质从哪里来？
> 3. 居室内有害气体（甲醛、苯、氡气等）对人体有哪些危害？
> 4. 上述居室空气污染伤害案对我们有何启示？
> 5. 如何防止类似案例的发生？

一、居室的卫生学意义和卫生要求

（一）居室的卫生学意义

1. 人们生活、居住、学习、工作的最重要环境 居室是供人们生活、居住的室内环境，在人的一生中有2/3以上的时间是在居室室内度过，尤其是婴幼儿、儿童、青少年和老弱病残者在居室中生活的时间更多。近年来，随着知识经济发展和网络信息技术的普及，在居室中办公的现象日趋普遍。因此，居室卫生的意义也发生了巨大的变化，不再像过去局限于对人们的生活居住方面的影响，而是对学习、工作和娱乐等方面都会产生重要影响。对居室室内卫生问题的研究是21世纪所面临的新课题。

2. 居室的卫生条件与人类健康密切相关 居室内的环境因素包括微小气候、日照、采光、噪声、绿化和空气清洁状况等。良好的居室内环境有利于人体健康，如居室内的微小气候适宜、光线充足、空气清洁、安静整洁等对机体可起到良性调节作用，使中枢神经系统处于正常状态，提高机体各系统的生理功能，增强抵抗疾病的能力，防止疾病的传播，达到增强体质、延长寿命的作用。反之，不良的居室内环境不利于人体健康，如居室内寒冷、炎热、潮湿、阴暗、噪声、过分拥挤、空气污浊并含有有毒物质和病原微生物及现代家用电器带来的不利因素等则是一种恶性刺激，可使中枢神经系统功能紊乱，降低机体各系统的功能和抵抗疾病的能力，使居民情绪恶化、生活质量和工作效率下降、患病率和死亡率升高。

3. 居室卫生状况可影响数代人和众多家庭成员的健康 居室一旦建成可使用几十年乃至百年以上。因此，其卫生状况通常可影响到一个家庭几代人的健康。加之人口的流动及住房条件的改善，使同一居室居住的家庭（或人员）不断变更，因此居室的卫生状况可对新迁入居住的家庭成员的健康产生影响。如果原居室中存在传染性疾病的病原体，则可引起新迁入居住的家庭成员感染疾病。

4. 居室环境对健康影响的特点 居室环境对健康的影响具有长期性和复杂性。一般情况下，居室内单一污染物的室内浓度并不太高，不易在较短的时间内对健康产生影响，因而其影响往往表现为慢性、潜在性和功能上的不良影响。加之，居室内往往同时存在各种各样的环境因素（物理性、化学性、生物性和放射性），它们常常是综合地作用于人体，因而它们之间的关系及其与居民健康间的关系较为复杂。

（二）居室的基本卫生要求

为了保证居室内具有良好的居住和家庭生活条件，为儿童、青少年生长发育和老年人的健康及某些人群的工作提供良好条件，保护和提高机体各系统的正常功能，防止疾病传播，符合卫生要求的居室应具备以下基本条件：

1. 小气候适宜 居室内冬暖夏凉、干燥防潮，必要时应有通风、采暖、防寒、隔热等设施。

2. 空气清洁卫生 居室室内阳光充足，采光与照明良好。避免室外污染物对室内空气的污染，冬季应有适当的换气设施。室内建筑材料、装饰材料、家用电器设备等应不带来有害影响。

3. 隔音性能好 居室环境安静，保证人们的休息和睡眠。避免室外、相邻居室的噪声污染。

4. 卫生设施齐全 居室应有上、下水道和其他卫生设施。保证居民生活的良好室内卫生条件。

5. 其他 整洁美观、使用方便，室外有足够的绿化园地等。

不同家庭的居室，无论面积大小，其最基本的要求是寝食分离、夫妇的卧室独立和设有厨房、厕所及卫生间等。所谓寝食分离，是指卧室和厨房及用餐的地方能分隔开，这对保证饮食卫生、预防疾病是十分必要的。此外，6岁以上的孩子最好和父母的卧室分开，12岁以上的孩子应男女分室居住，这对培养孩子的生活能力和身心的健康成长都是很有益的。

二、居室空气污染对健康的影响

（一）居室空气污染的来源和特点

1. 室外来源

（1）室外空气：常见的有二氧化硫、氮氧化物、一氧化碳、铅、颗粒物等。

（2）建筑物自身：建筑施工过程中加入了化学物质，如北方冬季施工加入的防冻剂，渗出有毒气体氨；或是地基的地层和建筑物石材、地砖、瓷砖中的放射性氡及其子体。

（3）人为带入室内：主要有大气颗粒物和工作环境中的苯、铅、石棉等。

（4）相邻居室污染：从邻居家排烟道进入室内的有害毒物或熏蒸杀虫剂等主要有一氧化碳、磷化氢等。

（5）生活用水污染：受到致病菌或化学污染物污染的生活用水，通过淋浴器、空气加湿器、空调机，以水雾的形式喷入到室内空气中。主要污染物有军团菌、苯和机油等。

2. 室内来源

（1）室内燃烧或加热：主要有二氧化硫、氮氧化物、一氧化碳、二氧化碳、烃类（包括苯并（a）芘等致癌性多环芳烃等）及悬浮颗粒物等。

（2）室内人的活动：人体排出大量代谢废弃物及谈话时喷出的飞沫等都是室内空气污染物的来源。

（3）室内建筑装饰材料：建筑装饰材料是目前造成室内空气污染的主要来源，如油漆、涂料、胶合板、刨花板、泡沫填料、塑料贴面等材料中均含有甲醛、苯、甲苯、乙醇、氯仿等挥发性有机物；建筑材料砖块、石板等本身成分中含有镭、钍较高时，室内氡的浓度会明显增高。

（4）室内生物性污染：螨是家庭室内传播疾病的重要媒介之一，常隐藏在床铺、家具和地毯等处。

（5）家用电器：电视机、组合音响、微波炉、电热毯、空调机等多种家用电器进入室内，由此产生的空气污染、噪声污染、电磁波及静电干扰给人们的身体健康带来不可忽视的影响已引起国内外学者的关注。

（二）居室空气主要污染物的种类、来源及危害

居室空气污染物的种类很多，包括化学性、物理性、生物性和放射性四大类。这四大类污染物往往相互关联、共同存在。例如，室内烹调时，既可产生化学性污染物，又可使室温升高或产生电磁波（使用微波炉或电炉时）引起物理性污染。烹调用的食物和水，以及烹调时使用空调等过程中还可给居室引入生物性污染物。含镭建筑材料的使用，可造成居室氡污染。

1. 甲醛 是一种无色、有强烈刺激型气味的气体，易溶于水、醇和醚。35%～40%的甲醛溶液称福尔马林。甲醛是室内的主要污染物之一，主要来源于燃料的燃烧、吸烟、建筑装修材料、家用化工产品等。甲醛的主要危害：呼吸道强烈刺激、咽喉烧灼痛、呼吸困难、眼睛刺激、咳嗽、发冷等，有的人出现过敏性皮疹和神经失调等症状。长期低剂量接触甲醛，可降低机体免疫水平，引起

神经衰弱，出现嗜睡、记忆力减退等症状，严重者可出现精神抑郁症。呼吸道长期受到刺激后，可引起肺功能下降。

2. 挥发性有机物（volatile organic compound，VOC） 是一类重要的室内污染物，主要成分有烃类、卤代烃、苯系物、醇、醚、酯、酸和石油烃化合物等。室内 VOC 主要来自燃煤和天然气等燃烧产物、吸烟、采暖和烹调等的烟雾，建筑和装饰材料、家具、家用电器、清洁剂和人体本身的排放等。VOC 对健康的影响主要表现为刺激作用，尤其对眼、鼻、咽喉及头、颈和面部皮肤，引起头痛、头晕、神经衰弱和皮肤、黏膜的炎症。近年研究表明，在已确认的 900 多种室内化学物质和生物性物质中，VOC 至少有 350 种，其中 20 多种为致癌物或致突变物，如苯、甲苯能损伤造血系统，引起白血病。

3. 一氧化碳（CO） 是无色无味气体，室内 CO 主要来源于吸烟、含碳燃料的不完全燃烧等。CO 能与血红蛋白结合形成碳氧血红蛋白（COHb），但是 CO 与血红蛋白的结合能力是 O_2 的 200 倍。CO 可对心脏、肺和神经系统产生有害影响，当 COHb 的浓度为 10% 时，主要引起心血管疾病，导致中枢神经紊乱；当浓度为 2.5% 时，可加重胸痛患者的症状。

4. 可吸入颗粒 PM_{10} 主要来自木材和煤球燃烧、吸烟等及室外空气污染和渗入等，粒径大于 10μm 的颗粒物大部分被阻挡在上呼吸道（鼻腔和咽喉部），而粒径小于 10μm 的可吸入颗粒物能穿过咽喉部进入下呼吸道，特别是粒径小于 2.5μm 的细颗粒物能沉积在肺泡内，对人体健康危害更大。颗粒物的化学组成非常复杂，同时细颗粒物富集了空气中的有毒金属、酸性氧化物、有机污染物，并载有细菌、病毒等，进入人体，危害人体健康和安全。对人体健康的危害：对呼吸道的毒害作用，损害下呼吸道和肺泡的功能，影响机体的免疫功能；吸附有害气体产生协同毒害作用，吸收太阳辐射产生致突变性和致癌性等。

5. 致病微生物性污染 主要来自气悬灰尘、花粉及人和动物的皮、毛、屑等，可引起流行性感冒、麻疹、结核病等疾病的传播。另外，军团菌病和尘螨是室内致病性微生物污染的主要疾病。

6. 氡（^{222}Rn） 氡是一种无色、无味、无臭的惰性气体，在自然界中有 3 种放射性同位素存在，通常所指的氡以 ^{222}Rn 为主。氡在衰变过程中放出 α、β、γ 粒子后衰变为各种氡子体，氡及其子体均为放射性粒子，其产生的辐射剂量占天然辐射源的 54%，主要来源于室内地基、石材、花岗岩、石膏等，装修材料中析出的氡是对人体造成辐射危害的主要来源。若氡衰变过程中释放的 α 粒子通过呼吸进入人体，则会破坏细胞组织的 DNA，从而诱发癌症。

常见居室空气污染物和污染源及其危害见表 2-9。

表 2-9 常见室内空气污染物和污染源及其危害

污染物	污染物来源	健康危害
二氧化碳	燃料的燃烧、吸烟、人体自身代谢活动等	呼吸中枢、全身系统
一氧化碳	燃料的燃烧、吸烟等	中枢神经、心血管系统、全身系统
二氧化氮	燃料的高温燃烧、吸烟及室外空气污染的渗入等	呼吸道、全身系统
二氧化硫	含硫燃料的燃烧、吸烟等	黏膜刺激、呼吸道的影响；致敏、促癌等
可吸入颗粒（PM_{10}）	木材和煤球燃烧、吸烟等及室外空气污染和渗入等	黏膜刺激、呼吸道的影响等
甲醛	燃料的燃烧、吸烟、建筑装修材料、家用化工产品等	嗅觉、皮肤、黏膜刺激、呼吸道刺激、全身系统
总挥发性有机物	建筑材料、装饰材料、家用有机化工产品、燃料燃烧、油烟、吸烟等	嗅觉、刺痛感、黏膜刺激、过敏、呼吸道症状、神经毒性作用、全身系统
微生物	气悬灰尘中的尘螨、真菌、花粉及人和动物的皮、毛、屑等	过敏、呼吸道症状等
氡（^{222}Rn）	房屋地基及建筑材料等	肺癌等

（三）室内空气污染引起的疾病

20 世纪 80 年代以来，国外报刊上频繁出现 SBS、BRI 和 MCS 三个英文缩写词，它们分别代表室内空气污染引起的三种疾病，即病态建筑物综合征（sick building syndrome，SBS）、建筑物相关疾病（building related illness，BRI）和化学物质过敏症（multiple chemical sensitivity，MCS）。

1. 病态建筑物综合征 是现代居室室内多种环境因素（如物理因素、化学因素）联合作用对健康产生影响所引起的一种综合征，其明确原因至今还不十分清楚。现代建筑物的建筑材料和室内装饰／

装修材料、室内的各种家具、家用化学品及烹调、吸烟等都会产生各种有害物质，造成室内空气污染。由于气候的原因，许多地区为了保暖或防暑降温，节约能源，以致建筑物保持良好的密闭性，使得室内通风换气的性能较差，导致室内空气污染物浓度升高，室内空气质量明显下降。由此可见，这种综合征是建筑物内空气污染、空气交换率很低，以致在该建筑物内活动的人群产生的一系列非特异症状。美国环境保护署将病态建筑物综合征归纳出30多种症状，主要包括眼、鼻和咽喉、上呼吸道刺激症、头痛、疲劳、精力不足、健忘、嗜睡、全身不适和工作效率低下等。病态建筑物综合征的特点一是发病快；二是患病人数多；三是病因很难鉴别确认；四是患者一旦离开污染的建筑物，症状即可缓解或消失。

2. 建筑物相关疾病 是由于人体暴露于建筑物内的有害因素（如细菌、真菌、尘螨、氡、一氧化碳、甲醛等）引起的疾病。这类疾病包括呼吸道感染、哮喘、过敏性皮炎、军团菌病、心血管病、肺癌等。建筑物相关疾病和病态建筑物综合征的明显不同之处主要有三个方面，一是患者的症状在临床上可以明确诊断；二是病因可以鉴别确认，可以直接找到致病的空气污染物乃至污染源；三是患者即使离开发病现场，症状也不会很快消失，必须进行治疗才能恢复健康。军团菌引起的军团菌病、氡及其子体引起的肺癌、室内变应原引起的哮喘等，均属于建筑物相关疾病。

3. 化学物质过敏症 是多种化学物质作用于人体多种器官系统引起多种症状的疾病。在室内，即使仅有微量的化学污染存在，人们长期生活工作在这样的环境中，也可能出现神经系统、呼吸系统、消化系统、循环系统、生殖系统和免疫系统的障碍，出现眼刺激感、鼻咽喉痛、易疲劳、运动失调、失眠、恶心、哮喘、皮炎等症状。

该病具有复发性、症状呈慢性过程、由低浓度化学污染物质引发的特点。患者对多种化学物质产生过敏，多种器官同时发病，在致病因素排除后症状将会改善或消退。化学物质过敏症的一大特征是很难找到具体单一的对应致病源，且家庭中不同成员虽然居住于同一环境中，其症状轻重程度却可以有明显差异，如有的可很快发病，症状很重，而有的却需很长时间才会出现轻度不适。

三、居室空气清洁度的评价指标及相应的卫生措施

（一）评价居室空气清洁度常用的指标

2002年11月，国家质量监督检验检疫总局、国家环保总局与卫生部联合颁布了《室内空气质量标准》（GB/T 18883—2002），并于2003年3月1日正式实施。

本标准规定了室内空气质量参数及检验方法。本标准适用于居室和办公建筑物，其他室内环境可参照本标准执行。

室内空气污染经常是多种有害物质的综合，常常以一种污染物作为评价空气质量的指标，或根据多种指标综合成"指数"来判断空气污染水平。常用的室内空气质量评价指标见表2-10。

表2-10 《室内空气质量标准》（GB/T 18883—2002）

序号	参数类别	参数	单位	标准值	备注
1	物理性	温度	℃	22～28	夏季空调
				16～24	冬季采暖
2		相对湿度	%	40～80	夏季空调
				30～60	冬季采暖
3		空气流速	m/s	0.3	夏季空调
				0.2	冬季采暖
4		新风量	m³/(h·人)	30[a]	
5	化学性	二氧化硫（SO_2）	mg/m³	0.50	1小时均值
6		二氧化氮（NO_2）	mg/m³	0.24	1小时均值
7		一氧化碳（CO）	mg/m³	10	1小时均值
8		二氧化碳（CO_2）	%	0.10	1小时均值
9		氨（NH_3）	mg/m³	0.20	1小时均值

续表

序号	参数类别	参数	单位	标准值	备注
10	化学性	臭氧（O_3）	mg/m^3	0.16	1小时均值
11		甲醛（HCHO）	mg/m^3	0.10	1小时均值
12		苯（C_6H_6）	mg/m^3	0.11	1小时均值
13		甲苯（C_7H_8）	mg/m^3	0.20	1小时均值
14		二甲苯（C_8H_{10}）	mg/m^3	0.20	1小时均值
15		苯并[a]芘 B（a）P	ng/m^3	1.0	1小时均值
16		可吸入颗粒物（PM_{10}）	mg/m^3	0.15	1小时均值
17		总发挥性有机物	mg/m^3	0.60	8小时均值
18	生物性	菌落总数	cfu/m^3	2500	依据仪器定
19	放射性	氡（^{222}Rn）	Bq/m^3	400	年平均值（行动水平[b]）

a. 新风量要求不小于标准值，除温度、相对湿度外的其他参数要求不大于标准值。b. 行动水平，即达到此水平建议采取干预行动以降低室内氡浓度。

居室内空气构成复杂，评价的指标也非常多，在实际工作中应根据目的和要求来选定指标。

1. 二氧化碳（CO_2） 室内CO_2的浓度可以反映出室内有害气体的综合水平，也可以反映出室内通风换气的实际效果，在一定程度上可作为居室内空气污染的一个指标。要求居室内CO_2浓度保持在0.07%以下，日平均值最高不应超过0.1%。

2. 菌落总数 室内空气中微生物主要来源于人们在室内的生活活动。特别是室内有溶血性链球菌、结核杆菌、白喉杆菌、肺炎球菌、金黄色葡萄球菌、流感病毒的感染者时，这些病原微生物随飞沫和悬浮颗粒物飞扬在空气中，当室内空气湿度大、通风不良、阳光不足时，致病微生物可在空气中较长时间生存并保持致病性，按照我国《室内空气质量标准》（GB/T 18883—2002）规定要求，室内菌落总数≤2500cfu/m^3。

3. 可吸入颗粒物（PM_{10}） 室内可吸入颗粒物浓度受房间结构、卫生条件、通风方式、居住人口、居住者活动情况、室内外的风速和湿度影响，按照我国《室内空气质量标准》（GB/T 18883—2002）规定要求，室内可吸入颗粒物（PM_{10}）浓度1小时均值≤0.15mg/m^3。

4. 一氧化碳（CO） 空气中CO浓度超过10mg/m^3时会对心肺病患者的活动产生不良影响，加重心血管病患者的缺血症状。按照我国《室内空气质量标准》（GB/T 18883—2002）规定要求，室内CO浓度1小时均值≤10mg/m^3。

5. 二氧化硫（SO_2） 室内用煤炉或煤气灶取暖或烹饪时，室内SO_2浓度往往高于室外。按照我国《室内空气质量标准》（GB/T 18883—2002）规定要求，室内SO_2浓度1小时均值≤0.5mg/m^3。

（二）保持居室空气清洁度的卫生措施

居室空气中污染物来源很多，保证居室空气清洁的措施应从多方面考虑，除了立法机构、政府部门和企业的共同努力外，还包括如下措施：

1. 居室的地段选择 居室应选择在大气清洁、日照通风良好、周围环境无污染源的地段，且与闹市、工业区、交通要道之间应建有绿化带。

2. 建筑材料和装饰材料 严格按照《住宅装饰装修工程施工规范》（GB 50327—2001）、《住宅室内装饰装修工程质量验收规范》（JGJ/T 304—2013）进行施工和管理，要选择符合《室内装饰装修材料有害物质限量》国家标准的装饰装修材料。为了减少和避免建筑材料中氡的逸出，除注意选材外，还可在建筑材料表面上涂料，阻挡氡的逸出，起到降低室内氡浓度的作用。为了减少室内甲醛及其他挥发性有机物的浓度，要选用低总挥发性有机物的建筑材料和装饰材料，或者选用已经在空旷处释放了甲醛后的出厂产品。

3. 居室要有合理的平面配置 要防止厨房产生的煤烟和烹调油烟吹入居室，防止厕所的不良气味进入起居室，避免各室间相互干扰。

4. 合理的居室卫生规模 居室内各室的容积、面积、室高、朝向、日照、采光和通风等应符合要求。

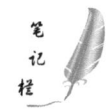

5. 改进个人卫生习惯 改变烹调习惯,减少油炸、油煎;禁止室内吸烟;坚持合理的清扫制度。
6. 合理使用和保养各种设施 包括换气扇、空调、排烟机的设置和正确使用。
7. 其他 加强卫生宣传教育和健全卫生法制。

四、室内空气污染的控制对策

(一)建立健全室内空气质量标准

为了控制室内空气污染,保证室内空气清洁,近年来国家先后制订了《公共场所卫生标准》《室内空气中污染物卫生标准》《室内装饰装修材料有害物质限量标准》《室内空气质量卫生规范》《民用建筑工程室内环境污染控制规范》及《室内空气质量标准》(GB/T 18883—2002)等。总体来看,我国目前已基本形成控制室内环境污染的技术标准体系。

(二)加强建筑施工工程室内环境质量管理

在勘察设计和施工过程中严格执行《民用建筑工程室内环境污染控制规范》。在工程勘察、室内换气通风、装饰装修设计中充分考虑室内环境污染控制。施工单位和监理单位要做好建筑施工材料的验收工作,不得使用有害物质、含量超标建筑施工材料。

建立民用建筑工程室内环境竣工验收检测制度。建筑工程竣工时,建设单位要对室内环境质量进行检查验收,委托具有检测资格的机构对建筑工程室内氡、甲醛、苯、氨、总挥发性有机物的含量进行检测。建筑工程室内有害物质含量指标不符合《民用建筑工程室内环境污染控制规范》规定的,不得投入使用。

(三)加强能源利用的管理

改变能源结构,提高居民天然气、液化石油气的使用比重,大力发展集中供热系统。同时,增加太阳能和风能的利用率。

合理选用炉具、灶具,提高抽油烟机的排污效果,对于节省能源,防止室内空气污染具有重要意义。

(四)合理使用空调设备

设有空调装置的室内,应保证空调使用后能进入一定的新风量,空调过滤装置应定期清洗或更换,及时维修,以保证其效率,保证清洁空气循环进入室内,使室内空气接近室外大气的正常组成。

(五)加强卫生宣传教育

加强卫生宣传教育工作,增强卫生意识,纠正个人不良卫生习惯,提倡不吸烟,禁止室内吸烟。坚持合理的清扫制度,养成清洁卫生的习惯。

(张青碧)

第三章　生产环境与健康

在劳动环境中，良好的劳动环境促进健康，不良的劳动环境损害健康，甚至引起疾病或死亡。因此，对劳动环境中的各种有害因素进行识别、评价、预防和控制非常有必要，应注重对患者进行"三早"预防，使其尽早康复。但随着经济的发展，企业的增多和新行业、新工种、新有害因素的出现，在劳动生产环境中出现的职业卫生问题不容乐观。

第一节　职业性有害因素及其健康损害概论

> **案例 3-1**
> 某石油炼化公司，是以炼油、化工为主的中型化工企业。拥有800万吨/年常减压蒸馏、310万吨/年催化原料预处理、280万吨/年重油催化裂化、80万吨/年脱硫醇、60万吨/年气体分馏、10万吨/年甲基叔丁基醚、20万吨/年异构化、120万吨/年加氢裂化、6万标立/小时制氢、200万吨/年柴油加氢精制、30万吨/年与70万吨/年航煤加氢精制、8万吨/年硫黄回收和溶剂再生、180吨/小时酸性水汽提、20万吨/年聚丙烯和合资建设的8万吨/年苯乙烯等17套炼油化工生产装置及相应的油品储运设施、公用工程系统。该气压以加工进口原油为主，拥有包括30万吨级原油、10万吨级成品油在内的泊位5座，年吞吐能力超过2500万吨。拥有110万立方米的原油和超过70万立方米成品、半成品储存能力及相应的输转设施。主要生产和销售各种规格的汽油、柴油、航空煤油、石脑油、苯、液化气、燃料油、聚丙烯、苯乙烯等石油化工产品。
> **问题**：该企业的生产劳动过程中，可能存在哪些职业性有害因素？

一、职业性有害因素

职业性有害因素（occupational hazards or occupational harmful factors）是指在生产过程、劳动过程和生产环境中存在的各种可能危害职业人群健康和影响劳动能力的不良因素，又称生产性有害因素或职业病危害因素。

依据职业性有害因素的来源可将其分为三大类：生产过程中的有害因素、劳动过程中的有害因素和生产环境中的有害因素。

（一）生产过程中的有害因素

1. 化学因素　化学性有害因素是最主要的职业性有害因素，主要指在生产中接触到的原料、中间产品、成品和废气、废水和废渣中的化学毒物。化学毒物主要以粉尘、烟雾、蒸气或气体的形态散布在工作环境中，主要经呼吸道吸收，还可以经消化道和皮肤吸收。常见的化学性职业有害因素主要有生产性毒物和生产性粉尘，如一氧化碳、甲烷、硅尘、煤尘等。

2. 物理因素　物理因素是生产环境中的构成要素之一。不良的物理因素可损害劳动者健康，常见的不良物理因素包括：异常气象条件、异常气压、噪声、振动、电离辐射和非电离辐射等。

3. 生物因素　致病微生物是职业环境中的主要生物性有害因素，包括细菌、真菌、病毒，如附着在动物皮毛或生产环境中的炭疽芽孢杆菌、甘蔗渣上的真菌。若在疫区从事林业、地质勘探等活动被蜱虫咬伤，可能感染森林脑炎病毒；屠宰工、兽医、饲养员、肉品加工人员等因接触感染布鲁氏菌的病畜及其排泄物或分泌物而感染布鲁氏菌。医务工作者、民警等工作中可能接触到艾滋病患者或乙肝患者而感染传染病等。

（二）劳动过程中的有害因素

劳动过程是指生产中劳动者为完成某项生产任务的各种操作的总和，主要涉及劳动强度、劳动组织、生产设备布局、作业者作业姿势和劳动方式等。

1. 劳动组织和制度不合理　如脑力劳动和体力劳动时间比例不当、轮班制度紊乱等。

2. 职业紧张（occupational stress）　是指在某种职业条件下，工作需求超过个体应对能力而产生的生理和心理压力，如驾驶机动车等。

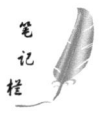

3. 劳动强度过大或生产定额不当　如安排的作业与生理状况不相适应等。

4. 长时间处于不良体位、姿势或使用不合理的工具等　如长期站立、行走引起下肢静脉曲张和扁平足，井下不良作业条件、刮研作业等。

5. 工效学因素　工具设计的合理与否与职业者的健康有密切相关。最新研究表明，许多工作相关疾病与工具、机器和作业场所的不良设计有关。为了防止不必要的职业性损伤，职业工效学通过制造适合于劳动者的工具或机器，在提高工作效率和生产力方面具有关键作用。

（三）生产环境中的有害因素

常见的生产环境有害因素包括：①高温、低温等自然环境因素；②通风不良、采光照明不足；③厂房建筑或布局不合理、不符合职业卫生标准，如有毒和无毒工段安排在一个车间等；④由于不合理生产过程或不当管理所致环境污染等。在实际生产场所中，往往存在多种有害因素同时对劳动者的健康产生联合作用的情况。

> **案例 3-1 分析**
> 案例中该企业生产工艺过程中可能存在的职业性有害因素有：噪声、硫化氢、一氧化碳、液化石油气、汽油、苯、甲苯、二甲苯、二氧化硫、二氯乙烷等物理和化学性有害因素。

二、职　业　病

职业病（occupational disease）是指职业性有害因素作用于人体的强度与时间超过一定限度，人体不能代偿其所造成的功能性或器质性病理改变，从而出现相应的临床征象，影响劳动能力，这是广义职业病。世界各国对职业病的定义，除医学含义外，还赋予立法意义，即由国家所规定的"法定职业病"（statutory occupational diseases）。《中华人民共和国职业病防治法》（2018年修订版）中指出，法定职业病是指企业、事业单位和个体经济组织等用人单位的职业从事者在职业活动中，因接触粉尘、放射性物质和其他有毒、有害因素而引起的疾病，称为职业病，即政府所规定的法定职业病。

1. 职业病的分类　1957年，卫生部颁布了《职业病范围和职业病患者处理办法规定》中指出法定职业病有14种；1987年将职业病的目录名单调整为9大类99种。2002年，我国第一部《中华人民共和国职业病防治法》（以下简称《职业病防治法》）正式颁布实施，同时发布的与《职业病防治法》配套的《职业病目录》中规定我国职业病分10大类115种。2016年7月2日，我国对《职业病防治法》进行了第二次修订，《职业病目录》也随之修订，我国职业病仍分为10大类，但对3大类的分类名称做了调整，并从115种增加到132种，分别是：职业性尘肺病及其他呼吸系统疾病（19种）、职业性皮肤病（9种）、职业性眼病（3种）、职业性耳鼻喉口腔疾病（4种）、职业性化学中毒（60种）、物理性因素所致职业病（7种）、职业性放射性疾病（11种）、职业性传染病（5种）、职业性肿瘤（11种）及其他职业病（3种）。2017年11月4日，我国对《职业病防治法》中关于职业病分类和目录表述一致，将原《职业病目录》修改为《职业病分类和目录》，职业病分类未变。

> **案例 3-2**
> 患者，男性，37岁。于2006年以来经常失眠、头痛、头晕、记忆力减退、全身乏力、关节酸痛、食欲不振，近3年来上述症状加重，并出现经常性的脐周、下腹部无固定点的绞痛，用手按压腹部可使其缓解，于2012年住院治疗。查体：患者神志清楚，一般情况尚可，体温37.2℃，脉搏72次/分，呼吸20次/分，血压120/70mmHg，心肺功能正常，肝脾不大，腹平软，脐周有轻微的压痛，无反跳痛，四肢痛触觉未见异常，未引出病理反射，血、尿常规正常，肝功能、心电图正常，胸部X线照片未见异常改变。
> **问题**：若与职业有关，考虑职业性损伤，还需要哪些依据？

　　2. 职业病特点　①病因明确：患者均有明确的职业性有害因素接触史，在控制病因或作用条件后，可以消除或减少发病；②所接触的职业性有害因素大多是可以检测和识别的，且其强度或浓度需达到一定程度才能致病，职业性有害因素与职业病一般存在剂量-反应关系；③发病具有聚集性，即接触同样职业性有害因素的人群中常有一定数量发病，很少出现个别病例；④大多数职业病如能早期发现、早期诊断、及时治疗、妥善处理，预后较好；⑤职业病是可预防性疾病，发现病因，改

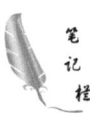

善劳动条件，控制职业性有害因素，即可减少职业病的发生。

3. 职业病的诊断与处理　职业病的诊断有明确的实施办法和具体的诊断细则。承担职业病诊断的医疗卫生机构，应当经省、自治区、直辖市人民政府卫生行政部门批准，并向社会公布本行政区域内承担职业病诊断的医疗卫生机构的名单；没有证据否定职业病危害因素与患者临床表现之间的必然联系的，应当诊断为职业病；承担职业病诊断的医疗卫生机构在进行职业病诊断时，应当组织取得职业病诊断资格的执业医师进行诊断；职业病诊断证明书应当由参与诊断的医师共同签署，并经承担职业病诊断的医疗卫生机构审核盖章。

职业病的诊断应有充分的资料，包括职业史、现场职业卫生调查、相应的临床表现和必要的实验室检测，并排除非职业因素所致的类似疾病，综合分析，方能做出准确合理的诊断。

职业病的诊断原则归纳如下：

（1）职业史：是职业病诊断的重要前提。应详细询问患者的职业史，包括现职工种、工龄、接触职业性有害因素的种类、生产工艺、操作方法、防护措施、既往工作经历等，以初步判断患者接触职业性有害因素的可能性和严重程度。

> **案例 3-2（续）**
> 　　若与职业有关，则直接接触史是前提条件。进一步询问患者的职业史，发现该患者从2004年开始从事印刷厂的浇板工作，即把熔化的铅水浇进字模当中，在浇板时有大量的铅蒸气逸散到空气中，工人每天工作8小时。据此推断该患者可能是慢性铅中毒。
> **问题**：若怀疑是职业性中毒，还需要补充哪方面的材料？

（2）现场职业性有害因素调查：是诊断职业病的重要依据。应深入作业现场，进一步了解患者所在岗位的生产工艺过程、劳动过程、职业性有害因素的强度、预防措施；同一或相似接触条件下的其他作业人员有无类似发病情况，进一步判断患者在该条件下，引起职业病的可能性。

> **案例 3-2（续）**
> 　　劳动场所的现场卫生学调查是诊断职业病的重要依据，需要对作业场所进行检测。职业病防治院组织了一个调查组到该印刷厂的浇板车间进行调查，发现工人们在浇板时有蓝灰色的烟雾产生，车间内没有安装排毒罩。工人们也很少用防护服、口罩、手套等防护用品，调查同车间的其他工人，大多数工人都反映有头痛、头昏、记忆力减退、四肢无力、肌肉酸痛等症状，少数工人有腹痛的症状。职业病防治院组织该车间工人进行体检，结果8名工人中有6人的尿铅、尿ALA高于正常值，其中3人有肢端麻木。
> **问题**：要证实该患者是铅中毒，还应做哪些临床检验？

（3）临床表现及辅助检查结果：临床表现包括患者的症状与体征，根据其临床表现和患者的职业接触史及现场调查情况，有针对性地进行实验室检查并做出相应的分析，如职业病危害因素的危害作用与患者的临床表现是否相符；接触危害因素的浓度（强度）与疾病严重程度是否一致；接触危害因素的时间、方式与职业病发病规律是否相符；患者发病过程和（或）病情进展或出现的临床表现，与拟诊疾病的规律是否相符。

> **案例 3-2（续）**
> 　　判断是否铅中毒需要进行的临床检查：尿铅浓度为12.3μmol/L，尿中ALA浓度为80.4μmol/L，血红细胞游离原卟啉浓度为3.6μmol/L。

三、工作有关疾病

工作有关疾病，又称职业性多发病，是由于生产工艺过程、劳动过程、生产环境中某些不良因素，造成职业人群常见病发病率升高、潜伏的疾病发作或现患的疾病加重等，这些疾病称为工作有关疾病。工作有关疾病是多因素相关的疾病，与职业性有害因素有关，但也见于非职业人群中，因而工作有关疾病不是所有患者都必须具备职业史或接触史。工作有关疾病由于职业性有害因素的接触，会使原有的疾病加剧或复发，或潜在的疾病提前暴发等。工作有关疾病虽不是法定职业病，但也不容忽视。

常见的工作相关疾病如下：

1. 行为（精神）和身心疾病 常由于工作繁重、各种类型的职业紧张、夜班工作等引起的精神焦虑、忧郁、神经衰弱综合征等健康问题。

2. 非特异性呼吸系统疾病 包括慢性支气管炎、肺气肿和支气管哮喘等，该类疾病是多因素引起的疾病。

3. 心脑血管疾病与代谢性疾病 生产环境中的各种有害因素均能影响血压、心率、血脂和血糖等生理生化指标的改变，进而加快心脑血管疾病的发生和死亡。越来越多的研究表明，不合理的轮班作业导致了糖尿病和冠心病的显著增加。

4. 其他 如消化性溃疡、腰背痛等疾病，常与某些工作有关，如高温作业可引起消化性溃疡。

四、工 伤

工伤，又称职业性创伤，是指劳动者在劳动过程中，由于外部因素直接作用而引起机体组织的突发性意外损伤。轻者误工、缺勤，一时丧失劳动能力，重者致伤、致残甚至死亡。

导致工伤的原因有客观因素，也有主观因素，主要包括：生产设备本身有缺陷；防护设备缺乏或不全；劳动组织不合理和生产管理不善；安全管理制度不严，操作不规范；对工人技术指导及安全教育不够，个人防护用品缺乏或不使用；工人的健康状况、心理素质或应变能力较差，不适合的特定工作岗位；生产环境状况差等因素。

五、职业性损害的防制

（一）职业性损害防护的基本原则

职业卫生防治工作的基本原则为"三级预防"，职业病的预防和控制应在三级预防原则的指导下采取综合性的预防措施。

一级预防（又称病因预防）：是从根本上消除和控制职业性有害因素，使劳动者不接触职业性有害因素，或接触水平低于国家卫生标准，从而使得高危人群避免从事有害因素的作业，一级预防是预防职业病的根本。

二级预防（又称临床前期预防）：当一级预防措施未能完全达到要求，职业性有害因素开始损害劳动者健康时，应采取早发现、早诊断、早治疗的预防措施，防止职业性损害的进一步发展，争取得到好的治疗效果，如开展职工的健康监护工作等。

三级预防（也称临床预防）：目的是使确诊的职业病患者得到及时、合理的治疗，防止病情恶化和出现并发症，防止病残、促进康复、延长寿命。

（二）防制措施

职业性损害的防制措施主要包括法律措施、组织措施、技术措施和卫生保健措施等方面。

1. 法律措施 中华人民共和国成立以来，我国政府颁布了一系列的职业卫生和职业病防治方面的法律性文件。2002年5月1日颁布实施《中华人民共和国职业病防治法》，同年11月颁布实施《中华人民共和国安全生产法》及2014年国家卫生和计划生育委员会颁布《卫生标准管理办法》（国卫法制发〔2014〕43号），以上法律法规分别对我国职业病诊断标准和职业卫生标准进行了阐述和说明，对全国职业卫生的管理，职业病的诊断、治疗及预防起到了指导作用，为保护职业人群的健康和保障人民群众生命和财产安全提供了有力保障。

监督卫生法规的执行是一个全过程的监督，包括从生产设计到验收；从生产到破产；从作业环境到从业人群；从接触水平到病损的诊断及管理。按监督实施阶段分为预防性卫生监督和经常性卫生监督。

（1）预防性卫生监督属于预测和控制职业危害的前瞻性监督，指涉及所有生产设施的新建、改建、扩建，以及技术改造和技术引进项目，要求职业卫生设施必须与主体工程同时设计、同时施工、同时验收，并应符合国家卫生标准。对"三资"和个体民营企业的投资和引进项目，应加强实施预防性卫生监督，防止违反有关法规和职业病危害转嫁。

（2）经常性卫生监督包括对工作场所职业性有害因素和作业者接触水平的监测、监督；对健康监护制度、安全操作规程、个人防护用品使用，以及安全卫生设备维护、检修等情况的常规监督。

2. 组织措施

（1）领导重视：用人单位负责人应加强对职业卫生的重视，保障职工"人人享有职业安全与卫生"的合法权益。

（2）加强人员培训：加强对职工的职业卫生与安全培训，更新专业人员的观念，提高业务能力和管理水平。

（3）建立健全合理的职业卫生制度：在组织劳动生产过程中，用人单位应根据有关的法律、法规和单位的实际情况，建立起合理的职业卫生和劳动制度。

3. 技术措施

（1）改革工艺过程。

（2）生产过程尽可能机械化、自动化、密闭化。

（3）加强工作场所的通风排毒除尘。

（4）厂房建筑和生产过程的合理设置等。

4. 卫生保健措施

（1）职业健康监护（occupational health surveillance）：是以预防为目的，根据劳动者的职业接触史，通过定期或不定期的医学健康检查和健康相关资料的收集，连续性地监测劳动者的健康状况，分析劳动者健康变化与所接触的职业病危害因素的关系，并及时地将健康检查和资料分析结果报告给用人单位和劳动者本人，以便及时采取干预措施，保护劳动者健康，包括健康检查、健康档案的建立和运用、健康状况分析及劳动能力鉴定等内容。

1）健康检查：可分为就业前检查、定期检查、离岗时检查及应急检查。

就业前检查的目的在于发现职业禁忌证和获得受检者的基础健康资料。

定期检查是按接触职业有害因素的性质、程度，每隔一定时间，对作业工人健康状况进行有针对性的检查。目的在于早期发现职业性有害因素对健康的影响，及时诊断和处理职业病，检出易感人群。定期检查属二级预防，是健康检查的重要内容。

离岗时健康检查以判断离岗的劳动者在本单位工作期间是否受到职业性有害因素的影响，为劳动者健康状况的连续观察提供资料。

应急健康检查主要在某些特殊情况下（如生产事故、毒物泄漏事件等），用人单位及时组织进行健康检查和医学观察。

2）建立健康监护档案：利用生产环境监测和健康检查资料，建立职工健康监护档案是一项重要的基础工作，为职业有害因素的评价、职业病诊断、职业流行病学研究等提供宝贵的资料。劳动者职业健康监护档案应包括：劳动者职业史、既往史和职业病危害接触史，相应作业场所职业病危害因素的监测结果，职业健康检查结果和处理情况，职业病诊疗等劳动者健康资料等。

（2）合理使用个体防护用品：个体防护是重要的辅助性防护措施。常见的个体防护用品有防护帽、防护眼镜、防护面罩、防护服、呼吸防护器、皮肤防护用品等。选择个人防护用品应注意其防护特性和效能。

（于德娥）

第二节　生产性毒物与职业中毒

在生产过程中产生或存在的可能对机体产生有害影响的化学物质，称为生产性毒物（productive toxicant）。生产性毒物种类繁多，包括金属和类金属毒物、有机溶剂、苯的氨基和硝基化合物、刺激性气体、窒息性气体、高分子化合物、农药等。生产性毒物的来源广泛，可来自生产过程中的原料、辅料、中间产物、成品、半成品、副产品、夹杂物或废弃物，有时亦可来自热分解产物和反应产物。劳动者在生产劳动过程中因接触生产性毒物而发生的中毒，称为职业中毒（occupational poisoning）。

一、铅及其化合物中毒

职业性铅中毒（occupational lead poisoning）是指在职业活动中因接触铅及其化合物的蒸气、烟或粉尘而引起的以神经系统、消化系统、造血系统损害为主的全身性疾病。

案例 3-3

患者，男性，38岁，近年来常感头晕、头痛、记忆力减退、失眠、腹胀、食欲不振、全身乏力、肌肉关节疼痛。近日上述症状加重，并且脐周及下腹部经常出现突然发作的绞痛，手压腹部可缓解。查体：神志清楚，一般情况尚可，体温37.2℃，脉搏75次/分，呼吸20次/分，血压125/75mmHg，心肺（-），腹平软，肝脾不大，脐周轻度压痛，部位不固定、无反跳痛，四肢痛触觉未见异常，未引出病理反射，血常规、尿常规、肝功能、心电图、X线胸片均未见异常。询问职业史得知，该患者近10年来一直在某私营蓄电池厂从事熔铅工作，每天工作8小时，铅块熔化搅拌时会有大量烟气逸散到空气中。

问题：
1. 导致上述临床表现的生产性毒物可能是什么？
2. 若考虑职业性慢性铅中毒，诊断依据还应补充哪些内容？
3. 慢性铅中毒驱铅治疗常用解毒剂是什么？其作用机制是什么？用药时有哪些注意事项？
4. 除驱铅治疗外，还应给予哪些辅助治疗？
5. 如何预防该类职业中毒的发生？

（一）理化性质

铅（lead，Pb）为灰白色重金属，属高毒物品。比重为11.3，熔点为327℃，加热至400～500℃可有大量铅蒸气逸出，在空气中被迅速氧化为氧化铅和氧化亚铅，冷凝后形成烟尘。金属铅不溶于水，可溶于酸。铅的化合物多为粉末状，大多不溶于水，铅尘遇热或明火会发生着火、爆炸。

（二）接触机会

接触铅的工业包括：铅矿开采与冶炼；蓄电池制造与修理；铅制品制造如铅丝、铅皮、铅管、铅槽、铅屏蔽等；传统印刷业；船舶制造与旧船熔拆；废铅回收加工；以及玻璃、陶瓷釉料、油漆、颜料、涂料、塑料、橡胶、农药等生产行业。生活接触常见于工业和交通排放的含铅废水或废气、服用含铅的中药偏方、用含铅容器盛放食品、误食含铅化合物污染的食物、儿童使用含铅油漆漆过的玩具和文具。

（三）毒理

1. 吸收、分布与排泄

（1）吸收：铅及其化合物主要以铅蒸气、铅烟、铅尘的形式经呼吸道进入人体。另外，在铅工作场所饮水、进食、吸烟，或摄取被铅污染的食物，亦可通过消化道摄入部分铅。金属铅及铅的无机化合物不能通过完整的皮肤吸收，铅的有机化合物（如四乙基铅）可通过完整皮肤和黏膜吸收。

（2）分布：进入血液中的铅，90%以上与红细胞结合，其余存在血浆中。血浆中的铅一部分形成可溶性的磷酸氢铅（$PbHPO_4$）和甘油磷酸铅，另一部分可与血浆蛋白结合。在早期，血液中的铅可随血液循环分布于血流丰富的器官，如肝脏、肾脏、肺脏、脑等，以肝脏浓度最高。几周后，铅由软组织转移到骨骼、牙齿等，并以难溶性磷酸铅[$Pb_3(PO_4)_2$]形式沉积下来。人体内90%～95%的铅蓄积于骨骼，骨骼是铅在体内的储存库。骨骼内难溶性的磷酸铅与血液和软组织中的可溶性磷酸氢铅保持着动态平衡。在缺钙、感染、外伤、饮酒等情况下，骨骼内的难溶性磷酸铅可转化为可溶性的磷酸氢铅释放入血，导致铅中毒症状的发作。此为慢性铅中毒反复发作的原因。

（3）排泄：体内的铅主要经肾脏随尿液排出，少部分铅可随粪便、汗液、唾液、乳汁、月经等途径排出，血铅也可通过胎盘屏障进入胎儿体内。

2. 中毒机制 铅对全身各系统和器官均有毒性作用，主要累及血液和造血系统、神经系统、消化系统、肾脏等。关于铅中毒机制目前尚未完全阐明。

（1）对血液和造血系统的影响

1）铅可影响血红蛋白的合成：卟啉代谢障碍是铅中毒机制中重要和较早的变化之一。卟啉是血红蛋白合成过程的中间物，血红蛋白合成过程中，受到一系列巯基酶的作用。现已证实，在卟啉代谢过程中，铅对δ-氨基-γ-酮戊酸脱水酶（δ-aminolevulinic acid dehydratase，ALAD）、粪卟啉原氧化酶和血红素合成酶有抑制作用，从而导致血红素合成障碍，出现贫血的症状。由于铅抑制ALAD，使δ-氨基-γ-酮戊酸（δ-aminolevulinic acid，ALA）形成卟胆原受抑制，血中ALA增多，由

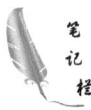

(四) 感染率 (infection rate)

感染率是指某地区人群中某种病原体感染人群占受检人数的比例，常用百分率为单位表示。

$$感染率 = \frac{受检者中的阳性人数}{受检人数} \times 100\% \quad (18\text{-}8)$$

人体被病原体侵入后不一定发病，但可以通过某些生物学方法，如血清学及病原学检查方法等检出人体内是否感染。如乙型病毒性肝炎可以用血清学指标来判断，在乙型病毒感染人群中，只有极少一部分为急性乙肝病毒感染者与急性乙肝患者相似，感染者数为发病数的千万倍的感染者，其用途广泛，特别是对隐性感染者的调查，如乙肝、结核及寄生虫病等，采用乙型免疫人群中感染状况的调查，推断流行态势，为制订防制对策提供依据。

(五) 继发率 (secondary attack rate, SAR)

继发率也称二代发病率，是指一定观察期内某种传染病在连续传代中二代病例发病例数占感染病例总数的比例，但应除去第一代病例的 "原发病例"。不计算在发病例内，且同发病例也不能视作原发病例发病后最短潜伏期至最长潜伏期内发生的续发病例。

$$继发率 = \frac{易感接触者中二代病例数}{易感接触者总数} \times 100\% \quad (18\text{-}9)$$

继发率常用于家庭、集体宿舍幼儿园等传染病发生时流行病学调查，是分析传染病因素及其防疫措施的重要指标，可用来比较不同传染病传染力的大小，从而判断某病的传染性。

三、死亡指标

(一) 死亡率 (mortality rate)

1. **定义** 死亡率表示一定期间内某人群中死亡人数（通常为所有原因）的人数在该人群中所占的比例，是测量人群死亡危险最常用的指标。其分子为死亡人数，分母为该人群生存事件相关的平均人口数（通常为年中人口数），常以千分率为单位。十万分率为单位表示。

$$死亡率 = \frac{某人群死亡人数}{同期该人群平均人口数} \times k \quad (18\text{-}10)$$

k 可为 100%、1000‰ 或 10000/10万

由于所有原因死亡率是一种未经测量的死亡率，通常称为粗死亡率 (crude death rate)。粗死亡率只反映一个人群的死亡水平，表明各种原因死亡危险性的大小的指标，是一个国家或地区的卫生水平的反映，为确定卫生和医疗保健的需要和制定计划提供依据。对于不同地区的死亡水平的比较，其死亡率需进一步分析发现水平、性别、年龄构成之间有所差异，但因其基础率较低，也不能分直接用死亡率进行分析。

死亡率也有不同特征，如年龄、性别、职业、民族、婚姻状况及不同原因别分死亡专率。计算时应注意分子与分母的对应关系。如计算某地 50 岁以上人群的恶性肿瘤死亡专率时，分母应是该地 50 岁以上的人口数，而分子应是该地 50 岁以上人群的死亡人数。对不同地区的死亡率进行比较时，需要考虑不同地区人口构成的不同（如性别、年龄构成）所间所起的影响，需将死亡率进行标化后才可进行比较。

2. **用途** 死亡率反映一个人群的死亡水平，是衡量人群死亡危险大小的一个指标，既可反映一个地区不同时期居民健康状况和卫生保健工作的水平，也可为该地区卫生保健工作水平的反映。其死亡率与发病率相接近的疾病，死亡率基本上可以代表发病率，死亡率就可以代表发病率，但具有准确性和发病率，故常用作病因探讨的指标。

(二) 病死率 (case fatality rate)

1. **定义** 病死率是指一定期间内（通常为 1 年）因某病死亡者占该病病例总数的比例，常以百分率为单位表示。

$$病死率 = \frac{一定期间内因某病死亡人数}{同期间患某病的人数} \times 100\% \quad (18\text{-}11)$$

第十八章 疾病分布

种族、种族状况、病期等），分别计算，又称专率等。

3. 用途 发病率为一重要和常用指标，常用来描述疾病的分布，探讨发病因素，提出病因假设和评价防制措施效果。

（二）罹患率（attack rate）

罹患率与发病率一样是测量新发病例的指标，与发病率不同的是罹患率常用来衡量小范围人群中在较短期间内新发病例的频率，观察的时间可以月、周、日，也可以一个流行期为单位，使用起来比较灵活。

$$罹患率 = \frac{观察期间内某病新发病例数}{同期暴露人口数} \times k \qquad (18-5)$$

计算时应注意暴露人口的准确性。根据新发病例数和暴露人口即可计算使用罹患率。如案例18-1中腮腺炎的罹患率计算：新发病例数为119 280例，同期暴露人口数为4 028 577人，则罹患率为2.96%。

（三）患病率（prevalence）

1. 定义 患病率又称现患率或流行率，是指某特定时间内某病（新、旧）病例数与同期平均人口数之比。

$$患病率 = \frac{特定时间内某病新旧病例数}{同期观察人口数} \times k \qquad (18-6)$$

式中，k=100%、1000‰、10 000/万、100 000/10万。

患病率是根据调查得出的现患病例数，按测查的时间不同又分为，一般应在1个月之内完成调查，则计算的患病率称为"时点患病率"。按某一时间计算的患病率称为"期间患病率"。期间不超过1年。

2. 患病率与发病率、病程的关系 人群中其患病率的高低受很多因素影响。
（1）引起患病率升高的因素：①病程延长；②未治愈者的寿命延长；③新病例增加；④病例的诊断水平提高；⑤健康者迁出；⑥病例迁入；⑦诊断水平提高；⑧报告率提高。
（2）引起患病率降低的因素：①病程缩短；②病死率增高；③发病率下降；④健康者迁入；⑤病例迁出；⑥治愈率提高。其中发病率和病程对患病率影响较大。当发病率和病程相对稳定时，它们之间的关系：

$$患病率（P）= 发病率（I）\times 病程（D） \qquad (18-7)$$

由公式（18-7）可知患病率受两种因素影响，一是发病率，二是病程。由于不少慢性病潜伏期长，人群中新病例会有一年积累，而使患病率升高且其数值高于发病率，若是急性病，有很短的时间即可发展或治愈者，患病率多接近其发病率。因此，患病率的变化有时并不能反映疾病发生的有无变化，所以在分析时，才能作出正确的结论。

3. 用途 患病率对于病程较长的慢性病人，如高血压传染病，几乎无传染性，如心脏病、肿瘤等，根据患病率的低值度，可为医疗设施规划、医疗质量和医疗经费等提供科学依据，也常用来研究疾病流行因素、防制效果等。

4. 患病率与发病率的比较 见表18-1。

表18-1 患病率与发病率的比较

比较内容	发病率	患病率
资料来源	发病报表、队列研究	现况调查、随访研究
计算分子	观察期间新出现的病例数	观察期间新旧病例数
计算分母	暴露人口	观察总人口或平均人口数
观察时间	较短，一般1个月到几个月	较长，一般1年或更长时间
适用疾病	各种疾病	慢性病或病程较长的病
用途	描述疾病分布或探讨流行因素	描述疾病现况及医疗需求度
影响因素	较少，能反映发病变化的因素，病例存留时间及治疗水平，诊断报告的差异	

排出；铅还可抑制粪卟啉原氧化酶，阻碍粪卟啉原Ⅲ氧化为原卟啉Ⅸ，使血、尿中粪卟啉增多；铅亦能抑制血红素合成酶，使原卟啉Ⅸ不能与二价铁结合为血红素，红细胞中游离原卟啉（free erythrocyte protoporphyrin，FEP）增多，可与红细胞线粒体内含量丰富的锌结合，导致锌原卟啉（zinc protoporphyrin，ZPP）增加。因此，尿中 ALA、粪卟啉及血液中 FEP 或 ZPP 测定都是铅中毒的诊断指标。

2）对红细胞的影响：铅对骨髓中幼稚红细胞有较强的毒性作用，使点彩红细胞和网织红细胞形成增加；铅可抑制红细胞膜三磷酸腺苷酶活性，使红细胞内钾离子逸出，致细胞膜崩溃而溶血；铅可与红细胞表面的磷酸盐结合成不溶性的磷酸铅，使红细胞机械脆性增加，影响红细胞膜稳定性。急性铅中毒时溶血作用较明显，慢性铅中毒时以影响卟啉代谢为主，溶血作用并不明显。

（2）对神经系统的影响：铅影响卟啉代谢，引起体内 ALA 增多，ALA 可通过血脑屏障进入脑组织，由于 ALA 与 γ-氨基丁酸（γ-aminobutyric acid，GABA）化学结构相似，其与 GABA 竞争突触后膜上的 GABA 受体，产生竞争性抑制作用，影响 GABA 的功能，引起神经行为学改变。铅还能影响脑内儿茶酚胺代谢，使脑内和尿中高香草酸及香草扁桃酸显著增高，从而导致铅毒性脑病和周围神经病。

（3）对消化系统的影响：铅可抑制肠壁碱性磷酸酶和 ATP 酶的活性，致使肠壁平滑肌和小动脉壁平滑肌痉挛、肠道缺血而引起腹绞痛。

（4）对肾脏的影响：铅可损害肾小管上皮细胞线粒体功能，影响 ATP 酶活性，导致肾小管功能障碍甚至损伤，造成肾小管重吸收功能下降，同时还使肾小球滤过率降低。

（四）临床表现

1. 急性中毒　工业生产中急性铅中毒较少见。临床所见急性铅中毒大多是误服大量铅化合物所致。临床上多以消化系统中毒症状为主，如恶心、呕吐、腹胀、腹绞痛、中毒性肝病；严重者可出现中毒性脑病，表现为抽搐、痉挛、谵妄、昏迷、高热、循环衰竭等。

2. 慢性中毒　职业接触多引起慢性中毒，非职业性接触也会有慢性中毒发生。临床上主要表现为神经系统、消化系统、血液及造血系统损害症状。

（1）神经系统：类神经征是铅中毒早期常见症状，表现为头痛、失眠、记忆力减退、乏力、肌肉和关节酸痛、食欲减退等。随着病情进展，可出现周围神经损伤，表现为运动型、感觉型、混合型改变。运动型周围神经损伤表现为肢体酸痛、握力减退、伸肌麻痹无力，严重者可出现腕下垂或足下垂。感觉型周围神经损伤表现为感觉减退或感觉过敏，出现手套或袜套样改变，皮肤可出现瘙痒、蚁行感、肢端麻木等。混合型则表现出运动型和感觉型损伤的症状。严重铅中毒者可出现铅中毒脑病，表现为精神障碍、癫痫样发作或其他脑神经受损症状。有些患者还可出现视神经或听神经损伤，表现为视力下降或神经性耳聋。

（2）消化系统：患者可出现口内金属味、恶心、食欲减退、腹痛、腹胀，腹泻与便秘交替出现等。随病情加重，患者可出现腹绞痛，多突然发作，呈持续性绞痛，阵发性加剧，可伴有呕吐，手压腹部可减轻疼痛。疼痛部位常在脐周，少数在上腹部或下腹部。一般止痛药不易缓解，发作时可持续数分钟以上。腹部常柔软平坦，可有轻度压痛但无固定点，肠鸣减弱。腹绞痛是慢性铅中毒急性发作的典型症状。经口中毒严重者，可伴有明显的肝脏损伤，出现肝大、压痛、黄疸、肝功能异常，驱铅治疗后可恢复。

口腔卫生不好者，在牙齿与齿龈交界处可见暗蓝色的铅线，是由于口腔内食物残渣中蛋白质腐败后产生的硫化氢与铅作用形成硫化铅沉淀所致。

（3）血液及造血系统：可有轻度低色素正常细胞性贫血，外周血可见点彩红细胞、网织红细胞及碱粒红细胞增多。

（4）其他：早期主要是对肾小管的损害，表现为近端肾小管损伤引起的 Fanconi 综合征，出现葡萄糖尿、氨基酸尿、蛋白尿、磷酸盐尿；后期可引起慢性间质性肾炎、肾小管萎缩，导致肾功能减退。铅还可导致女性月经不调、不孕、流产、畸胎；引起男性精子活动度降低、数量减少、畸形精子增加等。

（五）诊断

依据铅职业接触史，神经、消化及造血系统损害为主的临床表现，相关实验室检查结果，参考现场职业卫生调查资料,排除其他原因所致类似疾病,方可诊断。我国现行的《职业性慢性铅中毒的诊断》(GBZ37—2015)规定如下。

1. 轻度中毒

(1)血铅≥2.9μmol/L(600μg/L),或尿铅≥0.58μmol/L(120μg/L),且具有下列一项表现者:①红细胞锌原卟啉≥2.91μmol/L(13.0μg/gHb);②尿δ-氨基-γ-酮戊酸≥61.0μmol/L(8000μg/L);③有腹部隐痛、腹胀、便秘等症状。

(2)络合剂驱排后尿铅≥3.86μmol/L(800μg/L)或4.82μmol/24h(1000μg/24h)者。

2. 中度中毒　在轻度中毒基础上,具有下列一项表现者:①腹绞痛;②贫血;③轻度中毒性周围神经病。

3. 重度中毒　在中度中毒基础上,具有下列一项表现者:①铅麻痹;②中毒性脑病。

> **案例 3-3 分析(1)**
> 　　案例中最可能的毒物是铅及其化合物。职业性慢性铅中毒的诊断依据包括:铅职业接触史,以神经、消化、造血系统损害为主的临床表现,有关实验室检查结果,现场职业卫生调查资料。因此,上述病例的诊断依据还需补充铅职业接触史证明材料、有关实验室检查(如血铅、尿铅、红细胞锌原卟啉、δ-氨基-γ-酮戊酸)、现场职业卫生学调查资料(如熔铅岗位铅尘、铅烟浓度检测结果)。

(六)处理原则

1. 驱铅治疗

(1)首选依地酸二钠钙(CaNa$_2$-EDTA):每日 0.5~1.0g 静脉注射或加于 25% 葡萄糖溶液静脉滴注,3~4 日为一疗程,间隔 3~4 日进行第二疗程,一般使用 3~5 个疗程。由于依地酸二钠钙可与体内的钙、锌等形成稳定的络合物而排出,可能导致血钙降低及其他元素排出过多。因此,长期用药可能会出现"过络合综合征",患者会出现疲劳、乏力、食欲不振等。

(2)二巯基丁二酸钠(sodium dimercaptosuccinate, Na-DMSA):每日 1.0g 用生理盐水或 5% 葡萄糖溶液配成 5%~10% 浓度静脉注射。

(3)二巯基丁二酸(dimercaptosuccinic acid, DMSA):为口服驱铅药物,剂量为 0.5g,每日 3 次,连用 3~4 日,间隔 3~4 日进行下一疗程。

2. 对症治疗　可静脉注射 10% 葡萄糖酸钙 10~20ml 或皮下注射阿托品 0.5mg,以缓解腹绞痛症状。类神经征者可给予镇静剂。

3. 一般治疗　适当休息,合理营养,给予 B 族维生素和维生素 C 等。

4. 其他处理　如需劳动能力鉴定,则按 GB/T 16180 处理。

> **案例 3-3 分析(2)**
> 　　患者诊断为慢性铅中毒,其驱铅治疗常用的解毒剂有:依地酸二钠钙和二巯基丁二酸钠等金属络合物。作用机制:与铅形成稳定的络合物而排出。注意事项:用药时须注意"过络合综合征",用完一疗程后间隔 3~4 天重复用药,并根据驱铅疗效决定疗程,注意监测血液中钙、锌等微量元素的浓度。除驱铅治疗外,还应给予对症治疗及支持治疗。

(七)预防原则

1. 改革生产工艺　如用无毒或低毒物质代替铅,生产过程密闭化、自动化。

2. 降低车间空气中铅浓度　如加强通风排毒。

3. 加强个人防护　作业时穿工作服,佩戴滤过式防烟尘口罩。

4. 定期监测与健康检查　定期监测工作场所空气中铅烟或铅尘浓度,及时治理超标岗位。对铅作业工人进行就业前与定期健康检查,铅及其无机化合物的职业禁忌证包括中度贫血、卟啉病、多发性周围神经病;四乙基铅的职业禁忌证包括中枢神经系统器质性疾病、已确诊并仍需要医学监护的精神障碍性疾病。

案例 3-3 分析（3）

防止该类职业中毒发生的措施：①改革生产工艺，生产过程尽量采用自动化、密闭化，以减少工人对铅及其化合物的接触；②加强车间通风排毒，降低空气中铅及其化合物浓度，使其符合国家职业接触限值要求；③加强个体防护，穿防护服、戴防毒口罩；④重视职业卫生管理，加强职业卫生宣传教育，定期监测工作场所空气中铅烟、铅尘浓度，定期体检、及早治疗。

二、汞及其化合物中毒

案例 3-4

患者，男性，35 岁，4 个月前即感头晕、健忘、失眠、多梦、疲乏、牙龈酸痛、食欲不振，近 2 周来常感头痛、恶心、呕吐，并出现手抖、情绪不稳定、胆怯。当地医院怀疑与职业有关，遂转职业病医院就诊。查体：体温、脉搏、呼吸、血压均正常，发育正常，头颅五官无畸形，齿龈无肿胀，咽部充血，皮肤未见色素沉着，心肺未见异常，腹软，肝脾肋下未触及，手指震颤（+），舌尖震颤（+），眼睑震颤（+），共济运动检查均正常。实验室检查：尿汞 45μg/g 肌酐，血和尿常规、肝肾功能、肾图、心电图、肝胆 B 超、脑血管超声及胸片均未见异常。

追问职业史，患者在民营金矿从事淘金工作 1 年多。经职业卫生现场调查发现：该金矿主要采用汞齐法生产工艺，用水碾将金矿石碾碎，同时加入汞，汞与金矿石粉中的金混合沉淀、过筛，进行提取；工作中过程无任何防护措施；工作场所空气中汞的短时间接触浓度检测结果为 0.21mg/m^3（汞的短时间接触容许浓度为 0.04mg/m^3）。

问题：

1. 根据患者临床表现和有关检查结果，是否考虑为职业性汞中毒？
2. 根据患者的诊断，请给出相应的处理建议。

职业性汞中毒（occupational mercury poisoning）是指在职业活动中由于接触汞及其化合物而引起的中毒。

（一）理化性质

汞（mercury，Hg）又称水银，常温下呈银白色液态金属，属高毒物质。沸点为 356.6℃，熔点为 -38.9℃。在常温下即可蒸发，气温愈高蒸发愈快，汞蒸气无色无味无刺激性，比重为 6.9，易被粗糙的桌面、地面、墙壁、天花板、衣服等表面吸附，形成持续污染空气的二次污染源。在自然界，汞主要以单质汞、无机汞、有机汞三种形式存在。汞可溶解金银等多种金属生成汞合金（汞齐），汞易溶于硝酸、浓硫酸、类脂质，不溶于水和有机溶剂。

（二）接触机会

接触汞的行业包括：汞矿开采及冶炼；冶金工业中提炼金银等贵重金属、镀金及镏金；仪器、仪表、电气器材制造与维修；化工行业中用作阴极电解食盐；农药生产如含汞除草剂、杀菌剂。常见的生活性接触包括：使用含汞偏方治疗皮肤病；使用含汞化合物的中药材，如轻粉、朱砂、白降丹、安痛丸、苏合香丸等；误服含汞的化合物，如甘汞、醋酸汞等；使用含汞的祛斑美白化妆品。

（三）毒理

1. 吸收 汞主要以蒸气形式由呼吸道进入人体，汞蒸气具有高度脂溶性和弥散性，易通过肺泡壁吸收，吸收率可达 70% 以上。金属汞很难经完整的皮肤和消化道吸收，但汞盐及有机汞化合物易通过消化道吸收。

2. 分布 汞及其化合物进入机体后，最初分布于血浆及红细胞中，随血液循环到达全身各器官和组织，以肾脏含量最高，其次是肝脏、心脏和脑组织。肾脏汞含量可达体内总汞量的 70%～80%，主要分布在肾皮质；汞可通过血脑屏障并在脑组织中长期蓄积，也可通过胎盘进入胎儿体内。

3. 排泄 主要经肾随尿排出，但排出较为缓慢；少量汞可随粪便、呼气、唾液、汗液、乳汁等排出。

4. 中毒机制 汞的毒作用机制尚未完全清楚。目前认为，汞进入机体后，可被血液中过氧化氢酶氧化为二价汞离子（Hg^{2+}），Hg^{2+} 与蛋白质的巯基（—SH）具有高度亲和力，而巯基作为细胞代谢过程中许多重要酶的活性部分，当 Hg^{2+} 与这些酶的巯基结合后，可干扰其活性甚至使其失活。汞亦可与细胞膜表面上酶的巯基结合，破坏细胞膜的结构和功能。汞与体内的蛋白质结合可形成抗原，引起变态反应，导致肾病综合征；高浓度的汞还可直接引起肾小球的免疫损伤。

（四）临床表现

1. 急性中毒 短时间内吸入高浓度汞蒸气或食入可溶性汞盐可致急性中毒，患者起病急，可出现头痛、头晕、全身酸痛、乏力、寒战、发热等全身症状；表现为口腔-牙龈炎，如流涎、牙龈红肿、酸痛、糜烂、出血、牙龈松动、口内金属味等；亦可出现急性胃肠炎症状，如恶心、呕吐、腹痛、腹泻、水样便或大便带血等，口服汞盐者胃肠道症状更突出；部分患者可于发病几天后出现汞毒性皮炎，多呈现红色斑丘疹，可融合成片，以头面部和四肢较多；少数严重患者可出现间质性肺炎，胸部X线检查可见广泛性不规则阴影；尿中可出现蛋白、红细胞、管型，严重者则进展为急性肾衰竭。急性汞中毒时，尿汞往往明显高于正常参考值（2.25μmol/mol 肌酐）。

2. 慢性中毒 职业接触中多见慢性汞中毒，典型症状表现为易兴奋症、震颤、口腔炎。

（1）神经系统症状：①初期表现为类神经征，如头晕、头痛、乏力、失眠、多梦、记忆力减退等，部分病例可出现心悸、多汗等。②病情进一步发展则会发生性格改变，表现为"易兴奋症"，如急躁、易怒、胆怯、害羞、情绪不稳。③震颤是神经毒性的典型症状，主要为神经性肌肉震颤，开始为眼睑、舌、手指出现细小震颤；病情加重时向肢体发展，表现为粗大的意向性震颤，尤其是集中注意力做精细动作时震颤明显，而在睡眠或安静时震颤消失；也可伴有头部震颤及运动失调。④严重者出现全身性震颤、步态失调、动作迟缓等症状，类似帕金森病，后期可出现痴呆、幻觉。⑤部分患者出现周围神经病，主要表现为双下肢沉重及四肢麻木，呈手套、袜套样感觉。⑥慢性中毒性脑病患者，以小脑共济失调多见，还可出现中毒性精神病。

（2）口腔-牙龈炎：表现为流涎、牙龈酸痛、红肿、易出血、牙齿松动或脱落，口腔黏膜肿胀及溃疡。口腔卫生不良者，在龈缘可出现蓝黑色汞线。

（3）肾脏损害：少数患者可有肾损害，随病情加重，出现高分子蛋白尿、管型尿、血尿等。

（五）诊断

根据金属汞职业接触史，相应的临床表现和实验室检查，参考职业卫生学现场调查资料，排除其他原因所致类似疾病后，方可诊断。我国现行的《职业性汞中毒诊断标准》（GBZ 89—2007）规定如下。

1. 观察对象 长期接触汞后，尿汞增高无慢性汞中毒临床表现者。

2. 急性中毒

（1）轻度中毒：短期内接触大量汞蒸气，尿汞增高，出现发热、头晕、头痛、震颤等全身症状，并具有下列表现之一：①口腔-牙龈炎或胃肠炎；②急性支气管炎。

（2）中度中毒：在轻度中毒基础上，具有下列一项者：①间质性肺炎；②明显蛋白尿。

（3）重度中毒：在中度中毒基础上，具有下列一项者：①急性肾衰竭；②急性中度或重度中毒性脑病。

3. 慢性中毒

（1）轻度中毒：长期密切接触汞后，具有下列任何三项者：①神经衰弱综合征；②口腔-牙龈炎；③手指震颤，可伴有舌、眼睑震颤；④近端肾小管功能障碍，如尿低分子蛋白含量增高；⑤尿汞增高。

（2）中度中毒：在轻度中毒基础上，具有下列一项者：①性格情绪改变；②上肢粗大震颤；③明显肾脏损害。

（3）重度中毒：出现慢性中毒性脑病。

> **案例3-4分析（1）**
>
> 案例中患者职业史：在民营金矿从事淘金工作1年多，主要接触毒物为金属汞。临床表现：神经衰弱综合征表现，手指、舌尖、眼睑震颤，性格情绪改变。实验室检查：尿汞45μg/g肌酐，超过生物接触限值35μg/g肌酐。职业卫生学现场调查：空气中汞的浓度为0.21mg/m³，超过国家职业接触限值，且无任何防护设备。依据《职业性汞中毒诊断标准》（GBZ 89—2007），诊断其为职业性慢性中度汞中毒。

（六）处理原则

1. 急性中毒 迅速脱离现场，脱去污染衣服，静卧，保暖；用二巯基丙磺酸钠或二巯基丁二酸钠进行驱汞治疗；对症处理与内科相同。需注意，口服汞盐者不应洗胃，应尽快口服蛋清、牛奶、豆浆等，以使汞与蛋白质结合，保护胃壁。也可用0.2%～0.5%的活性炭洗胃，同时使用50%硫酸镁导泻。

2. 慢性中毒 驱汞治疗应尽早尽快。其首选用药为二巯基丙磺酸钠，125～250mg，肌内注射，每天1次，连续用药3天、停药4天为一疗程。一般用药3～4个疗程，疗程中需进行尿汞监测。当患者出现肾损害且尿量≤400ml/d者，不宜使用二巯基丙磺酸钠、二巯基丁二酸（钠）。对症处理同内科。

3. 其他处理 观察对象应加强医学监护，可进行药物驱汞；急性和慢性轻度中毒者治愈后可从事正常工作；急性和慢性中度及重度中毒者治疗后不宜再从事接触汞及其他有害物质的作业；如需劳动能力鉴定，按GB/T 16180—2014处理。

案例3-4分析（2）

治疗和处理建议如下：使用金属络合剂即二巯基丙磺酸钠或二巯基丁二酸钠、二巯基丁二酸进行驱汞治疗，应尽早尽快；对症治疗同内科；患者治疗后不宜再从事接触汞及其他有害物质的作业。

（七）预防原则

1. 改革生产工艺 如采用无毒或低毒物质代替汞；进行工艺技术改革；采取密闭化和自动化生产。

2. 控制工作场所空气中的汞浓度 如加强通风排毒；汞作业车间的工作台和地面等要用光滑无裂隙和不吸附汞的材料；操作台和地面应有一定的倾斜度以便于清除。

3. 加强个人防护 穿工作服，佩戴防毒口罩或使用2.5%～10%碘处理过的活性炭口罩等。

4. 定期监测与健康检查 定期测定车间空气中汞浓度，对超标岗位及时治理。开展上岗前和定期健康检查，中枢神经系统器质性疾病、精神障碍性疾病、慢性肾脏疾病，均属于汞及其无机化合物的职业禁忌证。

三、苯中毒

职业性苯中毒（occupational benzene poisoning）是由于在职业活动中因接触苯而引起的以中枢神经系统和造血系统损害为主要表现的全身性疾病。

案例3-5

患者，女性，38岁，因头痛、头晕、记忆力减退、失眠、易疲乏、月经过多、牙龈反复出血、皮肤出现紫癜而入院。查体：神志清楚，体温37℃，脉搏80次/分，呼吸20次/分，血压115/70mmHg，面色苍白呈贫血面容，手臂和腿部多处皮肤有瘀点或瘀斑，心肺（-），腹部平软，肝脾肋下未触及。白细胞计数3.5×10^9/L，中性粒细胞1.5×10^9/L，血小板50×10^9/L，红细胞3×10^{12}/L，血红蛋白70g/L。骨髓检查诊断为再生障碍性贫血。患者既往身体健康，担任某玩具制造厂仓库管理员工作9年，仓库中储存有油漆、白胶、油墨、密度板等。

问题：
1. 可引起再生障碍性贫血的常见毒物是什么？其接触机会有哪些？
2. 根据上述材料，如何诊断？并给出治疗处理建议。

（一）理化性质

苯（benzene）在常温常压下为无色具有芳香气味的易燃透明液体，沸点80.1℃，易挥发，蒸气比重为2.77，爆炸极限为1.4%～8.0%。苯微溶于水，易溶于乙醇、乙醚、氯仿、汽油、丙酮、二硫化碳等有机溶剂。

（二）接触机会

在工农业生产中，苯的接触机会广泛，包括苯的生产制造业如煤焦油分馏、石油裂化重整，作为有机化学合成的原料如制造苯乙烯、苯酚、药物、橡胶、塑料、染料、炸药等，作为溶剂、稀释剂、萃取剂，用于油漆、树脂、人造革、黏胶、生药提取等行业，在制鞋、喷漆、皮革加工、玩具制造、家具制造、装饰装修等行业，普遍使用含苯及其苯系物的胶黏剂，工业汽油中加入适量的苯可提高汽油的燃烧性能。

(三) 毒理

1. 吸收 苯在生产环境中以蒸气状态存在，主要由呼吸道吸入；经消化道吸收完全，但实际意义不大；皮肤、黏膜、眼睛直接接触苯的蒸气、液体，可通过完整的皮肤、黏膜吸收。

2. 分布 进入体内的苯主要分布在含类脂质较多的组织和器官中。一次大量吸入高浓度的苯，大脑、血液与肾上腺中含量最高；中等量或少量长期吸入时，以骨髓、脂肪和脑组织中含量较多。

3. 代谢与排泄 进入人体的苯约50%以原形由呼吸道排出，约10%以原形储存在体内各组织，约40%在肝微粒体上的细胞色素P450作用下被氧化成环氧化苯，然后进一步羟化形成氢醌或邻苯二酚。环氧化苯不经酶作用可转化为苯酚，在环氧化物水解酶作用下则转化为二氢二醇苯，或被谷胱甘肽S-转移酶转化成谷胱甘肽结合物，通过羟化作用形成二氢二醇苯。二氢二醇苯可再转化为邻苯二酚，邻苯二酚再经氧化断环形成黏糠酸，然后大部分再分解为水和二氧化碳，经肾和肺排出。酚类等代谢产物可与硫酸根或葡萄糖醛酸结合随尿排出，环氧化苯及少量苯可直接与乙酰半胱氨酸结合成苯硫醇尿酸由肾排出。

4. 毒作用机制 急性毒性主要表现为对中枢神经系统的麻醉作用，是由于苯具有亲脂性，进入体内后，可与神经细胞表面的脂质结合，抑制细胞氧化还原功能，进而影响细胞的活性和功能所致。慢性毒性主要表现为造血系统受损，但其毒性机制尚不完全清楚。目前认为：①苯在机体内经过代谢生成毒性代谢物是苯毒性的关键。苯的代谢物如苯醌（具有亲电子性），能与细胞中的多肽和蛋白质反应，干扰细胞功能。半醌自由基和醌类代谢物亦具有明显毒性，能直接与细胞的大分子结合，通过氧化还原循环生成氧自由基。值得注意的是，骨髓中氢醌被髓过氧化物酶催化生成1,4-苯醌，其可能是苯致癌过程的关键因素。②可干扰细胞因子对骨髓造血干细胞的生长和分化的调节作用。苯代谢物以骨髓为靶部位，可降低造血正调控因子IL-1和IL-2的水平；活化骨髓成熟白细胞，产生高水平的造血负调控因子肿瘤坏死因子α；还可导致核因子κb（nuclear factor kappa b，NF-κb）信号传导异常；参与调节多种基因的转录，调控了造血细胞增殖和凋亡过程，与苯中毒所致再生障碍性贫血、白血病等多种血液病的发生密切相关。③苯的代谢产物可通过引起DNA氧化损伤、DNA加合物形成等诱发突变或染色体的损伤，引起再生障碍性贫血，或因骨髓增生不良，最终导致急性髓性白血病。④近年研究认为，表观遗传改变、基因组不稳定性、造血干细胞巢失调引起增生、免疫监视下降导致克隆增生、癌基因激活在苯致白血病中亦扮演重要角色。

(四) 临床表现

1. 急性中毒 短时间内吸入大量苯蒸气所致，主要表现为中枢神经系统麻醉症状。轻者表现为兴奋、面部潮红、眩晕等酒醉状；随病情发展，出现头痛、头晕、恶心、呕吐、步态不稳以至意识丧失，对光反射消失，脉细速，血压下降，呼吸表浅等症状；严重者可因呼吸和循环衰竭而死亡。呼出气苯、血苯、尿酚含量增高可作为苯接触指标。

2. 慢性中毒 长期接触低浓度苯可引起慢性中毒，以造血系统损害为主。

（1）神经系统：多数患者早期出现不同程度的中毒性类神经症状，表现为头痛、头晕、记忆力减退、失眠、乏力、感觉异常、食欲减退等。个别患者伴有自主神经功能紊乱，出现心动过速或过缓等。

（2）造血系统：对造血系统的损害是慢性苯中毒的主要特点。轻度中毒者血常规检查有白细胞减少和（或）血小板减少，血小板减少者可出现皮肤瘀点、瘀斑，牙龈、鼻腔出血，女性月经不调、经量增多等表现。中度中毒者上述症状加重，血常规检查有白细胞和（或）血小板明显减少。重度中毒者常因感染而发热，齿龈、鼻腔常出血，女性月经量明显增多，面色苍白，皮下出血及淤血、瘀斑；血常规、骨髓检查表现为全血细胞减少（包括白细胞、红细胞、血小板均减少）或再生障碍性贫血或骨髓增生异常综合征或白血病。

苯可引起各种类型的白血病，以急性粒细胞性白血病较多见，其次为急性淋巴细胞白血病、红白血病、单核细胞性白血病，而慢性粒细胞白血病少见。国际癌症研究中心已确认苯为人类致癌物，苯所致白血病是我国法定职业性肿瘤。

（3）其他：皮肤长期接触苯可发生干燥、脱屑、皲裂、瘙痒、发红，敏感者可出现过敏性湿疹。苯可影响生殖系统，接触苯的女工可出现经血量增多、经期延长、自然流产率和胎儿畸形率增高现象。苯还可影响免疫系统，接触苯的工人血 IgG、IgA 明显降低。

> **案例 3-5 分析（1）**
> 引起再生障碍性贫血的常见毒物是苯。苯的接触机会有：苯的生产；作为有机化学合成的原料；作为溶剂、稀释剂、萃取剂；用作燃料。

（五）诊断

职业活动中由于接触苯、甲苯、二甲苯等化学物质所引起的苯中毒，依据《职业性苯中毒的诊断》（GBZ 68—2013）进行诊断。职业性苯所致白血病则依据《职业性肿瘤的诊断》（GBZ 94—2017）进行诊断。

1. 急性苯中毒

（1）轻度中毒：短期内吸入大量苯蒸气后出现头晕、头痛、恶心、呕吐、黏膜刺激症状，伴有轻度意识障碍。

（2）重度中毒：吸入大量苯蒸气后出现下列临床表现之一者：中、重度意识障碍；呼吸循环衰竭；猝死。

2. 慢性苯中毒

（1）轻度中毒：有较长时间密切接触苯的职业史，可伴有头晕、头痛、乏力、失眠、记忆力减退、易感染等症状。在 3 个月内每 2 周复查一次血常规，具备下列条件之一：白细胞计数大多低于 $4 \times 10^9/L$ 或中性粒细胞低于 $2 \times 10^9/L$；血小板计数大多低于 $80 \times 10^9/L$。

（2）中度中毒：多有慢性轻度中毒症状，并有易感染和（或）出血倾向。具备下列条件之一：白细胞计数低于 $4 \times 10^9/L$ 或中性粒细胞低于 $2 \times 10^9/L$，伴血小板计数低于 $80 \times 10^9/L$；白细胞计数低于 $3 \times 10^9/L$ 或中性粒细胞低于 $1.5 \times 10^9/L$；血小板计数低于 $60 \times 10^9/L$。

（3）重度中毒：在慢性中度中毒的基础上，具备下列表现之一：全血细胞减少症；再生障碍性贫血；骨髓增生异常综合征；白血病。

3. 职业性苯接触所致白血病

（1）慢性苯中毒病史者所患白血病，应诊断为苯所致白血病。

（2）无慢性苯中毒病史者所患白血病，在诊断时应同时满足以下三个条件：白血病诊断明确；有明确的过量苯职业接触史，累计接触年限 6 个月以上（含 6 个月）；潜隐期 2 年以上（含 2 年）。

> **案例 3-5 分析（2）**
> 依据《职业性苯中毒的诊断》（GBZ 68—2013），该患者诊断为职业性慢性重度苯中毒。

（六）处理原则

1. 急性苯中毒 迅速将中毒患者移至空气新鲜处，立即脱去被苯污染的衣服，用肥皂水清洗被污染的皮肤，注意保暖。急性期应卧床休息，急救原则同内科，忌用肾上腺素。

2. 慢性苯中毒 无特殊解毒药，可根据造血系统损害所致血液疾病给予相应处理。可应用促进造血功能恢复的药物，并给予对症治疗。再生障碍性贫血和白血病的治疗原则同内科。

3. 职业性苯所致白血病 按恶性肿瘤治疗原则积极治疗，定期复查。

4. 其他处理 ①急性苯中毒，病情恢复后，轻度中毒可恢复原工作，重度中毒原则上调离原工作。②慢性苯中毒，一经确诊，即应调离接触苯及其他有毒物质作业的工作。③职业性苯所致白血病，脱离苯的接触。④如需劳动能力鉴定，按 GB/T 16180—2014 有关规定处理。

> **案例 3-5 分析（3）**
> 治疗处理建议：该患者按照再生障碍性贫血给予相应处理，治疗原则同内科，可应用促进造血功能恢复的药物，并给予对症治疗。患者一经确诊，即应调离接触苯及其他有毒物质的作业。

（七）预防原则

改革生产工艺，以无毒或低毒的物质替代苯。加强通风排毒。定期测定作业场所空气中苯浓度。加强劳动者个人防护和职业健康监护。上岗前体检发现白细胞计数低于 $4 \times 10^9/L$ 或中性粒细胞低于

2×10^9/L、血小板计数低于 8×10^{10}/L 及造血系统疾病患者,不得从事苯作业。

四、刺激性气体中毒

刺激性气体(irritant gases)是指对眼睛、呼吸道黏膜、皮肤具有刺激作用,引起机体以急性炎症、肺水肿为主要病理改变的一类气态物质。职业接触较常见的刺激性气体有氯气、氨、氮氧化物、二氧化硫、光气、氟化氢等。所造成的损害主要为局部刺激症状,但接触高浓度时可引起急性中毒,长期低浓度接触也可造成慢性危害。

> **案例 3-6**
> 某年12月26日23时左右,某氯碱食盐电解车间因意外停电,电解工段停车,次日凌晨3时20分送电开车,由于送电后氯气处理量剧增,且废氯处理设备内碱水没有预热,氯的处理能力下降,致使大量氯气外溢,导致该车间13名参与抢修的夜班岗位工人均不同程度吸入氯气,主要表现为呼吸道刺激症状,出现胸闷、气急、呛咳、流涕、流泪、头晕、恶心、呕吐等,其中,电解工段班长症状较重,出现呼吸困难、发绀,医院诊断为急性重度氯气中毒。
> 问题:
> 1. 氯气属于哪种类型的气体?该类气体作用于机体的特点是什么?
> 2. 刺激性气体急性中毒的临床表现有哪些?最严重的健康危害是什么?

(一)常见气体及接触机会

1. 氯气(chlorine, Cl_2) 食盐电解可产生氯气;作为原料制造农药、漂白剂、消毒剂、塑料、合成纤维等;作为漂白剂用于造纸业、印染业、制药业、皮革业、油脂加工等;作为强氧化剂用于医院、游泳池、自来水的消毒。

2. 氨(ammonia, NH_3) 合成氨工业可接触氨气;用于制碱、制药、塑料、树脂、染料、合成纤维等工业;作为原料生产硫铵、硝铵、碳酸氢铵、尿素等,氨水用作农业肥料。

3. 氮氧化物(nitrogen oxide, NO_x) 职业环境中接触的氮氧化物以二氧化氮为主。接触机会包括:硝酸生产;以硝酸制取苦味酸、硝酸铵、硝化纤维等;苯胺染料重氮化、用硝酸清洗金属部件、硝基炸药爆炸、火箭推进剂燃烧、焊接及气割作业等。

(二)毒理

刺激性气体常以局部损害为主,损害作用的共同特点是引起眼、呼吸道黏膜及皮肤不同程度的炎性病理反应。病变严重程度主要取决于吸入刺激性气体的浓度和接触时间。作用部位主要与其水溶性有关,水溶性大的毒物易溶解在湿润的眼结膜和上呼吸道黏膜,立即产生局部刺激作用,出现流泪、流涕、呛咳、咽痒等症状;水溶性中等的毒物,其作用部位还与浓度有关,低浓度时只侵犯眼和上呼吸道,而高浓度时可侵犯全呼吸道;水溶性小的毒物,易进入呼吸道深部,对肺组织产生刺激和腐蚀作用,常引起化学性肺炎或肺水肿。液态刺激性物质接触皮肤黏膜或溅入眼内可引起皮肤或角膜损伤。

肺水肿是刺激性气体所致最严重而常见的病变之一。肺水肿的病理实质是肺部血管外区(肺间质和肺泡)有过量水分潴留。目前认为,其发病机制可能有以下几个方面。

1. 肺泡壁和肺泡间隔毛细血管壁通透性增加 刺激性气体可直接损伤肺泡壁上皮细胞和破坏表面活性物质,导致肺泡壁通透性增加和肺泡表面张力增加,渗出增多,形成肺泡型肺水肿;毒物也可直接损害肺泡间隔的毛细血管内皮细胞,引起血管壁通透性增高,体液由毛细血管壁渗出,导致肺泡间隔液体增多,形成间质性肺水肿。

2. 血管活性物质释放 刺激性气体可使体内释放大量的血管活性物质,如5-羟色胺、组胺、缓激肽和前列腺素等,可增加血管的通透性,从而引起或加重肺水肿。

3. 肺淋巴循环梗阻 刺激性物质被吸收后,可刺激局部化学感受器,通过神经反射,使右淋巴总管痉挛,引起肺淋巴循环梗阻,加重肺水肿。

4. 缺氧因素 刺激性气体中毒可引起机体严重缺氧,而缺氧可使毛细血管痉挛,增加肺毛细血管的压力和渗出,从而加重肺水肿,肺水肿的形成又进一步加重缺氧,产生恶性循环。

5. 肺泡氧化损伤 刺激性气体引起炎症反应时,参与炎症反应的肺泡巨噬细胞及多形核细胞等在肺内大量积聚,并释放大量细胞因子和炎症介质,主要有氧自由基,启动生物膜脂质过氧化,造

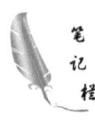

成肺泡氧化损伤，导致通透功能障碍，引起或加重肺水肿。

> **案例 3-6 分析（1）**
> 氯气属于刺激性气体。刺激性气体常以局部损害为主，损害作用的共同特点是对眼睛、呼吸道黏膜及皮肤具有刺激作用，引起机体以急性炎症、肺水肿为主要病理改变。

（三）临床表现

1. 急性刺激作用 表现为眼结膜和上呼吸道刺激性炎症，如流泪、畏光、结膜充血，以及流涕、打喷嚏、咽痛、咳嗽、咳痰、胸闷等。吸入较高浓度刺激性气体可引起化学性气管炎、支气管炎及肺炎，出现剧烈咳嗽、咳痰，并可有胸闷、胸痛及气促，肺部可闻及干湿啰音。吸入高浓度刺激性气体可引起喉头痉挛或喉水肿，喉头痉挛表现为高度呼吸困难，由于缺氧、窒息而出现发绀甚至猝死，喉头水肿发生缓慢，持续时间较长。

2. 中毒性肺水肿（toxic pulmonary edema） 是刺激性气体所致最严重的危害和职业中毒常见的急症之一。其发生主要取决于刺激性气体的毒性、浓度、作用时间、水溶性。引起肺水肿较常见的刺激性气体有光气、二氧化氮、氯气、氨、臭氧、硫酸二甲酯、氯化苦等。中毒性肺水肿发展过程一般分为四期，①刺激期：主要表现为上呼吸道黏膜与眼部的刺激症状，如果吸入的刺激性气体水溶性低，该期症状并不明显。②潜伏期：刺激期后患者自觉症状减轻或消失，病情似乎稳定，表现为"假愈"现象，但潜在病变仍在发展，常因激动、劳累、输液过多而进入肺水肿期。潜伏期长短主要取决于刺激性气体的种类、浓度及个体差异，一般为2～8小时，少数可达72小时。此期在防止和减轻肺水肿发生及病情的转归具有重要意义。③肺水肿期：潜伏期后症状突然加重，表现为剧烈咳嗽、胸闷、烦躁不安、大汗淋漓、口唇发绀、咳粉红色泡沫样痰、两肺布满湿啰音、血压下降、低氧血症等。胸部X线检查，早期可见肺纹理增粗、边缘模糊，随肺水肿加重，两肺可见大片斑片状阴影，呈蝴蝶状。通常在肺水肿发生后24小时内病情变化最大，若控制不及时，可发展为急性呼吸窘迫综合征。④恢复期：患者经正确治疗后3～5天症状减轻，体征逐步消失，7～15天可基本恢复，大多无后遗症。

3. 急性呼吸窘迫综合征（acute respiratory distress syndrome，ARDS） 是以进行性呼吸窘迫、低氧血症为临床特征的急性呼吸衰竭综合征，是急性肺损伤发展到后期的典型表现，死亡率可达50%。刺激性气体中毒是引起急性呼吸窘迫综合征的重要病因之一，其临床经过可分为4个阶段：①原发疾病症状；②潜伏期：原发病后24～48小时出现呼吸急促、发绀；③呼吸困难、呼吸频率加快，出现呼吸窘迫，肺部可闻及水泡音，X线胸片有散在浸润阴影；④呼吸窘迫加重，出现神志障碍，X线胸片有广泛毛玻璃样融合浸润阴影。以上过程与中毒性肺水肿相似，但在病情程度上更为严重，临床上呈现严重进行性呼吸困难。

4. 慢性影响 长期接触低浓度刺激性气体，可致慢性结膜炎、鼻炎、咽炎、慢性支气管炎、支气管哮喘、肺气肿等，同时可伴有类神经征和消化道症状。急性氯气中毒后可遗留慢性喘息性支气管炎。有些刺激性气体具有致敏作用，如氯气、甲苯二异氰酸酯等。较长时间接触各种酸雾等可致牙酸蚀症。

> **案例 3-6 分析（2）**
> 刺激性气体急性中毒的临床表现：急性刺激作用（表现为眼结膜和上呼吸道刺激性炎症）、中毒性肺水肿、急性呼吸窘迫综合征。最严重的危害是肺水肿和急性呼吸窘迫综合征。

（四）诊断

常见刺激性气体职业性急性中毒的诊断，可依据《职业性急性化学物中毒性呼吸系统疾病诊断标准》（GBZ 73—2009），亦可依据《职业性急性氯气中毒诊断标准》（GBZ 65—2002）、《职业性急性氨中毒的诊断》（GBZ 14—2015）、《职业性急性氮氧化物中毒诊断标准》（GBZ 15—2002）等。

1. 接触反应 短期内接触较大剂量化学物质后出现一过性眼和上呼吸道刺激症状，肺部无阳性体征和胸部X线片无异常，经24～72小时医学观察，上述症状消失或明显减轻。

2. 诊断与分级标准

（1）轻度中毒：凡具有下列情况之一者：急性气管-支气管炎；呈哮喘样发作；Ⅰ～Ⅱ度喉阻塞。

（2）中度中毒：凡具有下列情况之一者：急性支气管肺炎；急性吸入性肺炎；急性间质性肺水肿；Ⅲ度喉阻塞。

（3）重度中毒：凡具有下列情况之一者：肺泡性肺水肿；急性呼吸窘迫综合征；并发严重气胸、纵隔气肿；Ⅳ度喉阻塞和（或）窒息；猝死。

（五）处理原则

1. 现场处理 将患者移至空气新鲜处，脱去污染衣物，保暖、静卧。呼吸心搏骤停可给予心肺复苏。眼部受化学物质污染，须立即用自来水或生理盐水彻底冲洗。眼灼伤者在冲洗后，滴1%丁卡因止痛，滴抗生素和可的松眼药水，并用玻璃杯分离结膜囊，以防睑球粘连。皮肤污染灼伤者也应在现场冲洗彻底。凡中毒严重者在采取上述措施后，应及时送医院抢救。

2. 治疗原则 肺水肿和急性呼吸窘迫综合征是刺激性气体急性中毒最严重的危害，积极防治肺水肿和急性呼吸窘迫综合征是抢救刺激性气体中毒的关键。

（1）保持呼吸道通畅：给予雾化吸入疗法、支气管解痉剂、去泡沫剂如1%二甲基硅油，必要时施行气管插管或气管切开术。急性酸性或碱性气体吸入后，应尽早雾化吸入中和剂以中和毒物。

（2）病因治疗：如有应用特效解毒剂或血液净化疗法的指征者应及时应用。

（3）合理氧疗，纠正缺氧：可用鼻导管或面罩给氧，必要时可加压辅助呼吸。

（4）改善和维持通气功能：为改善血管壁的通透性，减少电解质和细胞液外渗，预防肺水肿，应早期、足量、短程使用肾上腺糖皮质激素；合理限制静脉补液量，急性呼吸窘迫综合征应保持体液负平衡；使用脱水剂和利尿剂，以减少肺循环血容量。

（5）对症及支持治疗：如镇静、解痉、止咳、化痰，预防和控制感染，维持水、电解质和酸碱平衡。

3. 其他处理 轻、中度中毒患者治愈后，可恢复原工作；重度中毒者治愈后，原则上应调离刺激性气体作业。如需劳动能力鉴定，按GB/T 16180—2014处理。

（六）预防原则

刺激性气体中毒多数因意外事故所致，因此严格执行职业卫生操作规程，防止生产过程中跑、冒、滴、漏，杜绝意外事故发生，做好个人防护、工作环境监测、健康管理及应急救援也是预防工作的重点。

五、窒息性气体中毒

窒息性气体（asphyxiating gases）是指被机体吸入后，可使氧的供给、摄取、运输和利用发生障碍，使全身组织细胞得不到或不能利用氧，而导致组织细胞缺氧窒息的一类有害气体的总称。

根据毒作用机制，可将其分为两类，一类为单纯窒息性气体，如氮气、甲烷、二氧化碳等，此类气体本身无毒或毒性很低或属于惰性气体，当它们的浓度很高时，可使空气中氧含量明显降低，导致肺内氧压和动脉血氧分压下降，引起机体缺氧窒息；另一类为化学窒息性气体，如一氧化碳、硫化氢、氰化氢、苯胺等，此类气体进入机体后，能与血液或组织发生特殊的化学作用，使血液对氧的运输、释放或组织利用氧的能力发生障碍，造成组织缺氧或细胞窒息。根据毒作用环节，化学窒息性气体又分为血液窒息性气体和细胞窒息性气体。血液窒息性气体通过阻止血红蛋白与氧的结合，或阻碍血红蛋白向组织释放氧，影响血液对氧的运输功能，造成组织供氧障碍而窒息，如一氧化碳、苯胺、一氧化氮等。细胞窒息性气体主要抑制细胞内呼吸酶，使细胞对氧的摄取和利用障碍，生物氧化不能进行，造成细胞内窒息，如硫化氢、氰化氢等。

（一）一氧化碳（carbon monoxide，CO）

1. 理化性质 一氧化碳俗称"煤气"，为无色、无臭、无刺激性的气体，密度为0.967g/L，熔点为-205℃，沸点为-190℃，几乎不溶于水，易溶于氨水，可与氯气结合生成毒性更大的光气。易燃易爆，与空气混合的爆炸极限为12.5%～74.0%。

2. 接触机会 生产性和生活性原因引起的急性一氧化碳中毒均较常见。生产中接触一氧化碳的作业很多，如冶金工业的炼焦、炼钢、炼铁；机械工业的锻造、铸造；采矿爆破作业；各种工业高炉、煤气发生炉及建材业的窑炉、焙烧炉；化学工业中用一氧化碳作原料合成氨、丙酮、光气、甲醇、甲醛、甲酸等；用煤、重油或天然气制取生产氮肥的原料气等。另外，生活性接触常见于家庭

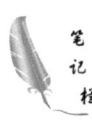

土炕、家用煤炉、煤气灶、汽车尾气等。

3. 毒理 一氧化碳经呼吸道吸入后，通过肺泡和毛细血管壁迅速弥散入血，在体内无蓄积作用，大多以原型从肺呼出。入血后的一氧化碳80%～90%与血红蛋白可逆性结合，形成碳氧血红蛋白（HbCO），使血红蛋白失去携氧功能，导致组织缺氧。一氧化碳与血红蛋白的亲和力比氧与血红蛋白的亲和力大250～300倍，而碳氧血红蛋白解离速度比氧合血红蛋白慢3600倍，且碳氧血红蛋白的存在还影响氧合血红蛋白的解离，造成机体缺氧。

4. 临床表现

（1）急性中毒：短时间内吸入较低浓度一氧化碳，可产生急性接触反应，出现头痛、头昏、心悸、恶心等症状，在吸入新鲜空气后症状即可迅速消失。轻度中毒者出现剧烈的头痛、眩晕、心悸、眼花、四肢无力、恶心、呕吐、烦躁、步态不稳、轻至中度意识障碍，但无昏迷。中度中毒者除上述症状外，出现面色潮红，多汗、脉快、口唇和皮肤黏膜呈樱桃红色、浅至中度昏迷，及时移离中毒场所并经抢救后可渐恢复。重度中毒时，上述症状进一步加重，并发脑水肿可表现为意识障碍严重，呈深度昏迷或植物状态，瞳孔缩小，对光反射迟钝或消失，四肢肌张力增高，牙关紧闭，或有阵发性去大脑强直，并可出现大小便失禁，经过抢救存活者可有严重后遗症。

（2）急性一氧化碳中毒迟发脑病：部分急性一氧化碳中毒患者于昏迷苏醒后，意识恢复正常，但经2～60天的假愈期后，又出现严重的神经精神和意识障碍症状，称为急性一氧化碳中毒迟发脑病。

（3）慢性影响：长期暴露于低浓度一氧化碳是否可造成慢性中毒，至今尚存争论。近年来的资料认为，长期反复低浓度接触可引起头晕、头痛、耳鸣、乏力、睡眠障碍、记忆力减退、心律失常、心肌损害等。

5. 诊断 根据吸入较高浓度一氧化碳的接触史和急性发生的中枢神经损害的症状和体征，结合血中碳氧血红蛋白及时测定的结果、现场卫生学调查及空气中一氧化碳浓度测定资料，并排除其他病因后，可诊断为职业性急性一氧化碳中毒。《职业性急性一氧化碳中毒诊断标准》（GBZ23—2002）规定如下。

（1）接触反应：出现头痛、头昏、心悸、恶心等症状，吸入新鲜空气后症状可消失。

（2）轻度中毒：具有以下任何一项表现：①出现剧烈的头痛、头昏、四肢无力、恶心、呕吐；②轻度至中度意识障碍，但无昏迷。血液碳氧血红蛋白浓度可高于10%。

（3）中度中毒：除有上述症状外，意识障碍表现为浅至中度昏迷，经抢救后恢复且无明显并发症。血液碳氧血红蛋白浓度可高于30%。

（4）重度中毒：具备以下任何一项：①意识障碍程度达深昏迷或去大脑皮质状态；②患者有意识障碍且并发有下列任何一项表现：脑水肿；休克或严重的心肌损害；肺水肿；呼吸衰竭；上消化道出血；脑局灶损害如锥体系或锥体外系损害体征。碳氧血红蛋白浓度可高于50%。

（5）急性一氧化碳中毒迟发脑病：急性一氧化碳中毒意识障碍恢复后，经2～60天的假愈期，又出现下列临床表现之一：①精神及意识障碍呈痴呆状态、谵妄状态或去大脑皮质状态；②锥体外系神经障碍，出现帕金森综合征的表现；③锥体系神经损害，如偏瘫、病理反射阳性或小便失禁等；④大脑皮质局灶性功能障碍，如失语、失明等，或出现继发性癫痫。头部CT检查可发现脑部有病理性密度减低区；脑电图检查可发现中度及高度异常。

6. 处理原则

（1）迅速将患者移离中毒现场至通风处，松开衣领，注意保暖，密切观察意识状态。

（2）及时进行急救与治疗：①轻度中毒者，可给予氧气吸入及对症治疗。②中度及重度中毒者应积极给予常压口罩吸氧治疗，有条件时应给予高压氧治疗。重度中毒者如呼吸停止，立即施行人工呼吸，视病情应给予消除脑水肿、促进脑血液循环，维持呼吸循环功能及镇痉等对症及支持治疗。积极防治并发症及预防迟发脑病。

（3）对迟发脑病者，可给予高压氧、糖皮质激素、血管扩张剂或抗帕金森病药物及其他对症与支持治疗。

（4）其他处理：①轻度中毒经治愈后仍可从事原工作。②中度中毒者经治疗恢复后，应暂时脱离一氧化碳作业并定期复查，观察2个月如无迟发脑病出现，仍可从事原工作。③重度中毒及出现迟发脑病者，虽经治疗恢复，皆应调离一氧化碳作业。

7. 预防原则 改革生产工艺；采取通风排毒和净化措施；安装检测报警和事故通风设施，设置应急撤离通道；配置隔绝式呼吸防护器、氧气等急救用品；加强个人防护和宣传教育；定期检测工作场所一氧化碳浓度；中枢神经系统器质性疾病者不得从事相关工作。

（二）硫化氢（hydrogen sulfide，H_2S）

案例 3-7

某造纸厂因生产需要修复已停产近30天的纸浆池内机器，纸浆池池口为圆形，池深3m，内径为2m，池内残存纸浆约0.3m深。工人张某在未采取任何防护措施情况下，由纸浆池口顺铁梯进入浆池修理，刚下到池内，突然摔倒，同事杨某认为张某是触电摔倒，即刻切断电源后下池救人，也晕倒在池内。其他参与抢救的工人认为，池内可能存在毒气，随即用送风机送风的情况下，又有3名工人下池救人，均相继晕倒在池内。后来加大送风量继续送风，另有4名工人佩戴防毒面具，腰系绳子进入池内施救，将池内晕倒的5人全部拉出纸浆池，并送往医院救治。最先进入纸浆池的2人因中毒时间较长，心跳和呼吸停止，经抢救无效死亡，其他3人出现不同程度昏迷，后经抢救而脱险，最后下池的4人均未出现中毒症状。事后调查显示，工人进入纸浆池后，均感到池内有一种难闻的臭鸡蛋样气味、鼻子发酸、胸闷、眼胀痛、流泪、头晕、恶心、全身发麻、四肢无力，随后晕倒。

问题：

1. 连续两人突然晕倒在纸浆池内，你认为可能的原因是什么？
2. 造纸厂纸浆池中最常见的有毒气体是什么？还有哪些行业能接触到这种毒物？
3. 发生急性硫化氢中毒时，应采取哪些急救措施？

1. 理化性质 硫化氢在常温常压下为无色气体，具有强烈腐败臭鸡蛋样气味。熔点-82.9℃，沸点-60.7℃，比重1.19，易积聚于低洼处。易溶于水生成氢硫酸，也溶于乙醇、汽油、煤油、石油等。化学性质不稳定，在空气中易燃并生成二氧化硫，能与大部分金属反应形成黑色硫酸盐，对某些塑料有很强的腐蚀性。

2. 接触机会 常见接触机会，如石油天然气开采、石油提炼加工；含硫矿石冶炼；煤矿采选业、煤化工业；硫酸精炼、二硫化碳制造、生产人造纤维、合成橡胶、农药、硫化染料生产等；皮革鞣制、味精工业中使用硫化钠；造纸业及食品加工业原料的腐败发酵；捕鱼行业鱼类腐败；另外，疏通下水道、污物处理、粪窖、沼泽地等作业亦可接触硫化氢。

案例 3-7 分析（1）

案例中连续多人突然晕倒在纸浆池内，其可能的原因是窒息性气体中毒。造纸厂纸浆池中最常见的有毒气体是硫化氢。在本案例中，事故发生前停产近30天，造成所用的有机原料在纸浆池内腐败发酵可产生硫化氢气体，硫化氢比空气的密度大，易积聚在密闭空间底部。接触硫化氢的常见行业，如石油天然气开采和提炼加工；含硫矿石冶炼；煤矿采选和煤化工；硫酸精炼、二硫化碳制造、人造纤维、橡胶、农药、硫化染料等生产；皮革鞣制、味精工业中使用硫化钠；造纸、制糖、酱菜等行业原料腐败发酵；捕鱼行业鱼类腐败；环保行业，如疏通下水道、垃圾处理等。

3. 毒理 硫化氢主要经呼吸道进入机体，进入体内的硫化氢主要分布在脑、肝、肾、胰腺和小肠。大部分被氧化为无毒的硫酸盐和硫代硫酸盐，随尿排出，小部分以原形由呼气排出。

硫化氢可被眼结膜和上呼吸道黏膜液体溶解形成氢硫酸，并与体液中的钠离子结合生成硫化钠，氢硫酸和硫化钠对黏膜具有很强的刺激和腐蚀作用，可引起结膜炎、角膜溃疡、支气管炎，甚至造成中毒性肺炎和肺水肿。硫化氢与金属离子具有很强的亲和力，进入体内的硫化氢如未能及时被氧化解毒，则与细胞色素氧化酶中的三价铁离子结合，抑制细胞呼吸酶的活性，使之失去传递电子的能力，造成组织缺氧，导致细胞内窒息。高浓度硫化氢可作用于颈动脉窦和主动脉体的化学感受器，引起反射性呼吸抑制，还可直接作用于延髓的呼吸及血管运动中枢，使呼吸肌麻痹，迅速窒息而产生"电击样"死亡。

硫化氢的嗅阈为0.012～0.030mg/m^3，但达到一定浓度后，硫化氢可引起嗅神经麻痹，因此，在中毒现场不要依据气味强度来判断硫化氢的危险程度。

4. 临床表现

（1）急性中毒：一般发病迅速，以中枢神经系统、眼、呼吸系统损害为主。轻者主要是刺激症状，出现头痛、头晕、乏力、恶心、畏光、流泪、眼刺痛、咳嗽、流涕、咽喉灼热感等，可有轻至中度意识障碍，眼结膜充血、水肿，肺部可有干啰音，X线胸片显示肺纹理增强。较重者出现明显的中枢神经系统症状，如头痛、头晕、乏力、恶心、呕吐、步态蹒跚、烦躁等，意识障碍加重，表现为浅至中度昏迷，同时有明显的黏膜刺激症状，出现视物模糊、咳嗽、胸闷等，眼结膜充血、水肿、角膜溃疡，肺部可闻及干或湿啰音，X线胸片显示肺纹理模糊或有片状阴影。严重者是由于接触高浓度硫化氢后，迅速出现头晕、心悸、呼吸困难、行动迟钝等中枢神经症状，继而呕吐、腹痛、烦躁、抽搐，意识障碍达深昏迷或呈植物状态，可并发化学性肺水肿、休克等，可因呼吸肌麻痹而死亡。接触极高浓度硫化氢后可致呼吸与心搏骤停，发生"电击样"死亡。

（2）慢性影响：长期低浓度接触可引起慢性结膜炎、角膜炎、鼻炎、咽炎、气管炎，甚至角膜糜烂或点状角膜炎等。还可出现头痛、头晕、乏力、睡眠障碍、记忆力减退、皮肤划痕症阳性等。

5. 诊断 根据短期内吸入较大量硫化氢的职业接触史，出现中枢神经系统和呼吸系统损害为主的临床表现，参考现场职业卫生学调查，综合分析，排除其他类似疾病，可诊断为职业性急性硫化氢中毒。《职业性急性硫化氢中毒诊断标准》（GBZ 31—2002）规定如下。

（1）接触反应：接触硫化氢后出现眼和上呼吸道刺激症状如眼刺痛、畏光、流泪、结膜充血、咽部灼热感、咳嗽等，或神经系统症状如头痛、头晕、乏力、恶心等，脱离接触后在短时间内消失。

（2）轻度中毒：具有下列情况之一：明显的头痛、头晕、乏力等症状并出现轻度至中度意识障碍；急性气管-支气管炎或支气管周围炎。

（3）中度中毒：具有下列情况之一：意识障碍表现为浅至中度昏迷；急性支气管肺炎。

（4）重度中毒：具有下列情况之一：意识障碍程度达深昏迷或呈植物状态；肺水肿；猝死；多脏器衰竭。

6. 处理原则

（1）迅速脱离现场，吸氧、保持安静、卧床休息，严密观察病情变化。

（2）抢救、治疗原则以对症及支持疗法为主，积极防治脑水肿、肺水肿，早期、足量、短程使用肾上腺糖皮质激素。对中、重度中毒，有条件者应尽快安排高压氧治疗。

（3）对呼吸心搏骤停者，立即进行心肺复苏，待呼吸、心跳恢复后，有条件者尽快高压氧治疗，并积极对症、支持治疗。

（4）其他处理：急性轻、中度中毒者痊愈后可恢复原工作，重度中毒者经治疗恢复后应调离原工作岗位。需要进行劳动能力鉴定者按 GB/T 16180—2014 处理。

> **案例 3-7 分析（2）**
> 对于急性硫化氢中毒，应立即进行急救：①迅速脱离中毒现场至空气新鲜处，安静、卧床休息，有条件者吸氧。②抢救治疗以对症及支持疗法为主。积极防治脑水肿和肺水肿，早期、足量、短程使用肾上腺糖皮质激素；对中、重度中毒，有条件者尽快安排高压氧治疗。③对呼吸心搏骤停者，心肺复苏后尽快高压氧治疗。

7. 预防原则 生产工艺采取自动化、机械化、密闭化；配备应急救援设施，设置自动检测报警和通风排毒装置及应急撤离通道；制定职业卫生安全操作规程；佩戴个人防护用品及便携式硫化氢报警仪；定期监测毒物浓度；加强防护知识培训和职业健康监护。

（杨光红　王士然）

第三节　生产性粉尘与职业性肺部疾病

一、概　述

生产性粉尘（industrial dust）是指在生产活动中产生的能较长时间飘浮于生产环境空气中的固体颗粒物，是污染作业环境、损害劳动者健康的重要职业性有害因素，可引起包括尘肺病在内的多种职业性肺部疾病。

(一) 生产性粉尘的来源和分类

1. 来源 许多工农业生产过程都可产生粉尘，如矿山开采；金属冶炼；机械制造；建筑业；纺织、皮毛加工、化工、耐火材料、玻璃、陶瓷、水泥、搪瓷等行业；饲料及粮食加工等。

2. 分类 按化学性质可将粉尘分为三类。

（1）无机粉尘（inorganic dust）：如矿物粉尘、金属粉尘、人工无机粉尘。

（2）有机粉尘（organic dust）：如动物性粉尘、植物性粉尘、人工有机粉尘。

（3）混合性粉尘（mixed dust）：生产环境中，多数为两种以上粉尘混合存在，称为混合性粉尘。

(二) 生产性粉尘的理化性质及卫生学意义

1. 粉尘的化学组成 是决定其对人体危害作用性质的最主要因素，不同化学成分的粉尘对机体作用性质各异。如含游离二氧化硅的粉尘可致硅肺，含量越高，病变程度越严重；含结合型二氧化硅的石棉尘可引起石棉肺和肺癌、间皮瘤；有些金属性粉尘如铅、锰，可引起职业中毒；棉、麻尘可引起棉尘病。

2. 粉尘的分散度 指固体物质被粉碎的程度。以粉尘粒子直径大小的数量组成百分比表示称为粒子分散度，以尘粒大小的质量组成百分比表示称为质量分散度。粒径或质量小的粉尘颗粒越多，分散度越高，在空气中悬浮时间越长，沉降速度越慢，被机体吸入机会越多；分散度越高，其比表面积越大，生物活性越高，对人体危害越大。分散度还影响粉尘在呼吸道的阻留部位和阻留率，粒径＜15μm 的尘粒可进入呼吸道；10～15μm 的粉尘主要沉积在上呼吸道；＜5μm 的尘粒可达呼吸道深部和肺泡，称为呼吸性粉尘。

3. 粉尘浓度与接尘时间 粉尘浓度、接尘时间、分散度是影响接尘工人肺内粉尘蓄积量的主要因素，而肺内粉尘蓄积量是尘肺发病的决定性因素。粉尘浓度越高，接尘时间越长，对机体的危害也越严重。

4. 其他 粉尘的溶解度、硬度、荷电性、爆炸性等也具有一定的卫生学意义。有毒粉尘的溶解度越大，毒作用越强；而无毒粉尘溶解度越大，危害越小。边缘锐利的坚硬粉尘，易引起上呼吸道黏膜和眼部的机械损伤；长而柔软的纤维状粉尘，易引起慢性炎症。粉尘带有同性电荷时则相斥，增强其悬浮的稳定性；异性电荷粉尘可相吸，促进凝集并沉降；带负电荷的尘粒，易被阻留在肺内。有些可燃性粉尘在高浓度和高分散度的情况下，遇电火花或明火可发生爆炸。

(三) 生产性粉尘对人体健康的影响

1. 对呼吸系统的影响 粉尘对机体影响最大的是呼吸系统损害，包括尘肺病及其他呼吸系统疾病。

（1）尘肺病（pneumoconiosis）：是由于生产过程中长期吸入生产性粉尘而引起的以肺组织弥漫性纤维化为主的疾病。尘肺病是职业性疾病中危害最严重、影响面最广的一类疾病。按病因可将尘肺病分五类。

1) 硅肺（silicosis）：是长期吸入含游离二氧化硅较高的粉尘引起。

2) 硅酸盐肺（silicatosis）：是长期吸入石棉、滑石、云母等含结合型二氧化硅的粉尘引起。

3) 炭尘肺（carbon pneumoconiosis）：是长期吸入煤、炭黑、石墨、活性炭等粉尘引起。

4) 混合性尘肺（mixed dust pneumoconiosis）：是长期吸入含游离二氧化硅粉尘和其他粉尘如煤尘等引起。

5) 金属尘肺（metallic pneumoconiosis）：是长期吸入某些金属粉尘如铝尘等引起。

《职业病分类和目录》（国卫疾控发〔2013〕48 号）中规定了 13 种尘肺病名单，即硅肺、煤工尘肺、石墨尘肺、炭黑尘肺、石棉肺、滑石尘肺、水泥尘肺、云母尘肺、陶工尘肺、铝尘肺、电焊工尘肺、铸工尘肺、根据《尘肺病诊断标准》和《尘肺病理诊断标准》可以诊断的其他尘肺病。

（2）其他呼吸系统疾病：《职业病分类和目录》（国卫疾控发〔2013〕48 号）中规定的其他呼吸系统疾病共 6 种，即过敏性肺炎、棉尘病、哮喘、金属及其化合物粉尘肺沉着病、刺激性化学物质所致慢性阻塞性肺疾病、硬金属肺病。

2. 局部作用 刺激性强的粉尘如石灰、砷和铬酸盐尘，可引起鼻黏膜水肿、溃疡，严重时可致鼻中隔穿孔。落入眼内的粉尘，可引起结膜炎，硬度大且尖锐的粉尘可致角膜损伤。皮肤接触粉尘可堵塞毛囊、皮脂腺而引起各种皮肤病。

3. 中毒作用 吸入含可溶性有毒物质的粉尘或具有可溶性的有毒粉尘如铅、镍、砷、锰等，能很快在呼吸道黏膜溶解吸收，引起中毒。

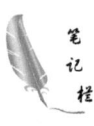

4. 致癌作用 某些粉尘本身是或含有确认人类致癌物，如放射性矿物粉尘易致呼吸系统肿瘤；铬酸盐、镍和砷尘可致肺癌；石棉尘可致肺癌和间皮瘤；毛沸石可致肺癌、胸膜间皮瘤；含有致癌物的粉尘引起的呼吸或其他系统肿瘤。

（四）职业性尘肺病的诊断和处理原则

1. 尘肺病的诊断 根据生产性矿物粉尘接触史，以技术质量合格的X射线高千伏或数字化摄影（DR）后前位胸片表现为主要依据，结合现场职业卫生学、职业健康监护和尘肺流行病学调查资料，参考临床表现和实验室检查，排除其他类似肺部疾病后，对照尘肺病诊断标准片方可诊断。劳动者临床表现和实验室检查符合尘肺病特征，没有证据否定其与接触粉尘之间必然联系的，应当诊断为尘肺病。依据我国现行《职业性尘肺病的诊断》（GBZ 70—2015），诊断及分期如下。

（1）尘肺壹期：有下列表现之一者：有总体密集度1级的小阴影，分布范围至少达到2个肺区；接触石棉粉尘，有总体密集度1级的小阴影，分布范围只有1个肺区，同时出现胸膜斑；接触石棉粉尘，小阴影总体密集度为0，但至少有两个肺区小阴影密集度为0或1，同时出现胸膜斑。

（2）尘肺贰期：有下列表现之一者：有总体密集度2级的小阴影，分布范围超过4个肺区；有总体密集度3级的小阴影，分布范围达到4个肺区；接触石棉粉尘，有总体密集度1级的小阴影，分布范围超过4个肺区，同时出现胸膜斑并已累及部分心缘或膈面；接触石棉粉尘，有总体密集度2级的小阴影，分布范围达到4个肺区，同时出现胸膜斑并已累及部分心缘或膈面。

（3）尘肺叁期：有下列表现之一者：有大阴影出现，其长径不小于20mm，短径大于10mm；有总体密集度3级的小阴影，分布范围超过4个肺区并有小阴影聚集；有总体密集度3级的小阴影，分布范围超过4个肺区并有大阴影；接触石棉粉尘，有总体密集度3级的小阴影，分布范围超过4个肺区，同时单个或两侧多个胸膜斑长度之和超过单侧胸壁长度的1/2或累及心缘使其部分显示蓬乱。

2. 尘肺病的处理原则 尘肺病患者应及时脱离粉尘作业，并根据病情进行综合治疗，积极预防和治疗肺结核及其他并发症，减轻临床症状、延缓病情进展、提高生活质量、延长患者寿命。如需劳动能力鉴定，按 GB/T 16180—2014 处理。

（五）生产性粉尘危害预防和控制

我国对尘肺病预防工作一直高度重视，在防止粉尘危害方面做了大量工作，并总结出"革、水、密、风、护、管、教、查"八字方针。革，即工艺改革和技术革新；水，即湿式作业；密，是密闭尘源；风，是通风除尘；护，即个人防护；管，即经常性维修和管理工作；教，指宣传教育；查，指定期检测空气中粉尘浓度和定期健康检查。在实际工作中，粉尘防护对策应从工艺、设备、物料、操作条件、作业方式、职业卫生防护设施、个人防护、监督管理等方面进行优化组合，采取综合治理措施。

二、游离二氧化硅粉尘与硅肺

硅肺（曾称矽肺，silicosis）是在职业活动中因长期吸入含游离二氧化硅的生产性粉尘而引起的以肺组织弥漫性纤维化为主的全身性疾病。我国硅肺病例约占尘肺病例总数的40%，是危害最严重的一种职业性肺部疾病。

> **案例 3-8**
>
> 20世纪80年代，某个体金矿由多家采金队联合开采，来自各地的采金队达10余家，务工人员有300多人。该金矿生产工艺落后，开采过程中均采取风钻掘进方式，加工设备简陋，采掘、破碎、磨粉、筛选等作业过程中，工作场所空气中粉尘弥漫，环境十分恶劣，且该矿没有通风防尘设备，也未向工人提供任何粉尘防护用品，管理人员和工人均无粉尘防护意识。投产1年后，该矿务工人员中部分工人陆续出现咳嗽、咳痰、胸痛、胸闷、呼吸困难、乏力等症状，此后3年内，经当地职业病医院诊断，共确诊硅肺患者49例，疑似硅肺患者50多例。
>
> **问题：**
> 1. 该金矿在矿石开采加工过程中存在的主要职业病危害因素是什么？
> 2. 结合本案例分析硅肺发生的主要影响因素有哪些？
> 3. 按照国家目前规定，硅肺的诊断分为哪几期？作为医疗机构，在临床工作中发现硅肺患者和疑似硅肺患者，除积极采取诊断和治疗措施外，还具有哪些法律责任？

（一）硅尘作业

在自然界，游离二氧化硅分布很广，95%的矿石均含有数量不等的游离二氧化硅。通常将游离二氧化硅含量在10%以上的粉尘，称为硅尘。石英粉尘中游离二氧化硅含量高达99%，故石英尘是一种典型的硅尘。通常将接触含10%以上游离二氧化硅的粉尘作业，称为硅尘作业。常见的硅尘作业：煤炭、金属、非金属矿采选业；冶金、建材、加工制造业，如冶炼厂、玻璃厂、陶瓷厂、耐火材料厂、石英粉厂、机械铸造等；其他如筑路、建筑、开凿隧道、水电工程、交通运输、采石、宝石加工等。

> **案例 3-8 分析（1）**
>
> 某检测机构对该金矿作业场所的粉尘检测结果显示，在矿石开采加工的主要环节中，采掘、破碎、磨粉、筛选4个主要接尘岗位的粉尘游离二氧化硅含量为58.5%～91.7%，粉尘 C-TWA 为 5.9～17.6mg/m³（总尘），粉尘分散度为＜5μm 的尘粒占60.9%～91.5%。已知：硅尘（50%＜游离二氧化硅含量≤80%）PC-TWA 为 0.7mg/m³（总尘），硅尘（80%＜游离二氧化硅含量）PC-TWA 为 0.5mg/m³（总尘）。
>
> 因此，该金矿开采加工过程中存在的主要职业病危害因素是硅尘，硅尘是导致工人罹患硅肺的病因。

（二）影响硅肺发病的因素

影响硅肺发生发展的因素较多，如粉尘中游离二氧化硅含量和类型、粉尘浓度、分散度、接尘工龄、接尘量、个体因素、防护措施等。粉尘中游离二氧化硅含量、硅尘浓度、分散度越高，接尘工龄越长，吸入并蓄积在肺内的粉尘量就越多，越易引起硅肺，发病时间越短，病情越严重。作业人员个体因素，如年龄、个体易感性、营养、卫生习惯、健康状况等，以及呼吸系统疾病如肺结核，均对硅肺的发生和病程的进展起一定作用。防尘措施及个人防护也是影响硅肺发生的重要因素。硅肺发病一般比较缓慢，接触较低浓度游离二氧化硅粉尘多在15～20年后发病。若持续吸入高浓度、高游离二氧化硅含量的粉尘，经1～2年即可发病，称为"速发型硅肺"；有些工人接触一段时间硅尘后尚未发病，X线胸片上也未发现明显异常，但脱离粉尘作业若干年后才被诊断为硅肺，称为"晚发型硅肺"。患硅肺后，即使脱离接尘作业，病变仍可继续发展。

> **案例 3-8 分析（2）**
>
> 硅肺发病受以下因素影响：粉尘中游离二氧化硅含量和类型、粉尘浓度、分散度、接尘工龄、接尘量、个体因素、防护措施等。本案例中务工人员罹患硅肺的主要原因：生产工艺落后、硅尘浓度超标且分散度较高、无防尘设施和个体防护用品、职业卫生管理问题（企业无职业卫生管理机构和管理制度，不重视粉尘危害的预防控制、无职业病防治意识等）。

（三）硅肺的发病机制

尘粒吸入后，通过截留、撞击、沉降、弥散等方式沉积在呼吸道各部位，人体呼吸道能将绝大部分尘粒排出体外，仅有1%～3%留在体内。但若生产环境中粉尘浓度较高、接尘时间过长，超过机体清除能力时，粉尘会在肺内蓄积，引起健康危害。

探讨硅肺发病机制对于早期诊断、治疗和预防均有重要意义。迄今各国学者提出了多种假说，如机械刺激学说、硅酸聚合学说、表面活性学说等，但均不能圆满解释发病过程。近年来，硅肺纤维化发病的分子机制研究有一定进展。研究认为，硅尘进入肺内可损伤或激活效应细胞，如淋巴细胞、巨噬细胞、成纤维细胞等，分泌多种活性分子如细胞因子、生长因子等。尘粒、效应细胞、活性分子间相互作用，激活多条信号传导途径，使肺组织纤维化相关转录因子的表达上调，诱导细胞损伤、促进炎症反应、调控肺纤维化进程。

（四）硅肺的病理改变

硅肺基本病理改变为硅结节形成和弥漫性肺间质纤维化，其中，硅结节是硅肺特征性病理改变。硅肺病理改变可分为如下几种类型。

1. 结节型 多见于长期吸入游离二氧化硅含量较高的粉尘。典型硅结节横断面由多层同心圆状紧密排列的胶原纤维构成，中心或偏侧为一闭塞的小血管或小支气管，状如葱头。粉尘中游离二氧化硅含量越高，硅结节形成时间越长，硅结节越典型。

2. 弥漫性肺间质纤维化型 多见于长期吸入游离二氧化硅含量较低的粉尘，或粉尘中虽游离二氧化硅含量较高，但吸入量较少的病例。其病变进展缓慢，在肺泡、肺小叶间隔、小血管和呼吸性支气管周围的纤维组织呈弥漫性增生，相互连接呈放射状或星芒状，使肺泡容积变小。多数硅肺病例由于长期吸入混合性粉尘，可兼有结节型和弥漫性肺间质纤维化型病变。

3. 团块型 随病理改变的进展，硅结节或弥漫性肺间质纤维化病灶不断增多、增大，相互融合扩展而形成团块型硅肺。

4. 硅性蛋白沉积型 肺泡腔内有大量的蛋白分泌物，称为硅性蛋白，继而发生纤维性病变，形成小纤维灶或硅结节。多见于接触高浓度、高分散度的游离二氧化硅粉尘的年轻工人。

（五）硅肺的临床表现

1. 症状与体征 由于肺代偿功能很强，硅肺患者可在相当长时间内无明显自觉症状。随病情进展或出现并发症时，可有胸闷、气短、胸痛、咳嗽、咳痰等，无特异性，症状的多少和轻重与X线胸片改变并不一定平行。

2. X线胸片表现 主要表现为小阴影和大阴影。阴影的类型、大小、密集度及其分布范围等是诊断硅肺的重要依据。

（1）小阴影

1）圆形小阴影：是硅肺最常见和最重要的X线表现，其病理基础为结节型硅肺，其影像呈圆形或类圆形，边缘整齐或不整齐。按直径大小分为p（＜1.5mm）、q（1.5～3.0mm）、r（3.0～10mm）三种类型。早期多分布于两肺中下肺区，密集度较低。随病变进展，小阴影数量增多，直径增大，密集度增加，并波及上肺区。

2）不规则形小阴影：其病理基础为弥漫性肺间质纤维化，在X线胸片上表现为粗细、长短、形态不一的致密阴影，可互不相连，也可呈网状或蜂窝状。按其宽度分为s（＜1.5mm）、t（1.5～3.0mm）、u（3.0～10mm）三种类型。早期也多见于两肺中下肺区，弥漫分布，随病情进展，逐渐波及肺上区。

（2）大阴影：多由小阴影增多、增粗、聚集融合而成，是晚期硅肺的重要X线表现，其病理基础为团块状纤维化病变。在X线胸片上大阴影长径在10mm以上，边缘较清楚，常对称出现于两肺上区，呈"八"字形，也可单侧出现。

（3）其他：还可出现胸膜粘连增厚、肺气肿及肺门变化，如肺门阴影扩大、密度增高、肺门淋巴结增大或呈蛋壳样钙化等。

3. 肺功能变化 由于肺代偿功能很强，硅肺早期虽有肺功能损害，但临床检查肺功能多属正常。随病情进展，肺组织纤维化进一步加重，肺弹性下降，肺活量及肺总量可出现降低；伴肺气肿和慢性炎症时，其间肺活量降低，最大通气量减少，所以硅肺患者的肺功能以混合性通气功能障碍多见。当肺泡大量损害、毛细血管壁增厚时，则可出现弥散功能障碍。

4. 并发症 硅肺常见的并发症有肺结核、肺部感染、肺源性心脏病、自发性气胸等，其中，最常见、危害最大的是肺结核。硅肺和并发症互为促进因素，尤其是合并肺结核时，可促使硅肺病情迅速恶化，结核难以控制，是导致死亡最常见的原因。

（六）硅肺的诊断和治疗

1. 诊断 按《职业性尘肺病的诊断》（GBZ 70—2015）进行硅肺诊断和分期。

2. 治疗 硅肺患者应及时调离接尘作业，根据病情进行综合治疗，包括药物、营养、适当体育锻炼等措施，积极预防和治疗肺结核等并发症，以减轻临床症状、延缓病情进展、延长患者寿命、提高生活质量。

硅肺尚无根治办法，目前临床试用的治疗药物，如克硅平、柠檬酸铝、汗防己碱和哌喹等，仅具有一定的抑制胶原纤维增生、减轻症状的作用。大容量肺泡灌洗术可排出一定数量的沉积于呼吸道和肺泡内的粉尘，在一定程度上缓解症状，延缓病变进展，但存在一定的治疗风险，远期疗效也有待观察。

> **案例3-8分析（3）**
> 依据《职业性尘肺病的诊断》（GBZ 70—2015），硅肺诊断分期为：硅肺壹期、硅肺贰期、硅肺叁期。

依据《中华人民共和国职业病防治法》和《职业病诊断与鉴定管理办法》等相关规定，医疗机构发现硅肺患者或疑似硅肺患者时，应及时向所在地卫生行政部门报告；发现疑似硅肺患者时，应当告知劳动者本人并及时通知用人单位；确诊为硅肺的，医疗机构可根据需要，向相关监管部门、用人单位提出专业建议。

三、硅酸盐尘与硅酸盐尘肺

硅酸盐（silicates）是由二氧化硅、金属氧化物和结合水组成的无机物，按来源可分为天然和人造两种。天然硅酸盐广泛分布于自然界中，如石棉、滑石、云母等。人造硅酸盐多由石英和碱类物质焙烧而成，如玻璃纤维、水泥等。硅酸盐有纤维状和非纤维状两类。直径＜3μm、长度≥5μm的纤维称为可吸入性纤维；直径≥3μm，长度≥5μm的纤维为非可吸入性纤维。

硅酸盐尘肺（silicatosis）是指在职业活动中因长期吸入硅酸盐粉尘所致的尘肺。在我国现行《职业病分类和目录》中列有的硅酸盐尘肺包括石棉肺、滑石尘肺、水泥尘肺、云母尘肺。

（一）硅酸盐尘肺的特点

硅酸盐粉尘引起的尘肺有以下共同特点：①肺组织病理改变主要表现为弥漫性肺间质纤维化，组织切片中可见含铁小体，如石棉小体、滑石小体、云母小体等，但其数量多少与肺组织纤维化程度不一定平行，仅作为吸入硅酸盐尘的指标。②胸部X线表现以不规则形小阴影为主。③患者自觉症状和体征一般较明显，肺功能损害出现较早，早期以气道阻塞和进行性肺活量下降为主，晚期出现"限制性综合征"及气体交换功能障碍。④以气管炎、肺部感染、胸膜炎等并发症多见，肺结核合并率较硅肺低。

（二）石棉肺

石棉肺（asbestosis）是指在职业活动过程中长期吸入石棉粉尘所引起的以肺组织弥漫性纤维化为主的疾病。在各种硅酸盐尘肺中，石棉肺是最常见、危害最严重的一种。

案例 3-9

患者，女性，46岁。因咳嗽、呼吸困难加重半个月入院。1年前感觉活动后心慌、气短，常易感冒、干咳。患者无烟酒嗜好，无咯血，无发热，体格检查除消瘦外无异常。血、尿、大便及肝肾功能检查均正常，痰真菌（-），结核菌素试验（-）。心电图检查示左心室肥大，X线胸片示两肺广泛性斑点状及斑片状阴影，以两下肺明显，左纵隔阴影增宽。询问职业史得知，患者曾在乡办石棉加工厂作纺线工，密切接触石棉粉尘作业达7年之久。医院按照尘肺病诊断原则确定该患者为石棉肺贰期。

问题：
1. 简述石棉肺的主要病变特点和X线胸片表现。
2. 接触石棉粉尘，除导致石棉肺外，还可引起哪些职业病？

1. 石棉尘作业 石棉（asbestos）是具有纤维状结构的硅酸盐类矿物，抗拉强度大、不易断裂、耐摩擦、隔热、耐腐蚀、绝缘。按化学组成，分为蛇纹石类和闪石类两种类型。蛇纹石类主要有温石棉，为银白色片状结构、中空管状纤维丝、质地柔软，具有可织性、用途广泛，使用量占全球石棉产量的95%以上。闪石类石棉为链状结构，质硬而脆，包括青石棉、铁石棉、直闪石、透闪石等，以青石棉和铁石棉的开采和使用量最大。

石棉广泛用于耐酸碱、隔热、隔声、保温、制动、绝缘等。常见接触机会：石棉矿开采；石棉加工；各种石棉制品的生产、使用、检维修等。

2. 发病机制 石棉肺发病机制至今尚不清楚，据研究报道，主要有纤维机械刺激学说、细胞毒性学说、免疫炎症调控等。前者认为，由于石棉具有纤维性、坚韧性和多丝结构等特性，不仅可机械损伤和穿透呼吸细支气管和肺泡壁，侵入肺间质引起纤维化病变，而且可穿透脏胸膜进入胸膜腔，引起胸膜病变。后者认为，石棉纤维具有细胞毒性，温石棉纤维的细胞毒性强于闪石类。当温石棉纤维与细胞膜接触后，纤维表面的镁离子及其正电荷可与巨噬细胞膜性结构相互作用，致膜上的糖蛋白丧失活性，形成离子通道，使钾钠泵功能失调，细胞膜通透性增高和溶酶体酶释放，造成巨噬细胞肿胀、崩解，引起免疫调控失衡、炎症反应加剧，肺组织纤维化产生。

3. 病理改变 石棉肺主要病理特征是肺间质弥漫性纤维化，其中可见石棉小体、脏层胸膜增厚、壁层胸膜形成的胸膜斑。

镜下，石棉纤维主要沉积在呼吸细支气管及其周围，并有大量中性粒细胞渗出，肺泡腔内有浆液纤维素进入，基膜肿胀或裸露，呼吸细支气管上皮细胞坏死脱落。病变过渡到修复和纤维化阶段后，呈现出肺泡腔内巨噬细胞大量集结和吞噬石棉粉尘，并有成纤维细胞通过基膜、损伤上皮，由间质向腔内生长延伸，与巨噬细胞共同形成肉芽肿，逐渐产生网状纤维和胶原纤维，导致呼吸细支气管肺泡结构破坏。当病变进展，纤维化纵深扩延，呼吸细支气管周围及远端受累肺泡增多，超出小叶范围，致使小叶间隔和胸膜及血管支气管周围形成纤维肥厚或索条，相邻病灶融合连接构成网架，以两肺下叶为主。疾病晚期，胸膜下区广泛而严重的大块纤维化伴蜂房状改变。石棉肺大块纤维化的显著特点在于，几乎全部由弥漫性纤维组织、残存的肺泡小岛、集中靠拢的粗大血管和支气管构成，与主要由硅结节密集融合所形成的硅肺块的结构完全不同。

石棉肺组织切片中可见长 10～300μm，粗 2～5μm 的石棉小体（asbestos bodies），呈金黄色或黄褐色，形似哑铃状、鼓槌状、分节状或串球状，是石棉纤维被巨噬细胞吞噬后，由一层含铁蛋白颗粒和酸性黏多糖包裹沉积于石棉纤维所形成。铁反应阳性，故又称含铁小体（ferruginous bodies）。石棉小体数量多少与肺纤维化程度不一定平行。

胸膜对石棉纤维的反应包括胸膜斑、胸膜渗出、弥漫性胸膜增厚。胸膜斑是指厚度＞5mm 的局限性胸膜增厚，主要在壁层形成，高出表面，呈乳白色，表面光滑，境界清楚。镜下，胸膜斑由玻璃样变的粗大胶原纤维束构成，相对无血管、无细胞，可伴钙化。胸膜斑被看作接触石棉的一个病理学和影像学标志，它可以是石棉接触者的唯一病变，而不伴有石棉肺。

> **案例 3-9 分析（1）**
> 石棉肺的主要病变特点是肺间质弥漫性纤维化，其中可见石棉小体、脏层胸膜增厚、在壁层胸膜形成胸膜斑。

4. 临床表现

（1）症状和体征：自觉症状出现较硅肺早，主要是咳嗽和呼吸困难。咳嗽多为阵发性干咳或伴小量黏液性痰，但难以咳出。发病初期在体力活动时出现呼吸困难，晚期患者在静息时也可出现气急。若累及胸膜，可有一时性局限性胸痛。若并发肺癌或胸膜间皮瘤，可出现持续性胸痛。石棉肺特征性体征是双下肺区在吸气期间可闻及捻发音，随病情加重，中上肺区也可闻及捻发音，其声音由细小变为粗糙。晚期患者可出现杵状指（趾）等体征，并发肺源性心脏病者，可有心肺功能不全的症状和体征。

（2）肺功能：石棉肺早期，肺功能损害是由于弥漫性纤维化后，肺脏出现硬化，肺顺应性降低，表现为肺活量进行性下降，这是石棉肺肺功能损害的特征。弥散量改变是早期发现石棉肺的最敏感指标之一，有报道认为它的下降早于肺活量。随病情加重，多数患者出现肺活量、用力肺活量、肺总量下降等肺功能改变，而第一秒用力呼气容积/用力肺活量变化不明显，呈限制性肺通气功能损害的特征。

（3）X 线胸片：主要为不规则小阴影和胸膜改变。不规则小阴影不仅是石棉肺 X 线胸片的主要特征性表现，也是进行石棉肺诊断的主要依据。石棉肺早期，多在两侧肺下区近肋膈角处出现密集度较低的不规则小阴影，随病情进展，小阴影增多增粗，呈网状并逐渐扩展至中上肺区。

胸膜的改变包括胸膜斑、胸膜增厚、胸膜钙化。胸膜斑是我国石棉肺诊断分期的指标之一。胸膜斑多分布于双肺下侧胸壁 6～10 肋间，较少发生于膈胸膜和心包膜。弥漫性胸膜增厚的 X 线表现呈不规则性阴影，以中下肺区明显，有时可见到点、片或条状密度增高的钙化影。晚期石棉肺可因纵隔胸膜增厚并与心包膜和肺组织纤维化交叉重叠，致使心缘轮廓不清，形成所谓"蓬发状心影"，此为石棉肺叁期的主要诊断依据之一。

> **案例 3-9 分析（2）**
> X 线胸片主要表现为不规则小阴影和胸膜变化，不规则小阴影是石棉肺 X 线胸片的特征性表现，胸膜改变包括胸膜斑、胸膜增厚、胸膜钙化。

（4）并发症：肺部感染是石棉肺的主要并发症，可促使肺组织纤维化过程加重、加快；石棉肺晚期患者，由于肺组织广泛纤维化，容易发生肺源性心脏病和呼吸衰竭；肺气肿多为灶周性、代偿性和小叶性肺气肿；石棉尘是人类确认致癌物，在肺中沉积可致肺癌和恶性间皮瘤，这也是石棉肺的严重并发症。

> **案例 3-9 分析（3）**
> 工人长期从事石棉粉尘作业，除可导致石棉肺外，还可引起职业性肿瘤，即石棉所致的肺癌、间皮瘤。

四、煤矿粉尘与煤工尘肺

煤工尘肺（coal worker's pneumoconiosis）是指煤矿工人长期吸入生产性粉尘所引起的尘肺的总称。我国煤工尘肺占尘肺总例数的 40% 左右。

（一）煤工尘肺的种类

煤工尘肺有三种类型，①煤肺：采煤工人吸入单纯性煤尘（游离二氧化硅含量在 5% 以下的粉尘）所致；②硅肺：岩石掘进工吸入硅尘所致；③煤硅肺：吸入煤尘和硅尘等混合性粉尘所引起的尘肺，主要发生在既掘进又采煤的混合工种。煤硅肺是我国煤工尘肺中最常见的类型。

（二）病理改变

1. 煤斑（煤尘灶） 是最常见的原发性特征性病理改变。肉眼观察呈灶状、色黑、质软，直径为 2～5mm，境界不清，表现为网状或条索状，多在肺小叶间隔和胸膜交角处。镜下可见由许多煤尘细胞灶和煤尘纤维灶组成的煤斑。

2. 灶周肺气肿 是煤工尘肺的又一病理特征，包括局限性肺气肿、小叶中心性肺气肿。其中，局限性肺气肿系散在分布于煤斑旁的扩大气腔，与煤斑共存；小叶中心性肺气肿，在煤斑的中心或旁边有扩张的气腔，位于小叶中心。

3. 煤硅结节 吸入粉尘中游离二氧化硅含量高者，可见典型硅结节。若游离二氧化硅含量不高，则呈非典型煤硅结节，无胶原纤维核心，胶原纤维排列不规则，较为松散，尘细胞分散于纤维之间。

4. 弥漫性纤维化 在小叶间隔、肺泡间隔、小血管、细支气管及其相邻部位，有不同程度的间质细胞及纤维增生，煤尘和尘细胞沉着。晚期形成粗细不等的条索和弥漫性网架，间质纤维增生明显。

5. 大块状纤维化 晚期煤工尘肺的表现之一。多分布于两肺上部和后部，右肺多于左肺，呈致密的黑色斑块状。镜下可见，大块纤维组织中、大块病灶周围有很多煤尘和尘细胞沉着，部分病例可见煤硅结节。

（三）临床表现

1. 症状与体征 早期一般无自觉症状，随病变进展，可出现咳嗽、咳痰、气短等症状。

2. X 线表现 主要表现为圆形及不规则形小阴影、大阴影，还有肺纹理和肺门阴影的异常变化。

（1）圆形小阴影：多为 p 类、q 类圆形小阴影。小阴影的形态、数量和大小与接触粉尘的性质、浓度有关。与硅肺小阴影比较，煤工尘肺的圆形小阴影更小、密集度低，边缘亦欠整齐。

（2）不规则形小阴影：呈网状、蜂窝状，其密集度较硅肺低。

（3）大阴影：多在两肺上、中区出现，左右对称多见。其周边肺气肿明显。

此外，煤工尘肺的泡性肺气肿多见，由于网状密度增高，网眼肺气肿密度低，表现为"白圈黑点"影像。

（杨光红　王士然）

第四节　物理性有害因素与健康损害

物理因素所致职业病是指由于接触工作场所物理性职业性有害因素所致的职业病。与劳动者健康密切相关的物理性因素：①气象条件，如气温、气湿、气流、气压；②噪声、振动；③电磁辐射，通常分为电离辐射和非电离辐射，前者如 X 射线、γ 射线等；后者如紫外线、可见光、红外线、激光、射频辐射和微波、工频电磁场等。

我国 2018 年职业病目录名单中，物理因素所致职业病只包括中暑、减压病、高原病、航空病、手臂振动病、激光所致眼（角膜、晶状体、视网膜）损伤及冻伤 7 种。噪声聋等部分物理性职业有害因素所致的职业病划分在职业性耳鼻喉口腔疾病等其他类职业病中。

与化学因素相比，物理因素具有以下共同特点：

（1）在职业环境中，除了激光是由人工合成的外，其他因素在自然界中均有存在。

（2）每种物理因素都具有特定的物理参数。

（3）来源明确，即生产装置所产生。

（4）职业环境中物理因素的强度一般是不均匀的，多以发生装置或设备为中心，向四周传播。

（5）物理因素对人体的损害效应与物理参数之间往往不呈直线相关关系。

（6）除了某些放射性物质进入人体可以产生内照射以外，绝大多数物理因素在脱离接触后，体内便不再残留。因此，针对物理性有害因素，有些情况下不是"驱除"或"排出"的方法，而主要是将其控制在"适宜范围"内。

一、高 温

案例 3-10

吴某，男性，25岁，是一家技术服务公司的软件工程师。2017年7月26日，参加了单位组织的新员工户外培训，在登山时出现意识不清、大汗淋漓，同事拨打"120"后紧急送到医院。据当地气象部门提示：当地当天天气为晴到多云，偏南风1～2级，白天最高温度39℃，最低28℃。

问题：吴某的户外培训是否为高温作业？属于哪种作业类型？

（一）高温作业及高温作业类型

高温作业是指工作地点具有生产性热源，以本地区夏季通风室外平均温度为参照基础，工作地点气温高于室外温度2℃或2℃以上的作业。

高温作业按其气象条件的特点可分为三类：

1. 高温、强热辐射作业（干热作业） 是指生产场所具有气温高、热辐射强度大，而相对湿度较低等特点，形成干热环境，如冶金工业的炼焦、炼铁、轧钢，机械制造工业的铸造、锻造、热处理，陶瓷、玻璃、搪瓷、砖瓦等工业的炉窑车间等作业。

2. 高温、高湿作业（湿热作业） 如印染、缫丝、造纸等生产环境中具有高气温、高气湿，而热辐射强度不大的特点，形成湿热环境。

3. 夏季露天作业 夏季的农田劳动、建筑、搬运等露天作业，除受太阳的直接辐射作用外，还受加热的地面和周围物体二次辐射源的附加热作用。

案例 3-10（续）

吴某的户外培训是单位组织的培训，属于工作范畴；因当白天最高温度39℃，已属于高温天气作业，因此吴某的培训活动属于高温作业。

问题：若想诊断吴某的疾病，还需要做哪些检查？

（二）高温对机体健康的影响

高温作业时，人体可出现一系列生理功能改变，主要为体温调节、水盐代谢、循环系统、消化系统、神经系统、泌尿系统等方面的适应性变化。

1. 体温调节 机体体温恒定是保证机体新陈代谢和生命活动正常进行的必要条件。当环境温度发生变化时，下丘脑体温调节中枢通过调节机体的产热和散热来维持机体体温的相对恒定。机体热平衡公式为：

$$S = M - E \pm R \pm C_1 \pm C_2$$

式中，S（storage）为热蓄积的变化，M（metabolism）为代谢产热，E（evaporation）为蒸发散热，R（radiation）为经辐射的获热或散热，C_1（convection）为对流的获热或散热，C_2（conduction）为传导的获热或散热。

辐射热总是由温度高的物体传向温度较低的物体，但并不加热其周围的空气。人体经对流将热传给空气分子称为热对流，气温过高时可由空气传给机体。人体可通过汗液蒸发进行散热；热传导则是由高温物体直接传给低温物体。通过热辐射、热传导和热对流等方式，人体与环境不断进行热交换，使中心体温维持在相对稳定的范围内。

中心体温是指下丘脑灌流血液的温度，但一般以直肠温度表示，又称深部体温。普遍认为中心体温38℃是高温作业工人生理应激的上限值。

2. 水盐代谢　环境温度越高，劳动强度越大，人体出汗则越多。汗液的有效蒸发率在干热有风的环境中高达 80% 以上时，散热良好。但在湿热风小的环境中，有效蒸发率则经常不足 50%，汗液蒸发比较难，往往形成汗珠，不利于散热。一般高温作业工人一个工作日经汗液排出的盐有 20～25g，故大量出汗可致水盐电解质紊乱。出汗量是高温作业工人受热程度和劳动强度的综合指标，一位健康成年人一个工作日出汗量 6L 为生理最高限度，失水不应超过体重的 1.5%。

3. 循环系统　高温环境下机体皮肤血管扩展，血流量增加；同时，还要满足工作肌有足够的血液，以保证工作肌的活动，且要维持适当的血压，因此心脏负荷增加。

4. 消化系统　高温作业时，由于皮肤血管扩展，血容量增加，内脏血管则收缩，消化系统血流减少，消化液分泌减弱，消化酶活性降低；同时胃肠道的收缩和蠕动减弱，吸收和排空速度减慢。可引起食欲减退和消化不良，胃肠道疾病增多。

5. 神经系统　高温作业可使中枢运动神经受到抑制，肌肉工作能力低下，减少机体运动产热量，减轻热负荷。但由于注意力降低、肌肉动作的准确性与协调性及反应速度降低，易引发工伤事故。

6. 泌尿系统　高温作业时由于排汗量增加，肾血流量和肾小球滤过率下降，经肾脏排出的尿液减少或浓缩，肾脏负荷增加。

（三）热适应

热适应（heat acclimatization）是指人在热环境工作一段时间后对热负荷产生的适应现象。主要表现为上述各个系统的功能有利于降低产热、增加散热，如从事同等强度的劳动，汗量增加，可增加 30% 甚至 1 倍，而汗液中无机盐含量减少 1/10，皮温和中心体温先后降低；每搏输出量增加，心率下降，血压稳定；体内醛固酮分泌增加，促使肾小管和汗腺对氯化钠重吸收功能增强等。

此外，研究发现细胞在机体热适应后合成一种蛋白，即热应激蛋白，以保护机体细胞免受高温的致死性损伤。热适应反映了人对热的耐受性，但这种耐受性并不是无限的，如果超出了耐受范围，仍可引起生理功能紊乱甚至发生中暑。

（四）中暑

案例 3-10（续）
医院检查发现：体温 39.7℃，脉搏细速，血压 104/51mmHg，呼吸 40 次/分，神志不清，双侧瞳孔增大 0.3cm，对光反射迟钝，心率 198 次/分，氧饱和度 92%。
问题：结合吴某的作业条件，分析吴某的症状，诊断吴某可能患的疾病是什么？

中暑（heat stroke）是指在高温和（或）热辐射长时间作用下，造成机体的体温调节发生障碍，水、电解质代谢紊乱，以心血管和神经系统功能损害为主要表现的一种急性热致性疾病。

1. 致病因素　中暑的病因包括环境因素和机体因素两个方面。环境因素有高温、高湿、通风不良、强热辐射、体力劳动强度过大等。机体因素有年老体弱、孕产妇、过度疲劳、缺乏体育锻炼、睡眠不足等。

2. 中暑的发病机制　中暑按其发病机制可以分为三种类型。

（1）热射病（heat stroke）：是指在高温环境下，机体散热途径受阻，体内受热和产热超过散热，体温调节机制失调而引发的中暑。热射病是中暑中最严重的一种，病情危急，死亡率高，多数患者起病急，少数有数小时至 1 天左右的前驱期。

热射病的临床表现为乏力、头痛、头晕、恶心、呕吐和多尿。典型症状为在高温环境中突然发病，急骤高热，体温高达 40℃ 以上。疾病早期大量出汗，继之"无汗"，皮肤干燥灼热，可伴有不同程度的意识障碍，表现为嗜睡、谵妄、昏迷、抽搐、脉搏快而无力、呼吸表浅等症状。重症患者可有肝、肾功能异常，如抢救不及时，可因循环、呼吸衰竭而死亡，即使及时抢救，其病死率仍可达 20.0%。

（2）热痉挛（heat cramp）：是指在高温环境下，由于机体大量出汗导致钠钾离子丢失过多而引起的肌肉痉挛。肌肉痉挛主要发生在经常活动的四肢等，尤其是腓肠肌最常发生，同时伴有较剧烈的收缩痛，患者体温稍高或不高，意识一般是清醒的。如不及时处理，病情会进一步发展，以至于意识消失，甚至死亡。

（3）热衰竭（heat exhaustion）：是在高温高湿环境下，皮肤血流量的增加并未伴有内脏血管的收缩或血容量的相应增加，导致脑部供血不足而晕厥。

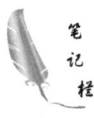

该病往往起病急,主要为脑缺血的表现,体温稍高,头痛、头晕、恶心、呕吐、多汗、皮肤湿冷、面色苍白、血压下降、脉搏细微,继而晕厥。

> **案例3-10(续)**
> 据职业病防治所专家分析:劳动者作业场所没有职业危害因素高温,劳动者应单位要求,在类军事训练的户外登山中途突然发病,认为劳动者有高温接触史;登山过程中发生神志不清,体温升高达42℃等临床症状及体征,颅脑CT及MRI未发现明显异常,可排除脑血管危急症,认为中暑诊断明确;依据GBZ 41—2019《职业性中暑的诊断》应诊断为职业性重症中暑(热射病)。
> **问题:** 热射病如何治疗?怎样预防中暑?

3. 诊断及分级标准 《职业性中暑的诊断》(GBZ 41—2019)将职业性中暑分为中暑先兆、轻度中暑和重症中暑。

(1)中暑先兆:是指(观察对象)在高温作业场所劳动一定时间后,出现头昏、头痛、口渴、多汗、全身疲乏、心悸、注意力不集中、动作不协调等症状,体温正常或略有升高。

(2)轻度中暑:除中暑先兆的症状加重外,出现面色潮红、大量出汗、脉搏快速等表现,体温升高至38.5℃以上。

(3)重症中暑:出现前述热射病、热痉挛或热衰竭的主要临床表现之一,或为混合型。

4. 中暑的治疗与护理

(1)中暑先兆与轻度中暑:应及时脱离高温环境,把患者转移至阴凉通风处静卧,注意观察体温、脉搏、呼吸、血压的变化。补充含盐的清凉饮料,必要时可给患者服用防暑降温的药物,一般经以上处理即可恢复。

(2)重症中暑:一般需要送到医院进行抢救,治疗的重点是降温,纠正水、电解质紊乱和酸碱平衡失调,积极防治休克及脑水肿等。

5. 中暑的预防

(1)技术措施

1)合理设计工艺流程,改善劳动条件和操作方法,提高生产的机械化、自动化水平,尽量避免与生产性热源接触,减少工人接触高温作业机会,是防暑降温的根本措施。

2)隔热:是防暑降温的一项重要措施,是降低热辐射的有效方法,可以利用水或导热系数小的材料进行隔热,其中尤以水的隔热效果最好,水的比热大,能最大限度地吸收辐射热,如瀑布水帘、循环水炉门等。

3)通风降温:通风措施包括自然通风和机械通风。

(2)保健措施

1)供应含盐饮料和补充营养:高温作业工人应补充与出汗量相等的水分和盐分。

2)个人防护:高温作业的工作服应用耐热、导热系数小而透气性好的织物制成。工作服宜宽大而不影响操作,按不同作业要求,可佩戴工作帽、防护眼镜、手套、面罩、鞋盖、护腿等个人防护用品。

3)预防保健:加强对高温作业工人的上岗前和入暑前的健康检查,凡有心血管系统器质性疾病、血管舒缩调节功能不全、持久性高血压、中枢神经系统器质性疾病和明显呼吸系统疾病、重病后恢复期及体弱者,均不宜从事高温作业。

(3)组织措施

1)认真贯彻执行高温作业卫生标准:《工作场所有害因素职业接触限值》(GBZ 2.2—2007)以湿球黑球温度(wet-bulb globe temperature,WBGT)指数反映高温气象诸因素构成的热负荷,还考虑了劳动强度,在该高温环境下劳动,约90%的工人其中心体温不会超过38℃(表3-1)。

表3-1 工作场所不同体力劳动强度WBGT限值(℃)

接触时间率	体力劳动强度			
	Ⅰ	Ⅱ	Ⅲ	Ⅳ
100%	30	28	26	25
75%	31	29	28	26

续表

接触时间率	体力劳动强度			
	Ⅰ	Ⅱ	Ⅲ	Ⅳ
50%	32	30	29	28
25%	33	32	31	30

注：接触时间率，即劳动者在一个工作日内实际接触高温作业的累计时间与8小时的比率。

2）制定合理的劳动休息制度：根据当地气候特点，适当调整夏季高温作业劳动和休息制度。

案例3-10分析

热射病是非常危险的一种中暑，死亡率比较高，应该立马送入医院进行救治。防暑降温的措施主要有技术措施、保健措施和组织措施三个方面。

二、噪　声

案例3-11

王某，男性，59岁，从事锻工作业共计15年。工作场所为某锻工房，面积约200m²，内分别放置3台200～400kg的空气锤，均加基础减振垫，车间尚有3台3～5.5kW天然气锻烧炉，1台剪板机和1台双头剪冲机；现场有数名在未佩戴防护用品的情况下在各自空气锤前操作，主要工作是锻制各种配件，每天工作6～8小时。

问题：
1. 王某的工作场所存在哪些危害因素？
2. 这样的工作环境对工人健康有哪些影响？

（一）基本概念

1. 声音　物体振动后，振动能在弹性介质中以波的形式向外传播，传到人耳引起的音响感觉称为声音。

2. 噪声（noise）　从卫生学的角度，凡是使人感到厌烦或不需要的声音都称为噪声。

3. 生产性噪声　生产过程中产生的声音频率和强度没有规律，听起来使人感到厌烦的声音称为生产性噪声或工业噪声。

（二）生产性噪声的分类及接触机会

生产性噪声按照来源可分为以下三类：

（1）机械性噪声：由于机械的撞击、摩擦、转动所产生的噪声，如冲压、打磨过程发出的声音。

（2）流体动力性噪声：气体压力或体积的突然变化或流体流动所产生的声音，如空气压缩或气笛发出的声音。

（3）电磁性噪声：如变压器所发出的嗡嗡声。

（三）声音的物理特性及评价

1. 声强与声强级　声波具有一定的能量，单位时间内垂直于传播方向的单位面积上通过的声波能量，称为声强（sound intensity），通常用"I"表示，单位为瓦/米²（W/m²）。

能刚刚引起人耳音响感觉的、能听到的最低声音强度称为听阈，为10^{-12}W/m²；引起人耳产生痛感的声音强度称为痛阈，为1W/m²。听阈和痛阈相差10^{12}倍，范围太宽，因此，在实践中用对数来表示声强的等级，称为声强级。

2. 声压与声压级

（1）声压：声波在空气中传播时，垂直于声波传播方向上单位面积所承受的压力称为声压（sound pressure），以P表示，单位为帕（Pa）。

（2）声压级：人耳刚刚能引起音响感觉的声压称为听阈声压，也称听阈，为20μPa。人耳产生疼痛时的声压称痛阈声压，也称痛阈，为20Pa。从听阈声压到痛阈声压的绝对值相差10^6倍，为了计算方便，取其对数量（级）来表示其大小，即声压级，单位也用分贝（dB）。以1000Hz纯音的听阈声压为基准声压，定为0dB，被测声压与听阈声压的比值，取对数即为被测声音的声压级。声

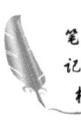

级的计算公式：

$$L_p = 20\log P/P_0 \text{（dB）}$$

式中，L_p 为声压级（dB），P 为被测声压，P_0 为基准声压。

3. 响度（loudness level） 是人耳对声音音响的主观感觉量，单位为方（phone）。声音或对人体的影响与人的主观感觉有关。在实践中相同声压级的声音，频率不同人耳主观感觉不同。

利用与基准音比较的方法，得出听阈范围内各种声频的响度级，将各个频率相同响度的数值用曲线连接，即绘出各种响度的等响曲线图，称为等响曲线（equal loudness curves）。

4. 声级 为了准确地评价噪声对人体的影响，在进行噪声测量时，所使用的声级计是根据人耳对声音的感觉特性设计的，主要参考等响曲线，使用"A""B""C""D"4种计权网络，设计了不同类型的滤波器。使用这些频率计权网络测得的声压级称为声级，根据滤波器的特点分别称为A声级、B声级、C声级或D声级，在表示的时候分别用dB（A）、dB（B）等表示。

（四）噪声对人体的影响

由于噪声的强度、频谱、作用时间及其他条件等不同，噪声对人体的危害是不同的，主要包括对听觉系统的影响和对听觉系统以外的影响两类。

1. 听觉系统 噪声对听觉系统的影响一般由早期的暂时性听阈位移逐渐发展为永久性听阈位移。

（1）暂时性听阈位移（temporary threshold shift，TTS）：指人或动物接触噪声后引起听阈变化，脱离噪声环境后经过一段时间听力可以恢复到原来水平。

1）听觉适应：短时间暴露在强烈噪声环境中，感觉声音刺耳、不适，停止接触后，听觉器官敏感性下降，脱离噪声接触后对外界的声音有"小"或"远"的感觉，听力检查听阈可提10～15dB，离开噪声环境1分钟之内可以恢复，这种现象称为听觉适应（auditory adaptation）。听觉适应是一种生理保护现象。

2）听觉疲劳：较长时间停留在强烈噪声环境中，引起听力明显下降，离开噪声环境后，听阈提高超15～30dB，需要数小时甚至数十小时听力才能恢复，称为听觉疲劳（auditory fatigue）。一般在十几小时内可以完全恢复的属于生理性听觉疲劳。

（2）永久性听阈位移（permanent threshold shift，PTS）：是指噪声或其他因素引起的不能恢复到正常水平的听阈提高。永久性听阈位移具有病理变化的基础，属于不可恢复的改变。

根据损伤的程度，永久性听阈位移又分为听力损失（hearing loss）或听力损伤（hearing impairment）及噪声性耳聋（noise-induced deafness）。噪声引起的永久性听阈位移早期常表现为高频听力下降，听力曲线在3000～6000Hz（多在4000Hz）出现V形下陷，又称听谷（tip）。此时患者主观无耳聋感觉，交谈和社交活动能够正常进行。随着病损程度加重，除了高频听力继续下降以外，语言频段（500～2000Hz）的听力也受到影响，出现语言听力障碍。

（3）职业性噪声性耳聋：指劳动者在工作场所中，由于长期接触噪声而发生的一种渐进性的感音性听觉损害。职业性噪声性耳聋是噪声对听觉器官的长期影响的结果，是我国法定职业病。

依据职业病诊断原则及《职业性噪声聋的诊断》（GBZ 49—2014），对连续噪声作业工龄3年以上者，纯音测听为感音神经性耳聋，听力损失呈高频下降型，根据较好耳语频（500Hz、1000Hz、2000Hz）平均听阈做出诊断分级。

1）轻度聋：26～40dB（HL）。
2）中度聋：41～55dB（HL）。
3）重度聋：≥56dB（HL）。

> **案例 3-11（续）**
>
> 通过工作车间机器设备配置分析：王某可能接触的有害因素有噪声、高温和局部振动。
>
> 每天工作6～8小时，共计工作15年，王某主诉耳鸣近半年，自觉听力下降4年；体格检查：血压、心率和心电图正常，耳鼻喉科检查未见异常，无吸烟、饮酒史，无其他既往病史。2次纯音听力检查结果：双耳高频平均听阈为52dB，左耳语频平均听阈为40dB，右耳语频平均听阈为37dB。
>
> 问题：
> 1. 王某患有的疾病是什么？
> 2. 作为职业病诊断医生，若诊断职业噪声聋还应考虑哪些因素？

2. 听觉系统外的其他系统

（1）神经系统：长期受噪声影响，可出现头痛、头晕、心悸、睡眠障碍和全身乏力等神经衰弱综合征，有的表现记忆力减退和情绪不稳定。

（2）心血管系统：在噪声作用下，心率可表现为加快或减慢，脑血流图呈现波幅降低、流入时间延长等，提示血管紧张度增加，弹性降低。

（3）内分泌及免疫系统：接触较强噪声的工人或动物可出现免疫功能降低。

（4）消化系统及代谢功能：在噪声影响下，可以出现胃肠功能紊乱、食欲不振、胃液分泌减少、胃紧张度降低、胃蠕动减慢等变化。

（5）生殖功能及胚胎发育：流行病研究发现接触噪声的女工有月经不调现象。接触高强度噪声，特别是100dB（A）以上强度噪声的女工中，妊娠高血压综合征发病率增高明显。

> **案例3-11（续）**
>
> 王某的症状为轻度耳聋。若诊断为职业性噪声聋，需进一步对企业噪声环境进行现场监测，连续2年的监测结果为：8小时时间加权$L_{Aey, 8h}$为88.3～99.9dB（A）。我国现在执行的《工作场所有害因素职业接触限值》（GBZ 2.2—2007）对于噪声的职业接触限值规定，每周工作5天，每天工作8小时，稳态噪声限值为85dB（A），非稳态噪声等效声级的限值为85dB（A）；每周工作5天，每天工作不等于8小时，需计算8小时等效声级，噪声限值为85dB（A）；每周工作不是5天，需计算40小时等效声级，限值为85dB（A）。通过王某的接触史、现场劳动卫生学调查、临床表现及排除其他疾病，可以确诊王某为"职业性轻度噪声聋"。
>
> **问题**：职业性噪声的预防措施有哪些？

（五）噪声对机体损伤的影响因素

1. 噪声的强度和频谱特性 一般来说，噪声强度大、频率越高危害越大。

2. 接触时间 接触时间越长对人体影响越大。

3. 噪声的性质 脉冲噪声比稳态噪声危害大，如噪声强度相同时，接触脉冲噪声的工人耳聋、高血压及中枢神经系统调节功能等异常的检出率均高于接触稳态噪声的工人。

4. 机体健康状况及个体敏感性 在同样条件下，对噪声敏感的个体或有病的人，特别是患有耳病者会增加噪声的危害程度。

5. 个体防护 有无防护设备和是否正确使用也与噪声危害有直接关系。

6. 其他影响因素的联合作用 振动、高温、寒冷或有毒物质共同存在时会加大噪声的不良影响，对听觉器官和心血管系统方面的影响更为明显。

（六）防止噪声危害的措施

1. 控制噪声源 控制或消除噪声源是防止噪声危害的根本措施。可用无声或低声设备代替发出强噪声的设备；提高机器制造的精度，尽量减少机器部件的撞击和摩擦；合理布置噪声源位置，加大与噪声源的距离等。

2. 控制噪声的传播 在噪声传播过程中，应用吸声和消声技术，减弱噪声强度。

3. 执行工业企业卫生标准 执行职业噪声卫生标准，将噪声强度限制在一定范围之内，是防止噪声危害的重要措施之一。我国现在执行的《工作场所有害因素职业接触限值》（GBZ 2.2—2007）对于噪声的职业接触限值规定，每周工作5天，每天工作8小时，稳态噪声限值为85dB（A），非稳态噪声等效声级的限值为85dB（A）。

4. 个体防护 若作业场所中噪声强度暂时达不到卫生标准，工作人员需佩戴个人防护用品，如耳塞、耳罩、帽盔等。

5. 健康监护 定期对接触噪声的工人进行健康检查，特别是听力检查，早期发现听力损伤，及时采取有效的防护措施。

6. 合理安排劳动和休息 噪声作业工人可适当安排工间休息，休息时应离开噪声环境，使听觉疲劳得以恢复。

三、振　　动

振动（vibration）系指质点或物体在外力作用下，沿直线或弧线围绕平衡位置（或中心位置）做

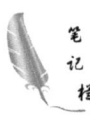

往复运动或旋转运动。由生产或工作设备产生的振动称为生产性振动。长期接触生产性振动对机体健康可产生不良影响，严重者可引起职业病。

> **案例 3-12**
> 于某，男性，40岁，1997年至2017年1月，在某过滤器公司从事抛光作业工作，右手使用抛光打磨工具，每天接触5～6小时，每周工作5天，戴普通手套防护（职业病危害因素评价报告显示，抛光间手持砂轮打磨操作位4小时等能量频率计权加速度为3.07m/s^2）。吸烟20包/年，未戒烟。
> 问题：
> 1. 于某作业环境存在的主要职业性有害因素是什么？
> 2. 对健康有怎样的危害？

（一）振动卫生学评价的物理参量

描述振动物理性质的基本参量包括振动的频率、位移、振幅、速度和加速度。

1. 振动频率 是影响振动对人体作用的重要因素之一。20Hz以下低频率大振幅的全身振动主要影响前庭及内脏器官；40～300Hz高频振动对末梢循环和神经功能的损害较明显。

2. 共振频率 任何物体均有其固有频率（natural frequency），当外界激发的频率与物体固有频率相一致时，致振动强度加大，该现象称为共振，因此，该物体的固有频率又可称为共振频率（resonant frequency）。人体各部位或器官也有其共振频率，因此共振危害也常发生在人体。

3. 4小时等能量频率计权加速度有效值 振动对机体的不良影响与振动频率、强度和接触时间有关。为便于比较和进行卫生学评价，我国目前以4小时等能量频率计权加速度有效值 [four hour energy equivalent frequency weighted acceleration rms, ahw（4）] 作为人体接振强度的定量指标。

（二）振动的分类与接触机会

1. 局部振动 又称手传振动（hand-transmitted vibration）或手臂振动（hand-arm vibration），是指手部接触振动工具、机械或加工部件，振动通过手臂传导至全身，如使用风动工具、电动工具和高速旋转工具等。

2. 全身振动 是指工作地点或座椅的振动，人体足部或臀部接触振动，通过下肢或躯干传导至全身，如驾驶交通工具或在钻井平台及振动筛操作台等作业。

（三）振动对机体的影响

1. 全身振动 低频率、大振幅的全身振动，如车、船、飞机等交通工具的振动，可引起运动病（motion sickness），也称晕动病，是振动刺激前庭器官出现的急性反应症状。常见表现为眩晕、面色苍白、出冷汗、恶心、呕吐等。

全身振动，因其直接的机械作用或对中枢神经系统的影响，可使姿势平衡和空间定向发生障碍，出现视物模糊，动作准确性降低；或因注意力分散、反应速度降低、疲劳，从而影响作业效率或导致工伤事故的发生。

2. 局部振动 可造成人体外周和中枢神经系统及外周循环功能改变。若为振幅大、冲击力强的振动，还可引起骨、关节的损害。

局部振动对健康的危害主要为手臂振动病（hand-arm vibration disease）。手臂振动病是指长期从事手传振动作业而引起的以手部末梢循环和（或）手臂神经功能障碍为主的疾病，并可引起手、臂骨关节-肌肉的损伤。

手臂振动病的早起表现以手麻、手痛、手胀、手僵等较为普遍，夜间症状更明显，往往影响睡眠。类神经征常表现为头痛、头昏、失眠、乏力、记忆力减退等，也可出现自主神经功能紊乱表现。其典型表现是振动性白指（vibration-induced white finger，VWF），又称职业性雷诺现象，是诊断本病的重要依据。其发作具有一过性，一般是在受冷后，患指出现麻、胀、痛，并由灰白变苍白，由远端向近端发展，界线分明，可持续数分钟至数十分钟，再逐渐由苍白变潮红，恢复至常色。白指常见的部位是示指、中指和无名指的远端指节，严重者可累及近端指节，以至全手指变白。严重病例可见指关节变形和手部肌肉萎缩等。

手臂振动病的诊断原则：具有长期从事手传振动作业的职业史，手臂振动病的主要症状和体征，结合末梢循环和手臂周围神经功能检查，参考作业环境职业卫生学调查资料综合分析，排除其他病因所致类似疾病，方可按我国《职业性手臂振动病的诊断》（GBZ 7—2014）进行诊断分级。

手臂振动病目前尚无特效疗法，基本原则是根据病情进行综合性治疗，如扩张血管、营养神经、运动治疗。

> **案例 3-12（续）**
> 经分析，于某的工作环境的主要危害因素是振动，右手使用抛光打磨工具，每天接触5～6小时，这样的诊断属于局部振动的手传振动。每天接触5～6小时，每周工作5天，工作过程中戴普通手套防护，共计工作20年。
> 于某最近因"双手遇冷变白、变紫、疼痛4年"入院。患者4年前双手遇冷后变白、变紫，伴手指麻木、疼痛，先后就诊于多家医院，诊断为"雷诺现象、血管闭塞"，予血塞通等药物治疗效果欠佳。1年前患者右手中指指尖疼痛加重，出现皮肤溃破、指甲脱落，无法愈合，行胸部交感神经节灭活术后上述症状无明显改善。
> 综合分析，于某有职业病-手传振动病。
> 问题：如何预防振动病的发生？

（四）影响振动对机体作用的因素

1. 振动的频率 一般认为，低频率、大振幅的全身振动主要作用于前庭、内脏器官。低频率、大强度的局部振动，主要引起手臂骨-关节系统的障碍，并可伴有神经、肌肉系统的变化。

2. 接触振动的强度和时间 频率一定时，振动的强度（振幅、加速度）越大，时间越长，对人体的危害越大。

3. 气温、噪声等环境因素 寒冷刺激可引起手指血管平滑肌收缩，导致局部血管痉挛，组织缺血缺氧，诱发白指发生。振动、噪声的联合作用为协同作用。

4. 操作方式和个体因素 人体对振动的敏感程度与作业时的体位及姿势有很大关系，如立位时对垂直振动比较敏感，卧位则对水平振动比较敏感。

（五）振动的预防措施

1. 控制振动源 改革工艺过程，采取技术革新，通过减振、隔振等措施，减轻或消除振动源的振动，是预防振动职业危害的根本措施。

2. 限制作业时间和振动强度 限制接触振动的强度和时间，可有效地保护作业者的健康，是预防振动危害的重要措施。

3. 改善作业环境，加强个人防护 加强作业过程或作业环境中的防寒、保温措施。

4. 加强健康监护和日常卫生保健 依法对振动作业工人进行就业前和定期健康体检，早期发现，及时处理患病个体。加强健康管理和宣传教育，提高劳动者健康意识。

> **案例 3-12 分析**
> 归纳总结，振动的预防措施有：①控制振动源；②限制作业时间和振动强度；③改善作业环境，加强个人防护；④加强健康监护和日常卫生保健。

四、电离辐射与非电离辐射

非电离辐射与电离辐射均属于电磁辐射。电磁辐射以电磁波的形式在空间向四周辐射传播，它具有波的一切特性。

电离辐射（ionizing radiation, IR）是指量子能量在12eV以上，能够引起物质发生电离的各种辐射的总称，如α射线、β射线、中子、质子、γ射线、X射线等。

非电离辐射（non-ionizing radiation）是指量子能量小于12eV的电磁辐射，不足以引起生物体发生电离的辐射，如紫外线、可见光、红外线、射频及激光等。

> **案例 3-13**
> 廖某，男性，38岁，2008～2018年一直是某铝合金企业焊接切割工人，从步入岗位后一直佩戴一副焊接防护镜，且防护镜出现裂痕未及时更换。某天，廖某晨起时感觉眼睛疼痛、畏光、流泪，到医院就医，诊断为结膜性眼炎。

问题：
1. 如与职业有关，你认为廖某暴露的职业性有害因素是什么？
2. 如何预防此类职业性损害的发生？

（一）接触机会

1. 电离辐射主要接触途径 ①核工业系统，核电站的建立、核反应堆的建设及事故等。②放射性物质的开采、加工、冶炼包装、储运和使用环节。③射线发生器的生产和使用，如各种研究或生产用加速器、电离辐射类设备、辐射装置等。④共生或伴生天然放射性核素的矿物的勘探、开采作业。

2. 非电离辐射的接触途径 高频感应加热、高频介质加热、微波能的应用等行业。

（二）对机体的影响

1. 电离辐射对机体的影响 一定剂量的电离辐射作用于人体可引起的局部性或全身性的放射性损伤，临床上分为外照射放射病和内照射放射病。外照射放射病又分为急性放射病和慢性放射病。

（1）外照射急性放射病（acute radiation sickness from external exposure）：指人体受到一次或几日内受到多次全身外照射，当吸收剂量达到1Gy以上时所引起的全身性疾病。临床上分为骨髓型（1～10Gy）、胃肠型（10～50Gy）和脑型（＞50Gy）。临床上病程可分为初期、假愈期、极期和恢复期。

（2）外照射慢性放射病（chronic radiation sickness from external exposure）：指人体在较长时间内连续或间断受到超过当量剂量限值0.05Sv的外照射而发生的全身性放射性疾病。累积剂量超过1.5Sv时，常出现造血组织为主的损伤，并伴有其他系统的异常表现。

（3）内照射放射病：是指大量放射性核素进入机体，在组织器官沉积形成源器官，在沉积过程中和沉积后作为放射源对机体照射而出现的全身性放射病。临床上多见于放射性核素内污染。放射性核素可通过饮食经消化道进入机体，或通过气体、粉尘、气溶胶形式经呼吸道进入机体，也可经过破损皮肤进入机体，还有少量放射性核素可透过完整皮肤进入机体，形成对机体的内照射。

2. 非电离辐射对机体的影响 非电离辐射对人体的危害，主要为慢性低强度辐射对健康的影响。长时间接触较低强度的辐射，可引起某些生理功能的紊乱。高强度的急性作用可以伤害人体，但极少发生，一般发生于人体与辐射源距离很近的意外辐射事故。

电光性眼炎：波长为250～320nm的紫外线，可大量被角膜和结膜上皮所吸收，引起急性角膜、结膜炎，常因电焊弧光引起，故称为"电光性眼炎"。有时在阳光照射的冰雪环境下作业时，会受到大量反射的紫外线照射，引起急性角膜、结膜损伤，称为"雪盲症"。

案例3-13分析

焊接工人长期从事焊接工作，电焊弧光中的紫外线是其最主要的职业性有害因素。大量接触可造成眼睛的急性严重损伤，引发职业病——"电光性眼炎"。廖某可能是因防护不当，眼睛吸收了电焊弧光中的紫外线引起的眼炎。

（三）辐射防护

1. 防护原则 辐射防护要认真执行三原则：即任何照射必须有正当理由，即实践的正当性；辐射防护应当实现最优化配置，即防护的最优化；遵守个人剂量当量限制规定。

2. 防护措施 电离辐射防护措施主要包括外照射防护和内照射防护，设备、环境防护和个人防护，管理措施和健康监护等。

（1）外照射防护：主要是减低和消除外源性射线对人体影响，其防护措施主要包括屏蔽防护、距离防护、时间防护。

（2）内照射防护：主要是防止放射性核素经各种途径进入机体，有效控制放射性核素向空气、水体、土壤的逸散。相关防护措施主要涉及工程技术措施、个人防护措施和管理措施，其要点是经良好的环境控制措施，尽可能降低辐射环境中可能形成内照射的放射性核素水平，再通过个人防护措施，进一步减低经人体不同途径进入机体的放射性核素剂量。

（于德娥）

第四章 食物与健康

食物是人类保持健康和长寿的重要因素。人体每天需从食物中摄取营养素以保证自身的健康和高效的社会生活。营养学（nutrition）是一门解释食物中营养素及其他物质与生物体的维持、生长、繁殖、健康和疾病之间的相互作用的学科。它包括食物的摄入、吸收、同化、生物合成、分解代谢和排泄整个过程。营养素（nutrient）是指食物中可以为人体提供能量，可以作为人体的构成成分并且具有修复组织和调节生理功能的化学物质。根据营养素的结构和功能，将其分为七大类：蛋白质（protein）、脂类（lipids）、碳水化合物（carbohydrate）、矿物质（mineral）、维生素（vitamin）、纤维（fiber）及水（water）。其中，蛋白质、脂类和碳水化合物既可为机体提供结构支持，也可在代谢过程中产生能量（energy），故又称为产能营养素。矿物质、维生素则称为微量营养素。合理营养是指从食物中摄取的各种营养素与身体对这些营养素的需要达到平衡，既不缺乏，也不过多。

第一节 营养学基础理论

一、营养素与能量

（一）碳水化合物（carbohydrate）

1. 碳水化合物的分类 根据碳水化合物含有的单糖数量的多少，营养学上将碳水化合物分为单糖、双糖、寡糖和多糖。其分类如表4-1所示。

表4-1 碳水化合物分类

碳水化合物	单糖数量	种类
单糖	1	葡萄糖、果糖、半乳糖
双糖	2	蔗糖、乳糖、麦芽糖、海藻糖
寡糖	3～9	棉子糖、水苏糖、低聚果糖
多糖	≥10	淀粉、非淀粉多糖

（1）单糖：食物中的单糖主要有葡萄糖（glucose）、果糖（fructose）和半乳糖（galactose），但结构式互不相同，因此特性不一。单糖是构成双糖、多糖的基本单位，葡萄糖在营养学上意义重大，它是最常见、最重要的单糖，是构成其他碳水化合物的最基本的单位。果糖是单糖类中最甜的，天然的果糖存在于水果和蜂蜜中，其他来源还有饮料和甜点。半乳糖几乎没有甜味，存在于奶产品或甜菜中。

（2）双糖：食品中常见的双糖有蔗糖（sucrose）、乳糖（lactose）、麦芽糖（maltose）。蔗糖是最常见的双糖，存在于几乎所有植物中。淀粉被消化酶水解及发芽的谷粒、麦芽都会产生大量麦芽糖。乳糖只存在于奶类及其制品中，是鲜奶中主要的碳水化合物。乳糖不耐症（lactose intolerance）是指人体内缺乏分解乳糖的乳糖酶，因此摄入的乳糖不能被消化吸收进入血液，从而滞留在肠道内，产生腹痛、腹胀、腹泻、胀气和恶心等症状，通常在进食或饮用牛奶类食物后30分钟至2小时发生，但不会对胃肠道造成损害。

（3）寡糖：又称为低聚糖，是由3～9个单糖分子通过糖苷键构成的一类小分子多糖。重要的寡糖存在于豆类食品中的棉子糖和水苏糖，这两类糖不能被小肠消化吸收，但可被结肠中的细菌发酵并产气，故又称为大豆胀气因子。寡糖不能在人的小肠中消化，而是进入大肠，被结肠内的微生物（如双歧杆菌）分解，部分分解产物可作为能量促进双歧杆菌的增殖，抑制致病菌的生长繁殖，保护肠道免受感染。另外，寡糖还具有预防龋齿、增强免疫功能、促进免疫活性物质的合成和释放等作用。

（4）多糖：是由≥10个单糖分子通过糖苷键连接而成的高分子聚合物，包括糖原、淀粉及膳食纤维。淀粉是人类碳水化合物的主要来源，主要存在于谷类、根茎类等食物，也是最丰富、最廉价的产能营养素。根据聚合方式不同，淀粉可分为直链淀粉和支链淀粉，糯米等糯性粮食含有更多的支链淀粉。膳食纤维是结构多糖，近年来的研究发现膳食纤维在保持健康上扮演着重要的角色，越来越倾向于将其作为一个独立的营养素加以研究。

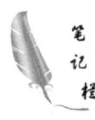

2. 碳水化合物的消化、吸收和代谢　碳水化合物有两种消化方式：小肠消化与结肠发酵。人体能消化的多糖只有淀粉，淀粉的消化程度受到淀粉类型、结构和食物中其他营养素的含量、食物的加工制作过程、物理状态等影响。依据淀粉在小肠中的消化程度不同，可将其分为易消化淀粉、缓慢但完全消化的淀粉及不能被完全消化的抗性淀粉。不同消化程度的淀粉对人体有不同的健康意义，抗性淀粉到达结肠后可被结肠中的菌群分解，产生氢气、甲烷、二氧化碳、短链脂肪酸等物质，这个过程称为结肠发酵。单糖是人体直接吸收利用碳水化合物的唯一形式。葡萄糖还可在肝脏和肌肉中合成糖原储存起来，用于维持血糖、肌肉活动供能等，过量糖还可转化为脂肪。

3. 碳水化合物的生理功能

（1）提供能量：1g碳水化合物在体内彻底氧化可产生16.8kJ（4kcal）的热量。糖原是人体内碳水化合物的储存形式。1/3的糖原储存于肝脏中，另外2/3的糖原储存于肌细胞中，供运动所需。

（2）构成机体成分：碳水化合物是构成机体组织细胞的重要物质，主要通过参与核糖、脱氧核糖、糖脂、糖蛋白等物质的构成，发挥重要的生理功能。

（3）抗生酮作用：脂肪在体内代谢产生的乙酰基必须与碳水化合物代谢产生的草酰乙酸结合，才能进入三羧酸循环进行氧化，产生能量。如果食物中碳水化合物摄入不足，产生的草酰乙酸将减少，导致脂肪氧化不全而产生过量的酮体，引起酮血症，影响机体的酸碱平衡。充足的碳水化合物可以防止过量酮体的生成，碳水化合物的这种作用称为抗生酮作用。

（4）节约蛋白质：碳水化合物摄入不足时，机体利用膳食蛋白或分解机体组织蛋白通过糖异生途径合成葡萄糖。反之，则可节约膳食或机体蛋白，增加体内氮潴留，该作用称为碳水化合物的蛋白质节约作用。

（5）解毒作用：肝糖原充足时，机体对某些有害物质的解毒作用增强。肝糖原不足时，机体对酒精、砷等有害物质的解毒作用显著下降。肝脏中的葡萄糖醛酸也是非常重要的解毒剂，能与许多有害物质，如细菌毒素、酒精、砷等结合并排出体外。

（6）增强肠道功能：不易消化的碳水化合物能刺激肠道蠕动，增加粪便容积，选择性地刺激肠道中有益菌群生长，对于维持正常肠道功能、减少毒物与肠道细胞的接触时间、保护人体免受有害菌的侵袭有着重要作用。

（7）增加胃的充盈感：碳水化合物食物容易增加胃肠道充盈感，尤其是吸收缓慢或不被吸收的淀粉。

（8）与癌症的关系：一些不可消化的淀粉摄入量与结肠癌的发病呈显著负相关。但高淀粉饮食也可能增加胃癌的发病风险。

4. 食物来源及参考摄入量　碳水化合物主要来自植物性食物，但不同植物性食物中碳水化合物的含量差异很大，如谷类中碳水化合物含60%～80%，薯类含15%～29%，豆类含40%～60%。此外，不同食物中碳水化合物的构成也千差万别。谷类和薯类是淀粉的主要来源；糖、糖果、甜点心、水果、含糖饮料和蜂蜜等是单糖和双糖的主要来源；谷类、薯类、蔬菜、水果中还含有丰富的膳食纤维；奶类及其制品是乳糖的唯一来源。

中国营养学会推荐，我国居民碳水化合物摄入量占总能量的50%～65%为宜。每天应摄入不同种类的碳水化合物，做到粗细搭配。

（二）膳食纤维（fiber）

> **案例 4-1**
>
> 　　新西兰的一个团队在《柳叶刀》发表报告称：每天饮食中摄入较高水平膳食纤维的人与摄入较少该类物质的人相比，慢性病的发病风险更低。他们对过去近40年里的185项前瞻性研究和58项临床试验进行了分析，结果显示，每天摄入25～29g或者更多的膳食纤维能显著降低患慢性病的风险。团队发现，与摄入膳食纤维最低的人群相比，摄入量最高人群的冠心病、卒中、2型糖尿病、大肠癌的发病率降低16%～24%；总死亡率也降低15%～30%。此外，他们对大量临床试验结果的分析显示，增加膳食纤维摄入与体重、胆固醇水平下降有关。
>
> **问题：**
>
> 　　1. 膳食纤维如何分类？
>
> 　　2. 膳食纤维的生理功能有哪些？
>
> 　　3. 膳食纤维的食物来源有哪些？

1. 膳食纤维的定义 2018年英国营养基金会对"膳食纤维"的定义：膳食纤维是指植物食物中一组不能被人类消化酶完全分解的一大类物质。这包括蜂蜡、木质素和多糖，如纤维素和果胶。根据膳食纤维的水溶性，膳食纤维分为可溶性纤维（soluble fiber）和不溶性纤维（insoluble fiber）。可溶性纤维可溶解于水形成凝胶，被结肠内的细菌酵解，溶解在水中的可溶性纤维很容易在结肠中发酵成气体和具有生理活性的副产物，如肠道细菌在结肠中产生的短链脂肪酸，从而延缓胃排空，获得饱腹感。不溶性纤维不能溶于水，对上消化道的消化酶是惰性的，但能吸水膨胀。某些形式的不溶性纤维，如抗性淀粉，也可以在结肠中发酵。膨胀的纤维在通过消化系统时吸收水分，从而缓解排便。

2. 膳食纤维的生理功能 膳食纤维可以通过改变胃肠道内容物的性质和改变其他营养物质及化学物质的吸收方式而发挥作用。膳食纤维重要的生理意义如下。

（1）维持肠道健康：纤维对肠壁有刺激作用，可促进肠道蠕动，缓解或防止便秘。及时排便能减轻下腹压力，减少直肠静脉曲张，预防痔疮形成。膳食纤维刺激肠肌肉以保持张力，防止肠息肉形成。

（2）控制体重：高膳食纤维的食物一般含较少的脂类和精制糖，能量密度低。同时，膳食纤维能吸水膨胀，产生饱腹感并延迟饥饿。这些都有利于控制体重。

（3）预防慢性病：富含膳食纤维的食物能结合胆汁酸促进其排泄，从而降低了血胆固醇含量，减少小肠对糖的吸收，使餐后血糖升高较平稳。膳食纤维可稀释、吸收和促进肠道中有害因素排出，从而预防结肠癌。

3. 膳食来源与推荐摄入量 几乎所有的植物膳食或多或少的都含有膳食纤维，包括纤维素、半纤维素、木质素、果胶与藻胶、抗性淀粉。可溶性纤维主要存在于豆类（豌豆、大豆和其他豆类）、燕麦、黑麦、辣椒和大麦；不溶性纤维主要存在于全谷物食品、小麦、玉米糠和豆类等。不同食品中膳食纤维的含量有很大差异。美国营养协会建议每天摄取20～35g膳食纤维，英国营养基金会建议健康成年人每天摄入至少30g膳食纤维。我国推荐成人的膳食纤维摄入量为20～30g/d。

（三）脂类（lipids）

> **案例 4-2**
> 脂类被很多人看作健康大敌。许多人都存在这样的误解：高脂肪食物全都不健康；降低胆固醇摄入，就会少得病；"控制摄入"就是一点不能吃；不吃肉、少吃油就能预防高脂血症。但美国心脏协会公布的一项研究结果却显示，吃对脂类可以挽救全球超过100万人的生命。该实验是由美国塔夫茨大学主导，针对2010年涉及186个国家的数据进行了归纳分析。结果发现，多不饱和脂肪酸的摄入不足会导致心脏相关疾病增加。
>
> **问题：**
> 1. 脂类的生理功能有哪些？
> 2. 必需脂肪酸的作用是什么？
> 3. 食物中不饱和脂肪酸的来源。

1. 脂类的分类与构成 脂类是脂肪（fat）和类脂（lipoids）的总称，共同特点是不溶于水而易溶于有机溶剂。脂肪是由一分子甘油和三分子脂肪酸（fatty acid）结合而成的三酰甘油（triglyceride）。类脂包括磷脂、固醇类（sterols）、糖脂（glycolipid）、脂蛋白（lipoprotein）。营养学上重要的脂类主要有三酰甘油、磷脂和固醇类。

（1）三酰甘油与脂肪酸：构成三酰甘油的脂肪酸因碳链、饱和程度、空间结构等各不相同，脂肪酸的分类及营养价值各有差异。根据脂肪酸碳链的长度可分为长链脂肪酸、中链脂肪酸和短链脂肪酸；根据碳链上相邻碳原子间含有双键的数量可以分为饱和脂肪酸、单不饱和脂肪酸及多不饱和脂肪酸；根据脂肪酸的空间结构可分为顺式脂肪酸和反式脂肪酸。

（2）必需脂肪酸（essential fatty acid，EFA）：是指人体不可缺少而自身又不能合成，必须通过食物供给的脂肪酸。必需脂肪酸有亚油酸和α-亚麻酸。必需脂肪酸是磷脂的重要组成成分，而磷脂又是构成细胞膜的主要结构，因此必需脂肪酸与细胞膜的结构和功能直接相关。必需脂肪酸还是胆固醇酯化的必需原料，有利于脂质的代谢和利用。另外，必需脂肪酸是合成前列腺素、血栓素及白三烯等体内活性物质的原料。这些活性物质参与炎症发生、血小板凝聚、免疫反应等多种生理过程。

（3）固醇类：是一类含有同样多个环状结构的脂类化合物，包括动物固醇和植物固醇。胆固醇

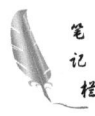

（cholesterol）是最重要的一种固醇，它是细胞膜的重要成分，参与合成肾上腺素、胆汁、维生素D等物质。胆固醇可以来自膳食，也可以在人体肝脏及肠壁细胞内合成。

（4）磷脂：含磷酸的脂类称磷脂，具有亲水、亲脂双重特性，是细胞膜的重要组成成分。有甘油磷脂及神经磷脂两大类。

2. 膳食脂类的生理功能

（1）提供能量：脂肪是食物中能量密度最高的营养素，1g脂肪在体内可产生9kcal的能量。根据中国营养学会的建议，成人脂肪的摄入量应为总能量的20%～30%。

（2）提供必需脂肪酸，促进脂溶性维生素的吸收：必需脂肪酸多存在于植物油中，脂类往往含丰富的脂溶性维生素，如鱼油及肝脏脂肪含丰富的维生素A、维生素D。胚芽油高含维生素E，从而促进脂溶性维生素的吸收。

（3）机体构成成分：正常人的脂肪占体重的14%～19%，以三酰甘油的形式储存在皮下、腹腔，称为储存脂，该部分脂肪受营养状况与机体活动的影响而改变。体内总脂的5%为参与组织细胞构成的固醇类及磷脂，较稳定。植物、动物的大部分脂肪都以三酰甘油的形式存在。

（4）促进食欲，增加饱腹感：油脂烹调食物可增加食物美味、促进食欲，脂肪进入十二指肠后，延缓胃排空，增强饱腹感。

3. 膳食脂肪的营养学评价 膳食脂肪的营养学评价应从脂肪消化率、必需脂肪酸的含量、脂肪酸的比例及脂溶性维生素含量等方面进行。

4. 参考摄入量及食物来源 中国营养学会推荐成人脂肪摄入量应该占总能量的20%～30%。亚油酸应不少于总能量的4%，n3系列不饱和脂肪酸与n6系列不饱和脂肪酸的比例为1：（4～6），注意限制反式脂肪酸摄入。膳食脂肪主要来源于动物组织和植物种子。动物脂肪富含饱和及单不饱和脂肪酸，多不饱和脂肪酸少，主要有畜禽肉、猪油、乳脂、蛋类及其制品；深海鱼、贝类食物等水产品富含二十碳五烯酸（EPA）、二十二碳六烯酸（DHA）等不饱和脂肪酸。植物性脂肪通常含多不饱和脂肪酸，但可可油、椰子油和棕榈油含饱和脂肪酸较高。单不饱和脂肪酸在茶油、橄榄油中含量高达80%，棕榈油中也很高，约40%。亚油酸普遍存在于各种植物油中，亚麻酸在豆油、紫苏油和亚麻籽油中含量较多。磷脂含量较高的食物有蛋黄、肝脏、大豆、麦胚和花生。胆固醇以动物内脏尤其是脑、肝、肾组织中含量丰富，蛋类、鱼子和贝壳类中的含量也较高。

（四）蛋白质（protein）

1. 蛋白质的组成 蛋白质是一切生命活动的物质基础，氨基酸（amino acid）是组成蛋白质的最基本单位，人体内的各种蛋白质由20余种氨基酸构成。不能在人体内合成或合成速度不能满足机体需要而必须从食物中获得的氨基酸称为必需氨基酸（essential amino acid，EAA），成人必需氨基酸有8种，即赖氨酸、亮氨酸、异亮氨酸、甲硫氨酸、苯丙氨酸、苏氨酸、色氨酸，组氨酸为婴幼儿额外的必需氨基酸。半胱氨酸及酪氨酸在体内分别由甲硫氨酸和苯丙氨酸转变而来，因此当膳食中半胱氨酸及酪氨酸的含量丰富时，人体对甲硫氨酸和苯丙氨酸的需求量可分别减少30%、50%，这类可减少人体对某些必需氨基酸需要量的氨基酸称为条件必需氨基酸或半必需氨基酸。其余9种为非必需氨基酸，可由人体合成，不必由食物直接供给。

氨基酸模式和限制氨基酸：食物蛋白必需氨基酸的种类和含量存在差异，用氨基酸模式描述该差异。氨基酸模式是指蛋白质中各种必需氨基酸的构成比例。食物蛋白的氨基酸模式与人体蛋白质氨基酸模式越接近，该蛋白质必需氨基酸被机体利用的程度就越高，营养价值也就越高。鸡蛋蛋白质的氨基酸模式与人体蛋白质氨基酸模式最接近，在实验中常以它作为参考蛋白质（reference protein）。食物蛋白质中含量相对较低的必需氨基酸称为限制氨基酸（limiting amino acid）。为了提高食物蛋白质的营养价值，人们往往将不同的食物混合食用，使各种食物蛋白质所含的必需氨基酸相互补偿，从而使混合膳食蛋白质的氨基酸模式接近于人体的氨基酸模式，以提高蛋白质的营养价值，这种现象称为蛋白质的互补作用（protein complementary action）。谷类蛋白质中赖氨酸的含量较低，甲硫氨酸的含量相对较高，而大豆蛋白质恰恰相反，混食时赖氨酸和甲硫氨酸可相互补充。

2. 蛋白质的生理功能

（1）构成和修补人体组织：蛋白质是构成细胞、组织和器官的主要成分。孕期胎儿、胎盘、乳房的增长及幼儿、儿童和青少年的生长发育都离不开蛋白质。即使成年人的身体组织也在不断地进行更新，需要补充足够的蛋白质。

(2)供给能量：当食物中蛋白质的氨基酸组成和比例不符合人体的需要，或者摄入蛋白质过多，或者碳水化合物、脂肪不能满足机体对能量的需求，蛋白质就会被当作能量来源被氧化分解供给能量。每1g蛋白质可产生4kcal能量。

（3）调节身体功能：体内新陈代谢过程中发挥调节作用的小分子，如促进生长发育的激素、维持体内酸碱平衡和水分正常的胰岛素、胰高血糖素，以及维持免疫功能的各种免疫分子都是蛋白质。

3. 食物蛋白质营养学评价　食物蛋白质由于氨基酸组成的差别，营养价值不完全相同。评价食物蛋白质营养价值主要从"量"和"质"两个方面。

（1）蛋白质含量：食物蛋白质含量是评价食物蛋白质营养价值的一个重要方面。一般来说，食物中含氮量占蛋白质的16%，通常采用凯氏定氮法测定食物中的氮含量，再乘以蛋白质折算系数6.25，即得蛋白质含量。一般而言，动物性食品蛋白质含量比植物食品高。

（2）蛋白质消化率：食物蛋白质消化率（digestibility）是指在肠道内被吸收的蛋白质占摄入蛋白质的百分数，它是反映食物蛋白在肠道内被分解和吸收程度的一项指标，用吸收的氮量与总氮量的比值表示。

（3）蛋白质利用率：指食物蛋白质被消化吸收后在体内被利用的程度，是评价食物蛋白质常用的生物学方法。其评价指标包括生物价（biological value，BV）、蛋白质净利用率（net protein utilization，NPU）、蛋白质功效比值（protein efficiency ratio，PER）和氨基酸评分（amino acid score，AAS）等。

1）生物价：指吸收氮在体内保留的百分比，反映食物蛋白质消化吸收后，被机体利用程度的一项指标，它取决于食物蛋白质的氨基酸成分满足机体需要的程度。生物价越高，被机体利用率越高，蛋白质营养价值越高。

2）蛋白质净利用率：反映食物蛋白质被利用程度的一项指标，它考虑了食物蛋白质的消化和利用两个方面。计算公式：蛋白质净利用率（%）= 消化率 × 生物价。

3）蛋白质功效比值：摄入单位重量蛋白质时的体重增长。测定的标准方法是生长中的幼年大鼠喂给含9%～10%蛋白质的饲料4周，测定大鼠体重增加量。

4）氨基酸评分：是将被测食物蛋白质的必需氨基酸组成与推荐的理想蛋白质或参考蛋白质氨基酸模式进行比较的一种方法。计算公式：氨基酸分 = 每克待测蛋白质氨基酸含量（mg）/ 每克参考蛋白质氨基酸含量（mg）× 100。食物中常见的第一限制氨基酸是赖氨酸、含硫氨基酸、苏氨酸和色氨酸。

4. 人体蛋白质营养状态评价及蛋白质营养不良

（1）人体蛋白质营养状态评价：可从摄入量、人体测量（包括身高、体重、胸围、上臂围、上臂肌围及上臂肌区）、实验室检查（包括血液、尿液和毛发指标）及症状与体征等方面进行综合评价。

（2）蛋白质营养不良：蛋白质缺乏常伴有能量不足。蛋白质-能量营养不良（protein-energy malnutrition）是一种缺乏蛋白质和能量引起的营养缺乏症，主要发生在婴幼儿，经济落后农村地区多见，是导致小儿死亡的主要原因。据临床症状可分如下两型：消瘦型（marasmus），由于蛋白质和能量均长期不足所致，多见于母乳不足、喂养不当、饥饿、疾病及先天营养不良；水肿型（kwashiorkor），蛋白质严重不足而能量勉强维持最低需要水平的极度营养不良症，多见于断乳期的婴幼儿。

5. 蛋白质的参考摄入及食物来源　理论上成年人每天摄入30g蛋白质就可以满足零氮平衡，但从安全性和消化吸收等因素考虑，成人按0.8～1.4g/（kg·d）摄入蛋白质为宜。按能量计算，我国成人蛋白质摄入应占膳食总能量的10%～12%。鱼、禽、瘦肉、鸡蛋、牛奶及其制品蛋白质含量高，大豆及其制品可提供丰富的优质蛋白质，且其保健功能日益受到重视。

（五）能量（energy）

物质代谢与能量代谢是生命的基本特征。能量借助物质代谢得以储存、释放。营养学上常使用卡和千卡作为能量的单位。国际上通用的能量单位是焦耳、千焦耳。两者关系：1cal=4.184J。碳水化合物、脂肪和蛋白质所提供的能量应有适宜的比例，而且机体能量的摄入和消耗应保持动态平衡，即能量平衡。摄入能量大于消耗时会引起能量过剩，并可在体内转化为脂肪而沉积，造成超重或肥胖。机体的能量需要取决于基础代谢、体力活动、食物特殊动力作用及特殊生理状态。

1. 基础代谢（basal metabolism，BM）　是指维持体温、呼吸、心跳、收缩压等最基本的生命活动的能量消耗，即人体在清醒、安静、精神放松、空腹（禁食12小时以上）、温度适宜（18～

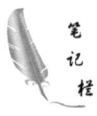

25℃）时的最低能量消耗。基础代谢率（basal metabolic rate，BMR）是指人体在基础代谢状态下，每小时每平方米体表面积的能量消耗。体型、性别、年龄、环境温度、情绪、内分泌状态等均可影响人体基础代谢。

2. 体力活动 人体另外一个主要的能量消耗即是体力活动，占人体总能量消耗的15%~30%，该部分能量消耗因人体力活动状态不同而变化很大。肌肉越发达、体重越重者，活动时能量消耗越多；劳动强度越大，持续时间越长，能量消耗越多；工作越不熟练，能量消耗越多。

3. 食物热效应 也称食物特殊动力作用，指摄食引起的能量额外消耗的现象。其大小与食物中营养素组成、进食量及进食频率有关。蛋白质的食物热效应相当于本身所产生能量的20%~30%、脂肪为0%~5%、碳水化合物为5%~10%。混合膳食的食物热效应约相当于基础代谢的10%。摄食越多，进食越快，食物热效应越大。

4. 特殊生理状态 处于特殊生理状态的群体，如生长发育婴幼儿、儿童青少年、妊娠及哺乳的妇女、疾病应激或术后康复患者的能量消耗增加。

适宜的能量需要量（energy requirement）是指能长期保持良好的健康状态，并具有良好的人体成分构成和活动水平，且能胜任必要的经济和社会活动所需要的能量。能量的摄入与消耗要保持平衡，即能量平衡。确定人体能量消耗的方法主要有计算法（包括能量消耗计算法和膳食调查法）和测量法（直接测热法、间接测热法）。根据我国居民的饮食习惯，成年人三大产能营养素提供的能量占总能量的百分比以碳水化合物50%~65%、脂肪20%~30%、蛋白质10%~15%为宜。

（六）矿物质（mineral）

矿物质是地壳中自然存在的化合物或天然元素，又称无机盐，是人体必需的七大营养素之一。以矿物质含量占万分之一机体体重的构成为限，分为宏量元素和微量元素。除钙、磷、钠、钾、硫、氯、镁为宏量元素外，其余含量不足0.01%体重的矿物质为微量元素。矿物质不能提供能量，是组织和维持正常生理功能必需的各种元素的总称。它们具有下述共同特点：①体内不能合成，必须从食物和饮用水中摄取；②矿物质在体内组织器官中的分布不均匀；③矿物质元素相互之间存在协同或拮抗效应；④部分矿物质生理需要量与中毒剂量的范围较窄，摄入过量易引起中毒。

1. 钙（calcium） 是人体含量最丰富的矿物质，总重量约为1200g，占体重的1.5%~2.0%。99%的钙分布在骨骼和牙齿中，只有1%游离的钙分布在软组织、细胞外液和血液中，统称为混溶钙池。混溶钙池的钙与骨骼钙保持着动态平衡。

（1）生理功能：钙是构成骨骼和牙齿的主要元素，钙离子可维持神经与肌肉的活动、参与血细胞的凝集过程，与激素分泌、细胞信息传递有关，维持体液酸碱平衡和细胞膜的稳定性等。一些研究还表明膳食钙还能预防某些慢性病的发生。

（2）缺乏与过量：缺钙导致儿童手足抽搐、生长发育迟缓，严重缺乏者可导致佝偻病。佝偻病患儿易引起骨变软和弯曲变形，下肢在身体重力的作用下弯曲形成X或O形腿；肋骨与胸骨相连处内陷、胸骨前凸，形成"鸡胸"；肋骨与肋软骨连接处骨样组织堆积，形成"肋骨串珠"；囟门闭合延迟、骨盆变窄和脊柱弯曲。中老年人随年龄的增加，骨吸收大于骨生成，尤其是绝经妇女，因雌激素分泌减少，骨质丢失加快，易引起骨质疏松症。

过量钙摄入也可能产生不良影响，如高钙血症、高钙尿症、血管和软组织钙化，肾结石相对危险性增高等。

（3）食物来源与参考摄入量：乳及其制品是食物钙最好的来源。此外，海带、虾皮、油料种子、豆类等钙含量也非常丰富。钙的食物来源除了考虑含量之外，也应考虑吸收利用率。维生素D、乳糖、蛋白质及氨基酸促进钙吸收，豆类中的植酸、某些蔬菜中的草酸、膳食纤维、制酸剂等均影响钙吸收。针对我国居民主食以谷类食物为主，钙摄入量不足的状况，中国营养学会推荐成年人钙的适宜摄入量（adequate intake，AI）为800mg/d。儿童、青少年、孕妇、乳母等特殊人群钙的AI均相应适当增加。

2. 铁（iron） 是体内含量最多也是最容易缺乏的微量元素。以功能性铁和储存铁两种形式存在。膳食中的铁分为二价血红素铁（heme iron）和三价非血红素铁（non-heme iron）两种形式，分别常见于动物性食物及植物性食物中，二价血红素铁吸收率较高，受膳食营养因素影响小。非血红素铁为三价铁，主要存在于食物中，与蛋白质、氨基酸和有机酸等有机物结合，在吸收前必须与有机物分离并转化为二价铁后才能被吸收，植酸盐、草酸盐、碳酸盐、单宁、多酚物质、膳食纤维等可阻碍其吸收，但蛋白质、氨基酸及乳酸、维生素C等可促进非血红素铁的吸收。

（1）生理功能：铁参与血红蛋白的合成，与体内氧的运送和组织呼吸有关。缺铁影响正常的造血功能及免疫功能。

（2）缺乏与过量：缺铁性贫血发病率较高，尤其在儿童、女青年及孕妇。体内铁缺乏并发展到贫血可分为三个阶段：铁减少期、红细胞生成缺铁期和缺铁性贫血期。缺铁贫血临床症状有头晕、气短、心悸、乏力、注意力不集中、脸色苍白等。铁过量主要损伤肝脏，可引起肝、结肠、直肠、肺等多脏器肿瘤。另外，铁过量与动脉粥样硬化发生也有关。

（3）来源和参考摄入量：动物肝、全血、畜禽肉类、鱼类等动物性食物是铁的良好来源，有效吸收率为15%～35%。中国营养学会推荐成年男性铁的适宜摄入量为12mg/d，女性为20mg/d，可耐受最高摄入量为42mg/d。孕中期、孕后期、乳母适当增加。

案例 4-3

2006年9月，宁夏固原市疾病预防控制中心宣布，经过20多年的不懈努力，西海固地区今年首次实现了甲状腺肿大零患病率。西海固地区的土壤和水源含碘很少，每人每日碘摄入量仅相当于正常环境下每人每日碘摄入量的1/5。长期生活在缺碘地区的人易患甲状腺肿大。1980年以前，西海固地区51个乡镇属地方性甲状腺肿大病区，当地群众患病率达36.18%，患病人数占自治区患病人数的79%以上。凡患上此病的孕妇易流产，胎儿易导致先天性畸形甚至死亡，幼儿发育迟缓，成年人则浑身无力。近20年来，固原市采取以食用加碘盐为主的综合性防治措施，食用碘盐合格率达到93%以上，甲状腺肿大患病率小于1%。

问题：
1. 碘缺乏的危害有哪些？
2. 如何预防甲状腺肿大？

3. 碘（iodine） 是人体必需的微量元素之一。正常成年人体内含碘15～20mg。主要储存在甲状腺内，包括甲状腺素（T_4）、三碘甲状腺原氨酸（T_3）、一碘酪氨酸、二碘酪氨酸，具有生物活性的是甲状腺素。

（1）生理功能：碘主要参与甲状腺素的合成，其生理功能主要通过甲状腺素表现出来。甲状腺素的生理功能主要有以下几个方面：①参与碳水化合物、蛋白质、脂肪的代谢，调节能量转换。②促进生长发育：促进蛋白质的合成和神经系统发育，对胚胎发育期和出生后早期体格的生长发育尤为重要。③调节水钠代谢，缺乏甲状腺素可引起组织水钠潴留，引起黏液性水肿。④促进维生素的吸收和利用，包括促进烟酸的吸收利用及β胡萝卜素向维生素A的转化。⑤激活体内细胞色素酶、琥珀酸氧化酶系等多种酶，促进物质代谢。

（2）缺乏及过量：成人碘缺乏可引起甲状腺体肥大。孕妇严重缺碘可影响胎儿神经、肌肉的发育，使胚胎期和围生期死亡率上升。婴幼儿缺碘可引起生长发育迟缓、智力低下，严重者发生呆小症，即克汀病（cretinism）。碘缺乏病有明显的地方性特点。长期高碘摄入也可导致高碘性甲状腺肿。

（3）来源和参考摄入量：海产品如海带、紫菜、海蜇、带鱼等含碘丰富，植物性食物碘含量较低。我国用加碘食盐补充碘。中国营养学会推荐成年人碘的RNI为120μg/d。

案例 4-4

1961年，锌元素缺乏的临床表现首次得以描述。全世界大约1/3的人口生活在严重缺锌的地方。全球性的缺锌预计高于20%。我国儿童普遍存在着缺锌的问题。据报道，我国儿童锌营养不良以1～6岁发生率最高，达60%。儿童锌缺乏，易造成偏食、挑食、生长发育停滞等症状。

问题：
1. 锌的生理功能有哪些？
2. 请列举富含锌的五种食物。

4. 锌（zinc）

（1）生理功能：成人体内锌的含量男性约为2.5g，女性约为1.5g。主要分布在肝、肾、肌肉、视网膜和前列腺中，其生理功能主要有以下几个方面：①锌是体内多种酶的组成成分或酶的激活剂，在组织呼吸、能量代谢及抗氧化过程中发挥重要的作用。②锌是维持RNA多聚酶、DNA多聚酶及反转录酶等活性必需的微量元素。③锌参与了蛋白质的合成及细胞的生长、分裂和分化等过程,对胎儿的生长发育、性器官和性功能的发育和成熟均有重要的调节作用。④锌可增强机体的免疫功能。⑤锌对皮肤、视力、味觉和食欲具有重要的作用。

(2)缺乏和过量:锌缺乏常见于婴儿、儿童、孕妇和乳母。锌缺乏可导致生长发育障碍、免疫力降低、性发育障碍、性功能低下及精子数减少、食欲减退和异食症等。孕期严重缺锌可使胚胎发育畸形,胎儿出生后锌缺乏可导致侏儒症。锌过量可干扰铜、铁和其他微量元素的吸收和利用,损害免疫功能。成人的锌中毒症状表现为发热、腹泻、恶心、呕吐和嗜睡等。

(3)来源和参考摄入量:贝壳类海产品、猪肉、牛肉、羊肉等红肉,以及动物内脏等均是锌的良好来源。蛋类、豆类、谷类胚芽、燕麦、花生等也富含锌。蔬果含量较低,粮谷精加工后损失大部分锌。中国营养学会建议成人每日锌的 RNI 男性为 12.5mg/d,女性为 7.5mg/d。

(七)维生素(vitamin)

维生素是维持机体正常生理功能及细胞内特异代谢反应所必需的一类微量的低分子有机化合物。各种维生素具有以下共同点:①维生素均以维生素原的形式存在于食物中;②维生素的作用主要是参与机体代谢的调节;③大多数维生素必须经常通过食物获得;④人体对维生素的需要量很小,但一旦缺乏就会引发相应的维生素缺乏症。根据溶解性的不同,将维生素分为水溶性和脂溶性维生素两大类。水溶性维生素:包括 B 族维生素(B_1、B_2、B_6、B_{12} 及烟酸、叶酸、泛酸及生物素等)和维生素 C。脂溶性维生素:维生素 A、D、E、K 等。

> **案例 4-5**
> 苏尼达是一名典型的尼泊尔山区妇女,25 岁的她已经是两个孩子的母亲了。如今,第三个孩子在腹中已 5 个月大了。她白天在田间劳作,晚上就闭门不出,因为她什么都看不见。她说:"这不是病,我周围的每个孕妇都是这样,等孩子一出生就好了。"
> **问题**:这种情况真的正常吗?如果不正常,是什么原因引起的呢?

1. 维生素 A(vitamin A) 是指具有 β 白芷环的多烯基结构并有视黄醇生物活性的一大类物质,包括已形成的维生素 A、维生素 A 原及其代谢产物。动物体内具有视黄醇生物活性的维生素 A,包括视黄醇、视黄醛和视黄酸。植物中不含已形成的维生素 A,某些黄、橙、红色植物中含有类胡萝卜素(carotenoid),其中可在小肠和肝细胞内转变成视黄醇和视黄醛的类胡萝卜素称为维生素 A 原,如 α 胡萝卜素、β 胡萝卜素、γ 胡萝卜素。

(1)生理功能:维生素 A 在人体内发挥的主要作用为:①维持暗视力。人从亮处进入暗处,最初看不清东西,经过一段时间后才逐渐恢复视力,这一过程称为暗适应。暗适应过程的快慢与体内维生素 A 的营养状况有关。维生素 A 不足引起的暗适应时间延长常见于儿童。②调控细胞生长和分化。视黄酸及其代谢产物调节眼睛、四肢和上皮组织等细胞的生长、分化。③维护上皮组织细胞的健康。④免疫功能。维生素 A 通过调节细胞和体液免疫提高免疫功能,又被称为"抗感染"维生素。⑤抗氧化、抑制肿瘤生长。类胡萝卜素能清除自由基,提高抗氧化防御能力。⑥促进造血。维生素 A 使铁维持游离状态,提高铁的吸收、转运和分布,促进造血。

(2)缺乏与过量:维生素 A 缺乏症主要发生于婴幼儿及儿童,以眼部结构及功能、皮肤损伤常见。缺乏最早症状是暗适应时间延长,严重者可出现角膜、结膜干燥、角化甚至夜盲症,进一步发展可致失明。皮肤毛囊角化、皮脂腺和汗腺萎缩,从而引起皮肤粗糙、干燥。此外,儿童缺乏维生素 A 还表现为生长发育受阻,齿龈增生与角化、牙釉质发育不良、牙齿停止生长,免疫力低下。

过量摄入维生素 A 可在体内蓄积,引起急性、慢性中毒,并有致畸作用。维生素 A 慢性中毒表现为头痛、疲劳、无力、食欲降低、脱发、肝大、关节疼痛和肿胀、皮肤瘙痒和干燥及脱屑、复视、出血、月经过多等。摄入富含胡萝卜素的食物过多时,会引起高胡萝卜素血症,虽然通常无症状,但可引起胡萝卜素色素沉着,表现为皮肤黄染。

(3)来源和参考摄入量:鱼肝油、肝脏、鱼卵、鸡蛋、牛奶是维生素 A 的良好来源。绿、黄、橙、红等深色蔬菜和水果中的胡萝卜素也可转化为维生素 A。我国成人维生素 A 的 RNI 男性为 800μg/d 视黄醇当量,女性为 700μg/d 视黄醇当量。维生素 A(不包括胡萝卜素)的成人可耐受最高摄入量为 3000μg/d。

2. 维生素 D(vitamin D) 是指含环戊氢烯菲环结构并具有钙化醇生物活性的一类物质。最常

见的为维生素 D_2（麦角钙化醇）及维生素 D_3（胆钙化醇）。维生素 D_2、D_3 来源不同，但均溶于脂肪或脂溶剂，耐碱及高温，酸性条件下受光照易氧化，脂肪酸败可促其破坏。维生素 D_3 经肝脏、肾脏羟化后形成有活性的 $1,25\text{-}(OH)_2\text{-}D_3$。

（1）生理功能：①调节钙、磷代谢，维持血钙浓度稳定；②调节细胞的分化、增殖和生长；③调节中枢神经系统；④免疫调节功能。

（2）缺乏与过量：维生素 D 缺乏时，可引起手足抽搐症，表现为神经肌肉兴奋性增高，出现手足痉挛、肌肉抽搐等，有时发生喉痉挛或惊厥甚至窒息，多见于孕妇和 2 岁以下的小儿。影响骨骼和牙齿的钙化，儿童易患佝偻病，孕妇、乳母易患骨质软化症，老年人易患骨质疏松症。

膳食提供的维生素 D 一般不会引起中毒，但摄入过量的维生素 D 补充剂可引起中毒。主要表现为厌食、体重减轻、头痛、嗜睡、恶心、呕吐、腹痛、多尿、关节疼痛、弥漫性骨质脱矿化、软组织钙化和肾结石。

（3）来源和参考摄入量：维生素 D 主要存在于深海鱼、肝脏、蛋黄等动物性食品，太阳紫外光线中的 UVB 可促进维生素 D 的合成。人奶和牛奶维生素 D 的含量较低，但维生素 D 强化牛奶可提供一定量的维生素 D。蔬菜、谷类及其转化制品和水果亦只含有少量的维生素 D。目前我国制定的膳食营养素参考摄入量：在钙、磷供给量充足条件下，65 岁以上人群 AI 为 15μg/d，其余人群为 10μg/d。维生素 D 的量也可以用 IU（国际单位）表示，两者换算关系：1μg/d 维生素 D=40IU 维生素 D。

3. 维生素 E（vitamin E） 是生育酚类化合物的总称，包括生育酚和生育三烯酚两类，各包括 α、β、γ、δ 四个，其中生育酚生物活性最高，作为维生素 E 的代表。酸性、中性溶液或无氧条件下稳定，在碱、氧、紫外线、Cu^{2+}、Fe^{3+} 存在时极易被破坏。油炸及酸败的油中维生素 E 被大量破坏。

（1）生理功能：①抗氧化；②预防衰老；③对心血管功能的影响：减少心肌细胞脂质过氧化程度、降低低密度脂蛋白氧化修饰、减少血栓素释放等减轻心肌梗死；④促进单核细胞分泌细胞因子、促进淋巴细胞增殖；⑤促进精子形成与活动，增强卵巢功能，使卵泡黄体细胞增加。

（2）缺乏与过量：维生素 E 缺乏人类较少见。缺乏维生素 E 时，可出现红细胞破坏、肌肉组织变性、贫血症、神经退行性病变等症状。维生素 E 毒性相对较小，大剂量服用维生素 E 有可能出现中毒症状：有肌无力、视物模糊、复视、恶心、腹泻及维生素 K 的吸收和利用障碍。

（3）来源和参考摄入量：维生素 E 的良好来源有植物油（橄榄油及椰子油较少）、麦胚、种子类、坚果类、豆类及谷类。蛋类、肉类、鱼类、水果及菜中含量甚少，我国成年人维生素 E 的 AI 为每天 14mg 总生育酚。

4. 硫胺素（thiamine）

硫胺素又称维生素 B_1，抗脚气病因子和抗神经炎因子。酸性条件下稳定，碱性环境下易被氧化失活，且不耐热。在中性、碱性介质中，二氧化硫、亚硫酸盐能加速硫胺素的分解破坏。故不宜用亚硫酸盐作为含硫胺素较高的谷、豆的防腐剂，也不宜用二氧化硫熏蒸谷仓。

（1）生理功能：焦磷酸硫胺素是硫胺素在体内的活性形式，是碳水化合物代谢中氧化脱羧酶的辅酶，还参与磷酸戊糖途径的转酮醇反应。硫胺素还有非酶作用，它能促进神经递质乙酰胆碱的合成和利用，促进胃蠕动和腺体分泌，因此硫胺素具有维持神经系统、消化系统和肌肉功能正常的作用。

（2）缺乏：硫胺素缺乏时可发生脚气病（beriberi），主要损伤神经 - 血管系统，分成人型和婴幼儿脚气病。多发生在以精白米面为主食的地区。成人脚气病分为干性、湿性和混合性。婴幼儿脚气病常发生于 2～5 月龄，常突然发作，病情危重，多因母亲摄入精白面多、肉食少导致。

（3）来源和参考摄入量：硫胺素广泛存在于天然食物中，含量丰富的食物有谷类、豆类及干果类，动物内脏、肉、禽蛋中含量也较多。日常膳食中的硫胺素主要来自谷类食物，尤其是在谷物的表皮和胚芽中含量较高，米、面碾磨过于精细、过分淘米或烹调中加碱，均可造成其大量损失，硫胺素的需要量与体内的能量代谢密切相关，我国将成年人硫胺素的 RNI 定为男性 1.4mg/d，女性 1.2mg/d，孕妇、乳母和老年人稍增高。

5. 核黄素（riboflavin） 又称维生素 B_2，食物中的核黄素主要是以黄素单核苷酸（FMN）和黄素腺嘌呤二核苷酸（FAD）的形式存在。

（1）生理功能：核黄素以 FMN、FAD 的形式与特定蛋白结合形成黄素蛋白，后者是体内许多重要氧化还原酶系统的辅基，在氨基酸、脂肪氧化、蛋白质和某些激素的合成过程中也发挥着重要作用。另外，FMN、FAD 参与维生素 B_6 和烟酸的代谢。FAD 作为谷胱甘肽还原酶的辅酶参与体内

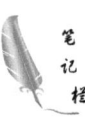

抗氧化防御系统。FAD 与细胞色素 P450 结合，促进铁的吸收和利用，防止缺铁性贫血的发生。核黄素还能降低血脂、抗血小板凝集、防治高血压及其并发症。

（2）缺乏：核黄素缺乏的主要临床表现为口腔、眼和皮肤等的炎症反应，称为"口腔生殖系统综合征"。口腔炎症表现为口角炎、唇炎、舌炎，典型者表现为"地图舌"；皮肤炎症常见为脂溢性皮炎，多见于鼻唇沟、下颌、眼外眦及耳后、乳房下、腋下、腹股沟等皮脂分泌旺盛的部位，男性还会出现阴囊皮炎。

（3）来源和参考摄入量：核黄素广泛存在于动物肝脏、肾脏、心脏、乳汁及蛋类中，植物性食品以菠菜、韭菜、油菜等绿色蔬菜及豆类中含量较高，谷类中含量则较少。中国营养学会制定的成年人核黄素的 RNI 男性为 1.4mg/d，女性为 1.2mg/d。

> **案例 4-6**
> 哥伦布是 16 世纪意大利伟大的航海家，他带领船队在大洋上探险，那时，船员在船上只能吃黑面包和咸鱼，许多船员得了一种怪病：首先是浑身无力，接着全身出血，最后慢慢死去，船员们称这种病为"海上凶神"。一次航行中得了病的船员为了不拖累大家，自愿留在荒岛上，哥伦布返航至荒岛时发现那些以野果充饥的生病船员还活着，而留在船上的生病船员却没能幸免于难。
> **问题：**
> 1. 这种病主要由缺少什么引起的？
> 2. 留在荒岛的生病船员为何得以生还？

6. 抗坏血酸（ascorbic acid） 又称维生素 C，酸性条件下稳定，遇光、氧及热易氧化。碱性、加热及与痕量铜、铁等共存时极易氧化。

（1）生理功能：抗坏血酸是机体内一种很强的抗氧化剂，可保持巯基酶的活性和谷胱甘肽的还原状态，保护其他物质免受氧化破坏。抗坏血酸维持脯氨酸羟化酶及赖氨酸羟化酶活性，促进胶原蛋白的合成，在维护骨、牙的正常发育和血管壁的通透性方面起着重要的作用。抗坏血酸对去甲肾上腺素及 5-羟色胺的合成、胆固醇的羟化代谢、脂肪酸的代谢、抗体的合成、有机物或毒物的解毒、降低癌症发病率等具有有益作用。

（2）缺乏：抗坏血酸缺乏主要引起坏血病（scurvy），该病起病缓慢，需 4～7 个月。开始出现一些非特异性症状，如消化不良、烦躁不安、面色苍白、生长迟缓、低热等，相继出现坏血病的明显症状，全身点状出血，牙龈黏膜下经常出血、红肿，尤以牙尖端最为显著，抗坏血酸缺乏引起胶原蛋白合成障碍，骨釉质形成不良而导致骨质疏松。

（3）来源和参考摄入量：抗坏血酸的主要来源为新鲜蔬菜和水果，一般叶菜含量比根茎类多，酸味水果比无酸味水果含量多。含量较丰富的蔬菜有番茄、菜花等，水果有柑、柠檬、青枣、柿子、猕猴桃等。某些野果中抗坏血酸含量非常丰富。补充剂、保健品及含维生素 C 的饮料也是抗坏血酸的来源之一。文中案例所述的船员长期海上航行，以精米面为食，缺乏新鲜蔬果补充，维生素 C 摄入长期不足，因而导致严重病变。中国营养学会制定的成年人抗坏血酸 RNI 为 100mg/d。

7. 叶酸（folic acid）

（1）生理功能：膳食中的叶酸多以与多个谷氨酸结合的形式存在，但只有单谷氨酸叶酸才能被小肠吸收。四氢叶酸是具有生理功能的叶酸形式，四氢叶酸作为载体，接收来自组氨酸、丝氨酸、甘氨酸等的一碳单位，参与嘌呤和嘧啶核苷酸的合成及进一步的 DNA 和 RNA 合成，参与氨基酸之间的相互转化，并通过甲硫氨酸代谢影响磷脂、血红蛋白及重要的甲基化合物，如肾上腺素、胆碱、肌酸等的合成。

（2）缺乏：叶酸缺乏会影响核酸的代谢，引起巨幼红细胞贫血；影响神经系统的发育，引起胎儿神经管畸形。叶酸缺乏还可使同型半胱氨酸向甲硫氨酸转化出现障碍，导致同型半胱氨酸在血中积累形成高同型半胱氨酸血症，是动脉粥样硬化及心血管疾病的重要危险因素。

（3）来源和参考摄入量：富含叶酸的食物为肝、肾、鸡蛋、豆类、酵母、绿叶菜、水果及坚果类等。膳食叶酸和合成的叶酸补充剂的生物利用度不同，美国食物营养委员会提出叶酸的摄入量应以膳食叶酸当量（dietary folate equivalence，DFE）表示。我国成年人叶酸的 RNI 为 400μgDFE/d，在妊娠期、哺乳期及婴儿期等特殊阶段，叶酸摄入量亦应相应增加。

二、合理营养指导

（一）合理营养的概念

合理营养是指全面而均衡的营养，是一个综合性概念，其核心是平衡膳食。平衡膳食指膳食中所含有的营养素种类齐全，数量充足，比例恰当。合理营养通过平衡膳食实现，即在符合卫生要求的前提下，通过合理地选择食物，采用合理的加工与烹调方法，合理的膳食制度，以利于各种营养素的消化吸收和利用，使人体获得的能量和营养素能够满足在不同生理阶段、不同生活环境及不同劳动条件下的需要，不致出现缺乏或过多，以促进人体正常的生长发育，确保各组织结构和功能的正常运行，提高机体的抗病能力，使机体处于良好的健康状态。

（二）合理营养的基本要求

（1）摄取的食物能提供必需的能量及各种营养素。
（2）摄取的食物能保证各营养素之间的平衡。
（3）合理的加工烹调。
（4）合理的膳食制度和良好的饮食习惯。
（5）食物本身应无毒害，不含有毒物质及致病物质。

（三）中国居民膳食营养素参考摄入量（dietary reference intakes，DRIs）

膳食营养素参考摄入量是在推荐的每日膳食营养素供给量基础上发展起来的一组每日平均膳食营养素摄入量的参考值。DRIs 包括如下四个经典水平指标：

平均需要量（estimated average requirement，EAR）是指某一特定性别、年龄及生理状况的群体对某营养素需要量的平均数，可以满足 50% 群体需要，是制定推荐摄入量的基础。

推荐摄入量（recommended nutrient intake，RNI）相当于传统的每日膳食营养摄入量，指可以满足某特定性别、年龄及生理状况群体中绝大多数个体（97%～98%）需要量的摄入水平，长期摄入 RNI 水平，可以满足机体对该营养素的需要，维持组织中适量的储备。RNI 的主要用途是作为个体每日适宜营养素摄入水平的参考值，是健康个体膳食摄入营养素的目标。

适宜摄入量（adequate intake，AI）是通过观察或实验获得的健康人群某营养素的摄入量。AI 能满足目标人群中几乎所有个体的需要。

可耐受最高摄入量（tolerable upper intake level，UL）是每日可以摄入该营养素的最高值。该量对一般人群中的几乎所有个体，不致损害健康，但不表示达到这一水平可能是有益的。UL 并非一个建议的摄入水平，其目的在于评价个体摄入量过高的可能，避免发生危险。

中国居民膳食营养素参考摄入量包括：能量和蛋白质的参考摄入量及脂肪功能比；常量和微量元素的 RNI 或 AI；脂溶性和水溶性维生素的 RNI 或 AI；某些微量营养素的 UL；蛋白质及某些微量营养素的 EAR。

（四）中国居民平衡膳食指南与宝塔

膳食结构（dietary pattern）也称食物结构、膳食模式、膳食构成或食物组成，是指消费的食物种类及其数量的相对构成，表示膳食中各种食物间的组成关系。当今世界典型的四种膳食结构：①经济发达国家膳食结构，以欧美发达国家为代表，植物性食物消费量较少，动物性食物消费量大，又称"三高"型膳食（高蛋白、高脂肪、高能量膳食），该膳食结构可导致肥胖、糖尿病、高血压等患病率增加；②东方膳食结构，以印度、巴基斯坦等发展中国家为代表，该膳食能量基本上可满足人体的需要，蛋白质和脂肪不足，容易出现蛋白质-能量营养不良，但有利于肥胖、高血压、糖尿病的控制；③日本膳食结构，植物性和动物性食物消费比较均衡，动物性食物中深海鱼类占较高比例，并有丰富的蔬菜、水果等，食物结构比较合理，有利于避免营养缺乏病和营养过剩性疾病；④地中海膳食结构，地中海地区居民特有的膳食类型，该膳食含复合碳水化合物，不饱和脂肪酸摄入量高，富含植物性食物和新鲜水果。地中海居民心血管疾病的发生率很低。

《中国居民平衡膳食指南》（2016 年版）是 2016 年 5 月 13 日由国家卫生和计划生育委员会疾控局发布，为了提出符合我国居民营养健康状况和基本需求的膳食指导建议而制定的法规。自 2016 年 5 月 13 日起实施。该指南同时推出了中国居民膳食宝塔（2016）、中国居民平衡膳食餐盘（2016）和儿童平衡膳食算盘三个可视化图形，指导大众在日常生活中践行膳食指南（图 4-1）。与上一版指南相比，该指南由原来的 10 条修改为 6 条，具体分别如下：

（1）食物多样，谷类为主。
（2）吃动平衡，健康体重。
（3）多吃蔬果、奶类、大豆。
（4）适量吃鱼、禽、蛋、瘦肉。
（5）少盐少油，控糖限酒。
（6）杜绝浪费，兴新食尚。

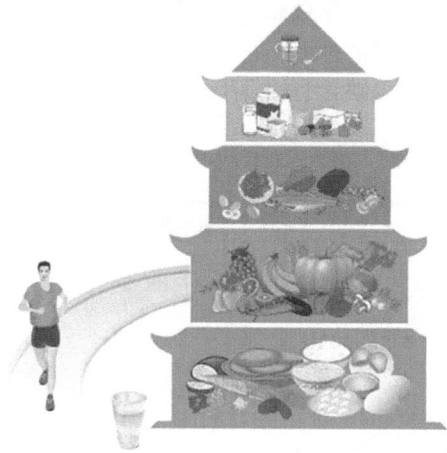
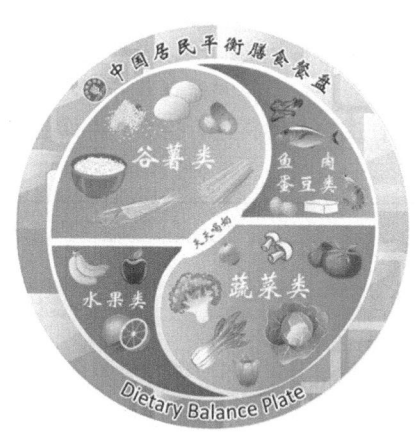

图 4-1 中国居民平衡膳食宝塔和中国居民平衡膳食餐盘（2016）

一般人群膳食指南适合 2 岁以上的正常人群。特定人群膳食指南是根据各人群的生理特点及其对膳食营养的需要而制订的。特定人群包括孕妇、乳母、婴幼儿、学龄前儿童、儿童青少年及老年人。

三、人群营养调查及评价

营养调查（dietary survey）

营养调查不仅可了解我国不同人群膳食构成及营养水平，还能为有计划地改善和提高我国人民的膳食质量提供科学依据。我国于 1959 年、1982 年、1992 年和 2002 年分别进行了 4 次全国营养调查。营养调查包括膳食调查、体格测量、营养缺乏病临床检查及营养状况实验室检测。

1. 膳食调查 是指通过不同方法了解被调查者每日各种主副食摄入量，在此基础上利用食物成分表计算被调查者每人每日从膳食中所摄入的能量和各种营养素是否达到推荐摄入量或适宜摄入量标准的要求。膳食调查通常有四种方法，即 24 小时回顾法、记账法、称重法和食物频率法。① 24 小时回顾法：又称询问法，是对被调查者进行连续 3～5 天个人食物（包括各种主副食物）摄入情况，包括在外就餐，获得个人每日食物和营养素摄入量的方法。这种方法简便易行，但所得资料比较粗略，可结合其他方法进行。②记账法：是通过查账或记录一定期间各种食物消耗总量和用餐的人日数，计算出平均每人每日的消耗量。这种方法手续简便，节省人力，适用于有详细账目的集体单位。③称重法：是指在调查期间称量每日每餐所吃各种主副食的生重、熟重及剩余重量，并统计每餐的用餐人数，由此计算出每餐每人的平均生食重量，将一天各餐的结果加在一起，得出每人每天的进食量。该法细致准确，但费人力、物力，可用于个人（妇、乳母、患者）、家庭或集体单位。④食物频率法：指收集被调查者过去较长时间内各种食物消费率及消费量，获得个体长期食物和营养素水平摄入量。这种方法主要用于研究慢性病与膳食模式和营养素的关系。通过膳食调查可以得到平均每人每日摄取各类食物的名称和数量，结合《食物成分表》计算出每人每日能量、各种营养素平均摄入量，同时还可以计算三大营养素能量百分比、三餐能量比、蛋白质的来源百分比及脂肪来源百分比等。膳食调查的结果应与中国居民膳食能量和营养素推荐摄入量或适宜摄入量标准进行比较，作出合理评价。

2. 体格测量 通过体格测量可了解被调查者生长发育及健康状况，主要测量指标有身高、体重、皮褶厚度等。评价指标有标准体重（理想体重）及体重指数（body mass index，BMI）。标准体重计算如下：

$$标准体重（kg）= 身高（cm）-100（Broca 公式）$$

标准体重（kg）= 身高（cm）-105（Broca 改良公式）

按上式计算，标准体重 ±10% 为正常体重。超过标准体质重的 10%～20% 为超重，超过 20% 为肥胖；低于标准体重的 10%～20% 为消瘦，低于 20% 为严重消瘦。中国人比较适合 Broca 改良公式。

体重指数是目前评价肥胖和营养不良的常用指标，其计算公式如下：

BMI= 体重（kg）/ 身高（m）^{2}。适合我国人群的 BMI 评价标准为：

BMI＜18.5 为消瘦；18.5～23.9 为正常；24.0～27.9 为超重；≥28.0 为肥胖。

3. 营养缺乏病临床检查 营养缺乏病是指长期缺乏一种或多种营养素而造成的严重营养低下，并出现各种相应的临床表现或病征。营养缺乏病的发生是一个渐进的过程，在形成之前，进行合理的营养评估，及时发现营养问题采取预防措施，完全可以预防营养缺乏病的发生。可以借助检查者感官或检查器具进行检测。常见的营养素缺乏体征如表 4-2 所示。

表 4-2　常见营养素缺乏体征

体征	可能缺乏的营养素
消瘦或水肿、发育不良	能量、蛋白质、锌
贫血	蛋白质、铁、叶酸、维生素 B_{12}
干燥、毛囊角化	维生素 B_{12}、维生素 C
毛囊四周出血点	维生素 A
癞皮病皮炎	维生素 C
阴囊炎、脂溢性皮炎	烟酸
眼、口腔和皮肤炎症	维生素 B_2
比奥斑、角膜干燥、夜盲	蛋白质，维生素 A
口角炎、口唇炎	维生素 A
齿龈炎、齿龈出血、牙齿松动	维生素 B_2
舌炎、舌猩红、舌肉红	维生素 C
地图舌	维生素 B_2、烟酸
舟状甲	维生素 B_2、烟酸、锌
颅骨软化、方颅、鸡胸、串珠肋、O/X 形腿	铁
骨膜下出血	维生素 D
肌肉无力、四肢末端蚁走感、下肢肌肉痛	维生素 C
水肿	维生素 B_1
右心肥大、舒张压下降	维生素 B_1、蛋白质
甲状腺肿	碘
肥胖症、糖尿病及血脂异常	各种营养素失调

4. 营养状况生化检查 人体营养状况的生化检查是指借助生化、生理等实验手段，检测人体内是否存在某种（些）营养素不足、营养素储备水平低下或过多的现象，以便较早掌握营养失调征兆和变化动态，及时采取必要的预防措施。

通过对膳食调查、人体测量、营养缺乏病临床症状的检查及营养状况生化检查结果进行综合判断，评价膳食模式是否合理；各种营养素的摄入量满足需要的程度、能量是否平衡；能量及蛋白质的食物来源是否合理；各餐能量分配比例是否恰当；食物来源、储存条件、烹调加工方式及被调查者的饮食习惯和就餐方式等是否合理；居民的营养与发育状况；营养方面一些值得重视的地方及人群中存在的有倾向性的营养问题。

第二节　特殊人群营养

人的一生按时间顺序可分为婴幼儿期、儿童青少年期、成年期、老年期等，不同年龄、性别、生理状态的个体或人群其生理特点及营养需要也不同，针对不同人群施行合理营养，可维持人体的正常生理功能，促进健康和生长发育，防治营养性疾病的发生。

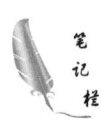

一、孕妇营养

孕妇除了维持自身所需外，还要负担胎儿的生长发育及胎盘和母体组织增长所需要的能量。孕妇蛋白质在孕早、中、晚期应分别增加 0、15g/d、30g/d，优质蛋白质占总量的 1/3 以上。孕妇膳食中应有适量脂肪，供能占 20%～30%，包括饱和脂肪酸、n-3 和 n-6 系列多不饱和脂肪酸以保证胎儿必需脂肪酸。妊娠期对钙、铁、碘、锌等矿物质的需要量显著增加。孕早期补充叶酸能有效预防神经管畸形。此外，妊娠期妇女应摄取维生素 A、维生素 D 及 B 族维生素。

二、乳母营养

乳母对能量的需要量较大，除满足自身需要之外，还要供给乳汁所含的能量和乳汁分泌过程本身消耗的能量。蛋白质的摄入量对乳汁分泌的数量和质量的影响最为明显，建议乳母多吃蛋类、乳类、瘦肉类、肝、肾、豆类及其制品。人乳中主要矿物质（钙、磷、镁、钾、钠）的浓度一般不受膳食的影响。为保证乳汁中正常的钙含量，并维持母体钙平衡，除多食用富含钙质的食物外，也可额外补充钙剂、骨粉等。人乳中铁含量低，为预防乳母发生缺铁性贫血，乳母应注意铁的补充。碘、锌、硒的膳食摄入量增加，乳汁中的含量也会相应增加。乳母维生素 A 的摄入量可影响乳汁中维生素 A 的含量。维生素 E 具有促进乳汁分泌的作用。母乳中维生素 D 含量很低。水溶性维生素大多可通过乳腺。

三、婴幼儿期营养

按婴儿的健康状况、是否出现饥饿的症状及婴幼儿的体重增加情况判断能量供给量是否适宜。人乳蛋白质氨基酸模式是婴儿最理想的氨基酸，当蛋白质供给不足时，婴幼儿可表现出生长发育迟缓、抵抗力下降、消瘦、腹泻、水肿、贫血等。婴儿蛋白质摄入量相当于每千克体重 1.6～2.2g/d。0～3 岁内，脂肪供能由 48% 降低至 35%，必需脂肪酸对婴幼儿神经系统及视网膜发育非常重要。乳糖是婴儿主要的碳水化合物补充形式，4 个月以内的婴儿缺乏淀粉酶，故淀粉类食物应在 3～4 个月后添加。婴幼儿必需但易缺乏的矿物质有钙、铁、锌，适当地补充这些微量元素有助于预防缺乏症。几乎所有的维生素在缺乏时都会影响婴幼儿的生长发育，其中关系最为密切的有维生素 A、维生素 D 及 B 族维生素，人工喂养的婴幼儿尤其是早产儿还应该注意维生素 E 和维生素 C 的补充。

四、儿童青少年期营养

（一）学龄前儿童的营养需要

中国营养学会推荐的学龄前儿童（3～6 岁的儿童）每日能量的 RNI 为 1300～1700kcal，男童高于女童。学龄前儿童蛋白质的 RNI 为 20～25g/d。学龄前儿童由脂肪提供的能量占总能量的 30%～35%。碳水化合物是学龄前儿童能量的主要来源，且以淀粉类食物为主。为满足学龄前儿童的骨骼生长，日均钙需要量为 800mg/d。同时应补充丰富的维生素 D（400IU/d）以促进钙的吸收。

（二）学龄儿童的营养需要

学龄期儿童（6～12 岁进入小学阶段的儿童）处于生长发育阶段，基础代谢率高，体力、脑力活动量大，学习任务繁重，思维活跃，必须保证供给充足的蛋白质、矿物质和维生素，尤其要重视维生素 A 和维生素 B_2 的供给。学龄儿童脂肪的适宜摄入量占总能量的 20%～30%，碳水化合物适宜摄入量占总能量的 50%～65% 为宜。

（三）青少年的营养需要

青少年时期（12～18 岁）对各种营养素的需要量最大，其中蛋白质提供的能量占总能量的 12%～14%，脂肪的摄入量占总能量的 20%～30%，碳水化合物的摄入量占总能量的 50%～65%。青少年期的钙营养状况决定成年后的峰值骨量，需保证这一阶段的钙供给充足，因此，12～18 岁青少年钙的 AI 增加到 1000mg/d。铁的补充也不可缺少。此外，需要增加锌的摄入量，肉类、海产品、蛋类等都是锌的良好来源。而碘的补充有助于预防青春期碘缺乏所致的甲状腺肿的发生。

五、老年营养

老年人对能量的需要降低，控制体重在适宜范围内并设定合理能量摄入目标即可。老年人肝、肾功能降低，且易出现负氮平衡，因此，膳食蛋白质以优质蛋白质占 1/2 以上为宜，蛋白质供能占总能量的 12%～14%。老年人脂肪的摄入不宜过多，占总能量的 20%～30% 为宜。建议碳水化合物

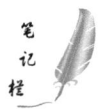

提供的能量以占总能量50%～65%为宜。并且应降低单糖、双糖和甜食的摄入量，增加膳食中膳食纤维的摄入。应注意及时补钙、铁，以清淡饮食为主。老年人膳食指南在一般人群膳食指南的基础上补充以下4条内容：①食物要粗细搭配、松软、易于消化吸收；②合理安排饮食，提高生活质量；③重视预防营养不良和贫血；④多做户外活动，维持健康体重。

第三节　营养与疾病

营养性疾病是指因营养素摄入不足、消化吸收障碍和消耗增加引起营养缺乏及营养素过剩或营养代谢异常的一类疾病。营养性疾病包括蛋白质-能量营养不良、各种维生素缺乏病等，也包括维生素A过多症、肥胖症等与营养因素密切相关的慢性病。疾病谱的变化表明，慢性非传染性疾病已经成为危害人民群众健康的头号杀手，许多慢性病和饮食习惯及生活方式相关，相互关联，互为因果。

一、营养与肥胖

肥胖（obesity）是指人体脂肪的过量储存，表现为脂肪细胞增多和（或）细胞体积增大即全身脂肪组织块增大，与其他组织失去正常比例的一种状态，肥胖的诊断或判定标准很多，目前常用BMI判定肥胖和超重（overweight）。

1. 肥胖的诊断　目前，常用的诊断肥胖的标准和方法有如下几种：

（1）体重指数（BMI）：该指标采用身高、体重共同进行判断。各国判断标准有所差异，我国沿用2003年提出的诊断标准。

（2）肥胖度：实际体重超过标准体重的10%为超重；20%～29%为轻度肥胖；30%～49%为中度肥胖；≥50%为重度肥胖。

（3）腰围：衡量脂肪在腹部蓄积是最简单、实用的指标。WHO规定，男性腰围≥102cm，女性腰围≥88cm作为上身肥胖的诊断标准；我国提出男性腰围≥90cm，女性腰围≥85cm作为成人中心型肥胖。腰围超标已经越来越被认为是肥胖相关疾病发生风险的独立危险因子。

（4）腰臀比值：即腰围和臀围的比值。其分界值因年龄、性别、人种的不同而不同。男性≥0.9，女性≥0.8可判断为上身性肥胖。

（5）皮褶厚度：常以肩胛下和上臂肱三头肌肌腹处皮褶厚度之和进行判断。男性在10～40mm，女性在20～50mm为正常；男性＞40mm，女性＞50mm为肥胖；男性＜10mm，女性＜20mm为消瘦。

（6）其他指标：其他更多的指标，如阻抗法、传导法、密度测量法、双能量吸收测量法等，均能较精确地测出体脂的含量，更适用于科研。

2. 肥胖的营养防治原则

（1）控制总能量摄入：减少能量摄入是肥胖营养防治的首要原则。目前常用的有低能膳食与极低能膳食。应根据肥胖程度，每日能量比原来日常水平减少300～500kcal/d；最低不应低于800kcal/d（极低能膳食）。未成年人、老年人、孕妇及哺乳妇女不主张采用该饮食方式。

（2）调整膳食模式和食物选择：在限制总能量的基础上，各种宏量营养素的供能比也要加以注意。三种膳食模式，即低脂（碳水化合物：脂肪：蛋白质为60%：20%：20%），低血糖生成指数饮食（碳水化合物：脂肪：蛋白质为40%：40%：20%）及极低糖水化合物（碳水化合物：脂肪：蛋白质为10%：60%：30%），减重效果以第一种最为明显。在选择食物种类上，蛋白建议来自鱼、禽、蛋等富含优质蛋白的食物，脂肪建议选择含不饱和脂肪酸的食物和油脂，碳水化合物应选择谷类食物，注意粗细搭配，限制精致糖、巧克力及含糖饮料与零食。

（3）保证维生素和矿物质的供应：低能膳食时可能会减少维生素及矿物质的摄入，而多种维生素和矿物质都参加了能量和物质代谢，充足的维生素和矿物质补充可以促进减肥，改善代谢紊乱。因此需要注意补充除钠外的其他矿物质。

（4）增加膳食纤维：膳食纤维可以减缓胃排空，增加饱腹感，减少三大供能物质的吸收。肥胖者宜食用富含膳食纤维的食物，如蔬菜、水果、豆类、薯等，保证25～30g/d的摄入。

（5）适当限制钠盐摄入，防止水、钠潴留：钠盐会刺激食欲、增加血容，对肥胖及高血压不利，应该控制在3～6g/d。

（6）调整饮食习惯：适当分配三餐比例，晚餐不宜进食过多，以清淡饮食为主，餐后不宜立刻睡觉；尽量少吃或不吃零食，避免暴饮暴食。食物烹调方式以蒸、煮、烧为主，忌油煎与炸。

二、营养与糖尿病

> **案例 4-7**
> 患者，女性，49 岁，体重 70kg，身高 160cm，BMI 27.34kg/m²。主诉"多饮、多食、多尿"，空腹血糖为 6.0mmol/L，餐后 2 小时血糖为 11.8mmol/L，肝肾功能正常，既往体健，家中母亲是糖尿病患者。
> **问题：**
> 1. 如何诊断糖尿病？
> 2. 糖尿病患者应该遵循哪些饮食原则？

糖尿病是一组以高血糖为特征的代谢性疾病。高血糖则是由于胰岛素分泌缺陷或其生物作用受损，或两者兼有引起。糖尿病患者应遵循以下膳食营养原则：

1. 合理控制能量 是首要原则。对于超重或肥胖者，减少能量供应；消瘦或营养不良者，增加供能，以维持或略低于理想体重为宜。

2. 减少碳水化合物的摄入 适当减少碳水化合物的摄入是饮食控制的关键，但也不能过低，以免发生酮症酸中毒。碳水化合物宜占总热量的 45%～60%。食物选择应选择中、低血糖生成指数的食物，减少精加工米面，避免精制糖。

3. 适当增加蛋白质摄入 蛋白质宜占总热量的 15%～20%，其中优质蛋白质占 1/3 以上。已患糖尿病肾病患者需根据病情调整蛋白质摄入，通常为 0.6～0.8g/d。

4. 控制脂肪摄入 糖尿病患者脂肪摄入量为 25%～35%，饱和脂肪酸、多不饱和脂肪酸均应小于总能量的 10%，单不饱和脂肪酸宜＞12%，胆固醇＜300mg/d。

5. 增加矿物质、维生素及膳食纤维的摄入 控制总能量的前提下，注意矿物质、维生素的摄入。通过摄入新鲜蔬菜水果，补充 25～30g/d 膳食纤维。

6. 戒烟禁酒

7. 规律饮食，合理烹调 为控制血糖稳定，宜规律饮食，合理安排餐饮，但应注意总能量不超标。在均衡饮食的基础上注意合理烹调食物，避免煎炸。

三、营养与血脂异常

> **案例 4-8**
> 患者，男性，45 岁，身高 170cm，体重 75kg，体检发现血胆固醇 7.4mmol/L，三酰甘油 6.2mmol/L，血糖正常。其他体检无异常。经常外出应酬，喜欢喝酒，蔬菜、水果少食。
> **问题：**
> 1. 评价该患者当前的健康状况。
> 2. 为该患者提供饮食防治指导。

血脂包括血浆中的胆固醇、三酰甘油、低密度脂蛋白及高密度脂蛋白。血脂异常指血脂质与量的异常，又因脂质不溶于水，必须与蛋白结合才能在循环中进行转运，因此血脂异常还表现为血脂蛋白异常。长期血脂异常可导致动脉粥样硬化、心脑血管疾病的发病率及死亡率升高。暴饮暴食、酗酒、偏食、饮食不规律等不良饮食习惯是血脂异常的重要原因。饮食调整的目的是限制饮食中脂肪和胆固醇的摄入，配合药物治疗，使血脂及脂蛋白恢复正常。血脂异常的饮食调整原则如下。

1. 能量 若有超重或肥胖，需限制能量以达到或维持理想体重，限制"三高"饮食，同时增加一定运动量。

2. 蛋白质 占总能量 15% 左右，动物蛋白及植物蛋白各占 50%，植物蛋白应以豆类及其制品为主，动物蛋白以富含不饱和脂肪酸的鱼为宜。

3. 脂肪 应控制在总能量的 20%～25%，以不饱和脂肪酸为主。减少蛋黄、动物内脏、鱼子等富含胆固醇的食物。膳食中饱和脂肪酸、单不饱和脂肪酸和多不饱和脂肪酸比例为≤1∶1∶1。

4. 碳水化合物 占总能量的 50%～65%，三酰甘油高的患者应减少至 50%～55%，并减少精制糖的摄入。

5. 膳食纤维 通过促进肠道蠕动，增加胆固醇及其代谢产物的排出，降低胆固醇水平。

四、营养与痛风

> **案例 4-9**
> 李某，男性，42岁，因足趾、踝关节剧痛2天而来就诊，自述近日有饮啤酒史，平时喜欢肥甘厚味，有高尿酸血症史3年。无外伤史。双足趾、踝关节局部红、肿、热、痛，行走困难。患者口渴，小便浑浊，大便偏干，舌质红苔黄腻，脉滑数，查抗"O"类风湿因子显示正常，血沉65mm/h，尿酸为589μmol/L，尿素氮8.2mmol/L，血常规提示：WBC $1.15×10^9$/L，腹部B超提示双肾有2个小结石。
> **问题：**
> 　1.如何诊断痛风？
> 　2.如何对痛风患者进行饮食干预？

痛风是嘌呤代谢异常致血液中尿酸水平持续升高，导致单钠尿酸盐结晶沉积在关节、肾脏或其他组织中所致的疾病，也是目前临床上最常见的炎性关节病。痛风防治目标是终止急性发作，纠正高尿酸血症，保持血尿酸浓度正常，防治尿酸结石形成及肾脏损伤，包括药物治疗及膳食防治。急性期需药物处理，终止急性发作；缓解期使用药物促进尿酸排泄及抑制生成。膳食防治原则如下。

1. 控制总能量摄入 大多痛风患者超重或者肥胖，应控制总能量摄入比理想体重能量低10%～15%。

2. 低脂、低蛋白饮食 高脂饮食可以减少尿酸排泄，因此应限制每日脂肪摄入量占总热量的20%～25%。控制蛋白质摄入，从而控制嘌呤的摄取，首选牛奶、鸡蛋及植物蛋白，0.8～1.0g/（d·kg）。若出现氮质血症，需采用低蛋白、低嘌呤饮食。

3. 低盐饮食 痛风患者常伴有高血压，应限制钠盐摄入，增加含钾食物。高钾、低钠的蔬菜可以促进尿酸排泄并利尿。

4. 补充矿物质及维生素 长期低嘌呤饮食，限制肉、豆制品及内脏摄入，因此，需要适当补充铁及各种微量元素、维生素B、维生素C等。

5. 增加饮水 痛风患者应多饮水，2000～3000ml/d，以增加尿酸排泄。

6. 戒酒 乙醇使嘌呤分解增加，导致尿酸升高，同时乙醇代谢使乳酸增加，抑制肾脏尿酸排泄，因此痛风患者需严格限制饮酒。

7. 低嘌呤饮食 痛风急性期及缓解期患者应科学选择不同嘌呤含量的食物。急性期应严格限制高嘌呤食物的摄入（150～1000mg/100g），选择低嘌呤含量食物（＜25mg/100g）；缓解期可有限选择中等嘌呤含量的食物（25～150mg/100g），自由摄取低嘌呤含量食物。一般食物的嘌呤含量：内脏、鱼＞干豆、坚果、肉＞叶菜＞谷类＞淀粉类、水果。常见食物根据嘌呤含量分类如表4-3。

表4-3 食物嘌呤含量分类

食物类别	常食用食物
低嘌呤 ＜25mg/100g	乳及其制品、蛋类、动物血、海参、海蜇 谷类：米、麦、米粉、面粉、面条、通心粉、麦片、玉米等 根茎类：马铃薯、芋头 蔬菜及水果：白菜、韭菜、苋菜、芹菜、芥蓝、苦瓜、黄瓜、丝瓜、茄子及各种水果
中等嘌呤 25～150mg/100g	豆类：绿豆、红豆、四季豆、豌豆、豇豆、豆腐、豆干及豆浆 禽畜肉：鸡肉、猪肉、牛肉、羊肉、鸡心、鸭肠、猪腰、猪肚、猪脑 水产：黑鲳鱼、草鱼、鲤鱼、秋刀鱼、鳝鱼、乌贼、虾、蟹、鲍鱼、鱼翅、鱼丸 蔬菜：菠菜、花椰菜、茼蒿、洋菇、杏鲍菇、海带、笋干、金针菇、银耳 干果：花生、腰果、栗子、莲子、杏仁
高嘌呤 150～1000mg/100g	豆类：黄豆、豆芽 禽畜类：肝脏、肠 水产类：白鲳鱼、鲢鱼、乌鱼、海鳗、沙丁鱼、草虾、牡蛎、蛤蜊、蚌蛤、干贝、鱼干 蔬菜：豆苗、芦笋、紫菜、香菇等 各种肉汤、鸡精、酵母粉等

第四节 食品安全

案例 4-10

有专家学者对我国 2004 年初至 2013 年末 10 年内经权威媒体报道的共计 1592 例食品安全相关的新闻做过分析，分析案例中所涉及的食品安全事故的发生地，食品安全事故中所包含的食物种类、食物来源、食物中所使用的添加剂／污染物及问题背后的社会因素。结果表明：食品安全事故发生的频率与当地的人口密度、经济发展水平、食品工业的发展程度有密切关系；引起食品安全的食物以动物性食品多见，但不排除植物食品；涉及产业链各个环节。危险因素包括滥用食品添加剂、微生物污染等。

问题：
1. 什么是食品安全、食品污染及食品添加剂？
2. 食品中常见污染物的来源及预防有哪些？
3. 食品添加剂的使用原则有哪些？

一、食品安全的定义

"民以食为天，食以安为先。"2015 年《中华人民共和国食品安全法》对食品安全的定义是指食品无毒、无害，符合应当有的营养要求，对人体健康不造成任何急性、亚急性或者慢性危害。食物通常经过种植、养殖、加工、包装、储藏、运输、销售、消费等活动最终以可消费的形式被食用，为保证最终产品的安全。各个环节应符合国家强制标准和要求，不存在可能损害或威胁人体健康的隐患。可见，食品安全是人类生活、生产的目标，也是自然、社会共同作用下的现象。

二、食品污染物

食品安全受到威胁的主要因素之一就是受到各种食品污染物的污染。食品污染指在各种条件下，致使有毒有害物质进入到食物，造成食品安全性、营养价值或感官性状发生改变的过程。食品污染导致的严重后果之一就是食源性疾病。根据污染物的性质，可将食品污染物分为生物性、化学性及物理性污染。各类污染物的代表物质如表 4-4 所示。

表 4-4 不同性质污染物代表物质

污染物性质	污染物常见代表
生物性	微生物（细菌、病毒、真菌及其毒素），寄生虫及其虫卵、昆虫，以细菌、真菌及其毒素为主
化学性	工业"三废"、各种农药（兽药）残留、生产过程中接触介质向食品中转移的物质、食品加工过程中生成的各种代谢物及各种食品添加剂
物理性	生产过程中混入的各种杂物，包括泥沙石、食品掺假、放射物污染等

各类污染物的代表物质及其污染食物、健康损害作用如表 4-5 所示。

表 4-5 各类污染物的代表物质及其污染食物、健康损害作用

污染物名称	常见污染食品	健康损害作用	预防措施
黄曲霉毒素，AFB1 为主	花生、玉米及其制品，豆、谷、薯、奶、动物肝脏等	Ⅰ类致癌物，主要导致肝癌，也可诱发肾、胃肠及乳腺癌	谷物晾晒干，通风储存；去除毒素，制定食品中 AFB1 的含量限值
农药残留	生产、储存过程中施用致农作物、动物性食品被直接污染或来自食物链的生态富集	依农药种类及用量而对人体产生急性中毒、致癌、致畸及致突变等作用	①登记注册管理；②生产许可管理；③经营管理；④使用管理；⑤执行残留限量标准；⑥调整农药和兽药的品种结构；⑦消除残留于食品中的农药和兽药；⑧尽可能减少农药和兽药的使用
兽药残留	动物养殖过程中滥用药物或使用违禁、淘汰药物；违规添加使用	对人体产生急性中毒、慢性毒性及"三致"作用、过敏反应、激素样作用及耐药	
金属污染（汞、镉、铅）	农药使用及工业"三废"排放；食品在加工、储存、运输及销售过程中的污染；自然界的高本底	致毒效应有急性中毒、慢性中毒及"三致"效应，靶器官毒性因金属的种类、存在形式而不同	①严格监管工业"三废"排放；②开展土壤和水源治理；③合理使用农药；④制定食品中有毒金属允许限量标准及监督管理

续表

污染物名称	常见污染食品	健康损害作用	预防措施
N-亚硝基化合物	新鲜及腌制的蔬菜；来自动物性食品腌制过程中食品添加剂的超量使用及生产过程中生成	肝脏是急性毒性的靶器官。对称性亚硝基引起肝癌，不对称则引起食管癌。另外具有"三致"作用	①防止食物被微生物污染；②改进食品加工工艺；③施用钼肥；④阻断亚硝基反应；⑤制定食品中允许剂量并监督

三、食品添加剂

1. 食品添加剂的定义与分类 随着人民生活水平的提高，对食品的色、香、味、形等提出了更高的要求。食品添加剂在食品工业领域的广泛应用，极大地满足了人民对食品品质、性状及加工工艺的要求。根据《中华人民共和国食品安全法》和《食品安全国家标准食品添加剂使用标准》（GB 2760—2014），食品添加剂指为改善食品品质和色、香、味，以及防腐、保鲜和加工工艺的需要而加入食品中的人工合成或者天然等的物质。目前我国食品添加剂有22个类别2000多个品种。食品添加剂可以根据生产方法、功能用途及来源不同而进行分类。

2. 食品添加剂的使用原则 为了保证食品安全，食品添加剂的使用必须符合《中华人民共和国食品安全法》《食品安全国家标准食品添加剂使用标准》等国家法规规定的品种及使用范围内进行使用。其使用的基本要求有：①不对人体产生任何健康危害；②不应掩盖食品腐败变质；③不应掩盖食品本身或加工过程中的质量缺陷，或以掺假、掺杂、伪造为目的而使用食品添加剂；④不应降低食品本身的营养价值；⑤在达到预期效果的前提下尽可能降低在食品中的使用量。其使用情形包括：①保持或提高食品本身的营养价值；②作为某些特殊膳食食品的必要配料或成分；③提高食品的质量和稳定性，改进其感官特性；④便于食品的生产、加工、包装、运输或贮藏。

3. 常见的非法食品添加物 世界各国均通过相关的法律法规及技术标准对食品添加剂进行严格监督管理，我国也对食品添加剂实行许可证管理，凡未被批准作为食品添加剂而向食品中添加的非食用物质都属于食品非法添加物。近年来引起社会反响较大的非法食品添加物有吊白块、瘦肉精、三聚氰胺、苏丹红等。

（陆彩玲）

第五节 食物中毒

一、概 述

（一）食物中毒的定义

食物中毒（food poisoning）是指食用了被有毒有害物质污染的食品或者食用了含有毒有害物质的食品后出现的急性、亚急性非传染性疾病，除外其他食源性疾病。

（二）发病的特点

1. 潜伏期短，并且多为集体暴发 在短时间内可有多人先后或同时发病。

2. 中毒的表现类似 大多数为急性胃肠炎症状，如恶心、呕吐、腹痛、腹泻等，伴或不伴其他系统症状。

3. 与某种食物有明确的关系 患者近期都有食用某种有毒有害食物史，一旦停止食用，发病立即停止。

4. 无传染性 人与人之间无直接传染，发病曲线呈突然上升又迅速下降的趋势，无传染性疾病的曲线的余波。

（三）食物中毒的分类

根据病原物质可将食物中毒分为以下5类。

1. 细菌性食物中毒 因摄入了致病细菌及其产生的毒素污染的食品而引起的食物中毒，是食物中毒中的最常见类型之一。发病率较高，但病死率较低，发病有明显的季节性，以每年的5～10月最为多见，常见的致病菌有沙门菌、副溶血弧菌等。

2. 真菌性食物中毒 食用了被真菌及其毒素污染的食物而引起的食物中毒。真菌污染食品后，在适宜条件下可以大量繁殖并产生毒素，而且一般烹调方法加热处理不能破坏食品中的真菌毒素，人体食入后即可引起中毒。发病率较高，死亡率也较高，发病有明显的季节性和地域性，如霉变甘蔗等。

3. 动物性食物中毒 食入了动物性食品而引起的食物中毒。发病率较高，病死率因动物食品种类的不同而有所不同。中毒食品有两种：①天然含有有毒成分的动物食品，如河豚、动物的甲状腺等；②在一定条件下，产生了大量有毒成分的动物性食品，如某些鱼类腐败产生的组胺等。

4. 有毒植物中毒 食入了植物性食品引起的食物中毒。发病率和死亡率与食物的种类有关。中毒食品主要有三种：天然含有有毒成分的植物或其加工制品当作食品，如毒蘑菇（其实是一种真菌）、桐油等；在加工过程中未能破坏或除去有毒成分的植物当作食品，如含有氰苷的木薯、苦杏仁等；在一定条件下，产生了大量有毒成分的可食植物性食品，如发芽马铃薯等。

5. 化学性食物中毒 食用了化学性中毒食品引起的食物中毒。发病率和死亡率均较高，但发病无明显的季节性和地域性。中毒食品：被有毒有害的化学物质污染的食品，如有机磷农药等；误认为是食品、食品添加剂的有毒有害的化学物质，如误将亚硝酸盐、钡盐当作食盐使用等；添加非食品级的或伪造的食品添加剂，或添加了禁止使用的非法添加物等；亚硝酸盐作为发色剂在肉制品中添加过量等；食品中的营养物质发生了化学变化，如酸败的油脂等。

（四）食物中毒的流行病学特点

1. 季节性 食物中毒发生的季节性与食物中毒的种类有关。细菌性食物中毒主要发生于夏、秋季，而化学性食物中毒的发生则无明显的季节性，全年均可发生。

2. 地域性 绝大多数食物中毒的发生有明显的地域性，如我国沿海省区多发生副溶血弧菌食物中毒，霉变甘蔗中毒多见于北方地区，毒蕈中毒南方更为突出。

3. 中毒原因分布特点 我国的食物中毒的统计资料表明，多见的中毒原因依次为细菌性、化学性、植物性和动物性。致病因素中，病死率最高的为动物性和化学性食物中毒，其次为植物性食物中毒，细菌性所致食物中毒的病死率最低。

二、细菌性食物中毒

（一）概述

细菌性食物中毒是最常见的食物中毒，夏秋季多发，发病率高，死亡率低。2017年我国细菌性食物中毒事件数和中毒人数分别占总体的31.6%和57.6%。细菌性食物中毒发病数依次为沙门菌属、副溶血弧菌、变形杆菌、葡萄球菌肠毒素、其他细菌或细菌毒素。近年来，与海产品有关的副溶血弧菌引起的严重感染具有较高的病死率，已经引起人们的关注。

1. 中毒原因 引起细菌性食物中毒发生的主要原因有以下几种。食品被细菌污染：食物在加工、运输、贮藏、销售等过程中被致病菌污染；细菌大量繁殖：被致病菌污染的食物在较高温度下存放，食品中充足的水分、适宜的酸碱度及营养条件使食物中的致病菌大量生长繁殖或产生毒素；食物吃前未加热或加热不彻底，或者食品再次被致病菌污染。

2. 流行病学特点 发病季节性明显，夏、秋季发病率最高，以5～10月多见；常见的细菌性食物中毒病程短、恢复快、病死率低，但有些细菌性食物中毒如李斯特菌、小肠结肠炎耶尔森菌、肉毒梭菌、椰毒假单胞菌食物中毒的病死率较高，而且病程长、病情重；引起细菌性食物中毒的主要食品为动物性食品，其中畜肉类及其制品居首位。

3. 发病机制 细菌性食物中毒发病机制可分为感染型、毒素型和混合型三种，不同中毒机制的临床表现通常不同。

（1）感染型：病原菌随食物进入肠道后，在肠道环境中大量繁殖，附着在肠道黏膜或侵入黏膜下层，引起黏膜的充血、肿胀、炎症细胞浸润等病理变化。某些病原菌，如沙门菌进入肠道黏膜后可被吞噬细胞吞噬或杀灭，死亡后的病原菌释放出内毒素，内毒素可引起体温升高。

（2）毒素型：细菌外毒素刺激肠壁上皮细胞，激活其腺苷酸环化酶或鸟苷酸环化酶，使细胞质内环磷酸腺苷或环磷酸鸟苷浓度增高，进一步促进胞浆内蛋白质磷酸化过程并激活细胞有关酶系统，改变细胞分泌功能，并抑制肠壁上皮细胞对钠离子和水的吸收，导致腹泻。一些外毒素还可以刺激呕吐。

（3）混合型：某些病原菌，如副溶血弧菌，进入肠道后，可侵入肠道黏膜，引起肠道黏膜的病理变化；此外，还产生引起急性胃肠道症状的肠毒素。

4. 临床表现 大多数细菌性食物中毒的临床症状以急性胃肠炎为主，如恶心、呕吐、腹痛、腹泻等。感染型食物中毒通常伴有发热，而毒素型食物中毒很少有发热。中毒的潜伏期的长短与食物中毒的类型有关。

5. 诊断

（1）流行病学调查：首先根据中毒者发病急、短时间内同时发病及发病范围局限在食用同一种有毒食物的人等特点，确定中毒的食品。其次，根据细菌性食物中毒的流行病学特点，如明显的季节性、引起中毒的食品等查明引起中毒的具体病原体。

（2）临床检查：患者的潜伏期和特有的中毒表现符合食物中毒的特征。

（3）实验室检查：对中毒食品或与中毒食品有关的物品或来自患者的样品，如呕吐物、粪便、血样等进行实验室检查。主要包括细菌培养、分离鉴定菌型、血清凝集试验、毒素检测、动物实验等。

6. 鉴别诊断

（1）非细菌性食物中毒：某些非细菌性食物中毒，如食用有毒动植物或化学物质中毒者，潜伏期通常较短，仅数分钟至数小时，一般不发热，胃肠道症状较轻，以多次呕吐为主，腹痛、腹泻较少，但神经系统症状和其他脏器损害较为明显，病死率高。

（2）霍乱及副霍乱：为无痛性腹泻，大多数患者先泻后吐，无发热，粪便呈米油水样。潜伏期较长，约1周。粪便图片荧光素标记抗体染色，镜下检查及培养找到霍乱弧菌可确诊。

（3）急性细菌性痢疾：一般呕吐较少，腹痛部位以下腹部及左下腹明显，有明显的里急后重，黏液脓血便，粪便镜检有红细胞、白细胞及巨噬细胞，粪便培养痢疾杆菌阳性，常伴有发热。多为散发，偶见食物中毒型暴发。

（4）病毒性胃肠炎：多见由轮状病毒引起，以急性小肠炎为特征，潜伏期24～72小时，主要表现为发热、恶心、呕吐、腹胀、腹痛及腹泻等胃肠炎症状，粪便呈水样或蛋花汤样，吐泻严重者可发生水、电解质及酸碱平衡紊乱，血清检测病毒抗体，粪便电镜检查可找到病毒颗粒。

7. 治疗原则 立即停止进食中毒食品，及时向上级部门和相关机构汇报，积极组织治疗救治患者。

（1）对症治疗：治疗腹痛、腹泻，纠正酸中毒和电解质紊乱，抢救呼吸循环衰竭等。

（2）特殊治疗：症状较重，考虑为感染性食物中毒或侵袭性腹泻，可考虑使用抗菌药物，对肉毒素中毒应及时使用多价抗毒素血清。

8. 预防措施

（1）防止食物被细菌污染：应对污染源加强管理，在食品加工生产的各个环节加强卫生监督管理，企业、食堂要严格遵守饮食行业人员的个人卫生制度。

（2）控制细菌繁殖：可采用冷藏、冷冻和有效的抑菌剂、真空包装等方法来控制细菌繁殖。一些致病的细菌，如李斯特菌、耶尔森菌等在冷藏环境下也能缓慢繁殖，所以食品不宜在冰箱中过久保存，食用前必须再次加热。

（3）杀菌或破坏毒素：对大多数致病菌，加热可对食品进行杀菌或破坏其毒素。但对某些耐热毒素污染的食品，如葡萄球菌肠毒素等，预防重点在防止污染和控制繁殖。

（二）沙门菌食物中毒

1. 病原学 沙门菌属（salmonella）是肠杆菌科中的一个重要菌属，为革兰阴性杆菌，需氧或兼性厌氧，绝大部分具有鞭毛，能运动。沙门菌属在外界的生活能力较强，在水、土壤及肉食品中能存活较长时间；沙门菌属不耐热，55℃经1小时、60℃经15～30分钟、70℃经5分钟或100℃数分钟即被杀死。沙门菌属不分解蛋白质、不产生靛基质，污染食物后无感官性状的变化，易引起食物中毒。

2. 流行病学特点

（1）季节：全年皆可发生，多见于夏、秋季，5～10月是高发月份。

（2）中毒食品：引起沙门菌食物中毒的食品主要为动物性食品，特别是病死动物畜肉类及其制品，其次为禽肉、蛋类、乳类，由植物性食物引起者很少。

（3）菌属的来源：多数是动物生前感染或者是宰杀后污染，也可生熟交叉污染或从业人员污染食品。

3. 临床表现 潜伏期多为4～48小时。主要症状表现为恶心、头晕、头痛、寒战、冷汗、全身

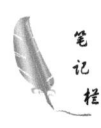

无力、饮食不振、呕吐、腹泻、腹胀、腹痛、发热，重者可引起痉挛、脱水、休克等。发热可达到40℃，急性腹泻以黄色或黄绿色水样便为主，有恶臭，腹泻次数每日可达数次至十余次。以上症状可因病情轻重而反应不同。病程为3～5天，预后一般良好，病死率低。重症患者主要是抢救不及时的老人、多病体弱者及儿童。临床表现可分为胃肠炎型、类伤寒型、类霍乱型、类感冒型和败血症型，其中胃肠炎型最为多见。

4. 治疗与预防

（1）立即停止食用可疑中毒食品，对症治疗，及时纠正水、电解质紊乱，重症患者可应用抗菌药物。

（2）避免肉类食品在储藏、运输、加工、销售等环节的污染，加强对肉类食品的检验检疫和监督管理。避免生、熟交叉污染。加热以彻底杀灭病原菌是防止沙门菌食物中毒的关键措施。

（三）副溶血弧菌食物中毒

1. 病原学　副溶血弧菌（vibrio parahaemolyticus）是一种嗜盐性细菌，革兰染色阴性杆菌，有鞭毛，需氧或兼性厌氧。抵抗力弱，56℃加热5分钟，90℃加热1分钟，1%食醋处理5分钟，稀释一倍的食醋处理1分钟均可将其杀灭。副溶血弧菌在无盐环境下不生长，不耐酸。神奈川（Kanagawa）试验阳性，即副溶血弧菌能使人或家兔的红细胞发生溶血，使血琼脂培养基上出现自溶血环。

2. 流行病学特点

（1）地区分布：沿海地区多发，内地喜食海产品地区发病率也很高。

（2）季节：夏、秋季节，尤其是6～9月常是副溶血弧菌食物中毒的高发季节。

（3）中毒食品：主要是海产品，其中以墨鱼、带鱼、虾、蟹最为多见，其次为直接或间接污染的食品，如咸菜、腌制品、禽蛋类。

3. 临床表现　潜伏期一般为11～18小时，临床症状主要表现为上腹部阵发性绞痛或痉挛，继而出现腹泻、恶心、呕吐、发热等，腹泻次数每天5～10次。部分患者出现洗肉水样血水便，但很少有里急后重症状。病程一般为1～3天，恢复较快，预后良好。重症患者可出现脱水、休克及意识障碍。

4. 治疗与预防

（1）立即停止食用中毒食品，对症治疗，及时纠正水、电解质紊乱。

（2）对加工海产品的器具必须严格清洗、消毒，加工过程中生熟要分开，避免污染其他食品，食用前要彻底加热，烹调和调制海产品拼盘时可加适量食醋。食品烧熟至食用的放置时间不要过长。

（四）变形杆菌食物中毒

1. 病原学　变形杆菌（proteus）为革兰阴性杆菌，属于肠杆菌科，为腐败菌，一般不致病。变形杆菌食物中毒是我国常见的食物中毒之一。引起食物中毒的变形杆菌主要是普通变形杆菌、奇异变形杆菌。变形杆菌为需氧或兼性厌氧，其生长繁殖对营养要求不高，在4～7℃即可繁殖，属低温菌。变形杆菌不耐热，加热55℃经1小时即可被杀灭。

2. 流行病学特点

（1）季节：全年可发病，多在夏、秋季。

（2）中毒食品：引起中毒的食品主要以动物性食品为主，尤其熟食和内脏，其次为豆制品和凉拌菜等。

（3）变形杆菌广泛分布于自然界，食品受其污染的机会较多。受污染的食品在较高温度下存放较长时间，细菌大量生长繁殖，食用前未加热或加热不彻底，食后即可引起食物中毒。

3. 临床表现　潜伏期多数为5～18小时。症状以上腹部刀绞样痛和急性腹泻为主，有的伴有恶心、呕吐、头痛、发热，体温一般在38～39℃，腹泻多为水样便，伴有黏液恶臭，一日数次至十余次。病程较短，一般1～3天可恢复。

4. 治疗与预防

（1）立即停止进食一切可疑中毒食物，根据患者症状及时抢救与对症治疗，较重者可用抗生素治疗。

（2）防止污染、控制繁殖和食用前彻底加热杀灭病原菌是预防变形杆菌食物中毒的主要措施。

（五）葡萄球菌肠毒素食物中毒

1. 病原学　葡萄球菌系微球菌科，为革兰阳性兼性厌氧菌。30～37℃、pH 7.4为最适生长环境，对外界抵抗力强，耐热，70℃加热1小时方能灭活。50%以上的金黄色葡萄球菌可产生肠毒素，多数肠毒素耐热性强，一般烹调温度不能将其破坏。破坏食物中存在的葡萄球菌肠毒素需在100℃加热食物2小时或218～248℃油中经30分钟才能破坏。引起食物中毒的肠毒素是一组对热稳定的低分子量可溶性蛋白质，按其抗原性分为A，B，C_1，C_2，C_3，D，E，F共8个血清型，均能引起食物中毒，以A型毒力强，耐热，一般烹调方法无法杀死细菌，仍然能引起中毒。F型为引起中毒性休克的毒素。

2. 流行病学特点

（1）季节：全年皆可发生，多见于夏、秋季。

（2）中毒食品：国内最常见的中毒食品为乳及乳制品，蛋及蛋制品，各类熟肉制品，其次为含有乳制品的冷冻食品，个别也有含淀粉类食品。

（3）金黄色葡萄球菌广泛分布于自然界，人和动物的鼻腔、咽、消化道也有定植，上呼吸道感染的患者，化脓性感染部位常成为污染源。金黄色葡萄球菌污染后易形成毒素，从而引起食物中毒。

3. 临床表现　起病急，潜伏期短，一般为2～5小时。主要症状表现为剧烈呕吐，可吐出胆汁和血性胃液，并有头痛、恶心、腹痛、腹泻等。儿童发病较成年人多，且病情严重。体温一般正常。葡萄球菌中毒病程较短，一般数小时或1～2天症状消失并痊愈。

4. 治疗与预防

（1）对症治疗，及时纠正脱水、电解质紊乱。

（2）防止金黄色葡萄球菌污染食物，对乳和乳制品进行消毒和低温保存，从业人员定期健康检查。防止肠毒素形成，食物应冷藏，冰箱内存放的食品要及时食用，常温下剩饭应放置在阴凉、通风条件下，不要超过4小时。

（六）肉毒梭菌食物中毒

1. 病原学　肉毒梭菌（clostridium botulinum）为革兰阳性厌氧、短粗杆菌。在无氧的环境下生长、繁殖。肉毒梭菌芽孢抵抗力强，需经高压蒸汽121℃、30分钟，或干热180℃、5～15分钟，或湿热100℃、5小时才能将其杀死。其产生的肉毒毒素（creatoxin）是一种强烈的神经毒素，是已知毒性最强的急性毒物。人消化道中的消化酶、胃酸很难破坏其毒性。根据肉毒毒素的抗原性，肉毒梭菌A、B、E、F四型可引起人类中毒，不同菌型的肉毒梭菌其耐热性有所差异，A、B型耐热性强，E型耐热性弱。食盐能抑制本菌的发育和毒素的形成，但是不能破坏已形成的毒素。提高食品中的酸度也能抑制本菌的生长和毒素的形成。

2. 流行病学特点

（1）季节：中毒多发生在冬、春季。

（2）中毒食品：多为家庭自制发酵豆谷类制品，其次为肉类和罐头食品。

（3）肉毒梭菌引起的食物中毒与人们的饮食习惯密切相关，多以家庭或个体形式出现，很少集体暴发。肉毒梭菌广泛分布于土壤、江河湖海淤泥沉淀物、尘埃及动物粪便中。粮谷豆类等食品受其污染的机会很多。

3. 临床表现　临床症状以运动神经麻痹的症状为主，胃肠道症状少见。潜伏期一般为1～7天，病死率较高。主要症状表现为头晕、无力、视物模糊、眼睑下垂、复视、咀嚼无力、张口困难、伸舌困难、咽喉阻塞感、饮水发呛、吞咽困难、呼吸困难、头颈无力、垂头等，患者症状轻重程度和出现范围可有所不同，不一定发热。严重的导致呼吸困难，多因呼吸停止而死亡。

4. 治疗与预防

（1）及时抢救治疗，催吐、洗胃，及早给予多价抗肉毒素血清治疗。

（2）对可疑污染食物进行彻底加热是预防肉毒梭菌中毒发生的可靠措施。加工后的食品应迅速冷却并在低温环境储存，避免再污染和在较高温度或缺氧条件下存放，以防止毒素产生。

三、真菌性食品中毒

真菌在谷物或其他食品中生长繁殖，产生有毒的代谢产物，人或动物食用了此类食物可引起中毒。常见的有赤霉病麦中毒、霉变玉米中毒、霉变甘蔗中毒等。

（一）赤霉病麦中毒

1. 病原菌及毒素　小麦、玉米等谷物被镰刀菌感染引起谷物的赤霉病。赤霉病麦引起中毒的有

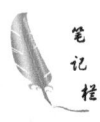

毒成分为赤霉病麦毒素，这一类毒素属于单端孢霉烯族化合物，是镰刀菌产生的真菌代谢产物，主要引起呕吐。赤霉病麦毒素对热稳定，一般烹调方法不能去除。

2. 流行病学特点 中毒食品为赤霉病麦、霉变小麦、霉变玉米等。赤霉病麦食物中毒多发生在麦收季节 5～7 月，霉变小麦和霉变玉米食物中毒可发生在任何季节。在我国长江中、下游地区较为多见，东北、华北地区也有发生。

3. 临床表现 主要症状表现为胃部不适，恶心、呕吐、头痛、头晕、腹痛、腹泻等症状。还可有无力、口干、流涎，少数患者有发热、颜面潮红等。症状一般 1 天左右可自行消失，缓慢者一周左右，预后良好，呕吐严重者需进行补液。个别重病例有呼吸、脉搏、体温及血压波动，四肢酸软、步态不稳、形似醉酒，故有的地方称为"醉谷病"。

4. 治疗与预防

（1）对患者可采取对症治疗，严重呕吐者，应予以补液。

（2）应注意田间管理，特别在春季低温多雨时，要预防赤霉病；使用高效、低毒、低残留的杀菌剂，以控制赤霉病病情；收获时则应及时脱粒、晒干或烘干，尽快将粮食的含水量降低，以防止真菌的继续蔓延生长。

（二）霉变甘蔗中毒

1. 病原菌及毒素 甘蔗是一种含水量很高、含糖量丰富的食物，甘蔗霉变后具有酒糟味和酸霉味。霉变甘蔗的产毒真菌为甘蔗节菱孢霉，所产生的毒素为 3-硝基丙酸，是一种神经毒，主要损害中枢神经系统。

2. 流行病学特点 中毒多发生于我国北方地区的 2～4 月。

3. 临床表现 潜伏期短者为 10 分钟，长者为十几个小时。重症患者多为儿童，严重者 1～3 天内死亡，幸存者常留有终身残疾的后遗症。症状最初表现为消化道功能紊乱，恶心、呕吐、腹痛、腹泻、黑便，随后出现神经系统症状，如头昏、头痛、复视等；重者可出现阵发性抽搐，抽搐时四肢强直、屈曲内旋、手呈鸡爪状，眼球向上偏向凝视、瞳孔散大，继而进入昏迷，患者可死于呼吸衰竭。诊断根据流行病学特点、临床表现及从中毒变质甘蔗中分离出节菱孢霉及 3-硝基丙酸。

4. 治疗与预防

（1）尽快洗胃、全胃肠洗消以排出毒物，并对症治疗，在急性期应消除脑水肿，改善脑血液循环等。

（2）甘蔗必须于成熟后收割，收割后需防冻，防真菌污染繁殖。变质甘蔗不能出售和食用。

四、有毒动植物食物中毒

自然界中有毒的动植物种类很多，所含的有毒成分复杂，常见的有河豚中毒、含高组胺鱼类中毒、毒蕈中毒、发芽马铃薯中毒、四季豆中毒、生豆浆中毒等。

（一）河豚中毒

1. 河豚毒素 河豚所含主要有毒成分是河豚毒素（spheroidine），是一种神经毒，毒素进入人体后作用于周围神经及脑干中枢致神经呈麻痹状态。河豚毒素主要存在于河豚的肝、脾、肾、卵巢、卵子、睾丸、皮肤、血液及眼球中，其中以卵巢毒性最大，肝次之。一般鱼肉的毒性较低，即新鲜洗净的鱼肉内一般不含毒素，但如鱼死后时间较长，其内脏毒素便可从内脏渗透到肌肉中，不可忽视；有河豚品种的鱼肉本身也具毒性。河豚毒素是毒性极强的非蛋白类毒素，对热稳定，煮沸、盐腌、日晒均不能将其破坏。河豚毒素的耐热性极强，100℃ 4 小时、115℃ 3 小时、200℃以上 10 分钟可使毒素全部破坏，故一般的烹调温度对河豚毒素无任何影响。

2. 流行病学特点 在每年春季 2～5 月为河豚的生殖产卵期，此时含毒素最多，毒性最强，因此春季最易发生河豚中毒。6～7 月产卵后，卵巢退化，毒性减弱。此外，肝也以春季产卵期毒性最强。

3. 临床表现 潜伏期短，为 10 分钟至 3 小时，早期症状是口唇、舌、指尖发麻，眼睑下垂，不久即出现消化道症状，主要有胃部不适、恶心、呕吐、腹痛、腹泻、口渴、便血，进而出现口唇、舌尖及肢端麻木、四肢无力或肌肉麻痹、共济失调等神经系统症状。重症者出现瘫痪、言语不清、呼吸困难、神志不清、休克等症状，最后因呼吸、循环衰竭而死亡。

4. 治疗与预防 目前无特效解毒药，一般以排出毒物和对症处理为主。水产品收购、加工、供销等部门要严格把关，防止鲜野生河豚流入市场或混入其他水产品。其加工处理废弃物应妥善销毁。

(二) 含高组胺鱼类中毒

鱼类引起的组胺（histamine）中毒的主要原因是食用某些不新鲜鱼类而引起的类过敏性食物中毒。

1. 有毒成分及其作用机制 青皮红肉的鱼类（如鲣鱼、鲭鱼、鲐巴鱼等）肌肉中含组氨酸较高，当受到富含组氨酸脱羧酶的细菌污染后，可使鱼肉中的游离组氨酸脱羧基而形成组胺。组胺可引起毛细血管扩张和支气管收缩，从而导致一系列临床症状。

2. 临床表现 鱼类引起的组胺中毒的特点是发病快、症状轻、恢复快。潜伏期短，仅数分钟至数小时。主要症状表现为面部、胸部及全身皮肤潮红，眼结膜充血，并伴有头痛、头晕、脉快、胸闷、心跳呼吸加快、血压下降，有时出现口渴、咽部烧灼感、口唇水肿，个别患者出现哮喘、呼吸困难、眼花目眩；部分患者伴有恶心、呕吐、腹痛、腹泻等胃肠道症状或发生口舌及四肢发麻、全身乏力、烦躁。一般体温正常，病程大多为 1～2 天，预后良好。

3. 治疗与预防 一般可采用抗组胺药物和对症治疗的方法。常用药物为口服盐酸苯海拉明，或静脉注射 10% 葡萄糖酸钙盐，同时口服维生素 C。鱼类腐败变质后不再食用。

(三) 毒蕈中毒

1. 有毒成分及其作用机制 蕈类（mushroom）通常称为蘑菇，属于真菌类，毒蕈（toxic mushroom）是指食后可引起中毒的蕈类，在我国目前已鉴定的蕈类中，可食用蕈类近 300 种，有毒蕈类 180 多种，其中能威胁人生命的有 20 余种，含剧毒的有 10 余种。一种蕈往往含有多种毒素，中毒程度与毒蕈种类、进食量、加工方法及个体差异等有关。

2. 流行病学特点 毒蕈全国多地区均有病例报告，以云南、贵州、四川、湖南等地发生的病例较多，多发生于春季和夏季的雨后，常由于不认识毒蕈采摘误食而引起中毒，具有较高的病死率。

3. 中毒症状 按各种毒蕈中毒的主要表现，大致分为以下几型。

（1）胃肠炎型：由误食毒红菇等毒蕈所引起。潜伏期为 10 分钟～6 小时，主要症状为剧烈恶心、呕吐、腹痛、腹泻等。经过对症处理可迅速恢复，病程 2～3 天，预后良好。

（2）神经精神型：由误食毒蝇伞、豹斑毒伞等毒蕈引起。其毒素为类似乙酰胆碱的毒蕈碱，潜伏期为 1～6 小时，中毒症状除有胃肠炎外，主要表现为副交感神经兴奋症状，可引起多汗、流涎、流泪、瞳孔缩小、缓脉等。重者有神经兴奋、精神错乱和精神抑制等症状。此型中毒用阿托品类药物及时治疗，可迅速缓解症状。病程短，1～2 天可恢复，无后遗症。

（3）溶血型：潜伏期 6～12 小时。发病时除胃肠炎症状外，有溶血表现，并可伴随贫血、肝大、脾大等。此型中毒对中枢神经系统亦常有影响，有头痛等症状，给予肾上腺皮质激素及输血等治疗多可康复。重者可造成死亡。

（4）脏器损害型：因误食毒伞、白毒伞、鳞柄毒伞等剧毒鹅膏菌所引起。此型中毒病情严重，死亡率较高。临床表现可分为六期。①潜伏期：食后 15～30 小时，一般无任何症状，潜伏期长短与中毒严重程度有关。②胃肠炎期：患者出现急性胃肠炎症状，恶心、呕吐、脐周围腹痛、腹泻，多在 1～2 天后缓解。③假愈期：此时患者多无症状，或仅感乏力、厌食等。轻度中毒患者肝损害不严重，可由此进入恢复期。④内脏损害期：此期内肝、脑、心、肾等器官皆有损害，以肝损害最严重，可出现肝大、黄疸、转氨酶升高，严重者可出现暴发性肝衰竭甚至肝昏迷。侵犯肾脏可发生少尿、无尿或血尿、蛋白尿。严重者出现尿毒症，肾功能衰竭。可死于肝性脑病或肾衰竭，亦有死于休克或消化道大出血者。但也有因中毒性心肌炎或中毒性脑病而死亡者。⑤精神症状期：此期的症状主要是由于肝脏的严重损害出现肝昏迷所引起，患者可出现烦躁不安、表情淡漠、思睡，继而出现惊厥、昏迷甚至死亡。⑥恢复期：经过积极治疗的病例一般在 2～3 周后进入恢复期，各项症状体征逐渐消失至痊愈。此外，有少数病例呈暴发型经过，潜伏期后 1～2 天突然死亡，可能为中毒性心肌炎或中毒性脑炎等所致。

4. 治疗与预防

（1）应及时采用催吐、洗胃、导泻、全胃肠洗消等措施，迅速排出尚未吸收的有毒物质，对症治疗。神经精神型可使用阿托品治疗，溶血型可使用肾上腺皮质激素治疗，肝、肾损伤型可使用巯基解毒剂治疗，严重患者可考虑血液净化治疗。

（2）为预防毒蕈中毒的发生，最根本的办法是切勿自己采摘不认识的蘑菇食用。

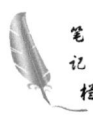

五、化学性食物中毒

(一)亚硝酸盐中毒

1. 中毒原因及机制 亚硝酸盐(nitrite)中毒是指由于食用腐烂变质的蔬菜,腌制不久的咸菜,存放过久的熟菜,使用过量的亚硝酸盐腊肉,或误将亚硝酸盐当作食盐烹调食物而引起的中毒,也可见于饮用含有硝酸盐或亚硝酸盐的"苦井"水、蒸锅水引起。

中毒的机制是亚硝酸盐能使血液中正常携氧的低铁血红蛋白氧化成高铁血红蛋白,因而失去携氧能力而引起组织缺氧。亚硝酸盐有松弛平滑肌的作用,特别是小血管平滑肌易受影响,可造成血管扩张,血压下降。

2. 临床表现 轻者出现头晕、头痛、乏力、胸闷、恶心、呕吐,口唇、耳廓、指(趾)甲轻度发绀等,高铁血红蛋白在10%~30%。重者可有心悸、呼吸困难,甚至心律不齐、惊厥、休克、昏迷、皮肤、黏膜明显发绀,高铁血红蛋白往往超过50%,可因呼吸循环衰竭甚至死亡。

3. 治疗与预防

(1)治疗:急救措施包括催吐、洗胃、导泻、静脉输液、利尿、纠正酸中毒,应用特效解毒剂亚甲蓝、吸氧及其他对症处理,亚甲蓝和维生素C联合使用效果更好。

(2)预防:切勿食用存放过久的或腐烂变质的蔬菜。剩余的熟蔬菜应冷藏保存,不可在高温下存放过久;少食腌制食品。加强对肉制品的监督、监测,严格控制亚硝酸盐的最大使用量。防止把亚硝酸盐误当成食盐或碱面食用。

(二)有机磷农药中毒

1. 毒性及中毒机制 有机磷(organophosphate)农药是农业生产应用中最广泛的一类高效杀虫剂,有机磷是一种神经毒物,经消化道、呼吸道及皮肤进入人体后,其磷酸根与体内胆碱酯酶活性部分紧密结合,形成磷酸化胆碱酯酶,使其丧失水解乙酰胆碱的能力,导致乙酰胆碱积聚,引起胆碱能神经和部分中枢神经功能的过度兴奋,继而抑制和衰竭,产生中毒症状。

2. 中毒原因 有机磷农药中毒的原因和途径,包括进食农药残留量大的粮、菜、果、油等食物;食用了运输、贮藏过程中污染了有机磷农药的食物;误把有机磷农药当作食用油、酱油等调料烹调的食物。

3. 临床表现 急性中毒根据临床表现和实验室检查可分为以下几种。①轻度中毒:短时间内接触较大量有机磷杀虫剂后,在24小时内出现较明显的毒蕈碱样自主神经和中枢神经系统症状,如头晕、头痛、乏力、恶心、呕吐、多汗、胸闷、视物模糊、瞳孔缩小等。全血或红细胞胆碱酯酶活性一般在50%~70%。②中度中毒:在轻度中毒基础上,出现肌束震颤等烟碱样表现。全血或红细胞胆碱酯酶活性一般在30%~50%。③重度中毒:除上述胆碱能兴奋或危象的表现外,具有肺水肿、昏迷、呼吸衰竭、脑水肿表现之一者,可诊断为重度中毒。全血或红细胞胆碱酯酶活性一般在30%以下。有些患者在急性中毒后2~4周,胆碱能症状消失后出现感觉、运动型多发性神经病,主要累及肢体末端,可有下肢瘫痪、四肢肌肉萎缩等神经系统症状,重者出现脊髓侧索运动神经障碍,称为有机磷中毒迟发性多发性神经病(organophosphate induced delayed poly-neuropathy, OPIDP)。神经-肌电图检查显示神经源性损害。全血或红细胞胆碱酯酶活性可正常。这种病变不是由胆碱酯酶抑制引起的,而是由于有机磷杀虫剂抑制神经靶酯酶并使其老化所致。中间期肌无力综合征(intermediate myasthenia syndrome, IMS)指在有机磷中毒急性期胆碱能危象消失后1~4天,出现以呼吸肌、脑神经运动支所支配的肌肉及肢体近端肌肉无力为特征的临床表现。中间期肌无力综合征的肌无力危及生命,如未及时发现并迅速救治,病死率较高。其他表现可出现不同程度的心脏损害,主要表现为心律不齐、ST—T改变和Q—T间期延长等。

4. 急救治疗

(1)急性中毒的治疗应采取综合措施,包括清除农药和防止农药继续吸收、及早合理应用特效解毒药物及给予对症和支持治疗等。口服中毒者应立即给予清水洗胃,直至洗清、没有异味。如有机磷品种明确,洗胃液也可用2%的碳酸氢钠或1:5000的高锰酸钾溶液。应注意敌百虫忌用碳酸氢钠、对硫磷忌用高锰酸钾。特效解毒剂包括抗胆碱药和胆碱酯酶复活剂。有机磷杀虫剂中毒的主要死因有呼吸衰竭、中枢神经衰竭、心肌损害、心搏骤停、休克等,因此积极对症治疗、维持生命体征的稳定非常重要。发生中间期肌无力综合征或呼吸衰竭时应及时给予机械通气。

(2)其他治疗:根据病情可给予肾上腺糖皮质激素、脱水利尿剂、抗生素、成分输血等。

六、食物中毒的调查与处理

（一）食物中毒的调查

1. 了解发病情况，参与抢救患者 调查人员赶赴现场，首先要积极参与抢救患者，同时向患者详细了解有关情况。切忌不顾患者病情只顾询问。

2. 中毒患者的临床表现和进餐史的调查 应详细了解患者的发病情况，包括发病时间、临床表现、体征、诊治情况、吐泻物的性状、可疑餐次等情况。中毒餐次比较清楚时，可不必对发病前72小时内的食品都进行调查。一餐食品品种较多时，可以先把食品列表，再进行统计；中毒餐次不清时需对发病前72小时内食谱进行调查（进餐食谱、进餐时间、进餐量）。对同餐次就餐而没有发病的部分人员的进餐情况也要进行一定数量的调查（健康对照）。

3. 对可疑中毒食物的调查 根据患者进餐情况的调查结果，调查人员应追踪至食堂或可疑食物制作单位，对可疑中毒食品的原料、辅料、质量、加工烹调方法、加热温度、加热时间、所用容器的清洁度、食品储存条件进行调查，同时应采集剩余的可疑食物和对可能污染的环节进行涂抹采样。

4. 食品从业人员健康状况的调查 对于疑似细菌性食物中毒的事故，应对可疑中毒食物的制作人员的健康状况进行调查，了解其近期是否有不适症状，必要时进行采便、咽拭采样。

5. 信息报告 医疗机构发现其接收的患者属于食源性疾病患者、食物中毒患者或者疑似食源性疾病患者、疑似食物中毒患者的，应当及时向所在地县级人民政府卫生行政部门报告有关疾病信息。

（二）食物中毒诊断标准及技术处理总则

食物中毒诊断标准主要是以流行病学调查资料、患者的潜伏期和中毒的特有临床表现为依据，并结合实验室的诊断以确定中毒的病因。

1. 食物中毒诊断标准总则 食物中毒诊断标准主要以流行病学调查资料及患者的潜伏期和中毒的特有表现为依据，实验室诊断是为了确定中毒的病因而进行的。

（1）中毒患者在相近的时间内均食用过某种共同的中毒食品，未食用者不中毒。停止食用中毒食品后，发病很快停止。

（2）潜伏期较短，发病急剧，病程亦较短。

（3）所有中毒患者的临床表现基本相似。

（4）一般无人与人之间的直接传染。

（5）食物中毒的确定应尽可能有实验室诊断资料，由于采样不及时或已用药或其他技术、学术上的原因而未能取得实验室诊断资料时，可判定为原因不明食物中毒，必要时可由3名副主任医师以上的食品卫生专家进行评定。

2. 食物中毒技术处理总则

（1）对患者采取紧急处理，并及时报告当地食品卫生监督检验所。停止食用中毒食品。

1）采集患者的血液、尿、吐泻物等标本，以备送检。

2）对患者进行急救治疗。①急救：催吐、洗胃、灌肠；②对症治疗：如纠正水、电解质紊乱，防止脏器损伤等；③特殊治疗：如使用特效解毒剂等。

（2）对中毒食品控制处理。

1）保护现场，封存中毒食品或疑似中毒食品。

2）采集剩余的可疑中毒食品，以备送检。

3）追回售出的中毒食品或疑似中毒食品。

4）对中毒食品进行无害化处理或销毁。

（3）根据不同的中毒食品，对中毒场所采取相应的消毒处理。

（张忠臣　菅向东）

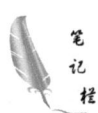

第五章 学校环境与健康

学校环境的好坏,直接影响着学生的身心健康和发展方向。学校人群主要指正在大、中、小学校就读的儿童和青少年(children and adolescents),年龄为6~24岁,以6~18岁的中小学生群体为主。目前我国学生总数约2.3亿,他们是国家的未来、民族的希望。该人群具有三大特点:正处在生长发育的旺盛时期;生长的同时在接受教育;集体生活在学校这一特殊环境里。因此,研究儿童和青少年身心健康发育规律和特点,分析影响其生长发育的遗传和环境因素,阐明儿童和青少年机体与学习及生活环境之间的相互关系,充分利用各种有利因素,减少和控制消极因素,使儿童和青少年身心发育潜力得到充分的发挥,可为成年期健康奠定良好的基础,从而达到提高生命质量的目的。

第一节 儿童青少年生长发育

案例 5-1

2014年全国学生体质与健康调研覆盖31个省、自治区、直辖市,27个民族,1137所学校。调研统计人数为347 294人,其中汉族7~22岁大中小学生261 914人,回族、藏族、蒙古族、朝鲜族等26个少数民族学生85 380人。检测项目包括体型、生理功能、身体素质、健康状况4个方面的24项指标。调研结果显示,与2010年相比,2014年我国城乡学生体型发育水平,即身高、体重和胸围等发育水平继续提高。肺活量继2010年出现上升拐点之后,继续呈现上升的趋势。城乡学生营养不良检出率进一步下降,且基本没有重、中度营养不良。乡村小学生蛔虫感染率持续降低。中小学生速度、柔韧性、力量、耐力等身体素质继续呈现稳中向好趋势。但是,在学生体质健康状况总体水平有所改善的同时,也存在一些问题,主要有:大学生身体素质继续呈现下降趋势;视力不良检出率仍然居高不下,继续呈现低龄化倾向;各年龄段学生肥胖检出率持续上升。

问题:
1. 为何视力不良检出率居高不下且呈现低龄化倾向?
2. 学生肥胖检出率持续上升说明什么问题?
3. 针对我国学生体质健康状况应采取哪些有效的干预措施?

一、儿童青少年生长发育的概念及指标

儿童青少年生长发育是社会发展的一面镜子,也是反映个体和群体健康状况的重要内容。儿童和青少年在生长发育过程中,由于受遗传和环境因素共同作用的影响,导致个体间存在差异,每个儿童和青少年的生长发育既有其特殊性,又有其普遍的规律。了解生长发育的一般规律有助于对儿童青少年群体做出全面、准确的生长发育评价,给予正确、有效的指导。

(一)生长发育基本概念

生长(growth)指细胞繁殖、增大和细胞间质增加,表现为组织、器官、身体各部分及全身在大小、长短、重量上的增加和身体化学成分的变化,属于量变。发育(development)指细胞、组织和器官的分化完善与功能上的成熟,属于质变。两者密切相关,生长是发育的物质基础,发育寓于生长之中。对细胞、组织、器官而言,形态的变化必然伴随功能的分化、增加。因此,常把生长发育一起表述。

(二)生长发育指标体系

儿童青少年生长发育包括体格、体能、身体成分和大脑的发育,反映生长发育的典型现象和特征的指标称为生长发育指标。

1. 体格发育(physical growth) 指人体外部形态、身体比例和体型等方面随年龄而发生的变化,是人体整体发育的重要方面。身高(height)和体重(weight)是反映体格生长的最重要指标,其次是坐高、胸围、肩宽、盆宽等。在整个生长期内,个体的生长速度快慢交替,呈现波浪式。从胎儿

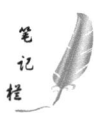

到成人，先后出现两次生长突增高峰：第一次是从胎儿期至出生后 1～2 年；第二次发生在青春发育早期，女孩比男孩早 2 年左右。身长在胎儿 4～6 月增长约 27.5cm，占正常新生儿身长的一半左右，是一生中生长最快的阶段；体重在胎儿 7～9 月增长约 2.3kg，占正常新生儿体重的 2/3 以上，也是一生中增长最快的阶段。出生后增长速度开始减慢，但出生后第一年中身长增长 20～25cm，体重增加 6～7kg，是出生后生长最快的 1 年。第 2 年内，身长约增加 10cm，体重增加 2～3kg。2 岁以后，生长速度急剧下降，并保持相对稳定，平均每年身高增加 4～5cm，体重增长 1.5～2kg，持续到青春期开始。青春期开始后生长速度再次加快，身高一般增长 5～7cm，处在生长速度高峰时一年可达 10～12cm；体重一般增长 4～5kg，高峰时一年可达 8～10kg。青春期突增后生长速度再次减慢，直至青春期结束，身高基本停止增长。

2. 体能发育　体能（physical fitness）又称体适能，是人体具备的有充足的精力从事日常工作和学习而不感到疲劳，同时有余力既能充分享受休闲活动的乐趣，又可应付突发紧急状况的能力，包括健康相关体能和运动技能相关体能两类，两者分别以生理功能和运动素质指标反映。

儿童和青少年的体能发育过程中具有不均衡性，该不均衡性突出表现在体能发展的年龄特征上，即不同的体能指标在不同年龄的发育速度有快有慢。心肺功能是反映身体功能的重要指标，随着青春期的发育，各项生理功能指标加速成人化，如心率、呼吸频率随年龄增长而逐渐下降，血压则随年龄增长而上升。相对体格发育而言，功能发育略滞后，因此，不能单凭身材大小来决定体力劳动负荷，以免对正常发育和健康造成不利影响。此外，生理功能发育还存在性别差异，性别差异随年龄增长而扩大。如 2014 年全国学生体质调研结果显示，7 岁时女生的肺活量是男生的 90%，而 18 岁后只有男生的 65% 左右。因此，学校安排学生体力负荷时应考虑女生的生理特点，通过科学训练促进其生理潜能提高。

儿童和青少年的体能发育，最突出表现在身体素质方面。身体素质是通过劳动、运动表现出的基本能力，包括力量、速度、耐力、灵敏性和柔韧性等。身体素质发育遵循顺序性和阶段性的规律。最早发展的是平衡性、灵敏性和柔韧性，其次是速度和爆发力，最后是肌力和耐力。大多数体能指标在学龄期的阶段性表现为男孩 6～14 岁、女孩 6～12 岁是身体素质快速增长阶段；随后男孩 15～18 岁、女孩 12～15 岁进入慢速增长阶段；而后仅有女孩在 16～18 岁出现恢复性增长阶段；最终男性 19～25 岁、女性 19～22 岁进入稳定阶段。此外，身体素质发育在青春期存在一定的性别差异，且这种差异随着年龄的增长而增加。男孩在速度、力量、耐力上占优势；女孩则以柔韧、协调、平衡和灵敏性见长。因此，学校应通过健康教育，帮助部分女孩克服怕羞、胆怯等心理弱点，从而使其充分发挥自身的素质发育潜力。

二、儿童青少年生长发育的一般规律

> **案例 5-2**
> 　　在吉林某医院，5 岁小男孩身高只有 0.79m，体重不足 7.5kg，他身上的皮肤已经开始出现老化现象，脸上略见皱纹。除外貌上提前衰老外，他的身体功能也在迅速地老化，医院对小男孩进行了多次会诊。最后确定诊断为"早老症"。因为就诊还算及时，如冠心病、高血压、高血脂、基础代谢功能衰退等主要威胁老年人健康的病症在小男孩身上尚不明显。
> **问题：**
> 1. 小男孩与其他正常孩子的发育有何不同？如何对小男孩进行干预？
> 2. 儿童青少年生长发育需遵循什么规律？

　　生长发育的一般规律是指生长发育过程中表现出的普遍现象，了解生长发育的一般规律，不但有助于评价儿童青少年的生长发育现状，而且能在很大程度上了解其既往的发育史和未来的生长潜力。

（一）生长发育阶段性和连续性的统一

1. 生长发育的阶段性　生长发育是一个连续过程，在这一过程中有量变，也有质变，形成不同的发育阶段。根据这些阶段的特点，加上生活、学习环境的不同，可将儿童青少年的生长发育过程划分为婴儿期、幼儿期、童年期、青春期和青年期。动物有与生俱来的特征，在出生后一定时期会表现出来，并作为一种行为方式固定下来，影响今后的行为，称为发育关键期。个体每阶段的生长发育也遵循这一规律，一旦超过这一时期，则行为不会再表现为生长发育的阶段性。

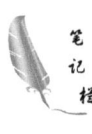

2. 生长发育的连续性　生长发育是一个动态的连续过程，这一过程是量的积累和功能成熟。若群体儿童能在正常环境下，生长过程将按照遗传潜能决定的方向、速度和目标进行。而当处在生长发育过程中的个体受到疾病、营养、心理应激等因素作用，会出现暂时性生长发育的连续性被打破，一旦这些不良因素被解除，机体立即会出现向原有正常轨迹靠近的倾向。这种在阻碍生长的因素被克服后表现出来的加速生长并恢复到正常轨迹的现象，称为追赶性生长（catch-up growth），是生长发育连续性的重要表现。

（二）生长发育程序性和时间性的协调

1. 生长发育的程序性　生长发育有一定程序，各阶段时间顺序衔接。前一阶段的发育为后一阶段奠定基础，任何阶段的发育障碍，必然对后一阶段产生不良影响。在胎儿和婴幼儿期发育遵循头尾发展律，即粗大动作按抬头、翻身、坐、爬、站、走、跑、跳的发育程序进行，而儿童期和青春期发育则遵循向心律，即身体各部分的形态发育顺序是下肢先于上肢，四肢早于躯干，呈现自下而上、自肢体远端向中心躯干的规律性变化。

2. 生长发育的时间性　生长发育指标呈现的程序特征，反映了人类在生长发育过程的共同特征。在遗传和环境因素的共同作用下，儿童青少年的身心发育存在明显的个体差异。在同性别、同年龄的群体中，个体的发育水平和速度达到其发育成熟的年龄都不相同，但多数指标呈现一定的集中趋势。因此，大多数生长发育指标在群体表现上符合正态分布。

（三）生长发育不同步性与多样性的平衡

在遗传因素和环境因素的共同作用下，不同的组织、器官和系统的生长发育并不同步。不同的组织首先分化发育成器官，而不同的器官相互结合完成特定的功能便构成不同的系统，随着年龄的增长，器官、系统的成熟度不断完善，称为器官、系统的发育类型或生长模式（growth pattern）。理查德·斯卡蒙通过发育水平曲线的描述，将人体器官、系统的生长曲线分为一般型、淋巴系统型、神经系统型和生殖系统型，称为斯卡蒙生长模式（Scammon's growth pattern）。随后，人们还发现子宫、肾上腺等器官不同于上述生长模式，将其命名为子宫型生长模式。

在生物遗传、环境污染、气候变化、心理和社会背景等多种因素的共同作用下，生长发育表现出多样性，同时不同的年龄阶段、历史时期和非常规因素又推动着生长发育的多样性的进展。生长发育的多样性可表现在体格、体能、认知发育的个体差异。

（四）生长发育的高度可塑性

儿童青少年在生长发育的每个阶段都有高度的可塑性，生长发育的可塑性与年龄、环境和干预的敏感期有关。一般认为，年龄越小、干预处在生长发育的敏感期及环境支持因素越丰富，儿童生长发育的可塑性就越大。

第二节　影响儿童青少年健康的学校环境因素

儿童青少年的生长发育是其自身先天因素与后天外界环境因素相互作用的结果，遗传因素决定了生长发育的潜力；外界环境条件则影响遗传潜力的发挥，决定生长发育的速度及可能达到的程度。儿童青少年的生长发育与健康关系密切。学校作为儿童青少年的主要活动场所，其环境的好坏直接决定其健康。

> **案例 5-3**
>
> 浙江省某县实验小学塑胶运动场于2018年暑期进行改造，自9月起，该校传出有学生出现流鼻血、头晕、咳嗽、胸闷等情况，部分家长质疑学校新建成的塑胶跑道有问题。2018年11月，该县教育局会同校方、施工方、监理方及家长代表共同对塑胶场地取样检测。检测结果显示，总挥发性有机化合物（TVOC）明显超出我国2018年11月1日施行的新标准。检测结果出具后，该县一方面对塑胶运动场地进行清理铲除，另一方面，组织全校学生到医院进行体检。体检结果显示：千余名学生中578人血常规指标异常，111人尿常规指标异常，135人肝功能、肾功能、尿酸异常。
> **问题：**
> 1. 学校环境对儿童青少年健康有何影响？
> 2. 影响儿童健康的主要因素有哪些？
> 3. 学校在此事件中是否应该承担责任？

一、学校物质环境

环境是人类赖以生存的物质基础,其与社会因素、生产生活方式共同影响着儿童青少年的身体健康。学校物质环境(school physical environment),是指学校的基础环境和自然环境,包括楼宇建筑、校园场地、室内外活动所需物资和设施及学校周边环境等。

(一)自然环境因素

良好的自然环境能为儿童青少年提供各种物质条件,维持和促进其正常的生命活动和健康的发展,也会为他们提供各种精神条件,使他们心身愉悦、积极向上。

1. 地理气候因素 对儿童青少年的生长发育具有明显的影响。日照时间越长、气温年均差越大的地区,群体的身高等体格发育水平越高,机体免疫的状态越好。气候的改变也会影响身体的健康。

2. 季节因素 季节对儿童身高与体重的增长有一定的影响。一般情况下春季身高增长较快,而秋季体重增加较多。每年的9月份至次年2月份是体重增长最快的季节,身高增长的季节则与体重相反,在3~5月份期间。季节变化也会影响着身体健康状况,如在冬春季或者夏秋季交替时,儿童青少年更易罹患疾病,主要是由于季节发生变化时,温差较大,容易导致人的身体不适应。

(二)环境污染因素

由于人为或自然的原因,进入环境的污染物的量超过环境的自净能力,造成环境的组成与性质发生改变,对人类健康产生直接、间接或潜在有害影响的现象,称为环境污染。处于生长发育中的儿童青少年,对环境污染物的易感性远高于成年人,环境污染物不仅可阻碍儿童青少年身心发育,还会引发各种疾病。

1. 化学性环境污染因素 在所有环境污染因素中,化学性污染的危害最直接、最严重,其对儿童青少年健康的危害已引起世界各国的广泛关注。

儿童青少年生理发育尚未成熟,正处于生长发育阶段,因而对外界环境的不良因素最为敏感。由于人类的生产和生活排放出的各种有害物质不断污染外界环境,使儿童疾病发病率不断增加,免疫功能下降。如大气中浮尘、二氧化硫等有害物质不断增加,可使儿童的肺炎、支气管炎及鼻咽炎发病率增加。铅是环境污染物中毒性最大的重金属之一,随着铅污染的日益严重,儿童铅中毒的危害也日益显现出来,主要表现是:对儿童的生长发育和神经行为产生损害。

与室外空气污染相比,室内空气污染对儿童青少年健康的危害更大。污染物包括从建筑装修材料中释放出的甲醛、挥发性有机化合物、苯、甲苯和氡气;从日常生活用品中挥发出的有机化合物;从宠物、植物排出的生物污染等。由于儿童正处在生长发育关键期,免疫系统尚未发育成熟,加上其单位体重的呼吸量高于成人,使他们更容易受室内空气污染的危害。长期暴露于各种室内空气污染物,不仅可增加儿童哮喘的发病率,诱发血液性疾病,影响身高和智力的正常发育,还可导致儿童"多动症"。

2. 物理性环境污染因素 主要包括噪声、电磁辐射、放射性辐射、光辐射等。日常生活中儿童青少年接触到的物理性环境污染主要包括居室外的嘈杂音、室内电器设备使用时发出的声响、手机发出的射频辐射及居室装修材料中所含的放射性物质。儿童青少年长期处于噪声污染的环境中,不仅会导致中枢神经处于紧张状态,影响儿童正常的神经心理行为发育,还会导致其心血管、消化、内分泌等系统的功能紊乱甚至器官损伤。而低强度、慢性射频辐射对儿童青少年健康的危害主要表现在影响其神经系统发育,引发神经衰弱及影响视力。

(三)学校教育教学设备卫生

学校教育教学设施是指开展学校教育工作所必需的物资,包括校舍、教学用房、教学辅助用房、办公用房及设施等。

1. 校址及教学用房卫生要求 学校应选在阳光充足、空气流动、场地干燥、排水通畅、地势较高的地段。同时,学校应设在居民区适中的地方,方便学生就近上学。学校设置一般按人口数和密度规定其服务半径,依据小学就近入学、中学相对集中的原则确定。学校应具备好的外界环境,避免外部噪声干扰。主要教学用房的外墙与铁路的距离不应小于300m;与城市主干道同侧路边距离不应少于80m,校址应远离污染源,不应与易燃、易爆等危险品相毗邻;不得将校址选在架空高压线影响范围内。

学校用地包括建筑用地、体育用地、绿化用地、道路及广场、停车场用地,彼此用绿化带隔开,

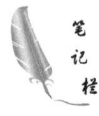

有条件时宜预留发展用地。学校建筑物的主体是教学用房，为保证其通风和采光，避免教室间相互干扰，建教学楼时应遵循以下卫生原则：①保证教学的顺利进行；②光线好、通风好；③方便师生课间休息和户外活动；④保证师生安全。

2. 教室采光和照明　教室的采光和照明条件对保护学生视力，提高学习效果有直接影响。设计中小学建筑时须遵循《中小学校教室采光和照明卫生标准》（GB 7793—2010）规定。教室自然采光是指照明所使用的光来自大自然，而不是人工的电灯等。教室自然采光的卫生要求：①满足采光标准，课桌面和黑板上有足够照度；②照度分布较均匀；③单侧采光的光线应自学生座位左侧射入，双侧采光也应将主要采光窗设在左侧；④避免产生较强的眩光，营造愉快、舒适的学习环境。

当教室自然采光不能达到标准时，需开启人工照明。教室人工照明的卫生要求与自然采光的卫生要求基本一致：保证课桌面和黑板面上有足够照度，照度分布均匀，避免产生阴影或眩光，不因人工照明导致室内温度过高而影响空气的质量和安全。

3. 教室通风和采暖　教室是学生进行学习的必需外环境，适宜的教室内微小气候可使学生感到舒适愉快，有利于保证处于生长旺盛期的儿童青少年的身心健康，提高他们的学习效率。教室通风换气的目的是排出室内污染空气、送进室外新鲜空气，以改善空气质量和教室微小气候。通风换气有自然和人工两种形式，一般学校大多采用自然换气形式。

在我国严寒地区冬季，最低气温可达 -30℃，须采取保温、保暖措施，使教室内温度维持在最适温度 16～18℃。采暖方式有集中和局部式两类。

4. 课桌椅卫生　课桌椅是中小学校的基本设备，对培养学生正确的姿势习惯、减少疲劳、提高学习效率有重要作用。符合卫生要求的课桌椅应做到：①满足写字、看书和听课等教育需要；②适合就座儿童的身材，确保良好坐姿，减少疲劳发生，促进生长发育，保护视力；③坚固、安全、美观、造价低廉，不妨碍教室的彻底清扫。

5. 学校生活设施卫生　学校生活卫生设施是学校教育教学环境的重要组成部分，主要包括后勤及生活用房的设施，其中学生（职工）餐厅、学生宿舍、饮水处、厕所、浴室的卫生要求与师生的工作学习和身心健康密切相关。

二、学校社会环境

人类的生存离不开社会环境，社会环境（social environment）是指人类生存及活动范围内的社会物质和精神条件的总和，包含社会经济文化体系、家庭因素及社会关系等。这些社会因素对生长发育的影响具有多层次、多方面的综合作用，不仅影响儿童青少年体格发育，同时也影响心理、智力和行为发育。学校社会环境主要由校风、校纪、人际关系等构成，它不仅是学生学习好、健康成长的保障，而且能为他们的集体生活创造良好氛围，并指导学生如何与人沟通，关心和尊重他人。

（一）校风

校风是学校全体成员共同具有的、富有特色的、稳定的校园风气和精神面貌。学校的校风形成于每一节课、每一次活动、每一个管理细节，经过一代代传承，最终形成稳定的价值取向。校风对儿童青少年的影响主要表现在其对心理发展的影响，可体现在：第一，校风是一种无形的感染力量、无声的行动命令；第二，校风是一种不成规章的行为准则、不成条文的心理契约，具有深刻的"强制性"的约束作用；第三，优良的校风能陶冶师生心灵，鼓励上进，抵制不良风气的影响，具有在行为上的激励作用；第四，优良的校风对成员的心理健康发展有保护增进作用；第五，优良的校风对促进精神文明建设、优良品行的形成有重大促进作用。良好的校风促使儿童青少年积极向上，团结互助，人际关系和谐，而消极的校风会使学生情绪低落、压抑，纪律涣散，师生关系紧张。

（二）人际关系

人际关系是在社会生活实践活动过程中，个体所形成的对其他个体的一种心理倾向及其相应的行为，反映着人与人之间心理上的距离。良好的人际关系是儿童青少年心理健康的一个重要标志。儿童青少年能否在学校里和老师、同学建立起和谐的人际关系，对他们心理的健康发展有着极为深远的影响。我国著名医学心理学家丁瓒教授曾指出，人类的心理适应最主要的是对人际关系的适应，人类的心理病态主要是由于人际关系失调而来。因此，建立良好的人际关系是促进儿童青少年心理健康发展的重要途径。

三、学校的作息制度

作息制度是指一日生活制度,即一昼夜内学习、工作、业余活动、进餐、睡眠、休息等时间分配和交替顺序。合理的作息制度能满足学生生理和生活需要,促进生长发育,保证劳逸结合,增强身体抵抗力,预防疲劳。学校作息制度应符合以下原则:①根据大脑皮质功能特点和脑工作能力变化规律,合理安排学习、活动与休息的交替;②满足不同年龄阶段和不同健康状况的儿童少年的生理需求;③既满足学习需要,又保证学生德、智、体、美、劳等全面发展;④学校与家庭作息制度相互协调统一;⑤作息制度一经确定,不要轻易改变。

(一)课业学习

课业学习负担的大小与上课和自习时数有关,因课业负担过重导致睡眠和户外活动不足是影响儿童青少年身心健康的重要因素之一。依据不同年龄学生的脑工作能力特点,《中小学生一日学习时间卫生标准》(GB/T 17223—2012)明确规定:①学生每日学习总时数:小学一、二年级学生不应超过4小时,三、四年级学生不宜超过5小时,五、六年级学生不超过6小时,初中学生不超过7小时,高中学生不超过9小时;②课时安排:小学生每节课40分钟,上午4节,下午1~2节,中学生每节课45分钟,上午4节,下午3~4节;③早读、课外自习:小学一、二年级不宜安排早读,不留书面家庭作业,小学三至六年级早读不应超过20分钟,课外自习时间不应超过60分钟,中学早读不应超过30分钟,课外自习时间不应超过90分钟。

(二)课外活动

课外活动包括体育锻炼、文艺、科技、社团活动、社会实践活动等,可促进学生身体和智力发育,又有利于大脑皮质不同区域功能的轮换。课外活动不宜过多,以免造成体力或脑力负荷过重。《中小学生一日学习时间卫生标准》(GB/T 17223—2012)明确规定,要确保中小学生每天锻炼1小时,若当天没有体育课,应下午课后组织学生进行1小时集体体育锻炼。

(三)课程表编制

课程表编制应依据学生学周和学日的脑力工作能力变化规律进行编排,考虑以下要素:①学生在学日和学周中的工作能力动态;②各种学科交叉进行;③性质相同的课不连排;④早晨第一节课前可安排短时早读。

(四)体育锻炼

体育锻炼是促进身体发育、增强体质的重要因素之一。适当的体育锻炼有助于增加体内新陈代谢及能量的消耗,促进机体生长发育,还可促进肌肉、骨骼生长,改善心肺功能。此外,还有利于提高儿童青少年心理素质,促进其个性发展。

(五)睡眠

睡眠对消除疲劳、机体复原及记忆的维持和巩固都有着重要的作用。对于处于生长发育期的儿童青少年来说,睡眠不仅有助于维持人体代谢和免疫平衡,同时还是影响其心血管健康、大脑、学习及行为模式的重要因素。我国《中小学生一日学习时间卫生标准》(GB/T 17223—2012)规定小学一、二年级学生每日睡眠时间不宜少于10小时,三至六年级学生不宜少于9小时。

(罗 皓)

第六章 心理行为因素与健康

全球疾病谱和死因结构发生了显著的改变,影响人群健康的主要疾病开始由传染病向慢性非传染性疾病转变。2017年,全球范围内慢性非传染性疾病导致的死亡占全球死亡的73.4%。我国慢性非传染性疾病在所有疾病负担中所占比重约为70%,已远远超过传染病和其他伤害所造成的疾病负担。慢性病相关危险因素流行日益严重,膳食不合理、身体活动不足及吸烟是造成多种慢性病的三大行为危险因素。在现代社会,随着社会经济的发展,工业化进程的加快,竞争日益加剧和极大丰富的物质生活带来的不良生活行为方式的影响,在疾病的形成过程中的作用越来越引起流行病学专家的关注。

第一节 心理因素与健康

> **案例6-1**
> 求生是所有生物的本能,但在人类的历史上,在不同文明的民族中,自杀是普遍存在的一种社会现象。2018年9月10日世界预防自杀日的主题是"携手同行,预防自杀"。WHO发布的关于预防自杀的报告中,每年有80万人自杀死亡,同时有更多人因为亲人的自杀而饱受折磨。中国的自杀现象有着自身的特点:中国是唯一女性自杀率显著超过男性的国家;农村人口的自杀率为城市的3倍。个体易感因素、环境诱因和自杀工具的可获得性是导致自杀的三个因素,其中个体易感性中的心理因素最为重要,自杀的核心心理是逃避自我,无法达到心理预期、责怪自己、负性的情感、认知瓦解,最终采取极端行为。认识自杀者的心理体验对于识别自杀风险是有帮助的。
> **问题:**
> 1. 自杀与哪些社会因素有关?
> 2. 导致自杀的主要因素是什么,为什么说自杀是一种"社会病"?
> 3. 如何识别自杀风险,如何干预?

人是生物、心理和社会属性的统一体,健康和疾病现象与心理因素息息相关。良好的心理状态既是健康的构成要素,也是躯体健康的必要条件。随着社会的变革和生活节奏的加快,人的生存环境发生了变化,各种矛盾也日益增多,心理压力不断上升。另外,个人受感情生活及家庭社会关系突变、生活事件等问题的影响,会出现情绪反应异常、行为异常等心理问题甚至导致心身疾病。种种社会环境、工作因素、家庭或自身健康方面的变化,都会产生心理压力,严重者会导致心理障碍,而案例中所讲的自杀是一种多因素导致的社会病,是心理障碍最极端的后果,与诸多社会因素有关,包括自身经历、人格、认知、工作竞争、家庭婚姻关系等。研究表明,通过社会心理干预可使健康状况得以改善。

一、人格与健康

人格(personality)是稳定地表现于个体的心理特质,由遗传和环境共同决定。人格特征与健康密切相关。人格决定了个体的行为方式、生活方式和习惯,影响个体对心理社会刺激物的认识与评价、情绪的产生和生理反应。人格也影响和决定了个体对外界挑战的适应和应对方式、能力与效果,以及个体与他人的关系,从而决定得到和利用社会支持的质量。性情内向拘谨的人处事谨小慎微,具有较好的卫生习惯,传染病发病的机会较少;而性情外向爽朗的人,处事大方,善于与人交往,抑郁症的发病机会较少。有研究认为,肥胖也是一种人格特点,肥胖者依赖性强,对饥饿的忍受力差,对食品信息敏感。

具有消极性人格的人往往呈现出较低的健康水平。"抑郁、愤怒、敌意与焦虑"的心理状态可能构成了这种"疾病倾向"的人格,易患哮喘、关节炎、溃疡、头痛和心血管疾病等。具有刚性人格特征的人具有较好健康水平,刚性人格表现有3个特征:一是责任感,对面临的问题能够正视和投入;二是控制感,对局面具有良好的控制力;三是挑战性,拥有解决问题的勇气。刚性人格能够成功地面对和处理压力事件，负性情感较少，表现为较好的生理和心理状况。

按人的行为方式，可以将人的性格分为不同的类型。20世纪50年代，福利曼与罗斯曼（Fredman M & Rosenman RH）根据人们在时间匆忙感、紧迫感及好胜心等特点上的差异区分A型性格与B型性格。A型性格的人遇事容易急躁、不善克制、喜欢竞争、对人常存戒心等。A型性格被认为是与高胆固醇血症、吸烟及高血压并列的四项冠心病危险因子之一。A型性格或称A型行为模式的提出是心理学对于身心疾病研究的一大贡献。有研究表明，85%的心血管疾病与A型行为有关。尸体解剖检验证明，A型性格的人心脏冠状动脉硬化要比B型性格的人高5倍。

B型性格与A型性格相反，主要特征是安于现状、不争强好胜、无时间紧迫感、做事不慌不忙、遇事从容不迫、性情温和。随后又有人分出一种与肿瘤发生有关的性格——C型性格，有的学者把它称为"癌症性格"，表现为过分的顺从、忍让和自我克制、情绪压抑、爱生闷气。具有这种性格或行为模式的人易患宫颈癌、胃癌、食管癌、结肠癌、肝癌等。有研究表明，C型性格者食管癌、宫颈癌发生的相对危险度高出其他人3倍，患胃癌、肝癌等消化系统肿瘤的危险性更高。C型性格的心理表现也是女性乳腺癌患者的典型特征，C型性格不但会诱发恶性肿瘤的发生，而且对其治疗效果也有明显影响。1996年荷兰学者杰诺李特在对已有人格和心血管疾病关系研究的基础上，提出一种D型人格，又称忧伤型人格。大量的研究结果表明，真正对心脏病起作用的心理因素，可能不单纯是消极情感，而是慢性的心理忧伤。调查表明，D型人格群体比其他人群更容易焦虑和抑郁，D型人格群体的焦虑水平和抑郁水平，都比其他人群高。D型人格患者康复速度慢，容易再发作，而且死亡率高。大约20%的正常人群、27%～30%的冠心病患者具有D型人格，而这一比例在高血压患者中达到了50%。

二、认知与健康

认知（cognition）是指人们的认识活动或认识过程，包括信念、思维和想象等。人的一切生命活动受主体意识的支配，无论是健康还是疾病都是这样的。

1. 价值观 不但直接决定一个人的生存状态，也会通过各种途径影响其健康。积极向上的人生观、态度表现出健康有序的生活和工作状态。享乐主义价值观导致不良的生活和工作方式，往往会产生各种健康问题，很多"现代病""文明病"都与此有关。

2. 健康意识和健康信念 个人对健康的观念往往决定其健康状态。由于人们的经历、所拥有的资源包括知识资源及所处环境的差异，人们对健康往往有不同的理解和认知。具有较好健康意识和信念的人就会自觉地保护自己的健康、积极采取预防和应对疾病的措施。

3. 个人控制信念 是指个体对自己所面对的问题或情境所持的控制信念，包括控制感和控制源信念。个人控制感较好的人能积极有效地应对困难和挑战，会付出更多的努力来追求健康目标。相反，个人控制感较弱的人面对困难和挑战时表现比较差，会感到无助，即使情况出现转机，也不会再做出努力。

三、情绪与健康

人们在社会实践活动中，有喜悦、有悲伤、有愤怒、有同情等，这些情绪（emotion）、情感是人们的一种心理体验与反应。恐惧、焦虑、内疚、压抑、愤怒、沮丧这些情绪不仅带来心理上的变化，还会诱发或导致疾病。世界心理卫生组织指出，70%的人会以攻击自己身体器官的方式来消化自己的情绪。《黄帝内经》有"怒伤肝、喜伤心、忧伤肺、思伤脾、恐伤肾"的说法，中医认为这五种情绪分属五脏，太过就会累及相应的脏器。大量临床医学研究表明，情绪是身体的报警信号。

情绪是人对客观现实刺激的主观反映。情绪的产生是以客观事物是否满足人的需要为中介。当刺激事件满足人的需要时就产生肯定的情绪；当刺激事件非己所愿，就容易产生否定的情绪。情绪具有如下功能：

首先，情绪的适应功能。个体要生存发展，情绪是重要的手段，通过引起的生理反应来调动身体的能量，以适应环境。情绪也维系人际关系，适应社会环境。

其次，情绪具有动机功能。情绪可以驱使人们从事活动，提高效率。内驱力是机体活动的动力，情绪对内驱力提供的信号具有放大或增强的作用，从而激发个体的行动。情绪还可以通过提高对活动的兴趣，从而对认识活动进行驱动。

最后，情绪对其他心理活动具有组织功能。主要表现在积极情绪对活动产生协调和促进作用；消极情绪对活动起到消极乃至破坏作用。情绪的强度影响着其组织功能的大小，中等强度愉快的情绪有利于认识和操作效果，而负性情绪则降低认识和操作效果。积极情绪往往注意事物积极、美好的一面，人也会变得友善。消极情绪往往关注事物不好的一面，人的态度会变得消极，容易发怒，甚至出现冲动行为。

另外，情绪具有信号功能。情绪是通过表情来实现其信号功能的，人们之间进行相互交流和互动，表情都起着重要的作用。

四、心理压力与健康

压力（stress）是描述系统负载的一般概念，最早源于物理学的研究。心理压力（也称应激）是指人们由于外界环境的变化和机体内部状态所造成的人的生理变化和情绪波动，表现为心身紧张或不适，导致心理压力的因素有很多，压力可能是来自社会的、家庭的、工作的和个人自身问题等。

（一）心理压力相关理论

心理压力是压力源和压力反应共同构成的一种认知和行为体验过程。压力源是现实生活要求人们去适应的事件，包括生物性压力源（躯体创伤或疾病、饥饿、性剥夺、睡眠剥夺、噪声等）、精神性压力源（错误的认知结构、个体不良经验、道德冲突、不良个性等）、社会环境性压力源（工作任务、组织关系等）。压力反应包括体验到压力源后，出现的心理、生理和行为反应。压力对主体产生的后果是复杂的，有的压力如果处理不当，就有可能引发个体的健康问题。随着对压力问题认识的不断深化，压力概念不断更新和演变。相关的心理压力理论如下：

1. 生物应激理论 19世纪，随着生理学、心理学和医学的发展，"压力"一词被用来表述生物体对于某些情境自动的或激素反应，称为应激反应。生理学家克劳德（Claude）将压力定义为机体对外界刺激所做出的适应性反应，显然这与物理学的概念相一致。压力是机体试图回到平衡状态的企图，紧张是背离平衡状态。

2. 社会事件刺激理论 1963年著名生理学家坎农（Cannon）将压力定义为外部压力事件的刺激作用。按照这一理论，个人关系、工作和经济状况等生活变化都会形成压力，因为这些变化需要机体作出心理适应。1967年霍姆斯（Holmes）和拉赫（Rahe）提出应用生活事件（life event）来评估压力的思想。生活事件是指日常生活中引起人的心理平衡失调的事件。1973年，Holmes对5000多人进行社会心理调查，编制生活事件心理应激评定表，计算生活变化单位（life change unit，LCU）评分，通过将过去一年遭遇的事件的LCU累计值来反映个体的生活事件体验量。如果在一年中，生活事件变化累计值小于150LCU，则未来一年基本健康；若为150～300LCU，则未来一年患病率概率为50%；若超过300LCU，第二年生病的可能性达到70%。

3. 心理认知理论 20世纪80年代中期，拉扎勒斯（Lazarus）和福尔克曼（Folkman）认为压力不仅指外部刺激事件，也不单指机体对外部刺激的反应，而是指两者之间的转化过程。在这一过程中，人们对应激事件的认知和解释尤为重要。例如，同样是失业，有人将问题看得无比严重，而有的人则认为没有什么了不起的。显然，不同认知构成的心理感受不同，所采取的应对行为也不一样。

4. 现代压力理论 由压力源、压力反应和压力管理3方面要素构成。压力源是指内外刺激事件与情境，可以看作一些特殊的难题、问题和挑战，包括生理、心理和社会诸方面。压力反应是指机体对刺激的反应，表现为生理、行为、情绪、认知等方面的症候和症状。压力管理是指对压力源和压力反应的控制和改变。

（二）持久过大压力的不良后果

1. 健康问题 适当的压力对于健康是必要的，人在适当的压力下保持一定张力，会使生命具有活力，体会到生命存在的意义和人生的乐趣。身体锻炼会使个体应对的心理素质和能力得到提高。但是，如果刺激强度过大、时间过长超出个人承受能力，则会导致不良的健康后果。研究表明，过度的压力可引起各种各样的疾病，如高血压、心血管疾病、偏头痛和紧张性头痛、癌症、关节炎、呼吸道疾病、溃疡、大肠炎和肌肉紧张性疾病等。过度的压力还可引起心理和行为问题，如心理障碍、吸烟、酗酒、自杀和反社会行为等。

2. 工作问题 一定的压力对于提高工作绩效是必要的，压力过大则适得其反。而且，过度的压力导致旷工、消极怠工、缺乏责任心，差错和事故的可能性增加。据报道，压力问题每年给美国公司造成损失达3050亿美元，超过500家大公司税后利润的5倍。

3. 管理和决策　压力过大往往会出现决策失误。在压力的情境下，建设性的思维减少，而扭曲性的思维增加；危险性抉择和非理性行为可能性增加；短期目标常受到青睐，长远目标被忽略；作出不成熟甚至错误决策的可能性增大。

第二节　行为生活方式与健康

一、行为生活方式的概念及分类

> **案例 6-2**
> 　　根据世界卫生组织（WHO）统计，超重和肥胖是全球引起死亡的第六大风险。儿童期肥胖使成年期肥胖、早逝和残疾出现的概率增大。成年人肥胖或超重会影响心血管系统、消化系统、内分泌系统的功能，还会增加癌症发生的危险性；此外还有关节软组织损伤、生殖能力下降及心理障碍、水肿、痛风等其他疾病。每年至少有340万成人死于超重或肥胖。据统计，44%的糖尿病，23%的缺血性心脏病，以及7%～41%的特定癌症是由肥胖引起的。有人说肥胖是万症之源。肥胖除了与社会经济发展程度、遗传因素、文化背景等因素相关外，主要和个人或家庭生活习惯及不良的行为生活方式有关，摄入过多、运动不足、熬夜等。
> **问题：**
> 　　1. 肥胖和超重的危害是什么？
> 　　2. 造成肥胖的因素有哪些？
> 　　3. 临床工作中面对肥胖的慢性病患者，在处方中除临床治疗外，还应该考虑哪些措施？

作为生活在一定社会文化背景和自然环境中的个体，要适应复杂多变的环境，就必须对环境做出适当的反应。人类活动绝不是被无法控制的内部和外部力量所驱使，人有自我意识和行为自我调控能力，所以人的行为具有能动性。因此，行为（behavior）可以概括为人类在内外因素的共同作用下产生的外部活动。

生活方式（life style）是指人们在衣、食、住、行、工作、娱乐休闲等方面所形成的生活模式。生活方式是一种长期稳定的行为模式。广义的生活方式是指人们在物质生活和精神生活领域所从事的一切活动方式，包括物质生活和精神生活资料的生产和消费方式。社会医学研究的是狭义的生活方式，即由社会、经济、文化等因素决定的日常行为模式，包括物质资料的消费方式、精神生活方式、娱乐休闲方式。

人的行为多种多样，我们关注的是与健康有关的行为，即健康相关行为（health related behavior），是指个体或群体与健康和疾病有关的行为。按照行为者对自身和他人健康状况的影响，健康相关行为可以分为促进健康行为（health promoted behavior）和危害健康的行为（health risky behavior），前者指客观上有利于自己和他人健康的行为，后者是指偏离个人、他人的社会健康期望，不利于健康的行为。健康促进行为可分为日常健康行为、保健行为、预防性行为、改变危害健康的行为。日常健康行为是指个人日常生活中的饭后刷牙、便后洗手、不吸烟、少量饮酒等健康的行为生活方式。保健行为是指一个人定期查体，患病以后采取的求医行为等。预防性行为是指个人避免导致健康损害的环境和事件，避免有害物的侵入，回避噪声的危害，安全性行为等。改变危害健康的行为是指个人针对存在的不良行为生活方式采取的改变行为，如戒烟、戒酒等。

二、行为因素与健康

慢性非传染性疾病是当今世界的头号杀手。据WHO统计，全球约72.3%的死亡是死于慢性病，其中，心脑血管疾病、癌症、慢性呼吸道疾病、糖尿病等4种疾病约占整个慢性病死亡的85%。在中国，超过80%的死亡者是死于慢性病。

在这些慢性病的形成中，行为因素具有很重要的致病作用，最常见的是烟草使用，不良饮食习惯，缺乏身体活动和酒精滥用。2008年WHO调查显示，50%的死亡是由于行为生活方式因素、30%为环境因素、10%为生物遗传因素、10%为医疗卫生服务因素。相关研究显示，25%的癌症及大部分心脏病是吸烟所致。

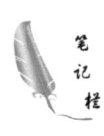

众多的证据表明，改变和调整行为就能有效减少疾病。美国在20世纪50年代至70年代初，临床诊断和治疗技术突飞猛进，但并没有使美国人的死亡率下降。进入70年代，美国逐渐重视生活方式对人们健康的影响，通过政策举措和大众健康干预使人们的生活方式得到改变，许多慢性病的发病率和死亡率均明显下降。世界银行报告认为，50%以上的慢性病负担可通过改变生活方式和控制行为风险来预防。

三、健康行为的观点与理论

（一）生物学观点

许多健康行为存在生物学基础。以吸烟为例，吸烟行为的遗传学研究表明，调节多巴胺的基因很可能是对吸烟产生影响的决定因素。与吸烟成瘾的有关物质是尼古丁。尼古丁在血浆中的半衰期为30分钟。如每天吸1包纸烟者，每30～40分钟就要吸1支烟，以维持大脑尼古丁水平。当尼古丁不能达到一定水平时，吸烟者就会感到烦躁、不适、恶心、头痛。人的大脑有一个区域，被称为奖赏中枢区域，它特别敏感，一经激活就很难控制。人在一定时间内摄入一定量的成瘾物质后，如酒精、尼古丁或咖啡因等，可激活大脑内的奖赏中枢，从而对其产生高度的依从性。这从生物学的角度解释了人对成瘾物的依赖机制。

（二）心理学观点

1. 自我表达理论　许多危害健康行为与自我表达有关联。青春期是多种危险行为的易感窗口，原因在于不恰当的自我表达方式。青少年为了使自己得到社会的承认，力图使自己像成人那样世故和老练，会借助于吸烟和饮酒等方式来表达。很多人在这个时期从同伴那里接触到一些不健康行为，并逐渐养成习惯。针对关闭易感窗口的干预可以帮助青少年减少不健康行为。

2. 心理压力理论　研究表明当人们承受较大压力时，就会采取一些危害健康的行为来缓解压力，如吸烟、饮酒和性释放等。有研究表明，过高压力水平与吸烟行为的发生关系密切；同时缺乏压力的应对技巧也与吸烟行为有关。

3. 情感激发理论　处于青春发育期的青少年有着较高的情感激发需求，他们往往通过某种方式来使自己达到某种愉快的状态。很多不良成瘾行为的诱惑在于表面上可以获得暂时的"愉快"。很多人的吸烟和饮酒行为是在同伴聚会时发生的，为了助兴而饮酒，达到一定状态时就点烟。如果通过某种方式帮助他们将这种情感表达出来，就可以减少吸烟与饮酒的机会，如娱乐、锻炼等。

4. 恐惧诱导理论　一般来说，人们接触到某种恐惧诱导的讯息，就会减少危害健康的行为，在一定范围内这种关系是成正比的。但过度的恐怖讯息可能对行为的改变起到破坏作用，而有时恐怖诱导只对行为意向产生作用。由此可见，恐惧诱导与教育和动机结合起来方可产生作用。

（三）行为学观点

1. 强化模式　行为学将行为看作一种强化的结果，如吸烟往往开始于某些特殊的情境，经反复重复形成一种条件反射。一种行为后紧跟的结果如果令人满意，为了得到这种结果就会不断重复这种行为。第一次吸烟的感受往往是痛苦的，如恶心、呕吐和头痛等，但某些促使行动的力量足以超越痛苦的感受。在一次次重复过程中适应，痛苦减轻而"愉悦"上升。当形成习惯后，成瘾物产生心理效应中的快感，可以构成一种正性强化作用，而一旦终止就会产生心身的痛苦折磨，起到负性强化作用。

2. 时间价值期望模式　根据期望理论，行为的发生不但与其价值和实现的可能性有关，而且与实现的时间有关。为什么人们知道吸烟可以致癌，却不愿意戒烟？因为从吸烟这种行为和导致的后果——得病之间需要很长的时间。往往眼前发生的事件易于强化，人们普遍对立竿见影的事重视，而对远期要发生的事则漫不经心。

3. 健康意识模式　意识是人们对事物的觉悟和觉醒状态，它不是简单的理解和知道，而是觉醒、感到和感知等方面的综合。在我国文化中，意识是理解行为的一个重要概念。认知改变贡献于意识提高，劝说和咨询，主观规范和情境也很重要。

4. 个人控制力模式　行为习惯是长期形成的，在短期内很难改变。健康行为是一种慢性行为，行为的养成或戒除需要一定的毅力。显然，行为的启动要有足够的个人控制感，行为的实施和维持要有足够的自我效能。在行为改变中要应用增强个人控制感与自我效能的方法和技术。

(四)社会学观点

个体的行为问题并非总是由自身造成的,每个人都处在特定的社会网络中,被特定文化传承的价值标准所左右,也被特定社会情境所支配。在一个社会环境中,如果个别人的行为问题出现,这是个体的问题。但如果牵涉很多人,那就要追究社会环境的问题。

1. 社会功能主义观点 功能主义理论主要研究有利于行为形成的社会规范和条件。急剧的社会震荡和变化、社会失范,使人们感到困惑、迷茫,容易借助于某些行为来逃避,如第二次世界大战期间全世界的烟草使用陡然增加。研究表明,由于社会变革所形成的压力会导致众多的社会和行为问题,如俄罗斯在社会转型期,事故、自杀、滥用有害物质等行为增加了许多。

2. 社会规范与社会影响观点 社会规范影响人们的行为选择。在崇尚个体主义的社会,主要以个人的态度决定行为;在强调集体主义的社会,主要以社会规范来决定行为。吸毒、吸烟和饮酒等行为存在于一个易于发生的亚文化中,是通过"同类"群体的相互影响而发生的。有些人好不容易戒了毒瘾,一旦回到原来的"圈子",往往又复吸了。

四、健康行为生活方式

世界卫生组织(WHO)研究发现,影响个人健康和寿命的四大因素中,生物因素占15%,环境因素占17%,卫生服务因素占8%,行为生活方式因素占60%。1992年WHO的"维多利亚宣言"中提出健康的四大基石:合理膳食、适量运动、戒烟限酒、心理平衡。这十六字看似简单,实则关乎我们的心理、行为生活方式,如果一个人都能做到,其寿命可延长10年。

1. 合理膳食 是指一日三餐所提供的营养必须满足人体的生长、发育和各种生理、体力活动的需要,并促进身体的健康。中国营养学会提出了膳食宝塔,即成年人每日的一般食谱应包括奶类、肉类、蔬菜水果和五谷等四大类。合理膳食的原则:①合理的量,如有人提倡的"七八分"饱,食盐、油脂和糖的摄入要控制;②合理的质,注意优质蛋白质的摄入,如鱼、禽、蛋和瘦肉类蛋白等;③合理的结构,营养素应合理搭配。在具体饮食上,应当粗细粮搭配,荤素搭配。

2. 适量运动 能预防冠状动脉硬化、呼吸及代谢系统疾病;降低癌症的发生率;保持适宜的体重能预防或降低运动伤害发生概率;使精力保持旺盛,大脑清醒。适量运动的原则:运动做到有恒、有度、有序。有恒即坚持,有度即适度,运动有序指循序渐进,可以多种运动交替进行。有人总结为"三、五、七"。"三"是指每天步行3公里,时间在30分钟以上,或者每次步行6000步;"五"是指每周要运动5次以上,只有规律性运动才能有效;"七"是运动后心率加年龄约为170,这样的运动量属中等强度,能保持有氧代谢。

3. 戒烟限酒 吸烟对健康的危害是公认的,吸烟者应戒烟,不吸烟者避免二手烟的危害。限酒是指每天可少量饮酒,但不可酗酒,标准是不超过15ml的酒精,相当于葡萄酒100ml,白酒25ml,啤酒300ml。

4. 心理平衡 在健康四大基石中,心理平衡最重要。保持心理平衡要有乐观的心态,正确地对待自我、正确地对待他人、正确地对待社会。既要努力奉献社会,又要尽情享受美好人生;既要在事业上积极进取,又要在生活中有平常心;既要精益求精于本职工作,又要有多姿多彩的生活。联合国国际劳动组织发表的一份调查报告认为"心理压抑是20世纪最严重的健康问题之一"。

第三节 心理与行为生活方式的干预

心理行为问题的干预在实践中已经取得成效。鉴于社会因素与健康关系的复杂性,仅仅干预健康的危险因素是不够的,应该重视以理论为基础的综合干预。

一、个体干预

(一)行为干预

行为主义者认为,行为是机体对环境刺激的反应,一切行为都是学习的结果。行为出现的频率是由它的后果所决定的,立即得到的奖励会增加行为重复出现的频率;反之,对行为惩罚会降低行为出现的频率。因此,可以借助行为疗法培养健康的行为,或者去除不良的行为。主要的干预方法包括冲击疗法、厌恶疗法、阳性强化法、消极练习法、自我控制法、模仿法等。

（二）认知干预

认知心理学认为，不良的行为和生活方式是在不良认知和情感的基础上出现的；健康的行为和生活方式则是在正确的认知和良好的情绪基础上形成的。例如，有人认为吸烟其实并不是那么可怕，那么多吸烟的人也没看到几个人得肺癌，相反，很多不吸烟的人也会患肺癌，从认知上讲，这属于选择性注意，干预应该改变其错误的认知，使其懂得吸烟不仅引起肺癌，还导致很多其他的健康问题。尽管吸烟不是导致肺癌的唯一原因，但也是非常重要的一个原因。吸烟并不必然引起肺癌，但吸烟者比不吸烟者患肺癌的概率要大得多。改变认知的方法包括认知重建、心理应付技能和问题解决技术等。

（三）健康信念模型

健康信念模型是一个激发人们采取正向健康行为的行为理论框架，这个框架以人们避免负性健康结果的愿望为原始动机。例如，感染艾滋病病毒是负性健康结果，避免艾滋病病毒感染的愿望能激发人们采取安全的性行为。健康信念模型被成功地用于促进安全套使用、遵医行为和健康筛查等领域。

（四）跨理论模型

跨理论模型也称变化阶段模型，该模型表明人们修正负向行为或获得正向行为的核心行为结构是一个随时间变化的各行为阶段的组合。对处于不同阶段的人要根据他们的特点和需要，采取不同的健康教育措施。六个阶段包括无打算阶段、打算阶段、准备阶段、行动阶段、维持阶段、终止阶段。变化阶段模型将行为的改变分成六个阶段，但其变化往往不是只在这六个阶段间直线单向移动。

二、群体干预

不良行为生活方式具有一定的社会性、播散性，使得针对群体的干预成为可能，而针对群体的干预成本低、效益高，值得大力推广。例如，在企业中，职工可能都面临着心理压力大，但缺乏有效的缓解压力的方法，针对这种群体共性的问题，进行群体干预效果较好。

（一）政策干预

在所有的干预策略措施中，政策干预普遍被认为是效益较高的，如控烟，很多国家的经验证实，增加烟税和提高烟价可以减少和约束人们的吸烟行为。有些国家和地区采取了控制高脂肪产品的广告、对高脂肪低营养产品增加附加税等政策举措，使心血管疾病得到了有效的控制。公共政策干预的效益最高。研究发现，美国实行"安全带法"以后，车祸的死亡率大幅度降低。

（二）社会工程干预

通过改善社会环境工程设施的方法可以取得事半功倍的干预效果。例如，对于安全饮水，可以采取态度和行为的干预方法，劝告人们把水烧开后再饮用。但如果将水源彻底净化，安全饮水问题就会迎刃而解。为了防止孩子意外伤亡，可以对其父母进行教育和行为干预，但也可以从环境工程设施的方面去做，如将桌椅做成钝角、使用安全的容器来装药品、用防火的材料给孩子做衣服等。行为相关物的可得性或可及性是行为得以实施的前提条件。研究表明，社区有无活动场地及场地和居民的距离与居民的锻炼行为、肥胖症和冠心病有密切关系。

（三）大众媒体干预

在现代社会，媒体深刻影响着大众和决策者的知识、观点、态度和行为，可以借此进行公共卫生问题的干预。研究表明，大众媒体与其他方式结合，会取得事半功倍的作用。大众媒体的介入对政策倡导促动（advocacy）来说是一个有力的"推动器"。20世纪50～60年代，美国有将近一半的人口使用烟草制品。经过60多年长期卓绝的教育运动，伴随着相关法律的制定及大众文化对烟草使用的态度转变，目前美国成人的烟草使用率成功地降至20%以下。

研究表明，持续的电视媒体干预至关重要，即使做不到这一点，短期干预也能影响到人们的行为意向。除了传统媒体，手机、网络等新媒体具有独特的传播优势，特别适用于年轻人的健康教育干预。

（四）不同场所的干预

1. 家庭干预 家庭是社会的细胞，人们的不良行为生活方式的产生大都来自家庭，现代医学开始关注家庭，产生了家庭医学，为家庭不良行为生活方式的观察、研究与干预提供了丰富的经验。对高脂、高盐饮食的干预，需要以社区为范围，以家庭为单位进行干预，我国天津等地从家庭入手干预不良行为生活方式，在降低慢性病的发病率方面取得了很好的效果。

2. 社区干预 社区是对不良行为生活方式和心理问题干预的重要场所，我国目前的卫生服务基层组织是在社区，大力发展社区卫生服务和社区干预是我国目前的重要任务，形成集医疗、预防、保健、康复、健康教育与健康促进及计划生育六位一体的服务，其中会大量涉及行为生活方式干预的内容。

3. 学校干预 学校是理想的干预场所，学生正处在心身的快速发展阶段，有利于显现干预效果。可以针对不同阶段，进行不同的干预，对大、中、小学生进行交通安全行为、消防逃生行为、防盗防暴行为、日常健康行为、性道德与性行为、控烟和控酒行为等方面的教育。

4. 工作场所干预 对成年人来说，工作所在地是干预的良好场所，运用适当的方法，改变职工的饮食行为、运动行为、工作行为，减缓、疏导他们的心理压力大有作为。对企业事业单位，应分析工作的性质特点，分析压力的主要来源，有针对性地进行集体干预，对于特殊的问题，可以进行个体干预。

5. 医院干预 医院是患者聚集的地方，患者在医院，其心理有一定的改变，这时特别容易听专业人士的话，容易将科学知识入脑，并转化为自己的行为。现在不少医院的一些科室开设了"患者之家"，有的设有"健康教育室"等，为改变患者的心理、行为生活方式做了大量的工作，取得了成熟的经验，值得进一步推广。

第四节 心身疾病的防治

一、心身疾病的概念

心身疾病（psychosomatic diseases）有狭义和广义两种理解。狭义的心身疾病是指心理、社会因素在疾病的发生、发展过程中起重要作用的躯体器质性疾病，如原发性高血压、冠心病、消化性溃疡等。狭义的心身疾病具有以下几个特征：①心理因素在疾病的发生、发展、治疗和预后中有相当重要的作用。②它们都具有器质性病变的表现或确定的病理生理过程。③它们都伴有明显的情绪变化。④它们都是通过自主神经系统、内分泌系统、免疫系统等造成一定的躯体损害。至于心理社会因素在发生、发展过程中起重要作用的躯体功能性障碍，则被称为心身障碍，如神经性呕吐、偏头痛等。广义的心身疾病是指心理、社会因素在疾病的发生、发展、治疗和转归中起重要作用的躯体器质性疾病和躯体功能性障碍，凡是疾病的发生、发展、治疗、康复各环节有受心理社会因素影响者，都属心身疾病。显然，广义的心身疾病包括了狭义的心身疾病和狭义的心身障碍。

目前心身疾病已成为影响现代人健康的常见病和多发病，它涉及临床各科。美国学者通过临床观察，发现约有50%的求医者，其症状与心理因素有关。近年来在美国要求治疗的患者中，约60%是那些声称有躯体不适而实际上无躯体疾病的人。我国相关研究表明在综合医院就诊的患者中心身疾病患者达20%以上。综合国内外有关心身疾病的流行病学资料，临床各科心身疾病占22%～35%，内科领域中心身疾病比例在32.2%～35.1%，循环系统住院患者中心身疾病比例在50%以上。

二、发病机制相关理论

心身疾病是由多种因素引起的，在各种因素之间又互有联系和影响。目前对其发病的理论主要涉及心理动力学、心理生理学和行为主义学习三个主要理论。

1. 心理动力学理论 重视潜意识心理冲突在心身疾病发生过程中的作用，认为由个体特异的潜意识特征决定的心理冲突引起了特定的心身疾病。著名学者亚历山大提出了心身疾病发病的三个要素：①未解决的心理冲突；②身体器官的脆弱易感倾向；③自主神经系统的过度活动性。心理冲突多出现于童年时代，常常被压抑到潜意识之中，在个体成长过程中受到许多生活变故或社会因素的刺激，这些冲突会重新出现。如果这些复现的心理冲突找不到恰当的途径疏泄，就会由过度活动的自主神经系统引起相应的功能障碍，造成所支配的脆弱器官的损伤。

目前认为，潜意识心理冲突是通过自主神经系统功能活动的改变，造成某些脆弱器官的病变而致病的，如心理冲突在迷走神经功能亢进的基础上可造成哮喘、溃疡等；在交感神经亢进的基础上可造成原发性高血压、甲状腺功能亢进等。

2. 心理生理学理论 心理生理学认为心理、社会因素通过免疫系统与躯体健康和疾病的联系，可能涉及三条途径。①下丘脑-垂体-肾上腺轴：交感神经的刺激和皮质醇的作用可以促进肾上腺髓质合成和分泌肾上腺素和去甲肾上腺素，出现心跳加快、血压升高，血中胆固醇和游离脂肪酸增加，可以诱发冠状动脉粥样硬化性心脏病。②自主神经系统：应激导致交感神经活动失调与原发性高血压、偏头痛有关。副交感神经活动失调与消化性溃疡、溃疡性结肠炎、支气管哮喘有关。交感神经释放儿茶酚胺类物质，与淋巴细胞膜上的β受体结合，影响淋巴细胞的功能。③中枢神经：中枢神经与免疫系统有直接的联系，免疫抑制可形成条件反射，改变免疫功能。应激状态下免疫受到抑制或干扰，机体感染的概率增加，导致肿瘤的发病率升高。心理生理学研究也重视不同种类的心理、社会因素，如紧张劳动和抑郁情绪可能产生不同的心身反应，以及心理社会因素在不同遗传素质个体上的致病性差异。

3. 行为主义学习理论　行为主义学习理论认为，某些社会环境刺激引发了个体习得性心理和生理反应，表现为情绪紧张、呼吸加快、血压升高等。由于个体素质的问题、特殊环境因素的强化或通过泛化作用，使得这些习得性心理和生理反应可被固定下来，而演变成为症状和疾病。心身疾病中的一部分可以用条件反射性学习加以解释，如哮喘儿童可因哮喘发作会获得父母的额外照顾而被强化。也有的是通过其他的学习机制而习得，包括观察或模仿学习，如儿童的有些习惯会因模仿大人习惯而获得。在医学中常见一种现象，学生学习了某种疾病后，有的会出现该疾病的症状或体征，这属于认知后的自我暗示，是本能性强化。

三、常见的心身疾病

心身疾病的范围涉及多个系统，根据美国心理生理障碍学会制定的心身疾病的分类如下：

1. 皮肤系统　神经性皮炎、瘙痒症、斑秃、牛皮癣、慢性荨麻疹、慢性湿疹等。

2. 骨骼肌肉系统　类风湿关节炎、腰背痛、肌肉疼痛、痉挛性斜颈、书写痉挛。

3. 呼吸系统　支气管哮喘、过度换气综合征、神经性咳嗽。

4. 心血管系统　冠状动脉硬化性心脏病、阵发性心动过速、心律不齐、原发性高血压或低血压、偏头痛、雷诺病。

5. 消化系统　胃十二指肠溃疡、神经性呕吐、神经性厌食、溃疡性结肠炎、幽门痉挛、过敏性结肠炎。

6. 泌尿生殖系统　月经紊乱、经前期紧张症、功能性子宫出血、性功能障碍、原发性痛经、功能性不孕症。

7. 内分泌系统　甲状腺功能亢进症、糖尿病、低血糖、艾迪森病。

8. 神经系统　痉挛性疾病、紧张性头痛、睡眠障碍、自主神经功能失调症。

9. 耳鼻喉科　梅尼埃综合征、喉部异物感。

10. 眼科　原发性青光眼、眼睑痉挛、弱视等。

11. 口腔科　特发性舌痛症、口腔溃疡、咀嚼肌痉挛等。

四、心身疾病的防治原则

心身疾病是心理因素和生物因素综合作用的结果，因而心身疾病的预防也应同时兼顾心、身两方面；与其他躯体疾病一样，应防止发病，预防复发。心身疾病的治疗和预防的原则应该兼顾个体的心理、身体和社会三方面。

1. 心理干预目标　这是消除或减弱心理、社会刺激因素的影响，改善情绪状态，提高治疗遵从性和生活质量，帮助患者建立有效的社会支持体系。

2. 心身同治原则　心身疾病应采取心身相结合的治疗原则。对急性发病、躯体症状严重者应以躯体对症治疗为主，辅之以心理干预。心理干预主要围绕情绪控制方面。以心理症状为主、辅以躯体症状的疾病，或虽然以躯体症状为主但已呈慢性化的心身疾病，则可在躯体治疗的同时侧重安排心理治疗。例如，对于更年期综合征和慢性消化性溃疡患者，除了给予适当的药物治疗外，应重点做好心理和行为指导等各项工作。

（贺　鹭）

第二篇 医学统计方法

第七章 医学统计学的基本内容

医学统计学（medical statistics）是一门运用统计学的原理和方法，研究医学科研中有关数据的收集、整理和分析的应用科学。医学统计学已经在医药卫生工作实践和科研中得到广泛应用。基础医学、临床医学和预防医学等领域的科学研究和实践都需要在统计理论的指导下，运用正确的统计学思维，收集真实数据，并针对数据的特点，选用恰当、高效的统计分析方法，从而得到可靠的结果和科学的结论。

第一节 医学统计学的基本概念

案例 7-1

某研究欲了解某地 2019 年 14 岁女孩的平均身高。随机抽取了该地 14 岁女孩 2000 名，测得身高值均数为 143.08cm，标准差为 6.58cm。

问题：此案例涉及哪些医学统计学的基本概念？

一、同质与变异

观察单位（observation unit），亦称个体（individual），是统计研究中的基本单位。案例 7-1 中某地每一个 14 岁女孩就是一个观察单位。

同质（homogeneity）是指观察单位间被研究指标的主要影响因素相同或基本相同。医学研究中，有些影响因素是难以控制的，甚至是未知的，如遗传、营养、心理等。因此，实际工作中，被研究指标的主要的、可控制的影响因素达到相同或基本相同就可以认为是同质。案例 7-1 研究某地 14 岁女孩的身高情况，"某地""女性""14 岁"就是这些观察单位具有的共同特征或属性，她们具有大同小异的同质特点，所以我们将某地每个 14 岁女孩称为同质的个体，而难以控制的因素如遗传、营养等特征可以忽略。在确定研究对象时，或分组进行差异比较时，都要求具有同质性。

个体观察值间存在差异的现象，称为变异（variation），如案例 7-1 中某地 2000 名 14 岁女孩的身高观察值不完全相同的现象。

二、总体与样本

总体（population）是根据研究目的确定的同质观察单位的全体，更确切地说，是同质的所有观察单位某观察值的集合。案例 7-1 中 2019 年某地全部 14 岁女孩的身高值就构成了一个总体。这里的总体明确规定了时间、空间、人群范围内有限个观察单位，称为有限总体（finite population）。有时总体是设想的或抽象的，没有时间和空间范围限制，其观察单位的全体数量可视为"无限的"，称为无限总体（infinite population）。

为了节省人力、物力、财力和时间，医学研究一般通过从总体中抽取部分观察单位来进行。这种从总体中抽取部分观察单位的过程称为抽样（sampling），从总体中抽得的部分观察单位的实测值的集合称为样本（sample）。样本中所包含的观察单位数就是该样本的样本量（sample size）。案例 7-1 中某地 2019 年 14 岁女孩的身高，就是一个有限总体。测量该地全体 14 岁女孩的身高对人力、物力和时间要求较高，实施起来难度较大，因此案例中采用随机抽取 2000 人的方法进行研究，2000 名女孩的身高值就是样本，2000 就是样本量。

三、变量及变量值

观察单位的某项特征或属性称为变量（variable），若以人为观察对象，人的特征如性别、年龄、

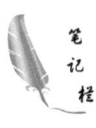

体重、身高等被称作变量。案例 7-1 中某地 2019 年 14 岁女孩的身高就是一个变量。

变量的观察结果或测定值称为变量值（value of variable）或观察值（observed value）。变量值的集合称为数据（data）。

四、参数与统计量

根据总体个体值计算出来的描述总体特征的指标称为参数（parameter），一般用希腊字母表示，如总体均数 μ、总体率 π 等；根据样本个体值计算出来的描述样本特征的指标称为统计量（statistic），一般用拉丁字母表示，如样本均数 $\bar{x}$、样本率 p。

总体参数一般是未知的或假设的，而样本统计量是研究者从样本计算得到的。总体参数是固定不变的，样本统计量则随样本不同而不同。如果样本对总体具有较好的代表性，那么样本的某项观察指标的统计量就与总体相应指标的参数较为接近。抽样研究的目的就是要由样本统计量推断总体参数，包括参数估计和假设检验。统计中用于推断的统计量，如 u、t 和 χ^2 等，称为样本推断统计量或检验统计量。

案例 7-1 分析
此案例涉及同质与变异、总体与样本、变量与变量值、参数与统计量的概念。

五、概率和频率

随机现象（random phenomenon）是指在个别实验中结果不能预测但在大量重复试验后结果展现出一定规律的现象。随机事件是随机现象中的一种结果或一组结果。换言之，随机事件（random event）是随机现象中所有可能结果的一个子集。医学研究的现象绝大多数是随机事件，如用相同的方法来治疗某病患者，我们只知道治疗转归可能是治愈、好转、无效、死亡四种结果；但对于一个正在准备接受治疗的该病患者，治疗后究竟会发生哪一种结果是不知道的。这里每一种可能的结果都是一个随机事件。

概率（probability）是描述随机事件发生可能性大小的一个数值，用符号 P 表示，概率 P 的取值范围在 0 与 1 之间。概率越接近 1，表明事件发生的可能性越大；概率越接近 0，表示事件发生的可能性越小。统计学上一般把 $P \leq 0.05$ 或 $P \leq 0.01$ 的事件称为小概率事件，表示某事件发生的可能性很小，在实际的一次抽样中很可能不会发生。

一个随机试验有几种可能的结果，在相同条件下，独立重复试验，某随机事件看来是偶然的，但当重复试验次数相对较多时，出现某种随机事件的比例称为频率（relative frequency）。在实际工作中，当概率不易求得时，只要观察次数足够多，可将频率作为概率的估计值，即大样本频率的稳定值作为概率的估计值。但在观察次数较少时，频率的波动性很大，不能用于估计概率。

六、误　差

误差（error）是指实测值与真实值之间的差别。按误差的产生原因和性质可分为随机误差（random error）和非随机误差（nonrandom error）两大类，后者又可分为系统误差和非系统误差。

随机误差是一类不恒定的，随机变化的误差，实测值往往无方向性地围绕着某一数值上下波动，由多种尚无法控制的因素引起。例如，由多种不确定因素（如实验人员技术不稳定、环境变化等）导致的随机测量误差（random error of measurement）、在抽样过程中由于抽样的偶然性导致的抽样误差（sampling error）。随机误差是不可避免的，但一般服从正态分布，可以通过医学统计学方法进行分析。

系统误差（systematic error）是非随机误差中最常见的类型，是指实测值偏离真实值，且误差具有明确方向性。系统误差产生的原因往往是可以掌握的，如仪器未进行归零校正、标准试剂校准不好、医生对疗效标准掌握偏高或偏低等原因。系统误差可以通过完善研究设计、规范操作流程、改进技术手段等措施加以消除或控制。

非系统误差：在实验过程中由研究者偶然失误而造成的误差。例如，仪器失灵、抄错数字、写错单位等，亦称为过失误差（gross error）。这类误差应当通过认真检查核对予以清除，否则将会影响研究结果的准确性。

系统误差、随机测量误差和抽样误差的区别见表 7-1。

表 7-1　系统误差、随机测量误差和抽样误差的区别

类型	产生原因	对观察值的影响	处理方法
随机测量误差	排除系统误差后,其他的多种不确定因素,如实验人员操作技术不稳定、环境因素改变等	观察值随机地而不是倾向性地偏离真值;该误差变量一般服从正态分布	可通过技术培训、改善试验条件等措施加以控制
抽样误差	个体差异、样本量大小	样本统计指标不是按方向性、系统性,而是随机地偏离总体指标	增大样本量使其控制在适当范围内
系统误差	仪器或试剂未校正、观测者的感官偏差	观察值不是分散在真值的两侧,而是有方向性、系统性或周期性地偏离真值	通过实验设计的完善和技术措施的改进使之消除或减少

第二节　医学统计资料的基本类型

在收集医学研究资料时,首先要根据研究目的确定观察单位(observation unit),观察单位可以是一个人、一个家庭、一个地区、一个样品、一个采样点等,然后对观察单位的某个特征进行观测或测量。根据测量尺度、观察方式、观察结果的不同,可将医学资料分为不同的类型。

> **案例 7-2**
> 　　某研究结果显示,2019 年某地 200 名男大学生的白细胞均数为 6.75×10^9/L,其中,白细胞正常者 160 人、白细胞过高者 30 人、白细胞过低者 10 人[成人白细胞正常值范围(4～10)$\times 10^9$/L]。
> 问题:据此案例你能理解统计资料的类型吗?它们之间能否相互转换?

一、根据是否定量划分

(一)定量资料(quantitative data)

定量资料又称计量资料(measurement data)或数值变量(numerical variable)资料,是对每个观察单位用定量的方法测量某项指标量的大小所得的资料。其变量值是定量的,表现为数值大小,一般有度量衡单位。例如,某学校对全部新生进行入学体检,以每个学生为观察单位,学生的身高(cm)、体重(kg)、血压(mmHg)、脉搏(次/分)等资料均属于定量资料。

(二)定性资料(qualitative data)

定性资料又称计数资料(enumeration data)或名义变量(nominative variable)资料,是将观察单位按某种属性或类别分组计数、汇总各组观察单位数后而得到的资料。其变量值是定性的,表现为互不相容的属性或类别,定性资料可分为两种类型。

1. 二项分类资料　如性别资料,每个观察单位的取值为"男"或"女";临床化验结果"阴性"或"阳性";疾病统计资料中的事件发生情况包括"发病"和"未发病"、"患病"和"未患病"。

2. 多项分类资料　又称为无序多分类资料,如观察某人群的血型分布,以人为观察单位,结果可分为 A 型、B 型、AB 型和 O 型。

(三)等级资料(ranked data)

等级资料又称半定量资料(semi-quantitative data)或有序分类变量(ordinal categorical variable)资料,是将观察单位按某种属性的不同程度分成等级后分组计数,分类汇总各组观察单位数后得到的资料。其变量值具有半定量性质,表现为等级大小或属性程度。如判断某种药物对某病的治疗效果,以每个患者为观察单位,可分为治愈、显效、好转、无效 4 个有顺序的等级;又如化验反应,根据反应强度可将结果分为 -、±、+、++、+++ 5 个等级。由于等级分类往往不能用数据大小精确表示,且易受到评价者、被评价者的主观因素影响,所以等级资料的准确性和客观性不如定量资料。

> **案例 7-2 分析**
> 　　此案例说明了什么是定量资料、定数资料与等级资料及三类资料的转换。

二、根据测度水平划分

根据测度水平划分资料类型可分为：名义、等级、循环、区间与比值测度资料。名义测度资料（nominal scale data）是指测度的结果以事物的名称表达，且不能区分出相对大小，如血型、性别、职业等。等级测度资料（ordinal scale data）是指测度的结果只能按相对大小划分等级，不能测出具体的数值，如对某事物的评价为很好、好、较好、一般、较差、差等。循环测度资料（circular scale data）一般指时间资料如月、季、年等。区间测度资料（interval scale data）是指测量尺度是等距的，没有真正的零点，如摄氏或华氏温度，零点仅是人为规定的。比值测度资料（ratio scale data）是指测量尺度既是等距的，又有真正的零点，如测量体重，刻度是等距的，50kg 与 51kg 之差与 60kg 与 61kg 之差是等价的，零点也是真正的零点，绝对温度资料也是比值测度资料。

三、根据测量的整数值间有无小数划分

测定的数值之间若有无限多位小数（如体重 55kg 与 56kg 之间有无限多位小数），称为连续性资料（continuous data）。连续性资料的数值由测量得到，可在实数范围内任意取值，如身高、体重、血压等。此外，有一些测量值，如红细胞计数，虽然以"个"为单位时只能取整数值，但其数值很大，当以"千"或"万"为单位时，又可以取小数值，所以通常把这些变量也视为连续型变量。

若变量的观测值只能取整数值，则为非连续性资料（discrete data），也称离散型资料，如一年内的新生儿数，某医院一个月内的手术患者数等。

根据研究目的或数据分析的需要，不同类型的变量或数据之间可以进行转换。例如，观察某人群的血红蛋白量（g/L），原始数据属于定量资料；如果将血红蛋白分为正常和异常两类，则可以按照二分类定性资料进行分析；若按血红蛋白量的多少分为重度贫血、中度贫血、轻度贫血、正常、血红蛋白增高 5 个等级，则可以按照等级资料进行分析。有时也可将变量数量化，如二项分类的治疗结果治愈和未愈分别用 1 和 0 表示；有序分类的临床疗效无效、好转、显效、治愈分别用 0、1、2、3 表示。

四、大　数　据

云计算、物联网、社交网络等服务和基因组学等技术的飞速发展，促使人类社会的数据种类和规模正以前所未有的速度增长，大数据时代正式到来。数据从简单的处理对象开始转变为一种基础性资源。大数据（big data）作为一种新的理念和技术，为医学实践和研究提供了新的契机。一般来说，大数据具有以下特征：一是数据的规模大；二是数据结构多样化；三是数据产生和更新速度快；四是数据价值密度低。

大数据的应用将拓展医学研究的领域，开拓新的数据来源和数据获取方式，扩大数据规模，创新研究理论和方法，提供新的研究工具，增强统计学的学科影响力。

第三节　医学统计资料的来源

一、一般医学统计资料的来源

（一）统计报表

国家法定的有关卫生工作报表、职业病报表、传染病报表、医院工作报表等。这些报表是由国家统一设计，要求有关医疗卫生机构定期逐级上报，提供居民健康状况和医疗机构卫生工作的主要数据，作为制订卫生工作计划与对策，检查和考核卫生工作效果的依据，要做到完整、准确、及时，要加强对漏报、错报、重报等问题的督查与处理，以充分保证资料的质量。

（二）医疗卫生日常工作记录

门诊病历、住院病历、健康检查记录、卫生检测记录等。病历是医疗工作的重要记录，分析时应注意其局限性。

（三）专题调查或实验

专题调查或实验是指针对某个专题做的调查或实验研究所收集的资料，是开展医学科研工作的主要资料来源。如需进行深入分析，常采用专题调查或实验研究。

(四)登记和报告卡/单

出生报告单、出生登记表、死亡报告单、死亡登记卡、传染病和职业病报告卡、肿瘤发病和肿瘤死亡报告卡等。

(五)统计年鉴和统计数据专辑

中国卫生与计划生育统计年鉴、中国医药统计年报、中国环境统计年鉴等,可在各种相关出版物和数据库中查询。

二、医疗健康大数据的主要来源

狭义上的医疗健康大数据,指的是医院等医疗机构产生的大数据,产生于医院常规临床诊治、科研和管理过程,包括各种门急诊记录、住院记录、影像记录、实验室记录、用药记录、手术记录、随访记录等,这是最主要的医疗健康大数据;广义上的医疗健康大数据,涵盖来自区域卫生服务平台大数据,医学研究或疾病监测大数据、自我量化大数据、互联网上与医学相关的网络大数据、生物标本和基因测序等生物信息大数据。

(一)来自医疗服务方的医疗健康大数据

医疗服务方主要指开展疾病诊断、治疗活动的卫生服务机构(图 7-1)。这些机构各信息系统产生的数据由医务人员以医学专业方式所记录,是最原始的临床记录。除此之外,还有医院运营过程中产生的数据。这些数据中隐藏着有待发掘和利用的医学信息。

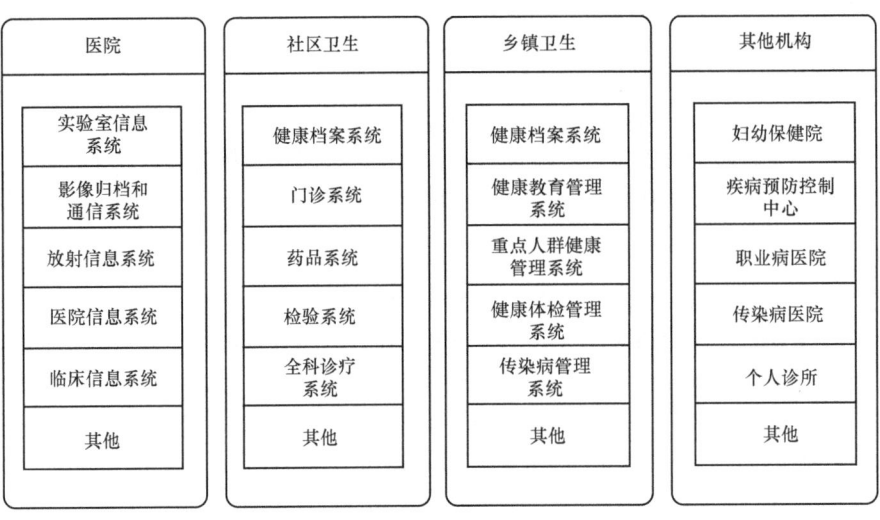

图 7-1 医疗服务机构数据来源

(二)来自医疗保险方的医疗健康大数据

医疗保险大数据来源于医疗保险部门和商业保险公司。目前我国基本医疗保险参保人数超过 13 亿,覆盖率 95% 以上,各商业健康保险购买率也在增加。患者在就医过程中产生大量的费用信息、报销信息。医疗保险部门和商业保险公司积累了大量与病种、医疗费用等相关的健康大数据。

(三)来自卫生行政方的医疗健康大数据

各医疗机构通过统计直报系统上报的疾病、手术、医院业务、卫生人力等数据形成卫生资源与卫生服务利用、疾病报告与监测、卫生人力资源等大型数据资源库。基本药物监测评价管理系统、国家传染病与突发公共卫生网络直报系统、国家卫生监督信息系统、妇幼保健业务信息系统都积累了大量医疗数据;国家正在建立的人口健康数据中心和各区域卫生服务平台也是医疗大数据来源;卫生行政部门基于大量人群的医学研究和疾病监测大数据,如各种全国性抽样调查、全国营养和健康调查、出生缺陷监测研究、传染病及肿瘤登记报告数据等也是医疗大数据。

(四)医药和医疗器械生产和流通方的医疗健康大数据

医药和医疗器械的研发是一个数据密集产生的过程,很多中小型企业产生的数据都会在 TB 量级以上;药品流通和销售环节也会产生大量产品流通和消费者购买行为数据。

(五)来自互联网的医疗健康大数据

互联网中的健康大数据来自以下几个方面:

(1)各大网站中关于疾病、健康、寻医、购药等搜索内容,健康网站的访问、在线咨询等产生的大量音频、视频、图片、文本数据。

(2)各商业公司开发的移动医疗产品、便携式生理设备产生的血压、心跳、血糖、呼吸、睡眠、体力活动等数据。

(3)各种线上平台的网络挂号、网售药品器材、线上健康服务等产生的数据。

(六)来自生命科学研究的医疗健康大数据

在生命科学研究领域,生物信息大数据是关于生物标本和基因测序的信息,一个基因组序列文件大小约为750MB,人类基因测序一次,产生的数据就可高达600G。随着生物信息学的发展,生命科学已经成为大数据科学。

第四节 医学统计工作的基本步骤

医学统计工作是医学科研的重要组成部分,按照医学统计工作的基本程序,可分为设计(design)、收集资料(collection of data)、整理资料(sorting data)和分析资料(analysis of data)四个步骤。科学严谨的设计是收集准确可靠资料的保证;准确、完整、及时地收集资料,恰当地整理资料是统计分析的基础;根据资料的类型及特征选择恰当的统计分析方法,并作出正确的统计推断,是得出可靠结论的保证。

一、设 计

设计是医学统计工作的第一步,也是最重要的一步,它是影响研究成败的关键环节,是提高观察或实验质量的重要保证。研究设计的主要内容是对研究资料的收集、整理、分析等各部分做出明确的计划和要求,它是科研工作实施的具体行动方案。一个完整的医学科研设计应包括研究目的、意义、研究对象、研究内容和方法、技术路线、研究进度和预期结果等基本内容,因此设计是对整个研究工作进行的全面规划。设计的目的是尽可能利用较少的人力、物力、财力和时间获得准确可靠的研究信息并得到科学的结论。

医学研究设计包括专业设计和统计设计,专业设计主要考虑专业方面的需要,如研究的目的与意义、研究方案的选择、实验技术和方法的确定、设备的要求等,统计设计则主要包括对资料收集、整理和分析全过程的设计和安排。在设计前,研究者必须阅读相关文献,充分了解相关情况,对于什么是研究目的和假说,什么是研究总体、研究对象和观察单位,如何抽取样本、应抽取多少观察单位,对研究对象是否施加干预和如何施加干预,如何设置对照,如何安排处理,需要收集哪些原始资料和如何获取这些资料,需要设置哪些指标来观察研究结果,如何对资料进行整理汇总和计算相关统计指标,如何控制误差和偏倚,预计会得到什么结果,需要多少经费和时间都要周密考虑、统筹安排,力求科学、实用、可行。

医学研究设计还可以根据在研究中是否对观察单位施加干预因素分为调查设计和实验设计。这两种设计的具体内容将在有关章节介绍。

二、收 集 资 料

收集资料(data collection)指采取合理有效的措施获取准确可靠的原始数据。收集资料的方式根据研究目的和设计要求确定,具体来源参考本章第三节。但是,无论是以何种方式收集的资料,都应强调它的准确性和完整性。收集资料时需制订具体的资料收集计划,常包括以下内容:确定收集资料的地点、人员和时间;对收集资料人员进行统一培训;开展预调查并对调查表进行修订;调查表或实验仪器、试剂的准备;调查资料的抽样复核方法;经费预算等。其中,在调查前对资料收集人员按照规范流程进行统一培训,使其掌握调查的方法,保证收集资料方法和标准的一致性,是保证收集资料准确性的必要环节。

三、整 理 资 料

整理资料(sorting data)是将分散、零乱的原始资料净化、系统化和条理化,以便于下一步计算

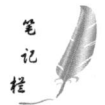

统计指标和统计分析。所谓净化，是对原始数据的清理、检查、核对、纠错等。所谓系统化和条理化，是指根据研究目的，将原始数据合理分组并归纳汇总等。分组可分为质分组和量分组，质分组指的是将观察单位按其属性或类别（如性别、职业、疾病分类等）归类分组；而量分组则是将观察单位按数值大小（如年龄大小、血压高低等）进行分组。在实际工作中，常将质分组和量分组结合起来使用，一般是在质分组的基础上再进行量分组，以便揭示事物的内部规律。检查和核对一般按照逻辑检查和统计检查进行。逻辑检查是指根据逻辑关系、常识和专业知识，对原始资料进行核对和检查。统计核查是指根据数据间的关系进行核查，如检查儿童体重的同时考查儿童的身高，就比单独检查体重有效得多。

四、分析资料

分析资料（data analysis）又称统计分析，是指根据研究目的和资料类型采取合适的指标描述数据的基本特征，选择适当的统计分析方法对资料进行分析，阐述资料的内在联系和规律的过程。统计分析主要分为两个方面，①统计描述（descriptive statistics）：是通过有关的统计指标（如平均数、标准差、标准误、率、构成比）、统计表和统计图等对资料的数量特征和分布类型进行测定和描述。②统计推断（inferential statistics）：是指选择恰当的方法由已知的样本信息推断总体特征。统计推断包括参数估计（estimation of parameter）和假设检验（hypothesis test）。前者是由样本统计指标（统计量）来推断总体相应指标（参数）；后者是由样本差异来推断总体间是否可能存在差异。进行资料分析时，需根据研究目的、设计类型和资料类型选择合适的统计指标和推断方法。

以上四个步骤是相互联系、不可分割的有机整体，缺少或忽视任何一步，都会影响最终的分析结果。

（张志将）

第八章 定量资料的统计分析

本章重点介绍定量资料的统计描述及其统计推断。

第一节 定量资料的统计描述

医药卫生工作中收集到的各种资料（data）蕴藏着大量的信息（information），然而拥有资料，并非等于获得了信息，获取信息最基本的方法就是统计描述。统计描述是用适当的统计指标、统计图和统计表来描述资料的分布规律及其特征，以揭示数据资料所蕴藏的内涵信息。定量资料统计描述的内容主要包括频数分布的描述、集中趋势的统计和离散程度的表达。学习这些方法的目的在于能够有效地组织、整理和表达定量资料的信息，为进一步的统计学分析奠定基础。

一、频数分布

通过实验或临床观察等各种方式得到的原始资料，如果是定量资料并且观察的例数较多，可以对数据进行整理分组，然后制作频数分布表，绘制统计图，用以显示数据的分布范围、形态和规律。频数分布表和相应的统计图可以清楚地揭示定量资料的分布类型和特征，利用统计指标则可进一步概括性地描述资料的平均水平、集中趋势及离散程度。

频数分布表（frequency distribution table）简称频数表，是对样本量较大的定量资料，进行统计描述常用的方法。频数表是指：在观察值个数较多时，为了解一组同质观察值的分布规律和便于指标的计算，而根据观察值的个体的数量大小进行分组，然后统计出每组的观察值出现的次数，并用表格形式表达的表。频数表能够较完整地表达观察值的分布范围、分布形态和特征。

（一）离散型定量资料频数分布表

案例 8-1

调查某山区 90 名孕产妇产前检查次数资料如下：

5	2	0	5	6	4	4	7	1	5	1	4	3	5	4
1	5	6	5	4	3	4	5	5	2	4	5	4	3	5
7	2	1	4	5	3	4	2	6	4	3	5	3	2	3
4	0	6	5	2	4	5	4	3	5	4	1	6	5	2
5	4	3	4	5	6	2	4	5	4	6	3	5	3	5
3	5	1	4	2	4	5	4	3	2	5	3	4	3	5

问题：如何表达其频数分布情况？

依据上述调查数据，以孕产妇产前检查次数分组，然后清点各组的例数，便可绘制其频数表，如表 8-1 所示。

表 8-1 某山区 90 名孕产妇产前检查次数分布

检查次数 (1)	频数 (2)	频率（%） (3)	累计频数 (4)	累计频率（%） (5)
0	2	2.2	2	2.2
1	6	6.7	8	8.9
2	11	12.2	19	21.2
3	14	15.6	33	36.7
4	20	22.2	53	58.9

续表

检查次数 (1)	频数 (2)	频率(%) (3)	累计频数 (4)	累计频率(%) (5)
5	27	30.0	80	88.9
≥6	10	11.1	90	100.0
合计	90	100.0	—	—

根据表 8-1 绘制直条图，离散型变量的分布用直条图表达，如图 8-1 所示。

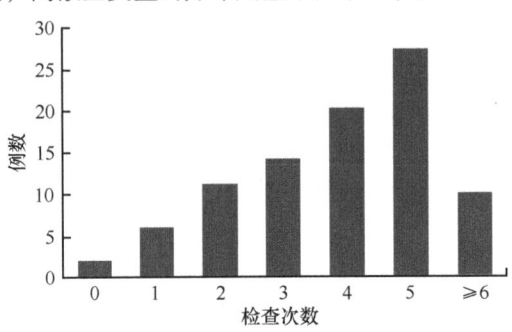

图 8-1 某地 90 名孕产妇产前检查次数分布

（二）连续型定量资料频数分布表

案例 8-2

某地用随机抽样方法调查了 120 名 7 岁男孩身高（cm）资料如下：

117.7	111.5	123.6	116.0	119.3	122.0	126.6	115.1	123.0	128.1
125.6	127.1	118.2	118.8	128.2	128.1	122.2	119.1	108.4	116.4
119.5	127.1	111.8	125.4	119.6	113.3	129.7	118.6	125.2	115.6
120.3	114.6	125.2	110.0	118.4	121.7	112.5	119.6	127.2	121.6
119.9	118.6	121.3	116.6	124.8	112.5	126.1	120.9	127.3	110.0
114.1	131.5	117.5	112.9	121.4	122.7	122.0	116.9	114.3	123.5
118.1	125.5	119.8	126.4	121.7	130.1	119.3	113.6	123.3	115.5
132.5	133.6	124.4	115.8	119.4	118.3	117.4	121.3	116.5	129.1
120.1	131.1	124.3	123.7	124.0	121.2	116.8	123.1	117.1	119.0
116.3	120.8	119.2	118.1	133.3	117.9	125.3	118.4	122.6	129.9
121.1	125.1	113.1	120.5	129.3	122.1	126.7	117.7	115.4	114.7
120.2	121.5	120.2	120.0	123.3	129.3	121.1	119.7	122.9	127.8

问题：

1. 当你获得此资料时，应该怎样整理该资料，整理资料的目的是什么？
2. 如何编制频数分布表？其步骤和用途是什么？
3. 试述描述该资料的指标有哪些？

手工编制连续型定量资料频数表，通常先编制画记表，即先依据数据的最小值和最大值，确定分组的起始点和终点，划分组段，每一组段的起点称下限，终点称上限（通常不列出上限），然后在原始数据中逐一观察，根据观察到的数据的大小，归入相应的组段，即在画记表的相应组段上画记，（一般画"正"字），将全部数据画记完毕后，统计各组中的笔划数目，便可得到各组的频数。

现结合案例 8-2 说明用手工整理资料，编制频数表的方法。

1. 找出数据的极差 极差（range 记 R）又称为全距，是指全部数据的最大值与最小值之差，可以用来描述数据的变异程度，R 的公式为：

$$R = X_{\max} - X_{\min} \tag{8-1}$$

本例：最大值为 133.6，最小值为 108.4，故极差为：

$$R = 133.6 - 108.4 = 25.2 \text{（cm）}$$

2. 确定组数 对数据进行分组时，首先要考虑的是划分组数，k 表示组数，分组过少，则使资料的表达过于粗略，会导致过多的信息损失；分组过多，则会使资料过于分散，分布的规律性不能明显地表达出来。组数通常选择在 8～15 组之间，若资料例数在 100 例以上，一般取 10 个组左右；若资料例数较少，则组数可相应减少。

3. 确定组距 分组时必须事先规定组距，i 表示组距，组距是指本组段的下限与下一组段的下限之差。一般应取相同的组距。将全距除以组数即可得到组距的近似值，公式为：

$$i = \frac{R}{k} \tag{8-2}$$

组距的确定应符合专业要求和习惯，可根据公式（8-2）所计算的参考组距，再结合实际情况做适当的调整。本案例拟定组数 10 组，则参考组距为：$i = \frac{R}{k} = 25.2/10 = 2.52$，考虑到取整数，故确定组距为 2。总之，组数和组距的确定以能显示数据的分布规律特征为宜。

4. 划分组段 频数分布表必须包括整个资料的全部数据，即每个数据必须能够归属于某一组段，为此，确定各组段的上下限时，要求第一组段的下限，要包括全部数据中的最小值，最后一组的上限应包括最大值。本例最小值 108.4，故第一组的下限可定为"108.0～"（包括了最小值），组距 =2，第二组则为"110.0～"，依此类推，最大值为 133.6，则最后一组上下限为"132.0～133.9"（包括了最大值）。

5. 编制表格将数据划归各组 按上述分组绘制频数表，根据观察到的数据的大小，归入相应的组段。案例 8-2 的频数表，如表 8-2 所示。

表 8-2 某地 120 名 7 岁男孩身高（cm）的频数分布

组段 （1）	频数 （2）	频率（%） （3）	累计频数 （4）	累计频率（%） （5）
108.0～	1	0.8	1	0.8
110.0～	4	3.3	5	4.2
112.0～	7	5.8	12	10.0
114.0～	9	7.5	21	17.5
116.0～	13	10.8	34	28.3
118.0～	21	17.5	55	45.8
120.0～	18	15.0	73	60.8
122.0～	15	12.5	88	73.3
124.0～	10	8.3	98	81.7
126.0～	9	7.5	107	89.2
128.0～	8	6.7	115	95.8
130.0～	3	2.5	118	98.3
132.0～133.9	2	1.7	120	100.0
合计	120	100.0	—	—

使用 SAS、SPSS 等统计学软件或办公自动化软件组件 Excel 均可由原始数据编制出上述频数表。

将案例 8-2 的资料编成频数表后，可以看出数据的分布情况，若绘成直方图（histogram）则更直观。连续变量的频数分布图用直方图表达，直方图是以垂直条段表示频数分布的一种图形，条段的高度代表各组的频数，即由纵轴表示频数；各组的组限由横轴表示，条段的宽度表示组距。本例以表 8-2 频数分布表，绘制直方图，如图 8-2 所示。

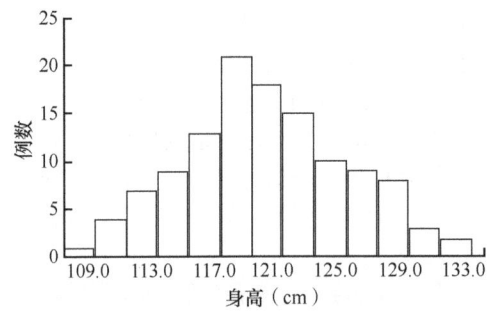

图 8-2 120 名 7 岁男孩身高的频数分布图

从图 8-2 明显看出该地区 7 岁男孩身高的分布特点：数据多集中在 119cm 附近，两侧对称逐渐下降。绘制直方图的频数表资料，一般为等距分组，对于不等距资料，应先将不等距的各组频数折算为等距频数，然后再作图。

> **案例 8-1、8-2 分析（1）**
> 依据上述两案例所示原始数据，首先应进行资料的检查核对，当确认资料是完整、准确、无误时，为了解资料的分布特征便于统计计算，即可予以分组，绘制频数表，进行资料的整理。整理资料的目的是：使资料系统化、条理化而便于进一步进行统计分析。案例 8-1 系离散型定量资料，应绘制直条图表达；案例 8-2 系连续型定量资料，应绘制直方图表达。通过频数表和相应统计图，可以初步了解数据的集中趋势和离散的范围，便于发现资料中某些远离群体的特大或特小可疑值，较清晰地描述资料的频数分布特征及其类型，而便于进一步统计分析。

（三）频数分布表的用途

（1）作为表达资料的形式，可以代替繁杂的原始资料，便于进一步分析。

（2）便于观察数据的分布类型。医学研究中常见的资料分布类型可分为对称分布和非对称分布（偏态分布）两大类。在对称分布资料中有一种非常重要的分布类型即正态分布（normal distribution），其特征是：中间组段的频数最多，两侧的频数分布对称，并按一定的规律下降（详见本章正态分布内容）；非对称分布则为偏态分布，如果频数分布的高峰向左偏移，长尾向右侧延伸称为正偏态分布，相反则称为负偏态分布。案例 8-2 资料，见表 8-2 的频数分布和图 8-2，即呈现为近似正态分布。在统计分析时常需要根据资料的分布类型，选择相应的统计分析方法。

（3）便于发现资料中某些远离群体的特大或特小的可疑值。如在频数表中连续出现 0 的频数组段后，又出现了一些频数时，就值得怀疑，应进行检查和核对，必要时可通过统计学的方法决定取舍。

总之，通过频数分布表和相应统计图，可以大致看出观察值的形态和特征，并可进一步进行统计描述和分析。

二、集中趋势的描述

定量资料集中趋势的描述用平均数（average），平均数是描述一组观察值集中趋势或平均水平的统计指标体系，它常作为一组数据的代表值，用于分析和进行组间的比较。平均数有多种，医学统计学中常用的有算术均数、几何均数和中位数。

（一）算术均数（mean）

算术均数简称为均数，用 μ、$\bar{X}$ 分别表示总体均数和样本均数。它用来表达一组观察值的平均水平或集中趋势，是描述定量资料的一种最常用的方法。均数计算有直接法和频数表法。

1. 直接法 将所有的观察值直接相加再除以观察例数，公式为：

$$\bar{X} = \frac{x_1 + x_2 + \cdots + x_n}{n} = \frac{\sum x}{n} \tag{8-3}$$

式中，$x_1, x_2, \cdots, x_n$ 表示观察值；n 为样本观察例数；希腊字母 $\sum$（读 sigma），为求和的符号。

对案例 8-2 数据用上述公式计算 120 名 7 岁男孩的身高的均值为：

$$\bar{X} = \frac{116.5 + 127.1 + \cdots + 124.0}{120} = 120.83 \text{（cm）}$$

2. 频数表法　亦称加权法或间接法，它是根据频数表计算均数的一种方法。当观察例数较多时，资料通常要分组编成频数表。对已经编成频数表的资料，可用公式（8-4）计算，这种情况下我们可以把各组的组中值视为各组观察值的代表值，分别乘以各组的频数得到各组观察值之和，然后将它们相加得到观察值的总和再除以例数。计算公式表示如下：

$$\bar{X} = \frac{f_1 \cdot x_1 + f_2 \cdot x_2 + \cdots + f_n \cdot x_n}{\sum f} = \frac{\sum fx}{\sum f} \quad (8-4)$$

式中，x 表示频数表中的组中值；f 表示频数；$\sum f = n$。

表 8-3　某地 120 名 7 岁男孩身高的频数分布

组段 （1）	组中值 x （2）	频数 f （3）	$\sum fx$ （4）=（2）×（3）	$\sum fx^2$ （5）=（2）×（4）
108.0～	109.0	1	109	11 881
110.0～	111.0	4	444	49 284
112.0～	113.0	7	791	89 383
114.0～	115.0	9	1035	119 025
116.0～	117.0	13	1521	177 957
118.0～	119.0	21	2499	297 381
120.0～	121.0	18	2178	263 538
122.0～	123.0	15	1845	226 935
124.0～	125.0	10	1250	156 250
126.0～	127.0	9	1143	145 161
128.0～	129.0	8	1032	133 128
130.0～	131.0	3	393	51 483
132.0～133.9	133.0	2	266	35 378
合计	—	120	14 506	1 756 784

将表 8-3 的数据代入公式（8-4），有：

$$\bar{X} = \frac{109.0 \times 1 + 111.0 \times 4 + \cdots + 133.0 \times 2}{120} = 120.88 \text{（cm）}$$

由此可见，在样本例数较多的情况下，频数表法与直接法算得的结果相差不大。

3. 算数均数的应用　算数均数的意义很容易理解，而且结果也比较稳定，因而应用极为广泛。但是它主要适用于对称分布，尤其适用正态分布资料，因为这时均数能够很好地反映数据分布的集中位置或平均水平。由于在计算均数时，用到了每一个观察值，当在偏态较大的情况下，若计算算术均数，容易受到频数分布尾端极大或极小值的影响，不能较好地反映分布的集中位置和平均水平，因此，算术均数适用于对称和正态分布的资料，若为偏态分布资料，这时应考虑改用其他方法。

> **案例 8-2 分析（2）**
> 该案例频数表（表 8-2）、频数分布图（图 8-2）所示，初步认为该资料呈近似正态分布，可计算算术均数作为代表值，描述其平均水平和集中趋势。

（二）几何均数（geometric mean）

> **案例 8-3**
> 测得 18 名某病患者的血清抗体滴度分别为 1：10、1：10、1：20、1：20、1：20、1：40、1：40、1：40、1：40、1：40、1：80、1：80、1：80、1：80、1：160、1：160、1：160、1：320 求其平均抗体滴度。
> **问题**：何为描述该资料平均水平的理想指标？依据是什么？

几何均数可用于描述一组资料数据经对数转换后呈现为对称分布或正态分布的变量值的平均水平。在医学研究中有一类比较特殊的资料，如抗体滴度、血清凝集效价和某些物质浓度等，其数据特点是观察值间呈倍数关系变化，称为等比级数资料，对等比级数资料宜用几何均数进行描述。样本几何均数用 G 表示，其公式为：

$$G = \sqrt[n]{x_1 x_2 \cdots x_n} \tag{8-5}$$

利用对数的性质，上述公式可表达为：

$$G = \lg^{-1}\left(\frac{\lg x_1 + \lg x_2 + \cdots + \lg x_n}{n}\right) = \lg^{-1}\left(\frac{\sum \lg x}{n}\right) \tag{8-6}$$

案例 8-3 其几何均数为：

$$G = \sqrt[18]{10 \times 10 \times 20 \times 20 \times \cdots \times 160 \times 320} = 50.4$$

$$G = \lg^{-1}\left(\frac{\lg 10 + \lg 10 + \lg 20 + \cdots + \lg 160 + \lg 320}{18}\right) = \lg^{-1}(1.7024) = 50.4$$

本案例18名某病患者的平均血清抗体滴度为 1 ∶ 50.4。

对于频数资料，几何均数的计算公式是：

$$G = \lg^{-1}\left(\frac{f_1 \lg x_1 + f_2 \lg x_2 + \cdots + f_n \lg x_n}{\sum f}\right) = \lg^{-1}\left(\frac{\sum f \lg x}{\sum f}\right) \tag{8-7}$$

> **案例 8-4**
>
> 检查61例慢性肝炎患者的 HBsAg 抗体滴度资料，见表 8-4，试计算平均抗体滴度。
>
> **表 8-4　61 例慢性肝炎患者的 HBsAg 抗体滴度检测结果**
>
> | 抗体滴度
（1） | 频数 f
（2） | 滴度倒数 x
（3） | $\lg x$
（4） | $f \lg x$
（5）=（2）×（4） |
> |---|---|---|---|---|
> | 1 ∶ 16 | 3 | 16 | 1.2041 | 3.6124 |
> | 1 ∶ 32 | 8 | 32 | 1.5051 | 12.0412 |
> | 1 ∶ 64 | 13 | 64 | 1.8062 | 23.4803 |
> | 1 ∶ 128 | 16 | 128 | 2.1072 | 33.7154 |
> | 1 ∶ 256 | 14 | 256 | 2.4082 | 33.7154 |
> | 1 ∶ 512 | 7 | 512 | 2.7093 | 18.9649 |
> | 合计 | 61 | — | — | 125.5296 |
>
> **问题：**
>
> 1. 为什么表达该资料的平均水平宜用几何均数？几何均数适用条件是什么？何种情况不宜计算几何均数？
> 2. 利用频数表计算几何均数时应注意什么？

案例 8-4 的几何均数为：

$$G = \lg^{-1}\left(\frac{\sum f \lg x}{\sum f}\right) = \lg^{-1}\left(\frac{125.5296}{61}\right) = \lg^{-1} 2.0579 = 114.25$$

本案 61 例慢性肝炎患者的 HBsAg 平均抗体滴度为 1 ∶ 114.25。

> **案例 8-3、8-4 分析**
>
> 几何均数适用于变量值呈等比级数关系和对数正态分布的资料，上述两案例均属等比级数资料，故宜用几何均数描述其平均水平。

几何均数在医学研究领域多用于血清学和微生物学中，变量值呈倍数变化的等比级数资料；有些呈轻度偏态分布的资料，经过对数变换后呈对称分布资料，也可以采用几何均数描述其平均水平，但要注意观察值中不能有 0 或负数，否则在作对数变换之前需要加一个常数。同一组观察值的几何均数一般小于它的算术均数。

（三）中位数（median）和百分位数（percentile）

1. 中位数 将一组观察值从小到大按顺序排列，位次居中的数值即为中位数（M），其计算公式为：

当观察例数 n 为奇数时

$$M = x_{\left(\frac{n+1}{2}\right)} \tag{8-8}$$

当观察例数 n 为偶数时

$$M = \frac{1}{2}\left(x_{\left(\frac{n}{2}\right)} + x_{\left(\frac{n}{2}+1\right)}\right) \tag{8-9}$$

案例 8-5

9 名沙门菌食物中毒患者的潜伏期分别为 5、6、9、12、14、14、15、18、22 小时，求其中位数。

10 名沙门菌食物中毒患者的潜伏期分别为 5、6、9、12、14、14、15、18、22、70 小时，求其中位数。

案例 8-5：观察例数 $n=9$，为奇数，按公式（8-8）计算：

$$M = x_{\left(\frac{9+1}{2}\right)} = x_5 = 14 \text{（小时）}$$

观察例数 $n=10$，为偶数，按公式（8-9）计算：

$$M = \frac{1}{2}\left(x_{\left(\frac{10}{2}\right)} + x_{\left(\frac{10}{2}+1\right)}\right) = \frac{1}{2}(x_5 + x_6) = 14 \text{（小时）}$$

本案例 9 例沙门菌食物中毒者和 10 例沙门菌食物中毒患者其潜伏期中位数均为 14 小时。

案例 8-5 分析

中位数是指总体中有一半个体数值低于该值，有一半数值高于该值，当观察例数较少时，可用公式（8-8）、公式（8-9）直接计算其中位数。从此案例可见：当在 9 例患者基础上，增加了一例潜伏期长达 70 小时的患者，此时其中位数仍为 14 小时，由于中位数仅观察中间位置数值的水平，提示中位数不灵敏。

频数表资料计算中位数，公式为：

$$M = l_m + \frac{i}{f_m}\left(\frac{n}{2} - \sum f_L\right) \tag{8-10}$$

式中，l_m 表示中位数所在组段的下限；f_m 表示中位数所在组段的频数；i 表示组距；$\sum f_L$ 表示中位数所在组段之前的累计频数。

案例 8-6

检测某地 124 名正常成年男性血清铅含量，资料如表 8-5，试计算其中位数。

表 8-5 某地 124 名正常成年男性血清铅含量频数表

血清铅（μmol/L）	频数 f	累计频数 $\sum f$	累计频率（%）
（1）	（2）	（3）	（4）=（3）/n×100%
0～	10	10	8.06
5～	35	45	36.29
10～	33	78	62.90

续表

血清铅（μmol/L）(1)	频数 f (2)	累计频数 $\sum f$ (3)	累计频率（%）(4)=(3)/n×100%
15～	21	99	79.84
20～	13	112	90.32
25～	5	117	94.35
30～	3	120	96.77
35～	1	121	97.58
40～	2	123	99.19
45～	0	123	99.19
≥50	1	124	100.00
合计	124	—	—

问题：
1. 该资料计算中位数的依据是什么？计算时如何判断中位数所在组？
2. 该资料若同时计算其均数、几何均数和中位数，何者最大？何者最小？
3. 如何计算第95百分位数（P_{95}）？

案例8-6总例数为124，124的50%是62，当观察值按顺序排列，第62个观察值就是中位数。利用频数表计算中位数的步骤是：首先确定中位数所在的组段位置，依据该位置，便可找到有关数据，然后将相关数据代入公式（8-10）进行计算。确定中位数所在组段位置的方法有两种：一种是从累计频数栏，找出累计频数≥1/2总例数的组段，该组段即为中位数所在的组段；本例应是≥124/2，即≥62的累计频数栏，该值为累计频数"78"栏，其对应组段10～为中位数所在的组段。第二种是在累计频率栏找出≥50%累计频率的组段栏，其组段便为中位数所在组的组段；本例应是62.90%，同样其组段10～为中位数所在的组段。通过上述方法，可清楚得知中位数所在的组段。因此可以初步推断，中位数位于该组段内，根据公式（8-10）计算：

$$M = l_m + \frac{i}{f_m}\left(\frac{n}{2} - \sum f_L\right) = 10 + \frac{5}{33}\left(\frac{124}{2} - 45\right) = 12.58$$

即该地成年男子平均血铅含量为12.58μmol/L。

2. 百分位数 中位数可以用来描述一组观察值的中心位置。但有时我们还需要了解数据分布的其他位置，如需了解资料分布的左侧占全部的5%的位置，这时可以通过计算百分位数（percentile）确定。百分位数用符号P_x表示，x即所求的百分位数，所谓百分位数是指在一组数据中找到这样一个值，如P_5是指左侧的累积频数占总数的5%。实际中位数是百分位数的一个特例，即$P_{50}=M$。百分位数的手工计算可以根据频数表来计算，计算原理与中位数完全相同，对公式（8-10）只需将中位数换成所求的任意百分位数，即得出：

$$P_x = L_x + \frac{i_x}{f_x}(n \cdot x\% - \sum f_L) \tag{8-11}$$

式中，L_x表示所求百分位数所在组段的下限；f_x表示所求百分位数所在组段的频数；i_x表示组距；$\sum f_L$表示所求百分位数所在组段之前的累计频数。

对案例8-5，计算其百分位数P_{50}、P_{25}、P_{75}、P_{95}。

利用公式（8-11），可分别得：

$$M = P_{50} = L_{50} + \frac{i_{50}}{f_{50}}(n \times 50\% - \sum f_L) = 10 + \frac{5}{33}(124 \times 50\% - 45) = 12.58(\mu mol/L)$$

$$P_{25} = L_{25} + \frac{i_{25}}{f_{25}}(n \times 25\% - \sum f_L) = 5 + \frac{5}{35}(124 \times 25\% - 10) = 8.00(\mu mol/L)$$

$$P_{75} = L_{75} + \frac{i_{75}}{f_{75}}(n \times 75\% - \sum f_L) = 15 + \frac{5}{21}(124 \times 75\% - 78) = 18.57(\mu mol/L)$$

$$P_{95} = L_{95} + \frac{i_{95}}{f_{95}}(n \times 95\% - \sum f_L) = 30 + \frac{5}{3}(124 \times 95\% - 117) = 31.33(\mu mol/L)$$

案例 8-6 分析

依据表 8-5 可见，该资料呈明显正偏态分布，不宜用算术均数和几何均数来描述其平均水平，故宜用中位数表达。

3. 中位数、百分位数的应用

（1）中位数与均数、几何均数的作用相同，是用来反映一组数据的集中趋势或平均水平，由于中位数的确定仅取决于它在数据序列中的位置，而不是由全部观察值综合计算出来的，因此不受个别特大或特小数值的影响，在这一点上它优于均数。一般说来，在频数分布呈明显偏态（观察值间相差比较大）或频数分布的末端无确定数值时，使用中位数作为反映资料集中趋势或平均水平较算术均数为合理。当变量呈对称分布时，理论上中位数和均数相同，但对于样本资料，由于计算均数时应用了所有的观察值，所以较中位数稳定。因此，当资料呈对称分布时宜用算术均数表达资料集中趋势或平均水平；当资料呈明显偏态或频数分布的两端无确定数值时，宜用中位数反映资料集中趋势或平均水平。

（2）百分位数可用来描述资料的观察值序列在某百分位置的水平。P_{50} 即为中位数。多个百分位数结合使用常可以用来说明某一特定的问题，如用 P_{25}、P_{75} 描述资料的离散程度，用 $P_{2.5}$ 和 $P_{97.5}$ 等确定医学参考值范围。

案例 8-2～案例 8-6 分析

描述定量资料平均水平的指标有多种，应根据其分布特点，选用适当的指标予以表达。对于正态分布资料（含对称分布资料）宜用算术均数描述（案例 8-2），对于变量值呈倍数变化的等比级数资料和对数正态分布资料宜用几何均数描述（案例 8-3、8-4）；而偏态分布的定量资料，宜用中位数进行描述（案例 8-5、8-6）。

三、离散趋势的统计描述

反映平均水平或集中趋势的指标，是描述一组观察值重要特征的最基本的统计量。一般情形下，除要了解观察值的平均水平外，往往还需要同时了解这些观察值之间的变异程度或偏离集中位置的程度即变异程度或离散程度。

案例 8-7

对甲、乙 2 名高血压患者连续观察 7 天，测得其收缩压（mmHg）分别为：

甲患者：168、142、188、151、167、143、165。$\bar{X}_甲$=160.6（mmHg）

乙患者：166、157、158、160、163、161、159。$\bar{X}_乙$=160.6（mmHg）

问题：

1. 从甲乙两患者资料看，其相同点和不同点是什么？
2. 表示定量资料离散程度的主要指标有哪些？
3. 应从哪几个方面描述定量资料的特征？

从两人收缩压的均数看均为 160.6mmHg，没有差别，但就患者的具体所测血压来看，甲患者血压波动较乙患者大，而乙患者的血压相对比较稳定，即甲患者血压变异程度大于乙患者。因此，对观察值描述时，除需要表达其平均水平外，还应说明其离散或变异的情况。

表示变异程度大小的指标有多种，但大体可以分为两类：一类是按间距计算，有极差和四分位数间距；另一类则按平均差距计算，有平均偏差、方差、标准差等。

（一）极差和四分位数间距

1. 极差（R） 在频数分布表的编制及应用中已述，极差是变异指标中最简单的一种。极差大说明变异程度大，反之变异程度小。案例 8-7 甲乙两患者收缩压的极差分别为：

$$R_甲 = X_{max} - X_{min} = 188 - 142 = 46（mmHg）$$

$$R_乙 = X_{max} - X_{min} = 166 - 157 = 9（mmHg）$$

可见甲患者收缩压的波动大，乙患者收缩压波动较小。

极差计算方法简单，在某些场合有一定实用价值，如用于说明传染病潜伏期，食物中毒最短、最长潜伏期，观察组对象最小和最大年龄等。用极差说明数据分布的离散程度，简单明了、容易使用，然而由于计算时仅用到了最大值和最小值，没有利用观察值中的全部信息，而且极差受样本量的影响较大，样本含量越大，抽到较大或较小观察值的可能性就越大，则全距可能越大，因受样本含量的影响，故极差不大稳定，通常仅用于粗略地说明变量的变动范围即变异程度。

2. 四分位数间距（inter-quartile range，Q_L-Q_U） 四分位数间距就是将一组资料的观察值由小到大排序后，分成四等份，每份的观察值数目各占总例数的25%，去掉两端的25%的间距，便为四分位数间距，即 $P_{25} \sim P_{75}$。极差的不稳定主要受观察值两端极端数值大小的影响，如果将两端的数据去掉一定的比例，所得到的结果就会比较稳定，故四分位数间距较极差稳定。四分位数间距越大，说明数据的变异程度越大；反之，四分位数间距越小，说明变异程度越小。

案例8-6，124名正常成年男性血清铅含量的四分位数为：

$$Q_U - Q_L = P_{75} - P_{25} = 18.57 - 8.00 = 10.57 \text{（μmol/L）}$$

四分位数间距作为描述变异程度的指标，与极差相比，不易受极端值的影响，但仍未用到每个具体的观察值，在统计分析中，仅用于偏态分布资料离散程度的描述。

（二）平均偏差（mean difference）

为了利用每一个观察值的信息，一个自然的设想就是：计算各观察值偏离平均数的平均差距，为了避免正负抵消，可将每个观察值与均数之差的绝对值相加，然后取其平均值，称作平均偏差，其计算公式为：

$$\text{平均偏差} = \frac{\sum |x - \bar{X}|}{n} \tag{8-12}$$

案例8-7 计算其平均偏差为：

$$\text{平均偏差}_\text{甲} = \frac{\sum |x - \bar{X}|}{n} = \frac{|168-160.6|+|142-160.6|+\cdots+|165-160.6|}{7} = 13.1$$

$$\text{平均偏差}_\text{乙} = \frac{\sum |x - \bar{X}|}{n} = \frac{|166-160.6|+|157-160.6|+\cdots+|159-160.6|}{7} = 2.4$$

同样说明甲患者血压波动较乙患者的血压波动大。

平均偏差是一个很直观的变异度量，但由于用了绝对值，在数学上不便于继续运算处理，使它在应用上受到很大的限制，实际中也很少使用。

（三）方差（variance）用 σ^2 和 S^2 分别表示总体方差和样本方差

计算各观察值偏离平均数的平均差距，为了避免正负抵消，平均偏差是取绝对值，而方差是取其平方，然后再求其平均值，即先计算离均差平方和，再求其平均值，其结果称为方差。需要注意的是：对于样本资料，在对离均差平方和取平均时，其分母用 $n-1$ 代替 n，分母 $n-1$ 称为自由度（degree of freedom），其计算公式分别为：

$$\sigma^2 = \frac{\sum(X-\mu)^2}{n} \tag{8-13}$$

$$S^2 = \frac{\sum(X-\bar{X})^2}{n-1} = \frac{\sum X^2 - \frac{(\sum x)^2}{n}}{n-1} \tag{8-14}$$

（四）标准差（standard deviation）用 σ 和 S 分别表示总体标准差和样本标准差

标准差是在方差的基础上，开平方即为标准差。方差的单位是用取平方后的单位来表示的，如果原始数据用 cm 表示，则方差的单位就是 cm^2，其度量衡单位与原变量值的单位不同。在统计分析中，通常将方差取平方根，还原成与原始观察值度量衡单位相同的变异量度，便为标准差，其计算公式为：

$$\sigma = \sqrt{\frac{\sum(X-\mu)^2}{n}} \tag{8-15}$$

$$S = \sqrt{\frac{\sum(X-\bar{X})^2}{n-1}} = \sqrt{\frac{\sum X^2 - \frac{(\sum x)^2}{n}}{n-1}} \quad (8-16)$$

如果是频数表资料，可用如下公式计算：

$$S = \sqrt{\frac{\sum fX^2 - \frac{(\sum fx)^2}{\sum f}}{\sum f - 1}} \quad (8-17)$$

标准差可描述变量值的离散程度，衡量均数的代表性。如一组观察值的标准差越大说明其变异程度越大，同时也表明该均数代表性差，否则反之。对于案例8-2，120名7岁男孩身高（cm）资料，其标准差为：

$$S = \sqrt{\frac{\sum fX^2 - \frac{(\sum fx)^2}{\sum f}}{\sum f - 1}} = \sqrt{\frac{1\,756\,784 - \frac{14\,506^2}{120}}{120-1}} = 5.23\,(\text{cm})$$

在所有的变异指标中，标准差是其他变异指标所不能比拟的。首先标准差能够直接用于代数运算，如根据来自同一总体的几个样本的标准差，可以直接求得合并样本的标准差，而不必根据合并样本重新计算。此外，标准差与正态分布有明确的关系，它与均数结合能够完整地表述正态分布的资料。

> **案例8-7分析**
> 该案例2名患者，尽管其收缩压平均水平相同，但其离散程度不同，即甲患者血压波动程度较乙患者要大。因此，单纯描述定量资料的平均水平还不全面，还应对其离散程度予以描述。表示离散程度的指标：极差、四分位数间距、平均偏差、方差和标准差等。

（五）变异系数（coefficient of variation，CV）

标准差的度量衡单位与原始数据相同，当两组数据的均数相差不大，度量衡单位也相同时，从标准差的大小就可以直接比较两个样本的变异程度。但是，有时我们需要对均数相差较大或度量衡单位不同的几组观察值的变异程度进行比较，此时，受被比较指标的测量尺度和量纲的影响，这时若用标准差（含上述其他变异指标）进行比较就不合适了。变异系数是原始数据标准差与其均数的比值，变异系数没有量纲，这样便可进行合理的比较，变异系数主要用于变量值度量衡单位不同或均数差别较大的几组变量值的比较，其计算公式为：

$$\mathrm{CV}(\%) = \frac{S}{\bar{X}} \times 100\% \quad (8-18)$$

> **案例8-8**
> 测得100名男大学生生长发育指标，身高$\bar{X}$=172.73cm，S=5.20cm；体重$\bar{X}$=55.04kg，S=3.91kg。
> **问题**：用何指标比较身高与体重的变异程度？

案例8-8由于两者观察值的度量衡单位不同，不便直接进行比较，若使用标准差比较其变异程度，则认为身高变异程度大于体重，让人误解，此时应使用变异系数进行比较。

本例：$\mathrm{CV}(\%)_{身高} = \frac{S}{\bar{X}} \times 100\% = \frac{5.20}{172.73} \times 100\% = 3.01\%$

$\mathrm{CV}(\%)_{体重} = \frac{S}{\bar{X}} \times 100\% = \frac{3.91}{55.04} \times 100\% = 7.10\%$

由此可见体重变异程度大于身高。当度量衡单位不同的几组资料比较其变异程度时，用变异系数可正确反映其变异情况。

> **案例8-9**
> 测得某地300名成年人血压，收缩压：$\bar{X}$=120.6mmHg，S=12.8mmHg；舒张压：$\bar{X}$=77.5mmHg，

$S=8.4mmHg$，试比较收缩压和舒张压的变异程度。

问题： 血压收缩压和舒张压其度量衡单位一样（mmHg），为何比较其变异程度，还应用变异系数？

收缩压和舒张压尽管其度量单位相同，但其均数相差较大，如直接比较两个标准差，会得出收缩压变异较大的结论。现计算两者的变异系数：

$$CV(\%)_{收缩压} = \frac{S}{\overline{X}} \times 100\% = \frac{12.8}{120.6} \times 100\% = 10.61\%$$

$$CV(\%)_{舒张压} = \frac{S}{\overline{X}} \times 100\% = \frac{8.4}{77.5} \times 100\% = 10.84\%$$

可见收缩压和舒张压的变异程度几乎没有什么差别。当几组资料比较其变异程度时，尽管其度量单位相同，但若均数相差较大，也不宜用标准差直接比较，此时宜用变异系数来比较。

案例 8-7～案例 8-9 分析

比较若干组资料的变异情况，当被比较资料其度量衡单位不同（案例 8-8）或均数相差较悬殊（案例 8-9）时，若用极差、标准差等指标，则不能正确比较和反映他们的变异情况，此时宜用相对变异指标即变异系数来比较其变异程度。

定量资料的描述不仅应描述其平均水平，还应描述其离散程度。描述离散程度的指标有多种，极差计算较简单，但其不敏感（案例 8-7）；对于正态分布的资料用标准差表述；偏态分布的资料用四分位数间距表述；而对于均数相差较大或度量衡单位不同的几组观察值的变异程度宜用变异系数进行描述（案例 8-8、8-9）。

对均数相差较大或度量衡单位不同的几组观察值的变异程度进行比较，宜用变异系数描述比较。

四、正态分布及应用

（一）正态分布的概念

正态分布（normal distribution）是以均数为中心左右对称的钟型分布。以案例 8-2 为例，见图 8-3（a）；此时若加大样本含量，并将组距缩小，则可得图 8-3（b）和图 8-3（c）。

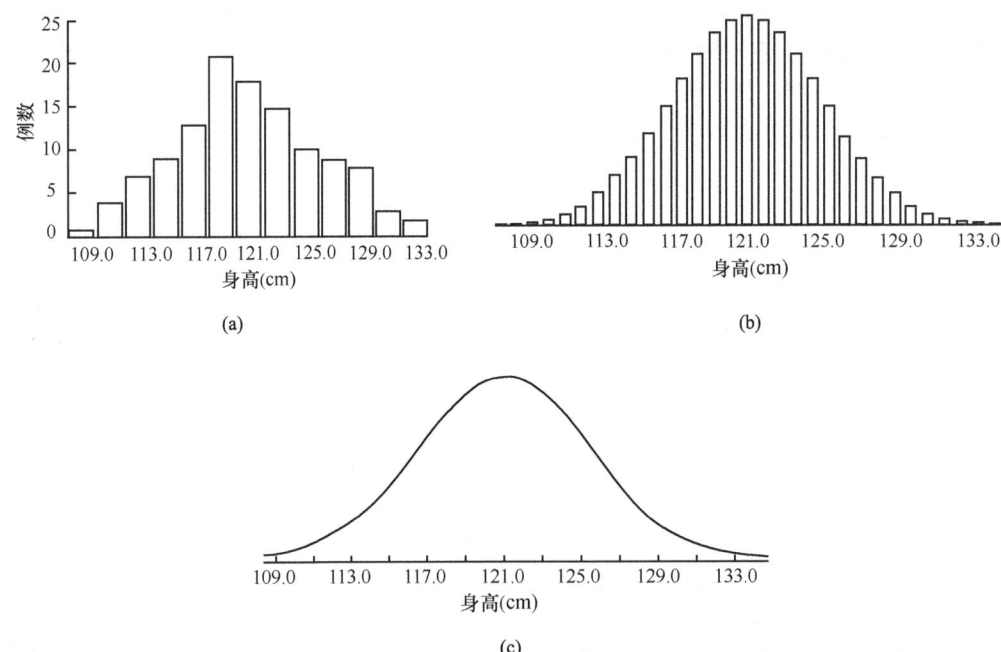

图 8-3 频数分布逐渐接近正态分布示意图

正态曲线的函数式为：

$$f(x) = \frac{1}{\sigma\sqrt{2\pi}} e^{-\frac{(x-\mu)^2}{2\sigma^2}} \qquad (8\text{-}19)$$

（二）正态分布的特征

（1）对称性正态分布以均数为中心，左右对称。

（2）集中性正态分布曲线在横轴上方均数处为最高，频数集中于中等大小数据的附近。

（3）正态分布有两个参数即 μ 和 σ，μ 是位置参数。当 σ 恒定后，μ 越大，正态曲线沿横轴向右移；否则反之，见图 8-4。σ 是形态参数，当 μ 恒定后，σ 越大，则数据越分散，曲线显现越平阔；σ 越小，曲线显现越尖峭，见图 8-5。而且曲线的变动呈均匀性，即均匀分布。

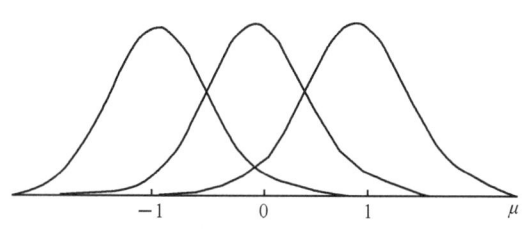
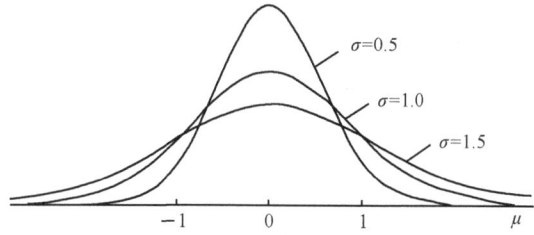

图 8-4　正态分布标准差 $\sigma=1$ 时，不同均数 μ 位置示意图

图 8-5　正态分布均数 $\mu=0$ 时，不同标准差 σ 形态示意图

（4）正态分布曲线在 $\mu\pm1\sigma$ 处，各有一个拐点。

（5）正态分布曲线下的面积必定等于1，其可通过公式 8-20 积分得到。标准正态分布（standard normal distribution）是均数为0、标准差为1的正态分布。正态分布曲线下的面积分布有一定规律，对于正态分布若知道总体均数 μ 和标准差 σ 就可用公式 8-20 求得 x_1 和 x_2 范围内的面积。

$$D = f(x_1) - f(x_2) = \int_{x_1}^{x_2} \frac{1}{\sigma\sqrt{2\pi}} e^{-\frac{(x-\mu)^2}{2\sigma^2}} dx \qquad (8\text{-}20)$$

正态分布曲线下的面积分布形状及规律，见图 8-6。

标准正态分布在实际中应用广泛，因为任何一个服从参数 μ 和 σ 的正态分布，均可通过简单的变量转化成标准正态分布，这种标准化变换也称作 Z 变换，其式见公式 8-21。

$$Z = \frac{x - \mu}{\sigma} \qquad (8\text{-}21)$$

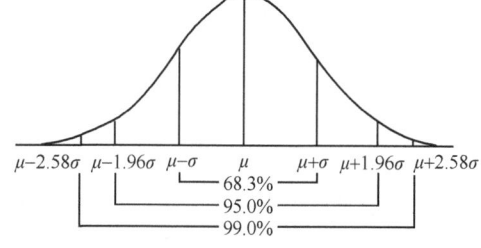

图 8-6　正态分布曲线下的面积

（三）正态分布的应用

（1）正态分布在医学领域中应用很广。首先，有不少医学现象服从正态或近似正态分布，如同性别、同年龄儿童的身高、体重和胸围；同性别健康成人的红细胞数、血红蛋白含量、脉搏数等；即大多数正常人的生理、生化指标的分布属正态分布，应用正态分布可以很容易地确定其数值出现在任意指定范围内的概率，据此可以估计医学参考值范围。

（2）利用正态曲线下面积分布规律，估计变量值频数的分布情况。

（3）实验中的测量误差，一般也是服从正态分布的，利用这一点，可以准确地进行误差分析和检测的质量控制。

（4）对一些偏态分布的资料，有时也能够通过变量变换，转换成正态分布，然后按正态分布原理和规律来处理资料。

（5）正态分布是许多统计方法的基础，如某些统计量的抽样分布是在正态分布的基础上推导出来的；t 分布、二项分布等的极限形式表现为正态分布。

五、医学参考值范围的制定

(一)医学参考值范围的概念

医学参考值范围(reference value range)传统上称为正常值范围(normal value range),指特定的"正常"人群(排除了对研究指标有影响的疾病和有关因素特定的同质人群)的解剖、生理、生化、免疫及组织代谢产物的含量等各种数据的正常波动范围。人们习惯用该人群95%的个体某项医学指标的取值范围作为该指标的医学参考范围。由于存在生物个体变异,每个正常人的测量值会有所不同,即使是同一个人也会因机体的内外环境变化而改变。因此,同属正常人也不能以某一个测量数据作为标准,而必须确定一个波动范围,如一般以120~160g/L作为成人血红蛋白的参考值范围。

(二)医学参考值范围的制定方法

1. 选择足够数量的正常人作为样本 所谓正常不是指机体任何器官、组织的形态和功能都正常的人,而是指符合特定健康水平的人;它必须要考虑可能影响所要制定参考值范围指标的各种疾病及干扰因素,将这些人排除在外,作为观测对象。参照样本的例数过少,确定的参考值范围往往不够准确;样本含量一般认为至少应在100例。对于同一测量指标,有时需要考虑性别、年龄、民族、地理位置等因素并加以区分,对不同人群应分组制定参考值范围,要确定特定的同质人群范围,如红细胞计数和血红蛋白含量,男女各异,高原居民与平原不同;在分组的情况下,应保证每组有足够的观测例数。

2. 决定取单侧范围值还是双侧范围值 有些指标如白细胞数过高或过低均属异常,故其参考值范围需要分别确定下限和上限,称作双侧参考值。有些指标如测定尿铅含量仅在过高,而肺活量仅在过低时为异常,这种情况只需确定其上限或下限,称作单侧参考值。

3. 选择适当的百分范围 参考值范围是指绝大多数正常人的测量值波动的范围。所谓的"绝大多数"究竟是多少,取决于资料性质和研究目的所规定的百分界限。通常使用的医学参考值范围有90%、95%、99%等,最常用的为95%参考值范围。参考值的范围大小应根据研究的目的确定,若应用时主要目的在于减少假阳性,则参考值范围的百分数范围要取大一些;反之,若主要目的是减少假阴性,百分数范围可适当小一些。

4. 选择确定参考值范围的方法 参考值范围估计的方法有多种,其中最基本的有正态分布法和百分位数法。

(1)正态分布法:适用于 x 服从正态分布的资料(表8-6)。其计算公式为:

双侧参考值范围(1-α) $\bar{X} \pm u_{\alpha/2}S$ (8-22)

单侧参考值范围(1-α) $< \bar{X} + u_{\alpha/1}S$ (8-23)

或者 $> \bar{X} - u_{\alpha/1}S$ (8-24)

式中,u 值可从附表1中 t 分布界值表的自由度∞处查得。

以案例8-2为例:120名7岁男孩身高 $\bar{X}=120.88$cm,$S=5.23$cm,其95%参考值范围($u_{0.05/2}=1.96$):

下限 $\bar{X} - u_{\alpha/2}S = 120.88 - 1.96 \times 5.23 = 110.63$

上限 $\bar{X} + u_{\alpha/2}S = 120.88 + 1.96 \times 5.23 = 131.13$

故该地正常7岁男孩身高的95%参考值范围为110.63~131.13cm。

表8-6 正态分布资料医学参考值范围

参考值范围(%)	单侧	双侧	
		下限	上限
95	$>\bar{x}-1.64S$ 或 $<\bar{x}+1.64S$	$\bar{x}-1.96S$	$\bar{x}+1.96S$
99	$>\bar{x}-2.33S$ 或 $<\bar{x}+2.33S$	$\bar{x}-2.58S$	$\bar{x}+2.58S$

(2)百分位数法:适用于偏态分布的资料(表8-6)。其计算公式为:

双侧参考值范围(1-α): $(P_{100\alpha/2} \sim P_{100-100\alpha/2})$ (8-25)

单侧参考值范围(1-α): $> P_{100\alpha/1}$ (8-26)

或 $< P_{100-100\alpha/1}$ (8-27)

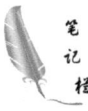

以案例 8-6 为例，鉴于其血铅值为偏态分布（表 8-7），且为过高为异常，故用百分位数法计算上限参考值，则该地正常成年男性血铅含量的 95% 参考值范围为：

$$P_{95} = L_{95} + \frac{i_{95}}{f_{95}}(n \times 95\% - \sum f_L) = 30 + \frac{5}{3}(124 \times 95\% - 117) = 31.33 (\mu mol/L)$$

$$P_{100\alpha/1} = P_{95} = 31.33 \ (\mu mol/L)$$

表 8-7 偏态分布资料医学参考值范围

参考值范围（%）	单侧	双侧	
		下限	上限
95	$> P_5$ 或 $< P_{95}$	$P_{2.5}$	$P_{97.5}$
99	$> P_1$ 或 $< P_{99}$	$P_{0.5}$	$P_{99.5}$

医学中部分偏态分布的资料，可经变量转换而呈现为近似正态分布，如经对数转换呈现为对数正态分布资料，对这类经变量转换后呈近似正态分布的资料，便可用正态分布法处理，具体做法请参照上述理论。关于资料是否符合正态分布，可对资料进行正态性检验（normality test），具体正态性检验方法，可参考其他有关书籍。

第二节 定量资料的统计推断

一、均数的抽样误差与标准误

在医学研究中，大多数情况研究者并不知道总体参数，而是在总体中随机抽取一定数量的观察单位作为样本，进行抽样研究（sampling study），通过样本信息推断总体特征，此过程称为统计推断（statistical inference）。抽样研究时，由于个体存在差异，因此通过样本推论总体时会存在一定的误差，即样本均数 $\bar{X}$ 往往不等于总体均数 μ，这种在抽样过程中由于个体差异造成的样本统计量与总体参数的差异称为抽样误差（sampling error）。假设某地 7 岁男孩身高的总体均数为 121.62cm，现从中随机抽取 120 名作为样本，计算其身高的样本均数得 120.88cm（见案例 8-2），两均数之差即为抽样误差。同理，若再从该总体中随机抽取 120 例，计算其平均身高，由于个体之间的差异，其平均身高不一定等于 120.88cm，也不大可能恰好等于该地 7 岁男孩身高的总体均数。

案例 8-10

设某地成年女子 Hb 总体均数 μ=138g/L，从该总体中随机抽取 200 例组成一个样本，算得其均数 $\bar{X}$=136.8g/L，S=10.5g/L。

问题：

1. 为何抽样所计算的均数不等于总体均数？原因是什么？
2. 若从该总体中再随机抽取 n=200 的样本，其均数是否也等于 136.8g/L？
3. 假设从该总体中随机抽取 n=200 的 100 个样本，计算其均数，若以这 100 个样本均数作为变量值，计算其相应均数和标准差，则该均数与何均数最为接近？该标准差比用原个体观察值所计算的标准差大还是小？为什么？

在抽样研究中，由于生物的个体差异是客观存在的，因而抽样误差是不可避免的，但抽样误差具有一定的规律性。经数理统计推理和中心极限定理证明：若从正态总体 $N(\mu, \sigma)$ 中，反复多次随机抽取样本含量固定为 n 的样本，那么这些样本均数 $\bar{X}$ 也服从正态分布。即便是从偏态总体中随机抽样，当 n 足够大，其均数 $\bar{X}$ 也呈现近似正态分布。以 n 个样本均数计算的标准差要比原个体值计算的标准差小，为了区别两者，以 n 个样本均数计算的标准差用 $\sigma_{\bar{X}}$ 表示，即样本均数的标准差又称为标准误（standard error）。其计算公式为：

$$\sigma_{\bar{X}} = \frac{\sigma}{\sqrt{n}} \tag{8-28}$$

由于在实际工作中，总体标准差 σ 往往未知，而是用样本标准差 S 来代替 σ，故只能求得标准误

的估计值 $S_{\bar{X}}$，其计算公式为：

$$S_{\bar{X}} = \frac{S}{\sqrt{n}} \tag{8-29}$$

从上式可见：标准误与标准差成正比，说明当总体中各观测值变异较小时，抽到的各样本均数 $\bar{X}$ 与总体均数 μ 相差较小，抽样误差较小；当总体中各观测值变异很大时，抽到的样本均数与总体均数可能相差很大，则抽样误差较大；标准误与样本含量的平方根成反比，说明在同一总体中随机抽样，样本含量 n 越大，抽样误差越小；反之，样本含量 n 越小，则抽样误差越大。标准误反映了样本均数间的离散程度，也反映了样本均数与总体均数的差异，即抽样误差的大小。标准误小说明样本均数的抽样误差小，表明样本均数可靠；否则反之。

以案例 8-2 随机抽查 7 岁男孩 120 人，得身高均数 120.88cm，标准差 5.23cm。计算其标准误。

按公式（8-29）计算得：$S_{\bar{X}} = \frac{S}{\sqrt{n}} = \frac{5.23}{\sqrt{120}} = 0.48$ cm

案例 8-10 分析

在抽样研究时，由于存在个体差异，因此通过样本推论总体时，往往会有一定的误差，即存在着抽样误差，故从 $\mu=138$g/L 的总体中，随机抽取 $n=200$ 的样本，算得其样本均数 $\bar{X}$ 不一定就等于 μ。以 100 个样本均数作为变量值，计算其相应均数，则该均数与总体均数最为接近，也可认为是 μ。标准误是反映抽样误差大小的指标，与样本含量的平方根成反比，若以每次样本量 $n=200$ 抽样，抽取 100 个样本，计算出均数的标准差即 $S_{\bar{X}}$，故一定要比用原个体观察值所计算的标准差还要小。

二、t 分布

t 分布是英国统计学家 Goset 于 1908 年以笔名"Student"所提出的分布，证明 t 值服从自由度 $v=n-1$ 的 t 分布，即

$$t = \frac{\bar{x} - \mu}{S_{\bar{x}}} = \frac{\bar{x} - \mu}{S/\sqrt{n}}, \quad v=n-1 \tag{8-30}$$

t 分布的提出，开创了研究小样本的新纪元。t 分布是以 0 为中心随自由度而变化的一簇左右对称的曲线。t 分布只有一个参数即自由度，自由度用 v 表示，$v=n-1$。自由度越大，t 分布越接近于正态分布；当自由度逼近 ∞ 时，t 分布趋向于标准正态分布，见图 8-7。

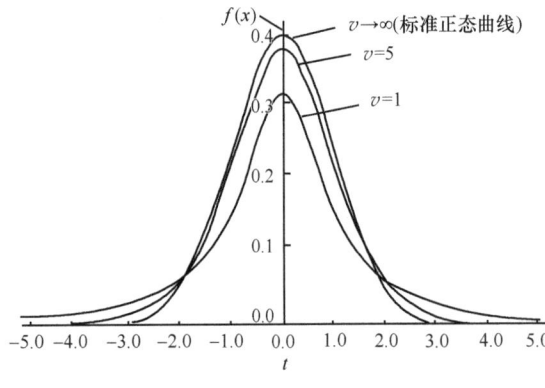

图 8-7 不同自由度下的 t 分布图

t 分布与标准正态分布相比，有下述特征：

（1）二者都是单峰，以 0 为中心，左右对称。

（2）t 分布的峰顶比正态分布低；两端尾部翘的要高，当自由度愈小，此表现愈明显，但自由度趋于 ∞ 时，t 分布曲线就与标准正态分布完全吻合。为便于使用，统计学家编制了不同自由度，对应的 t 界值表（附表 1）。可根据附表 1 查找相应的 t 界限值。t 界值表中，横标目为自由度，纵标目为概率，一侧尾部面积为单侧概率，两侧尾部面积之和称为双侧概率。表中的值为 t 界限值。t 分布是总体均数的区间估计和假设检验的理论基础。

三、总体均数的估计

医学研究通常是采用抽样研究，抽样研究的目的是通过样本来推论总体。

案例 8-11

以案例 8-2 算得 120 名 7 岁男孩平均身高 $\bar{X}=120.88$cm，$S=5.23$cm。

问题：该地区 7 岁男孩身高的总体均数是多少？

（一）可信区间的概念

用样本统计量估计总体参数称参数估计（parameter estimation），是统计推断的一个重要内容。常用的估计方法有两种：点估计和可信区间估计。

点估计（point estimation）：是指用样本统计量直接作为总体参数的估计值，即直接用随机样本的均数$\bar{X}$作为总体均数μ的估计值，用样本率p作为总体率π的估计值。该法简单，但未考虑抽样误差的影响，所以，点估计的准确程度很难评价。

可信区间估计（confidence interval estimation）：亦称置信区间估计，是指按预先给定的概率（$1-\alpha$，称可信度）估计未知总体参数的可能范围。可信度（confidence level）通常取95%或99%。总体均数的95%或99%的可信区间，表示该区间包括总体均数的概率为95%或99%，其含义是若作100次抽样算得100个可信区间，平均有95个或99个可信区间包括总体参数，只有5个或1个可信区间不包括总体参数，即估计错误的概率仅为5%或1%，其为小概率事件。可信区间通常是由两个界值构成，即可信限（置信限）的下限（lower limit, L）和上限（upper limit, U），如果没有特别说明，一般取双侧95%可信区间。

可信区间（confidence interval, CI）有两个要素：

1. 准确度（accuracy） 反映在可信度的大小，即可信区间包括总体参数概率的大小，其概率愈接近1，准确度愈高。

2. 精密度（precision） 反映区间的长度，区间长度愈小，精密度愈高。

准确度和精密度两者是矛盾的，若仅考虑提高准确度，则要减小α，使得区间变得很长，从而精密度降低；否则反之。所以可信区间的估计，需要兼顾准确度与精密度。

（二）总体均数可信区间的计算

总体均数可信区间的计算方法有三种，可根据资料的具体条件选定。

1. σ未知且n较小 按t分布原理，可用公式（8-31）进行区间估计：

$$\bar{X} \pm t_{\alpha/2,\nu} S_{\bar{X}} \tag{8-31}$$

2. σ未知但n足够大 此时t分布近似服从正态分布，可按公式（8-32）进行区间估计：

$$\bar{X} \pm u_{\alpha/2} S_{\bar{X}} \tag{8-32}$$

3. σ已知 可按正态分布原理，用公式（8-33）进行区间估计：

$$\bar{X} \pm u_{\alpha/2} \sigma_{\bar{X}} \tag{8-33}$$

以案例8-11为例，依据公式（8-32）计算，则该地7岁男孩身高均数的95%可信区间为：

$$\bar{X} \pm u_{0.05/2} S_{\bar{X}} = 120.88 \pm 1.96 \times \frac{5.23}{\sqrt{120}}$$

$$= \left(120.88 - 1.96 \times \frac{5.23}{\sqrt{120}}, 120.88 + 1.96 \times \frac{5.23}{\sqrt{120}}\right)$$

$$= (119.94, 121.82) \text{cm}$$

该地7岁男孩身高均数的95%可信区间为（119.94，121.82）cm。

> **案例8-11 分析**
> 以统计量$\bar{X}$=120.88cm直接作为总体参数μ的估计值，称为点估计，由公式（8-32）计算，称为可信区间估计。由于点估计未考虑抽样误差的影响，故点估计的准确程度较可信区间估计要低。

第三节 假设检验的基本方法

一、假设检验的意义和步骤

> **案例8-12**
> 已知健康成年女子血红蛋白总体均数=138g/L，某医师随机调查某山区健康成年女子25人，测得其血红蛋白均数为142.6g/L，标准差为12.9g/L。
> **问题**：是否可根据该资料推论，该山区健康成年女子的血红蛋白比一般健康成年女子的血红蛋白要高？为什么？

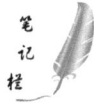

（一）假设检验的基本概念

该案例为一个样本均数 $\bar{X}=142.6g/L$ 与假设的已知总体均数 $\mu_0=138g/L$ 作比较，它们之间的差别可能由两种原因造成：

（1）抽样误差所致，山区成年女子血红蛋白的总体均数与一般成年女子的血红蛋白的总体均数相同，所得样本均数是总体均数的点估计值，其与总体均数之差（142.6-138=4.6g/L），仅仅是由于抽样误差造成的，即 $\mu=\mu_0$。

（2）由于环境条件的影响，两个均数间有本质差异，即山区成年女子血红蛋白总体均数与一般成年女子的血红蛋白总体均数不同。该样本均数与一般成年女子的血红蛋白总体均数之差，不完全是抽样误差的原因，而是有本质性差别，即 $\mu \neq \mu_0$。

为了判断造成其差异的原因，是上述第一种还是第二种，或者说为了判断差别是抽样误差所致，还是本质性的差别，必须通过假设检验来回答这个问题。

假设检验（hypothesis test）是统计推断的另一个重要内容，亦称显著性检验（significant test）。若要直接判断是否 $\mu \neq \mu_0$ 较困难，但可利用反证法思想，从 $\mu \neq \mu_0$ 的对立面 $\mu=\mu_0$ 出发，间接判断是否 $\mu \neq \mu_0$，即假设 $\mu \neq \mu_0$，判断其是由于抽样误差所致的可能性有多大？故假设检验的原理是：首先假设被比较的两个或几个样本均数（率）分别来自同一个总体，而它们间的差异仅仅是由于抽样误差所致，然后根据科研设计的要求，资料数据的类型、分布、样本含量的大小等，选择检验的方法，计算相应的统计量，去推断这种抽样误差的可能性大小，即 P 值的大小，如果 P 值较大，则认为它们间的差异是抽样误差所致的可能性较大，而实际存在本质差异的可能性较小，故不拒绝假设；反之，如果 P 值较小，则认为它们间的差异是由于抽样误差所致的可能性较小，而实际存在本质差异的可能性较大，故拒绝假设。

（二）假设检验的步骤

现以案例8-12说明，示意图如图8-8所示。

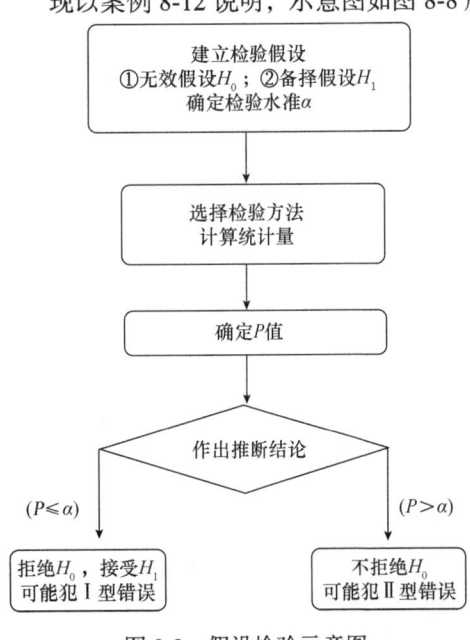

图8-8 假设检验示意图

1. 建立检验假设，确定检验水准

（1）建立检验假设：假设有两个。

1）无效假设（null hypothesis）：又称原假设和零假设，符号为 H_0。本案例 H_0：样本均数 $\bar{X}$ 所代表总体均数 μ 与已知的总体均数相同，记 $H_0: \mu=\mu_0$。若不拒绝 H_0，则认为 $\bar{X}=142.6g/L > \mu_0=138g/L$，是抽样误差所致。

2）备择假设（alternative hypothesis）：亦称对立假设，符号为 H_1；它是在拒绝 H_0 的情况下，而被接受的假设。本案例 H_1：样本均数 $\bar{X}$ 所代表总体均数 μ 不同于假设的已知总体均数 μ_0，记 $H_1: \mu \neq \mu_0$，表明 μ 与 μ_0 差异是本质性差异。

值得注意的是备择假设有两种情况，它的内容可反映单侧或双侧检验。假设检验中的双侧检验和单侧检验，需根据研究目的和专业知识而定。若目的是推断两总体均数是否不等，应选用双侧检验；若从专业知识认为仅有 $\mu \geq \mu_0$，不会出现 $\mu < \mu_0$ 的情况，则选用单侧检验；具体选用双侧检验或单侧检验，是在科研设计时事先确定。本书中不做说明的地方，均选用双侧检验。现以常用的两均数比较为例，假设检验所用符号表示如表8-8所示。

表8-8 假设检验常用的符号

检验类型	μ 与 μ_0 的比较			μ_1 与 μ_2 的比较		
	目的	H_0	H_1	目的	H_0	H_1
双侧检验	是否 $\mu \neq \mu_0$	$\mu=\mu_0$	$\mu \neq \mu_0$	$\mu_1 \neq \mu_2$	$\mu_1=\mu_2$	$\mu_1 \neq \mu_2$
单侧检验	是否 $\mu > \mu_0$	$\mu=\mu_0$	$\mu > \mu_0$	$\mu_1 > \mu_2$	$\mu_1=\mu_2$	$\mu_1 > \mu_2$
	或是否 $\mu < \mu_0$	$\mu=\mu_0$	$\mu < \mu_0$	$\mu_1 < \mu_2$	$\mu_1=\mu_2$	$\mu_1 < \mu_2$

H_0 和 H_1 既有联系，又相互对立。两个检验假设，涵盖了两种可能的判断，研究者应依照小概率事件的原理和假设检验的规则，在两个假设检验之间做出抉择。

（2）确定检验水准（level of test）：亦称显著性水准（significant level），用 α 表示。检验水准是将小概率事件具体化，即规定概率不超过 α 就是小概率。检验水准 α 的取值，应根据不同的研究目的而定。当 α 取值较小，则有利于提高"阳性"统计检验结果的可靠性；α 取值较大，有利于发现研究总体可能存在的差异，但可靠性降低，在实际工作中一般取 α=0.05。值得强调的是：检验水准 α 是在科研设计时，根据研究的目的和专业知识确定的，是预先规定的数值，即确定判断小概率事件的标准，不能在假设检验统计量结果得出后再来确定。

2. 选择检验方法，计算检验统计量 假设检验方法的选择，应根据研究设计方案、分析的目的、统计推断的变量类型、样本含量和资料分布等选择适当方法，依据选择的方法计算其相应的检验统计量（test statistic）。如完全随机设计的两样本均数比较，可根据资料的特点，选用 u 检验或 t 检验等方法，来计算相应的检验统计量。案例 8-12 可选用单样本 t 检验。

3. 确定 P 值，做出统计推断结论 统计学中所说的 P 值的含义，是指依据所计算的检验统计量确定 H_0 成立的可能性大小，即依据所计算的检验统计量确定在检验假设条件下由抽样误差引起的概率。P 值的确定是根据计算的检验统计量和自由度并查阅相关的检验统计量分布界值表而获得。若 $P>\alpha$，则认为 H_0 成立的可能性大，故不拒绝 H_0；反之，$P \leq \alpha$（如 $P<0.05$ 或 P=0.05）则认为 H_0 成立的可能性小，即是小概率事件，故拒绝 H_0，由此做出推断结论。统计推断应包括统计结论和专业结论两部分。统计结论只说明差别有无统计学意义，而不能说明专业上差异的大小。只有将统计结论和专业知识有机地相结合，才能得出恰如其分的专业结论。假设检验的结论具有概率性，无论是拒绝 H_0 或是不拒绝 H_0，均有一定的风险性，即可能犯 I 型或 II 型错误（见本章假设检验中的 I、II 型错误）。

二、t 检 验

t 检验（t-test）亦称 student t 检验，它以 t 分布为基础的假设检验方法，理论上，t 检验的应用条件是要求样本来自正态分布总体，两样本均数比较时，还要求两总体方差具有齐性，但在实际工作中，只要其为单峰呈近似对称分布也可应用。

（一）单样本 t 检验

单样本 t 检验（one sample/group t test）是指样本均数代表的总体均数 μ 和已知总体均数 μ_0 的比较。已知总体均数一般为标准值、理论值或经大量观察所得到的较稳定值。

对案例 8-12 资料进行统计分析。

因该案例已知健康成年女子血红蛋白总体均数 μ_0=138g/L；血红蛋白样本均数 $\bar{X}$=142.6g/L，标准差 S=12.9g/L，n=25。提示资料为正态分布，故选用单样本 t 检验。

1. 建立检验假设，确定检验水准

H_0：山区成年女子与一般成年女子血红蛋白含量总体均数相同，即 $\mu=\mu_0$。

H_1：山区成年子与一般成年女子血红蛋白含量总体均数不同，即 $\mu \neq \mu_0$。

α=0.05

2. 计算检验统计量

单样本 t 检验公式：
$$t=\frac{\bar{X}-\mu_0}{S_{\bar{X}}}=\frac{\bar{X}-\mu_0}{\frac{S}{\sqrt{n}}} \qquad (8-34)$$

$$v=n-1$$

本例
$$t=\frac{\bar{X}-\mu_0}{\frac{S}{\sqrt{n}}}=\frac{142.6-138}{\frac{12.9}{\sqrt{25}}}=1.783$$

3. 确定 P 值，做出统计推断 本例自由度 $v=n-1=25-1=24$，查 t 界值表（附表1），得 $t_{0.05/2(24)}$=2.064，$t_{0.10/2(24)}$=1.711，本例：$t_{0.10/2(24)} < t=1.783 < t_{0.05/2(24)}$，$0.10 > P > 0.05$，按 α=0.05 水准，不拒绝 H_0，差别无统计学意义，尚不能认为该山区成年女子平均血红蛋白含量比一般成年女子平均血红蛋白含量高。

案例 8-12 分析

不宜用该山区健康成年女子血红蛋白的样本数据直接推论一般健康女子的血红蛋白，因为只要是抽样研究，必定存在着抽样误差，要回答其差异是由于抽样误差所致？还是有本质的不同？必须根据假设检验的结果，方可下结论。该案例资料系定量正态分布资料，符合 t 检验应用条件，且其设计属于样本均数与已知的总体均数比较，故宜选用单样本 t 检验。

（二）配对 t 检验

案例 8-13

某医生为了比较甲、乙两种药物降血脂的效果，将性别相同，年龄、营养状况、血清总胆固醇等相接近的高血脂患者配成对子。每对中随机抽一人服甲药，另一人服乙药，治疗一个疗程后，测得血清总胆固醇含量（mmol/L）见表 8-9。试估计甲、乙两种药物降血脂的效果有无差别。

表 8-9　甲乙两种药物治疗高血脂患者后血清总胆固醇含量（mmol/L）

对子编号 （1）	甲药 （2）	乙药 （3）	差值 d （4）=（2）-（3）	d^2 （4）^{2}
1	6.02	5.89	0.13	0.0169
2	7.02	6.81	0.21	0.0441
3	6.78	6.45	0.33	0.1089
4	6.58	6.02	0.56	0.3136
5	7.11	7.33	−0.22	0.0484
6	7.34	7.16	0.18	0.0324
7	6.76	6.55	0.21	0.0441
8	6.77	6.31	0.46	0.2116
9	6.54	6.58	−0.04	0.0016
10	5.96	6.01	−0.05	0.0025
11	6.95	6.65	0.30	0.0900
合计	—	—	2.07	0.9141

问题： 该研究是属何种设计？应做何显著性检验？

在医学研究中，常采用配对设计（paired/matched design）。将受试对象按某些重要特征相近的原则配成对子，对每对中的两个个体随机给予两种处理，称为配对设计。配对设计能够较好地控制非实验因素对结果的影响，提高统计学效率。配对设计主要有自身配对设计和异体配对设计，常见的有下述四种情况：①同一受试对象身体两个部位的数据。②同一受试对象处理（实验或治疗）前后的数据。③同一样品用两种方法检验的结果。④两个同质受试对象分别随机接受两种处理，如把同窝、同性别和体重相近的动物配成一对（同源配对设计），或把同性别和年龄相近的相同病情的患者配成一对（条件相近者配对设计）进行比较。

配对 t 检验的基本原理：假设两种处理的效应相同，则同一对子不同处理的差值 d 的总体均数 μ_d 为 0，即 $\mu_d=0$。若差值总体均数 $\mu_d \neq 0$，则说明两种处理的效应有差异。因此配对 t 检验，是检验差值的总体均数 μ_d 是否为 0，其检验公式为：

$$t=\frac{\bar{d}-\mu_d}{S_{\bar{d}}}=\frac{\bar{d}-0}{\frac{S_d}{\sqrt{n}}}=\frac{\bar{d}}{\frac{S_d}{\sqrt{n}}} \qquad (8-35)$$

$$v = n-1 = 对子数 -1$$

式中，$\bar{d}$ 表示配对数据差值的均数；$S_{\bar{d}}$ 表示配对数据差值的标准误；S_d 表示配对数据差值的标准差。

$$\bar{d}=\frac{\sum d}{n} \qquad (8-36)$$

$$S_d = \sqrt{\frac{\sum d^2 - (\sum d)^2 / n}{n-1}} \tag{8-37}$$

对案例 8-13 资料进行统计分析。

1. 建立检验假设，确定检验水准

H_0：甲乙两种治疗方法降血清总胆固醇疗效相同，即 $\mu_d = 0$。

H_1：甲乙两种治疗方法降血清总胆固醇疗效不同，即 $\mu_d \neq 0$。

$\alpha = 0.05$

2. 计算检验统计量

$$\bar{d} = \frac{\sum d}{n} = \frac{2.07}{11} = 0.1882$$

$$S_d = \sqrt{\frac{\sum d^2 - (\sum d)^2 / n}{n-1}} = \sqrt{\frac{0.9141 - (2.07)^2 / 11}{11-1}} = 0.2290$$

$$t = \frac{\bar{d}}{S_d / \sqrt{n}} = \frac{0.1882}{0.2290 / \sqrt{11}} = 2.725$$

3. 确定 P 值，做出统计推断 本例自由度 $v = n - 1 = 11 - 1 = 10$，查 t 界值表（附表1），得 $t_{0.05/2(10)} = 2.228$，$t_{0.02/2(10)} = 2.764$。本例：$t_{0.02/2(10)} > t = 2.725 > t_{0.05/2(10)}$，$0.02 < P < 0.05$，按 $\alpha = 0.05$ 水准，拒绝 H_0，接受 H_1，差别有统计学意义，可认为甲、乙两种药物降血脂的效果有差别，乙药疗效优于甲药。

> **案例 8-13 分析**
> 该案例是将性别相同，年龄、营养状况、血清总胆固醇等相接近的高血脂患者配成对子，分别随机给予甲药或乙药治疗，进行疗效比较，此设计属于异体配对设计，即条件相近者配对设计，依据资料类型、分布及其设计等，宜选用配对设计的 t 检验。

（三）两独立样本 t 检验

两独立样本 t 检验（tow independent sample t test），又称成组 t 检验，它适用于完全随机设计的两样本均数的比较。完全随机设计两样本均数的比较是将受试对象完全随机地分配到两组中，每组受试对象分别随机接受不同的处理，然后比较两组的平均效应。进行两独立样本 t 检验时，理论上除要求样本来自正态分布总体外，还要求两总体方差具有齐性。若经方差齐性检验，两总体方差具有齐性，则直接采用 t 检验；若两总体方差不具有齐性，可采用 t' 检验或进行变量变换或用秩和检验方法处理（见第十章）。首先介绍总体方差具有齐性时的两独立样本 t 检验。

总体方差具有齐性时，两独立样本 t 检验的公式为：

$$\begin{aligned} t &= \frac{\bar{X}_1 - \bar{X}_2}{S_{\bar{X}_1 - \bar{X}_2}} \\ &= \frac{\bar{X}_1 - \bar{X}_2}{\sqrt{S_c^2 \left(\frac{1}{n_1} + \frac{1}{n_2} \right)}} \\ &= \frac{\bar{X}_1 - \bar{X}_2}{\sqrt{\frac{\sum x_1^2 - (\sum x_1)^2 / n_1 + \sum x_2^2 - (\sum x_2)^2 / n_2}{n_1 + n_2 - 2} \left(\frac{1}{n_1} + \frac{1}{n_2} \right)}} \\ &= \frac{\bar{X}_1 - \bar{X}_2}{\sqrt{\frac{(n_1 - 1) S_1^2 + (n_2 - 1) S_2^2}{n_1 + n_2 - 2} \left(\frac{1}{n_1} + \frac{1}{n_2} \right)}} \end{aligned} \tag{8-38}$$

$$v = n_1 + n_2 - 2$$

式中，$S_{\bar{X}_1 - \bar{X}_2}$ 为两样本均数之差的合并标准误；S_c^2 为合并方差（combined/pooled variance）。

案例 8-14

将出生28天的40只小白鼠随机分为两组,分别给予高蛋白和低蛋白饲料喂养,8周后观察其体重(mg),结果如下。

高蛋白组:133、145、112、138、99、157、126、121、139、106、115、130、131、129、138、140、127、125、124、126、116

低蛋白组:118、75、106、87、94、110、102、124、130、100、106、117、119、104、100、98、101、122、120

高蛋白组:$\bar{X}_1=127.48$,$S_1=13.43$,$n=21$,$\sum x_1 = 2677$,$\sum x_1^2 = 344\,858$

低蛋白组:$\bar{X}_2=107.00$,$S_2=13.80$,$n=19$,$\sum x_2 = 2033$,$\sum x_2^2 = 220\,961$

注:本例经方差齐性检验,$P=0.728$,认为两总体方差具有齐性。

问题:两种不同饲料喂养小白鼠,对其体重有无影响?

以案例8-14为例,其分析步骤如下。

1. 建立检验假设,确定检验水准

H_0:两种不同饲料对小白鼠的体重无影响,即$\mu_1=\mu_2$。

H_1:两种不同饲料对小白鼠的体重有影响,即$\mu_1\neq\mu_2$。

$\alpha=0.05$

2. 计算检验统计量

$$t = \frac{\bar{X}_1 - \bar{X}_2}{\sqrt{\frac{\sum x_1^2 - (\sum x_1)^2/n_1 + \sum x_2^2 - (\sum x_2)^2/n_2}{n_1+n_2-2}\left(\frac{1}{n_1}+\frac{1}{n_2}\right)}}$$

$$= \frac{127.48-107.00}{\sqrt{\frac{344\,858-2677^2/21+220\,961-2033^2/19}{21+19-2}\left(\frac{1}{21}+\frac{1}{19}\right)}} = 4.753$$

或

$$t = \frac{\bar{X}_1 - \bar{X}_2}{\sqrt{\frac{(n_1-1)S_1^2+(n_2-1)S_2^2}{n_1+n_2-2}\left(\frac{1}{n_1}+\frac{1}{n_2}\right)}}$$

$$= \frac{127.48-107.00}{\sqrt{\frac{(21-1)13.43^2+(19-1)13.80^2}{21+19-2}\left(\frac{1}{21}+\frac{1}{19}\right)}} = 4.753$$

3. 确定P值,做出统计推断 本例自由度$v = n_1+n_2-2=21+19-2=38$,查t界值表(附表1),得$t_{0.05/2(38)}=2.024$,$t_{0.001/2(38)}=3.566$。本例:$t=4.753 > t_{0.001/2(38)}$,$P<0.001$,按$\alpha=0.05$水准,拒绝$H_0$,接受$H_1$,差别有统计学意义,可认为两种不同饲料对小白鼠的体重有影响,高蛋白饲料组小白鼠的体重较低蛋白饲料组小白鼠的体重要重。

(四)总体方差不齐时两独立样本均数的t'检验

案例 8-15

为了探讨血清白细胞介素-2受体(SIL-2R)含量对白血病的诊断意义,随机抽取正常对照11人和白血病患者13人。测得血清SIL-2R含量如下。

对照组:179.21 180.22 183.30 170.17 187.23 185.26 165.31 185.21 178.33 191.36 181.32

白血病组:630.21 602.13 589.27 638.17 592.30 690.11 769.23 723.33 653.26 523.17 516.33 613.37 638.39

> **问题：**
> 1. 该研究是属何种设计？应做何显著性检验？
> 2. 若作两样本均数比较 t 检验，首先要考虑什么？

以案例 8-15 为例，当作两样本均数比较的 t 检验时，首先要看两总体方差是否具有齐性？若总体方差具有齐性时，可直接作两独立样本 t 检验。当两总体方差不具有齐性时，不能满足两独立样本 t 检验的应用条件时，应采用近似 t 检验（separate variance estimation t test）即 t' 检验。故首先应作方差齐性检验。

1. 两总体方差齐性检验 由于存在抽样误差，即使两总体方差相等，则两样本方差也可能不同。所以要判断两总体方差是否具有齐性时，可作两总体方差齐性检验，即 F 检验，其检验公式为：

$$F = \frac{S_1^2(较大)}{S_2^2(较小)} \tag{8-39}$$

方差齐性检验步骤与前述假设检验的基本步骤相同，现以案例 8-15 叙述。

（1）建立检验假设，确定检验水准

H_0：两组总体方差具有齐性，$\sigma_1^2 = \sigma_2^2$。

H_1：两组总体方差不具有齐性，$\sigma_1^2 \neq \sigma_2^2$。

$\alpha = 0.10$

（2）计算检验统计量

已知：$\bar{x}_1 = 629.17$，$S_1 = 71.21$，$n_1 = 13$；

$\bar{x}_2 = 180.63$，$S_2 = 7.49$，$n_2 = 11$。

$$F = \frac{S_1^2(较大)}{S_2^2(较小)} = \frac{71.21^2}{7.49^2} = 90.39$$

（3）确定 P 值，做出统计推断

查 F 界值表，得 $F_{0.10(12, 10)} = 2.91$，本例 $F = 90.39 > F_{0.10(12, 10)}$，则 $P < 0.10$，按 $\alpha = 0.10$ 水准，拒绝 H_0，接受 H_1。认为两组总体方差不具有齐性。

方差不齐，不宜行 t 检验，宜用 t' 检验。

2. t' 检验 t' 检验有 Cochran & Cox 法、Satterthwaite 法和 Welch 法三种方法可供选择，其中前两种较为常用。

（1）Cochran & Cox 近似 t 检验法（1950）是对临界值校正，其检验统计量 t' 公式为：

$$t' = \frac{\bar{X}_1 - \bar{X}_2}{\sqrt{\dfrac{S_1^2}{n_1} + \dfrac{S_2^2}{n_2}}} \tag{8-40}$$

$$t'_\alpha = \frac{S_{\bar{X}_1}^2 t_{\alpha, v_1} + S_{\bar{X}_2}^2 t_{\alpha, v_2}}{S_{\bar{X}_1}^2 + S_{\bar{X}_2}^2} \tag{8-41}$$

对案例 8-15 进行 t' 检验

1）建立检验假设，确定检验水准

H_0：两组血清 SIL-2R 含量相同，即 $\mu_1 = \mu_2$。

H_1：两组血清 SIL-2R 含量不同，即 $\mu_1 \neq \mu_2$。

$\alpha = 0.05$

2）计算检验统计量

$$t' = \frac{\bar{X}_1 - \bar{X}_2}{\sqrt{\dfrac{S_1^2}{n_1} + \dfrac{S_2^2}{n_2}}} = \frac{629.17 - 180.63}{\sqrt{\dfrac{71.21^2}{13} + \dfrac{7.49^2}{11}}} = 22.513$$

3）确定 P 值，做出统计推断

计算 t'_a 值

$$S_{\bar{X}_1}^2 = \frac{71.21^2}{13} = 390.0665 \qquad S_{\bar{X}_2}^2 = \frac{7.49^2}{11} = 5.1000$$

$$t_{0.05/2(12)} = 2.179 \qquad t_{0.05/2(10)} = 2.228$$

$$t'_{0.05} = \frac{S_{\bar{X}_1}^2 t_{0.05, v_1} + S_{\bar{X}_2}^2 t_{0.05, v_2}}{S_{\bar{X}_1}^2 + S_{\bar{X}_2}^2} = \frac{390.0665 \times 2.179 + 5.1000 \times 2.228}{390.0665 + 5.1000} = 2.181$$

本例 $t' = 22.513 > t'_{0.05/2(12,10)}$，则 $P < 0.05$，按 $\alpha = 0.05$ 水准，拒绝 H_0，接受 H_1，差别有统计学意义，可认为两组血清 SIL-2R 含量不同。

（2）Satterthwaite 近似 t 检验法（1946）：Cochran & Cox 法是对临界值校正，而 Satterthwaite 法是对自由度校正，即用公式（8-40）中的 t' 代替 t 值，自由度校正，按公式（8-42）计算，最终结果则按校正自由度，查 t 界值表（附表 1）进行推断。

计算校正自由度，公式如下：

$$v' = \frac{(S_{\bar{X}_1}^2 + S_{\bar{X}_2}^2)}{\dfrac{S_{\bar{X}_1}^4}{n_1 - 1} + \dfrac{S_{\bar{X}_2}^4}{n_2 - 1}} = \frac{\left(\dfrac{S_1^2}{n_1} + \dfrac{S_2^2}{n_2}\right)^2}{\dfrac{\left(\dfrac{S_1^2}{n_1}\right)^2}{n_1 - 1} + \dfrac{\left(\dfrac{S_2^2}{n_2}\right)^2}{n_2 - 1}} \tag{8-42}$$

对案例 8-15 按 Satterthwaite 近似 t 检验法，则校正自由度为：

$$v' = \frac{\left(\dfrac{S_1^2}{n_1} + \dfrac{S_2^2}{n_2}\right)^2}{\dfrac{\left(\dfrac{S_1^2}{n_1}\right)^2}{n_1 - 1} + \dfrac{\left(\dfrac{S_2^2}{n_2}\right)^2}{n_2 - 1}} = \frac{\left(\dfrac{71.21^2}{13} + \dfrac{7.49^2}{11}\right)^2}{\dfrac{\left(\dfrac{71.21^2}{13}\right)^2}{13 - 1} + \dfrac{\left(\dfrac{7.49^2}{11}\right)^2}{11 - 1}} = 12.3 \approx 12$$

案例 8-15 进行 t' 检验，$t' = 22.513$；按校正自由度，查 t 界值表（附表 1），$t_{0.001/2(12)} = 4.318$，本例 $t' = 22.513 > t_{0.001/2(12)}$，则 $P < 0.001$，按 $\alpha = 0.05$ 水准，拒绝 H_0，接受 H_1，差别有统计学意义，可以认为两组血清 SIL-2R 含量不同。

> **案例 8-14、8-15 分析**
> 上述两案例均为完全随机设计的两组定量正态分布资料的比较，故宜用两独立样本 t 检验，行两独立样本 t 检验时，除要求资料呈正态分布外，还要求两总体方差具有齐性。案例 8-14 两总体方差具有齐性，故用 t 检验；案例 8-15 两总体方差不齐，应用 t' 检验。

三、u 检 验

u 检验亦称 Z-test。当样本含量较大（$n > 100$）或总体标准差已知时，t 分布与标准正态分布较接近，此时宜用 u 检验。因 u 检验的计算要比 t 检验简单，两者最终结果也较接近，而且 u 值与自由度无关，只要记住几个常用的 u 界值，即可获得 P 值并得出结论。

$u < 1.96$，$P > 0.05$，差别无统计学意义；

$u \geq 1.96$，$P \leq 0.05$，差别有统计学意义；

$u \geq 2.58$，$P \leq 0.01$，差别有统计学意义。

（一）单样本 u 检验（one-sample u test）

单样本 u 检验公式为：

$$u = \frac{\bar{X} - \mu_0}{s_{\bar{X}}} = \frac{\bar{X} - \mu_0}{\dfrac{s}{\sqrt{n}}} \quad （适用于 n 较大） \tag{8-43}$$

$$u = \frac{\bar{X} - \mu_0}{\sigma_{\bar{X}}} = \frac{\bar{X} - \mu_0}{\frac{\sigma_0}{\sqrt{n}}} \quad （适用于 \sigma_0 已知） \tag{8-44}$$

（二）两样本 u 检验（two-sample u test）

适用于当 $n_1 \geq 100$ 和 $n_2 \geq 100$ 时，其检验公式为：

$$u = \frac{\bar{X}_1 - \bar{X}_2}{\sqrt{\frac{s_1^2}{n_1} + \frac{s_2^2}{n_2}}} \tag{8-45}$$

例：某市于 1997 年和 2017 年分别随机抽取 12 岁男童，测其身高，经计算结果如下，试比较该市这两个年度 12 岁男童的身高有无差别。

1997 年：$n_1=120$，$\bar{x}_1=141.5$cm，$S_1=7.6$cm；

2017 年：$n_2=157$，$\bar{x}_1=145.2$cm，$S_1=6.8$cm。

1. 建立检验假设，确定检验水准 H_0：$\mu_1=\mu_2$，H_1：$\mu_1 \neq \mu_2$，$\alpha=0.05$。

2. 计算检验统计量

$$u = \frac{\bar{X}_1 - \bar{X}_2}{\sqrt{\frac{s_1^2}{n_1} + \frac{s_2^2}{n_2}}} = \frac{141.5 - 145.2}{\sqrt{\frac{7.6^2}{120} + \frac{6.8^2}{157}}} = 4.201$$

3. 确定 P 值，做出统计推断 本例 $u=4.201 > u_{0.01}$，则 $P<0.01$，按 $\alpha=0.05$ 水准，拒绝 H_0，接受 H_1，差别有统计学意义。可认为该市不同年代 12 岁男童身高均数不同，2017 年 12 岁男童身高要高于 1997 年的 12 岁男童的身高。

四、多个均数比较的方差分析

> **案例 8-16**
>
> 为了探讨血清 1,5- 脱水葡萄糖醇含量（μmol/L）与疾病的关系，分别随机抽取正常人志愿者为对照组，糖尿病、糖尿病并肾衰竭和肾移植患者为三个病例组，分别检测其血清 1,5- 脱水葡萄糖醇含量，结果如表 8-10，试估计各组之间血清 1,5- 脱水葡萄糖醇含量有无差别。
>
> 表 8-10 各组血清 1,5- 脱水葡萄糖醇含量（μmol/L）
>
> | 对照组 | 糖尿病组 | 糖尿病并肾衰竭组 | 肾移植组 |
> |---|---|---|---|
> | 46.15 | 30.82 | 39.41 | 90.89 |
> | 82.31 | 56.83 | 32.96 | 71.16 |
> | 54.67 | 32.01 | 42.83 | 82.99 |
> | 70.37 | 41.26 | 21.43 | 57.32 |
> | 68.80 | 12.25 | 44.06 | 84.47 |
> | 80.57 | 33.62 | 47.85 | 89.03 |
> | 76.66 | 21.69 | 40.98 | 80.78 |
> | 77.74 | 23.33 | 13.89 | 36.27 |
> | 88.73 | 47.62 | 23.77 | 60.13 |
> | 74.62 | 30.57 | 28.95 | 66.34 |
>
> **问题**：该资料可否作独立样本的 t 检验？为什么？宜作何统计分析？

对于来自正态分布总体的两个样本均数的比较，可以用 t 检验，大样本可以用 u 检验，但在实际工作中经常会遇到多个来自正态分布总体的样本均数的比较，如案例 8-16，若继续用 t 检验，即重复使用 t 检验进行组间的两两比较，则会导致犯 I 型错误的概率加大（见本节：假设检验中的 I、II 型错误），用方差分析可解决在不增加犯 I 型错误的概率的前提下，实现多个均数间的显著性检验。

（一）方差分析的基本思想与应用条件

方差分析（analysis of variance，ANOVA）又称变异分析，该方法是由英国统计学家 Fisher RA 于1928年提出的一种统计方法。其基本思想是将全部观察值的总变异按影响实验结果的诸因素分解为若干部分变异，构造出反映各部分变异作用的统计量，即对变异的来源进行分析，构造出假设检验统计量 F，实现对均数比较的统计推断。方差分析可用于两个或两个以上均数的假设检验，由于方差分析的计算较 t 检验复杂，故当两个均数比较时常用 t 检验，而方差分析常用于三个及三个以上均数的比较。

方差分析的应用条件：
（1）各样本必须是相互独立的随机样本。
（2）要求样本来自正态分布的总体。
（3）样本来自方差相等的总体，即方差具有齐性（homogeneity of variance）。

方差分析的用途非常广泛，可用于均数间的比较、方差齐性检验、回归系数的显著性检验等，其不仅可以进行单个因素处理下的多个样本均数的比较，还可分析多个处理因素间有无交互作用。本节仅介绍完全随机设计资料和随机区组设计资料的方差分析。

（二）完全随机设计的方差分析

完全随机设计（completely randomized design）的方差分析又称单因素方差分析（one-way analysis of variance），完全随机设计是采用完全随机化分组的方法，将研究对象随机地分配到各处理组（水平组），各组分别接受不同的处理，试验结束后比较各组均数间的差异有无统计学意义，以推断处理因素的效应。

以案例8-16为例进行分析：

（注：该资料经正态性检验和方差齐性检验，均 $P > 0.05$，可认为此资料为正态分布，总体方差具有齐性）

1. 建立检验假设，确定检验水准

H_0：四组血清1,5-脱水葡萄糖醇含量总体均数相同（$\mu_1=\mu_2=\mu_3=\mu_4$）。

H_1：四组血清1,5-脱水葡萄糖醇含量总体均数不同或不全相同。

2. 计算检验统计量 计算基础数据，根据案例8-16原始数据，可计算下述基础数据（表8-11）。

表8-11 案例8-16基础数据表

统计量	对照组	糖尿病组	糖尿病并肾衰竭组	肾移植组	合计
$\sum_j x_{ij}$	720.62	330.00	336.13	719.38	2106.13（$\sum x$）
n_i	10	10	10	10	40（N）
$\bar{X}_i$	72.06	33.00	33.61	71.94	52.6532（$\bar{X}$）
$\sum_j x_{ij}^2$	53 431.89	12 403.85	12 439.48	54 416.72	132 691.94（$\sum x^2$）

（1）计算总离均差平方和（sum of squares of deviations from mean，$SS_总$）

$$SS_总 = \sum_i\sum_j (x_{ij} - \bar{x})^2 = \sum x^2 - (\sum x)^2 / N \quad (8\text{-}46)$$

$$v_总 = N-1$$

本例：$SS_总 = \sum x^2 - (\sum x)^2 / N = 132\,691.94 - 2106.13^2 / 40 = 21\,797.350\,58$

（2）计算组间离均差平方和（$SS_{组间}$）

$$SS_{组间} = \sum_i n_i(\bar{x}_i - \bar{x})^2 = \sum \frac{\left(\sum_i x_{ij}\right)^2}{n_i} - (\sum x)^2 / N \quad (8\text{-}47)$$

$$v_{组间} = k-1$$

本例：

$$SS_{组间} = \sum \frac{\left(\sum_i x_{ij}\right)^2}{n_i} - (\sum x)^2 / N$$

$$= \frac{720.62^2}{10} + \frac{330.00^2}{10} + \frac{336.13^2}{10} + \frac{719.38^2}{10} - 2106.13^2 / 40 = 14\,973.825\,15$$

（3）计算组内离均差平方和（$SS_{组内}$）

$$SS_{组内} = \sum_j \sum_i (x_{ij} - \bar{x}_i)^2 = \sum_i S_i^2(n_i - 1) = SS_{总} - SS_{组间} \quad (8\text{-}48)$$

$$v_{组内} = N - k$$

本例：$SS_{组内} = SS_{总} - SS_{组间} = 21\,797.350\,58 - 149\,73.825\,15$
$= 6823.525\,43$

由于 $SS_{组间}$ 和 $SS_{组内}$ 与自由度有关，不宜直接比较离均差平方和，将各部分离均差平方和除以各自的自由度，得出相应的平均变异指标，即均方（mean square, MS）。

（4）计算均方（MS）

1）组间均方

$$MS_{组间} = \frac{SS_{组间}}{v_{组间}} \quad (8\text{-}49)$$

本例：$v_{组间} = k - 1 = 4 - 1 = 3$

$$MS_{组间} = \frac{SS_{组间}}{v_{组间}} = 14\,973.825\,15 / 3 = 4991.275\,05$$

2）组内均方

$$MS_{组内} = \frac{SS_{组内}}{v_{组内}} \quad (8\text{-}50)$$

本例：$v_{组内} = N - k = 40 - 4 = 36$

$$MS_{组内} = \frac{SS_{组内}}{v_{组内}} = 6823.525\,43 / 36 = 189.542\,37$$

（5）计算统计量（F 值）

$$F = \frac{MS_{组间}}{MS_{组内}} \quad (8\text{-}51)$$

本例：$F = 4991.275\,05 / 189.542\,37 = 26.333$

3. 确定 P 值，做出统计推断 本例查 F 界值表，得 $F_{0.05(3,36)} = 2.86$，$F_{0.01(3,36)} = 4.38$，本例 $F = 26.333 > F_{0.01(3,36)}$，$P < 0.01$，按 $\alpha = 0.05$ 水准，拒绝 H_0，接受 H_1，差异有统计学意义，可以认为四组之间血清 1,5-脱水葡萄糖醇含量有差别。

注意：方差分析的结果若为拒绝 H_0，接受 H_1，差别有统计学意义，仅说明各总体均数总的有差异，但还不能说明各个总体均数两两间均有差异，如要进一步分析是哪两组均数间有差别，应作多个均数间的两两多重比较（见本节：多个样本均数间的多重比较）。当 $k=2$ 时（即两组均数比较），方差分析的结果与独立样本均数的 t 检验结果是等价的，有 $t = \sqrt{F}$。

完全随机设计的方差分析计算可用表 8-12 表达。

表 8-12 完全随机设计的方差分析计算表

变异来源	离均差平方和 SS	自由度 v	均方 MS	F 值
总变异	$\sum_i \sum_j (x_{ij} - \bar{x})^2 = \sum x^2 - (\sum x)^2 / N$	$N-1$		

续表

变异来源	离均差平方和 SS	自由度 v	均方 MS	F 值
组间（处理）	$\sum_i n_i(\bar{x}_i - \bar{x})^2 = \sum_i \frac{\left(\sum_j x_{ij}\right)^2}{n_i} - (\sum x)^2/N$	$k-1$	$\dfrac{SS_{组间}}{v_{组间}}$	$\dfrac{MS_{组间}}{MS_{组内}}$
组内（误差）	$\sum_j \sum_i (x_{ij} - \bar{x}_i)^2 = \sum_i s_i^2(n_i-1) = SS_{总} - SS_{组间}$	$N-k$	$\dfrac{SS_{组内}}{v_{组内}}$	

案例 8-16 分析

该案例系四个样本均数比较，且总体方差具有齐性，但不宜用独立样本的 t 检验，若行独立样本的 t 检验，则会导致犯 I 型错误的概率加大。多个正态分布、方差具有齐性的样本均数间比较，应用完全随机设计的方差分析。

（三）随机区组设计的方差分析

随机区组设计（randomized block design）又称为配伍组设计，该设计是先将受试对象按性质相同或相近者组成 b 个区组，又称为配伍组，每个区组中有 k 个受试对象，再将每个区组中的 k 个受试对象随机地分到处理因素的 k 个水平组中去；在随机区组设计中，每个区组内的 k 个受试对象具有较好的同质性，与完全随机设计相比减少了误差，因而提高了实验效率。由于随机区组设计可考察两个因素的作用，即处理因素称为 A 因素和区组因素称为 B 因素，所以又称为双因素方差分析，其数据结构见表 8-13。

表 8-13 随机区组设计数据结构表

区组（B 因素）	处理因素分组水平（A 因素）			
	水平 1	水平 2	…	水平 k
区组 1	X_{11}	X_{21}	…	X_{k1}
区组 2	X_{12}	X_{22}	…	X_{k2}
…	…	…	…	…
区组 m	X_{1m}	X_{2m}	…	X_{km}

案例 8-17

为了探讨四种不同配方药物（甲、乙、丙、丁）对肿瘤细胞生长的抑制作用，选用每四只同窝、同性别体重相接近的肿瘤疾病模型大白鼠为一区组，共设五个区组，区组内的四只大白鼠分别随机给予不同配方药物处理，3 个月后观测瘤体大小变化，结果见表 8-14，推论四种不同配方药物（甲、乙、丙、丁）对肿瘤细胞生长的抑制作用有无差别。

表 8-14 四种药物配方对种植瘤体体积变化观测结果

区组	甲	乙	丙	丁	$\sum_j x_{ji}$
1	0.50	0.38	0.23	0.26	1.37
2	0.74	0.62	0.50	0.18	2.04
3	0.81	0.34	0.19	0.20	1.54
4	0.52	0.40	0.36	0.34	1.62
5	0.66	0.26	0.30	0.17	1.39
$\sum_i x_{ij}$	3.23	2.00	1.58	1.15	7.96 $(\sum x)$
n_i	5	5	5	5	20 (N)
$\bar{X}_i$	0.6460	0.4000	0.3160	0.2300	0.3980 $(\bar{X})$
$\sum_i x_{ij}^2$	2.1597	0.8720	0.5586	0.2845	3.8748 $(\sum x^2)$

问题： 本案例设计与案例 8-16 有何不同？宜做何统计分析？

以案例 8-17 为例，进行分析：

1. 建立检验假设，确定检验水准

H_0：（A）四种药方处理的瘤体体积相同（$\mu_{A1}=\mu_{A2}=\mu_{A3}=\mu_{A4}$）。
　　（B）五个区组瘤体体积相同（$\mu_{B1}=\mu_{B2}=\mu_{B3}=\mu_{B4}=\mu_{B5}$）。

H_1：（A）四种药方处理的瘤体体积不同或不全相同。
　　（B）五个区组瘤体体积不同或不全相同。

$\alpha=0.05$

2. 计算检验统计量

（1）计算总变异

$$\mathrm{SS}_{总} = \sum_i \sum_j (x_{ij}-\bar{x})^2 = \sum x^2 - \frac{(\sum x)^2}{N} \tag{8-52}$$

$$v_{总}=N-1$$

本例：$\mathrm{SS}_{总}=\sum x^2 - \dfrac{(\sum x)^2}{N}=3.8748-\dfrac{7.96^2}{20}=0.706\,72$

（2）计算处理组间变异

$$\mathrm{SS}_{处理组间}=\sum_i b(\bar{x}_i-\bar{x})^2 = \frac{\sum\left(\sum_i x_{ij}\right)^2}{b}-\frac{(\sum x)^2}{N} \tag{8-53}$$

$$v_{处理}=k-1$$

式中，b 为区组数。

$$\mathrm{MS}_{处理组间}=\frac{\mathrm{SS}_{处理组间}}{v_{处理组间}} \tag{8-54}$$

本例：$\mathrm{SS}_{处理组间}=\dfrac{\sum\left(\sum_i x_{ij}\right)^2}{b}-\dfrac{(\sum x)^2}{N}$

$$=\frac{3.23^2+2.00^2+1.58^2+1.15^2}{5}-\frac{7.92^2}{20}=0.482\,28$$

$v_{处理}=k-1$　本例：$v_{处理}=4-1=3$

$$\mathrm{MS}_{处理组间}=\frac{\mathrm{SS}_{处理组间}}{v_{处理组间}}=\frac{0.482\,28}{3}=0.160\,76$$

（3）计算区组间变异

$$\mathrm{SS}_{区组}=\sum_j k(\bar{x}_j-\bar{x})^2=\frac{\sum\left(\sum_j x_{ji}\right)^2}{k}-\frac{(\sum x)^2}{N} \tag{8-55}$$

$$v_{区组}=b-1$$

式中，k 为处理组数。

$$\mathrm{MS}_{区组间}=\frac{\mathrm{SS}_{区组}}{v_{区组间}} \tag{8-56}$$

本例：$\mathrm{SS}_{区组}=\dfrac{\sum\left(\sum_i x_{ij}\right)^2}{k}-\dfrac{(\sum x)^2}{N}$

$$= \frac{1.37^2 + 2.04^2 + 1.54^2 + 1.62^2 + 1.39^2}{4} - \frac{7.96^2}{20} = 0.073\,57$$

$$v_{区组}=b-1 \quad 本例：v_{区组}=5-1=4$$

$$MS_{区组间} = \frac{SS_{区组间}}{v_{区组间}} = \frac{0.7357}{4} = 0.018\,3925$$

（4）计算误差变异

$$SS_{误差}=SS_{总}-SS_{处理}-SS_{区组} \tag{8-57}$$

$$v_{误差}=(k-1)(b-1)$$

$$MS_{误差} = \frac{SS_{误差}}{v_{误差}} \tag{8-58}$$

本例：$SS_{误差}=SS_{总}-SS_{处理}-SS_{区组}$
$=0.706\,72-0.482\,28-0.073\,57=0.150\,87$

$$v_{误差}=(k-1)(b-1)$$

本例：$v_{误差}=(4-1)(5-1)=12$

$$MS_{误差} = \frac{SS_{误差}}{v_{误差}} = \frac{0.150\,87}{12} = 0.012\,5725$$

（5）计算统计量（F值）

$$F_{处理} = \frac{MS_{处理组间}}{MS_{误差}}$$

本例：$F_{处理}=0.160\,76/0.012\,5725=12.787$

$$F_{区组} = \frac{MS_{区组}}{MS_{误差}}$$

本例：$F_{区组}=0.018\,3925/0.012\,5725=1.463$

3. 确定 P 值，做出统计推断

（1）处理组：查附表 2-2，F 界值表，得 $F_{0.05(3,12)}=3.49$，$F_{0.01(3,12)}=5.95$，本例 $F=12.787>F_{0.01(3,12)}$，$P<0.01$，按 $\alpha=0.05$ 水准，拒绝 H_0，接受 H_1，差别有统计学意义，认为四种药方处理的瘤体体积不同或不全相同。

（2）配伍组：查附表 2-2，F 界值表，得 $F_{0.05(4,12)}=3.26$，本例 $F=1.463<F_{0.05(4,12)}$，$P>0.05$，按 $\alpha=0.05$ 水准，不拒绝 H_0，差别无统计学意义，尚不能认为这 5 个配伍组间有差别。

随机区组设计的方差分析计算可用表 8-15 表达。

表 8-15 随机区组设计方差分析计算表

变异来源	离均差平方和 SS	自由度 v	均方 MS	F 值
总变异	$\sum_i \sum_j (x_{ij}-\bar{x})^2 = \sum x^2 - \frac{(\sum x)^2}{N}$	$N-1$		
处理组	$\sum_i b(\bar{x}_i-\bar{x})^2 = \frac{\sum_i \left(\sum_j x_{ij}\right)^2}{b} - \frac{(\sum x)^2}{N}$	$k-1$	$\dfrac{SS_{处理组}}{v_{处理组}}$	$\dfrac{MS_{处理组}}{MS_{误差}}$
区组	$\sum_j k(\bar{x}_j-\bar{x})^2 = \frac{\sum_j \left(\sum_i x_{ji}\right)^2}{k} - \frac{(\sum x)^2}{N}$	$b-1$	$\dfrac{SS_{区间组}}{v_{区间组}}$	$\dfrac{MS_{区组}}{MS_{误差}}$
误差	$SS_{误差}=SS_{总}-SS_{处理}-SS_{区组}$	$(k-1)(b-1)$	$\dfrac{SS_{误差}}{v_{误差}}$	

案例 8-17 分析

该案例系随机区组设计，可分析处理组和配伍组间均数有无差异，宜用双因素方差分析。

方差分析用于多个样本均数之间的比较，若得出 $P > \alpha$，不拒绝 H_0，差别无统计学意义，则认为所比较的几个均数间差异均无统计学意义；若得出 $P \leq \alpha$，拒绝 H_0，接受 H_1，差别有统计学意义，表明多个总体均数不同或不全相同，如需进一步分析哪几对均数间有差异，应作多个样本均数间的多重比较。

案例 8-12～案例 8-17 小结

上述各案例均为定量正态分布资料，进行样本均数比较时，因样本指标必定存在着抽样误差，不宜以样本均数的大小直接下结论，必须经假设检验方可作出推断。正态分布定量资料的假设检验的方法主要有：t 检验、u 检验和方差分析。这些假设检验的方法的应用条件除正态分布外，根据其设计和分析的目的及样本含量大小，选用不同的检验方法；若对完全随机设计的样本均数进行比较，还要求其总体方差具有齐性。当样本均数与总体均数比较，宜用单样本 t 检验（案例 8-12）；当样本含量较大（自由度>100）或总体标准差已知时，可用样本均数与总体均数比较的 u 检验。配对设计宜用配对设计的 t 检验（案例 8-13）。完全随机设计的两样本均数比较，若方差具有齐性，宜用 t 检验（案例 8-14）；方差不齐，宜用 t' 检验（案例 8-15）；当样本量较大时（要求两样本均 $n > 100$），还可用 u 检验。完全随机设计多个样本均数比较适用单因素方差分析（案例 8-16）；随机区组设计资料宜用双因素方差分析（案例 8-17）。

（四）多个样本均数间的多重比较

方差分析只能得出多个样本均数之间比较差别是否具有统计学意义，如果经方差分析得到 $P \leq \alpha$，按 $\alpha = 0.05$ 的水准，拒绝 H_0，接受 H_1，表明多个总体均数不同或不全相同，但并未回答多个总体均数中究竟哪些总体均数不相同，若要解决这个问题，则需进一步做两两比较。这种均数间的两两比较，称为样本均数的多重比较（multiple comparison）。多个样本均数两两比较的方法很多，应根据科研设计所要解决的问题，选择适当的方法，常用的方法有以下几种。

1. SNK（Student-Newman-Keuls）**法** 又称 q 检验。SNK 是 Student-Newman-Keuls 三人姓名开头字母的缩写，检验统计量为 q，故又称 q 检验。该法属多重极差检验（multiple range test），即多个均数间相互两两全面比较。其检验统计量为：

$$q = \frac{\bar{X}_A - \bar{X}_B}{S_{\bar{X}_A - \bar{X}_B}} = \frac{\bar{X}_A - \bar{X}_B}{\sqrt{\dfrac{MS_{误差}}{2}\left(\dfrac{1}{n_A} + \dfrac{1}{n_B}\right)}} \tag{8-59}$$

式中，$\bar{X}_A$ 和 $\bar{X}_B$ 为需比较的两组均数，$S_{\bar{X}_A - \bar{X}_B}$ 为需比较的两组均数差值的标准误。

以案例 8-17 比较甲、乙、丙、丁四种不同药物配方对肿瘤细胞的抑制作用为例，该案例经方差分析，$F_{处理组} = 12.787 > F_{0.01(3,12)}$，$P < 0.01$，差异有统计学意义，进一步行两两多重比较，SNK 检验步骤如下：

（1）建立检验假设，确定检验水准

H_0：比较的任两种药方处理的瘤体体积相同（$\mu_A = \mu_B$）。

H_1：比较的任两种药方处理的瘤体体积不同（$\mu_A \neq \mu_B$）。

$\alpha = 0.05$

（2）计算检验统计量 q 值

1）将 k 个样本均数按其数值从小到大依次排列。

本例：四个均数值排序见表 8-16。

表 8-16　各组均数值排序与代码

配方组	丁	丙	乙	甲
均值	0.2300	0.3160	0.4000	0.6460
排序代码	1	2	3	4

2）列出比较组，并计算两均数差值的绝对值，见表 8-17。

3）计算组间跨度（a）：组间跨度是指比较两组数样本排序之差的绝对值加 1。例：均数 0.2300 与 0.6460 比较，即排序组 1 与 4 比较，其 $a=|1-4|+1=4$。

4）计算 q 值：用公式（8-59）计算 q 值。

本例需比较的四组均数，其设计为配伍设计，故例数是一致的，均为 5，故其进行两两比较的 $S_{\bar{X}_A-\bar{X}_B}$ 是相同的，则其两组均数差值的标准误为：

$$S_{\bar{X}_A-\bar{X}_B} = \sqrt{\frac{MS_{误差}}{2}\left(\frac{1}{n_A}+\frac{1}{n_B}\right)} = \sqrt{\frac{0.012\,5725}{2}\left(\frac{1}{5}+\frac{1}{5}\right)} = 0.0501$$

每两组比较的 q 值为：

$$q_{1与4}=\frac{0.416}{0.0501}=8.303 \quad q_{1与3}=\frac{0.170}{0.0501}=3.393 \quad \cdots \quad q_{3与4}=\frac{0.246}{0.0501}=4.910$$

（3）确定 P 值、做出统计推断：依据自由度和组间跨度 a 数，查附表 3，q 界值表，得 q 界值，当统计量 q 值 $\geq q\alpha$，$P \leq \alpha$；反之，当统计量 q 值 $< q\alpha$，$P > \alpha$。案例 8-17 多重比较的结果见表 8-17。

表 8-17 四个均数两两比较的 q 检验

对比组 A* 与 B*	两均数之差 $|\bar{X}_A-\bar{X}_B|$	统计量 q 值	组间跨度 a	q 界值 $\alpha=0.05$	q 界值 $\alpha=0.01$	P 值
1 与 4	0.416	8.303	4	4.20	5.50	<0.01
1 与 3	0.170	3.393	3	3.77	5.05	>0.05
1 与 2	0.086	1.717	2	3.08	4.32	>0.05
2 与 4	0.330	6.587	3	3.77	5.05	<0.01
2 与 3	0.084	1.677	2	3.08	4.32	>0.05
3 与 4	0.246	4.910	2	3.08	4.32	<0.01

*为排序代码。

2. LSD-t 检验 LSD 是 Least significant difference 的缩写，即最小显著差异。LSD-t 检验适用探索性研究中，两两均数的比较，即根据研究目的，仅进行其中某几对专业上有意义均数间的两两比较。现以案例 8-17 为例，依据专业目的仅分析：乙药抑瘤效果是否优于甲药、丙药效果是否优于乙药、丁药效果是否优于丙药？而并非进行全面两两比较，此时两两多重比较，宜选用 LSD-t 检验，其检验统计量为：

$$LSD-t = \frac{\bar{X}_i-\bar{X}_j}{S_{\bar{X}_i-\bar{X}_j}} = \frac{\bar{X}_i-\bar{X}_j}{\sqrt{MS_{误差}\left(\frac{1}{n_i}+\frac{1}{n_j}\right)}} \tag{8-60}$$

式中，$\bar{X}_i$ 和 $\bar{X}_j$ 分别为第 i 组和第 j 组的均数；$S_{\bar{X}_i-\bar{X}_j}$ 为被比较两均数差值的标准误。

以案例 8-17 为例，LSD-t 检验步骤如下：

（1）建立检验假设，确定检验水准。

H_0：第 i 组和第 j 组的总体均数相等（$\mu_i=\mu_j$）。

H_1：第 i 组和第 j 组的总体均数不等（$\mu_i \neq \mu_j$）。

$\alpha=0.05$

（2）计算检验统计量 LSD-t 值

$$LSD-t_{甲:乙} = \frac{0.6460-0.4000}{\sqrt{0.012\,5725\left(\frac{1}{5}+\frac{1}{5}\right)}} = 3.469$$

$$\text{LSD-}t_{\text{乙:丙}} = \frac{0.4000 - 0.3160}{\sqrt{0.012\,5725\left(\frac{1}{5} + \frac{1}{5}\right)}} = 1.185$$

$$\text{LSD-}t_{\text{丙:丁}} = \frac{0.3160 - 0.2300}{\sqrt{0.012\,5725\left(\frac{1}{5} + \frac{1}{5}\right)}} = 1.213$$

（3）确定 P 值，做出统计推断。当 H_0 成立时，LSD-t 服从自由度为 v_{LSD} 的 t 分布，LSD-t 的自由度 v_{LSD} 与方差分析中 $\text{MS}_{\text{误差}}$ 的自由度相同，故依据 $\text{MS}_{\text{误差}}$ 的自由度，查附表 1，t 界值表，得 t 界值，当统计量 LSD-t 值 $\geq t_\alpha$，$P \leq \alpha$；反之，LSD-t 值 $< t_\alpha$，$P > \alpha$。本例：$t_{0.05/2(12)} = 2.179$，$t_{0.01/2(12)} = 3.055$。结果见表 8-18。

表 8-18　两组比较的 LSD-t 检验结果

比较组	甲:乙	乙:丙	丙:丁
LSD-t 值	3.469	1.185	1.213
P 值	< 0.01	> 0.05	> 0.05

3. Dunnet t 法　该法用于多个实验组与一个对照组比较，其检验统计量为：

$$q' = \frac{\bar{X}_c - \bar{X}_i}{S_{\bar{X}_c - \bar{X}_T}} = \frac{\bar{X}_c - \bar{X}_i}{\sqrt{\text{MS}_{\text{误差}}\left(\frac{1}{n_c} + \frac{1}{n_i}\right)}} \tag{8-61}$$

式中，$\bar{X}_c$ 为对照组均数；$\bar{X}_i$ 为第 i 个实验组均数；$S_{\bar{X}_c - \bar{X}_T}$ 为对照组与某实验组两组均数差值的标准误。

以案例 8-16 为例，该案例经方差分析，$F = 26.333 > F_{0.01(3,36)}$，$P < 0.01$，差别有统计学意义，进一步行两两比较，Dunnet t 检验步骤如下：

（1）建立检验假设，确定检验水准。
H_0：任意一病例组与对照组的总体均数相等（$\mu_i = \mu_c$）。
H_1：任意一病例组与对照组的总体均数不等（$\mu_i \neq \mu_c$）。
$\alpha = 0.05$

（2）计算检验统计量 q' 值：案例 8-16 的 $\text{MS}_{\text{误差}} = 189.542\,37$，设糖尿病组为Ⅰ、糖尿病合并肾病为Ⅱ、肾移植组为Ⅲ，则：

$$q'_{\text{I}} = \frac{72.06 - 33.00}{\sqrt{189.542\,37\left(\frac{1}{10} + \frac{1}{10}\right)}} = 6.344$$

$$q'_{\text{II}} = \frac{72.06 - 33.61}{\sqrt{189.542\,37\left(\frac{1}{10} + \frac{1}{10}\right)}} = 6.245$$

$$q'_{\text{III}} = \frac{72.06 - 71.49}{\sqrt{189.542\,37\left(\frac{1}{10} + \frac{1}{10}\right)}} = 0.093$$

（3）确定 P 值，做出统计推断：依据自由度和处理组数，处理组数的计算公式为：实验组数（不含对照组）-1，即 $T = k - 1$，查附表 4，Dunnet t 检验 q' 界值表，得 q' 界值，当统计量 q' 值 $\geq q'_\alpha$，$P \leq \alpha$；反之，当统计量 q' 值 $< q'_\alpha$，$P > \alpha$。本例：$q'_{0.05(12, T=2)} = 2.11$，$q'_{0.01(12, T=2)} = 3.01$，结果见表 8-19。

表 8-19　试验组与对照组比较的 Dunnet t 检验结果

结果	糖尿病组与对照组	糖尿病合并肾病与对照组	肾移植组与对照组
q' 值	6.344	6.245	0.093
P 值	< 0.01	< 0.01	> 0.05

（五）多样本方差齐性检验

进行方差分析要求所比较的资料，各样本间总体方差必须是相等的，即方差具有齐性，因此，在进行方差分析前，还应对资料作方差齐性检验，多个样本总体方差齐性检验，通常采用 Bartlet t 检验和 Levene 检验法，这两种方法同样也适用两样本方差齐性检验。

1. Bartlet t 检验法 此法要求所分析资料，应是正态分布，其检验统计量为：

$$\chi^2 = \frac{\sum_{i=1}^{k}(n_i-1)\ln(S_c^2/S_i^2)}{1+\frac{1}{3(k-1)}\left[\left(\sum_{i=1}^{k}\frac{1}{n_i-1}\right)-\frac{1}{N-k}\right]} \quad v=k-1 \tag{8-62}$$

式中，
$$S_c^2 = \sum_{i=1}^{k} S_i^2(n_i-1)/(N-k) = MS_{误差} \tag{8-63}$$

以案例 8-16 为例，Bartlet t 方差齐性检验分析如表 8-20：

表 8-20 各组血清 1,5-脱水葡萄糖醇含量（μmol/L）

组别	例数	均值	标准差
糖尿病	10	33.00	12.96
糖尿病并肾衰竭	10	33.61	11.26
肾移植	10	71.94	17.21
对照组	10	72.06	12.92

（1）建立检验假设，确定检验水准。

H_0：各组总体方差相等（$\sigma_1^2=\sigma_2^2=\sigma_3^2=\sigma_4^2$）。

H_1：各组总体方差不全相等。

$\alpha=0.10$

（2）计算检验统计量

1）计算 S_c^2：据公式 8-63，本例：$S_c^2=MS_{误差}=189.54237$。

2）计算 χ^2 值

$$\chi^2 = \frac{(10-1)\ln\left(\frac{189.54237}{12.96^2}\right)+(10-1)\ln\left(\frac{189.54237}{11.26^2}\right)+(10-1)\ln\left(\frac{189.54237}{17.21^2}\right)+(10-1)\ln\left(\frac{189.54237}{12.92^2}\right)}{1+\frac{1}{3(4-1)}\left[\left(\frac{1}{(10-1)}+\frac{1}{(10-1)}+\frac{1}{(10-1)}+\frac{1}{(10-1)}\right)-\frac{1}{(40-4)}\right]}$$

$=3.959$

（3）确定 P 值，做出统计推断：查附表 6，χ^2 界值表，得 $\chi^2_{0.10(3)}=6.25$，本例 χ^2 值 $=3.959<\chi^2_{0.10(3)}$，$P>0.10$，按 $\alpha=0.10$ 水准，不拒绝 H_0，差别无统计学意义，认为四组样本的总体方差具有齐性。

2. Levene 检验法 应用此法分析，可不要求资料为正态分布，其检验统计量为：

$$F = \frac{(N-g)\sum_{i=1}^{g}n_i(\bar{z}_i-\bar{z})^2}{(g-1)\sum_{i=1}^{g}\sum_{j=1}^{n_i}(z_{ij}-\bar{z}_i)^2} \tag{8-64}$$

式中，$N=n_1+n_2+\cdots+n_g$。

Z_{ij} 可根据资料分布，选择下列三种计算方法之一：

（1）$Z_{ij}=|x_{ij}-\bar{x}_i|$（$i=1,2,\cdots,g$；$j=1,2,\cdots,n_i$）。

（2）$Z_{ij}=|x_{ij}-M_i|$，式中 M_i 为第 i 个样本的中位数。

（3）$Z_{ij}=|x_{ij}-\bar{x}'_i|$，式中 $\bar{x}'_i$ 为第 i 个样本中截除样本含量 10% 后的均数。

计算检验统计量 F 值后，查 F 界值表，确定 P 值；当 $F \geq F_{\alpha(g-1, N-g)}$，则 $P \leq \alpha$，拒绝 H_0，接受 H_1，认为各总体方差不全相等；反之，$F < F_{\alpha(g-1, N-g)}$，则 $P > \alpha$，不拒绝 H_0，认为各总体方差相等。

由于 Levene 检验法的计算量较大，一般要借助计算机统计软件来完成。

方差分析步骤见图 8-9。

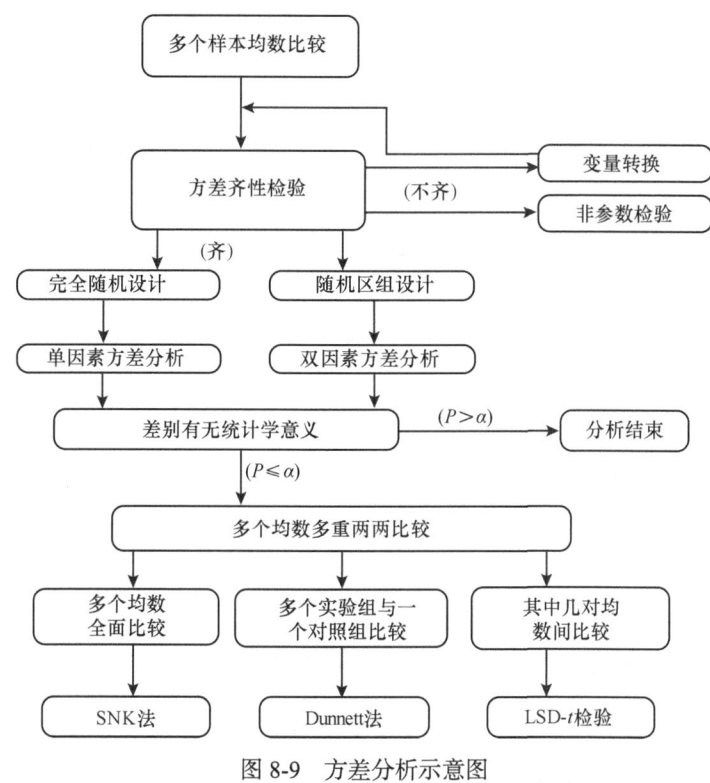

图 8-9 方差分析示意图

五、假设检验中的 I、II 型错误

假设检验的核心是推断 H_0，其采用小概率反证法的思想，所作出的推断结论是根据 P 值的大小，具有概率性，因此其结论不可能完全正确。当实际情况与 H_0 不一致，检验结论为拒绝 H_0，接受 H_1；或者实际情况与 H_0 一致，检验结论为不拒绝 H_0；这两种推断结论都是正确的。如果实际情况与 H_0 一致，其差异仅仅是抽样误差所致，而检验结论为拒绝 H_0，接受 H_1，即拒绝了原本真实的 H_0，导致推断结论错误，此种"弃真"错误，称为 I 型错误（type I error），亦称为假阳性错误。若实际情况与 H_0 不一致，而检验结论为不拒绝 H_0，即接受了原本不正确的 H_0，这类"存伪"错误，称为 II 型错误（type II error），亦称为假阴性错误，见表 8-21。

表 8-21 假设检验中可能发生的两类错误

客观实际	显著性检验结果	
	拒绝 H_0	不拒绝 H_0
H_0 成立	I 型错误（α）	推断正确（$1-\alpha$）
H_0 不成立	推断正确（$1-\beta$）	II 型错误（β）

在 H_0 成立的情况下，由于抽样的偶然性，得到了较大的 t 值，若 $t \geq t_{0.05(v)}$，$P \leq 0.05$，按 $\alpha=0.05$ 水准，拒绝 H_0 时，则犯了 I 型错误。I 型错误的概率用 α 表示，研究者可根据不同研究目的来确定 α 水准。如规定 $\alpha=0.05$，当拒绝 H_0 时，理论上 100 次检验中，有 5 次发生此类错误。反之，实际上 H_0 不成立，由于抽样的偶然性，得到了较小的 t 值，若 $t < t_{0.05(v)}$，$P > 0.05$；则按 $\alpha=0.05$ 水准，不拒绝 H_0，这就犯了 II 型错误，II 型错误的概率用 β 表示。值得注意的是：拒绝 H_0，只可能犯 I 错误，不可能犯 II 错误；不拒绝 H_0，只可能犯 II 错误，不可能犯 I 型错误。

Ⅰ型错误与Ⅱ型错误的关系（以单侧 u 检验为例），如图 8-10 所示。

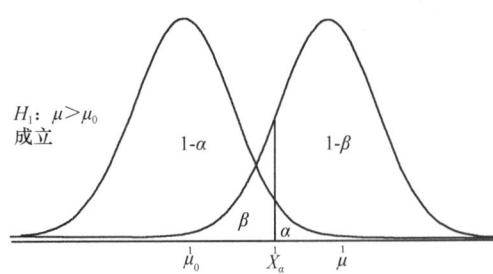

图 8-10　Ⅰ型错误与Ⅱ型错误示意图

图 8-10 中，$1-\beta$ 称为检验效能（power of a test），即 H_0 为假时，拒绝 H_0 的概率，故有人将其称作把握度，其意义为当两总体确有差异，按规定的检验水准 α 能发现该差异的能力。与 β 一样，$1-\beta$ 亦取单侧，如 β 取 0.10，则 $1-\beta=0.90$，此意味着两总体确有差别情况下，理论上在 100 次检验中，有 90 次能够得出差别有统计学意义的结论。从图 8-10 还可看出，当容量 n 一定时，α 愈小，β 愈大；反之 α 愈大，β 愈小。在实际工作中，可根据研究的要求适当控制 α 和 β，一般是通过 α 去控制 β。若重点在于减少Ⅰ型错误，则一般 α 可取小一些，如 $\alpha=0.01$；若重点在于减少Ⅱ型错误，则一般 α 可取大一些，如 $\alpha=0.05$ 或 $\alpha=0.10$；增加样本含量，可相应同时减少Ⅰ型错误和Ⅱ型错误。

六、假设检验的注意事项

（一）要有严密的抽样设计

严密的抽样设计是假设检验的前提，应保证样本是从同质总体中随机抽取的。对比组之间要具有均衡性，以保证组间的可比性。保证均衡性的方法，主要是从同质总体中随机抽样、随机分组，即假设检验是以随机抽样、随机分组为基础的。

（二）选用的检验方法必须符合其适用条件

应根据分析目的、资料类型、资料分布和样本量大小等选用适当的检验方法。无论是 t 检验、u 检验还是方差分析，都是以正态分布为理论基础，所以理论上要求样本来自正态分布总体。资料的正态性，可用正态性检验加以分析。若资料为偏态分布，可采用数据转换的方法，尝试将资料变换成正态分布或近似正态分布资料后再进行分析。如果数据变换后仍为偏态分布，则可选用非参数检验方法。例如，对于正态分布的定量资料，如为配对设计，应用配对 t 检验；如为完全随机设计两样本资料，若方差齐，宜用独立样本 t 检验；若方差不齐则用 t' 检验。多个样本且方差齐的资料比较，宜用方差分析。定性资料显著性检验常用 χ^2 检验（在第九章中介绍）。等级资料比较常用秩和检验（在第十章中介绍）。若资料与所用显著性检验方法的条件不符，得出的结论就不可靠。

（三）正确选用单侧检验和双侧检验

假设检验有单侧检验和双侧检验之分，需根据研究目的和专业知识选择适当的方法，一般探讨性研究多用双侧检验，证实性研究多用单侧检验，在对专业知识不很明确时，选用双侧检验较稳妥，一般选用双侧检验。

（四）假设检验的结论不能绝对化

统计推断结论是概率性的，不论是否拒绝 H_0，都有可能发生推断错误，即犯Ⅰ型或Ⅱ型错误。所以，作统计结论时不能绝对化，不宜用"必定""一定"等肯定性词语。在报告结论时，最好列出检验统计量和 P 值的确切数值或尽量写出 P 值的确切范围，如写成 $P=0.032$ 或 $0.02<P<0.05$，而不应简单地写成 $P<0.05$。现在常应用统计软件进行计算，其结果均可给出 P 值的确切数值。同时还应注明是单侧还是双侧检验（双侧检验一般无须注明），以便读者与同类研究进行正确比较和评价。此外，若是小样本，当 P 值接近临界值时，下结论更应慎重。

（五）正确理解 P 值的意义

对假设检验的结论必须正确理解，当 $P\leqslant\alpha$（如 $P<0.05$）拒绝 H_0 时，差别有统计学意义。过去习惯上称为差异有"显著性"（significant），但不能把"显著性"误解为被比较的两个（或多个）参数间相差很大，$P<0.05$ 的含义是：被比较的统计量来自同一总体的可能性小（$P<0.05$），并非表示其相差的大小。$P<0.05$ 是概率很小的事件，在 n 次抽样研究中几乎是不可能发生的，故拒绝 H_0。假设检验的结果并不表示专业上的实际意义，只能反映两者是否相同或不同，而差别大小的实际意义，只能根据专业知识确定。现在，一般以差别有无统计学意义代替易于误解的"显著"或"不显著"。差别有统计学意义是统计结论，而差别的实际意义则是对应于专业的结论。假设检验是为专业服务的，统计结论必须与专业结论有机结合，才能得出符合客观实际的最终结论。

（六）假设检验与可信区间的联系和区别

假设检验主要用于推断事件是否有质的不同，即判断总体参数是否不等；而可信区间按预先给定的概率用于推断总体参数的可能范围，两者既有联系又有区别。可信区间可回答假设检验的问题，若算得的可信区间包括了 H_0，则按检验水准 α，不拒绝 H_0；若不包括 H_0，则按检验水准 α，拒绝 H_0，接受 H_1。此外可信区间还可提供比假设检验更多的信息，即提示有无实际的专业意义。如图 8-11 所示，"（1）""（2）""（3）"均为差别有统计学意义（可信区间均未包含 H_0），其中"（1）"提示差异有实际专业意义（可信区间高于有实际专业意义的值）；"（2）"提示可能有实际专业意义；"（3）"差异有统计学意义，但无实际专业意义（因可信区间范围在有实际专业意义的值之下）。"（4）""（5）"提示差别均无统计学意义，其中"（4）"可信区间范围较宽，提示样本含量较小，抽样误差较大，难以得出结论；"（5）"提示可接受 H_0，进行推断决策。

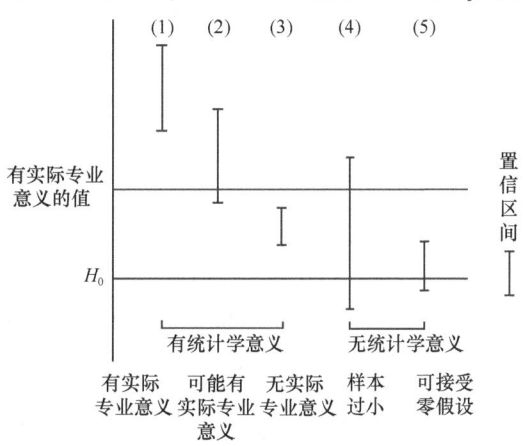

图 8-11　可信区间在统计推断中提供的信息

（毛辉青）

第九章 定性资料的统计分析

定性资料（qualitative data），又称计数资料（enumeration data）或无序分类变量（unordered categorical variable）资料，是将观察单位按某种属性或类别进行分组，再清点每组观察单位的个数所得的资料。定性资料的统计分析包括统计描述和统计推断。

第一节 定性资料的统计描述

案例 9-1

某年某月甲、乙两地发生流感流行，经调查，甲地总人数为 30 000 人，流感发病 1200 例；乙地 11 000 人，流感发病 900 例。有人认为甲地比乙地发病严重。

问题：
1. 你是否认同以上说法？
2. 用什么指标比较甲、乙两地的发病程度？

从上面的调查结果看，甲地流感发病 1200 例，乙地流感发病 900 例，这些都是绝对数。绝对数反映事物在某时某地出现的实际水平，是实际工作和科研中不可缺少的基本数据。但由于绝对数来源的基数不同，比较发病严重程度受到一定的限制。本例只能说明甲地流感发病人数较乙地多 300 例，不能肯定甲地较乙地发病程度严重。要比较两地发病的严重程度，还应考虑两地各自的总人数（基数），计算出甲、乙两地流感发病率，再进行比较。

甲地流感发病率 = 1200/30 000 × 100% = 4.0‰

乙地流感发病率 = 900/11 000 × 100% = 8.2‰

由此可见，本例乙地流感发病情况较甲地严重。发病率为相对数。相对数是两个有联系的指标之比。相对数使比较资料的基数相同，适宜于资料的对比分析研究，是定性资料常用的统计描述指标。

案例 9-1 分析

不认同甲地比乙地发病严重的说法。应用发病率（相对数指标）来比较两地的发病严重程度。

一、常用的相对数

案例 9-2

某地对 40 岁以上的居民进行了老年白内障普查，共检查 1468 人，各年龄组的患病情况见表 9-1。

表 9-1 老年人白内障的年龄分布及患病率

年龄组（岁）（1）	受检人数（2）	患病人数（3）	相对比[a]（4）	年龄构成比（%）（5）	患病率（‰）（6）
40～49	560	68	1.00	15.18	12.14
50～59	441	129	1.90	28.79	29.25
60～69	296	135	1.99	30.13	45.61
70～79	149	97	1.43	21.65	65.10
≥80	22	19	0.28	4.24	86.36
合计	1468	448	—	100.00	30.52

注：a. 各年龄组与"40～49"年龄组患病人数之比。

问题：
1. 该资料中，描述定性资料的常用相对数指标有哪些？
2. 你认为哪个年龄组白内障患病最严重？
3. 在应用这些指标时需要注意哪些问题？

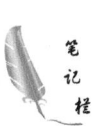

描述定性资料的常用相对数有率、构成比和相对比。

1. 率（rate） 又称频率指标或强度指标，说明某现象或某事物在它可能发生的范围内实际发生的频率或强度。常用百分率（100%）、千分率（1000‰）、万分率（1/10 000）、十万分率（1/10 万）等作为比例基数。计算公式为：

$$率 = \frac{某现象实际发生的观察单位数}{可能发生该现象的观察单位总数} \times 比例基数 \quad (9-1)$$

比例基数的选用主要依据习惯而定，如治愈率，习惯上用百分率；出生率、死亡率，习惯上用千分率；某病死亡专率，习惯上用十万分率。计算结果一般保留 1~2 位整数。

如表 9-1 中，"40~49" 年龄组白内障的患病率 =68/560×100%=12.14%，依次可计算其他年龄组白内障的患病率，见表 9-1 第（6）栏。

2. 构成比（proportion） 又称构成指标，是说明某一事物内部各组成部分所占的比重或分布的相对数。通常以 100 为比例基数，故称百分比。计算公式为：

$$构成比 = \frac{事物内部某一构成部分的观察单位数}{同一事物各构成部分的观察单位总数} \times 100\% \quad (9-2)$$

如表 9-1 中，"40~49" 年龄组白内障患者的年龄构成比 =68/448×100%=15.18%，依次可计算其他年龄组白内障患者的年龄构成比，见表 9-1 第（5）栏。

构成比有两个特点：

（1）各组成部分构成比的总和为 100% 或 1。

（2）某一部分所占比重增大，其他部分的比重会相应地减少。

3. 相对比（relative ratio） 又称比，是两个有关指标之比，说明两者的对比水平。常用百分数或倍数表示，计算公式为：

$$相对比 = \frac{甲指标}{乙指标}（或 \times 100\%）\quad (9-3)$$

习惯上，若分子大于分母，计算结果用倍数表示；若分子小于分母，计算结果用百分数表示。

如表 9-1 中，"50~59" 年龄组白内障患者数与 "40~49" 年龄组患病人数之比 =129/68=1.90，说明 "50~59" 年龄组白内障患者数是 "40~49" 年龄组的 1.90 倍。依次可计算得各年龄组之间白内障患者数的相对比，见表 9-1 第（4）栏。

相对比有以下几个特点：

（1）甲、乙两个指标可以是相对数、绝对数或平均数。

（2）性质相同的资料，相对比可说明两者之间的差别或比例关系。如新生儿性别比 = 男性新生儿数 / 女性新生儿数。

（3）性质不同的资料，表示一个指标 A 相对于另一个指标 B 的对比数。如某地人口数（A）与当地医生数（B）之比，可得出每千人口的医生数。

（4）相对比的分子和分母不一定有相同的量纲，如体重指数 = 体重 /（身高）^{2}（kg/m^2）。

（5）两个率之比在流行病学研究中常称为相对危险度 RR（relative risk）。如案例 9-2 中，"≥80" 年龄组白内障患病率与 "40~49" 年龄组白内障的患病率的相对比（相对危险度）RR=86.36%/12.14%=7.11，说明 "≥80" 年龄组白内障患病率是 "40~49" 年龄组白内障患病率的 7.11 倍。

除了率、构成比和相对比以外，定性资料常用的统计描述指标还有动态数列，动态数列是指一组按照时间顺序排列起来的统计指标，包括绝对数、相对数、平均数等，它们可以用来观察和比较事物在时间上的变化和发展趋势。常用的动态数列分析指标有：增长量和累计增长量、发展速度和增长速度、平均发展速度和平均增长速度。详细内容请参考其他统计书籍。

二、应用相对数时的注意事项

1. 计算率时分子与分母的选择 一般情况下，分子为阳性数（即某现象的实际发生数），分母为阳性数 + 阴性数。当计算麻疹、腮腺炎这样具有终身免疫力的传染病发病率时，分母不应包括已患过麻疹或腮腺炎的那部分人。如某年某小学有 40 名学生患了麻疹，该小学共有 1250 名学生（其中有 52 名学生已患过麻疹），计算该校当年麻疹发病率时，分母应不包括已患过麻疹的 52 名学生，所以该校麻疹发病率 =40/（1250-52）×100%=3.3%。

2. 不要把构成比与率相混淆 构成比只能说明某事物内部各组成部分的比重和分布，率则是说明某种现象发生的频率或强度。常见的错误之一是以构成比代替率来说明问题。由表 9-1 第（5）栏，可见"60～69"年龄组白内障患者最多，达 30.13%，"≥80"年龄组白内障患者最少，占 4.24%，但不能说明"60～69"这个年龄组白内障患病率最高，"≥80"年龄组患病率反而降低了。"60～69"年龄组由于受检人数较多，因此其病例数也较多，致使其病例所占的比重较大。若要了解哪个年龄组白内障的患病率最高，则要以该年龄组的受检人数为基数计算其患病率来衡量患病强度。从患病率看，年龄越大，白内障患病率越高。

3. 分母过小不宜计算相对数 调查或实验的例数应有足够数量，算得的结果误差较小。当例数很少时，分子每增加或减少 1 例对结果的影响很大，计算出的相对数结果稳定性很差。此时在表达结果时最好用绝对数，如治疗 5 例患者，治愈 4 例，要比说治愈率达 80% 更可靠些。

4. 注意资料的可比性 所谓可比性，是指除了要比较的处理因素外，其他可能影响指标的因素条件应基本相同。

（1）观察对象同质，研究方法相同，观察时间相等，以及地区、周围环境、民族、经济条件等应一致或相近。如比较传染病发病率时，要注意季节的一致性、患者年龄是否相近；比较医院之间的医疗水平，不能只看治愈率、病死率等指标，还要考虑患者的疾病种类和病情。

（2）对比不同时期资料应注意客观条件是否相同。如疾病报告制度完善和资料完整的地区或年份，发病率可能"升高"；居民因医疗普及、就诊机会增加或诊断技术提高，也会导致发病率"升高"。因此在分析讨论时，应根据各方面情形全面考虑，慎重对待。

（3）对于内部构成不同的资料，应先进行标准化后再做比较（详见率的标准化）。

5. 正确计算合计率 分组资料计算合计率（平均率）时，不能用各个率相加后的平均值，而应该用分子、分母的合计数进行计算。如表 9-1 中，计算合计的白内障患病率，不能用（12.14%+29.25%+45.61%+65.10%+86.36%）/5=47.69% 的方法求平均率，因为各年龄组的人口数不同，根据率的定义，应用总患病人数，除以总受检人数，即 448/1468×100%=30.52%。

6. 样本率或构成比的比较应进行假设检验 样本率或构成比是由抽样后计算得到，可能存在抽样误差，所以不能仅凭数值相差的大小下结论，而需进行差别的假设检验。

> **案例 9-2 分析**
> 从本例可以看出相对数的常用指标有率、构成比和相对比。本例"≥80"年龄组白内障患病最严重。

第二节 医学人口统计常用指标

医学人口统计（medical demography）是从卫生保健的角度研究和描述人口数量、分布、结构、变动及其规律，研究人口与卫生事业发展的相互关系，是卫生统计学的重要组成部分。医学人口统计不仅是制订卫生工作计划及确定卫生政策的重要依据，也是了解人群健康水平及评价卫生工作效果的重要依据。

一、描述人口学特征的常用指标

1. 人口总数与年平均人口数 人口总数（population size）一般指一个国家或地区在某一特定时间的人口数。按惯例，一般采用一年的中点，即 7 月 1 日零时为标准时点进行统计。为避免重复或遗漏，国际上统一规定了两种统计人口数的方法，一种称为实际制，指标准时点某地实际存在的人口数（包括临时在该地的人）；另一种称为法定制，指某地的常住人口数。

从医学角度看，按实际制统计较好，如传染病防控及计划生育管理等。按照联合国的建议，为便于国际比较，一个国家的人口普查，除了说明是用实际制或法定制外，还应说明以下人员是否包括在内：①土著居民及游牧部落；②住在国外的军队、海员、外交人员及其家属；③住在本国，但普查时在国外的商人和海员；④除②③两项外，暂时外出的本国公民；⑤住在本国的外国军队、海员、外交人员及其家属；⑥普查时暂时住在本国的外国公民。在实际工作中，有时用某一期间的平均人口数来代表人口总数。平均人口数通常是指相邻两年年末（12月31日）人口数的平均值；当人口数在一年中是均匀变动时，也可用年中（7月1日零时）人口数代表全年的平均人口数。平均人口数常用作计算出生率、死亡率、发病率等指标的分母。

卫生领域的许多工作，如传染病的防治、计划免疫及计划生育管理等都是采用实际人口。由于人口数量经常变动，某一时点的人口数只能代表这一时点的人口规模，而不能代表其他时点或某一时期（如一年）的人口规模。

2. 户籍人口与常住人口　在第6次人口普查中，户籍人口是指公民依《中华人民共和国户口登记条例》已在其经常居住地的公安户籍管理机关登记了常住户口的人。这类人口不管其是否外出，也不管外出时间长短，只要在某地注册有常住户口，则为该地区的户籍人口。常住人口是指全年经常在家或在家居住6个月以上，经济和生活与本户连成一体的人口。常住人口为国际上进行人口普查时常用的统计途径之一。常住人口等于现有的常住人口加上暂时外出的常住人口。按人口普查和抽样调查规定，常住人口主要包括：除去离开本地半年以上（不包括在国外工作或学习的人）的全部常住本地的户籍人口；户口在外地，但在本地居住半年以上者，或离开户口地半年以上而调查时在本地居住的人口；调查时居住在本地，但在任何地方都没有登记常住户口，如手持户口迁移证、出生证、退伍证、劳改和劳教释放证尚未办理常住户口的人。

3. 人口学特征指标　人口学的基本特征包括性别、年龄、文化、职业等，其中最常用来描述人口结构的是年龄和性别。表9-2列出了常用的人口学特征指标。其中，老年（人口）系数指老年人口占总人口的比重，反映人口是否老化及老化的程度，可作为划分人口类型的尺度。一般把65岁及以上的人口称为老年人口。少年儿童（人口）系数指14岁及以下少年儿童在总人口中所占比重，是从另一侧面反映人口老化程度的指标。负担系数（dependency ratio），又称抚养比或抚养系数，是指人口中非劳动年龄人数与劳动年龄人数之比。一般以15～64岁为劳动年龄，14岁及以下和65岁及以上为非劳动年龄或被抚养年龄。老少比指65岁及以上的老年人口与14岁及以下的少年儿童人口之比，表示每100名少年儿童对应多少老年人。性别比（sex ratio）指男性人口与女性人口的比值，除了有全人口性别比之外，根据研究需要，还可计算各年龄段的性别比。

表9-2　人口学特征指标

指标	分子	分母	基数	指标类型
老年（人口）系数	≥65岁人口数	人口总数	100%	频率型
少儿（人口）系数	≤14岁人口数	人口总数	100%	频率型
总负担系数	≤14岁人口数+≥65岁人口数	15～64岁人口数	100%	相对比型
少儿负担系数	≤14岁人口数	15～64岁人口数	100%	相对比型
老年负担系数	≥65岁人口数	15～64岁人口数	100%	相对比型
老少比	≥65岁人口数	≤14岁人口数	100%	相对比型
性别比	男性人口数	女性人口数	100%	相对比型

二、人口构成及其统计指标

1. 人口构成　是人口内部的各种属性特征的数量和比例关系，如年龄构成、性别构成、职业构成、文化程度构成、城乡和地域构成等，它反映地区或国家人口的质量、素质和分布。人口学基本特征包括年龄、性别、文化程度和职业等，其中描述人口构成情况最常用的是性别和年龄。表9-3列出了2010年第6次人口普查不同性别和年龄人口数及其占总人口的构成比。

表 9-3　第 6 次人口普查不同性别和年龄人口数及在总人口中的构成比

年龄组（岁）	人口数（构成比%）*		
	男（%）	女（%）	合计（%）
0～4	41 062 566（3.08）	34 470 044（2.59）	75 532 610（5.67）
5～9	38 464 665（2.89）	32 416 884（2.43）	70 881 549（5.32）
10～14	40 267 277（3.02）	34 641 185（2.60）	74 908 462（5.62）
15～19	51 904 830（3.89）	47 984 284（3.60）	99 889 114（7.49）
20～24	64 008 573（4.80）	63 403 945（4.76）	127 412 518（9.56）
25～29	50 837 038（3.81）	50 176 814（3.76）	101 013 852（7.58）
30～34	49 521 822（3.72）	47 616 381（3.57）	97 138 203（7.29）
35～39	60 391 104（4.53）	57 634 855（4.32）	118 025 959（8.86）
40～44	63 608 678（4.77）	61 145 286（4.59）	124 753 964（9.36）
45～49	53 776 418（4.03）	51 818 135（3.89）	105 594 553（7.92）
50～54	40 363 234（3.03）	38 389 937（2.88）	78 753 171（5.91）
55～59	41 082 938（3.08）	40 229 536（3.02）	81 312 474（6.10）
60～64	29 834 426（2.24）	28 832 856（2.16）	58 667 282（4.40）
65～69	20 748 471（1.56）	20 364 811（1.53）	41 113 282（3.08）
70～74	16 403 453（1.23）	16 568 944（1.24）	32 972 397（2.47）
75～79	11 278 859（0.85）	12 573 274（0.94）	23 852 133（1.79）
80～84	5 917 502（0.44）	7 455 696（0.56）	13 373 198（1.00）
85～89	2 199 810（0.17）	3 432 118（0.26）	5 631 928（0.42）
90～94	530 872（0.04）	1 047 435（0.08）	1 578 307（0.12）
95～99	117 716（0.01）	252 263（0.02）	369 979（0.03）
≥100	8 852（0.00）	27 082（0.00）	35 934（0.00）
合计	682 329 104（51.19）	650 481 765（48.81）	1 332 810 869（100.00）

*括号里的数值为不同性别和年龄组的人口数在总人口中的构成比。

2. 人口金字塔（population pyramid）　是按性别和年龄表示人口分布的一种塔状条形图，可形象地表示人口性别和年龄构成。对于表 9-3 资料，利用 Excel 绘制 2010 年人口金字塔，见图 9-1。以左侧为男性、右侧为女性绘制图形；以年龄为纵轴，横轴代表男性和女性的每一年龄组人口数在总人口中的构成比，其和为 1。金字塔底部代表低年龄组人口构成，金字塔上部代表高年龄组人口构成。

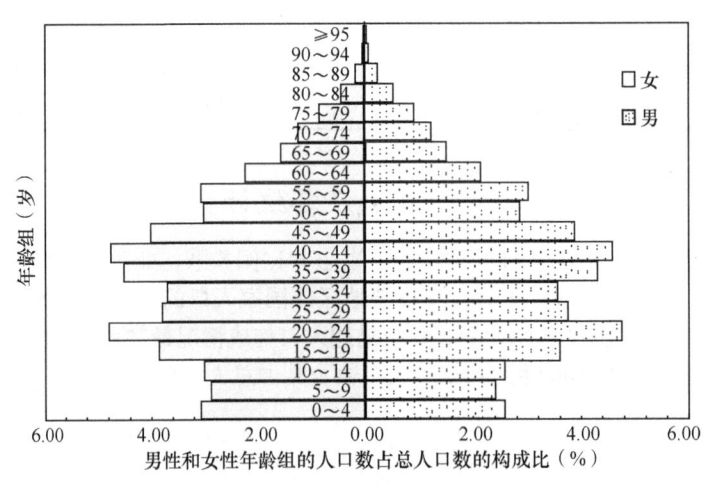

图 9-1　2010 年第 6 次人口普查人口金字塔

由图 9-1 和表 9-3 可以看出，第 6 次人口普查男性人口占 51.19%，女性人口占 48.81%；0～14 岁人口占 16.61%；60 岁及以上人口占 13.32%，比 2000 年人口普查上升 2.88 个百分点，其中 65 岁及以上人口占 8.92%，比 2000 年人口普查上升 1.82 个百分点。说明我国人口年龄结构的变化，生育率持续保持较低水平，老龄化进程逐步加快。

3. 死因构成比及死因顺位　死因构成比（proportion of dying of a specific cause），也称比例死亡比（proportionate mortality rate，PMR）或相对死亡比，指全部死亡人数中，死于某死因者所占的百分比，说明各种死因的相对重要性。死因顺位是指按各类死因构成比的大小由高到低排列的位次，说明各类死因的相对重要性。死亡统计是按死亡人数来计算的。当死者患有多种疾病和损伤时，必须从中选出一种最重要的致死原因作为死者的死因，称基本死因（underlying death cause），并按基本死因归类。因此，选择基本死因和按国际疾病分类第 10 版（ICD-10）归类规则分类是死因正确分类的基础。

$$死因构成比 = \frac{因某死因死亡人数}{总死亡人数} \times 100\% \tag{9-4}$$

死因构成比按大小排序的位次即为死因顺位。中国疾病预防控制中心发布的《中国死因监测数据集》按疾病类别统计的 2014 年男性死因顺位前 5 位疾病类别（死亡率，死因构成比）为：恶性肿瘤（198.56/10 万，26.61%）、脑血管疾病（159.66/10 万，21.39%）、心脏病（146.07/10 万，19.57%）、呼吸系统疾病（87.49/10 万，11.72%）和伤害（67.29/10 万，9.02%）；女性死因顺位前 5 位疾病类别（死亡率，死因构成比）为：心脏病（136.37/10 万，24.99%）、脑血管疾病（126.82/10 万，23.24%）、恶性肿瘤（110.40/10 万，20.23%）、呼吸系统疾病（68.43/10 万，12.54%）和伤害（31.38/10 万，5.75%），可见全国范围内的男女前 5 位死因一样，但死因顺位男女存在差异。

第三节　率的标准化法

案例 9-3

某医院用传统疗法和新疗法治疗某病，对象有轻型、中型和重型三类患者，患病人数和治愈数分别如表 9-4。

表 9-4　两种疗法治疗某病的治愈率比较

病型	传统疗法			新疗法		
	患者人数	治愈数	治愈率（%）	患者人数	治愈数	治愈率（%）
轻型	600	360	60.0	200	130	65.0
中型	200	80	40.0	600	270	45.0
重型	200	40	20.0	200	50	25.0
合计	1000	480	48.0	1000	450	45.0

问题：

1. 由表 9-4 可见，传统疗法和新疗法治疗某病的治愈率均为轻型高于中型、中型高于重型，而且无论哪种病型，新疗法的治愈率均高于传统疗法。但是，从合计栏看来，传统疗法的粗治愈率为 48.0%，新疗法的粗治愈率为 45.0%，似乎传统疗法比新疗法更优。为什么会出现这样的矛盾？原因是什么？

2. 如何解决这种矛盾性？

一、标准化法的意义和基本思想

在医疗卫生实践和医学科研工作中，分析不同处理因素条件下的死亡率、患病率、治愈率等的差别，其目的是判断不同处理因素对率的影响。而有些非处理因素是客观存在的，它们对率也有不同程度的影响。例如，年龄影响死亡率，年龄越大，越容易死亡；病情影响治愈率，病情越严重，越难治愈；工龄影响职业病的患病率，工龄越长，越容易患相关的职业病。所以要进行率的比较，首先应使影响这些率的非处理因素的构成一致，需要进行率的标准化。

所谓率的标准化，就是采用统一的标准，计算各率的标准化率，消除内部构成不同的影响，使各率具有可比性。

标准组的选择原则：

（1）选择有代表性的、较稳定的、数量较大的人群，如世界的、全国的、全省的或本地区的人口作为标准。

（2）选择其中一组人口数或构成比作为标准。

（3）选择两组各部分人口数之和或构成比作为标准。

二、标准化率的计算

根据获得的资料和选定的标准不同，标准化率（standardized rate）常用的计算方法有直接法和间接法两种。

1. 直接法 直接法的应用条件为已知各分层的实际率，用标准人口数或标准人口构成对率进行标准化。

（1）用标准人口数计算，公式为：

$$p' = \sum \frac{N_i p_i}{N} \tag{9-5}$$

式中，p' 为标准化治愈率，N_i 为第 i 组各分层标准人口数，p_i 为第 i 组的实际率，N 为标准人口总数。

以案例 9-3 为例，本例以不同病型分层，已知各病型的真实治愈率，宜用直接法计算标准化率。本例将传统疗法和新疗法的治疗人数之和，作为"标准人口"，其中，轻型患者 $N_1=800$，中型患者 $N_2=800$，重型患者 $N_3=400$，$N=N_1+N_2+N_3=2000$（第 2 列）。计算见表 9-5。

表 9-5 两种不同疗法治疗某病标准化治愈率计算表（已知标准人口）

病情	标准治疗人数 N_i	传统疗法		新疗法	
		原治愈率（p_{i1}）	预期治愈数（$N_i p_{i1}$）	原治愈率（p_{i2}）	预期治愈数（$N_i p_{i2}$）
（1）	（2）	（3）	（4）=（2）×（3）	（5）	（6）=（2）×（5）
轻型	800	60.0	480	65.0	520
中型	800	40.0	320	45.0	360
重型	400	20.0	80	25.0	100
合计	2000（N）	44.0	880（$\sum N_i p_{i1}$）	49.0	980（$\sum N_i p_{i2}$）

传统疗法标准化后的治愈率为

$$p' = \frac{\text{预期治愈人数之和}}{\text{标准人口总数}} = \frac{N_1 p_1 + N_2 p_2 + N_3 p_3}{N} \times 100\% = \frac{880}{2000} \times 100\% = 44.0\%$$

新疗法标准化后的治愈率为

$$p' = \frac{\text{预期治愈人数之和}}{\text{标准人口总数}} = \frac{N_1 p_1 + N_2 p_2 + N_3 p_3}{N} \times 100\% = \frac{980}{2000} \times 100\% = 49.0\%$$

经标准化后，传统疗法的治愈率低于新疗法，与各病型分层比较治愈率结论一致。

（2）用标准人口构成比计算，公式为：

$$p' = \sum \left(\frac{N_i}{N} \right) \times p_i \tag{9-6}$$

将表 9-5 第（2）栏标准人口数转换为构成比，计算见表 9-6。

表 9-6　两种疗法治疗某病标准化治愈率计算表（已知标准人口构成）

病情	标准人口构成（N_i/N）	传统疗法		新疗法	
		原治愈率（P_{i1}）	分配治愈率（$N_i/N \times P_i$）	原治愈率（P_{i2}）	分配治愈率（$N_i/N \times P_i$）
（1）	（2）	（3）	（4）=（2）×（3）	（5）	（6）=（2）×（5）
轻型	0.4	60.0	24.0	65.0	26.0
中型	0.4	40.0	16.0	45.0	18.0
重型	0.2	20.0	4.0	25.0	5.0
合计	1.0	48.0	44.0	45.0	49.0

经标准化后，传统疗法治愈率（44.0%）低于新疗法（49.0%），与各病型分层比较和用标准人口数方法计算的结论一致。

> **案例 9-3 分析**
> 造成两种指标数据矛盾的原因是两个治疗组患者的病型分布存在差异，用率的标准化法可以消除病型构成不同对某病治愈率比较的影响。

2. 间接法　间接法的应用条件是若只有总死亡数和年龄别人口数而缺乏年龄别死亡率时，或各年龄组人口数较小，年龄别死亡率不稳定时，宜用间接法。

三、应用标准化法的注意事项

（1）标准化率不能反映率的实际水平，它只能表明相互比较资料间的相对水平。
（2）选定的标准组不同，所得的标准化率也不同，但是得出的结论是一致的。
（3）两样本标准化率的比较也应作假设检验。
（4）如果不计算标准化率，而分别比较各分组的率时，也可得出正确结论，但不能直接比较总率的大小。

第四节　定性资料的统计推断

> **案例 9-4**
> 某学校欲了解大学生乙肝表面抗原携带情况以评价防控措施，随机抽取 1000 名大学生，做乙肝表面抗原检查，查得乙肝表面抗原阳性者 52 人，乙肝表面抗原阳性率为 5.2%，欲用此率推断该校大学生乙肝表面抗原总体阳性率。
> **问题：**
> 1. 是否应首先考虑此率与总体率存在抽样误差？抽样误差用什么指标表示？
> 2. 如何估计该校大学生乙肝表面抗原总体阳性率？

从案例 9-4 可以看出，某校大学生乙肝表面抗原阳性率 =52/1000×100%= 5.2%，这是样本率，还可以做类似的随机抽样，分别得出每次抽样的乙肝表面抗原阳性率，在同一个总体中随机抽取样本量相同的若干个样本，各样本率之间往往是不相同的，且与总体率之间也有一定的误差，这种由于抽样所造成的样本率与总体率之间及样本率之间的差别称为率的抽样误差。

一、率的抽样误差和总体率的区间估计

（一）率的抽样误差与标准误的概念

率的抽样误差与均数的抽样误差在原理上是一致的，衡量率的抽样误差大小的指标是率的标准误，根据数理统计学原理，其计算公式为：

$$\sigma_p = \sqrt{\frac{\pi(1-\pi)}{n}} \quad\quad (9\text{-}7)$$

式中，σ_p 表示率的标准误理论值，π 表示总体率，n 表示样本含量。当 π 未知时，用样本率 p 来估计，则率的标准误为：

$$S_p = \sqrt{\frac{p(1-p)}{n}} \qquad (9\text{-}8)$$

式中，S_p 表示率的标准误估计值，p 表示样本率，n 表示样本含量。

率的标准误的意义：率的标准误小，说明抽样误差较小，表示样本率与总体率越接近；率的标准误大，说明抽样误差较大，表示样本率与总体率相距较远。

利用公式（9-8）可计算案例9-4中乙肝表面抗原阳性率的抽样误差。

已知：$n=1000$ 人，$p=5.2\%=0.052$

$$S_p = \sqrt{\frac{p(1-p)}{n}} = \sqrt{\frac{0.052(1-0.052)}{1000}} \times 100\% = 0.7\%$$

（二）总体率的估计

正如可根据样本均数对总体均数做出点估计和区间估计一样，也可根据样本率对总体率做出点估计和区间估计。

1. 点估计 总体率的点估计是直接用随机样本的样本率 p 作为总体率 π 的点估计值。例如，在案例9-4中用样本率5.2%作为某校大学生乙肝表面抗原总体阳性率，但点估计未考虑到样本率的抽样误差。

2. 区间估计 根据样本含量和样本率的大小，总体率的区间估计有两种常用的方法。

（1）正态近似法：当 n 较大，如 $n>50$ 且 p 和 $1-p$ 均不太小，np 和 $n(1-p)$ 均大于5时，样本率 p 的抽样分布近似正态分布，因此可按正态近似求总体率的 $1-\alpha$ 可信区间。公式为：

$$p \pm u_{\alpha/2} S_p \qquad (9\text{-}9)$$

式中，p 为样本率，S_p 为率的标准误，$u_{\alpha/2}$ 为标准正态分布 α 水平的双侧临界值，即 $\alpha=0.05$ 时，$u_{0.05/2}=1.96$；$\alpha=0.01$ 时，$u_{0.05/2}=2.58$。

如案例9-4，$n=1000$，$x=52$，样本率 $p=52/1000 \times 100\%=5.2\%$，率的标准误为

$$S_p = \sqrt{\frac{p(1-p)}{n}} = \sqrt{\frac{0.052 \times (1-0.052)}{1000}} \times 100\% = 0.7\%$$

$np=1000 \times 0.052=52$ 和 $n(1-p)=1000 \times (1-0.052)=948$ 均大于5，按公式（9-9）得该校大学生乙肝表面抗原总体阳性率的95%可信区间：

下限：$0.052-1.96 \times 0.007=0.038$

上限：$0.052+1.96 \times 0.007=0.066$

即该校大学生乙肝表面抗原总体阳性率的95%可信区间为（3.8%，6.6%）。

> **案例9-4分析**
> 本例应首先考虑抽样误差，因为随机抽样得到的是样本率，样本率与总体率之间存在抽样误差；用标准误作为衡量抽样误差大小的指标。因本例属大样本资料，可用正态近似法求95%或99%可信区间来估计该校大学生乙肝表面抗原总体阳性率。

（2）查表法：当样本含量较小时，如 $n \leq 50$，需查附表5（百分率的可信区间），得到总体率的可信区间。

> **案例9-5**
> 某眼科医生在某小学抽取五年级学生32名进行视力测试，测得患近视眼的学生11名。
> 问题：
> 1. 试估计该校五年级学生近视眼患病率的95%可信区间。
> 2. 如何估计该校五年级学生视力正常率的95%可信区间？

查附表5（百分率的可信区间），在 $n=32$，$x=11$ 的纵横交叉处可得到该校五年级学生近视眼的95%可信区间为（19%，53%）。

注意：附表5（百分率的可信区间）中的 x 值只列出了 $x \leq n/2$ 的部分，当 $x > n/2$ 时，应用 $n-x$ 值查表，然后用100%减去查得的数值，即为所求的区间。

对于案例9-5的第二个问题，欲求该校五年级学生视力正常率的95%可信区间，$x=32-11=21>$

16，$n-x=32-21=11$，查附表 5（百分率的可信区间），在 $n=32$，$x=11$ 的纵横交叉处查得 95% 可信区间为（19%，53%），然后用 100% 减去此区间的上、下限，即得所求的视力正常率的 95% 可信区间为（1-53%，1-19%）=（47%，81%）。

> **案例 9-5 分析**
>
> 本例样本含量小于 50，故用查表法估计该校五年级学生近视眼患病率的 95% 可信区间和视力正常率的 95% 可信区间。

二、率的 u 检验

率的 u 检验常用于样本率与总体率的比较及两个样本率的比较。

率的 u 检验的应用条件：① n 较大，如每组例数大于 60 例；② 样本率 p 和 $1-p$ 均不接近于 100% 或 0；③ np 和 $n(1-p)$ 均大于 5。

当样本含量较大，且样本率 p 和 $1-p$ 均不太小时，样本率 p 也是以总体率 π_0 为中心呈正态分布或近似正态分布的，因此可按正态分布的原理对两个率的差异进行假设检验（称为 u 检验），样本率 p 与总体率 π_0 比较的目的是推断样本所来自总体的总体率 π 与已知总体的总体率 π_0 是否相同。这里的总体率一般是指已知的理论值、标准值或经大规模调查而观察到的稳定值。其假设检验的原理、步骤及方法与均数的 u 检验相同。

（一）样本率与总体率比较的 u 检验

> **案例 9-6**
>
> 2013 年我国 15 岁以上居民慢性病患病率为 33.1%。某地区抽样调查了 13 575 名 15 岁以上的居民，慢性病患病率为 24.8%。
>
> 问题：
>
> 1. 根据以上资料能否下结论：该地区慢性病患病率低于全国慢性病患病率？
> 2. 用什么方法对两个率进行比较？

作样本率 p 和总体率 π_0 比较的 u 检验，其公式为：

$$u = \frac{|p - \pi_0|}{\sigma_p} \quad (9\text{-}10)$$

式中，p 为样本率，π_0 为总体率，σ_p 为率的标准误。

在案例 9-6 中，2013 年我国 15 岁以上居民慢性病患病率为 33.1%，可作为总体率 π_0，某地区抽取的 13 575 名 15 岁以上居民的慢性病患病率 24.8% 为样本率，假设检验的目的是推断这 13 575 名 15 岁以上居民慢性病患病率 p 所来自的总体率 π 与 π_0 是否相同。一般认为该地区的 15 岁以上居民慢性病患病率不可能高于全国慢性病患病率，故用单侧检验。

1. 建立检验假设，确定检验水准。

H_0：$\pi = 33.1\%$，该地区 15 岁以上居民慢性病患病率与全国慢性病患病率相同。

H_1：$\pi < 33.1\%$，该地区 15 岁以上居民慢性病患病率低于全国慢性病患病率。

单侧 $\alpha = 0.05$

2. 计算检验统计量 u 值 本例中 $p=0.248$，$\pi_0=0.331$，代入式（9-10）得：

$$u = \frac{|0.248 - 0.331|}{\sqrt{0.331 \times (1-0.331)/13575}} = 20.55$$

3. 确定 P 值，做出推断结论 单侧界值 $u_{0.01}=2.32$，$u > u_{0.01}$，故 $P < 0.01$，按 $\alpha=0.05$ 水准拒绝 H_0，接受 H_1，差异有统计学意义，可认为该地区 15 岁以上居民慢性病患病率低于全国慢性病患病率。

> **案例 9-6 分析**
>
> 不能直接下结论说该地区的慢性病患病率低于全国慢性病患病率，因患病率 24.8% 只是样本率，要想判断该地区慢性病患病率是否低于全国慢性病患病率，需经假设检验推断该地区抽取的 13 575 名 15 岁以上居民慢性病患病率 p 所来自的总体率 π 与 π_0 是否相同，用样本率与总体率的 u 检验进行比较。

（二）两个样本率比较的 u 检验

案例 9-7

某地调查了 50 岁以上吸烟者 200 人，其中患慢性支气管炎者 41 人，患病率为 20.5%；调查了 50 岁以上不吸烟者 162 人，其中患慢性支气管炎者 15 人，患病率为 9.3%。

问题：

1. 据以上资料能否下结论说吸烟者慢性支气管炎患病率高于不吸烟者？
2. 用什么方法对两个率进行比较？

对两个样本率 p_1 和 p_2 进行检验的目的是推断两个相应的总体率 π_1 和 π_2 是否相同。其原理与两个样本均数比较的 u 检验类似，其计算公式为：

$$u = \frac{|p_1 - p_2|}{S_{p_1-p_2}} = \frac{|p_1 - p_2|}{\sqrt{p_c(1-p_c)\left(\frac{1}{n_1} + \frac{1}{n_2}\right)}} \quad (9\text{-}11)$$

$$p_c = \frac{x_1 + x_2}{n_1 + n_2} \quad (9\text{-}12)$$

式中，p_1 和 p_2 分别为两个样本率，$S_{p_1-p_2}$ 为两个样本率相差的标准误，p_c 为合并样本率，x_1、x_2 分别为两个样本的阳性例数，n_1、n_2 分别为两个样本含量。

在案例 9-7 中，吸烟者与不吸烟者慢性支气管炎患病率分别为 20.5%、9.3%，可作为两个样本率 p_1 和 p_2，因样本含量较大，对其进行 u 检验。

1. 建立检验假设，确定检验水准。

H_0：$\pi_1 = \pi_2$，吸烟者与不吸烟者慢性支气管炎总体患病率相同。

H_1：$\pi_1 \neq \pi_2$，吸烟者与不吸烟者慢性支气管炎总体患病率不同。

2. 计算检验统计量 u 值 本例中 $n_1=200$，$x_1=41$，$p_1=0.205$，$n_2=162$，$x_2=15$，$p_2=0.093$，$p_c=(41+13)/(200+162)=0.149$，代入公式（9-11）得：

$$u = \frac{|p_1 - p_2|}{\sqrt{p_c(1-p_c)\left(\frac{1}{n_1} + \frac{1}{n_2}\right)}} = \frac{|0.205 - 0.093|}{\sqrt{0.149 \times (1-0.149)\left(\frac{1}{200} + \frac{1}{162}\right)}} = 2.98$$

3. 确定 P 值，做出推断结论 本例 $u=2.98 > 2.58$，故 $P < 0.01$，按 $\alpha=0.05$ 水准拒绝 H_0，接受 H_1，差异有统计学意义。可认为吸烟者与不吸烟者的慢性支气管炎患病率不同，吸烟者高于不吸烟者。

案例 9-7 分析

不能直接下结论说吸烟者慢性支气管炎患病率高于不吸烟者，因吸烟者慢性支气管炎患病率 20.5% 与不吸烟者的患病率 9.3% 只是样本率，要想做出客观的比较，需经假设检验推断两个样本率所来自的总体率 π_1 和 π_2 是否相同。本案例是用 u 检验进行两个样本率的比较，对于两个样本率比较的资料还可以用 χ^2 检验进行假设检验。

三、χ^2 检 验

χ^2 检验（Chi-square test）是现代统计学的创始人之一，英国统计学家 Karl Pearson 于 1900 年提出的一种具有广泛用途的统计方法，可用于检验两个（或多个）率或构成比之间差别是否有统计学意义，从而推断两个（或多个）总体率或构成比是否相同；可检验配对定性资料的差异有无统计学意义及两种属性或特征之间是否有关系等，还可做频数分布资料拟合优度检验。

（一）四格表资料的 χ^2 检验

现以两样本率比较的 χ^2 检验为例，介绍 χ^2 检验的基本思想。

某市欲比较乡镇医院和市级医院空气消毒合格率，随机抽取 129 家医院，结果见表 9-7。问乡镇医院与市级医院的空气消毒合格率有无差别？

表 9-7　城乡医院空气消毒合格率的比较

组别	合格数	不合格数	合计	合格率（%）
乡镇医院	25（a）	33（b）	58（$a+b$）	43.1
市级医院	55（c）	16（d）	71（$c+d$）	77.5
合计	80（$a+c$）	49（$b+d$）	129（n）	62.0

表 9-7 内，a、b、c、d 四个格子的数据是整个表的基本数据，其余数据都是从这四个基本数据推算出来的，故这种资料称为四格表资料。两个率或构成比的比较，用 u 检验和 χ^2 检验是等价的，对于同一份资料，$u^2=\chi^2$。

1. χ^2 检验的基本公式

$$\chi^2 = \sum \frac{(A-T)^2}{T} \quad (9-13)$$

式中，A 为实际频数（actual frequency），T 为理论频数（theoretical frequency）。根据检验假设：H_0：$\pi_1=\pi_2$，即两样本来自同一总体，或两总体率相同，则从理论上讲，各组的发生率和总发生率应相等，有 $\frac{a}{a+b}=\frac{c}{c+d}=\frac{(a+c)}{n}$，得到 a 格子的理论频数为 $T_{11}=\frac{(a+b)(a+c)}{n}$，以及 c 格子的理论频数为 $T_{21}=\frac{(c+d)(a+c)}{n}$；同理，从理论上讲，各组的未发生率与总的未发生率也应相等，有 $\frac{b}{a+b}=\frac{d}{c+d}=\frac{(b+d)}{n}$，得到 b 格子的理论频数为 $T_{12}=\frac{(a+b)(b+d)}{n}$，以及 d 格子的理论频数为 $T_{22}=\frac{(c+d)(b+d)}{n}$；由上述各式可概括出四格表的理论频数计算公式为：

$$T_{RC}=\frac{n_R n_C}{n} \quad (9-14)$$

式中，理论频数 T_{RC} 中，n_R 为相应的行合计，n_C 为相应的列合计。

从式 9-13 可以看出，χ^2 值反映了实际频数和理论频数的吻合程度。如果检验假设 H_0 成立，实际频数与理论频数的差值会小，则 χ^2 值也会小；反之，如果检验假设 H_0 不成立，实际频数与理论频数的差值会大，则 χ^2 值也会大。具体用以下规律来判断：

$\chi^2 < \chi^2_{0.05,v}$，$P>0.05$，差别无统计学意义

$\chi^2 \geq \chi^2_{0.05,v}$，$P\leq 0.05$，差别有统计学意义

χ^2 值的大小除取决于 $A-T$ 外，还取决于格子数的多少，因为各格的 $(A-T)^2/T \geq 0$，格子数越多，则自由度 v 越大，χ^2 值也越大。所以只有考虑了自由度 v 的影响，χ^2 值才能正确地反映实际频数 A 和理论频数 T 的吻合程度。χ^2 检验自由度的计算公式为：

$$v=(行数-1)(列数-1) \quad (9-15)$$

由公式（9-15）可见，χ^2 检验的自由度 v 取决于可以自由取值的格子数目，而不是样本含量 n。四格表资料只有两行两列，$v=1$，即在周边合计数固定的情况下，4 个基本数据当中只有一个可以自由取值，因此对于四格表资料，只要按公式（9-14）计算出一个理论频数 T_{RC} 后，其他 3 个理论频数可用周边合计数减去相应的理论频数 T 得出。

四格表为 2 行 2 列，故四格表的自由度 $v=(2-1)(2-1)=1$。

2. χ^2 检验的步骤（以四格表资料表 9-7 为例）

（1）建立检验假设，确定检验水准。

H_0：$\pi_1=\pi_2$，乡镇医院与市级医院的空气消毒合格率相同。

H_1：$\pi_1 \neq \pi_2$，乡镇医院与市级医院的空气消毒合格率不同。

$\alpha=0.05$

（2）计算理论频数 T 值：因为四格表每行和每列的合计数是固定的，所以只要用公式（9-14）求得任一个格子理论频数，则其余 3 个理论频数都可用同行或同列合计数相减求得，计算结果见表 9-8。

如先求出 $T_{11}=58\times 80/129=35.97$，则 $T_{12}=58\times 49/129=22.03$，$T_{21}=71\times 80/129=44.03$，$T_{22}=71\times 49/129=26.97$。

表 9-8　乡镇医院和市级医院空气消毒合格率比较

组别	合格数	不合格数	合计	合格率（%）
乡镇医院	25（35.97）	33（22.03）	58	43.1
市级医院	55（44.03）	16（26.97）	71	77.5
合计	80	49	129	62.0

（3）计算 χ^2 值

$$\chi^2 = \sum \frac{(A-T)^2}{T} = \frac{(25-35.97)^2}{35.97} + \frac{(33-22.03)^2}{22.03} + \frac{(55-44.03)^2}{44.03} + \frac{(16-26.97)^2}{26.97} = 16.00$$

$$v = 1$$

（4）确定 P 值，做出推断结论：查附表 6（χ^2 界值表），$\chi^2=16.00 > \chi^2_{0.01,1}=6.63$，故 $P<0.01$，按 $\alpha=0.05$ 水准拒绝 H_0，接受 H_1，差异有统计学意义。可认为乡镇医院与市级医院的空气消毒合格率不同，市级医院高于乡镇医院。

3. 四格表的专用公式　为方便计算，由理论公式导出四格表专用公式：

$$\chi^2 = \frac{(ad-bc)^2 n}{(a+b)(a+c)(b+d)(c+d)} \quad v=1 \tag{9-16}$$

将四格表资料表 9-7 有关数据代入式（9-16），得：

$$\chi^2 = \frac{(25\times 16 - 33\times 55)^2 \times 129}{58\times 71\times 80\times 49} = 16.00 \tag{9-17}$$

4. 四格表 χ^2 值的校正

> **案例 9-8**
> 将病情相似的淋巴系统肿瘤患者随机分为两组，分别做单纯化疗与复合化疗，两组的缓解率见表 9-9。
>
> 表 9-9　两种疗法缓解率的比较
>
> | 组别 | 缓解 | 未缓解 | 合计 | 缓解率（%） |
> |---|---|---|---|---|
> | 单纯化疗 | 2（4.8） | 10（7.2） | 12 | 16.7 |
> | 复合化疗 | 14（11.2） | 14（16.8） | 28 | 50.0 |
> | 合计 | 16 | 24 | 40 | 40.0 |
>
> 问题：
> 1. 试分析两种疗法的总体缓解率有无差异？
> 2. 是否需用连续性校正公式？

由于 χ^2 界值表是根据连续性的理论分布计算出来的，在某些情况用公式（9-13）和公式（9-14）计算出的 χ^2 值偏大，概率偏低，应进行校正。

（1）当 $n \geq 40$，并且所有 $T \geq 5$ 时，用基本公式或四格表专用公式。

（2）任一格子的 $1 \leq T < 5$ 时，并且 $n \geq 40$ 时，需计算校正 χ^2 值。

（3）任一格子的 $T < 1$ 或 $n < 40$ 时，可选用 Fisher 确切概率法（Fisher's exact probability）进行分析。

四格表校正 χ^2 值的计算公式为：

$$\chi_c^2 = \sum \frac{(|A-T|-0.5)^2}{T} \tag{9-18}$$

$$\chi_c^2 = \frac{(|ad-bc|-n/2)^2 n}{(a+b)(a+c)(b+d)(c+d)} \quad (9-19)$$

四格表校正 χ^2 假设检验步骤，以案例 9-8 为例：

（1）建立检验假设，确定检验水准。

H_0：$\pi_1=\pi_2$，两种疗法总体缓解率相同。

H_1：$\pi_1 \neq \pi_2$，两种疗法总体缓解率不同。

$\alpha = 0.05$

（2）计算检验统计量 χ^2 值：行合计的最小值与列合计的最小值交叉处所对应格子的理论频数最小，本例最小的理论频数 $T_{11}=12\times 16/40=4.8<5$，且 $n=40$，故应用连续性校正公式计算 χ^2 值。代入公式（9-19），得：

$$\chi_c^2 = \frac{(|2\times 14-10\times 14|-40/2)^2 \times 40}{16\times 24\times 12\times 28} = 2.624, v=(2-1)(2-1)=1$$

（3）确定 P 值，做出推断结论：查 χ^2 界值表，$\chi_c^2=2.624<\chi_{0.10,\ 1}^2=2.71$，故 $P>0.10$，按 $\alpha=0.05$ 水准不拒绝 H_0，差异无统计学意义。所以尚不能认为两种治疗方案的缓解率不同。

> **案例 9-8 分析**
> 还不能认为两种治疗方案的缓解率有差别。本例最小的理论频数小于 5，且 $n=40$，故需用连续性校正公式计算 χ^2 值。

（二）配对资料的 χ^2 检验

> **案例 9-9**
> 某研究共采集 50 份咽拭子标本，把每份标本分别接种在甲、乙两种流脑培养基上，观察两种培养基上流脑菌生长情况，结果见表 9-10。
>
> 表 9-10　两种流脑菌培养基的培养结果
>
> | 甲培养基 | 乙培养基 | | 合计 |
> |---|---|---|---|
> | | + | − | |
> | + | 15（a） | 9（b） | 24 |
> | − | 1（c） | 25（d） | 26 |
> | 合计 | 16 | 34 | 50 |
>
> 问题：
> 1. 甲、乙两种培养基的阳性生长情况是否相同？
> 2. 本例也是两个率的比较，与一般的四格表资料有什么不同？

与定量资料相似，定性资料也有配对比较形式。定性资料的配对设计常用于两种检验方法、培养方法、诊断方法的比较，其资料特点是对样本中各观察单位分别用两种方法处理，然后观察两种处理方法的某二分类变量的结果。

表 9-10 中，"+"为生长，"−"为不生长。案例 9-9 把同一份标本分别接种在两种不同培养基上，50 份标本培养结果有四种不同情况，分别以符号 a、b、c、d 表示。a 代表两种培养基均生长的标本份数，b 代表甲培养基生长、乙培养基不生长的标本份数，c 代表甲培养基不生长、乙培养基生长的标本份数，d 代表两种培养基均不生长的标本份数。

在本例中，分析的目的是比较甲、乙培养基出现阳性的概率是否相等，也就是说要检验甲培养基与乙培养基培养的阳性率的差异是否由抽样误差造成。a 和 d 是培养结果相同的部分，b 和 c 是培养结果不同的部分，要比较两种培养基的培养结果是否相等，就要着重看两种结果不一致的部分，即 b 与 c，检验这两部分间差别有无统计学意义。

1. 配对资料的 χ^2 检验公式

当 $b+c \geq 40$ 时，

$$\chi^2 = \frac{(b-c)^2}{b+c} \tag{9-20}$$

当 $b+c < 40$ 时，

$$\chi_c^2 = \frac{(|b-c|-1)^2}{b+c} \tag{9-21}$$

2. 配对资料 χ^2 检验步骤（以案例9-9为例）

（1）建立检验假设，确定检验水准。

H_0：总体 $b=c$，两种培养基培养结果相同。

H_1：总体 $b \neq c$，两种培养基培养结果不同。

$\alpha = 0.05$

（2）计算检验统计量 χ^2 值：本例 $b+c=10 < 40$，所以用校正公式（9-21）。

$$\chi_c^2 = \frac{(|b-c|-1)^2}{b+c} = \frac{(|9-1|-1)^2}{9+1} = 4.9$$

$$v = (2-1)(2-1) = 1$$

（3）确定 P 值，做出推断结论：查 χ^2 界值表，$\chi_{0.05,1}^2 = 3.84$，$\chi_c^2 > \chi_{0.05,1}^2$，$P < 0.05$，按 $\alpha = 0.05$ 水准拒绝 H_0，接受 H_1，差异有统计学意义。可认为两种培养基培养结果不同，甲培养基的阳性培养率高于乙培养基。

> **案例9-9分析**
> 本例两种培养基流脑菌生长情况有差别，甲培养基的阳性培养率高于乙培养基，此资料用配对资料的 χ^2 检验方法进行比较。

（三）行 × 列表资料的 χ^2 检验

1. 多个率比较的 χ^2 检验

> **案例9-10**
> 某单位分别用中药、西药和中西医结合三种疗法治疗慢性肾炎，其结果见表9-11。
>
> **表9-11　三种疗法治疗慢性肾炎的疗效**
>
> | 组别 | 有效 | 无效 | 合计 | 有效率（%） |
> |---|---|---|---|---|
> | 中西药组 | 26 | 4 | 30 | 86.67 |
> | 中药组 | 21 | 8 | 29 | 72.41 |
> | 西药组 | 25 | 24 | 49 | 51.02 |
> | 合计 | 72 | 36 | 108 | 66.67 |
>
> 问题：三种治疗方法的有效率有无差别？用什么方法来判断？

当定性资料列表中基本数据的行数或列数大于2时，称为行 × 列表或列联表（contingency table），简称 $R \times C$ 表。前述四格表，即 2×2 表，是最简单的一种 $R \times C$ 表形式。行 × 列表的 χ^2 检验主要用于多个样本率（或构成比）的比较，以及按两种属性分类的频数表资料的关联性分析。本例是3个样本率之间的比较。

行 × 列表的 χ^2 检验可用基本公式（9-13），为了计算简便，通常采用行 × 列表的专用公式：

$$\chi^2 = n\left(\sum \frac{A^2}{n_R n_C} - 1\right) \tag{9-22}$$

式中，n 为总例数，A 为每个格子的实际频数，n_R 为相应的行合计，n_C 为相应的列合计，R 为行数，C 为列数。

案例9-10的假设检验步骤：

（1）建立检验假设，确定检验水准。

H_0：$\pi_1=\pi_2=\pi_3$，三种治疗方法的有效率相等。

H_1：三种治疗方法的有效率不等或不全相等。

$\alpha = 0.05$

（2）计算检验统计量 χ^2 值。按公式（9-22）计算得：

$$\chi^2 = 108 \times \left(\frac{26^2}{30 \times 72} + \frac{4^2}{30 \times 36} + \frac{21^2}{29 \times 72} + \frac{8^2}{29 \times 36} + \frac{25^2}{49 \times 72} + \frac{24^2}{49 \times 36} - 1 \right) = 11.23$$

$$v = (3-1)(2-1) = 2$$

（3）确定 P 值，做出推断结论：查 χ^2 界值表，$\chi^2_{0.05,\,2}$=5.99，$\chi^2 > \chi^2_{0.05,\,2}$，$P < 0.05$，按 α=0.05 水准拒绝 H_0，接受 H_1，差异有统计学意义。可认为三种治疗方法的有效率有差别。

案例 9-10 分析

三种治疗方法的有效率有差别，用行 × 列表资料的 χ^2 检验进行比较。

2. 多个构成比较的 χ^2 检验

案例 9-11

某医院欲了解特发性鼻出血住院患者的血型分布与其他患者是否不同，将 210 例特发性鼻出血患者和 406 例对照组作为研究对象，血型分布资料见表 9-12。

表 9-12　特发性鼻出血与对照组血型分布情况

组别	A	B	O	AB	合计
特发性鼻出血	21	82	97	10	210
对照组	126	110	138	32	406
合计	147	192	235	42	616

问题：

1. 特发性鼻出血组与对照组血型分布有无差别？
2. 应选用什么检验方法对两组进行比较？
3. 如果 χ^2 检验的结果有差别，需要进一步比较两组之间的差别吗？

案例 9-11 是多组资料的内部构成比较，可用行 × 列表的 χ^2 检验进行比较。检验步骤为：

（1）建立检验假设，确定检验水准。

H_0：特发性鼻出血组与对照组血型分布相同。

H_1：特发性鼻出血组与对照组血型分布不同或不全相同。

$\alpha = 0.05$

（2）计算检验统计量 χ^2 值。按公式（9-22）计算得：

$$\chi^2 = 616 \times \left(\frac{21^2}{210 \times 147} + \frac{82^2}{210 \times 192} + \frac{97^2}{210 \times 235} + \frac{10^2}{210 \times 40} + \frac{126^2}{406 \times 147} + \frac{110^2}{406 \times 192} + \frac{138^2}{406 \times 235} + \frac{32^2}{406 \times 42} - 1 \right) = 39.38$$

$$v = (2-1)(4-1) = 3$$

（3）确定 P 值，做出推断结论：查 χ^2 界值表，$\chi^2_{0.05,\,3}$=7.81，本例 $\chi^2 > \chi^2_{0.05,\,3}$，所以 $P < 0.05$，按 α=0.05 水准拒绝 H_0，接受 H_1，可以认为特发性鼻出血组与对照组血型分布不同或不全相同。

3. 多个样本率间的多重比较　多个样本率比较，若统计推断结果拒绝 H_0，接受 H_1 时，只说明各总体率不等或不全相等，不能认为各总体率均有差别。若要明确具体是哪两个率有差别，需进行各总体率的多重比较，一般做 χ^2 分割，就是把 $R \times C$ 表分割为若干个四格表，进行两两比较。多个样本率的两两比较会增加犯 Ⅰ 类错误的概率，可用 Bonferroni 法校正检验水准。

$$\alpha' = \frac{\alpha}{k} \qquad (9\text{-}23)$$

式中，α 为原来检验水准，α' 为校正后的检验水准，k 为两两比较的次数。

案例 9-10 中 3 种疗法，需进行 3 次两两比较。原来检验水准 α 为 0.05，两两比较的检验水准为 $\alpha'=0.05/3=0.0167$，查 χ^2 界值表，$\alpha'=0.0167$，$v=1$ 的 χ^2 界值 $\chi^2_{0.0167,1}=5.97$。任意两组间比较结果见表 9-13。

表 9-13　三种疗法治疗慢性肾炎疗效的两两比较

对比组	四格表		χ^2 值	P 值	检验结果
中西药组和中药组	26	4	1.184	$P>\alpha'$	差异无统计学意义
	21	8			
中西药组和西药组	26	4	10.333	$P<\alpha'$	差异有统计学意义
	25	24			
中药组和西药组	21	8	3.446	$P>\alpha'$	差异无统计学意义
	25	24			

从结果看，中西药组和西药组的治疗有效率的差异有统计学意义，中西药组治疗有效率低于西药组。而他们与中药组比较均无统计学意义，即尚不能认为中药组的治疗有效率与中西药组或西药组不同。

4. 行 × 列表资料 χ^2 检验的注意事项

（1）对行 × 列表资料进行 χ^2 检验时，要求不能有 1/5 以上的格子理论频数小于 5，或有 1 个格子的理论频数小于 1，否则会导致分析的偏性。出现这些情况时可采取以下措施：①在可能的情况下再增加样本量；②如果专业或实际情况允许，可将太小的理论频数所在的行或列的实际数与相邻的行或列的实际数合并，如年龄分组可以合并；但按性质分组（如职业、血型等）资料则不能合并，只有增加样本含量；③删去理论频数太小的行或列。

（2）如果假设检验的结果是拒绝无效假设 H_0，只能认为各总体率或构成比之间总的来说有差别，但并不能说明它们之间都有差别，如果需要分析两两之间的差别，需进一步作两两比较，即行 × 列表的分割 χ^2 检验。

（3）单向有序的行 × 列表资料，不宜用 χ^2 检验比较两组效应，应选用非参数检验。若作 χ^2 检验只能说明各处理组的效应在构成比上有无差异，而无法考虑疗效的变化情况。

（王学梅）

第十章 秩和检验

假设检验的方法分为两种：参数检验（parametric test）和非参数检验（nonparametric test）。

凡是以特定的总体分布为前提，对总体参数进行假设检验的方法，称为参数检验，如前面介绍的样本均数的 t 检验、方差分析、样本率比较的 χ^2 检验，参数检验常常有一定的条件要求，如正态分布、方差齐性等，但在实际工作中，有些资料无法符合参数检验的条件，甚至其分布常常是未知的，这时可以使用不以特定的总体分布为前提，也不针对总体参数做统计推断的方法，即非参数检验方法，由于非参数检验方法对总体分布不做严格假定，故也称为任意分布检验。非参数检验方法通常适用于下述情况：

（1）总体分布为偏态或分布形式未知的定量资料。

（2）等级资料（有序分类资料），如疗效按治愈、显效、有效、无效分组的资料；临床化验结果按"-""±""+""++""+++""++++"分组的资料。

（3）某些数据偏大偏小或资料数据的末端（频数分布的末端）无确定的数值。如 < 0.01mg/L 或 > 100mg/L 等，即无具体数值。

（4）各组离散程度相差悬殊，即各总体方差不具齐性。

非参数检验方法尤其适用于数据经变量转换仍达不到参数检验的条件和要求的资料。

非参数检验方法的优点是适应范围广，且收集资料、统计分析方法也比较简便。但非参数检验方法会损失部分信息，降低检验效率是其缺点。如果资料符合参数检验的条件，若采用非参数检验方法，则非参数检验方法不如参数检验方法灵敏，即犯Ⅱ型错误的可能性大于参数检验法。因此，对于适合参数检验的资料，最好还是用参数检验方法。非参数检验的方法有很多，本章仅介绍较多用的秩和检验（rank sum test）。

第一节 配对资料的 Wilcoxon 符号秩和检验

配对资料的符号秩和检验（Wilcoxon signed-rank test），由 Wilcoxon 在 1945 年提出，又称差数秩和检验，是配对设计的非参数检验方法，用于推断配对资料的差值是否来自中位数为零的总体。

案例 10-1

传统尿铅测量消化的方法是用湿式热消化法，目前改用硝酸-高锰酸钾冷消化法。现有 10 份样品同时用两种消化方法测定其含量，结果见表 10-1。

表 10-1 两种消化方法测得尿铅结果（mg/L）

样品编号 （1）	冷消化法 （2）	热消化法 （3）	差数 d （4）=（2）-（3）	正秩次 （5）	负秩次 （6）
1	3.23	3.11	0.12	3	
2	2.81	3.00	-0.19		7
3	2.41	2.80	-0.39		8
4	5.16	4.48	0.68	9	
5	0.92	0.77	0.15	5	
6	0.36	0.36	0		
7	0.05	0.07	-0.02		1
8	3.96	4.11	-0.15		5
9	12.22	12.07	0.15	5	
10	1.79	1.83	-0.04		2

问题：
1. 该资料属何种设计？
2. 宜用何种统计分析方法检验两种测定方法的差异？

一、一般步骤

1. 求出各对数据的差值 见表10-1。

2. 建立检验假设，确定检验水准

H_0：$M_d = 0$，即差值总体中位数为0。

H_1：$M_d \neq 0$，即差值总体中位数不为0。

$\alpha = 0.05$

3. 编秩次 依差值绝对值，从小到大编秩，并按差值的正负，给秩次冠以正负号。编秩时，对差值为0的对子，舍去不计，此时总的对子数也要相应减去；若差值绝对值相等，且正负号不同，则取其平均秩次。

4. 求秩和，确定统计量 T 值 编秩次后分别求正负秩次之和，记 T_+ 与 T_-，任选其一作为统计量 T 值。正、负秩和相加应等于总秩和，即 $T_+ + T_- = (n+1)n/2$，通过对其计算可以判断 T_+ 和 T_- 的计算是否有误。

案例10-1：有 $T_+ = 22$、$T_- = 23$；$\sum T = T_+ + T_- = (9+1) \times 9/2 = 45$，编秩计算准确无误，见表10-1。

5. 确定 P 值，做出统计推断 查配对比较的符号秩和检验 T 界值表（见附表8-1、附表8-2），确定 T 界值范围；当统计量 T 值在上、下界值范围内，则 P 值大于相应的概率水平，无统计学意义；若统计量 T 值在上、下界值范围外，则 P 值小于相应的概率水平；若统计量 T 值等于上、下界值，则 P 值等于相应的概率水平。本例 $n=9$，$T=22$，查附表8-1，$T_{0.05(9)} = 5 \sim 40$，在上、下界值范围内，则 $P > 0.05$，按 $\alpha = 0.05$ 水准，不拒绝 H_0，差异无统计学意义，就目前的样本信息尚不能认为两种消化方法测定尿铅含量有差别。

应该注意，当 $n > 50$，超出了附表8-1、附表8-2范围，此时其近似正态分布，可用 u 检验，其公式为：

$$u = \frac{|T - n(n+1)/4| - 0.5}{\sqrt{n(n+1)(2n+1)/24}} \quad (10\text{-}1)$$

当相同秩次较多时，采用校正公式：

$$u_c = \frac{|T - n(n+1)/4| - 0.5}{\sqrt{\dfrac{n(n+1)(2n+1)}{24} - \dfrac{\sum(t_j^3 - t_j)}{48}}} \quad (10\text{-}2)$$

式中，t_j 为相同秩次的个数。设差值中有两个3、五个4、三个6，则 $t_1=2$，$t_2=5$，$t_3=3$，$\sum(t_j^3 - t_j) = (2^3-2) + (5^3-5) + (3^3-3) = 150$。

二、基本思想

如果 H_0 成立，即差值总体的中位数为0，理论上样本的正负秩和应相等，即统计量 T 值应为总秩次之和的一半，即 $T = \dfrac{n(n+1)/2}{2} = \dfrac{n(n+1)}{4}$，由于存在抽样误差，$T$ 值也应接近 $T = \dfrac{n(n+1)}{4}$ 的一定范围，若统计量 T 在该范围内，则认为其差异可能是由于存在抽样误差所致，则 $P > \alpha$，不拒绝 H_0，无统计学意义；反之，若统计量 T 超出该范围或等于该范围界值，则 $P \leq \alpha$，拒绝 H_0。

案例10-1 分析

该资料系配对设计，但其分布属偏态分布，宜用配对资料的符号秩和检验。

第二节 两独立样本比较的秩和检验

两独立样本均数比较的 t 检验，要求样本资料总体服从正态分布且要求方差具有齐性。当资料不能满足该条件时，可采用本节介绍的两样本比较的秩和检验 Wilcoxon mann-Whitney test 方法。

一、一般步骤和基本思想

（一）一般步骤

1. 建立检验假设，确定检验水准

H_0：两总体分布位置相同。

H_1：两总体分布位置不同。

α=0.05

2. 计算统计量

（1）编秩：将两样本数据分别由小到大统一编秩，编秩时，遇不同组的相同数据取平均秩次，遇同组相同数据，则不必取平均秩次。

（2）求秩和：将两样本各自的秩次相加求得秩和。

（3）确定统计量 T 值：当两样本例数不等时，以样本例数小者为 n_1，其秩和为统计量 T。当两样本例数相等时，可任取一组的秩和为 T。两组的秩和合计等于总秩和，即 $T_1+T_2=N(N+1)/2$，$N=n_1+n_2$。

3. 确定 P 值 当 $n_1<10$，$n_2-n_1<10$ 时，查 T 界值表，得出 P 值。统计量 T 值与 P 值关系为：若检验统计量 T 值在某一行的上、下界值范围以内，其 P 值大于表中相应的概率；若 T 值恰好等于上、下界值，其 P 值等于相应概率；若 T 值在某一行的上、下界值范围外，则 P 值小于表中相应概率。

4. 作出推断结论 根据 P 值大小作出拒绝或不拒绝 H_0 的推断结论。若 $P<0.05$，则拒绝 H_0；若 $P>0.05$，则不拒绝 H_0。

若 n_1 或 n_2-n_1 较大，超出 T 界值表范围时，可按正态近似原理用 u 检验：

$$u=\frac{|T-n_1(N+1)/2|-0.5}{\sqrt{n_1n_2(N+1)/12}} \quad (10\text{-}3)$$

当相同秩次较多时（尤其等级资料），改用校正公式（10-4）：

$$u_c=\frac{|T-n_1(n+1)/2|-0.5}{\sqrt{\frac{n_1n_2}{12N(N-1)}[N^3-N-\sum(t_i^3-t_i)]}} \quad (10\text{-}4)$$

其中 t_i 为相同秩次的个数。

■ **（二）基本思想**

如果 H_0 成立，则两样本来自分布位置相同的总体，两样本的平均秩次 T_1/n_1 与 T_2/n_2 应相等，或很接近，且都和总体的平均秩次 $(N+1)/2$ 相差很小。含量为 n_1 样本的秩和 T_1，应在 $T_1(N+1)/2$（T 值表范围中心为 $T_1(N+1)/2$）的左右变化。若 T 值偏离此值太远，偏离出给定 α 值所确定的范围时，则 $P<α$，故拒绝 H_0。

二、定量变量两独立样本比较的秩和检验

案例 10-2

研究者使用应对能力测试问卷，研究提前出院产妇对于自己应对能力看法的影响，对分娩后的两组 18 名初产妇分别进行调查，其中一组为分娩后 24 小时内出院（提前出院）组，另一组为常规出院组，结果见表 10-2。

表 10-2 两组产妇应对能力测试问卷自评得分情况

提前出院组		常规出院组	
得分	秩次	得分	秩次
17	4.5	13	1
18	6.5	14	2
20	8.5	16	3
24	13	17	4.5
25	14	18	6.5
27	16	20	8.5
28	17	21	10
29	18	22	11

提前出院组		常规出院组	
得分	秩次	得分	秩次
		22	12
		26	15
$n_1=8$	$T_1=97.5$	$n_2=10$	$T_2=73.5$

问题： 宜用哪种统计分析方法检验两组产妇对自己应对能力的评价是否有差异？

案例 10-2 分析

上述资料系完全随机设计两组资料的比较，但资料分布呈偏态分布，宜用两样本比较的秩和检验。

检验步骤如下：

1. 建立检验假设，确定检验水准

H_0：两总体分布位置相同。

H_1：两总体分布位置不同。

$\alpha=0.05$

2. 计算统计量

（1）编秩：将两组数据分别由小到大排列，并统一编秩，见表10-2中秩次一列，两组各有一个17，应编秩4、5，其平均秩次为（4+5）/2=4.5。常规出院组有两个22，同一组内可不求平均秩次，因为不影响它们的总秩和。

（2）求秩和：将各组秩次分别相加求得秩和。

（3）以样本例数较小者秩和为统计量 T：两组例数各为8和10，取较小样本的秩和为 T，则 $T=97.5$。

$T_1+T_2=97.5+73.5=171$ 与 $N(N+1)/2=171$ 相等，计算无误。

3. 确定 P 值 以 $n_1=8$，$n_2-n_1=10-8=2$，按 $\alpha=0.05$ 查 T 值表（附表8-2）得范围 53～99，本例 $T=97.5$ 在上、下界值范围内，$P>0.05$。

4. 作出推断结论 按 $\alpha=0.05$ 检验水准，不拒绝 H_0，尚不能认为两组产妇对自己应对能力测评有不同。

三、有序分类变量两独立样本比较的秩和检验

案例 10-3

随机抽取36名健康人为对照组，慢性气管炎患者38例为病例组，检查他们痰中嗜酸性粒细胞，结果见表10-3。

表10-3 正常组与慢性气管炎患者组痰中嗜酸性粒细胞检测结果

嗜酸性粒细胞 (1)	例数		合计 (4)	秩次范围 (5)	平均秩次 (6)	秩和	
	正常组 (2)	病例组 (3)				正常组 (7)=(2)(6)	病例组 (8)=(3)(6)
-	14	4	18	1～18	9.5	133	38
+	17	16	33	19～51	35	595	560
++	5	16	21	52～72	62	310	992
+++	0	2	2	73～74	73.5	0	147
合计	$n_1=36$	$n_2=38$	$N=74$			$T_1=1038$	$T_2=1737$

问题：

1. 该资料与案例10-2有何异同？
2. 宜用何统计分析方法检验两组检测结果的差异？

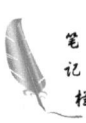

该资料系完全随机设计两组资料的比较,但属等级分组资料,宜用两样本比较的秩和检验,步骤如下:

1. 建立检验假设,确定检验水准

H_0:正常组与病例组痰中嗜酸性粒细胞检测结果总体中位数相同。

H_1:正常组与病例组痰中嗜酸性粒细胞检测结果总体中位数不同。

$\alpha=0.05$

2. 编秩次 本例为等级资料,其编秩为:先计算各等级两组的合计,见表10-3第(4)栏;确定秩次范围,本例检测结果为"−"者编秩时共18例,其秩次范围为1~18,见第(5)栏;再计算平均秩次,其为(1+18)/2=9.5,见第(6)栏,依此类推。

3. 求秩和,确定统计量 T 值 求各组秩和,见第(7)、(8)栏。记 T_1 与 T_2,见表10-3。一般取样本含量小者秩和为统计量 T 值。

本例:$n_1=36$,$T_1=1038$;$n_2=38$,$T_2=1737$;则 $T=1038$。$n_1=36$,超出了附表8-2中 T 界值表的范围,可用 u 检验,由于相同秩次多,故选用公式(10-4)。

$$u_c = \frac{|T - n_1(N+1)/2| - 0.5}{\sqrt{\frac{n_1 n_2}{12N(N-1)}\left[N^3 - N - \sum(t_i^3 - t_i)\right]}}$$

$$= \frac{|1038 - 36(74+1)/2| - 0.5}{\sqrt{\frac{36 \times 38}{12 \times 74(74-1)}\left[74^3 - 74 - (18^3 - 18 + 33^3 - 33 + 21^3 - 21 + 2^3 - 2)\right]}}$$

$$= 3.603$$

4. 确定 P 值,做出统计推断 $u_{0.05}=1.96$,$u_{0.01}=2.58$;本例 $u=3.603 > u_{0.01}$,$P < 0.01$,按 $\alpha=0.05$ 水准,拒绝 H_0,接受 H_1,两组差别有统计学意义,故可认为两组痰中嗜酸性粒细胞检测结果不同。

第三节 多个样本比较的秩和检验

多个独立样本均数比较,若样本资料总体服从正态分布且方差具有齐性时,应采用方差分析;当资料不能满足该条件时,可采用本节介绍的多个样本比较的秩和检验。

案例10-4

随机抽样得到下列三组研究对象,测得血浆总皮质醇(μg/L)如表10-4所示。

表10-4 三组血浆总皮质醇测定值(μg/L)

对照组($n_1=10$)		单纯性肥胖($n_2=10$)		皮质醇增多症($n_3=10$)	
总皮质醇含量	秩次	总皮质醇含量	秩次	总皮质醇含量	秩次
0.4	1	0.6	2	9.8	20
1.9	4	1.2	3	10.2	21
2.2	6	2.0	5	10.5	22
2.5	8	2.4	7	13.0	23
2.8	9	3.1	10.5	14.0	25
3.1	10.5	4.1	14	14.8	26
3.7	12	5.0	16	15.6	27
3.9	13	5.9	17	15.6	28
4.6	15	7.4	19	21.6	29
7.0	18	13.6	24	24.0	30
T_i	96.5		117.5		251

问题:宜用哪种统计分析方法检验三组之间的血浆总皮质醇是否有差异?

多个样本比较的秩和检验及其分析步骤：

1. 建立假设检验，确定检验水准

H_0：三组人群血浆总皮质醇测定值的总体分布相同。

H_1：三组人群血浆总皮质醇测定值的总体分布不同或不全相同。

$\alpha=0.05$

2. 编秩次 将各组数据从小到大统一编秩次，对相等的数值，如分属不同组时应取平均秩次，见表10-4。

3. 计算统计量

（1）若资料中没有相同数据，可用公式（10-5）。

$$H = \frac{12}{N(N+1)} \sum \frac{T_i^2}{n_i} - 3(N+1) \tag{10-5}$$

（2）若资料中有相同数据（尤其等级资料），采用校正的 H_c 值，见公式（10-6）。

$$H_c = \frac{H}{1 - \dfrac{\sum (t_i^3 - t_i)}{N^3 - N}} \tag{10-6}$$

式中，t_i 为相同秩次的个数。

本例有相同数据，采用校正的 H_c 值：

$$H = \frac{12}{N(N+1)} \sum \frac{T_i^2}{n_i} - 3(N+1) = \frac{12}{30\times(30+1)} \times (\frac{96.5^2}{10} + \frac{117.5^2}{10} + \frac{251^2}{10}) - 3\times(30+1)$$

$$= \frac{12}{30\times(30+1)} \times 8611.95 - 3\times(30+1) = 18.1219$$

$$H_c = \frac{H}{1 - \dfrac{\sum (t_i^3 - t_i)}{N^3 - N}} = \frac{18.1219}{1 - \dfrac{2^3 - 2 + 2^3 - 2}{30^3 - 30}} = 18.1327$$

4. 确定 P 值，做出统计推断 若组数 $k=3$，每组例数≤5，可查附表9，H 界值表，得出 P 值。若组数 $k>3$ 或有 $n_i>5$，则 H 近似服从 $v=k-1$ 的 χ^2 分布。本例 $n_i>5$，$v=3-1=2$，按 χ^2 分布，查 χ^2 界值表，$\chi^2_{0.01, 2}=9.21$，本例 $\chi^2 > \chi^2_{0.01, 2}$，$P<0.01$，按 $\alpha=0.05$ 水准，拒绝 H_0，接受 H_1，差别有统计学意义，认为三组人群血浆总皮质醇测定值的总体分布不同或不全相同。

案例10-4 分析

本资料系完全随机设计三组资料的比较，由于资料分布属偏态分布，宜用多个样本比较的秩和检验。

第四节 秩 相 关

秩相关又称等级相关（rank correlation），为双变量资料的相关分析方法，适用下列情况：①等级资料的相关分析；②不服从双变量正态分布、不宜做直线相关分析的资料；③分布形式未知资料的相关分析。

案例10-5

为了作肝癌病因分析，调查了10个地区肝癌病死率（1/10万）与食物中黄曲霉毒素相对含量（以最高含量为10），结果如表10-5所示。

表10-5 肝癌病死率（1/10万）与食物中黄曲霉毒素相对含量关系

地区编号(1)	黄曲霉毒素相对含量, x(2)	秩次(3)	肝癌病死率[(1/10万), y(4)]	秩次(5)	d(6)=(3)-(5)	d^2(7)=(6)^2
1	0.7	1	21.5	3	−2	4
2	1.0	2	18.9	2	0	0

续表

地区编号(1)	黄曲霉毒素相对含量, x(2)	秩次(3)	肝癌病死率[（1/10万, y(4)］	秩次(5)	d (6)=(3)-(5)	d² (7)=(6)²
3	1.7	3	14.4	1	2	4
4	3.7	4	46.5	7	-3	9
5	4.0	5	27.3	4	1	1
6	5.2	6	64.6	9	-3	9
7	5.4	7	46.3	6	1	1
8	5.9	8	34.2	5	3	9
9	6.1	9	77.6	10	-1	1
10	10.0	10	55.1	8	2	4
合计		55		55		42

问题：宜用何种统计分析方法检验肝癌病死率与食物中黄曲霉毒素相对含量是否有相关关系？

秩相关分析及其步骤：

1. 将 x、y 分别从小到大编秩 见表10-5第（3）、（5）栏，若遇到相同的数值，则计算平均秩次。然后求 x、y 秩次的差值 d 和 d^2，见第（6）、（7）栏。

2. 计算相关系数 记 r_s（Spearman 等级相关）。

$$r_s = 1 - \frac{6\sum d^2}{n(n^2-1)} \quad (10\text{-}7)$$

当 x 与 y 中，相同秩次较多时，宜用公式（10-8）计算校正相关系数 r'_s。

$$r'_s = \frac{[(n^3-n)/6] - (T_x + Y_y) - \sum d^2}{\sqrt{[(n^3-n)/6] - 2T_x}\sqrt{[(n^3-n)/6] - 2T_y}} \quad (10\text{-}8)$$

当 r_s 为正值时，表示正相关，负值为负相关。

本例 $r_s = 1 - \frac{6\sum d^2}{n(n^2-1)} = 1 - \frac{6 \times 42}{10(10^2-1)} = 0.7455$

3. r_s 的假设检验 r_s 是由样本资料计算出的相关系数，同样也存在抽样误差问题，故要推断总体两变量间有无线性相关，亦须经假设检验。

（1）建立检验假设，确定检验水准。

H_0：$\rho_s = 0$，两变量间无直线关系。

H_1：$\rho_s = 0$，两变量间有直线关系。

$\alpha = 0.05$

（2）计算统计量：当 $n \leq 50$ 时，检验 ρ_s 是否为"0"相关，可用查表法，查 r_s 界值表推断；当 $n > 50$，可按公式（10-9）计算统计量 u 值。

$$u = r_s\sqrt{n-1} \quad (10\text{-}9)$$

（3）确定 P 值，做出统计推断。

本例 $r_s = 0.7445$，查附表10，$r_{s0.05(8)} = 0.738$，$r_s > r_{s0.05(8)}$，$P < 0.05$，按 $\alpha = 0.05$ 的水准，拒绝 H_0，接受 H_1，差异有统计学意义，可认为肝癌病死率与食物中黄曲霉毒素相对含量间呈正相关关系。

案例10-5分析

案例10-5系双变量资料，宜作两变量相关关系分析，但该资料不服从双变量正态分布，不宜做直线相关分析，故可作秩相关分析。

（段爱旭）

第十一章 直线相关与回归

在医学研究中，常常需要分析变量与变量之间的关系问题，如血压与年龄，血压与职业性质，婴儿腹泻与喂养方式，儿童龋齿与饮食习惯，大学生心理问题的发生与个人性格、专业、家庭情况等等。其中就变量类型而言，有些是定量变量，有些是定性变量；就变量个数而言，有些涉及两个变量之间的关系，有些涉及多个变量之间的关系；就变量之间的关系性质而言，有线性关系，也有非线性关系。对此需要根据变量类型及变量个数、变量关系性质的不同，采用适宜的分析方法来揭示变量之间的关系。相关与回归分析就是用于分析变量之间关系问题的一类统计方法。

本章主要介绍对两个呈线性关系的定量变量之间进行直线相关与直线回归分析的内容。

第一节 直线相关分析

案例 11-1

某研究者对 15 名小细胞肺癌患者分别检测了血清中血管内皮生长因子（vascular endothelial growth factor，VEGF）与神经元特异性烯醇化酶（neuron-specific enolase，NSE）的含量，欲了解小细胞肺癌患者血清 VEGF 水平与 NSE 水平之间的关系，检测结果见表 11-1。

表 11-1　15 名小细胞肺癌患者血清 VEGF 与 NSE 检测结果

编号	VEGF（pg/ml）	NSE（ng/ml）
1	113.23	13.22
2	127.52	10.60
3	158.71	33.00
4	152.34	15.21
5	109.14	6.50
6	134.56	12.30
7	76.86	2.69
8	162.75	22.94
9	162.30	18.45
10	142.34	12.00
11	156.07	32.10
12	136.46	16.10
13	164.12	36.37
14	110.20	6.50
15	118.23	8.40

问题：
1. 该案例中收集的变量/资料属于何种类型？
2. 研究者的研究目的是什么？为此，应该如何进行分析？

一、直线相关的概念

当两个随机变量中一个变量增大，另一个也随之增大（或减少），统计学称此现象为共变，也就是有相关关系（correlation）。如果两个变量同时增加或减少，变化趋势是同向的，则两变量之间的关系为正相关（positive correlation）；若一个变量增加时，另一个变量减少，变化趋势是反向的，

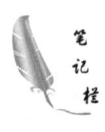

则称为负相关（negative correlation）。正相关和负相关并不一定表示一个变量的改变是引起另一变量变化的原因，有可能是同时受另一个因素的影响，因此，相关关系不一定是因果关系。

相关关系可分为线性相关和非线性相关。两个变量之间关系的性质可由散点图（scatter diagram）直观地说明，即将两个变量分别作为 x 与 y，在直角坐标系中一一标出对应的点。如果两个具有相关关系的随机变量组成的坐标点（散点图）在直角坐标系中呈直线趋势，就称这两个变量存在直线相关关系（图 11-1）。

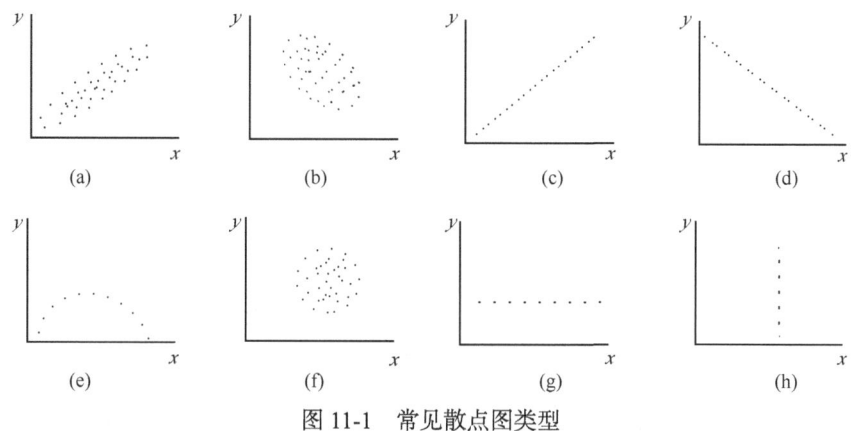

图 11-1　常见散点图类型

图 11-1（a）中的散点分布显示变量 x 增加时，变量 y 同时增加，x、y 间呈正向变化趋势，称为正相关。

图 11-1（b）中的散点分布显示变量 x 增加时，变量 y 同时减少，x、y 间呈反向变化趋势，称为负相关。

虽然图 11-1（a）与图 11-1（b）中 x、y 变化的趋势不同，但散点的分布均呈直线趋势，因此均称为直线相关。

图 11-1（c）中的各点均在一条直线上，且 x、y 呈同向变化，称为完全正相关。

图 11-1（d）中的各点均在一条直线上，但 x、y 呈反向变化，称为完全负相关。

图 11-1（e）中各点的排列不呈直线趋势，却呈某种曲线形状，此时这种情况称为非线性相关。

图 11-1（f～h）中，x 不论增加或减少，y 的大小不受其影响，反之亦然。虽然（g）和（h）中各点密集于一条直线，但该直线与 x 轴或 y 轴平行，仍表明 x 与 y 的消长互不影响，这种情况称为零相关。

直线相关（linear correlation）又称简单相关（simple correlation），用于双变量正态分布（bivariate normal distribution）资料，一般说来，两个变量都是随机变量，不分主次，处于同等地位。

> **案例 11-1 分析**
> 1. 该案例中对研究对象检测了血清 VEGF 水平与 NSE 水平，两个指标的检测结果均为定量变量（计量资料）。
> 2. 研究者欲了解血清 VEGF 水平与 NSE 水平之间的关系，亦即了解两个定量变量（血清 VEGF 水平、血清 NSE 水平）之间的关系，对此可以试用直线相关分析。

二、直线相关系数的意义及计算

直线相关分析是描述两变量间直线相关的方向和密切程度的分析方法，采用直线相关系数（linear correlation coefficient）来描述。

直线相关系数又称为积矩相关系数（coefficient of product-moment correlation）、皮尔逊相关系数（Person coefficient），简称相关系数（correlation coefficient），是表达两变量间线性关系密切程度和相关方向的一个统计指标。样本的相关系数用 r 表示，总体相关系数用 ρ 表示。

相关系数没有单位，是一个无量纲的统计指标，其取值范围为 $-1 \sim 1$。相关系数的值为正表示正相关，为负表示负相关，等于 0 为零相关。相关系数的绝对值越大，表示两变量间的相关程度越密切；相关系数越接近于 0，表示相关程度越不密切。相关系数的绝对值等于 1，为完全相关。生物现象由于影响因素众多，因此少见完全相关的两变量。

相关系数的计算公式：

$$r = \frac{\sum(x-\bar{x})(y-\bar{y})}{\sqrt{\sum(x-\bar{x})^2(y-\bar{y})^2}} = \frac{l_{xy}}{\sqrt{l_{xx}l_{yy}}} \quad (11-1)$$

式中，l_{xx} 表示自变量 x 的离均差平方和；l_{yy} 表示因变量 y 的离均差平方和；l_{xy} 表示 x 与 y 的离均差积和。

$$l_{xx} = \sum(x-\bar{x})^2 = \sum x^2 - \frac{(\sum x)^2}{n} \quad (11-2)$$

$$l_{yy} = \sum(y-\bar{y})^2 = \sum y^2 - \frac{(\sum y)^2}{n} \quad (11-3)$$

$$l_{xy} = \sum(x-\bar{x})(y-\bar{y}) = \sum xy - \frac{(\sum x)(\sum y)}{n} \quad (11-4)$$

三、直线相关系数的假设检验

根据样本数据计算得出的样本相关系数 r，是总体相关系数 ρ 的估计值。样本相关系数也存在抽样误差，所以，即使从 $\rho=0$ 的总体中进行随机抽样，由于抽样误差的影响，所得 r 值也不一定等于 0。因此计算出 r 值后，应该进行是否 $\rho=0$ 的假设检验，以判断在总体中两变量是否有直线相关关系。检验方法包括 t 检验和查表法。

（一）t 检验

H_0：$\rho=0$。

H_1：$\rho \neq 0$，$\alpha=0.05$。

检验统计量 t 值的计算公式为：

$$t = \frac{|r-0|}{S_r} = \frac{r}{\sqrt{\frac{1-r^2}{n-2}}} \quad (11-5)$$

计算得 t 值后，以 $v=n-2$ 查 t 界值表，得出 P 值，并作出推断结论。

（二）查表法

计算出相关系数之后，也可以用 $v=n-2$ 查附表 7 r 界值表，作出推断结论。

四、直线相关分析时的注意事项

1. 并非任何有联系的两个变量之间都是线性关系 一般在计算相关系数之前应首先利用散点图来大致判断一下两变量间是否具有线性趋势，以提示是否有必要进行直线相关分析。

2. 相关分析时的两个变量均为随机变量 有些研究中，一个变量的取值是随机的，而另一个变量的取值却是人为选定的，如研究药物的剂量-反应关系时，一般是选定 n 种剂量，然后观察每种剂量下动物的反应，此时得到的观察值不是随机样本，算得的相关系数 r 会因剂量的选择方案不同而不同，此时不宜作直线相关分析。

3. 进行直线相关分析时，要慎重对待异常点 异常点即为一些特大或特小的离群值，相关系数的数值受这些点的影响较大，有此点时两变量相关，无此点时可能则否。所以，对于收集的数据，在分析前要认真进行复核检查，一旦出现异常点要妥善处理。

4. 相关分析要有实际意义 两变量相关并不代表两变量间一定存在内在联系，如根据儿童身高与小树树高资料算得的相关系数，即是由于时间变量与二者的潜在联系，造成了儿童身高与树高相关的假象。

五、案例 11-1 的分析过程及结果

（一）绘制散点图

以血清 VEGF 水平为 x，以血清 NSE 水平为 y，绘制散点图，见图 11-2。或者也可以以血清 NSE 水平为 x，以血清 VEGF 水平 y，绘制散点图。

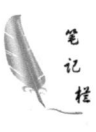

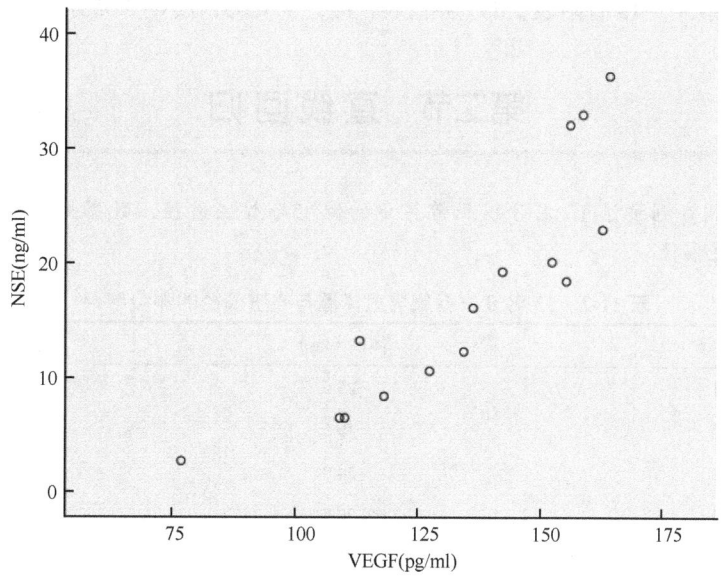

图 11-2 15 名小细胞肺癌患者血清 VEGF 水平与 NSE 水平散点图

从图 11-2 中可见散点的分布呈直线趋势，且 x、y 是同向变化的，表明两个指标的检测结果之间可能存在直线相关关系，且为正相关。

（二）计算直线相关系数

$n = 15$ $\qquad \sum x = 2017.840 \qquad \sum x^2 = 280\,310.473$

$\sum y = 258.590 \qquad \sum y^2 = 5946.062 \qquad \sum xy = 37\,953.821$

$\bar{x} = 17.239 \qquad \bar{y} = 134.523$

$$l_{xx} = \sum x^2 - \frac{(\sum x)^2}{n} = 280\,310.473 - \frac{2017.840^2}{15} = 8865.255$$

$$l_{yy} = \sum y^2 - \frac{(\sum y)^2}{n} = 5946.062 - \frac{258.590^2}{15} = 1488.142$$

$$l_{xy} = \sum xy - \frac{(\sum x)(\sum y)}{n} = 37\,953.821 - \frac{2017.840 \times 258.590}{15} = 3167.604$$

$$r = \frac{l_{xy}}{\sqrt{l_{xx} l_{yy}}} = \frac{3167.604}{\sqrt{8865.255 \times 1488.142}} = 0.872$$

（三）对样本的直线相关系数进行假设检验

对求得的 r 值，进行 t 检验。

H_0：$\rho = 0$。

H_1：$\rho \neq 0$，$\alpha = 0.05$。

已知：$n = 15$，$r = 0.872$，则

$$v = n - 2 = 15 - 2 = 13$$

$$t = \frac{r}{\sqrt{\dfrac{1-r^2}{n-2}}} = \frac{0.872}{\sqrt{\dfrac{1-0.872^2}{15-2}}} = 6.43$$

查 t 界值表，得 $P < 0.05$，按 $\alpha = 0.05$ 水准，拒绝 H_0，接受 H_1，故可以认为肺癌患者血清 VEGF 水平与血清 NSE 水平之间可能有直线相关关系，两者水平呈同向变化，即血 VEGF 水平升高，血清 NSE 水平也升高；或者说血清 NSE 水平升高，血清 VEGF 水平也升高。

也可以 $v=n-2=15-2=13$ 查附表 7 的 r 界值表，得 $P < 0.05$，按 $\alpha=0.05$ 水准，拒绝 H_0，接受 H_1，结论同前。

第二节 直线回归

案例 11-2

某研究人员调查测量了 13 名 8 岁正常男童的体重与心脏横径，数据见表 11-2。欲探讨由儿童体重推测其心脏横径。

表 11-2　13 名 8 岁健康男童体重与心脏横径的测量结果

编号	体重（kg）	心脏横径（cm）
1	25.5	9.2
2	19.5	7.8
3	24.0	9.4
4	20.5	8.6
5	25.0	9.0
6	22.0	8.8
7	21.5	9.0
8	23.5	9.4
9	26.5	9.7
10	23.5	8.8
11	22.0	8.5
12	20.0	8.2
13	28.0	9.9

问题：

1. 该案例中的变量属于何种类型？
2. 研究者欲由儿童体重推测其心脏横径，应该采用什么分析方法？

一、直线回归的概念

直线回归（linear regression）是分析两个定量变量间数量依存关系的统计分析方法。如果某一个变量随着另一个变量的变化而变化，并且它们的变化关系呈线性趋势，则可以采用直线回归方程来定量地描述它们之间的数量依存关系，这就是直线回归分析。

相关分析用于分析两个变量间的相互关系，回归分析用于分析一个变量与另一个变量之间的数量依存关系。与直线相关分析不同的是，直线回归分析中两个变量的地位是不相同的，通常把一个变量称为自变量（independent variable）或解释变量，用 x 表示，另一个变量称为因变量（dependent variable），或因变量，用 y 表示。它们之间的关系是自变量影响因变量，或者说是因变量依赖于自变量。其中 x 可以是规律变化的或人为选定的非随机变量，也可以是随机变量，前者称为 I 型回归，后者称为 II 型回归。

直线回归分析是通过建立直线回归方程来描述 y 与 x 的数量依存关系的。

直线回归方程的一般形式为：

$$\hat{y} = a+bx \tag{11-6}$$

式中，$\hat{y}$ 是与 x 对应的 y 的估计值（y 称实测值）。a 为截距（intercept），是回归直线与纵轴交点的纵坐标，$a>0$ 时，回归直线或其延长线与 y 轴在原点上方相交；$a<0$ 时，回归直线或其延长线与 y 轴在原点下方相交；$a=0$ 时，回归直线或其延长线通过原点。b 为回归系数（coefficient of regression），即直线的斜率（slope）；$b>0$ 时，y 值随 x 值的增加而增加；$b<0$ 时，y 值随 x 值的增加（减小）而减小（增加）；$b=0$ 时，回归直线与 x 轴平行，意为 y 值的变化不受 x 值变化的影响。回归系数 b 的统计意义是：x 每增（减）一个单位，y 平均改变 b 个单位。

案例 11-2 分析

1. 该案例中测量了 13 名 8 岁正常男童的体重与心脏横径数据，两个指标均为定量变量（计量资料）。

2. 研究者欲由儿童体重推测其心脏横径，对此可以试用直线回归分析。

二、直线回归分析的应用条件

（1）两变量的变化关系呈线性趋势（linear）。

（2）每个个体观察值之间相互独立（independent）。

（3）对于 I 型回归，因变量 y 为正态分布（normal distribution），对于 II 型回归，要求 x、y 服从双变量正态分布。

（4）在一定的取值范围内，x 的不同值所对应的随机变量 y 的总体方差相等（equal variance）。

三、直线回归方程的建立

建立直线回归方程的过程就是根据样本数据计算出 a 和 b 的过程。

求直线回归方程依据的是最小二乘法（least square method）的原理，也就是使各实测点到回归直线的纵向距离的平方和 $Q=\sum(y-\hat{y})^2$ 最小，这样才能使直线回归方程能较好地反映各点的分布情况。b 和 a 分别按下式计算：

$$b = \frac{\sum(x-\bar{x})(y-\bar{y})}{\sum(x-\bar{x})^2} = \frac{l_{xy}}{l_{xx}} \tag{11-7}$$

$$a = \bar{y} - b\bar{x} \tag{11-8}$$

四、直线回归系数的假设检验

直线回归系数是根据样本数据得出的，即使 x 与 y 之间的总体回归系数 β 为零，由于抽样误差的原因，其样本回归系数 b 也不一定为零，因此需要对回归系数进行假设检验，其目的就是作 β 是否为零的假设检验，方法如下。

（一）t 检验

H_0：$\beta=0$，H_1：$\beta \neq 0$，$\alpha=0.05$，检验统计量 t 值的计算公式为：

$$t = \frac{b-0}{S_b}, \quad v = n-2 \tag{11-9}$$

$$S_b = \frac{S_{y.x}}{\sqrt{l_{xx}}} \tag{11-10}$$

$$S_{y.x} = \sqrt{\frac{\sum(y-\hat{y})^2}{n-2}} \tag{11-11}$$

$$\sum(y-\hat{y})^2 = \sum(y-\bar{y})^2 - \sum(\bar{y}-\hat{y})^2 = l_{yy} - \frac{l_{xy}^2}{l_{xx}} \tag{11-12}$$

式中，S_b 为样本回归系数的标准误；$S_{y.x}$ 为剩余标准差（residual standard deviation），它是指扣除了 x 对 y 的线性影响后，y 的变异，可用以说明估计值 $\hat{y}$ 的精确性。$S_{y.x}$ 越小，表示回归方程的估计精度越高。

（二）方差分析

其基本思想是将因变量 y 的总变异 $SS_{总}$ 分解为 $SS_{回归}$ 和 $SS_{剩余}$，然后利用方差分析来推断回归方程是否成立。

$SS_{总}$ 即 $\sum(y-\bar{y})^2$，为 y 的离均差平方和（total sum of squares），反映未考虑 x 与 y 的回归关系时 y 的变异，其意义可通过图 11-3 加以说明。

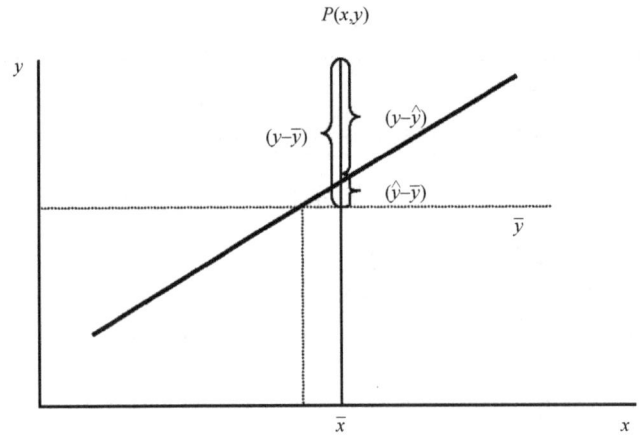

图 11-3　因变量 y 的离均差平方和划分示意图

任一点 P 的纵坐标被回归直线与均数 $\bar{y}$ 截成三段：

第一段 $(y-\hat{y})$，表示实测点 P 与回归直线的纵向距离，即实测值 y 与估计值 $\hat{y}$ 之差，称为剩余或残差。

第二段 $(\hat{y}-\bar{y})$，即 y 的估计值 $\hat{y}$ 与均数 $\bar{y}$ 之差，它与回归系数的大小有关。$|b|$ 值越大，$(\hat{y}-\bar{y})$ 也越大，反之亦然。当 $b=0$ 时，$(y-\bar{y})$ 亦为零，则 $(y-\hat{y}) = (y-\bar{y})$，也就是回归直线不能使残差 $(y-\hat{y})$ 减小。

第三段 $\bar{y}$，是因变量 y 的均数。

上述三段的代数和为：

$$y = \bar{y} + (\hat{y}-\bar{y}) + (y-\hat{y}) \tag{11-13}$$

移项：

$$(y-\bar{y}) = (\hat{y}-\bar{y}) + (y-\hat{y}) \tag{11-14}$$

P 点是散点图中任取的一点，将所有点都按上述方法处理，并将等式两端平方后再求和，则有：

$$\sum(y-\bar{y})^2 = \sum(\hat{y}-\bar{y})^2 + \sum(y-\hat{y})^2 \tag{11-15}$$

上式用符号表示为：

$$SS_{总} = SS_{回} + SS_{剩} \tag{11-16}$$

式中，$SS_{回}$ 即 $\sum(\hat{y}-\bar{y})^2$，为回归平方和（regression sum of squares），它反映在 y 的总变异 $SS_{总}$ 中由于 x 与 y 的直线关系而使 y 变异减小的部分，也就是在总平方和中可以用 x 解释的部分。$SS_{回}$ 越大，说明回归效果越好，即 $SS_{总}$ 中可用 x 与 y 线性关系解释的变异越多。

$SS_{剩}$ 即 $\sum(y-\hat{y})^2$，为剩余平方和（residual sum of squares），它反映 x 对 y 的线性影响之外的一切因素对 y 的变异的作用，也就是在总平方和 $SS_{总}$ 中无法用 x 解释的部分。在散点图中，各实测点离回归直线越近，$\sum(y-\hat{y})^2$ 也就越小，说明直线回归的估计误差越小。

所以，总变异 $SS_{总}$ 是由回归关系引起的 $SS_{回}$ 与回归无关的其他各种因素产生的 $SS_{剩}$ 所构成。若回归直线与各实测点比较吻合，则 $SS_{回}$ 将明显大于 $SS_{剩}$，当全部实测值都在回归直线上时，$SS_{总} = SS_{回}$，$SS_{剩} = 0$，反之，若回归直线拟合不好，$SS_{回}$ 相对较小，$SS_{剩}$ 则相对增大。可见 $SS_{回}/SS_{剩}$ 反映了回归的效果。

上述三个平方和，各有其相应的自由度 v，并有如下的关系：

$$v_{总} = v_{回} + v_{剩} \tag{11-17}$$

式中，n 为样本含量，$v_{总}=n-1$，$v_{回}=1$，$v_{剩}=n-2$

$SS_{总}$ 的计算：$SS_{总} = \sum(y-\bar{y})^2 = \sum y^2 - \dfrac{(\sum y)^2}{n}$

$SS_{回}$ 和 $SS_{剩}$ 可通过下列公式进行计算

$$SS_{回} = bl_{xy} = \dfrac{l_{xy}^2}{l_{xx}} \tag{11-18}$$

$$SS_{剩} = SS_{总} - SS_{回} \tag{11-19}$$

方差分析时的步骤与一般假设检验相同。统计量 F 的计算为：

$$F = \frac{SS_{回}/v_{回}}{SS_{剩}/v_{剩}} = \frac{MS_{回}}{MS_{剩}} \tag{11-20}$$

同一资料 $t_b = \sqrt{F}$。

（三）采用相关系数的假设检验代替

因为回归系数 b 的检验过程较为复杂，而相关系数 r 的检验过程相对简单并与之等价，故也可以用相关系数 r 的假设检验来代替回归系数 b 的假设检验。

五、直线回归的应用

（一）描述两变量之间数量上的依存关系

直线回归方程定量地表达了两个变量在数量上的依存关系，对回归系数 b 进行假设检验后，若 $P < \alpha$，可认为两变量间存在直线回归关系，则直线回归方程定量地表达了两个变量在数量上的依存关系。

（二）利用直线回归方程由一个容易测得的变量去推算另一个不易测得的变量

例如，由唾液溶菌环的直径推算唾液中溶菌酶的含量，由头发中某种微量元素的含量去推算人体血液中该元素的含量，由年龄推算体重，由体重推算体表面积等。将自变量 x 代入回归方程，即可得到个体 y 值的容许区间。方法详见其他参考书。

（三）利用直线回归方程进行统计控制

与上述过程相反，利用回归方程进行统计控制，是为满足 y 最高不超过限定的某一个数值或最低不低于限定的某一个数值时，x 所对应的数值范围。这是利用回归方程进行的逆估计，即规定 y 值的变化，通过控制 x 的范围来实现统计控制的目标。方法详见其他参考书。

六、直线回归分析的注意事项

（1）进行直线回归分析要有实际意义，不能忽视事物间的内在联系和规律，而随意把毫无关联的两种现象，进行直线回归分析，如对儿童身高与小树的生长数据进行直线回归分析既无道理也无实际用途。此外，即使两个变量间存在直线回归关系，但也未必是因果关系，必须结合专业知识作出合理的解释和结论。

（2）进行直线回归分析时，一般要求因变量 y 是来自正态总体的随机变量，自变量 x 可以是正态随机变量，也可以是精确测量或严密控制的值。若稍偏离要求时，一般对回归方程中参数的估计影响不大，但可能会影响假设检验时 P 值的真实性。

（3）进行直线回归分析时，应先绘制散点图，若提示有线性趋势存在时，可作直线回归分析；若提示无明显线性趋势，则应根据散点分布类型，选择合适的曲线模型（curvilinear model），经数据变换后，化为线性回归来解决。一般在不满足线性条件的情形下去建立直线回归方程会毫无意义，最好采用非线性回归的方法进行分析。

（4）绘制散点图后，若出现一些特大特小的离群值（异常点），则应及时复核检查，对由于测定、记录或计算机录入导致的错误数据，应予以修正和剔除。否则，异常点的存在会对回归方程中的截距、回归系数的估计产生较大影响。

（5）回归直线不能外延。直线回归的适用范围一般以自变量取值范围为限，在此范围内求出的估计值 $\hat{y}$ 称为内插（interpolation），超过自变量取值范围所计算的 $\hat{y}$ 称为外延（extrapolation）。一般应该避免随意外延。

七、案例 11-2 的分析过程及结果

（一）绘制散点图

以体重（kg）为 x、心脏横径（cm）为 y，绘制散点图，见图 11-4。

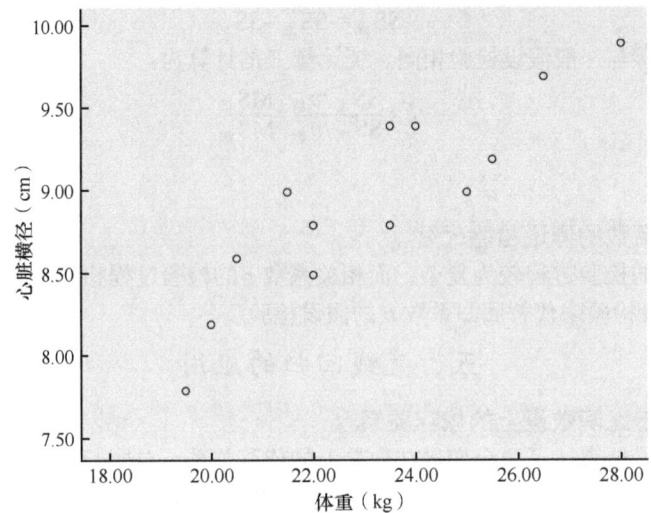

图 11-4　13 名 8 岁健康男童体重与心脏横径数据散点图

由散点图可见散点的分布呈直线趋势，提示体重与心脏横径呈线性关系。

（二）直线回归方程的建立

$$n = 13 \qquad \sum x = 301.5 \qquad \sum x^2 = 7072.75$$

$$\sum y = 116.3 \qquad \sum y^2 = 1044.63 \qquad \sum xy = 2713.65$$

$$\bar{x} = 23.19 \qquad \bar{y} = 8.95$$

$$l_{xx} = \sum x^2 - (\sum x)^2 / n = 7072.75 - 301.5^2 / 13 = 80.27$$

$$l_{xy} = \sum xy - (\sum x \sum y) / n = 2713.65 - 301.5 \times 116.3 / 13 = 16.38$$

$$b = l_{xy} / l_{xx} = 16.38 / 80.27 = 0.2041$$

$$a = \bar{y} - b\bar{x} = 8.95 - 0.2041 \times 23.19 = 4.212$$

由此得到根据体重（x）估计心脏横径（y）的直线回归方程为：

$$\hat{y} = 4.212 + 0.2041x \tag{11-21}$$

（三）对直线回归系数进行假设检验

采用 t 检验。

H_0：总体回归系数 $\beta = 0$，即体重与心脏横径之间无直线回归关系。

H_1：总体回归系数 $\beta \neq 0$，即体重与心脏横径之间有直线回归关系。

$\alpha = 0.05$

$$l_{yy} = \sum y^2 - (\sum y)^2 / n = 1044.63 - 116.3^2 / 13 = 4.19$$

$$l_{xx} = 80.27 \qquad l_{xy} = 16.38$$

$$\sum (y - \hat{y})^2 = l_{yy} - \frac{l_{xy}^2}{l_{xx}} = 4.19 - \frac{16.38^2}{80.27} = 0.85$$

$$S_{y.x} = \sqrt{\frac{\sum (y - \hat{y})^2}{n - 2}} = \sqrt{\frac{0.85}{13 - 2}} = 0.28, \quad S_b = \frac{S_{y.x}}{\sqrt{l_{xx}}} = \frac{0.28}{\sqrt{80.27}} = 0.0313$$

$$t = \frac{b}{S_b} = \frac{0.2041}{0.0313} = 6.5207 \tag{11-22}$$

以 $v = n - 2 = 13 - 2 = 11$，查 t 界值表，得 $P < 0.05$，按 $\alpha = 0.05$ 水准拒绝 H_0，接受 H_1，可以认为体重与心脏横径之间有直线回归关系。

第三节 直线相关与回归的区别和联系

一、直线相关与直线回归的区别

1. 资料要求不同 相关要求两个变量是双变量正态分布；回归要求因变量 y 服从正态分布，而自变量 x 是能精确测量和严格控制的变量。

2. 统计意义不同 相关反映两变量间的伴随关系，这种关系是相互的、对等的，不一定有因果关系；回归则反映两变量间的依存关系，有自变量与因变量之分，一般将"因"或较易测定、变异较小者定为自变量。这种依存关系可能是因果关系或从属关系。

3. 分析目的不同 相关分析的目的是把两变量间直线关系的密切程度及方向用统计指标表示出来；回归分析的目的则是把自变量与因变量间的关系用函数公式定量表达出来。

二、直线相关与直线回归的联系

1. 变量间关系的方向一致 对同一资料，其 r 与 b 的正负号一致。

2. 假设检验等价 对同一样本，$t_r = t_b$，因此实际分析中对 r 与 b 的假设检验可以互相替代。

3. r 与 b 值可相互换算

$$r = \frac{l_{xy}}{\sqrt{l_{xx} l_{yy}}} = \frac{l_{xy}}{l_{xx}} \sqrt{\frac{l_{xx}}{l_{yy}}} = b \sqrt{\frac{l_{xx}}{l_{yy}}} \tag{11-23}$$

$$b = r \sqrt{\frac{l_{yy}}{l_{xx}}}$$

4. 用回归解释相关 相关系数的平方 r^2 称为决定系数（coefficient of determination）：

$$r^2 = \frac{l_{xy}^2}{l_{xx} l_{yy}} = \frac{l_{xy}^2 / l_{xx}}{l_{yy}} = \frac{SS_{回}}{SS_{总}} \tag{11-24}$$

r^2 是回归平方和与总的离均差平方和之比，故回归平方和是引入相关变量后总平方和减少的部分，其大小取决于 r^2。回归平方和越接近总平方和，则 r^2 越接近 1，说明引入相关的效果越好；反之，则说明引入相关的效果不好或意义不大。

（尹素凤）

第十二章 多元统计简介

第十一章已介绍了直线相关与回归分析，其中直线回归是研究一个因变量与一个自变量之间呈直线数量依存关系的一种统计方法。但医学研究发现，一种疾病的发生与预后常常是多种原因和因素综合作用的结果。如糖尿病患者的血糖变化可能受胰岛素、糖化血红蛋白、血清总胆固醇、三酰甘油等多种生化指标的影响。由于各种因素间往往相互联系，只有对研究事物进行多因素的综合分析，才能更全面和准确地认识事物的本质特征。多元统计分析方法可以帮助我们同时研究影响事件结果的多种因素，以及它们对结果变量的相对作用大小，以得出更全面和准确的统计分析结论。因此，多元统计分析方法得到越来越广泛的应用。多元统计分析方法的主要内容：多元线性回归分析、logistic 回归分析、Cox 回归分析、判别分析、聚类分析、主成分分析与因子分析、典型相关分析等。多元统计分析的原理比较复杂，计算一般需要借助专业的统计软件。以下从实用的角度出发，简单介绍多元线性回归分析和 logistic 回归分析。

第一节 多元线性回归分析

案例 12-1

27 名糖尿病患者的血清总胆固醇、三酰甘油、空腹胰岛素、糖化血红蛋白、空腹血糖的测量值列于表 12-1 中，试建立空腹血糖与其他几项指标的多元线性回归方程。

表 12-1 27 名糖尿病患者的血糖及有关变量的测量结果

序号	总胆固醇（mmol/L）x_1	三酰甘油（mmol/L）x_2	空腹胰岛素（μU/ml）x_3	糖化血红蛋白（%）x_4	空腹血糖（mmol/L）y
1	5.68	1.90	4.53	8.20	11.20
2	3.79	1.64	7.32	6.90	8.80
3	6.02	3.56	6.95	10.80	12.30
4	4.85	1.07	5.88	8.30	11.60
5	4.60	2.32	4.05	7.50	13.40
6	6.05	0.64	1.42	13.60	18.30
7	4.90	8.50	12.60	8.50	11.10
8	7.08	3.00	6.75	11.50	12.10
9	3.85	2.11	16.28	7.90	9.60
10	4.65	0.63	6.59	7.10	8.40
11	4.59	1.97	3.61	8.70	9.30
12	4.29	1.97	6.61	7.80	10.60
13	7.97	1.93	7.57	9.90	8.40
14	6.19	1.18	1.42	6.90	9.60
15	6.13	2.06	10.35	10.50	10.90
16	5.71	1.78	8.53	8.00	10.10
17	6.40	2.40	4.53	10.30	14.80
18	6.06	3.67	12.79	7.10	9.10
19	5.09	1.03	2.53	8.90	10.80
20	6.13	1.71	5.28	9.90	10.20
21	5.78	3.36	2.96	8.00	13.60

续表

序号	总胆固醇（mmol/L）x_1	三酰甘油（mmol/L）x_2	空腹胰岛素（μU/ml）x_3	糖化血红蛋白（%）x_4	空腹血糖（mmol/L）y
22	5.43	1.13	4.31	11.30	14.90
23	6.50	6.21	3.47	12.30	16.00
24	7.98	7.92	3.37	9.80	13.20
25	11.54	10.89	1.20	10.50	20.00
26	5.84	0.92	8.61	6.40	13.30
27	3.84	1.20	6.45	9.60	10.40

一、多元线性回归模型

假定对 n 例观察对象逐一测定了因变量 y 与 m 个自变量 x_1，x_2，…，x_m 的数值，数据格式如表 12-2 所示

表 12-2　多元线性回归分析数据格式

观察对象（NO.）	x_1	x_2	…	x_m	y
1	x_{11}	x_{12}	…	x_{1m}	y_1
2	x_{21}	x_{22}	…	x_{2m}	y_2
3	⋮	⋮	⋮	⋮	⋮
n	x_{n1}	x_{n2}	…	x_{nm}	y_n

多元线性回归的数学模型为：

$$y=\beta_0+\beta_1 x_1+\beta_2 x_2+\cdots+\beta_m x_m+e \quad (12-1)$$

式中，y 为因变量，x_1，x_2，…，x_m 为自变量，β_0 为常数项，又称截距，β_1，β_2，…，β_m 称为偏回归系数。偏回归系数 β_j（$j=1$，2，…，m）表示在其他自变量固定不变的情况下，x_j 每增加或减少一个单位时引起因变量 y 的平均变化量。e 表示去除 m 个自变量对 y 影响后的随机误差，也称残差。

对于样本资料，应用参数估计方法可以求出 β_j，相应的回归方程为：

$$\hat{y}=b_0+b_1 x_1+b_2 x_2+\cdots+b_m x_m \quad (12-2)$$

式中，$\hat{y}$ 为 y 估计值，表示在一组 x_1，x_2，…，x_m 取值时 y 的平均估计值，b_0，b_1，b_2，…，b_m 为模型参数的估计值。

二、多元线性回归方程的假设检验及其评价

由样本得到回归方程后，为了确定回归方程及引入的自变量是否有统计学意义，必须进一步做假设检验。

多元线性回归方程的假设检验包括两个方面：整体回归效应的假设检验和偏回归系数的假设检验。

（一）整体回归效应的假设检验

类似简单线性回归方程的假设检验，当通过样本数据求得参数估计值 b_0，b_1，b_2，…，b_m 之后，还需要进一步检验各自变量的偏回归系数是否均为 0，即 H_0：$\beta_1=\beta_2=\cdots=\beta_m=0$ 是否成立，以确定就整体而言，所得回归方程是否有统计学意义，通常采取方差分析的方法进行 F 检验。

因变量 y 的总变异，其离均差平方和记为 $SS_{总}$，是观察值 y 的离均差平方和，反映观察值 y 的变异性，其自由度 $v_{总}=n-1$（n 为样本含量）；y 的变异中可以由方程中自变量解释的部分，称为回归部分，其离均差平方和记为 $SS_{回}$，其自由度 $v_{回}=m$（m 为自变量个数）；y 的变异中不能由方程中自变量解释的部分，称为剩余部分（残差部分，是因随机因素所致），其离均差平方和记为 $SS_{残}$，其自由度 $v_{残}=n-m-1$。均方 MS 是 SS 与相应自由度的比值，如 $MS_{回}=SS_{回}/v_{回}$，$MS_{残}=SS_{残}/v_{残}$。然后按下式求 F 值。

$$F = \frac{SS_{回}/m}{SS_{残}/(n-m-1)} = \frac{MS_{回}}{MS_{残}} \quad (12\text{-}3)$$

方差分析法见表 12-3。

表 12-3 多元线性回归方差分析表

变异来源	自由度	SS	MS	F	P
回归	m	$SS_{回}$	$SS_{回}/m$	$MS_{回}/MS_{残}$	
残差	$n-m-1$	$SS_{残}$	$SS_{残}/(n-m-1)$		
总变异	$n-1$	$SS_{总}$			

如果 $F \geq F_{\alpha,(m, n-m-1)}$，则在 α 水准上拒绝 H_0，接受 H_1，认为拟合的回归方程总的来讲具有统计学意义，即因变量 y 与 m 个自变量 $x_1, x_2, \cdots, x_m$ 之间至少有一个存在线性回归关系。

（二）偏回归系数的假设检验

回归方程总的来讲有统计学意义，并不能保证每一个自变量对 y 都有线性回归关系，即仍可能有个别 $\beta_j = 0$。因此，需要分别对各偏回归系数进行假设检验，以确定各自变量对因变量有无线性回归关系，即检验 $H_0: \beta_j = 0$ $(j=1, 2, \cdots, m)$ 是否成立。对偏回归系数进行假设检验的常用方法有 t 检验和方差分析，下面略述 t 检验。

对某一偏回归系数 b_j 假设检验的公式为：

$$t_{bj} = \frac{b_j}{S_{bj}} \quad (12\text{-}4)$$

式中，b_j 为偏回归系数的估计值；S_{bj} 为 b_j 的标准误，t_{bj} 服从自由度为 $(n-m-1)$ 的 t 分布。如果 $|t_{bj}| \geq t_{\alpha/2, n-m-1}$，则在 α 检验水准上拒绝 H_0，接受 H_1，认为 y 与 x_j 存在线性回归关系。

（三）标准化偏回归系数

偏回归系数 b_j $(j=1, 2, \cdots, m)$ 的大小反映了该自变量对 y 的影响程度，但由于各自变量的测量单位不同，所以不能直接用偏回归系数的数值大小来比较方程中各自变量对因变量 y 的影响程度，而需要消除量纲的影响，将各偏回归系数进行标准化后再作对比。消除量纲影响后的偏回归系数称为标准化偏回归系数 b'_j。标准化偏回归系数可以用原始观察值的标准化转换 $x'_j = \frac{\chi_j - \bar{\chi}_j}{S_j}$ 而求得。然后拟合回归方程，如此获得标准化偏回归系数 $b'_0, b'_1, b'_2, \cdots, b'_m$。标准化偏回归系数的计算方法还有另外的方法。各自变量的标准化偏回归系数的绝对值之间可以直接比较其大小，以衡量各自变量对因变量的影响大小。例如，若 b'_1 是 b'_2 的 2 倍，则 x_1 对 y 的贡献（重要性）是 x_2 的 2 倍。

三、案例 12-1 的分析结果

（一）建立多元性回归方程

以表 12-1 中的血清总胆固醇、三酰甘油、空腹胰岛素、糖化血红蛋白分别为自变量 x_1、x_2、x_3、x_4，以空腹血糖为因变量 y，用 SPSS 统计软件进行数据分析，得到包含全部自变量的多元线性回归方程为：

$$\hat{y} = 5.943 + 0.142x_1 + 0.352x_2 - 0.271x_3 + 0.638x_4$$

该方程中 x_1 对应的偏回归系数 $b_1 = 0.142$，表示当 x_2、x_3、x_4 不变时，单独由于血清总胆固醇的变化而引起空腹血糖的变化量，余类推。

（二）模型整体回归效应的假设检验

用方差分析对模型整体回归效应作假设检验：

$H_0: \beta_1 = \beta_2 = \beta_3 = \beta_4 = 0$。
$H_1: \beta_1, \beta_2, \beta_3, \beta_4$ 不为 0 或不全为 0。
$\alpha = 0.05$
结果见表 12-4。

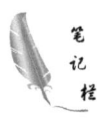

表 12-4　回归方程模型整体回归效应的方差分析

变异来源	自由度	SS	MS	F	P
回归	4	133.711	33.427	8.28	<0.001
残差	22	88.841	4.038		
总变异	26	222.552			

由上表可见，$P<0.001$，拒绝 H_0。说明从模型整体上而言，用这 4 个自变量构成的回归方程解释空腹血糖是有统计学意义的。

（三）偏回归系数的假设检验

用 t 检验分别推断各个总体偏回归系数等于零的假设是否成立，即

H_0：$\beta_j=0$（$j=1, 2, \cdots, m$）。

H_1：$\beta_j \neq 0$（$j=1, 2, \cdots, m$）。

$\alpha=0.05$

结果见表 12-5。

表 12-5　偏回归系数的 t 检验与标准化偏回归系数

变量	自由度	偏回归系数	标准误	t	P	标准化偏回归系数
截距	1	5.943	2.829	2.101	0.047	0
x_1	1	0.142	0.366	0.390	0.701	0.078
x_2	1	0.351	0.204	1.721	0.099	0.309
x_3	1	−0.271	0.121	−2.229	0.036	−0.339
x_4	1	0.638	0.243	2.623	0.016	0.398

由表 12-5 可见，在 4 个变量中，变量空腹胰岛素（x_3）和糖化血红蛋白（x_4）的偏回归系数在 0.05 概率水平上具有统计学意义，而血清总胆固醇（x_1）、三酰甘油（x_2）对空腹血糖的影响无统计学意义。y 值与 x_4 呈正相关，y 值与 x_3 呈负相关。从标准化偏回归系数可见，x_4 对 y 贡献最大，其次为 x_3。

第二节　logistic 回归

logistic 回归是研究二分类或多分类观察结果与一些影响因素之间关系的一种多变量分析方法。在医学研究中，经常需要分析疾病与各危险因素之间的定量关系，如冠心病的发生（发生赋值为 1，未发生赋值为 0）与年龄、高血压史、高血脂史等危险因素的关系。如果用线性回归分析，由于因变量 y 是一个二分类变量资料，不满足应用条件，因此应用 logistic 回归进行分析。非条件 logistic 回归适用于成组设计且因变量为二项分类事件的资料，条件 logistic 回归适用于配对设计且因变量为二项分类事件的资料，多分类 logistic 回归适用于因变量为多分类的资料。以下简要介绍常用的非条件 logistic 回归分析。

> **案例 12-2**
>
> 为了探讨冠心病发生的有关危险因素，对 26 例冠心病患者和 28 例对照者进行病例 - 对照研究，各因素的说明及资料见表 12-6 和表 12-7，试用 logistic 回归分析筛选危险因素（$\alpha_入=0.10$，$\alpha_出=0.15$）。
>
> 表 12-6　冠心病危险因素的病例 - 对照调查资料（1）
>
> | 因素 | 变量名 | 赋值说明 |
> |---|---|---|
> | 年龄（岁） | x_1 | <45=1，45～54=2，55～64=3，65～=4 |
> | 高血压史 | x_2 | 无=0，有=1 |
> | 高血压家族史 | x_3 | 无=0，有=1 |
> | 吸烟 | x_4 | 不吸=0，吸=1 |

续表

因素	变量名	赋值说明
高血脂史	x_5	无=0, 有=1
动物脂肪摄入量	x_6	低=0, 高=1
体重指数（BMI）	x_7	<24=1, 24~25=2, 26~=3
A型性格	x_8	否=0, 是=1
冠心病	y	对照=0, 病例=1

表 12-7 冠心病危险因素的病例-对照调查资料（2）

序号	x_1	x_2	x_3	x_4	x_5	x_6	x_7	x_8	y
1	3	1	0	1	0	0	1	1	0
2	2	0	1	1	0	0	1	0	0
3	2	1	0	0	0	0	1	0	0
4	2	0	0	1	0	0	1	0	0
5	3	0	0	1	0	1	1	1	0
6	3	0	1	1	0	0	2	1	0
7	2	0	1	0	0	0	1	0	0
8	3	0	1	1	1	0	1	0	0
9	2	0	0	0	0	0	1	1	0
10	1	0	0	1	0	0	1	0	0
11	1	0	1	0	0	0	1	1	0
12	1	0	0	0	0	0	2	1	0
13	2	0	0	0	0	0	1	0	0
14	4	1	0	1	0	0	1	0	0
15	3	0	1	1	0	0	1	0	0
16	1	0	0	1	0	0	3	1	0
17	2	0	0	0	0	0	1	0	0
18	1	0	0	1	0	0	1	1	0
19	3	1	1	1	1	0	1	0	0
20	2	1	1	1	1	0	2	0	0
21	3	1	0	1	0	0	1	0	0
22	2	1	1	0	1	0	3	0	0
23	2	0	0	1	1	0	1	1	0
24	2	0	0	0	0	0	1	0	0
25	2	0	1	0	0	0	1	0	0
26	2	0	0	0	0	0	1	1	0
27	2	0	0	0	0	0	1	0	0
28	2	0	0	0	0	0	2	1	0
29	2	1	1	1	0	1	2	1	1
30	3	0	0	1	1	1	2	1	1
31	2	0	0	1	1	1	1	0	1
32	3	1	0	1	0	1	3	1	1
33	2	0	0	1	0	0	1	1	1
34	2	0	1	0	1	1	1	1	1

续表

序号	x_1	x_2	x_3	x_4	x_5	x_6	x_7	x_8	y
35	2	0	0	1	0	1	1	0	1
36	2	1	1	1	1	0	1	1	1
37	3	1	1	1	1	0	1	1	1
38	3	1	1	1	0	1	1	1	1
39	3	1	1	1	1	0	1	1	1
40	3	0	1	0	0	0	1	0	1
41	2	1	1	1	1	0	2	1	1
42	3	1	0	1	0	1	2	1	1
43	3	1	0	1	0	0	1	1	1
44	3	1	1	1	1	1	2	0	1
45	4	0	0	1	1	0	3	1	1
46	3	1	1	1	1	0	3	1	1
47	4	1	1	1	1	0	3	0	1
48	3	0	1	1	1	0	1	1	1
49	4	0	0	1	0	0	2	1	1
50	1	0	1	1	1	0	2	1	1
51	2	1	1	1	0	1	2	1	1
52	2	1	1	1	0	0	2	1	1
53	2	1	0	1	0	0	1	1	1
54	3	1	1	0	1	0	3	1	1

一、logistic 回归模型

设有二项分类变量 y 和 m 个自变量（影响因素）x_1, x_2, $\cdots$, x_m，令 $y=1$ 表示某事件发生（阳性结果），$y=0$ 表示某事件未发生（阴性结果），记 P 为在 m 个自变量作用下阳性结果发生的概率，则非条件 logistic 回归模型可以表示为：

$$P = \frac{1}{1+\exp\left[-(\beta_0+\beta_1x_1+\beta_2x_2+\cdots+\beta_mx_m)\right]} \tag{12-5}$$

式中，β_0 为常数项，$\beta_j(j=1, 2, \cdots, m)$ 为偏回归系数，即 x_j 的 logistic 回归系数。

设在自变量取值相同的条件下，该事件不发生的概率为 Q，则 $Q=1-P$。将 P 除以 $1-P$ 并取对数得到：

$$\ln\left(\frac{P}{1-P}\right) = \beta_0+\beta_1\chi_1+\beta_2\chi_2+\cdots+\beta_m\chi_m \tag{12-6}$$

经过转换，公式（12-6）等号左端即为阳性与阴性结果发生概率之比的自然对数，称为 P 的 logit 变换，记为 logit$P$。等号右端恰好是自变量的线性函数。

二、logistic 回归模型参数的意义

偏回归系数 $\beta_j(j=1, 2, \cdots, m)$ 表示自变量 x_j 改变一个单位时 logit$P$ 的改变量，它与衡量危险因素作用大小的比数比亦称优势比（odds ratio，OR）有一个对应关系。对比某一危险因素两个不同暴露水平 $x_j=c_1$ 与 $x_j=c_0$ 的发病情况（假定其他因素的水平相同），其优势比的自然对数为

$$\ln OR_j = \ln\left[\frac{P_1/(1-P_1)}{P_0/(1-P_0)}\right] = \text{logit}P_1 - \text{logit}P_0 = \beta_j(c_1-c_0) \tag{12-7}$$

即，$OR_j = \exp[\beta_j(c_1-c_0)]$ （12-8）

式中，P_1 和 P_0 分别表示在 $x_j=c_1$ 和 $x_j=c_0$ 时的发病概率，OR_j 称为多变量调整后的优势比，表示扣除了其他自变量的影响后危险因素的作用，即在其他自变量取值不变的情况下，x_j 的取值每增加一个测量单位时所引起的比数是增加前的 OR_j 倍。

当 $\beta_j=0$ 时，$OR_j=1$，说明因素 x_j 对疾病发生不起作用；当 $\beta_j>0$ 时，$OR_j>1$ 时，说明因素 x_j 是一个危险因素，会增加疾病发生的风险；当 $\beta_j<0$ 时，$OR_j<1$ 时，说明因素 x_j 是一个保护因素，会降低疾病发生的风险。

三、参数估计与假设检验

（一）参数估计

logistic 回归的参数估计通常采用最大似然法进行估计，即求出似然函数（L）达到最大时的参数估计值。为了简化计算，通常取似然函数的对数形式：

$$\ln L = \sum_{i=1}^{n}\left[Y_i \ln P_i + (1-Y_i)\ln(1-P_i)\right] \quad (12-9)$$

式中，P_i 表示第 i 例观察对象在暴露条件下阳性结果发生的概率，如果实际出现的是阳性结果，取 $y_i=1$，否则取 $y_i=0$。

形成要计算的目标函数 $\ln L$，然后采用 Newton-Raphson 迭代方法使对数似然函数达到最大值。

（二）logistic 回归模型的假设检验

得到 logistic 回归方程后，还需要对其回归系数进行假设检验，以说明所研究的自变量对因变量 y 的影响是否具有统计学意义。logistic 回归方程的假设检验包括两个方面：一是检验整个回归模型是否有统计学意义。二是对单个自变量的总体偏回归系数是否为 0 作假设检验（常用）。

1. 整体回归模型的假设检验　通常用似然比检验（likelihood ratio test）推断整个回归模型是否有统计学意义。似然比检验的基本思想是比较在两种不同假设条件下的对数似然函数值，看其差别大小。具体做法：先拟合一个不包含准备检验的变量在内的 logistic 回归模型（模型1），求出它的对数似然函数值 $\ln L_0$，然后把需要检验的变量加入模型中去再进行配合，拟合形成一个新的 logistic 回归模型（模型2），并得到一个新的对数似然函数值 $\ln L_1$。

假设前后两个模型分别包含 k 个自变量和 p 个自变量，似然比统计量 G 的计算公式为：

$$G = 2(\ln L_1 - \ln L_0) \quad (12-10)$$

模型1的统计量为 $2\ln L_0$，模型2的统计量为 $2\ln L_1$。G 反映的是模型2较模型1拟合优度较高的程度。似然比检验的检验假设为：

H_0：模型1与模型2拟合效果无差别。

H_1：模型1与模型2拟合效果有差别。

当样本含量较大时，在 H_0 成立的条件下，G 统计量近似服从自由度为 d（$d=p-k$）的 χ^2 分布。若 $G \geq \chi^2_{\alpha,d}$ 时，表示新加入的 d 个自变量对回归方程有统计学意义。

2. 单个偏回归系数的假设检验　为了确定哪些自变量能够进入回归方程，还需要对各个自变量的偏回归系数作假设检验。常用 Wald 检验。Wald 检验的检验假设为：

H_0：$\beta_j=0$。

H_1：$\beta_j \neq 0$。

Wald 检验统计量为：

$$\chi^2 = \left(\frac{b_j}{S_{bj}}\right)^2 \quad (12-11)$$

式中，S_{bj} 为偏回归系数 b_j 的标准误。对于大样本资料，在 H_0 成立的条件下，χ^2 则近似服从自由度 $v=1$ 的 χ^2 分布。

3. 自变量对因变量 y 的影响程度　如果要比较各自变量对因变量 y 的影响程度，需消除各自变量纲量的影响。可以先将各自变量标准化后再进行 logistic 回归，然后比较各自变量的标准化偏回归系数（b'）大小，即可判断各自变量对因变量 y 的影响程度大小。

四、案例 12-2 的分析结果

从表 12-6 看出，年龄和体重指数（BMI）是有序变量，其余均为二分类变量。为便于进行逐步回归分析，对有序变量采用它们的秩作为得分，然后按连续变量处理。用 SPSS 统计分析软件，做非条件 logistic 回归分析（forward stepwise），计算结果见表 12-8。

表 12-8　案例 12-2 资料进入回归方程中的自变量及有关参数的估计值

变量名	偏回归系数(b)	偏回归系数的标准误(S_b)	Wald χ^2	P	标准化偏回归系数(b')	优势比 [OR=exp($\hat{\beta}_j$)]
常数项	−4.705	1.543	9.30	0.002		
x_1	0.924	0.477	3.76	0.053	0.401	2.52
x_5	1.496	0.744	4.04	0.044	0.406	4.46
x_6	3.136	1.249	6.30	0.012	0.703	23.00
x_8	1.947	0.847	5.29	0.022	0.523	7.01

最终进入回归方程的危险因素有 4 个，它们分别是年龄（x_1）、高血脂史（x_5）、动物脂肪摄入量（x_6）和 A 型性格（x_8）。从表中标准化偏回归系数（b'）的大小来看，4 个危险因素中，相对影响程度大小从高到低分别为动物脂肪摄入量（x_6）、A 型性格（x_8）、高血脂史（x_5）和年龄（x_1）。

（漆光紫）

第十三章 生存分析

案例 13-1

为了解Ⅲ期非小细胞肺癌患者的生存情况，某研究收集了 2013 年 1 月 1 日至 2014 年 12 月 31 日就诊于某医院的 172 例Ⅲ期非小细胞肺癌患者的生存资料，随访截止时间为 2017 年 12 月 31 日。所有患者均为非小细胞肺癌的原发病例。随访观察起点为患者的确诊时间，终点事件为死亡。收集的数据信息包括研究对象的年龄、性别、病理类型、临床分期、是否手术（表 13-1）。

表 13-1 172 例Ⅲ期非小细胞肺癌患者生存资料

编号	年龄	性别	病理类型	临床分期	是否手术	确诊时间	随访终止时间	结局	生存时间（月）
1	48	男	鳞癌	ⅢA	是	2013-1-8	2015-10-9	死亡	33
2	60	男	腺癌	ⅢB	是	2014-2-9	2017-12-31	存活	46+
3	65	男	腺癌	ⅢB	是	2013-2-9	2015-2-27	死于其他	24+
4	55	男	鳞癌	ⅢA	是	2013-5-6	2017-12-31	存活	55+
5	63	女	大细胞癌	ⅢA	是	2013-6-9	2014-12-9	失访	18+
6	67	女	腺癌	ⅢB	否	2013-9-3	2015-12-10	死亡	27
⋮	⋮	⋮	⋮	⋮	⋮	⋮	⋮	⋮	⋮
172	78	男	腺癌	ⅢB	否	2014-2-1	2014-7-3	死亡	5

问题：
1. 该数据资料有何特点？
2. 如何对该资料进行统计描述？
3. 不同临床分期的非小细胞肺癌患者术后生存时间是否有差别？
4. Ⅲ期非小细胞肺癌患者生存时间的影响因素有哪些？

在医学研究中，如对慢性病、恶性肿瘤的预后或疗效进行随访观察时，研究者们通常会记录研究对象在随访期间终点事件（如复发、死亡、有效等）是否出现，以及到达终点事件所经历的时间，以此来评价或者比较疗效。案例 13-1 中所收集到的生存资料就具有这样的特点，在对其进行分析时，我们不仅会关注死亡这个终点事件的发生情况，也要关注发生死亡现象经历了多长时间。这类将终点事件和出现终点事件所经历的时间结合起来分析的方法称为生存分析（survival analysis）。本章主要介绍生存分析的基本概念、生存曲线估计的 Kaplan-Meier 法、生存曲线比较的 log-rank 检验及 Cox 比例风险回归模型。

第一节 生存分析的基本概念

一、生 存 时 间

生存时间（survival time）是指从规定的观察起点到终点事件出现所经历的时间长度，常用符号 t 来表示，可以是天、周、月、年等单位。观察起点可以是同一时间点也可以是不同时间点，观察起点可以是发病时间、第一次确诊时间、接受治疗时间等。终点事件是根据研究目的确定的特定结局，通常是某疾病的发生、治疗的反应、死亡、复发等。观察起点和终点事件均由研究目的决定，是要在设计时就明确规定的，并且在研究中不得随意改变。

从表 13-1 中可以看出患者的结局状态不同，根据观察结局的不同，所收集到的数据可以分为两类。

（1）完全数据（complete data）：是指能够准确地获得生存时间的数据。如表中 1 号和 6 号患者，生存时间分别为 33 个月和 27 个月。

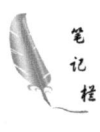

（2）删失数据（censored data）：由于某种原因未能观察到终点事件发生，从而不知道确切的生存时间。产生删失数据的主要原因：①到观察时间终点时终点事件尚未发生，如表13-1中的2号和4号患者至随访结束时依然存活；②失访：由于研究对象联系方式变更、未进行定期复查、拒绝接受随访等未能观察到终点事件，如表13-1中的5号患者失访；③退出：研究对象结局产生于其他原因或治疗措施的变更等使得观察终止，如表13-1中3号患者，未到观察时间终点死于其他原因。删失数据的生存时间为观察开始至发生删失事件的时间，为了区别于完全数据，删失数据在右上角标记"+"，表示生存时间长于观察时间，但无确切时间。完全数据能够提供研究对象确切的生存时间，是生存分析的主要依据，删失数据仅提供了部分信息，但在研究中也不能忽略这部分数据。

生存分析的方法有参数法、非参数法和半参数法。参数法要求观察对象的生存时间服从某一特定分布，如指数分布、对数正态分布等；非参数法不要求数据的分布形式，只根据生存时间的排序计算统计量来估计生存率；半参数法中常用的是Cox比例风险回归模型，其基线风险函数不要求数据的分布形式，具有非参数特点，而指数部分的自变量具有参数模型的形式。由于生存时间通常不服从正态分布，而且经常会存在删失数据，因此本章仅介绍后两种生存分析方法。

> **案例13-1分析（1）**
> 该案例中的数据为生存资料，这类数据既具有研究对象是否发生终点事件的结果，又有研究对象的生存时间长度。

二、生存概率与生存率

（一）生存概率

1. 生存概率（probability of survival） 是指某单位时段开始时存活的个体，到该时段结束后仍然存活的可能性，如年生存概率表示年初观察对象存活满一年的可能性，用 p 来表示。

$$p = \frac{活满该单位时段的人数}{某单位时段初观察人数} \tag{13-1}$$

2. 死亡概率（probability of death） 是指某时段开始时存活的个体在该时段内死亡的可能性，用 q 来表示。

$$q = 1 - p \tag{13-2}$$

（二）生存率

生存率（survival rate）又称生存函数（survival function）、累积生存概率（cumulative probability of survival），表示观察对象的存活时间超过 t_i 的概率，用 $S(t_i)$ 来表示。

如无删失数据，生存率的计算公式为：

$$S(t_i) = p(T > t_i) = \frac{t_i 时刻仍存活的人数}{总观察人数} \tag{13-3}$$

若含有删失数据，则需要分时段计算生存概率。假定观察对象在各个时间段的生存事件独立，生存率分别为 p_1、$p_2 \cdots p_i$，根据概率乘法法则，可得到估计生存率的公式为：

$$S(t_i) = P(T > t_i) = p_1 \cdot p_2 \cdots p_i = S(t_{i-1}) p_i \tag{13-4}$$

生存率与生存概率不同，生存概率是某个生存时段的生存情况，生存率是累积生存概率，是多个时段的累积生存情况。如案例13-1中非小细胞肺癌患者的2年生存率是指活满2年的可能性，而第2年的生存概率是指活满1年的观察对象，在第2年中存活的可能性。

三、生存曲线与中位生存时间

（一）生存曲线

以时间为横轴，生存率为纵轴，将各个时间的生存率在坐标轴上连接在一起的曲线称为生存曲线（survival curve）。随时间增加，生存曲线呈下降趋势。

（二）中位生存时间

50%的个体尚存活的时间称为中位生存时间（median survival time），又称作半数生存期，一般用内插法计算。中位生存时间越长，表示疾病的预后越好。由于生存时间通常不服从正态分布，所以中位生存时间通常被用作生存时间的统计描述指标。

第二节 生存曲线的估计与比较

生存曲线非参数估计方法主要包括 Kaplan-Meier 法和寿命表法。Kaplan-Meier 法适用于未分组的大样本或小样本生存资料，寿命表法往往适用于按生存时间区间分组的大样本资料。本节仅介绍 Kaplan-Meier 法。

一、Kaplan-Meier 法

Kaplan-Meier 法是常用的生存曲线非参数估计方法之一，又称为乘积极限法（product-limited method），由 Kaplan 和 Meier 于 1958 年首先提出，简记为 K-M 法。该方法的基本思路是将观察对象的生存时间由小到大排列，计算不同时间的死亡概率和生存概率，以此估计生存率。

表 13-2　172 例Ⅲ期非小细胞肺癌患者生存率及其标准误

序号 i (1)	时间/月 t_i (2)	死亡人数 d_i (3)	删失人数 c_i (4)	期初例数 n_i (5)	死亡概率 $\hat{q}_i$ (6)=(3)/(5)	生存概率 $\hat{p}_i$ (7)=1−(6)	生存率 $\hat{S}(t_i)$ (8)	标准误 SE $[\hat{S}(t_i)]$ (9)
1	2	1	0	172	0.00 581	0.99 419	0.994	0.006
2	3	1	0	171	0.00 585	0.99 415	0.988	0.008
3	4	1	0	170	0.00 588	0.99 412	0.983	0.010
4	5	2	0	169	0.01 183	0.98 817	0.971	0.013
5	6	1	0	167	0.00 599	0.99 401	0.965	0.014
6	7	1	0	166	0.00 602	0.99 398	0.959	0.015
⋮	⋮	⋮	⋮	⋮	⋮	⋮	⋮	⋮
168	52	1	0	5	0.20 000	0.80 000	0.052	0.021
169	53	1	0	4	0.25 000	0.75 000	0.039	0.019
170	55	1	0	3	0.33 333	0.66 667	0.026	0.016
171	55	0	1	2	0.00 000	1.00 000	0.026	0.016
172	60	0	1	1	0.00 000	1.00 000	0.026	0.016

1. 将生存时间（t_i）按照由小到大的顺序排列　如果某生存时间既有完全数据又有删失数据，完全数据排在删失数据前面，如第 170 和 171 号数据，生存时间为 55 个月，171 号为删失数据，排在后面，见表 13-2 第（2）列。

2. 列出生存时间为 t_i 的死亡人数 d_i 和删失人数 c_i　见表 13-2 第（3）列和第（4）列。

3. 计算期初例数 n_i　为在 t_i 时点及以前的生存人数，即

$$n_i = n_{i-1} - d_{i-1} - c_{i-1} \tag{13-5}$$

见表 13-2 第（5）列。如 $n_5 = n_4 - d_4 - c_4 = 169 - 2 - 0 = 167$。

4. 计算死亡概率 q_i 的估计值　即在 t_i 以前尚存活的观察对象在 t_i 个月死亡的概率，见表 13-2 第（6）列。

$$\hat{q}_i = \frac{d_i}{n_i} \tag{13-6}$$

5. 计算生存概率 p_i 的估计值　即在 t_i 以前尚存活的观察对象在第 t_i 个月继续存活的概率，见表 13-2 第（7）列。

$$\hat{p}_i = 1 - \hat{q}_i \tag{13-7}$$

6. 计算生存率 $\hat{S}(t_i)$　即患者生存时间超过 t_i 的概率，见表 13-2 第（8）列。如

$$\hat{S}(t_3) = 0.99412 \times 0.99415 \times 0.99419 = 0.983$$

7. 计算生存率的标准误 $SE[\hat{S}(t_i)]$　见表 13-2 第（9）列。

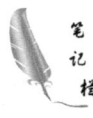

$$\text{SE}\left[\hat{S}(t_i)\right] = \hat{S}(t_i)\sqrt{\sum_{t_j \leq t_i} \frac{d_j}{n_j(n_j - d_j)}} \tag{13-8}$$

如：

$$\text{SE}\left[\hat{S}(t_3)\right] = \hat{S}(t_3)\sqrt{\sum_{t_j \leq t_i} \frac{d_j}{n_j(n_j - d_j)}} = 0.983 \times \sqrt{\frac{1}{172 \times 171} + \frac{1}{171 \times 170} + \frac{1}{170 \times 169}} = 0.010$$

生存率的区间估计：生存率$\hat{S}(t_i)$是由样本资料计算出来的总体生存率的点估计值，可进行总体生存率的区间估计，即生存率的可信区间，计算方法如下：

$$\hat{S}(t_i) \pm z_{\alpha/2} \text{SE}\left[\hat{S}(t_i)\right] \tag{13-9}$$

上述估计生存率可信区间的方法是基于正态分布的原理，不适合于曲线尾部或接近尾部时总体生存率的可信区间估计，所估计的可信区间可能出现超出 [0, 1] 范围的情况，此时可以将生存率进行对数变化，并计算相应的标准误，来计算其可信区间。

8. 绘制生存曲线 K-M 生存曲线为未分组资料的生存曲线，曲线呈阶梯形，曲线坡度大、阶梯陡峭表示生存期较短或生存率较低，曲线坡度小、阶梯平缓表示生存期较长或生存率较高。生存曲线的纵轴生存率为 50% 时，对应的生存时间为中位生存时间，从图 13-1 中可看出 172 例 Ⅲ 期非小细胞肺癌患者中位生存时间约为 30 个月。

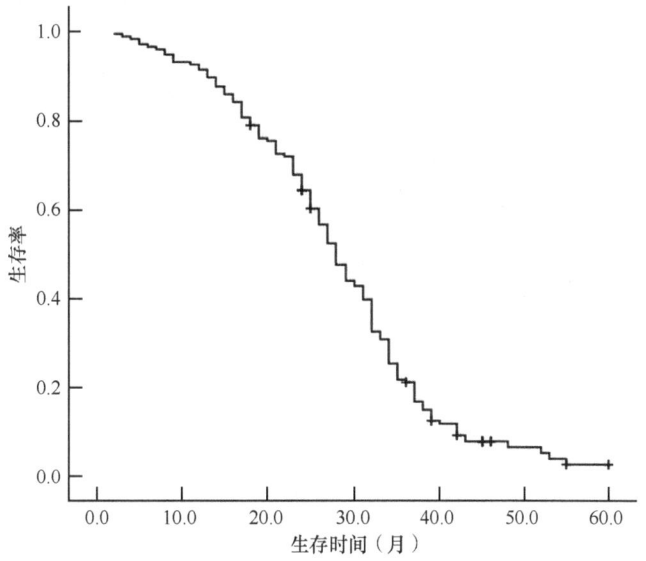

图 13-1　172 例 Ⅲ 期非小细胞肺癌患者生存曲线

二、log-rank 检验

案例 13-1 中病理类型为肺鳞癌的患者共 43 例，生存数据（月）如下，那么如何比较临床分期为 Ⅲ A 和 Ⅲ B 的肺鳞癌患者生存时间是否有差别呢？

Ⅲ A：8　17　24　24　26　26　33　34　35　35　37　37　39　39　42　45⁺　52　55　55⁺

Ⅲ B：8　9　13　14　15　17　17　20　21　21　21　23　23　25　25　25　26　30　31　32　32　34　35　42

根据以上生存资料可以绘制出 K-M 生存曲线，如图 13-2 所示，我们可以看出临床分期为 Ⅲ A 肺鳞癌患者生存率高于 Ⅲ B 的患者，但这仅仅是对样本生存情况的统计描述，样本生存曲线的差别也可能是抽样误差所导致，所以，在生存分析中的一个重要问题是进一步对总体生存曲线的比较进行假设检验。如果使用两组或多组率比较的 χ^2 检验，则不能考虑到观察对象生存时间的长短，对数据的利用不充分，在实际工作中 log-rank 检验应用较多，该方法能够充分利用生存时间对生存曲线进行比较，所以本部分介绍此种方法。

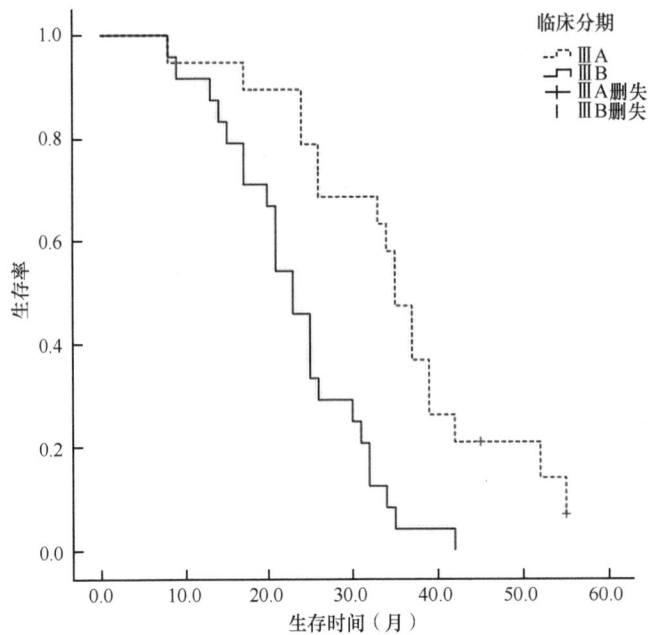

图 13-2　43 例Ⅲ期肺鳞癌患者 K-M 生存曲线

（一）log-rank 检验基本思想和计算步骤

log-rank 检验是常用的进行生存曲线比较的一种非参数假设检验方法。该方法于 1966 年提出，其基本思想是假定各组总生存时间分布相同，根据不同生存时间的期初观察人数和理论死亡概率，计算各组的理论死亡例数，并与实际死亡例数进行比较，得到 log-rank 检验的统计量 χ^2 值。

$$T_{ki} = \frac{n_{ki}d_i}{n_i} \quad (13-10)$$

式中，n_{ki} 是 k 组第 i 个时点的期初例数；d_i 是第 i 个时点的比较各组合计的死亡例数；n_i 是第 i 个时点比较各组合计的观察例数。

$$\chi^2 = \sum \frac{(A_i - T_i)^2}{T_i} \quad (13-11)$$

$$v = k - 1$$

式中，A_i 是比较各组在第 i 个时点上的实际死亡例数；T_i 是比较各组在第 i 个时点上的理论死亡例数；k 为组数。

现使用 log-rank 检验对案例 13-1 中不同临床分期的肺鳞癌患者生存曲线进行比较。

1. 建立前提假设，确定检验水准

H_0：$S_1(t) = S_2(t)$，即Ⅲ A 和Ⅲ B 的肺鳞癌患者生存曲线相同。

H_1：$S_1(t) \neq S_2(t)$，即Ⅲ A 和Ⅲ B 的肺鳞癌患者生存曲线不同。

$\alpha = 0.05$

2. 计算统计量

（1）将两组生存资料按照生存时间 t_i 由小到大混合排序，相同生存时间只列 1 次，见表 13-3 第（2）列。

（2）分别列出两组生存时间为 t_i 的期初例数、死亡人数、删失人数，见表 13-3 第（3）、（4）、（5）、（7）、（8）、（9）列，以及两组各生存时间的合计期初例数、死亡人数，见表 13-3 第（11）和（12）列。

（3）计算各生存时间 t_i 的理论死亡数 T_{ki}，见表 13-3 第（6）和（10）列。

如

$$T_{12} = \frac{1 \times 18}{41} = 0.4390$$

（4）计算两组合计的死亡例数与理论死亡例数。

从表 13-3 合计中得到，ⅢA 期肺鳞癌患者组实际死亡人数 $A_1=17$，理论死亡人数 $T_1=27.1941$，ⅢB 期肺鳞癌患者组实际死亡人数 $A_2=24$，理论死亡人数 $T_2=13.8059$。

（5）计算 χ^2 值。

$$\chi^2 = \frac{(17-27.1941)^2}{27.1941} + \frac{(24-13.8059)^2}{13.8059} = 11.3486$$

$$v = 2-1 = 1$$

3. 确定 P 值，作出推断结论 查 χ^2 界值表，得 $P<0.005$，按 $\alpha=0.05$ 水准，拒绝 H_0，接受 H_1，可以认为临床分期为ⅢA 和ⅢB 的肺鳞癌患者生存曲线有差别。

表 13-3　Ⅲ期肺鳞癌患者生存曲线比较的 log-rank 检验计算表

序号 i (1)	时间/月 t_i (2)	ⅢA n_{1i} (3)	d_{1i} (4)	c_{1i} (5)	T_{1i} (6)	ⅢB n_{2i} (7)	d_{2i} (8)	c_{2i} (9)	T_{2i} (10)	合计 n_i (11)	d_i (12)
1	8	19	1	0	0.8837	24	1	0	1.1163	43	2
2	9	18	0	0	0.4390	23	1	0	0.5610	41	1
3	13	18	0	0	0.4500	22	1	0	0.5500	40	1
4	14	18	0	0	0.4615	21	1	0	0.5385	39	1
5	15	18	0	0	0.4737	20	1	0	0.5263	38	1
6	17	18	1	0	1.4595	19	2	0	1.5405	37	3
7	20	17	0	0	0.5000	17	1	0	0.5000	34	1
8	21	17	0	0	1.5455	16	3	0	1.4545	33	3
9	23	17	0	0	1.1333	13	2	0	0.8667	30	2
10	24	17	2	0	1.2143	11	0	0	0.7857	28	2
11	25	15	0	0	1.7308	11	3	0	1.2692	26	3
12	26	15	2	0	1.9565	8	1	0	1.0435	23	3
13	30	13	0	0	0.6500	7	1	0	0.3500	20	1
14	31	13	0	0	0.6842	6	1	0	0.3158	19	1
15	32	13	0	0	1.4444	5	2	0	0.5556	18	2
16	33	13	1	0	0.8125	3	0	0	0.1875	16	1
17	34	12	1	0	1.6000	3	1	0	0.4000	15	2
18	35	11	2	0	2.5385	2	1	0	0.4615	13	3
19	37	9	2	0	1.8000	1	0	0	0.2000	10	2
20	39	7	2	0	1.7500	1	0	0	0.2500	8	2
21	42	5	1	0	1.6667	1	1	0	0.3333	6	2
22	45	4	0	1	0.0000	0	0	0	0.0000	4	0
23	52	3	1	0	1.0000	0	0	0	0.0000	3	1
24	55	2	1	0	1.0000	0	0	0	0.0000	2	1
合计	—	—	17	2	27.1941	—	24	0	13.8059	—	41

（二）log-rank 检验注意事项

（1）以上介绍的是 log-rank 检验的近似法，计算简便，但其比一般统计软件（SAS、SPSS 等）输出的精确法计算结果保守，本例中统计软件 SPSS 输出结果为 $\chi^2=13.810$。

（2）相对死亡比为实际死亡人数 A 与理论死亡人数 T 之比，则相对危险度（relative risk，RR）的估计值为两组相对死亡比之比。第 i 组相对于第 j 组的相对危险度为：

$$\text{RR} = \frac{A_i/T_i}{A_j/T_j} \quad (13\text{-}12)$$

表 13-3 中，临床分期为ⅢB 的肺鳞癌患者相对于临床分期为ⅢA 的患者的死亡风险是

$$\text{RR} = \frac{24/13.8059}{17/27.1941} = 2.78$$

即临床分期为ⅢB 的肺鳞癌患者的死亡风险是ⅢA 期患者的 2.78 倍。

（3）log-rank 检验适用于各组生存曲线呈比例风险关系，生存曲线不能有交叉，如果有明显交叉，可采用分层分析，或其他多因素生存分析方法，如 Cox 回归等。

（4）log-rank 检验是单因素分析方法，要求比较各组间具有可比性，即除比较因素外，影响生存率的各自变量均衡可比，如果在分析中需要调整自变量，则应采用多因素生存分析方法，如 Cox 回归等。

（5）如分组变量是有序变量，在 log-rank 检验差别有统计学意义后还可以进行趋势性检验，分析生存曲线是否有随分组因素的等级变化而变化的趋势，见其他参考书籍。

> **案例 13-1 分析（2）**
> 可以使用 K-M 法对案例中生存资料计算各时间的生存率并进行区间估计、计算中位生存时间、绘制生存曲线；可以使用 log-rank 检验进行不同生存曲线之间的比较，案例中ⅢA 和ⅢB 的肺鳞癌患者生存曲线比较的 log-rank 检验结果为 $P < 0.005$，即临床分期为ⅢA 和ⅢB 的肺鳞癌患者生存曲线差别有统计学意义。

第三节　Cox 回归分析

上述方法均为单因素分析方法，但在医学研究中，观察对象的生存时间往往与多种因素有关。如恶性肿瘤患者的生存时间与年龄、治疗方式、临床分期、病理类型、分化程度、是否接受放化疗等有关。由于生存分析中需要同时考虑生存结局和生存时间，而且可能含有删失数据，所以普通的多元线性回归或 logistic 回归并不适用。

目前，生存资料的多因素分析最常用的方法是 Cox 比例风险回归模型（Cox proportional hazard regression model），简称 Cox 回归。该方法由英国统计学家 D.R.Cox 于 1972 年提出，是一种半参数模型，可分析多种因素对生存时间的影响，对含有删失数据的生存资料也适用。

一、Cox 回归模型简介

（一）Cox 模型结构

Cox 模型基本形式为：

$$h(t,x) = h_0(t)\exp(\beta_1 x_1 + \beta_2 x_2 + \cdots + \beta_p x_p) \quad (13\text{-}13)$$

x 为可能的生存时间的影响因素，即自变量，如案例 13-1 中的年龄、性别、临床分期等，t 为生存时间，$h(t,x)$ 为具有自变量 x 的个体在时刻 t 的风险函数，$h_0(t)$ 为时刻 t 的基准风险函数，即所有的自变量 x 均为 0 时的风险函数；$\beta_1, \beta_2, \cdots, \beta_p$ 为相应自变量的偏回归系数。

Cox 模型是一种乘法模型，其中的 $h_0(t)$ 分布无明确限定，具有非参数的特点，而 $\exp(\beta_1 x_1 + \beta_2 x_2 + \cdots + \beta_p x_p)$ 部分的自变量效应具有参数模型的形式，所以该模型又称为半参数模型。

（二）模型假定

比例风险假定（proportional hazards）　任意两个个体风险函数之比保持一个恒定的比例，与时间无关，称为比例风险假定，简称 PH 假定。

$$\begin{aligned}\text{RR} &= \frac{h_i(t,x)}{h_j(t,x)} = \frac{h_0(t)\exp(\beta_1 x_{i1} + \beta_2 x_{i2} + \cdots + \beta_p x_{ip})}{h_0(t)\exp(\beta_1 x_{j1} + \beta_2 x_{j2} + \cdots + \beta_p x_{jp})} \\ &= \exp[\beta_1(x_{i1} - x_{j1}) + \beta_2(x_{i2} - x_{j2}) + \cdots + \beta_p(x_{ip} - x_{jp})]\end{aligned} \quad (13\text{-}14)$$

由公式（13-14）可见，比值与 $h_0(t)$ 和 t 无关，无论随时间变化的基线风险函数如何，给定非 0 的 x 值时个体相对危险度是一定的。

（三）Cox 模型的参数估计与假设检验

1. 相对危险度（RR） 假设危险因素 x 在暴露组取值为 1，在非暴露组取值为 0，则

$$\frac{h(t, x=1)}{h_0(t, x=0)} = \frac{h_0(t)\exp(\beta)}{h_0(t)} = \exp(\beta) = \text{RR} \tag{13-15}$$

式中，暴露组与非暴露组风险率的比正是相对危险度 RR，在生存分析中 RR 称为风险比。如 x 为连续性变量，则其回归系数表示 x 每变化一个单位所引起的风险比的自然对数改变量。

当 $\beta > 0$ 时，$\text{RR} > 1$，说明 x 增加时，风险函数增加，x 为危险因素；当 $\beta = 0$ 时，RR=1，说明 x 增加时，风险函数不变，x 为无关因素；当 $\beta < 0$ 时，$\text{RR} < 1$，说明 x 减小时，风险函数减小，x 为保护因素。

2. 参数估计和假设检验 Cox 模型中回归系数的估计需借助偏似然函数（partial likelihood function）理论用最大似然估计方法得到。

回归系数 $\beta_1, \beta_2, \cdots, \beta_p$ 的估计值为 $b_1, b_2, \cdots, b_p$，对应的标准差为 $S_{b1}, S_{b2}, \cdots, S_{bp}$，则某一自变量 RR 的可信区间为

$$\exp(\beta_j + z_{\alpha/2} s_{b_j}) \tag{13-16}$$

若自变量单位不同时，可通过标准化回归系数进行比较。

对回归系数的假设检验通常采用似然比检验、Score 检验和 Wald 检验。这些检验统计量均为 χ^2，自由度为模型中的自变量个数。自变量的筛选过程与其他回归方法类似。自变量较多时，可以先进行单因素分析，将具有统计学意义的变量再进行逐步筛选。

二、案例的 Cox 回归分析

将案例 13-1 中的数据进行整理，得到表 13-4。

表 13-4 172 例Ⅲ期非小细胞肺癌患者生存资料

编号	年龄	性别	病理类型	临床分期	是否手术	生存时间（月）	结局
1	48	1	1	1	1	33	1
2	60	1	1	1	1	46	0
3	65	1	1	2	1	24	0
4	55	1	2	1	1	55	0
5	63	0	3	1	1	18	0
6	67	0	1	2	0	27	1
⋮	⋮	⋮	⋮	⋮	⋮	⋮	⋮
172	78	1	1	2	0	5	1

注：性别：女=0，男=1；病理类型：腺癌=1，鳞癌=2，其他=3；临床分期：ⅢA=1，ⅢB=2；是否手术：未手术=0，手术=1；结局：删失=0，死亡=1。

取检验水准 $\alpha_{引入}$=0.05，$\alpha_{剔除}$=0.10，经逐步法对 5 个变量进行筛选，Cox 回归分析结果见表 13-5。

表 13-5 172 例Ⅲ期非小细胞肺癌患者 Cox 回归分析结果

变量	b	SE(b)	Wald χ^2	P	RR	95%CI
临床分期	0.633	0.171	13.701	0.000	1.884	(1.347, 2.634)
是否手术	−0.732	0.250	8.547	0.003	0.481	(0.294, 0.786)

分析结果表明，临床分期和是否手术是Ⅲ期非小细胞肺癌患者生存的影响因素。其中临床分期回归系数为正值，提示ⅢB 期患者死亡概率更高；是否手术回归系数为负值，提示采用手术的患者死亡风险更低。是否手术这一变量相同时，临床分期为ⅢB 的患者死亡风险是ⅢA 期患者的 1.884 倍；

在临床分期相同时，手术患者是非手术患者的 0.481 倍。

> **案例 13-1 分析（3）**
>
> Cox 回归结果表明，对Ⅲ期非小细胞肺癌患者生存有影响的因素有临床分期和是否采用手术治疗方式。临床分期为ⅢB 的患者死亡风险高于ⅢA 患者，手术患者的死亡风险低于非手术患者。

三、Cox 回归的注意事项

（1）Cox 回归分析时要有足够的样本含量，一般来说要求样本中非删失数据是自变量个数的 10 倍以上，样本含量具体计算方法请参考其他书籍。

（2）Cox 回归虽然可以分析含有删失数据的生存资料，但在随访时，也要尽量避免失访，失访过多易造成分析结果的偏倚。

（3）Cox 回归模型在满足 PH 假定时该模型进行的分析才是可靠的。检验自变量是否符合 PH 假定，可以根据变量分组的 Kaplan-Meier 生存曲线是否存在交叉来判定，如果存在明显交叉，则提示不满足 PH 假定，需要采用非比例风险模型等方法进行分析。

（4）Cox 回归与其他回归分析一样，进入模型中的自变量有统计学意义时，该自变量与生存时间可能是因果关系，也可能是伴随关系。

（冯　旭）

第十四章 统计图表

案例 14-1

1. 为了解某地城乡小学生的蛔虫感染情况,某研究人员对当地小学生的蛔虫感染情况进行了调查,结果如下:调查城镇小学生 6521 人,其中蛔虫感染人数 511 人;调查乡村小学生 9545 人,其中蛔虫感染人数为 1427 人。

2. 某研究团队调查某地 2004 年和 2008 年不同职业居民慢性病患病情况,其中 2004 年调查工人 21 543 人、农民 19 845 人、管理工作人员 18 545 人、科技工作人员 16 343 人,患慢性病人数分别为 5012 人、4835 人、2201 人、1586 人;2008 年调查工人 20 186 人、农民 17 845 人、管理工作人员 17 654、科技工作人员 23 543,患慢性病人数分别为 3846 人、2845 人、1983 人、2348 人。

问题:

1. 上述两个资料有何异同点?如何描述其研究结果?
2. 请根据上述资料分别编制统计表和统计图。
3. 上述资料应编辑简单表还是复合表?简单表和复合表有何异同点?

医学科学研究的结果,常用统计表和统计图进行表达。统计表(statistical table)和统计图(statistical chart)是整理、表达和分析数据资料的重要工具。统计表是将统计分析结果以表格的形式列出,既可避免长段的文字描述,又可使数据条理化、系统化,便于理解、分析和比较。统计图是用点、线、面等几何图形来反映统计结果,可使数据资料形象化、通俗易懂。

第一节 统 计 表

一、统计表的基本结构与基本要求

(一)统计表的基本结构

统计表通常由标题、标目(纵标目和横标目)、线条、数字、备注 5 个部分组成。统计表的基本结构如表 14-1 所示。

表 14-1 某地某年城乡小学生蛔虫感染情况

组别	检测数	阳性数	阳性率(%)
城镇小学生	6521	511	7.83
乡村小学生	9545	1427	14.95*
合计	16 066	1938	12.06

*两组比较 $P < 0.05$。

(二)统计表的编制要求

1. 标题 位于统计表的上方中央,简明扼要地将统计表的中心内容表达出来,一般包括研究的时间、地点和主要内容。文章中若有多个统计表,则标题左侧加序号,只有一个统计表,则标记为附表。

2. 标目 分为横标目和纵标目,分别说明每行和每列数字的意义。横标目位于表格的左侧,表明被研究事物的主要标志或特征,相当于句子的主语,如表 14-1 中的"城镇小学生"和"乡村小学生"。纵标目位于表的上端,是用来说明各列数字的含义,相当于句子的谓语,如表 14-1 中的"检测数"和"阳性数"。必要时,可在横标目和纵标目上冠以总标目,如表 14-2 中的"职业"作为横标目的总标目,"2004 年""2008 年"分别是其对应的纵标目的总标目。

表 14-2　某地不同职业慢性病发病情况

职业	2004年				2008年			
	调查人数	患病人数	患病率(%)	构成比(%)	调查人数	患病人数	患病率(%)	构成比(%)
工人	21 543	5012	23.27	36.76	20 186	3846	19.05	34.90
农民	19 845	4835	24.36	35.46	17 845	2845	15.94	25.81
管理	18 545	2201	11.87	16.15	17 654	1983	11.23	17.99
科技	16 343	1586	9.70	11.63	23 543	2348	9.97	21.30
合计	76 276	13 634	17.87	100.00	79 228	11 022	13.91	100.00

3. 线条　表内的线条不宜太多，常用3条基本线来表示，即顶线、底线、标目线，不使用竖线和斜线。如有合计则用一条合计线隔开，如表14-2。如果在表中有总标目，在总标目与纵标目之间常用短横线隔开，如表14-2。

4. 数字　用阿拉伯数字表示，必须准确无误。同一指标的小数位数要一致，上下要对齐，表内不留空格，数字暂缺或未记录用"…"表示，无数字用"–"表示，数字若是"0"，则应填写"0"。

5. 备注　表内不应有其他文字出现，如需要对表中某个数字和指标进行解释，用"*"或其他符合标出，并在统计表的下方用文字加以说明，如表14-1。

二、统计表的种类

统计表一般可根据分组标志是一组或两组及以上而分为简单表和复合表。

（一）简单表

只按单一标志或研究特征分组，即统计表由一组横标目和一组纵标目组成，如表14-1。

（二）组合表

将两种或两种以上标志结合起来分组，即统计表由一组横标目和两组及以上纵标目结合起来以表达它们之间的关系。如表14-2中将职业与年份结合起来分组，可以分析不同职业和年份的慢性病的发病情况。

第二节　统　计　图

统计图（statistical chart）是用点、线、面等几何图形来表达统计资料的一种形式。它可以把资料反映的趋势、多少、分布、动态和现象之间的数量关系等形象地表达出来，便于分析和比较，使读者容易理解。与统计表比较，统计图数量表达的准确度不如统计表，实际工作中，常与统计表一起使用。常用的统计图有直条图、直方图、圆图、百分条图、普通线图、半对数线图、散点图、箱式图和统计地图等。

一、编制统计图的基本要求

1. 选图　根据资料的性质和分析目的选用适当的图形。

2. 标题　每个图应有标题。标题要简明概括统计图的主要内容，必要时注明资料来源的时间和地点。标题一般位于图的下方，文章中若有多个统计图时，标题前应标注序号。

3. 标目　纵横两轴应有标目，即纵标目和横标目，分别表示纵、横轴所代表的事物，并注明单位。

4. 比例　图的纵横比例一般为7：5或5：7。

5. 尺度　纵横两轴都有尺度，横轴尺度自左向右，纵轴尺度自下而上，数值一律由小而大。

6. 图例　比较不同事物和对象时，宜选用不同的线条或颜色表示，并附图例加以说明。图例通常放在图的右上角的空隙处，或放在图下方的适当位置。

二、常用统计图

（一）直条图

直条图（bar chart）是用等宽直条的长短表示统计指标的数量大小和它们之间的对比关系。绘制直条图时，纵轴必须从"0"开始。它适用于比较和分析独立的或离散变量的多个组或多个类别的统

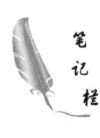

计指标，其指标可以是绝对数，也可以是相对数。直条图有单式直条图和复式直条图两种，单式直条图是按一个统计指标、一个因素分组的，如表 14-1 的资料可绘制图 14-1；复式直条图是按一个统计指标、两个因素分组的，如表 14-2 的资料可绘制图 14-2，是按年份分组，每组有四个直条，分别代表四个不同职业。其绘制方法如下：

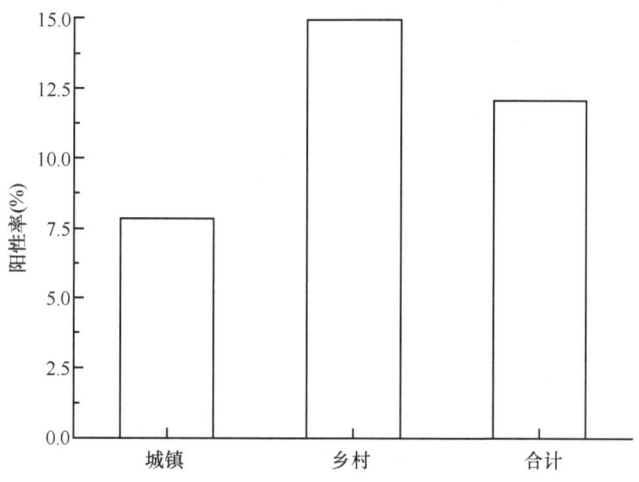

图 14-1　某地某年城乡小学生蛔虫感染情况

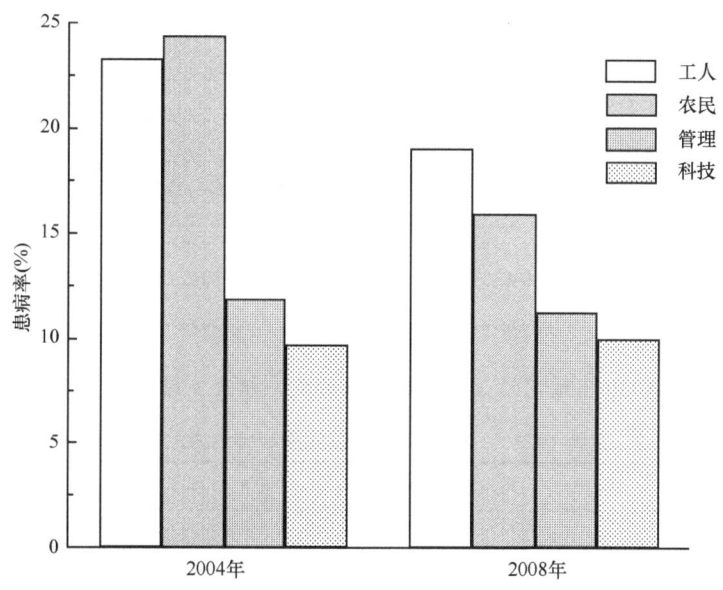

图 14-2　某地不同职业慢性病患病情况

（二）直方图

直方图（histogram）是以矩形的面积表示各组段的频数，各矩形面积的总和为总频数，用于表示数值变量资料的频数分布，如图 8-2。其绘制方法及注意事项如下：

（1）纵轴表示频数或频率，是算术尺度，必须从"0"开始。

（2）横轴表示被观察单位的变量值，是连续性变量，也是算术尺度，可以不从"0"开始。

（3）各直条之间不留间隙，可划纵线来区分，也可不划纵线。

（4）当组距相等时，各矩形等宽；组距不相等时，矩形的高度与频数不呈正比例，需折合成等距后再绘图（通常将频数除以组距作纵坐标）。

（三）圆图

圆图（pie chart）是用圆的总面积表示事物的全部，面积为 100%；圆内各扇形面积表示事物中各部分的比重或构成。圆图常用来表示事物内部各组成部分的构成情况。表 14-2 的 2008 年构成比资料可绘制成圆图 14-3。

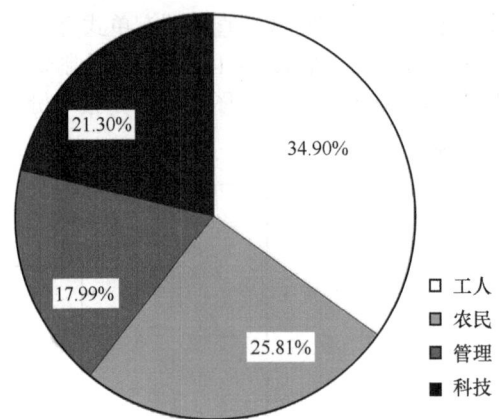

图 14-3　某地 2008 年不同职业居民慢性病构成比

（四）百分条图

百分条图（percentage bar chart）可用于描述一个或多个构成比资料，是以某一矩形总长度为 100%，将其分割成不同长度的段表示事物内部各构成部分的比重。百分条图通常为横向的，纵坐标标注组别，横坐标为构成比尺度。各部分排列可按事物自然顺序和百分比的大小顺序进行。如根据表 14-2 资料可绘制成相应的百分条图 14-4。

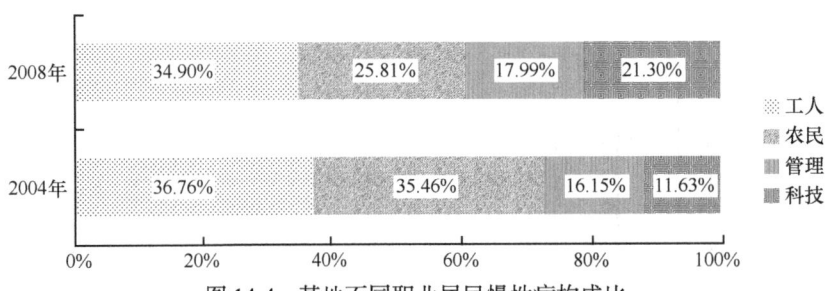

图 14-4　某地不同职业居民慢性病构成比

案例 14-2

调查某地 1971～1980 年细菌性痢疾和肺结核的发病情况，结果如表 14-3 所示。

表 14-3　某地 1971～1980 年细菌性痢疾和肺结核的发病率（‰）

年份	肺结核	细菌性痢疾
1971	6.51	65.21
1972	4.98	41.18
1973	4.25	40.16
1974	3.39	31.89
1975	3.12	24.32
1976	2.30	21.18
1977	2.01	19.04
1978	1.73	18.31
1979	1.55	17.15
1980	1.30	17.77

问题：
1. 请将上述资料绘制成普通线图和半对数线图，你认为绘制哪种线图更好，为什么？
2. 绘制线图时应注意哪些问题？

(五)普通线图

普通线图(line chart)是用线段的升降来表示某变量随另一个变量的变化而变化的趋势,适用于连续型资料。通常纵轴为统计指标,如频数或比率,横轴为时间或其他连续型变量,如时间、年龄、浓度等。纵、横轴尺度一般从"0"开始,也可不从"0"开始。绘制时在坐标图上描出两变量对应的各个坐标点,用短线依次将相邻的点连接。要注意纵横尺度比例的恰当,避免给人以夸大或缩小的印象,一般以 5:7 为宜。在同一图中可以有两条及以上的线条,但不宜过多,一般不超过 4～5 条,不同线条用不同颜色或标识加以区别,并用图例加以说明。

由表 14-3 资料可绘制图 14-5 的普通线图,横坐标表示年份,纵坐标表示发病率,可以观察到细菌性痢疾和肺结核的发病率在时间上的变化趋势。

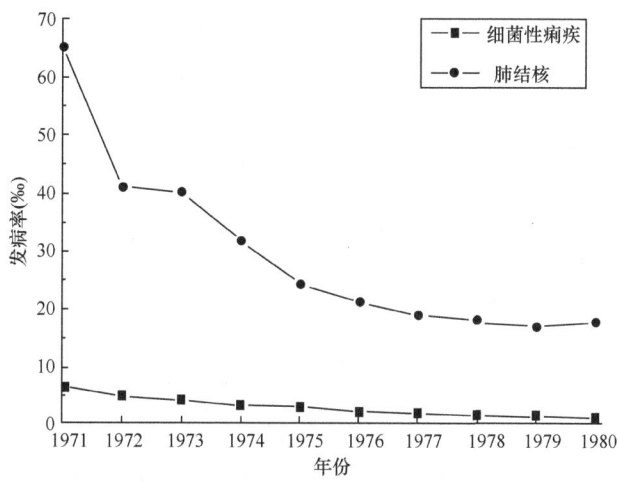

图 14-5　某地 1971～1980 年细菌性痢疾和肺结核的发病率

(六)半对数线图

半对数线图(semi-logarithmic line chart)用于表示事物某现象发展变化的相对速度,用于比较两种或两种以上率的变化速度。其纵轴为对数尺度,横轴为算术尺度,使线图上的数量关系变为对数关系。将表 14-3 中数据,绘制成半对数线图(图 14-6),从图 14-6 上可以看出某地 1971～1980 年细菌性痢疾和肺结核的发病率的相对下降速度。

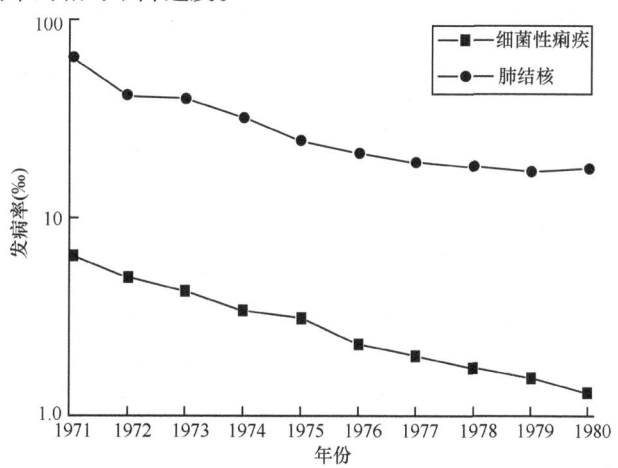

图 14-6　某地 1971～1980 年细菌痢疾和肺结核的发病率

案例 14-3

某研究者测量某高级中学 10 名女学生肺活量与体重的关系,如表 14-4 所示。

表 14-4　某高级中学 10 名女学生肺活量与体重的关系

体重(kg)	35	36	37	37	38	45	44	43	41	39
肺活量(L)	1.65	1.70	1.70	1.95	2.15	2.45	2.55	2.75	2.00	1.85

问题：
1. 请绘制统计图来描述某高级中学 10 名女学生肺活量与体重的关系。
2. 什么情况下需绘制散点图？

（七）散点图

散点图（scatter diagram）是以平面坐标中点的密集程度和分布趋势来表达两变量间的相关关系和数据依存关系。其绘制方法与线图相同，只是点与点之间不用线段连接。表 14-4 的资料绘制成散点图，如图 14-7。从图上可以看出随体重增高，其肺活量呈上升趋势。

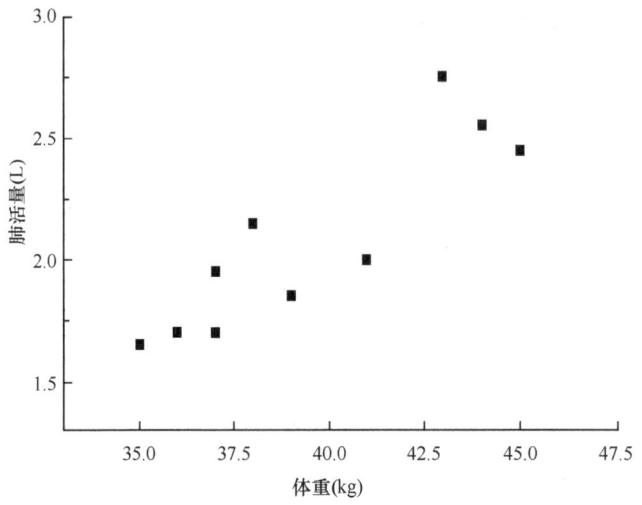

图 14-7　某高级中学 10 名女学生肺活量与体重的关系

（八）箱式图

箱式图（box-plot）又称为盒式图或箱线图，是一种用作显示一组数据分散情况的统计图。它主要用于反映原始数据分布的特征（集中趋势和离散趋势），还可以进行多组数据分布特征的比较。箱子的上下两端分别是 P_{75} 和 P_{25}，中间横线是中位数 M，两端连线分别是除异常值外的最大值和最小值。箱体越长，表示数据的变异程度越大；反之箱体越短，表示数据的变异程度越小。中间横线在箱体中央，表明数据分布为对称分布；反之，中间横线偏上或偏下，表明数据分布为偏态分布（图 14-8）。

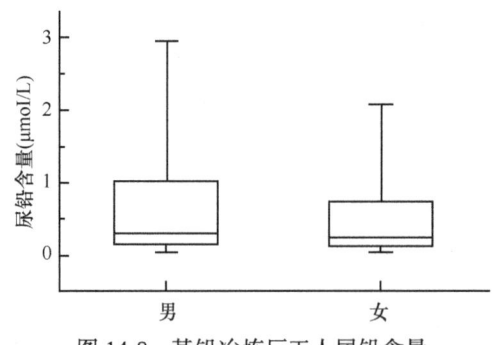

图 14-8　某铅冶炼厂工人尿铅含量

（九）统计地图

统计地图（statistical map）是用各种几何图形、实物形象或不同线纹、颜色等表明某指标的数量在地域上的分布。如常将某些疾病的患病率、发病率或死亡率等绘制在地图上，并用不同的颜色或图案表示指标的不同强度，有助于分析疾病的地理分布特征。

（曾怀才）

第十五章 医学科研设计

医学科研设计是对医学科研课题的总体计划和实施方案,包括专业设计和统计学设计。

1. 专业设计 从专业角度考虑课题的创新性和适用性,并运用专业理论知识和技术对课题进行合理的设计(科研成果价值首先取决于此),包括选题、建立假说、确定设计的三个要素、明确技术方法等。

2. 统计学设计 运用统计学知识拟定完成课题在收集、整理资料和分析资料上的具体规定(科研结果的可靠性和经济性的保证),包括设计类型、样本含量、随机原则、对照形式、误差的控制方法及统计分析方法等。

医学科研从方法学角度根据是否人为控制与主动干预分为观察性研究和实验性研究。观察性研究是在自然条件下,对研究对象的某种特征加以观察记录的研究方法,其设计通常称为调查设计;实验性研究是在人为控制的条件下,对研究对象施加某种处理因素以观察效应的研究方法,其设计称为实验设计。实验设计依对象和场地的不同分为实验研究设计(实验室)、临床试验设计和现场干预试验设计(也称社区干预试验设计)等。临床与现场研究因不能像实验室那严格控制,一般称为试验性研究。

医学科研设计的主要任务是选择适当的研究设计类型,尽量缩小或排除可能发生的各种误差,保证科研数据的准确性、可靠性和完整性,提高科研效率,优化研究结果,保障科研质量。

第一节 医学科研的统计学设计

> **案例 15-1**
>
> 2017 年,人乳头瘤病毒(human papilloma virus,HPV)疫苗在全国推广应用,某省疾病控制中心欲了解该疫苗接种情况,以地市县乡镇分级,以街道(村)整群为调查点,采用分层整群抽样对 15 个街道(村)抽样点进行了调查。结果显示接种率 9.3%,影响接种的主要因素是价格较高和适龄对象认知较低。
>
> 问题:
> 1. 本例调查目的、方法、指标、结果、结论是什么?
> 2. 其中专业设计与统计设计体现是什么?

一、调查设计

调查设计是对整个调查研究所作的周密计划,包括对调查资料的收集、整理和分析全过程的设想和合理安排。

(一)调查计划

1. 调查目的 即调查要解决的问题,一般可归纳为了解总体参数和研究事物间的关联性。了解总体参数即说明总体的特征,如某地居民高血压的患病情况、使用某类药品的情况等;研究事物间的关联性,如探讨健康与环境污染的关系、疾病的发病因素或健康相关问题的影响因素等。

2. 调查项目与指标 调查目的需要通过调查项目和分析项目相对应的一些具体的观测指标来实现。案例 15-1 中疫苗接种是调查项目,观测指标是该疫苗的接种率,各种影响接种的相关因素是调查项目(如对疫苗的认知、价格可否接受),分析需要用率等相关指标来反映。

3. 调查对象 明确调查目的之后,就应确定具体的调查对象,即划定调查总体的范围,对调查对象给出一个明确的可操作性定义。案例 15-1 中的调查总体范围为该省可接种 HPV 疫苗的适龄妇女,调查对象为抽样点当地常住适龄妇女,不包括户口不在该地的暂住者。

4. 调查方法 依调查目的、调查对象范围和具备的调查条件来确定调查方法。通常若调查目的在于了解总体特征,可采用现况调查方法;若调查目的在于研究事物之间的相互关系或探索病因可采用病例-对照研究或队列研究方法。调查的总体不大时可采用普查,调查的总体太大或无限时可采用抽样调查。案例 15-1 中,由于调查总体较大,采用了分层整群抽样调查的方法对部分调查对象进行调查。

5. 资料收集方式 主要有观察法、询问法和生物测量法,每种方法各有其适用范围。

（1）观察法（observation）：是调查者通过观察获得所需资料的方法。对于客观指标的测量、临床检查等可采取直接观察法，如儿童身高、体重的测量，抗体检测等。一些行为方式的调查如医生对患者的态度、对某仪器的操作是否规范等也可用观察法。为避免对被观察对象的干扰，可以采用参与性观察，如假扮患者了解医生的接诊情况、假扮顾客了解药店的药品销售程序等。

（2）询问法（interview）：是通过一定形式的问话来得到调查的结果。可以是直接访问，如现场问卷调查、访谈、开会等；也可以是间接访问，如信访、电话访问、网上访问等。问卷调查法是最常用的流行病学调查方法，可以分为自填问卷调查和他填问卷调查。如果调查的内容有关禁忌或隐私，除询问外，还可以采用特殊的敏感问题调查方法，如随机应答技术等。

（3）生物测量法（bio physiological measures）：是通过使用仪器设备和技术，从研究对象中测量获取的生理、生化资料信息数据。

> **案例 15-1 分析**
>
> 案例 15-1 中，调查采用问卷与直接观察相结合的方法，问卷中对接种情况可直接查阅街道（村）接种记录表，在外地接种者和影响接种因素的相关内容由当地卫生人员召集调查对象现场回答，也可以通过电话进行调查，个别需入户调查。如想要获取更客观的数据，可进行 HPV 抗体生物检测。

6. 调查表 依调查内容确定调查项目（item），包括分析项目和备查项目。分析项目是直接用于计算调查指标以及考虑因素之间的交互影响所必需的内容，备查项目是为了便于核查、填补和更正而设置的，如姓名、地址、编号等。将分析项目和备查项目进行逻辑组合后列成表格形式供调查使用即为调查表。项目不宜多，以让被访者能在半小时内完成为宜。

调查表通常由标题、说明、被调查者基本情况、调查内容、编码、调查员签名及调查时间等构成。调查项目可设置为开放性或封闭性问题。开放性问题由调查对象自由回答，可获得更多的信息，但问题不能太多，否则耗时较长且不易分析结果；封闭性问题则列出所有可能的答案，由调查对象选择回答，问题的数目可以较多。两种类型的问题可以结合使用，一般在封闭性问题列出可选答案后，增加一个"其他（详述）"选项。量性研究通常使用由若干封闭性问题组成的问卷或调查表，质性研究则多使用由若干开放性问题组成的调查提纲。

每个调查表只调查一个研究对象时用单一表或卡片，项目可以较多；每个调查表调查多个对象时可用一览表，适用于项目较少的情形。一览表通常由调查员填写，可省略前后说明。调查问卷的结构一般包括说明语、正文和结束语。说明语向被调查对象简要说明调查的目的和对问题回答的要求等内容，引起被调查者的兴趣，解除他们的顾虑，并请求当事人予以协助；结束语在调查问卷最后，简短地向被调查者强调本次调查活动的重要性及再次表达谢意。

调查表中要避免"经常""一些"等不确切的词、断定性问题（如您孩子几岁？断定调查对象已有孩子）及引导性提问，避免提笼统、抽象或不确切或一问多答的问题，避免使用专业术语，应特别注意提问的逻辑顺序。

初步的调查表拟定完成后，需要进行小范围的预调查，对调查表的内容、提问方式、被调查者的理解程度、可接受性等进行了解。如果需要，可以通过信度、效度和反应度等的检验，对调查表的质量进行评价，也可以通过专家咨询法对调查表进行评价，在此基础上进行修改完善，形成最终的调查表。

案例 15-1 可设计为一览表，也可设计为问卷式调查表，示例如下。

案例 15-2

HPV 疫苗接种调查表（一览式）

街道或村名：　　　　　　　　　　　　　　　　　　　　　　　　调查点编号：

编号	姓名	年龄	HPV 疫苗接种		HPV 疫苗作用		疫苗接种费用	
			已接种	未接种	了解	不了解	可接受	不愿接受

调查员　　　　　　　　　　　　　　　　　　　　　　　调查日期　　年　月　日

说明：街道或村名、调查点编号、编号和姓名由当地卫生员或街道（村）干部登记；调查项目由调查员询问受访者后在符合项打"√"。

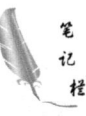

> **案例 15-3**
>
> **HPV 疫苗接种调查问卷（问卷式）**
>
> 尊敬的女士：您好！
>
> 为了解 HPV 疫苗接种情况，我们需您用约 10 分钟时间回答几个问题。您的信息仅用于研究，不对外公布，请放心！感谢您的合作！
>
> 1. 姓名_____　　2. 年龄____岁　　3. 编号_____号
> 4. 家庭住址：①本地□　　②非本地□
> 5. HPV 疫苗接种：①已接种□　　②未接种□
> 6. HPV 疫苗作用：①了解□　　②不了解□
> 7. 请您谈一下对 HPV 疫苗接种费用的看法：
>
> 您提供的信息有助于我们更好开展妇女保健工作，再次对您的合作表示感谢！
>
> 　　　　　　　　　　　　　　　　　填表人_____　填表日期_____年__月__日
>
> 说明：编号请您按照当地集体登记编号填写，4、5、6 项请您在对应选项框内划"√"，第 7 项请您填写看法。

7. 样本含量　对样本含量估计就是在保证调查结果具有一定可靠性的前提下，确定最少的样本例数。估计方法有经验法、查表法和计算法。

（1）经验法：是根据过去研究结果总结的需用量，如用定量指标，每组不少于 10 例，定性指标不少于 20 例，确定正常值范围（也称参考值范围）不少于 100 例。另一种是为了研究成果外推的安全起见规定的样本量，如新药的临床试验每组不少于 300 例，新药的临床疗效验证每组不少于 100 例等。

（2）查表法：是根据已知的条件或确定的条件查样本例数估计表来确定样本含量。

（3）计算法：是根据已知条件或确定的条件代入公式，通过计算来确定样本含量，参见第三篇第十九章第一节。

（二）组织计划

调查的组织计划是保证调查质量及调查工作得以顺利完成的前提，包括组织领导、宣传动员、时间进度、调查员的培训、任务分工与联系、经费预算、调查表和宣传资料的印制、器材及交通工具的准备等。

调查员是资料收集工作的主要承担者，调查员的挑选和培训是保证调查质量的重要环节。调查员的性别、年龄、民族、职业等特征要符合调查的要求。培训时，除了让调查员了解本次调查的计划、内容、目的、方法及与调查有关的其他情况外，还应对调查问卷及内容逐一进行讨论，统一规范调查方法，使所有调查员采用统一的方法和步骤获得同一信息。培训方法可采用参与式方法、角色扮演法等，以取得有效的培训效果。在正式调查的过程中，对出现的问题应及时对调查员进行再培训，以便统一规范调查方法。资料收集要确保应答率达 80% 以上，保证调查质量。

（三）资料的整理与分析计划

整理资料是将原始资料进行科学加工，使之系统化、条理化，便于进一步分析。整理与分析计划在研究的设计阶段就应制定好。整理工作：问卷接收、问卷核查、数据编码、数据录入、拟定整理表、归纳汇总、分析指标等。

二、实 验 设 计

（一）实验设计的三要素

1. 研究因素　作用于研究对象能产生某种效应的外加因素或自身因素。

外加因素包括物理、化学、生物和社会因素。自身因素指人体内存在的能影响自身生理功能或健康的因素，如三酰甘油增高、血压异常等。

实验设计中对研究因素的控制与安排，应注意以下三点。

（1）数量：应依研究目的、经费、客观条件等确定。在多个因素可选的情况下应依主客观条件选择与假说密切的、影响效应最强的因素。研究因素数量应严格控制，不然经费与时间投入过多，质量也难以保证。

（2）质量：实验设计中对研究因素应有明确、细致、具体的规定，使之标准化。并在整个实验过程中保证研究因素的质量始终如一、保持不变。如西药应用同一厂家、同一批号；中药应是同一产地、同一加工炮制与保存的药材。

（3）强度：外加因素的量不能过高也不能过低，强度应适宜。强度确定后应统一疗程、用法、用量，且在研究过程中不能随意变动。

2. 研究对象 即研究因素作用的对象，也称受试对象，医学研究通常是人或动物。对象常以个体为单位计算，观察单位是指接受一种处理因素的单位。如1人左右前臂各接受一种药物做皮试，算作1个对象2个观察单位。

实验设计中对研究对象的控制与安排，应注意以下四点。

（1）基本条件：应满足对处理因素敏感，同时反应必须稳定。如是外加因素，受试者应对外加因素有正常的反应；如是自身因素，则其质量应有保证。如研究乙肝、肝硬化、肝癌患者三者免疫反应的异同，此时肝病的类型就是研究因素，其诊断必须准确。

（2）防止偏差：研究对象为人时，为使研究结果具有推广价值，须注意受试对象的代表性，代表性主要反映在质的可靠性和量的合理性两个方面，即质要具有同质性，量要满足统计概率要求。研究对象为动物时，应了解动物的解剖与生理特性及对处理的反应性，避免选择不当。

（3）适当选择：研究对象为人时，一要明确研究对象的纳入标准（inclusive criteria）和排除标准（exclusive criteria）；二要强调对象的依存性，不能遵从实验要求者不宜选作受试对象。研究对象为动物时，应注意普通动物与标准动物的合理使用，以使数据得到同行认可。

（4）准确判定：研究对象为患者时，对患者的病种、病型、病情、病程等的认定应有明确的判断标准，包括诊断标准（diagnostic criteria）在内的所有认定标准应选用业界公认的标准，自定义应详细阐明。

3. 研究效应 指研究因素作用于研究对象所产生的反应。通常研究效应用各种指标来表述。

实验设计中对指标的控制与安排，应注意以下五点。

（1）性质：定量指标比定性指标能更好地反映事物变化的特征和规律。因此，在可选择的条件下应尽量选用定量指标。

（2）数量：指标的数量主要取决于研究的内容与要求。原则上要选择与假说密切相关的指标，次要的指标可依研究经费、实验条件适当优选，多余的指标均不选用。

（3）主客观性：客观性指标比主观性指标误差少，所以要尽量选用客观性指标，主观性指标应尽可能转换为半定量指标，以增加客观性和信息量。

（4）准确度和精密度：准确度（accuracy）指观察值与真值的接近程度，主要受系统误差的影响。在调查研究中也称为真实性或有效性。精密度（precision）指相同条件下对同一对象的同一指标重复观察时，观察值与其均数的接近程度，其差值受随机误差的影响。在调查研究中精密度也称为可靠性。

（5）灵敏度和特异度：灵敏度（sensitivity）反映其检出真阳性的能力，灵敏度高的指标能将处理因素的效应比较敏感地显示出来。特异度（specificity）反映其鉴别真阴性的能力，特异度高的指标不易受混杂因素的干扰。

（二）实验设计的四原则

为了更好地控制非处理因素对实验结果的影响，以较少的受试对象获得较为可靠的信息、达到经济高效的目的，实验设计必须遵循重复（replication）、对照（control）、随机（randomization）和盲法（blinding）的原则。

1. 重复 是指在相同实验条件下进行多次实验或观察，以提高实验结果的可靠性。避免把个别情况误认为普遍，把偶然或巧合的现象当成必然规律，从而将实验结果错误地推广到总体。

从统计学而言，重复最主要的作用是估计变异的大小。通过重复观测多个受试对象能够估计受试对象之间的变异性，或者在同一实验条件下对同一受试对象进行重复观测，能够估计测量的精度。反映在实验设计中就是样本量估计，要求实验应对一定数量的受试对象进行观测，从而保证结论的可信度。

（1）估计样本量的基本原则：实验条件好，误差小，样本量可小，反之则大；计量指标可少，计数指标要多；研究对象的同质性高，样本量可少一些，反之则多一些；允许误差小，要求辨别能力高，样本量多一些，反之则少一些；统计概率P值越小，样本量越大。

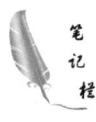

（2）估计样本量的具体方法：参见第十九章中相关内容。

2. 对照 科学研究是为了阐明研究因素与效应之间的关系，通过效应来认识研究因素的本质。但在研究过程中常存在其他非研究因素的混杂影响，通过设立对照可从实验与对照两组效应指标的数据差别中，鉴别研究因素与非研究因素的影响，从而独立地评价研究因素的本质，如下面公式表述。

实验组的效应 = 非研究因素的效应 + 研究因素的效应
对照组的效应 = 非研究因素的效应
研究因素的效应 = 实验组的效应 - 对照组的效应

设立对照应满足均衡性要求，以抵消非研究因素的效应，否则就不能将研究因素的效应独立出来。均衡是指在设立对照时除给予的处理因素不同外，对照组和实验组的其他重要的非处理因素应保持一致。在整个实验过程中，对照组和实验组应始终处于同时同地，即应设立同期对照（concurrent control）或平行对照（parallel control）。尽量不要用以往的研究资料作为对照，因为这样的历史对照组与实验组不处于同一时期，两组的可比性会受到较大影响。

（1）对照的均衡性要求：①两组必须具有可比性；②两组数量应基本一致；③两组处理应基本一致。

> **案例 15-4**
> 赖氨酸添加试验中，试验组儿童的课间餐为添加赖氨酸的面包，对照组为不加赖氨酸的面包，两组数量和各方面基本一致。

（2）常用的对照方法：对照的形式有多种，应依研究目的和内容加以选择，参见第二十、二十一和二十二章各章中相关内容。

3. 随机 一是指采用机遇相等的方式，使目标群体中每个对象有同等机会被抽取（随机抽样），二是指将研究对象机遇均等地分配到实验组和对照组（随机分组）。随机使大量难以控制的非处理因素对实验组和对照组的影响相当（使组间具有可比性），并可归于实验误差之中；各种统计分析方法都是建立在随机化基础之上，因而随机也是对样本数据进行统计推断的前提。随机应贯穿于实验研究的全过程，在受试对象的抽样、分组及实验顺序安排中均应遵循随机化原则，具体参见第二十二章中相关内容。

4. 盲法 主要是避免主观因素对实验研究结果的影响。有关盲法实施参见第二十二章中相关内容。

> **案例 15-4 分析**
> 试验中面包是与处理因素有关的实验因素，两组儿童除了是否添加赖氨酸外，符合对照均衡性要求，这样才能显示和分析赖氨酸的作用。否则结果就会包含非研究因素的影响效应，难以真实评价研究因素的效应。

第二节 常用实验设计方案与统计分析

实验设计方案有多种类型，每种类型的应用条件和实验效率不同，不同的研究目的应采用不同的研究设计方案安排实验，具体采用哪一种，要依研究的具体内容和科研条件来确定（图 15-1）。本节着重介绍常用的单因素实验设计。

常用设计类型
- 单因素实验设计：完全随机设计、配对设计、配伍组设计、交叉设计、拉丁方设计……
- 多因素实验设计：析因设计、正交设计、均匀设计、裂区设计、序贯实验设计……

图 15-1 常用的实验设计类型

一、完全随机设计

完全随机设计（completely random design）为单因素设计，不考虑个体差异的影响，仅涉及一个处理因素，但可以有两个或多个水平。设计时，将受试对象按随机化原则分配到不同的处理组中（或从不同总体中随机抽样进行对比研究），各组样本例数可以相等，也可以不等，但在总体样本含量不变情况下，各组例数相等时效率最高。

（一）设计步骤

（1）确定研究因素与水平数。
（2）确定研究对象和实验效应指标，研究对象要求有较好的同质性。
（3）随机化分组，可用随机数字表、随机排列表、计算机软件等方法产生随机数进行。
（4）试验。
（5）数据统计分析。

案例 15-5
试将 12 只同性别的小白鼠完全随机分为三组。

（二）随机分组

先将 12 只小白鼠按体重由小到大顺序编为 1～12 号；从表 15-1 随机数字表中任意选择某行某列的数字作为起始数，本例从第 2 行 11 列开始查 12 个两位数，如出现重复或随机数为 00 时舍弃。

表 15-1　随机数字表（部分）

编号	1～10					11～20					21～30					31～40					41～50				
1	22	17	68	65	81	68	95	23	92	35	87	02	22	57	51	61	09	43	95	06	58	24	82	03	47
2	19	36	27	59	46	13	79	93	37	55	39	77	32	77	09	85	52	05	30	62	47	83	51	62	74
3	16	77	23	02	77	09	61	84	25	21	28	06	24	25	93	16	71	13	59	78	23	05	47	47	25
4	78	43	76	71	61	20	44	90	32	64	97	67	63	99	61	46	38	03	93	22	69	81	21	99	21
5	03	28	28	26	08	73	37	32	04	05	69	30	16	09	05	88	69	58	28	99	35	07	44	75	47

将获取的随机数从小到大排序，得到顺序号 X，规定 X：1～4 为 A 组，5～8 为 B 组，9～12 为 C 组，分组结果见表 15-2。A 组（1、8、9、12 号），B 组（4、5、6、11 号），C 组（2、3、7、10 号）。

表 15-2　12 只小白鼠分配结果

动物编号	1	2	3	4	5	6	7	8	9	10	11	12
随机数字	13	79	93	37	55	39	77	32	09	85	52	05
序号 X	3	10	12	5	8	6	9	4	2	11	7	1
分配组别	A	C	C	B	B	B	C	A	A	C	B	A

（三）统计分析

1. 定量资料

（1）两样本比较：小样本采用成组设计的两样本均数比较，满足正态分布与方差齐这两个基本条件时，用 t 检验；如不满足上述两个基本条件时，用秩和检验。大样本采用成组设计两样本均数比较，方差齐时，用 u 检验。

（2）多样本比较：成组设计多样本比较，满足正态分布与方差齐，用方差分析；偏态或方差不齐，用秩和检验。

2. 定性资料

（1）两样本率的比较：二项分布或 Poisson 分布资料用 u 检验，四格表资料用 χ^2 检验或 Fisher 精确概率法。

（2）多个样本率（或构成比）的比较：$T > 5$ 或少于 1/5 的格子 $1 < T < 5$ 时，用行×列表 χ^2 检验；$T < 1$ 或多于 1/5 以上格子 $1 < T < 5$ 时，用确切概率法。

（3）单向有序资料的比较：①若比较各样本的不同等级的疗效情况，可用秩和检验、Ridit 分析、CPD 分析、有序变量的 logistic 回归模型和有序变量的对数线型模型等。②若比较各样本不同等级构成情况，用 χ^2 检验。

（4）双向有序且属性不同资料的比较：①若分析两变量是否存在线性相关关系时，用等级相关分析。②若分析两变量是否存在直线变化趋势时，用线性趋势检验。

（5）双向有序且属性相同资料的一致性检验，用 Kappa 检验。

优点：设计方法简单，处理组数和各组样本量都无限制；统计分析方法相对简单；实验过程中，若有实验对象发生意外，信息损失相对小于其他类型设计。

缺点：本设计仅单纯依靠对研究对象的随机化分组对非研究因素进行组间均衡，缺乏其他有效控制，设计和实验中其他重要非研究因素难以在各处理组间达到均衡，故实验误差相对较高，精确度较低。

适用范围：适用于实验对象同质性较好的研究。否则，应考虑分层完全随机设计。

二、配对设计

配对设计（paired design）是先将受试对象按配对条件配成对子，使同一对中的受试对象条件相同或相近；再将各对中的两个受试对象随机分配到实验组和对照组（或不同处理组）接受不同的处理。

配对条件为影响研究结果的主要非研究因素。例如，动物实验中以种属、品系、窝别、雌雄、年龄、体重等相近配对；临床试验中以性别、年龄、职业、生活工作条件、病情等相同或相近配对。这种配对形式常称为异体配对设计。

自身对照也可看作配对设计（称自身配对设计），如治疗前后的比较（平行样本）、同一受试对象不同部位的比较、同一标本不同检测方法的比较等。

（一）设计步骤

（1）确定研究因素与水平，一个因素两个水平。

（2）确定研究对象和配对条件，并配对。

（3）后面步骤同完全随机设计。

案例 15-6

试将已配成 10 对的 20 只小鼠随机分配到甲乙两组。

（二）随机分组

随机配对分组的步骤为配对-编号-查随机数-分组。每对为 1a1b，2a2b，…，用随机数尾数特征分配，规定单数时小 a 进实验组 A，小 b 进对照组 B，偶数时小 a 进对照组 B，小 b 进实验组 A，反之亦可。从表 15-1 第 1 行第 3 列起取 10 个随机数，如遇重复或 00 时舍弃（表 15-3）。

甲组动物编号 1a 2b 3a 4a 5a 6a 7b 8a 9a 10b
乙组动物编号 1b 2a 3b 4b 5b 6b 7a 8b 9b 10a

表 15-3 以"对"为单位随机配对分组

动物对编号	1	2	3	4	5	6	7	8	9	10
随机数字	17	68	65	81	95	23	92	35	87	02
甲组	a	b	a	a	a	a	b	a	a	b
乙组	b	a	b	b	b	b	a	b	b	a

（三）统计分析

1. 定量资料 配对差值服从正态分布时，用配对 t 检验；不服从正态分布时，用配对秩和检验。

2. 定性资料 配对四格表 χ^2 检验。

优点：严格控制非处理因素对实验结果的影响，增大组间均衡性，减少实验误差，提高实验效率。与两组完全随机设计相比，可减少研究对象间的个体差异，并可减少样本量。

缺点：对研究对象要求较高，在临床试验中有时会出现部分对象难以配成对子。当配对条件控制和使用不当时，可造成配对失败或配对不完全。对于自身对照，有必要设立平行对照。

三、配伍组设计

配伍组设计（randomized block design）亦称随机区组设计，是配对设计的扩展，可视为 1 : R 的配比设计，适用于三组或三组以上设计的实验。

先将受试对象按匹配条件配成配伍组/区组，各区组内研究对象个数（≥3）与处理组数相同；然后按随机化原则将各组中的受试对象分配到各个处理组。目的是对一些已知的非处理因素进行控制，以提高组间均衡性，减少实验误差。

（一）设计步骤

（1）确定研究因素与水平，一个因素多个水平。

（2）确定研究对象和匹配条件，组成区组。

（3）后面步骤同完全随机设计。

案例 15-7

按体重和年龄为配比条件，将 12 只雌性小鼠配成 4 个区组，试对每个区组内的 3 只小鼠随机分配，分别给予甲、乙、丙 3 种饲料。

（二）随机分组

先给动物依体重排序编号，第 1 配伍组为 1~3 号，第 2 组为 4~6 号，第 3 组为 7~9 号，第 4 组为 10~12 号；依题需要设 A、B、C 三个实验组，现从表 15-1 第 3 行第 5 列取 12 个随机数，相同或 00 时舍弃。

规定序号 X：1~4 为 A 组，5~8 为 B 组，9~12 为 C 组，分组结果见表 15-4。

A 组动物编号：2、4、8、10

B 组动物编号：1、7、9、11

C 组动物编号：3、5、6、12

表 15-4　随机区组设计 12 只动物分组结果

动物编号	1	2	3	4	5	6	7	8	9	10	11	12
随机数字	23	02	77	09	61	84	25	21	28	06	24	93
序号 X	5	1	10	3	9	11	7	4	8	2	6	12
分配组别	B	A	C	A	C	C	B	A	B	A	B	C

（三）统计分析

1. 数值变量资料　正态总体，方差齐时，用配伍组设计的方差分析；偏态或方差不齐时，用配伍组设计的秩和检验。

2. 等级分组资料　配伍组设计的秩和检验。

优点：组间均衡性好，同时把研究对象间的部分差异体现在各区组间，减少了实验误差，提高了实验效率。可同时分析处理因素和区组因素（主要分析处理因素）。

缺点：对研究对象要求较高，匹配与区组较烦琐；当实验结果中有观察值缺失时，同区组的其他数据没法利用，信息损失较大，统计处理较麻烦。

四、拉丁方设计

拉丁方设计（Latin square design）是按拉丁方阵的字母、行和列安排实验。拉丁方阵（亦称 γ 阶拉丁方或 $\gamma \times \gamma$ 拉丁方）是用 γ 个拉丁字母排成 γ 行 γ 列的方阵，每个字母在每行每列中只出现一次。如 4×4（4 阶）拉丁方设计见表 15-5。

表 15-5　4×4（4 阶）拉丁方设计

行	列			
	Ⅰ	Ⅱ	Ⅲ	Ⅳ
1	A	B	C	D
2	B	C	D	A
3	C	D	A	B
4	D	A	B	C

拉丁方设计同时考虑了相同水平的3个因素（行、列、处理）对试验结果的影响，分析三个因素各自内部不同水平间有无差别。

一般γ个拉丁字母分别表示处理的γ个不同水平；γ行表示γ个不同行区组；γ列表示γ个不同列区组。双向区组化，控制了行与列两个已知来源的变异。

拉丁方阵特点：①各行（列）的每个字母只出现一次，无重复，保证了均衡性；②各行（列）的字母数相同，皆为γ个，要求三个因素水平数相等，即n处理=n行=n列；③任两行（列）交换位置，上述两个特点不变，适宜基本型拉丁方的随机化。

（一）设计步骤

1. 确定研究因素和水平 必须是3个因素的实验，且3个因素的水平数相等；三因素间（即处理因素间、行间、列间）是相互独立的，均无交互作用。

2. 确定研究对象

3. 选择基本型拉丁方进行随机化 依主要处理因素的水平数，确定基本型拉丁方，并从专业角度使另两个次要因素的水平数与之相同；通过对拉丁方的任两列交换位置，和（或）任两行交换位置实现随机化。

4. 试验 规定行、列、字母所代表的因素，按随机化后的拉丁方阵安排实验。

5. 数据统计分析

> **案例 15-8**
> 某研究者拟通过动物实验，研究4种抗癌药物的抑癌作用，同时考虑4个不同剂量、瘤株对抗癌药物的影响。宜用何种实验设计？

（二）随机分组

本研究有3个因素：抗癌药物、剂量和瘤株；各因素皆有4个水平，其中抗癌药物为主处理因素；从专业角度已知三因素间无交互作用，可用拉丁方设计。具体设计步骤如下。

（1）三因素均有4个水平，选用4×4基本型拉丁方，并随机化（表15-6）。

表15-6 4×4基本型拉丁方随机化

A	B	C	D		C	B	A	D		C	B	A	D
B	C	D	A	1、3列对换	D	C	B	A	2、4行对换	B	A	D	C
C	D	A	B		A	D	C	B		A	D	C	B
D	A	B	C		B	A	D	C		D	C	B	A

（2）规定行、列、字母所代表的因素与水平（表15-7）。

1）"字母" A、B、C、D分别代表四种不同的抗癌药物。

2）"列" Ⅰ、Ⅱ、Ⅲ、Ⅳ代表4种瘤株。

3）"行" 1、2、3、4分别代表由小到大的4个不同剂量。

表15-7 4×4拉丁方设计抗癌药实验模型

剂量	瘤株			
	Ⅰ	Ⅱ	Ⅲ	Ⅳ
1	C	B	A	D
2	B	A	D	C
3	A	D	C	B
4	D	C	B	A

如第1行第1列为瘤株Ⅰ的小白鼠注射剂量为1的C抗癌药，第2行第2列为瘤株Ⅱ的小白鼠注射剂量为2的A抗癌药，……。计算公式见表15-8。

表15-8　拉丁方设计方差分析计算公式

变异来源	SS	v	MS	F
总变异	$\Sigma X^2 - C$	$\gamma\gamma - 1$	—	—
列间	$\dfrac{\Sigma(\Sigma X_i)^2}{\gamma} - C$	$\gamma - 1$	$SS_{列}/v_{列}$	$MS_{列}/MS_{误差}$
行间	$\dfrac{\Sigma(\Sigma X_j)^2}{\gamma} - C$	$\gamma - 1$	$SS_{行}/v_{行}$	$MS_{行}/MS_{误差}$
字母间	$\dfrac{\Sigma(\Sigma X_k)^2}{\gamma} - C$	$\gamma - 1$	$SS_{字}/v_{字}$	$MS_{字}/MS_{误差}$
误差	$SS_{总} - SS_{列} - SS_{行} - SS_{字}$	$(\gamma-1)(\gamma-2)$	$SS_{误差}/v_{误差}$	—

（三）统计分析

拉丁方设计用方差分析，把总变异的离均差平方和 SS 及自由度 v 分解为列间、行间、字母间和误差 4 部分（表15-9、表15-10）。

表15-9　4种抗癌药物抑癌实验结果（瘤重 g）

剂量	瘤株				剂量合计
	I	II	III	IV	
1	C　0.37	B　0.80	A　0.74	D　0.48	2.39
2	B　0.48	A　0.56	D　0.18	C　0.22	1.44
3	A　0.32	D　0.44	C　0.16	B　0.42	1.34
4	D　0.30	C　0.30	B　0.22	A　0.25	1.07
瘤株合计	1.47	2.10	1.30	1.37	6.24
药物合计	A　1.87	B　1.29	C　1.05	D　1.40	—

表15-10　拉丁方设计的方差分析结果

变异来源	SS	v	MS	F 值	P 值
总变异	0.5350	15	—	—	—
瘤株间	0.1009	3	0.0336	3.46	>0.05
剂量间	0.2480	3	0.0827	8.53	<0.05
药物间	0.1279	3	0.0426	4.39	>0.05
误差	0.0582	6	0.0097	—	—

优点：拉丁方设计的行与列皆为配伍组（双向区组设计），可用较少的重复次数获得较多的信息；双向误差控制，实验误差小，组间均衡性好，节省样本量，实验效率较高。

缺点：对研究对象要求较高，匹配与区组较烦琐，在实际工作中有一定局限性；当实验结果中有观察值缺失时，信息损失较大，统计处理较麻烦。

当因素的水平数（γ）较少时，易受偶然因素的影响。为了提高精确度，可应用 m 个 $\gamma \times \gamma$ 拉丁方设计。

适用范围：三因素且水平数相等，各因素间无交互作用，均可考虑拉丁方设计，因实验因素较易控制，应用较为广泛。

五、交叉设计

交叉设计（cross-over design）将 A、B 两种处理（或处理因素的两个水平）先后施于同一批研

究对象,随机地使一半研究对象先接受 A 处理,后接受 B 处理,另一半则先接受 B 处理后接受 A 处理,两种处理在全部试验过程中交叉进行,称为 2×2 交叉试验设计(图 15-2)。

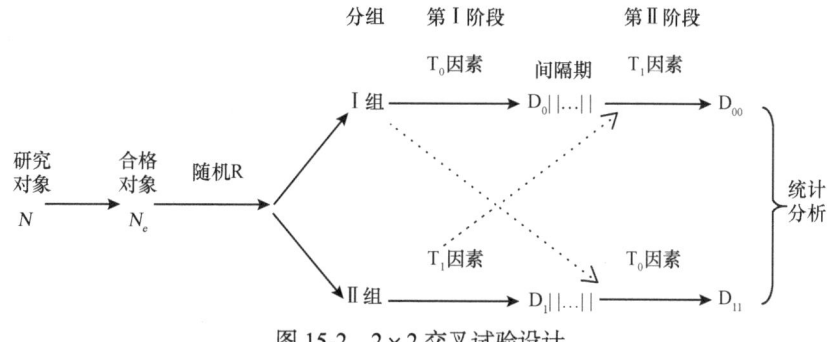

图 15-2 2×2 交叉试验设计

2×2 交叉设计是在自身配对设计基础上发展起来的,该设计考虑了 1 个处理因素(A、B 两水平),2 个与处理因素无交互作用的非处理因素(试验阶段和受试对象)对试验结果的影响。

研究目的:分析某处理因素的 2 个水平间或两种不同处理间有无差别,同时又考虑实验阶段和个体差异两个非处理因素对结果的影响。

虽然只有一个处理因素,但由于控制了实验阶段和个体差异的影响,也可认为是三因素(处理因素、实验阶段、个体)的实验设计。

(一)设计步骤

(1)确定两个处理因素或一个因素的两个水平。
(2)确定同质性好的研究对象,配对或随机分为两组。
(3)随机确定每对中研究对象的实验顺序,或两组的实验顺序。
(4)后面步骤同完全随机设计。

> **案例 15-9**
> 某研究者欲通过 12 只大白鼠研究 A、B 两种参数电针刺激后痛阈值上升情况,同时还考虑了个体差异与 A、B 顺序对痛阈值的影响,试作交叉设计。

(二)随机分组

先将 12 只大白鼠按体重相近者配对并依次编号(1,2;3,4;5,6;…),从表 15-1 随机数字表中第 4 行第 1 列起取 6 个随机数,并规定随机数为奇数时,对子中的单号先用 A 后用 B,双号先用 B 后用 A;随机数为偶数时,对子中的单号先用 B 后用 A,双号先用 A 后用 B(表 15-11)。

表 15-11 配对随机分组

大白鼠号	1	2	3	4	5	6	7	8	9	10	11	12
随机数字	78		43		76		71		61		20	
用药顺序	BA	AB	AB	BA	BA	AB	AB	BA	AB	BA	BA	AB

结果:2、3、6、7、9、12 号大白鼠用药顺序是 AB;1、4、5、8、10、11 号大白鼠用药顺序是 BA。

(三)统计分析

交叉设计方差分析见表 15-12。

表 15-12 交叉设计方差分析表

变异来源	SS	v	MS	F
总	$\Sigma X^2 - C$	$2n-1$		
个体间	$\dfrac{\Sigma(\Sigma X_i)^2}{2} - C$	$n-1$	$SS_{个体}/v_{个体}$	$MS_{个体}/MS_{误差}$

续表

变异来源	SS	v	MS	F
阶段间	$\dfrac{\Sigma(\Sigma X_j)^2}{n} - C$	1	$SS_{阶段}/v_{阶段}$	$MS_{阶段}/MS_{误差}$
处理间	$\dfrac{\Sigma(\Sigma X_k)^2}{n} - C$	1	$SS_{处理}/v_{处理}$	$MS_{处理}/MS_{误差}$
误差	$SS_总 - SS_个 - SS_阶 - SS_处$	$n-2$	$SS_{误差}/v_{误差}$	

1. 方差分析

案例 15-9 分析

按交叉设计方法进行动物实验并记录 A、B 两种参数电针刺激后大白鼠痛阈值上升数，结果见表 15-13。请分析 A、B 两种参数电针刺激及顺序对痛阈值的影响。

表 15-13 A、B 两种参数电针刺激后大白鼠痛阈值上升数（mA）

大白鼠编号	阶段 Ⅰ		阶段 Ⅱ		个体合计 ΣX_i
1	A	2.6	B	2.0	4.6
2	B	2.2	A	2.8	5.0
3	B	3.0	A	3.4	6.4
4	A	2.4	B	1.6	4.0
6	B	2.0	A	2.4	4.4
7	B	3.2	A	3.8	7.0
8	A	2.4	B	2.0	4.4
9	A	2.0	B	1.6	3.6
10	B	2.8	A	3.2	6.0
11	A	2.5	B	1.6	4.1
12	B	2.6	A	3.2	5.8
阶段合计 ΣX_j		31.2		30.6	61.8
处理合计 ΣX_k	A 34.2		B 27.3		

交叉设计的方差分析，有 3 个检验假设：①A、B 不同参数电针刺激后大白鼠痛阈值上升数相同；②Ⅰ、Ⅱ 两阶段大白鼠痛阈值上升数相同；③各大白鼠痛阈值上升数相同。

对研究者来说，主要关心 A、B 不同参数电针刺激后大白鼠痛阈值上升数是否有差别；然后才是检验其他两个非处理因素（阶段、个体）是否影响痛阈值的变化（表 15-14）。

表 15-14 交叉设计方差分析结果

变异来源	SS	v	MS	F 值	P 值
总	9.085	23	—	—	—
个体间	7.115	11	0.647	46.21	<0.01
阶段间	0.015	1	0.015	1.07	>0.05
处理间	1.815	1	1.815	129.64	<0.01
误差	0.140	10	0.014	—	—

2. 秩和检验 用秩和检验也可分析处理间、个体间及阶段间的差别有无统计学意义。

优点：具备配对设计的优点，可减少个体间差异，减少样本量，又能平衡实验顺序对结果的影响;能控制时间因素(试验阶段)对处理因素的影响,优于自身对照,实验效率较高。各试验对象均接受试验因素和对照,符合医学伦理学要求。

缺点:两次观察时间不能过长,处理不能有持久效应,且不能分析交互作用。

适用范围:适用于病情较稳定、病程可以分阶段、短期治疗可见疗效的疾病;用于药物制剂的生物等效性研究、临床等效性试验及临床试验的早期阶段。

应注意的问题:处理因素只有2个水平,且两个非处理因素(试验阶段、受试对象)与处理因素间无交互作用。要求两阶段间须有一定间隔时间,以消除前阶段治疗措施的残留效应,保证两阶段的起始条件一致;间隔时间的长短可参照《中华人民共和国药典》或预试验中药物在血清中的衰减速度;两次观察的时间不能过长;为消除患者的心理作用或防止研究者暗示,多采用盲法。

(郭崇政)

第十六章 常用统计方法在 SPSS 统计软件中的实现

社会科学统计学软件包（statistical package for social science，SPSS）是国际上知名并具有权威性的统计分析软件之一。SPSS 最早是由美国斯坦福大学的 3 位学生于 1968 年开发的统计软件系统，基于这一系统，合伙人于 1975 年在芝加哥成立了 SPSS 公司。2010 年，随着 SPSS 公司被 IBM 公司并购，将 SPSS 软件分析产品统一更名为 IBM SPSS Statistics，并于 2010 年 8 月推出 IBM SPSS Statistics 19.0 版本。随着统计分析新功能和针对性的增加，IBM SPSS Statistics 逐渐升级为现在的 25.0 版本。与其他国际权威软件相比，SPSS 最显著的特点是菜单和对话框操作方式，绝大多数操作过程仅靠点击鼠标即可完成。因此，对于统计专业而言，SPSS 是必须掌握的得力工具，而对于非统计专业而言，它是最为通用的数据分析平台和综合性分析工具。无论初学者、熟练者及精通者都非常适用，很多群体只需要适当的练习，就能够掌握简单的操作分析，因此，SPSS 也特别受非统计专业数据分析人士的青睐。

SPSS 具有完整数据输入、编辑、统计分析、报表、图形制作等功能，仅 SPSS Base 模块就提供了从简单的统计描述到复杂的多因素分析方法，如数据的探索性分析、统计描述、列联表分析、二维相关、秩相关、偏相关、方差分析、非参数检验、多元回归、生存分析、协方差分析、判别分析、因子分析、聚类分析等常见的分析方法，还特别适合设计调查方案、对数据进行统计分析，以及制作研究报告中的相关图表等。

尽管 SPSS 在不断升级，但 SPSS 界面的主要窗口及其功能、数据文件的建立与导入方法、数据的整理编辑、数据文件的转换与数据加工、图表的创建与编辑等基础知识及其基本功能并无变动，具体可参见 SPSS 相关教程。下面以 IBM SPSS Statistics 19.0 版本为例简单介绍 SPSS 基础知识及常用统计方法在 SPSS 统计软件中的实现。

第一节 SPSS 基础知识

一、SPSS 主要窗口及其功能

SPSS19.0 的最主要窗口有：数据编辑窗（data editor）、结果输出窗（viewer）和程序编辑窗（syntax editor）。

1. 数据编辑窗　是 SPSS 软件中最常用的窗口，这个窗口主要用来处理数据和定义数据字段。它有两个视图：一个是用于显示和处理数据的数据窗口（data view）；另一个是用于变量定义和查看的变量窗口（variable view）。两个窗口切换单独显示。数据窗口用于显示和编辑变量值；变量窗口用于定义、显示和编辑变量特征。

打开数据编辑窗有以下几种方式：启动 SPSS 以后，数据编辑窗将首先自动打开；打开一个现存数据文件时，自动关闭旧的数据文件；若在 SPSS 运行过程中欲建立新的数据文件，从菜单选择 File/New/Data。

2. 结果输出窗　SPSS 的结果窗口也称为结果视图或者结果浏览窗口，该窗口用于存放 SPSS 的操作日志及分析结果。结果输出窗又分为两个窗口，左窗内为输出结果的标题，称标题窗；右窗内为统计分析的具体输出内容，包括统计图、统计表和文字说明，称内容窗。

所有统计分析结果，包括文本、图形和表格形式，均显示在结果输出窗内。在第一次产生分析结果的 SPSS 过程后，结果输出窗被打开。此后，所有 SPSS 过程的分析结果会陆续写在本结果输出窗，直至新的结果输出窗被打开。通过打开新的结果输出窗的方式，我们可以同时打开数个结果输出窗，但指定结果输出窗只有 1 个，即输出结果只写在当前指定的结果输出窗中。

根据输出结果的 3 种形式，即文本、图形和表格，结果输出窗相应地设有 3 个编辑器，即文本

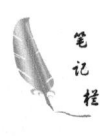

编辑器、统计图编辑器和统计表编辑器，输出结果可通过激活这些编辑器进行编辑。

打开结果输出窗有以下几种方式：在第一次产生分析结果的 SPSS 过程后，结果输出窗被自动打开；打开新的结果输出窗，从菜单选择 file/new/output。

3. 程序编辑窗 SPSS 除了提供菜单操作外，还提供程序编辑方式。程序编辑除了能够完成窗口操作所能完成的所有任务外，还能完成许多窗口所不能完成的其他工作，实现分析和控制自动化。

程序编辑窗口中所有的命令语句最终形成一个可执行程序文件，存为以 ".sps" 为后缀的（系统默认）文件。与结果输出窗一样，我们可以同时打开数个程序编辑窗，但指定程序编辑窗只有一个，对话框所选择的 SPSS 过程只粘贴在当前指定的程序编辑窗。

打开程序编辑窗有以下几种方式：在第一次通过对话框选择 SPSS 过程时，单击按钮 Paste，程序编辑窗自动打开，执行 SPSS 过程的相应语句写在窗中；打开新的程序编辑窗 file/new/syntax。

二、数据文件的建立与导入

SPSS 所处理的数据文件有两种来源：一是在 SPSS 环境下新建数据文件；二是从 SPSS 外部调用已建立的数据文件。

1. 在 SPSS 环境下建立数据文件 启动 SPSS 以后，系统直接进入数据编辑窗。在数据编辑窗内直接输入数据，即形成数据文件。如果想清除数据编辑窗中已有的数据，不必退出程序，从菜单选择 file/new/data，便会出现一空白的数据编辑窗。输入数据后，就形成了新的数据文件。

数据文件的格式以每行为一个记录，或称观察单位（case），每列为一个变量（variable）。由于不同的数据类型需用不同的统计方法处理，因此数据文件的具体格式也不同。

建立数据文件的第一步是定义变量。在数据编辑窗下角激活变量窗（variable view）。定义变量有如下内容：变量名（name）、变量类型（type）、变量宽度（width）、保留小数位（decimal）、变量标签（label）、变量值标签（values）、缺失值（missing）、数据列宽（columns）、对齐方式（align）和度量类型（measure）。

2. 调用已建立的数据文件 SPSS19.0 可以直接调用 SPSS（*.sav）、Excel（*.xls）、DBASE（*.dbf）、ASC Ⅱ（*.dat，*.txt）等各类数据或数据库文件。

3. 数据储存 SPSS19.0 亦可以将数据存为 SPSS（*.sav）、Excel（*.xls）、DBase（*.dbf）、ASC Ⅱ（*.dat，*.txt）等数据文件形式。

4. SPSS 的文件类型与主要按钮

（1）主要文件类型：数据文件，扩展名为 ".sav"；结果文件，扩展名为 ".spo"；图形文件，扩展名为 ".cht"；程序文件，扩展名为 ".sps"。

（2）主要按钮功能：OK：执行已选择的操作；paste：将命令语句粘贴到程序编辑窗中；reset：重新设置选项；cancel：取消；help：帮助。

三、数据的整理与转换

数据的整理与转化主要通过菜单 Data 和 Transform 实现，下面分别介绍如下。

（一）数据的整理

Data 菜单其主要功能是满足各种数据整理的需要。

1. 定义变量属性（define variable properties） 可对一个或一组变量定义，比在变量定义内定义变量更为灵活。

2. 复制数据属性（copy data properties） 可将外部文件或当前工作文件的变量特征复制到一个新文件。

3. 定义时间（define dates） 本过程主要用于时间序列分析，可参见有关参考书。

4. 插入变量（insert variable） 在数据编辑窗选定要插入变量位置的后一个变量，从工具条上直接点击插入变量按钮；或从菜单选择 data/inset variable，数据编辑窗产生一个新的记录行。

5. 插入记录（insert case） 在数据编辑窗选定要插入记录位置的后一个记录，从工具条上直接点击插入记录按钮；或从菜单选择 data/insert case，数据编辑窗产生一个新的记录行。

6. 到某一记录（go to case...） 从菜单选择 data/go to case...，弹出 go to case（到某一记录）对话框，填入某一记录的编号（数据编辑窗左侧一列的顺序号），点击 OK 按钮后，光标移到该记录。

7. 观测值排序（sort cases） 从菜单选择 data/sort cases，弹出 sort cases（观测值排序）对话框。在 sort by（选择排序变量）栏中选入依次进行观测值排序的变量。排序方式有 ascending（升序排列）和 descending（降序排列）两种选择。

8. 数据转置（transpose） 将原始数据的行和列进行互换，使新文件的行是原文件的列，新文件的列是原文件的行。从菜单选择 data/transpose...，弹出 transpose（数据转置）对话框。

9. 重建数据结构（restructure） 此选项可弹出重建数据结构向导对话框，根据所需的数据结构进行调整，产生新的数据文件。

10. 合并文件（merge file）
（1）添加观察单位（add cases）：将外部文件的观察单位添加到当前数据文件中，合并后新数据文件的观察单位数应为两文件之和。从菜单选择 data/merge files/add cases...。
（2）添加变量（add variable）：从外部文件添加变量到当前数据文件中。从菜单选择 data/merge files/add variables...。

11. 数据分列汇总（aggregate data） 数据处理中，有时需要将某些中间变量，如均数、标准差、最小值、最大值等，形成一个新的数据文件，此时可应用数据分类汇总功能实现这一目的。具体过程略。

12. 识别重复观察单位（identify duplicate cases） 从菜单选择 data/identify duplicate cases，弹出识别重复观察单位对话框。复选框选入某一个变量后，数据文件将该变量值相同的观察单位相邻排列，这项功能对数据核查很有帮助。

13. 正交设计（orthogonal design） SPSS 提供的正交设计主要是配合联合分析（conjoint analysis）用的，需要特别指出，这里产生的正交设计方案在分析交互效应时并不能保证完全正交，也就是说，设计方案只适合于分析主效应，因此，如果需要分析交互效应，仍需要根据专业书籍提供的正交设计表头指导此过程。

14. 拆分文件（split files） 数据处理有时需要将某些分类变量进行分层分析，又称固定水平分析，如对性别中的男性和女性分别进行分析，此时要通过拆分文件实现。从菜单选择 data/split files，弹出 split files（拆分文件）对话框。

15. 选择观察单位（select cases） 数据分析中，有时可能只对某一分类变量其中几个水平（组）感兴趣；或者在判别分析时，可能用其中 90% 的观察单位建立判别函数，用其余 10% 观察单位考核判别函数；或者只对某一段时间或某一编号范围的观察单位感兴趣，此时，可通过下述操作实现。从菜单选择 data/select cases...，弹出 select cases（选择观察单位）对话框。

16. 变量赋权（weight cases） 只对变量，特别是频数变量赋予权重，常用于分类变量频数表资料，如列联表和等级资料频数表，赋权后的变量被说明成频数。从菜单选择 data/select cases，弹出 weight cases（变量加权）对话框。

（二）数据文件的转换

在许多情况下，原始数据难以满足数据分析的全部要求，此时需要将原始数据进行适当的转换（transform）。SPSS 具有强大的数据转换功能，它不仅可以进行简单的变量变换和重新建立分类变量，还可以进行复杂的统计函数运算及逻辑函数运算。

点击主菜单的 transform，弹出数据转换子菜单，其主要功能有：计算变量（compute variable...）、对观察单位进行计数（count values within cases...）、重新赋值（recode...）、自动重新赋值（automatic recode...）、可视化分类器（visual bander...）、观察单位排秩（rank cases...）、创建时间序列变量（create time series...）、缺失值替代（replace missing values...）、随机数生成器（random number generators...）。

1. 计算变量（compute variable...） 计算变量指根据已存在的变量，经函数计算后，建立新变量或替换原变量值。从菜单选择 transform//compute...，弹出 compute variable（计算变量）对话框。

2. 对观察单位进行计数（count values within cases...） 数据转换中的 count 功能可产生新的变

量，以表示各观察单位中某一（些）观察值的个数。

3. 重新赋值（recode...） 问卷调查中，正向问题和负面问题往往会同时出现在一张问卷中，由此造成答案编码与实际赋值不符，而数据是按答案编码录入的，因此需要将某些变量的观察值重新赋值。而菜单选择 transform/recode into same variables，弹出 recode into same variables（重新赋值为同一变量）对话框。将变量选入 variable（变量）框内。若同时选 2 个以上变量，则所选变量的类型（数值型或字符型）应相同。variables 框内选入变量后，按钮 old and new values 被激活。点击该按钮，弹出 old and new values（原观察值和新赋值）对话框。重新赋值后，新的变量值取代旧变量值。若选择 transform/recode into same variables，则原变量保留，另外产生一列重新赋值的变量。

4. 自动重新赋值（automatic recode...） 自动重新赋值变量值或字符变量值转换为从 1 开始的顺序整数，并存为新变量。从菜单选择 transform/ automatic recode，弹出 automatic recode（自动重新赋值）对话框。将原变量（如 age）选入 variable → new name（原变量→新变量）对话框，在 new name（新变量）文本框内添入新变量名（如 age1），add new name 按钮被激活，点击该按钮，新变量被确认。

5. 可视化分类器（visual bander...） 此过程可以通过可视的某变量的分布自行定义分组，主要用于将连续的数值型数据按由小到大的顺序加以分组，从而可将等距或比率变量转换为分类变量。

6. 观察单位排秩（rank cases...） 是根据某变量观测值的大小，按一定顺序排秩生成一代表其秩次的新变量，数据本身顺序并不改变。这与 sort cases 不同，sort cases 是根据某变量观测值的大小将数据重新排序，并不生成新变量。从菜单选择 transform/rank cases，弹出 rank cases（观察单位排秩）对话框。

7. 创建时间序列变量（creat time series...） 本过程主要用于时间序列分析，可参见有关参考书。

8. 缺失值替代（replace missing value...） 缺失数据在统计分析中是一个经常遇到的问题，如常见的量表调查。有些 SPSS 的统计过程因缺失数据而不能执行，尤其是某些时间序列资料，因此，未充分利用原始数据的信息。为使统计分析过程有效地进行，可根据研究目的和数据分布特征，选用不同的处理方法估计并代替缺失值。从菜单选择 transform/replace missing values，弹出 replace missing values（替代缺失值）对话框。

9. 随机数生成器（random number generators...） 从菜单选择 transform/ random number generators...，弹出 random number generators（随机数生成器）对话框。

第二节 常用统计方法在 SPSS 统计软件中的实现

下面重点介绍如何通过 SPSS 完成几种常见的基本统计分析，高级统计分析请参考 SPSS 相关书籍。

一、定量资料的统计分析

1. 统计描述指标的计算 以本教材案例 8-2 为例，求：①描述统计量，如均数、中位数、标准差、标准误、最大值、最小值，第 2.5、25、50、75、97.5 百分位数；②求偏度和峰度系数及其标准误；③绘制直方图。

（1）数据文件：案例 8-2 数据（扫描二维码获取）。

（2）数据格式：120 例共 120 行，1 个变量，变量名为"身高"。

（3）操作过程：①从菜单中单击"分析"|"描述统计"|"频率"命令，将弹出"频率"主对话框，将"身高"变量选入"变量"栏。②单击"统计量"按钮，弹出"频率：统计量"对话框。在该对话框中，选择所需要统计的统计量指标，均数、中位数、标准差、标准误、最大值、最小值、百分位值、偏度和峰度系数及其标准误。③点击"图表"按钮，打开"频率：图表"对话框，在对话框中选择"直方图"。④单击"确定"按钮运行，输出结果如图 16-1 所示。

（4）结果解读：结果如图 16-1 所示，可以得出均数、中位数、标准差、标准误、最大值、最小值、百分位值、偏度和峰度系数及其标准误等统计量及直方图。

案例 8-2 数据

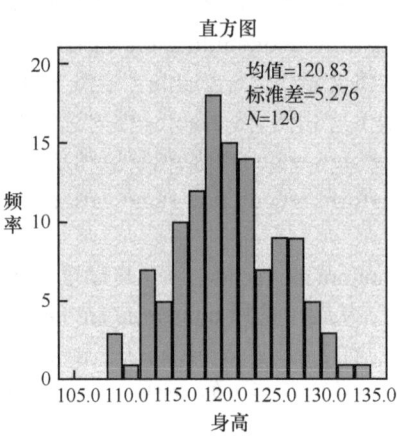

图16-1 统计描述指标的输出结果

案例8-13
数据

2. 配对 t 检验 以本教材案例8-13为例。

（1）数据文件：案例8-13数据（扫描二维码获取）。

（2）数据格式：2列11行，2个反应变量，变量名为"甲药"和"乙药"。

（3）操作过程：①单击"分析"|"比较均值"|"配对样本T检验"命令，弹出"配对样本 t 检验"对话框。②把变量"甲药""乙药"选入"成对变量"框。③单击"确定"按钮运行，输出结果。

（4）结果解读：图16-2所示为配对样本 t 检验分析的结果，并且列出了甲药－乙药所得差值的均值、标准差、标准误和95%置信区间。结果显示统计量 $t=2.725$，$P=0.021 < 0.05$，因此认为甲、乙两种药物降血脂的效果有差别，乙药疗效优于甲药。

成对样本检验

	成对差分					t	df	Sig.(双侧)
	均值	标准差	均值的标准误	差分的95%置信区间				
				下限	上限			
对1 甲药-乙药	0.18818	0.22903	0.06906	0.03431	0.34205	2.725	10	0.021

图16-2 配对样本 t 检验分析表

案例8-14
数据

3. 两独立样本均数比较的 t 检验 以本教材案例8-14为例。

（1）数据文件：案例8-14数据（扫描二维码获取）。

（2）数据格式：2列40行，1个反应变量，变量名为"小鼠体重"；1个分组变量，变量名为"分组"，有2个水平，1为高蛋白组，2为低蛋白组。

（3）操作步骤：①单击"分析"|"比较均值"|"独立样本 t 检验"命令，弹出"独立样本 t 检验"对话框。②将变量"小鼠体重"放入"检验变量"框；将变量"分组"放入"分组变量"框。③单击"定义组"按钮，弹出"定义组"对话框，选中"使用指定值"选项，在"组1"中输入"1"，在"组2"中输入"2"，单击"继续"按钮，返回主对话框。④单击"确定"按钮运行，输出结果。

（4）结果解读：如图16-3所示为独立样本 t 检验分析结果，并且进行了方差齐性检验。结果显示Levene统计量为0.122，显著性 P 值为 $0.728 > 0.05$，故方差齐性。不同组间独立样本 t 检验统计量 $t=4.753$，$P < 0.001$，可认为两种不同饲料对小白鼠的体重有影响。

独立样本检验

		方差方程的Levene检验		均值方程的 t 检验						
		F	Sig.	t	df	Sig.(双侧)	均值差值	标准误差值	差分的95%置信区间	
									下限	上限
小鼠体重	假设方差相等	0.122	0.728	4.753	38	0.000	20.476	4.308	11.755	29.198
	假设方差不相等			4.746	37.364	0.000	20.476	4.314	11.737	29.215

图16-3 独立样本 t 检验分析结果

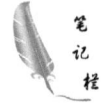

4. 完全随机设计资料的方差分析 以本教材案例 8-16 为例。

（1）数据文件：案例 8-16 数据（扫描二维码获取）。

（2）数据格式：2 列 40 行，1 个反应变量，变量名为"葡萄糖醇含量"；1 个分组变量，变量名为"疾病"，有 4 个水平。

（3）操作过程：①选择"分析"|"比较均值"|"单因素 ANOVA"命令，弹出"单因素方差分析"对话框。②将因变量"葡萄糖醇含量"放入"因变量列表"框；将因素"疾病"放入"因子"框。③单击"选项"按钮，弹出"单因素 ANOVA：选项"对话框，选择"描述性"和"方差同质性"。④单击"继续"按钮返回主菜单，单击"确定"按钮运行，输出结果。

（4）结果解读：图 16-4 所示为 Levene 方差齐性检验的结果，本例 Levene 统计量为 0.707。显著性 $P=0.554 > 0.05$，故 4 组数据方差齐性。图 16-5 所示为单因素方差分析的结果，结果显示不同疾病组间方差分析统计量 $F=26.33$，$P < 0.001$，可以认为四组之间血清 1,5- 脱水葡萄糖醇含量有差别。

葡萄糖醇含量

Levene统计量	df1	df2	显著性
0.707	3	36	0.554

图 16-4 方差齐性检验

葡萄糖醇含量

	平方和	df	均方	F	显著性
组间	14973.825	3	4991.275	26.333	0.000
组内	6823.519	36	189.542		
总数	21797.344	39			

图 16-5 单因素方差分析表

5. 随机区组设计资料的方差分析 以本教材案例 8-17 为例。

（1）数据文件：案例 8-17 数据（扫描二维码获取）。

（2）数据格式：3 列 20 行，1 个反应变量，变量名为"瘤体体积"；2 个分组变量，变量名为"药物"和"区组"，分别有 4 个和 5 个水平。

（3）操作过程：①单击"分析"|"一般线性模型"|"单变量"命令，弹出"单变量"对话框。②将变量"瘤体体积"放入"因变量"框；将因素"区组"和因素"药物"放入"固定因子"框。③单击"模型"按钮，弹出"单变量：模型"对话框，选择"设定"复选框，将左侧"因子与协变量"列表中的因素"区组"和因素"药物"放入右侧"模型"列表。选择"构建项"栏"类型"中的"主效应"，其他采用系统默认，单击"继续"按钮返回主对话框。④单击"确认"按钮运行，输出结果。

（4）结果解读：图 16-6 所示为主效应模型检验，结果可见校正模型统计量 $F=6.316$，$P=0.003$，说明模型有统计学意义。因素"药物"的统计量 $F=12.787$，$P < 0.001$，差别有统计学意义，可以认为四种药方处理的瘤体体积不同或不全相同。因素"区组"的统计量 $F=1.463$，$P=0.274 > 0.05$，差别无统计学意义，尚不能认为这五个区组间有差别。

因变量：瘤体体积

源	Ⅲ型平方和	df	均方	F	Sig.
校正模型	0.556ᵃ	7	0.079	6.316	0.003
截距	3.168	1	3.168	251.985	0.000
药物	0.482	3	0.161	12.787	0.000
区组	0.074	4	0.018	1.463	0.274
误差	0.151	12	0.013		
总计	3.875	20			
校正的总计	0.707	19			

a. $R^2 = 0.787$（调整$R^2 = 0.662$）。

图 16-6 主效应检验

二、定性资料的统计分析

1. 两样本率的比较 以本教材表 9-7 数据为例。

（1）数据文件：表9-7数据（扫描二维码获取）。

数据格式：3列4行，2个分类变量"医院""合格情况"，1个频数变量"频数"。

（2）操作过程：①单击"数据"|"加权个案"命令，弹出"加权个案"对话框，"加权个案"框中放入本次需要加权的变量"频数"。②单击"分析"|"描述统计"|"交叉表"命令，弹出"交叉表"对话框，行框中放入本次需要比较的变量"医院"，列框中放入本次需要比较的变量"合格情况"。③单击"统计量"按钮，弹出"统计量"对话框，勾选"卡方"选项。④单击"确定"按钮运行，输出结果。

（3）结果解读：图16-7所示，0单元格的期望计数少于5，最小期望计数为22.03。$\chi^2=16.000$，自由度df=1，$P<0.001$，可认为乡镇医院与市级医院的空气消毒合格率不同。

	值	df	渐进Sig.(双侧)	精确Sig.(双侧)	精确Sig.(单侧)
Pearson卡方	16.000[a]	1	0.000		
连续校正[b]	14.575	1	0.000		
似然比	16.240	1	0.000		
Fisher的精确检验				0.000	0.000
线性和线性组合	15.876	1	0.000		
有效案例中的N	129				

a. 0单元格(0.0%)的期望计数少于5。最小期望计数为22.03。
b. 仅对2×2表计算。

图16-7 卡方检验结果

2. 配对定性资料比较（McNemar检验） 以本教材案例9-9为例。

案例9-9
数据

（1）数据文件：案例9-9数据（扫描二维码获取）。

（2）数据格式：3列4行，2个分类变量"甲培养基""乙培养基"，1个频数变量"频数"。

（3）操作过程：①单击"数据"|"加权个案"命令，弹出"加权个案"对话框，"加权个案"框中放入本次需要加权的变量"频数"。②单击"分析"|"描述统计"|"交叉表"命令，弹出"交叉表"对话框，行框中放入本次需要比较的变量"甲培养基"，列框中放入本次需要比较的变量"乙培养基"。③单击"统计量"按钮，弹出"统计量"对话框，勾选"卡方"和"McNemar"复选框。④单击"确定"按钮运行，输出结果。

（4）结果解读：图16-8所示，0单元格的期望计数少于5，最小期望计数为7.68。McNemar检验P值为0.21（<0.05），可认为两种培养基培养结果不同。

	值	df	渐进Sig.(双侧)	精确Sig.(双侧)	精确Sig.(单侧)
Pearson卡方	19.731[a]	1	0.000		
连续校正[b]	17.128	1	0.000		
似然比	22.455	1	0.000		
Fisher的精确检验				0.000	0.000
线性和线性组合	19.336	1	0.000		
McNemar检验				0.021[c]	
有效案例中的N	50				

a. 0单元格(0.0%)的期望计数少于5。最小期望计数为7.68。
b. 仅对2×2表计算。
c. 使用的二项式分布。

图16-8 McNemar检验结果

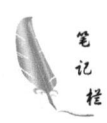
案例9-10
数据

3. 多个样本率的比较 以本教材案例9-10为例。

（1）数据文件：案例9-10数据（扫描二维码获取）。

（2）数据格式：3列6行，2个分类变量"疗法""疗效"，1个频数变量"频数"。

（3）操作过程：①单击"数据"|"加权个案"命令，弹出"加权个案"对话框，"加权个案"框中放入本次需要加权的变量"频数"。②单击"分析"|"描述统计"|"交叉表"命令，弹出"交叉表"对话框，行框中放入本次需要比较的变量"疗法"，列框中放入本次需要比较的变量"疗效"。③单击"统计量"按钮，弹出"统计量"对话框，勾选"卡方"复选项。④单击"确定"按钮运行，

输出结果。

（4）结果解读：图 16-9 所示，0 单元格的期望计数少于 5，最小期望计数为 9.67。χ^2=11.229，自由度 df=2，$P < 0.05$，可认为三种治疗方法的有效率有差别。

	值	df	渐进Sig.(双侧)
Pearson卡方	11.229[a]	2	0.004
似然比	11.856	2	0.003
线性和线性组合	11.006	1	0.001
有效案例中的N	108		

a.0单元格(0.0%)的期望计数少于5。最小期望计数为9.67。

图 16-9　多个样本卡方检验结果

三、非参数统计分析

1. 配对定量资料比较的秩和检验　以本教材案例 10-1 为例。

（1）数据文件：案例 10-1 数据（扫描二维码获取）。

（2）数据格式：2 列 10 行，2 个反应变量分别为"冷消化法"和"热消化法"。

（3）操作过程：①单击"分析"|"非参数检验"|"旧对话框"|"两个相关样本"命令，弹出"两个相关样本检验"对话框。②将变量"冷消化法"和"热消化法"选入"检验对"中，"检验类型"选择"Wilcoxon 检验法"。③单击"确定"按钮运行，输出结果。

（4）结果解读：如图 16-10 所示，统计量 Z 值为 -0.059，P 为 0.953（> 0.05），表明差异无统计学意义，就目前的样本信息尚不能认为两种消化方法测定尿铅含量有差别。

检验统计量[b]

	热消化法-冷消化法
Z	-0.059[a]
渐近显著性(双侧)	0.953

a.基于负秩。
b.Wilcoxon带符号秩检验。

图 16-10　配对定量资料比较的秩和检验结果

案例 10-1 数据

2. 两独立样本比较的秩和检验　以本教材案例 10-2 为例。

（1）数据文件：案例 10-2 数据（扫描二维码获取）。

（2）数据格式：2 列 18 行，1 个分组变量"分组"，1 个反应变量"得分"。

（3）操作过程：①单击"分析"|"非参数检验"|"旧对话框"|"两个独立样本"命令，弹出"两个独立样本检验"对话框。②将变量"得分"选入"检测变量列表"；变量"分组"选入"分组变量"中，单击"定义组"按钮，在弹出的对话框中输入"1"和"2"，单击"继续"按钮返回主对话框。③"检验类型"选择"Mann-Whitney U"。④单击"确定"按钮运行，输出结果。

（4）结果解读：如图 16-11 所示，Mann-Whitney U 统计量为 18.5，Wilcoxon W 统计量为 73.53，Z=-1.914，P 值为 0.056，精确 P 值为 0.055，均大于 0.05，就目前的样本信息尚不能认为两组产妇对自己应对能力测评有不同。

检验统计量[b]

	得分
Mann-Whitney U	18.500
Wilcoxon W	73.500
Z	-1.914
渐近显著性(双侧)	0.056
精确显著性[2*(单侧显著性)]	0.055[a]

a. 没有对结进行修正。
b. 分组变量：分组。

图 16-11　两独立样本比较的秩和检验结果

案例 10-2 数据

3. 两组等级资料比较的秩和检验　以本教材案例 10-3 为例。

（1）数据文件：案例 10-3 数据（扫描二维码获取）。

（2）数据格式：3 列 8 行，1 个分组变量"分组"，1 个反应变量"嗜酸性粒细胞"，1 个频数变量"频数"。

（3）操作过程：①单击"数据"|"加权个案"命令，弹出"加权个案"对话框，"加权个案"框中放入本次需要加权的变量"频数"。②单击"分析"|"非参数检验"|"旧对话框"|"两个独立样本"命令，弹出"两个独立样本检验"对话框。③将变量"嗜酸性粒细胞"选入"检测变量列表"；变量"分组"选入"分组变量"中，单击"定义组"按钮，在弹出的对话框中输入"1"和"2"，单击"继续"按钮返回主对话框。④"检验类型"选择"Mann-Whitney U"。⑤单击"确定"按钮

案例 10-3 数据

运行，输出结果。

案例 10-4 数据

检验统计量[a]	
	嗜酸性粒细胞
Mann-Whitney U	372.000
Wilconxon W	1038.000
Z	−3.609
渐近显著性(双侧)	0.000

a. 分组变量：分组。

图 16-12　两组等级资料比较的秩和检验结果

（4）结果解读：如图 16-12 所示，$Z=-3.609$，$P < 0.001$，两组差别有统计学意义，故可认为两组痰中嗜酸性粒细胞检测结果不同。

4. 多个独立样本比较的秩和检验　以本教材案例 10-4 为例。

（1）数据文件：案例 10-4 数据（扫描二维码获取）。

（2）数据格式：2 列 30 行，1 个分组变量"分组"，共 3 个组，1 个反应变量"血浆总皮质醇"。

（3）操作过程：①单击"分析"｜"非参数检验"｜"旧对话框"｜"K 个独立样本"命令，弹出"多个独立样本检验"对话框。②将变量"血浆总皮质醇"选入"检测变量列表"；变量"分组"选入"分组变量"中，单击"定义范围"按钮，在弹出的对话框中输入"1"和"3"，单击"继续"按钮返回主对话框。③"检验类型"选择"Kruskal-Wallis H"。④单击"确定"按钮运行，输出结果。

结果解读：如图 16-13 所示，H 统计量服从 χ^2 分布，因此以 χ^2 值表示检验统计量，可以得出 $\chi^2=18.130$，自由度 $df=2$，$P < 0.001$，3 组间差异有显著性，可以人为三组人群血浆总皮质醇测定值的总体分布不同或不全相同。

四、直线相关与回归

1. 直线相关分析　以本教材案例 11-1 为例。

数据文件：案例 11-1 数据（扫描二维码获取）。

数据格式：2 列 15 行，1 个自变量"VEGF"，1 个因变量"NSE"。

操作过程：点击"分析"｜"相关"｜"双变量"命令，将"VEGF"和"NSE"选入"变量"框，单击"确定"按钮运行，输出结果。

案例 11-1 数据

案例 11-2 数据

检验统计量[a,b]	
	血浆总皮质醇
卡方	18.130
df	2
渐近显著性	0.000

a. Kruskal Wallis 检验。
b. 分组变量：分组。

图 16-13　多个独立样本比较的秩和检验结果

相关性		VEGF	NSE
VEGF	Pearson相关性	1	0.818**
	显著性(双侧)		0.000
	N	15	15
NSE	Pearson相关性	0.818**	1
	显著性(双侧)	0.000	
	N	15	15

**在 0.01 水平(双侧)上显著相关。

图 16-14　直线相关结果

结果解读：如图 16-14 所示，Person 相关系数为 0.818，显著性 $P < 0.001$，可以认为 VEGF 和 NSE 存在明显的相关性。

2. 直线回归分析　以本教材案例 11-2 为例。

数据文件：案例 11-2 数据（扫描二维码获取）。

数据格式：2 列 13 行，1 个自变量"体重"，1 个因变量"心脏横径"。

操作过程：①单击"分析"｜"回归"｜"线性"命令，将"体重"选入"自变量"框，"心脏横径"选入"因变量"框。②单击"统计量"按钮，在弹出的对话框中勾选"模型拟合优度"和"描述性"。③单击"确定"按钮运行，输出结果。

结果解读：如图 16-15 所示，提示模型具有统计学意义，如图 16-16 所示，给出了回归方程中常数项、回归系数的估计值和检验结果，$\alpha=4.212$，$\beta=0.204$，回归方程为：心脏横径 $=4.212+0.204 \times$ 体重，回归系数具有统计学意义。

Anova[b]					
模型	平方和	df	均方	F	Sig.
1　回归	3.344	1	3.344	43.390	0.000[a]
残差	0.848	11	0.077		
总计	4.192	12			

a. 预测变量：常量，体重。
b. 因变量：心脏横径。

图 16-15　回归模型的显著性检验结果

系数[a]					
模型	非标准化系数		标准化系数	t	Sig.
	B	标准误差	试用版		
1 (常量)	4.212	0.723	0.893	5.828	0.000
体重	0.204	0.031		6.587	0.000

a. 因变量：心脏横径。

图 16-16　回归系数及其显著性检验结果

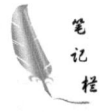

第三节 其他常用统计软件概述

一、Stata 统计软件

Stata 统计软件最初由美国计算机资源中心（Computer Resource Center）研制，现在为 Stata 公司的产品，其最新版本为 15.0 版。Stata 是一种非常有特色和多功能的数据管理和分析的统计软件包。

Stata 的统计功能很强，可以进行数值变量的一般分析，如参数估计、t 检验、单因素和多因素的方差分析、协方差分析、交互效应模型、平衡和非平衡设计、嵌套设计、随机效应、多个均数的两两比较、缺项数据的处理、方差齐性检验、正态性检验和变量变换等。也可以进行分类资料的一般分析，如参数估计、列联表分析（列联系数、确切概率）等。还可以分析等级资料的秩变换、秩和检验、秩相关等。相关与回归分析，如简单相关、偏相关、典型相关等。回归分析方法，如多元线性回归、逐步回归、加权回归、稳健回归、二阶段回归、百分位数（中位数）回归、残差分析、强影响点分析、曲线拟合、随机效应的线性回归模型等。同时 Stata 拥有强大的作图功能，可绘制直方图、散点图矩阵、星形图和分位数图，以及在有些非绘图命令中，也提供了专门绘制某种图形的功能，如在生存分析中，提供了绘制生存曲线图，回归分析中提供了残差图等。

除了传统的统计分析方法外，Stata 还能由软件使用者根据自身需求来创建程序。目前，Stata 被广泛应用于经济、管理、医学、教育及社会调查等多个领域，与 SAS、SPSS 并称三大权威统计分析软件。

Stata 统计软件使用方法和统计方法在 Stata 统计软件中的实现，请参阅相关书籍。

二、SAS 统计软件

Statistics Analysis System，简称 SAS，是由美国北卡罗来纳州立大学 1966 年开发而成，是一个模块化、集成化的大型应用软件系统，由数十个专用模块构成，功能包括数据访问、数据储存及管理、应用开发、图形处理、数据分析、报告编制、运筹学方法、计量经济学与预测等，是世界上最著名的统计分析系统之一，在各个领域均有广泛的应用。

目前 SAS 软件已升级到 SAS 9.4，其中 Base SAS 模块是 SAS 的核心。其他模块均在 Base SAS 提供的环境中运行，如 Base SAS、SAS/Graph、SAS/IML、SAS/STAT 和 SAS/INSIGHT 等。Base SAS 可以在所有的计算机平台上运行，为数据转换和创造差异化智能提供了一个集成和可扩展的软件环境，提供了一种高度灵活而且可扩展的编程语言，语法易于学习，几乎支持所有的编程任务。

SAS 有三个基本窗口，即程序编辑窗口（program editor）、日志窗口（log）、结果输出窗口（output）。当进入 SAS 后，默认只显示前两个窗口，如果窗口标题栏为蓝色，表明该窗口为当前操作窗口。SAS 程序由两部分组成："数据步"（data procedure）和"过程步"（proc procedure）。数据步产生数据集，即分析的数据，然后以不同的过程调用完成各种数据分析，可以在 SAS editor 窗口中完成。SAS 过程步直接调入 SAS 数据集进行数据的统计计算和分析，分析的结果将显示在 SAS results 窗口中，可通过点击此窗口查看我们的分析结果，同时在 SAS log 窗口中能对一些小的错误给出注释与说明，通过点击相应窗口，结合 SAS editor 窗口可对 SAS 程序进行修改。SAS 简单易懂的程序界面极大地方便了使用者，通过相应的分析模块，统计分析的操作运行具有相当的亲和力。因此，只要遵循正确的学习途径和得到有效的指导，经过反复的练习和提高，就可以掌握 SAS 编程技能与技巧。

SAS 统计软件使用方法和统计方法在 SAS 统计软件中的实现，请参阅相关书籍。

（漆光紫　陈锦彬）

第三篇 流行病学原理与方法

第十七章 流行病学概论

流行病学（epidemiology）是一门人类在与疾病长期斗争的过程中发展起来的医学学科。随着流行病学研究方法的不断完善，应用领域不断扩展，它已逐渐成为现代医学中一门重要基础学科。作为一门研究疾病的方法学，流行病学以人群为研究对象，通过研究人群中疾病和健康状况的分布及影响因素，探索和评价疾病的防制策略和措施，在防制疾病和促进健康方面发挥了巨大的作用。作为医学生，全面了解流行病学这门学科，掌握该学科的基本原理和方法，有利于解决医学实践中的诸多问题。本章以案例为先导，对流行病学的基本概念作概要的介绍。

> **案例 17-1**
> 1854年，伦敦黄金广场暴发了一场霍乱疫情，一位名叫 John Snow 的医生进行了一系列调查。John Snow 认为水可能是霍乱的传染源，他在地图上标出了水泵的位置，然后寻找霍乱病例分布与水泵位置之间的关系。他注意到聚集在位于宽街的 A 水泵周围的病例比 B 水泵和 C 水泵多，调查得知，由于 B 水泵的水被严重污染，当地居民很少使用 B 水泵的水源，而 C 水泵位置太远，取水不方便，他们大多时候使用 A 水泵的水源。根据这些信息，John Snow 认为，A 水泵是黄金广场地区大多数霍乱患者的主要水源和最可能的感染源。但是，他注意到，就在 A 水泵以东的两个街区没有发生霍乱病例。经过调查，John Snow 在那里发现了一家酿酒厂，厂址上有一口深井。酿酒厂工人从这口井里取水，每天还能喝到一定量的麦芽酒。获得这些未受污染的水源可以解释为什么啤酒厂的员工都没有感染霍乱。为了确认 A 水泵是霍乱流行的源头，于是 John Snow 向市政官员介绍了他的研究结果，并派人将水泵的把手移走，疫情很快便结束。
>
> 问题：
> 1. 上述案例应用了流行病学研究的什么原理？
> 2. 上述案例属于哪种类型的流行病学研究？

第一节 流行病学概念

一、流行病学的定义

流行病学的英文"epidemiology"来源于希腊字 epi（在……之上）、demos（人群）和 logos（研究），直译为"研究人群中发生的事情的学科"。在医学领域首先指的就是人群中的疾病问题。随着社会的发展和医学模式的转变，人们关注的健康问题发生了改变，流行病学的定义也在不断地演变。目前，国内外流行病学界公认的流行病学的定义为：流行病学是研究人群中疾病和健康状况的分布及其影响因素，并研究防制疾病及促进健康的策略和措施的科学。

二、流行病学定义的内涵

流行病学的定义包括了以下几方面的内涵：

（1）流行病学的研究对象是人群，即研究所关注的具有某种特征的特定群体。

（2）流行病学研究的内容为全面的疾病和健康状态，包括疾病、伤害和健康三个层次。

（3）流行病学研究任务分为三个阶段，分别是：①描述疾病、伤害和健康状态等现象在人群中的分布，揭示现象；②从分析现象入手找出疾病、伤害和健康状态等现象流行与分布的规律和原因；③利用前两阶段的结果找出预防控制的策略和措施；这三个阶段的任务是由浅入深、循序渐进的。

（4）流行病学研究的最终目的是预防、控制和消灭疾病，促进健康。

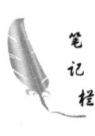

三、流行病学的发展简史

流行病学的发展史就是一部人类与疾病（最初是传染病）的斗争史。流行病学学科始于观察，经实践后上升为理论，找出疾病的规律性并采取相应措施予以改变。由于许多流行病学先驱创造性的贡献，流行病学学科的发展得到了极大的推动并逐步成熟。流行病学的发展史可以概括为以下三个阶段：

（一）流行病学思想的萌芽

流行病学思想最早可追溯到古希腊时期。西医之父希波克拉底在其著作《空气、水及土壤》中指出，气候变化和季节特征与疾病的消长有关，环境对疾病的作用可通过对空气、地域和水的观察而获得。这是世界上最早的关于自然环境与健康和疾病关系的记载。而"流行"（epidemic）一词也是在这个时期在他的著作中出现的。在我国，关于传染病和疾病与气候关系的记载也出现在这一时期，《黄帝内经》记载"黄帝曰：余闻五疫之至，皆相染易，无问大小，病状相似""天有四时五行，以生长收藏，以生寒暑燥湿风"，均描述传染病的流行，季节变化与疾病的发生。此外，在我国隋朝开设"疠人坊"以隔离麻风患者；英国流行病学先驱 John Graunt 在 1662 年首次利用统计学方法对英国伦敦一个教区的死亡数据进行死亡分布及规律性研究，创制了第一张寿命表，用生存概率和死亡概率来概括死亡经历等。以上均是流行病学最早的萌芽和实践。

（二）流行病学学科形成

学科形成期主要指 18 世纪末至 20 世纪初的约 200 年的时间。在这一时期西方工业革命兴起，城市化发展迅速，人口大量聚集，各种疾病尤其是传染病广泛流行，人类的健康和生命受到了严重的威胁，流行病学学科也应运而生，其主要的任务是研究传染病的人群现象，并尝试对这些疾病进行预防控制。在这一过程中，也有许多标志性的事件，如 1747 年，英国海军医生 James Lind 将 12 名患有坏血病的海员分成 6 组并添加不同的食物进行对比治疗试验，结果证实坏血病是由于缺乏新鲜水果和蔬菜引起的，开创了流行病学临床试验的先河。1796 年，英国医生 Edward Jenner 发明了接种牛痘预防天花，开创了主动免疫预防传染病的先河。18 世纪，现代流行病学先驱之一 Pierre Charles Alexandre Louis 通过对比观察放血疗法对炎症疾病的疗效；利用寿命表对结核病的遗传作用进行了研究，将统计学应用于流行病学，为流行病学的定量研究、对比研究打下了坚实的理论基础。1848～1854 年，英国医生 John Snow 针对伦敦霍乱的流行，创造性地使用了病例分析的标点地图法，对伦敦宽街的霍乱流行及不同供水区居民霍乱的死亡率进行了调查分析，首次提出了"霍乱是经水传播"的观点，并通过干预成功地控制了该地区霍乱的进一步流行，成为流行病学现场调查、分析与控制的经典实例。在这些预防控制疾病的实例中，流行病学均得到很好的运用和发展。1850 年，全世界第一个流行病学学会"英国伦敦流行病学学会"成立，标志着流行病学学科的形成。

（三）流行病学学科发展

20 世纪 40 年代至今，流行病学学科得到了长足的发展，这一时期为流行病学学科的发展期，也被称为现代流行病学时期（modern epidemiology）。

20 世纪 40 年代至 50 年代，人类的疾病谱开始发生改变，人们面临的主要健康问题由传染病转向慢性病，流行病学的研究内容也由传染病扩大到一切与疾病和健康相关的事件，该阶段也创造了慢性病病因学研究的方法。英国医生 Richard Doll 和 Austin Bradford Hill 关于吸烟与肺癌关系的研究是该阶段具有代表性的经典案例，他们的研究不仅证实了吸烟是肺癌的主要危险因素，同时也开创了病例对照研究和队列研究应用于慢性病病因学研究的新局面。

20 世纪 60～80 年代，流行病学分析方法得到快速的发展。这一时期，社会经济快速发展，医疗水平大幅提高，人们逐渐认识到自然因素、社会因素、环境因素和个体内因等多种因素在疾病的发生发展过程中起到了重要的作用。流行病学研究涉及更多的心理和社会因素，为了提高流行病学研究结果的可靠性和真实性，流行病学分析方法随之快速发展。如 1979 年，Sackett 总结了分析性研究中可能发生的 35 种偏倚；1985 年 Miettinen 提出了将偏倚分为比较、选择、信息偏倚三大类；Jerome Cornfield 在美国的 Framinghan 心血管研究中建立第一个多变量模型，使 logistic 回归模型成为流行病学研究的有效分析手段等。在此期间，一批有影响的流行病学教材和著作相继问世，如 MacMahon（1970 年）的《流行病学原理和方法》、Lilienfeld（1976 年）的《流行病学基础》和 Rothman（1986 年）的《现代流行病学》等，Last 教授 1983 年出版的《流行病学词典》给出的流行病学的定义基本确定了现代流行病学的定义。

20世纪90年代至今，流行病学与其他学科交叉融合，新的分支不断出现，应用领域也不断扩大。在微观上，流行病学与分子生物学学科交叉形成了分子流行病学，并且在1993年由Schulte出版了第一部分子流行病学专著《分子流行病学——原理和实践》，分子流行病学的介入，使得危险因素暴露与疾病之间的黑匣子被打开，许多暴露与疾病的关联可以从分子生物学层面得到解释。宏观上，强调从分子、个体和社会多个水平，以及历史、现在与未来多个维度研究疾病与健康的相关问题，提出生态流行病学模式。随着大数据时代的到来和组学技术的迅猛发展，系统流行病学被认为是病因学研究的新方向。

中华人民共和国成立70多年来，在党和政府的领导下，我国流行病学得到了快速的发展。20世纪50年代的全国流行病学高师班标志着我国流行病学学科体系的初步形成。20世纪70年代后期实行改革开放后，流行病学的学科体系得到不断发展和完善，并在长期的建设和发展中日益走向成熟。流行病学研究从疾病分布时代进入了病因研究时代，进而拓展到筛检和诊断、干预措施评估及疾病自然史和预后研究等领域。与此同时，流行病学学科亦取得了显著成就。1953年我国初步建立了卫生防疫体系，2003年突发"非典"事件有力促进和推动了我国疾病防控体系的建设与发展。其中应急体系建设和传染病网络直报系统已成为全球公认的高水平体系，为维护人群健康提供了重要保障。国家对疾病的防治实行"预防为主"的方针，流行病学理论及实践应用为我国传染病的防控做出了卓越贡献。1972年苏德隆教授通过流行病学现场调查并结合Koch病因推断的准则，证实了桑毛虫的毒毛是上海市数十万人急性皮炎流行的病源。流行病学对慢性病的三级预防已成为疾病防控工作的指导体系，大型人群队列的建设和研究为慢性病监测、危险因素探索、效果评价及防制策略和措施的制订做出了巨大贡献，提升了我国流行病学科学研究在国际上的影响力。随着学科体系发展和人才培养基地的建立，全国形成了本科、硕士、博士、博士后等多层次、完善的流行病学人才教育培养系统，为我国流行病学提供了人才队伍保障。

第二节　流行病学原理与方法

一、流行病学基本原理

疾病与健康状态在人群中的分布不是随机的，这种分布可能存在着时间、地区和人口学特征的差异。流行病学从研究这些分布差异入手，了解疾病和健康状态的分布状况，分析原因，采取相应的控制措施预防疾病。基于这样的思路，流行病学的基本原理可以归纳为以下几点。①疾病分布原理：通过对不同人群疾病或健康状况分布的描述，阐明疾病或者健康状态的流行特征。描述疾病与健康状态的特征，主要从人群特征、地区特征和时间特征三方面进行。②病因论与病因推断：病因即引起疾病发生的原因，认识病因是疾病预防的前提，没有病因研究就无法预防疾病，目前认为，疾病的发生发展是由多种病因造成的，凡是能引起疾病发生概率增高的原因均可称为病因。分析和寻找疾病发生的原因，验证病因与疾病之间的因果关系是流行病学的基本思想之一。③疾病预防控制：预防疾病是流行病学的根本任务，根据疾病发生、发展和健康状况的变化规律，采取三级预防策略。预防控制疾病是流行病学的基本原理之一。

值得注意的是，现代流行病学的原理已经超越了传染病为主要研究内容的传统流行病学，随着新的医学模式发展与应用，其原理也处在不断发展与完善的过程中。

二、流行病学的思维方式

流行病学作为一门医学基础学科和方法学，在其学术体系中有独特的思维模式，作为医学生，掌握流行病学的思维方式，有利于提高解决问题的决策能力。

（一）宏观的思维

从宏观人群的角度研究疾病及健康状态是流行病学的主要特征之一。由于疾病及健康状况在人群中的分布是不均匀的，不同特征的人群中有不同的分布。流行病学研究通过宏观的人群调查，了解疾病及健康状态的分布状况，找出影响人群健康的主要问题及原因，制订针对性的措施，达到预防控制疾病的目的。虽然流行病学研究中观测对象通常是个体，但其所有的描述和分析都是基于人群进行的，只有从宏观的角度整体地观察人群中疾病及健康状态的分布，才能更好地发现疾病发生发展的规律，找到疾病的病因，它超出了临床医学只考虑患病个体和治疗的范畴。值得注意的是，分子生物学的发展与流行病学交叉形成了分子流行病学，试图应用分子生物学方法从微观的角度研究疾病，但其出发点也是基于宏观人群的研究。

（二）对比的思维

在流行病学研究中，对比的思维几乎融入了所有的流行病学研究方法当中，对比是流行病学研究方法的核心，经过对比这个推论过程，才能产生具有科学性的结论，如病例-对照研究、队列研究、实验研究等，这些经典的研究设计均有设立对照组。即使没有设立对照组的研究设计，其分析过程也有对比思维的体现，如调查发现某地区肺癌的发病率为100/10万，那该地区肺癌的发病率是高还是低？是否为影响该地区人群健康的主要原因呢？唯有与其他地区比较才能得出结论。此外，对比的思维中特别强调可比性原则，若比较组之间对比因素之外的其他因素存在较大的差异，那得出的结论是不可靠的。

（三）概率统计的思维

疾病在人群中的分布现象具有一定的复杂性，大多数疾病的病因往往都不是单一的，在流行病学调查中极少使用绝对数表示疾病的分布情况，绝对数不能显示具有某种特征的人群中发病的强度或病因对疾病的危险度，大多数时候使用发病率和死亡率等频率指标。流行病学中常用到的各种率、比值比、相对危险度和归因危险度等均是概率统计思维方式的产物。应用概率统计的方法研究流行病学中的问题，可以更全面地把握疾病发生发展的整体趋势，从而更深入地认识疾病的本质。例如，吸烟和大气污染等均是肺癌的危险因素，但假如我们观察100例肺癌患者，可能会观察到有30例患者吸烟和10例患者暴露于污染的大气，那么哪种因素才是肺癌的主要危险因素呢？用概率统计的方法，可能会发现吸烟比不吸烟患肺癌的危险高出很多的倍数；而大气污染暴露者相对于没有暴露的人，患肺癌的风险只高出很少的倍数，所以吸烟的危险强度要大于大气污染。

（四）发展的思维

纵观流行病学的历史，流行病学的定义、原理和研究方法是在不断发展的，其研究内容也在不断延伸和拓展。近年来与其他医学学科交叉融合，产生了许多新的交叉学科，如分子流行病学、临床流行病学、遗传流行病学等。这些都体现着学科内涵发展的特点。

三、流行病学研究方法

流行病学是一门应用学科，也是一门科学研究的方法学。流行病学研究的过程主要是通过调查手段，客观地描述疾病和健康状态的频率和分布规律（人群、时间和地区），提出病因假说，采用分析性研究检验病因假说，最后通过实验性研究证实假说。在了解疾病的发病规律后，可通过数学模型预测疾病。目前，传统的流行病学教材将流行病学研究方法分为观察性研究（观察法）、实验性研究（实验法）和理论性研究（数理法）。观察性研究和实验性研究的主要区别在于研究过程是否对研究对象施加人为干预因素。根据事先是否设立对照组，观察性研究又可以分为描述性研究和分析性研究。因此，流行病学研究按照设计类型可分为描述流行病学、分析流行病学和实验流行病学，每种类型又包含多种研究设计（图17-1）。

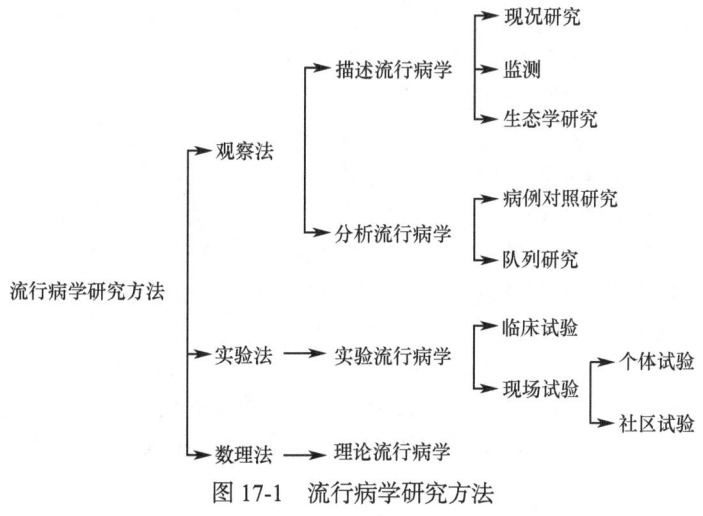

图17-1 流行病学研究方法

（一）描述流行病学

描述性研究又称描述流行病学，是通过调查和观察了解疾病和健康状况及暴露因素在人群中的分布情况的一类方法。它的主要目的是提出病因假设，为进一步研究疾病病因或危险因素提供线索，还可以为疾病的控制和健康促进提供基础资料，是分析性研究的基础。描述性研究常见的类型：现况研究、生态学研究、病例报告、个案调查等。

（二）分析流行病学

分析性研究也称分析流行病学，是检验描述性研究中提出的病因假设的一类方法，它可以在选择的人群中检验病因假设或验证危险因素。分析性研究包括病例对照研究和队列研究两类方法。病例对照研究以当前已经确诊的患有某种特定疾病的一组患者作为病例组，以不患有该病但具有可比性的另一组个体作为对照组，通过询问或复查病史，收集研究对象既往的危险因素暴露史，比较病例组和对照组各因素暴露比例的差异，从而达到探索和检验病因假说的目的。由于病例对照研究是一种由果及因的分析性研究方法，往往受各种偏倚的影响，验证假设的能力较弱。队列研究是按人群的暴露状况（是否暴露或暴露程度不同）分组，追踪不同暴露组的结局，比较不同组之间结局的频率的差异，探讨暴露因素与所观察结局之间有无因果关联及关联大小的一种方法。队列研究是一种由因及果的研究方法，暴露在先结局在后，其检验病因假设的能力较强。

（三）实验流行病学

实验性研究又称实验流行病学，是通过人为控制研究因素，然后追踪观察处理因素的作用结果，比较分析不同处理因素人群的结局，从而验证或证实假设的一类方法。实验性研究人为地控制研究因素，避免了许多因素的影响，其结果比描述性研究和分析性研究有更强的说服力。

（四）理论流行病学

理论流行病学是通过一定的数学模型来预测疾病或者健康的发展进程的一种方法，或者是利用流行病学调查所得到的数据建立有关的数学模型，或用电子计算机仿真进行理论研究，最终用于预测不同状况的方法。由于纯理论的内容在流行病学研究中比较少且不够成熟，越来越多的学者倾向于不把理论性研究单列为一类研究方法。

第三节　流行病学的应用与进展

一、流行病学的应用

流行病学作为一门应用性很强的方法学，研究范围包括了与人类疾病或健康相关的一切问题。随着流行病学原理和研究方法的不断发展，流行病学已被应用到医药卫生领域的各个方面。本教材将流行病学的应用归纳为以下几方面：

（一）描述疾病及健康状态的分布

描述一个地区疾病及健康状况的分布及其特点，了解该地区危害人群健康的主要问题，知道疾病在哪些人群高发、哪些地区高发和哪段时间高发，是疾病防治工作和病因探索的基础。在流行病学研究中，研究疾病的分布，可以把疾病及健康状态在不同时间、空间和人群的分布数量或频率及其特点展示出来，有助于了解疾病在人群中的发生发展规律及流行特征，为探索疾病的病因和制订针对性的疾病预防控制措施提供线索，进而有效地防制疾病。

（二）研究疾病的病因和危险因素

病因是流行病学和预防医学的重要概念。病因是指引起疾病发生的原因，即能够影响未来疾病发生的因素或事件。深入认识疾病的病因是有效预防控制疾病的前提，没有病因研究就没有预防疾病的可能。目前，许多疾病尤其是一些慢性病的病因并不完全清楚，如肿瘤、高血压、冠心病等。即使是单一病原体或致病因子引起的疾病，其发生和流行也往往并非由单一因素所决定，如传染病中的麻疹、天花和水痘等，突变菌株的出现、个体易感性差异、公共卫生政策等都可以影响疾病的发生和流行。疾病的发生往往是由许多因素综合的结果，在真正的病因未被阐明之前，根据已经发现的危险因素制订疾病的防制策略，通常也能收到良好的效果。如吸烟导致肺癌，但吸烟只是肺癌的一个危险因素，直接病因可能是烟草中的某种成分，但控制吸烟却能有效地预防肺癌。流行病学工作不应只局限于寻找直接病因，应更多地强调寻找关键的危险因素，这也能在很大程度上解决疾病的防治问题。

(三) 揭示疾病自然史

疾病自然史即疾病从发生、发展直到结局的自然过程。就个体而言，疾病在个体中有其自然发展的过程，如传染病的潜伏期、前驱期、发病期、恢复期，非传染性疾病的亚临床期、症状早期、症状明显期、症状缓解期、恢复期等。就群体而言，疾病在人群中也有其发生、发展的规律，称为人群的疾病自然史。由于个体发现患病后通常会采取相应的治疗措施，疾病的发展过程就会发生变化，很难在某一个体上观察到疾病完整的自然史。要全面地了解人群的疾病自然史就必须应用流行病学方法对患病群体进行研究，揭示疾病完整的自然史，这样才能进一步地应用于临床诊断、疾病预防及健康促进。

(四) 预防疾病和促进健康

疾病的预防及健康的促进是流行病学的根本任务之一。流行病学研究不仅可以为疾病预防控制策略和措施的制订提供科学依据，还可以对具体的疾病或危害提出具体的防治策略和措施。疾病的预防和控制主要体现在疾病发生前采取预防措施，避免疾病的发生；疾病发生后，控制疾病的蔓延、减缓病程进展及防止出现并发症等。如高血压的预防控制，对未患高血压的人群建议采取低钠饮食，积极锻炼身体，防止出现高血压，对已患有高血压的人群，建议规律服药，防止并发症的出现等。

在健康促进方面，健康促进是促使人们提高、维护和改善他们自身健康的过程，它是为改善健康行为和健康生活条件所采取的健康教育与社会环境支持相结合的策略，是除预防控制疾病外，对健康更高层次的追求。而在健康促进策略的制订中，流行病学也发挥着不可或缺的作用。

(五) 评价疾病防治措施的效果

流行病学研究是评价疾病防治效果的有效工具，当新的诊断或治疗措施、新的药物或新的公共卫生政策出现时，人们很难确定它们是否能有效地治疗和预防疾病。在这种情况下，需要应用流行病学研究对其进行综合评价。如国家扩大计划免疫后，传染病的发病率是否出现下降；新开发的药物是否有疗效、是否出现不良反应；食盐加碘是否能有效降低甲状腺肿大的发病等，这些都需要大规模的人群研究和观察。

二、流行病学的进展

在过去的一个世纪，流行病学研究方法得到了长足的发展，其理论框架、研究设计和分析方法的不断完善，为疾病防治和健康促进做出了重大的贡献。进入21世纪，分子生物学、精准医学、基因组学和医学大数据等新兴学科和命题不断涌现，流行病学与相关学科的进一步渗透和发展，研究角度变得越来越多元化，应用领域也不断扩大，流行病学的发展充满了机遇。

(一) 传染病与非传染性疾病并重

目前，传染病的发病和死亡已经大幅下降，威胁人类健康的主要问题从传染病转变成了慢性病，但必须警惕新发传染病的流行和已被控制传染病的重燃，建立和加强疾病监测、全球疫情信息的及时交流和资料共享，是控制传染病发生的基本保证。同时，慢性病已成为影响人类健康的主要公共卫生问题，但许多复杂疾病的病因仍然不明确，病因探索的手段也存在着不同程度的不足，研究适宜的病因探索方法，加强探索病因、验证疾病与病因的关联，为疾病防治和健康促进提供依据也是当前流行病学研究的重要工作。

(二) 临床流行病学与循证医学

流行病学研究方法和理论在临床科研的广泛应用，形成了临床流行病学这一分支学科。临床流行病学的核心内容是设计（design）、测量（measurement）与评价（evaluation）。临床流行病学被用于研究设计、项目实施与项目评估等医学各个领域，其中最具代表性的分析方法就是随机对照试验（randomized controlled trial，RCT）。随着信息化时代的到来，在资源有限的情况下，如何系统总结并科学利用临床证据进行临床决策，循证医学应运而生。不同于传统医学，循证医学的核心思想是在医疗决策中将临床证据、个人经验与患者的实际状况和意愿三者相结合。循证医学的证据源于临床研究，是临床流行病学从临床科研方法学过渡为临床实践方法学的一个飞跃。

(三) 宏观研究与微观研究相结合

随着分子生物学技术的发展，以及基因组学、转录组学和代谢组学等多组学技术的应用扩大，越来越多的生物分子标志物可被发现和检测，流行病学研究也越来越多地重视人群生物标志物的分布改变，这使得流行病学可以从微观的生物机制上解释疾病的发生发展。同时，在宏观方面，流行病学研究强调疾病在人群中的分布，解释个体、环境和社会等多个水平对疾病及健康的相关问题的影响。因此宏观研究和微观研究相结合将是未来流行病学研究和分析的新趋势。

（四）加强大型人群队列建设与病因研究

如前所述，高血压、糖尿病、恶性肿瘤等慢性病已成为威胁人类健康的主要公共卫生问题，但这些疾病潜伏期长，危险因素众多，病因机制复杂，通常是生活方式、环境因素和遗传因素等多种因素相互作用所致，这给病因研究和疾病防控带来了重大的挑战。队列研究基于大样本的人群前瞻性研究和长时间的随访观察，能够有效控制各类偏倚、探讨暴露与效应的因果关系，是国际上公认的探讨常见重大疾病病因最有效的方法，也是研究各种遗传和环境暴露因素与健康结局关系的利器。近年来，传统队列由于样本量不足导致效应估计不稳定，表型测量不多，人群代表性不强等原因受到挑战。基于检出阳性的统计效率考虑，建设数万人、数十万人甚至百万人的超大型队列的需求十分迫切。

（五）重视医学大数据在流行病学中的应用

近年来随着高通量技术的发展，电子病历系统的普及和数据存储开发技术的进步，积累了巨量医学相关的数据，医学大数据的研究价值越来越受到重视。医学大数据泛指所有与医疗和生命健康相关的大数据，包括关于生物标本和基因测序信息相关的生物大数据、医院常规诊疗产生的临床大数据及人群研究或疾病监测产生的健康大数据等。对于流行病学研究而言，医学大数据具有以下优势：样本量大，能够解决流行病学研究中样本量不足的问题；数据采集途径客观，能够减少信息偏倚。因此，将医学大数据应用于流行病学研究可带来很大的收益。

（吕嘉春　丘福满）

第十八章 疾病分布

疾病分布（distribution of disease）是指疾病在不同人群、不同时间、不同地区的发生频率和分布特征，简称为"三间分布"，即人间、时间和空间分布。它是流行病学研究工作的起点和基础，是研究疾病流行规律和病因的重要组成部分。掌握疾病分布的特点，才能探索疾病流行规律及其影响因素，为建立病因假设及探索病因提供线索，为临床医学和卫生服务需求提供重要信息，也是合理制订和评价防制疾病及促进健康的策略和措施的重要依据。

> **案例 18-1**
>
> 1986年9月至1988年4月，新疆南部地区的和田、喀什、克孜勒苏三个地区（州）发生了一起戊型肝炎流行。疫情波及23个县市，持续20个月，经历了两个流行期，共发病119 280例。罹患率为2.96%，死亡705例，病死率为0.59%；最高乡的罹患率为33.02%，病死率为0.53%。发病以青壮年为主，维吾尔族农民占绝大多数，有明显的家族聚集性。女性，特别是孕产妇的发病和病死率远高于男性。通过疾病三间分布的描述，分析引起疾病分布差异的影响因素，再借助其他流行病学研究方法，最终确定本次流行为饮用水源遭受污染而引起，而健康人与患者的密切接触在该病长期持续流行中起了重要作用。从1986年9月始，和田洛浦县的肝炎患者数量明显增多，10月份迅速上升，传播至和田地区的7县1市；1987年1月达高峰，2月开始下降，5月下旬病情基本控制。在此第一流行期中，罹患率为前一年度同期的348倍，为1978～1985年9年平均发病的1947倍。1987年7月中旬开始了第二流行期。和田地区再度流行，且传播至喀什与克孜勒苏，9月中旬达高峰，11月初开始下降，至1988年4月流行被控制。
>
> 戊型肝炎的流行病学特征：
>
> 1. 时间分布　本次戊型肝炎，从1986年9月份始，和田洛浦县的肝炎患者数明显增多，10月份迅速上升，传播至和田地区的7县1市；1987年1月份达高峰，2月份开始下降，5月下旬病情基本控制。1987年7月中旬开始了第二流行期。和田地区再度流行，且传播至喀什与克孜勒苏，9月中旬达高峰，11月初开始下降，至1988年4月流行被控制。
>
> 2. 地区分布　本次流行波及了三个地区（州）的23个县市。和田、喀什和克孜勒苏的罹患率分别为6.28%、1.30%和2.35%。以农村为主，农村罹患率为4.08%，城镇为0.03%。
>
> 3. 人群分布
>
> （1）年龄与性别分布：本病以青壮年发病为主，儿童与老年人发病较少。最小发病年龄不足1岁，最大发病年龄为90岁。15～44岁发病人数占总发病人数的72.8%，罹患率为4.58%～6.37%。男女性别比为1.25∶1。
>
> （2）民族分布：维吾尔族的罹患率最高，为6.46%；汉族为0.65%；回族为3.41%，分别占总病例数的99.66%、0.29%、0.045%。
>
> （3）职业分布：农民的罹患率最高，为4.08%，占全部病例的93.78%。干部、工人和学生的罹患率较低，为0.03%，占全部病例的6.22%。
>
> （4）育龄妇女及孕产妇分布：妇女罹患率为2.63%，低于男性（3.29%），但女性病死率（1.18%）高于男性（0.29%）。育龄妇女的罹患率为9.31%，病死率为1.41%，其中20～30岁妇女肝炎死亡专率可达234.6/10万，而同龄男性为25.3/10万。孕产妇罹患率为2.8%，病死率为13.46%，以妊娠晚期的孕妇病死率较高，为20.96%；中期和早期分别为8.46%和1.50%。
>
> （5）家庭分布：对1571户居民抽样调查表明，共有发病422户，每户2～5例患者的有93户，占总发病户的21.8%，有明显的家庭聚集性。家庭2代病例同首例患者的发病间隔时间为15～60天者占82.9%。
>
> 问题：
>
> 1. 假如由你来对这次疾病的疫情进行调查和处理，能否利用戊型肝炎的分布规律及特点，来探明戊型肝炎流行的原因？

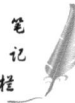

2. 案例中收集了很多疾病发生的数据，可计算不同的率或比的指标，这些数据和指标在疾病三间分布的描述中起什么作用？

3. 本次发生在新疆的戊型肝炎疫情最终被确定为一次戊型肝炎流行，依据是什么？

4. 案例中为什么要从该疾病的三间分布来描述流行特征？主要作用是什么？

5. 从疾病三间分布的特点，你能得到什么启发？你认为引起本次戊型肝炎流行的可能原因是什么？

第一节 描述疾病分布的常用测量指标

描述疾病的分布，一般是利用流行病学调查所收集到的发病（或死亡）数据，计算疾病在不同地区、不同时间和不同人群中发生的频率，然后进行比较分析，从而得出疾病的流行规律或病因假设。

一、率和比的概念

（一）率（rate）

率是指在一定条件下，某现象实际发生的例数与可能发生该现象总例数之比，用以说明单位时间内某现象发生的频率或强度。

$$率 = \frac{某现象实际发生例数}{可能发生该现象的总例数} \times k \tag{18-1}$$

（二）比（ratio）

比也称相对比，是两个变量值相除所得的商，说明两者的相对水平，常用倍数或百分比来表示。

$$比 = \frac{甲指标}{乙指标}（或 \times 100\%） \tag{18-2}$$

（三）构成比（proportion）

构成比是表示同一事物内部各组成部分所占总体的比重，常以百分数表示。计算时分子和分母的单位相同，而且分子包含在分母之中。

$$构成比 = \frac{某事物内部某一部分的个体数}{同一事物各组成部分的个体总数} \times 100\% \tag{18-3}$$

二、发病指标

（一）发病率（incidence rate）

1. 定义 发病率是指一定期间内（一般为1年）某人群中某病新发病例发生的频率。

$$发病率 = \frac{某人群某年（期）某病新发病例}{同期暴露人口数} \times k \tag{18-4}$$

式中，k=100%、1000‰、10 000/万、100 000/10万。

发病率的时间单位可根据研究的病种和研究目的来选择，如无特别说明，一般以年为时间单位。

2. 分子与分母的确定 发病率的分子为新发病例数。新发病例的确定是以发病的时间为依据，只有当某病例在研究的观察时间内发病时，该病例才为新发病例。因此，对那些发病时间清楚的疾病，如脑卒中、心肌梗死之类，容易判定是否为新发病例。但对发病时间不易确定的疾病，如恶性肿瘤或精神疾病，这时可以确诊时间作为发病时间。在观察时间内一个人如果多次发生同种疾病，应分别计算为多个新发病例，如某人1年内先后患过4次感冒，则计算为4个新病例。

分母为同期的暴露人口数，暴露人口是指观察人群中可能会发生观察疾病的人。由于在实际工作中暴露人口数不易获得，特别是慢性病，不容易确定到底将来哪些人可能或不可能患该病，所以一般使用年平均人口数来替代暴露人口数。年平均人口数可用该年的年初与年终人口之和除以2，或以当年7月1日的人口数表示。

发病率的准确性取决于疾病报告、登记制度及诊断的正确。如果报告制度不健全，诊断技术不高，则误诊、漏诊病例很多时，可影响其准确度。发病率可按不同特征（如年龄、性别、职业、民案例18-1中戊型肝炎发病人数为119 280例，死亡705例，则病死率为0.59‰。

2. 用途 病死率通常多用于病程短的急性病，如各种急性传染病、心肌梗死、胰腺癌、肝癌及脑卒中等，以衡量疾病对生命的威胁程度。病死率受疾病的严重程度、早期诊断水平和医院治疗水平的影响。用病死率作为评价不同医院的医疗水平时，要注意可比性。

（三）生存率（survival rate）

1. 定义 生存率是指接受某种治疗的患者或患某病的人中，经 n 年随访后仍存活的患者数占观察病例总数的比例。

$$n\text{年生存率} = \frac{\text{随访满}\,n\,\text{年某病存活病例数}}{\text{随访满}\,n\,\text{年的病例数}} \times 100\% \qquad (18\text{-}12)$$

计算生存率一定要有随访。必须确定开始随访时间及终止随访时间。一般以确诊日期、手术日期、住院日期为随访开始时间。终止时间通常以5年计算，也可以10年计算，即5年生存率、10年生存率。

2. 用途 生存率反映疾病对生命的危害程度，可用于评价某些病程较长疾病的远期疗效，常用于癌症、心血管病、结核病等慢性疾病的研究。

> **案例18-1分析（1）**
> 针对病因不明的疾病疫情，通过现场流行病学调查，了解疾病的三间分布；根据疾病三间分布的特点，提出疾病病因或传播因素的假设，经假设验证并采取针对性的防控措施，能起到探明病因或控制疾病流行的作用。

第二节　疾病的流行强度

疾病的流行强度常用散发、暴发、流行及大流行表示，是指某种疾病在一定时期内某地区的人群中其发病率的变化及其病例间的联系程度。疾病流行强度以发病率描述某种疾病在某地区人群单位时间内新发病例数量的变化特征，以便确定采取常规防制对策还是启动应急预案。

一、散　　发

散发（sporadic）是指某病发病率呈历年的一般水平，各病例间在发病时间和地点方面无明显联系，病例散在发生或零星出现。确定散发时多与此前3年该病的发病率进行比较。散发适用于范围较大的地区。

当疾病预防与控制有效时，会呈现散发，散发常见的情况有：

（1）该病在当地常年流行，居民通过隐性感染获得了一定的免疫力或因预防接种使人群维持一定的免疫水平，如麻疹等。

（2）以隐性感染为主的传染病，可出现散发，如脊髓灰质炎等。

（3）传播机制不容易实现的传染病，如炭疽等。

（4）潜伏期长的传染病也容易出现散发，如麻风。

二、暴　　发

暴发（outbreak）是指在一个局部地区或集体单位的人群中，短时间内突然出现很多相同临床症状和体征的患者。大多数患者常同时出现在该病的最长潜伏期内，大多有相同的传染源或传播途径，如食物中毒、托幼机构的手足口病、流行性腮腺炎等疾病暴发。

三、流　　行

流行（epidemic）是指某病在某地区的发病率显著超过该病历年的散发发病率水平。相对于散发，流行出现时各病例之间呈现明显的时间和空间的联系，流行的判定应根据不同病种、不同时期、不同历史情况进行。由于疾病具有高低发地区、高低发人群、高低发时间的特点，因此，疾病流行强度的判断，要遵循"三同"原则，即要在同地区、同人群、历年的同一时间上进行比较。当某地出现某种疾病流行时，提示当地可能存在共同的传播因素。

案例18-1中戊型肝炎的疫情性质之所以确定为流行，是因为发病人数多，达到119 280例；范围广，波及 23 个县市；时间长，持续 20 个月；罹患率为前一年度同期的 34.8 倍，为 1978~1985 年这 8 年平均发病的 19.47 倍。因此，要判断疾病疫情的性质，最关键的是需要了解疫情发生时病例的数量多少、波及的范围大小及持续的时间长短。

四、大 流 行

大流行（pandemic）是指某病发病率显著超过该病历年发病水平，疾病迅速蔓延，涉及地域广，在短期内跨越省界、国界甚至洲界形成世界性流行，如流感、霍乱的世界大流行。2009 年甲型 H1N1 流感在某些国家和地区流行后，在短短 2 个月时间，波及世界范围 200 余个国家和地区，形成时隔 30 年发生的世界大流行，原因是甲型流感病毒变异。随着世界经济快速发展，交通便利，人群和物资流动频繁，疾病大流行的危险始终存在。

第三节　疾病的分布形式

一、疾病的时间分布

疾病的时间分布是流行过程的重要表现形式，疾病的分布是一个动态过程，人群中的疾病分布现象经常会随着时间的变化而不断发生变化，不同疾病的时间分布不同，即使同一种疾病在不同的时间里也可能表现为不同的特点。分析疾病的时间变化规律，可以了解疾病的流行动态，有助于我们寻找疾病线索，进一步验证可疑的致病因素及其与该疾病的关系，为制订疾病防制措施提供依据。研究疾病的时间分布是流行病学研究中最基本最重要的一个方面。疾病时间分布变化形式分为短期波动、季节性、周期性和长期趋势四种类型。

（一）短期波动（rapid fluctuation）

短期波动的含义与暴发相近，暴发常用于少量人群，而短期波动则常用于较大范围的人群。当人群中大多数人在短时间内接触或暴露同一致病因素时，此现象容易发生。由于致病因素和宿主的特性不同，可导致接触者潜伏期的长短不一致，接触致病因素的数量和期限不同，也可使疾病发病时间出现先后差异。短潜伏期者先发病，长潜伏期者后发病，但多数病例发生于该病的最长潜伏期与最短潜伏期之间。因此，可根据疾病流行曲线，利用发病时间来推算潜伏期，进而推测暴露的时间，找出引起短期波动（或暴发）的原因。传染病常表现有暴发或短期波动现象。短期波动常见于痢疾、伤寒和食物中毒等。案例 18-1 中戊型肝炎的疫情（图 18-1）从 1986 年开始，10 月份迅速上升，1987 年 1 月份达高峰，2 月份开始下降，5 月下旬基本控制。1987 年 7 月中旬又开始了第 2 次疫情，9 月中旬达高峰，11 月初开始下降至 1988 年 4 月份被控制。分析流行曲线，发现有两个发病高峰，说明该疫情如果是同源传播，应该是两次接触同一污染源；如不是同源传播，则表明在两个时间里分别有两种不同的致病因素对人群产生作用。

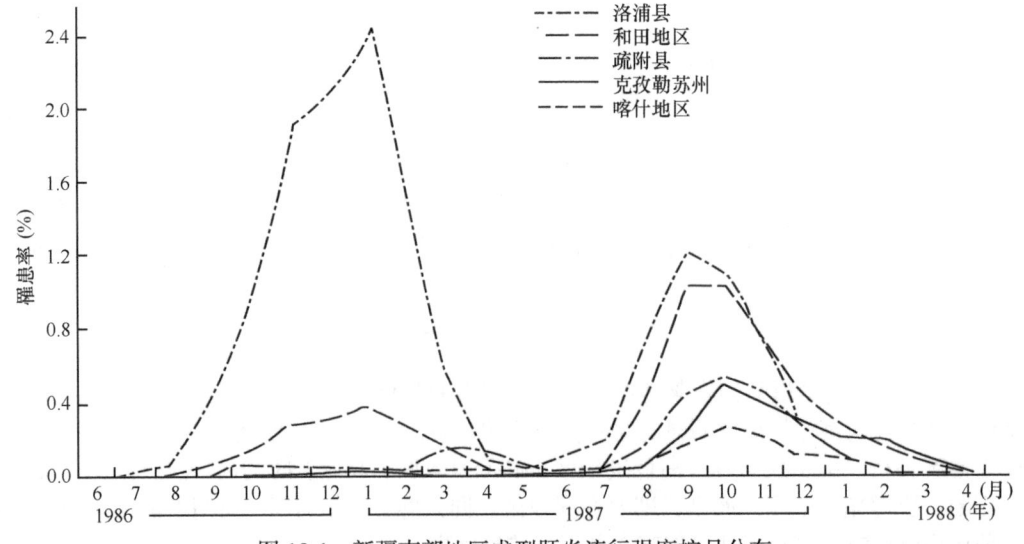

图 18-1　新疆南部地区戊型肝炎流行强度按月分布

(二)季节性(seasonal variation)

疾病的频率常年在一定季节呈现升高的现象称为季节性。季节性升高是很重要的流行病学特征,在流行季节患者数可占全年的绝大部分。传染病可表现为以下几种明显的季节性特点。

1. 严格的季节性 传染病发病多集中在少数几个月内,其他月份很少或没有病例出现,这种严格的季节性多见于虫媒传播的传染病。如疟疾一般以夏季发病最多,因为疟疾的流行强度取决于按蚊的多少,而按蚊的繁殖受温度和湿度的影响,其最适温度为20~30℃,最适相对湿度为60%以上。

2. 季节性升高 虽一年四季均发病,但仅在一定月份发病升高,如肠道传染病、呼吸道传染病,全年均有发生,只是肠道传染病的发生于夏秋季升高,而呼吸道传染病在冬春季升高,我国手足口疾病的季节变化符合这一特点,图18-2表明我国手足口疾病发病高峰的季节性变化明显,从手足口疾病构成看,2008~2010年其发病高峰时间为每年的4~7月。由此可见,手足口疾病是由多种肠道病毒引起的急性传染病,具有季节性升高趋势。非传染性疾病中有些也有季节性,如心血管疾病常表现为冬季高发、夏季低发。季节性升高的原因较为复杂,它受气候条件、媒介昆虫活动、野生动物的生活习性的影响,也与人们的生活方式、生产条件、劳动条件、营养、风俗习惯及医疗卫生水平变化有关。研究疾病的季节性有助于探讨流行因素。

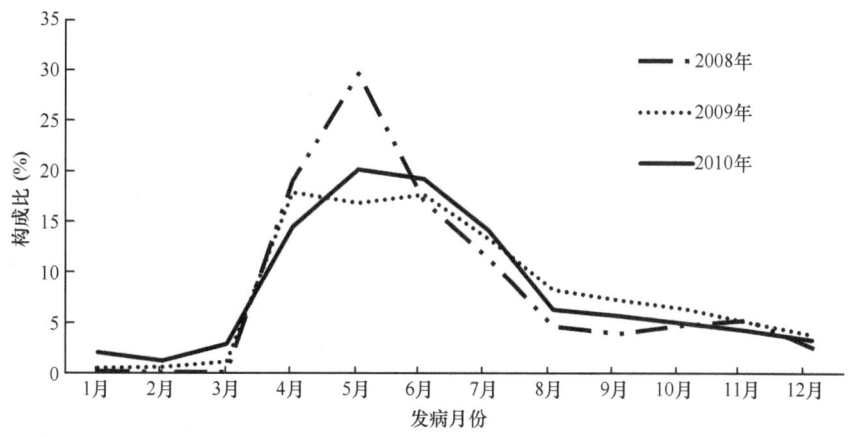

图18-2 我国2008~2010年手足口疾病发病季节变化

(三)周期性(periodicity)

周期性是指疾病每隔一个相当规律的时间间隔呈现规律性变动的现象。通常每隔1~2年或几年后发生一次流行。呈现周期性流行的大多是呼吸道传染病,如甲型流感2~3年流行一次,乙型流感4~6年流行一次。有些传染病由于有效预防措施的实施,这种周期性的规律也发生了改变,没有以前那么典型。如我国麻疹疫苗引进普及应用前,城市中每隔1年麻疹流行一次,1965年对易感者进行普种疫苗后,其发病率降低,周期性流行规律也不复存在。图18-3显示1950~1979年连续30年间保定市每9年出现一次有规律的流行性脑脊髓膜炎的流行。于1980~1988年采取相应的预防接种措施后其发病率明显降低,呈散发。周期性的发生取决于易感者积累的速度及病原体变异的速度,还取决于传染病的传播是否容易实现。

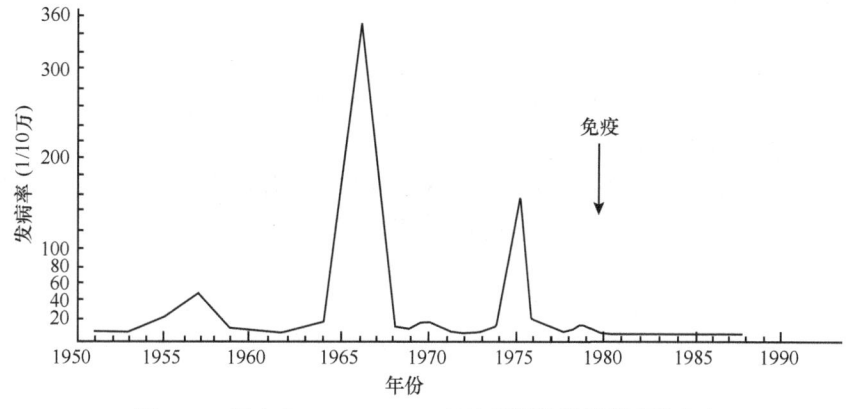

图18-3 保定市1950~1988年流行性脑脊髓膜炎发病率

(四)长期趋势

长期趋势(secular trend)又称长期变异(secular change),是指在一个相当长的时间内,通常为几年、几十年或更长的时间,疾病的临床表现、发病率、死亡率及病原体型别发生显著变化。这种变化不仅在传染病中可观察到,在非传染病中也同样可观察到此现象。近几十年来,随着生活水平的逐步提高,卡介苗的广泛接种,结核病的发病率和死亡率均显著下降,但近年来结核病疫情又有所升高。我国1996~2013年婴儿死亡率监测资料(图18-4)表明,随着我国经济发展和医疗水平的提高,中国婴儿死亡率呈现下降趋势。胃癌在有些国家以往几十年间呈持续下降趋势,发病率高的国家下降快,如日本、智利、芬兰;而发病率低的国家下降较慢,如美国。

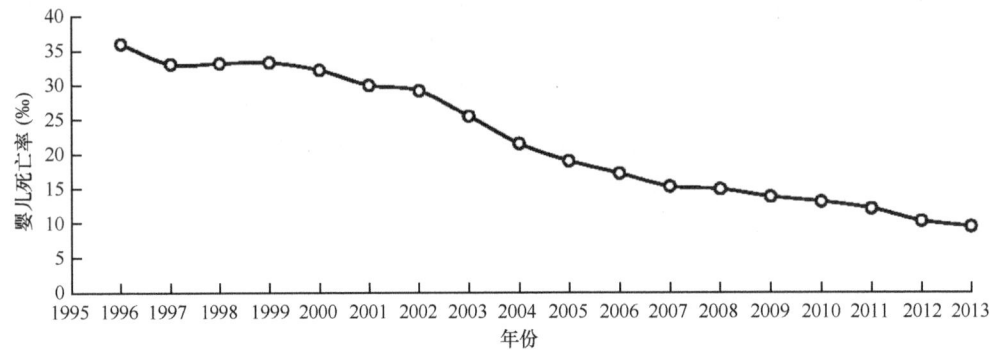

图 18-4　1996~2013年中国监测点婴儿死亡率变化趋势

疾病长期变异的原因比较复杂,可能与社会生活条件的改变、病原体变异、机体免疫状况、诊断标准的变化、死亡与发病统计的准确性、自然条件及生产条件的变化、医疗水平及病原体与宿主之间的相互关系等因素的改变有关。研究疾病长期趋势,有助于探索致病因素和宿主变化的原因,为探讨疾病的病因线索,并为有针对性地制订疾病的预防策略和措施提供依据。

二、疾病的地区分布

疾病的分布特征往往受自然环境和社会环境的影响,如地形、地貌、地理、气温、湿度、日照、风力、雨水、植被、微量元素、物产等自然条件,以及社会环境中的政治、经济、文化、人口密度、生活习惯、遗传特征等。有的疾病只在一定地区发生;有些疾病在全球均有,但各地分布不均匀;有些疾病即使在同一省(自治区)、市内不同地区的分布也可能有差异。疾病在不同地区的分布特征与周围环境的多种因素密切相关,反映了致病因素在这些地区分布及其作用的差异。因此,研究疾病的地区分布特征有助于探讨疾病的病因及流行因素,并为制订疾病的防制对策与措施提供依据。

常用的描述疾病地区分布的方法:

1. 疾病分布的地区划分　在世界范围内可按国家、洲、半球为单位;在一个国家内可按行政区域划分,如我国可按省(自治区、直辖市)、县、乡(镇)为单位。按行政区域划分容易得到比较完整的资料,如人口资料、疾病登记资料等。但应注意往往同一行政区域的自然环境可能不尽相同,很可能掩盖自然因素对疾病的影响作用。还可以按自然环境特征来划分,如以山区、平原、湖泊、河流、草原和森林等为单位,也可以海拔高度、经纬度、湿度、雨量等划分。一般可根据研究目的和病种来确定划分方式。

2. 地区分布图的绘制　可根据具体情况选用统计图或统计表,如标点地图或疾病地区分布图。

3. 率的比较　比较不同地区的发病率或死亡率时,要进行标化,否则可能得出错误结论。

(一)疾病在国家间与国家内的分布

疾病在世界不同国家的分布存在差别,发病率、死亡率有各自的特点。如霍乱,多见于印度的恒河三角洲,可能是因为该地区水质适合霍乱弧菌生长及与当地人群的生活习惯、宗教活动有关;血吸虫病遍及世界76个国家,而中国是全球4个血吸虫病疫情最严重的国家之一;恶性肿瘤死亡率在不同国家和地区差别很大;心血管疾病和糖尿病死亡率较高的国家有喀麦隆、巴基斯坦、塞内加尔、尼日利亚,死亡率较低的国家有澳大利亚、加拿大、日本、荷兰、英国、美国等经济发达国家(表18-2)。

表18-2　2008年不同国家主要慢性病年龄标化死亡率（1/10万）

国家	恶性肿瘤		心血管疾病和糖尿病	
	男性	女性	男性	女性
澳大利亚	141	93	136	89
巴西	136	95	304	226
喀麦隆	84	77	472	523
加拿大	142	107	152	90
中国	182	105	312	260
德国	156	99	207	134
印度	79	72	386	283
日本	150	77	118	65
荷兰	173	120	151	93
巴基斯坦	95	94	455	388
塞内加尔	105	101	357	388
英国	155	114	166	102
美国	141	104	190	122
尼日利亚	89	99	436	476

疾病在同一国家内的不同地区分布也有差别。我国食管癌的高发区主要集中在河南、河北、山西交界的太行山区，四川省盐亭，湖北和安徽的大别山区，福建和广东部分地区，这些地区共有的特点是居民有食用发酵食物风俗，粮食易被霉菌污染，土壤和水中微量元素钼、硒、镁及水溶性维生素缺乏。不同部位恶性肿瘤地理分布特征不尽相同，肺癌和女性乳腺癌等在工业发达、环境污染严重的地区明显高发，而胃癌、食管癌等则主要集中在中西部地区和沿海地区。肝癌的分布存在南方高于北方、东部高于西部、沿海高于内陆的特点。鼻咽癌在中国广东、广西和福建高发。

（二）疾病的城乡分布

许多疾病在地区分布上表现出明显的城乡差异。城市交通发达、人口多、密度大、人口流动频繁、居住面积狭窄拥挤，呼吸道传染病（如流行性感冒、麻疹）经常在城市出现散发或流行。而农村人口稀少、居住分散、交通不便、流动性小，呼吸道传染病不易发生大的疫情。但农村由于基础设施（如供水、卫生）、生活卫生习惯不如城市，因此，消化道传染病（如痢疾、肝炎和伤寒等）发病率明显高于城市。除传染病外，一些非传染性疾病也有类似现象。2015年，我国农村地区预期年龄标化发病率和死亡率均高于城市地区，城市地区表现为发达国家的癌谱特征，肺癌、结直肠癌、乳腺癌等发病率高于农村地区，农村地区食管癌、胃癌、肝癌和宫颈癌发病率高于城市。这可能与城乡经济水平、生活条件、膳食结构、卫生服务条件、妇女婚育模式不同有关。

（三）疾病的地方性及判断依据

1. 疾病的地方性　由于自然环境和社会因素的影响而使一些疾病常在某一地区呈现发病率升高或只在该地区存在，这种状况称为地方性（endemic）。疾病呈地方性存在情况大体上有三种。

（1）自然疫源性：某些疾病的病原体在繁衍过程中不依赖于人，而在野生动物或家畜中传播，人是偶尔介入该环节时受到感染，这种情况称为自然疫源性，这种疾病称为自然疫源性疾病，如森林脑炎、流行性出血热和鼠疫等。传播方式为：动物→动物，动物→人，而人→人较少见。

（2）统计地方性：因为一些地区居民文化及卫生设施水平低，或存在一些特殊条件及风俗习惯，而使一些传染病长期存在，如伤寒、痢疾等。与当地自然条件无关，称为统计地方性。

（3）自然地方性：一些传染病因传播媒介受自然环境影响，只在一定地区存在，使该病分布呈地方性，称自然地方性。如疟疾、血吸虫病、丝虫病等。

确定疾病地方性时，我们主要依据自然条件和人在疾病发生中的作用来判断，自然疫源性受自然条件影响大，人的作用微乎其微；统计地方性主要决定于人的文化、卫生习惯和特殊的风俗等而与自然条件无关；自然地方性既受人的影响，也为自然条件所制约。

2. 判断地方性疾病的依据

（1）该地区的居民发病率均高，并可随年龄的增长而上升。

（2）其他地区居住的相似人群中，该病发病率均低，甚至不发病。

（3）外来的健康人，到达当地一定时间后可能发病，其发病率和当地居民相似。

（4）迁出该地区的居民，该病发病率下降，患者症状减轻或呈自愈趋向。

（5）当地对该病易感的动物可能发生类似的疾病。

三、疾病的人群分布

人群特征有时可以成为疾病的影响因素。疾病的人群分布是指以人群的不同特征如年龄、性别、职业、种族、婚姻等来分组，分别计算各组的发病率、患病率和死亡率，并进行比较，有助于了解疾病分布的影响因素，探讨病因和制订防制对策。

（一）年龄

年龄是人群中对疾病分布影响最大的因素，几乎所有疾病的发病率或死亡率在不同年龄上都表现出差别。呼吸道传染病以学龄前及学龄儿童发病率最高，随着年龄的增长其发病率降低，如麻疹、腮腺炎。恶性肿瘤的年龄分布也各有特点，儿童期最多见的是白血病、脑瘤及恶性淋巴瘤；青壮年时期常见的是肝癌及白血病；中年及老年期多以胃癌、食管癌、宫颈癌、肝癌及肺癌为主。乳腺癌则多见于青春期及更年期的两个高峰。部分非传染性疾病的发病率随年龄增长而增加，如脑卒中、高血压、老年性痴呆等。随着致病因子的变化，疾病的年龄分布呈动态变化，某些恶性肿瘤有年轻化趋势，如肺癌、乳腺癌等，一些慢性病呈现发病年龄前移现象，如糖尿病和高血压等。

案例 18-1 中各年龄组戊型肝炎的发病率不相同，以青壮年发病为主，儿童与老年人发病较少。15～44 岁发病人数占总发病人数的 72.8%（表 18-3）。

表 18-3　新疆南部地区 119 280 例戊型肝炎年龄、性别分布

年龄组（岁）	人口数（人）		发病数（人）		发病率（‰）		
	男性	女性	男性	女性	男性	女性	合计
0～4	274 407	273 193	1570	1061	0.57	0.39	0.48
5～9	284 207	286 703	1645	1547	0.58	0.54	0.56
10～14	258 686	244 781	4131	4078	1.60	1.67	1.63
15～19	189 471	195 507	10 364	7287	5.47	3.73	4.58
20～24	157 621	171 664	11 012	9967	6.99	5.81	6.37
25～29	150 679	165 307	8737	7703	5.80	4.66	5.26
30～34	134 545	129 742	6781	5696	5.05	4.39	4.72
35～39	106 374	106 893	6605	4774	6.21	4.47	5.34
40～44	84 731	80 070	4665	3302	5.51	4.12	4.83
45～49	69 827	66 560	3347	1996	4.79	3.00	3.92
50～54	68 193	64 970	2556	1889	3.75	2.91	3.34
55～59	58 802	46 095	1522	744	2.59	1.68	2.19
60～	204 376	155 372	4143	2128	2.03	1.37	1.74
合计	2041 720	1986 857	67 078	52 202	3.29	2.63	2.96

从年龄分布特点可以发现：该次疾病流行病例多，以青壮年发病为主，儿童、老年人发病少，可以推测发病差异可能与不同年龄组接触污染源的机会和接触量有关。

1. 研究疾病年龄分布的目的

（1）根据年龄分布特征可以确定重点保护对象和高危人群，为今后有针对性地开展防制工作提供依据。

（2）分析年龄分布差异可以为病因研究提供线索，有助于深入探索致病因素。

（3）根据年龄分布的动态趋势，有助于观察人群免疫状况的变化，确定预防接种对象。

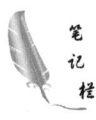

2. 疾病年龄分布差异的原因

（1）不同人群免疫水平存在差异。

（2）不同人群因生活方式、心理行为等差异导致暴露于致病因素的机会不同。

（3）有效的预防接种改变了某些疾病的固有发病特征。

3. 疾病年龄分布的分析方法 有两种：横断面分析（cross-sectional analysis）和出生队列分析（birth cohort analysis）。

（1）横断面分析：主要通过描述不同年龄组的发病率、患病率和死亡率来分析潜伏期较短的急性疾病的年龄分布，多用于传染病的分析。该方法不适用于恶性肿瘤、高血压及冠心病等慢性病年龄分布的研究，因慢性病暴露时间一般较长，而且不同时期致病因素、致病作用的强弱可能会发生变化，所以该方法不能正确显示致病因素与年龄的关系。

（2）出生队列分析：将同一时期出生的人划归一组称为出生队列（birth cohort），对其随访若干年，观察其死亡情况来说明不同年代出生的各年龄组的死亡趋势。该方法在评价疾病的年龄分布、长期变化趋势及提供病因线索等方面具有很大意义。它可以明确致病因子与年龄的关系，可以说明不同年代出生者不同年龄的死亡趋势。

（二）性别

疾病的性别分布差异，一般是通过男女的发病率、患病率或死亡率大小的比较来反映，有时也可以用性别比来表示。比较不同性别发病的差异，有助于探讨致病因素。疾病性别分布的差异主要是由男、女性生理解剖特点的差异和接触致病因子的机会不同所引起。如男性血吸虫病和钩端螺旋体病的感染率高于女性，是由于男性参加劳动、下河捕鱼、游泳导致接触疫水机会增多的缘故；恶性肿瘤中除了乳腺癌、宫颈癌、卵巢癌外，其他多数部位的癌都是男性高于女性，但胆囊炎、胆结石、癔症则是女性高于男性。

（三）职业

职业与很多疾病的发生密切相关。疾病的职业分布特点取决于人们与致病因子的接触机会及频率。如煤矿工易患硅肺，脑力劳动者易患冠心病，炼焦工人易患肺癌，蓄电厂工人易患铅中毒，染料厂的工人易患膀胱癌等；屠宰工人、畜牧业者易患布鲁菌病，从事制鞋、染料工作易患苯中毒。描述疾病职业分布主要用来探讨职业暴露对疾病的影响。

（四）种族和民族

不同种族和民族的人群在遗传、地理环境、国家、宗教及生活习惯等方面有所不同。这些因素均影响疾病的分布。如马来西亚居住有三个种族，马来人患淋巴瘤较多，印度人患口腔癌多，而中国人以患鼻咽癌和肝癌较多。我国是一个多民族的国家，各民族间生活习惯、居住环境和劳动条件等差别很大。以不同民族集居地的胃癌调整死亡率进行比较（表18-4），明显高于全国水平的有哈萨克族、回族、藏族、朝鲜族和蒙古族。尤以哈萨克族和回族为高，调整死亡率分别为38.73/10万和37.65/10万，其中男性高达48.26/10万及50.65/10万，而维吾尔族、彝族和苗族又明显低于上述各民族，尤以苗族为低。在同一地区居住的民族间胃癌死亡率亦有明显差异，如吉林省延吉市朝鲜族明显高于汉族。疾病的种族和民族分布差异，提示遗传因素及其易感性对疾病的影响。

表18-4 我国部分少数民族胃癌调整死亡率（1/10万）

民族	男性	女性	合计
哈萨克族	48.26	26.56	38.73
回族	50.65	22.43	37.65
藏族	29.45	18.91	23.76
朝鲜族	31.71	15.40	23.49
蒙古族	23.27	12.03	18.41
维吾尔族	18.21	10.31	14.58
彝族	11.42	8.22	9.75
苗族	7.82	5.43	9.59
全国	20.93	10.16	15.41

(五)社会阶层

社会阶层是与经济收入、职业、受教育程度、生活状况相关的术语。疾病的分布与社会阶层有关,而社会阶层最能体现各种社会因素的综合。例如,经济文化层次较高地区人群脑卒中的死亡率高于工人居住地区;重体力劳动者、夜间工作者中脑卒中发病率较高;富裕的人群中脑梗死发病率较高。分析社会阶层与疾病分布的关系,能探明各种社会因素对疾病的影响作用,并可针对性地采用相应的措施控制疾病的发生。

(六)婚姻与家庭

1. 疾病分布在不同婚姻状况的人中有很大的差别 已有研究表明,离婚者全死因死亡率最高,丧偶及独身者次之,已婚者最低。可见离婚、丧偶对精神、心理和生活的影响尤为明显,是导致发病或死亡高的主要原因。

2. 婚姻状况对女性健康也有明显影响 已婚的妇女中宫颈癌多见,与过早的性接触和过多的性伴侣有关。在单身妇女中多见乳腺癌,可能受内分泌失衡的影响较大。

3. 近亲婚配 是造成先天性畸形及遗传性疾病增加、流产、早产和子女的夭折早亡的重要因素,严重影响人口素质。其对疾病异常分布的影响作用不容忽视。

4. 家庭 是社会的组成单元,随着社会的发展、时代的进步、家庭的组成形式及其成员也在发生变化,这将对疾病在家庭内分布的变化产生影响。家庭成员之间的密切接触,容易使疾病在家庭中出现聚集。研究疾病的家庭聚集现象及其规律,不仅可了解遗传因素与环境因素在发病中所起的作用,同时还可以阐明疾病的流行特征,评价防疫措施的效果。

(七)行为

随着医学模式的转变,社会、心理、行为因素与疾病的关系引起越来越多的重视,许多不良的行为与人类的疾病有关。常见的不良行为有吸烟、酗酒、吸毒、不安全性行为等。

吸烟与冠心病、高血压、猝死、血栓闭塞性脉管炎的发病有关,吸烟促使血液形成凝块和降低人体对心脏病先兆的感应能力。据美国25个州的调查,吸烟开始年龄与肺癌死亡率呈负相关。若假设不吸烟者肺癌死亡率为1.00,则15岁以下开始吸烟者其死亡率为19.68;20~24岁为10.08;25岁以上为4.08。说明吸烟开始年龄越早,肺癌死亡率越高。

酗酒也是一种不良行为。过量饮酒可导致口腔癌、胃癌、肝癌、胰腺癌、食管癌等,并能引起不育、流产或影响胎儿的生长发育,甚至影响胎儿出生后的智力发育。

吸毒和不安全性行为是性传播疾病的主要传播途径,大大地增加了感染性传播疾病的危险性,如不安全性行为增加了艾滋病、梅毒的危险性。

四、疾病的人群、地区、时间分布的综合描述

疾病的三间分布是疾病在人群、地区、时间三方面的具体表现,因此对疾病进行流行病学研究时,常常需要根据疾病的具体情况综合描述,分析其在人群、地区和时间上的分布特点,只有这样才能全面获得有关病因线索和流行因素的资料,为进一步查明疾病发生的原因和提出有效防制对策打下基础。移民流行病学就是最早用于综合描述的一个范例。

移民流行病学(migrant epidemiology)是通过观察疾病在移民人群、移居国当地人群及原居住地人群间的发病率、死亡率的差异,分析疾病的发生与遗传因素和环境因素的关系。对疾病在不同地区、不同人群、不同时间进行的综合描述,其主要目的是区分遗传因素和环境因素作用的大小。

有人曾对日本的胃癌进行过移民流行病学调查研究,发现胃癌在日本高发,在美国低发。在美国出生的第二代日本移民胃癌的死亡率高于美国人,但低于日本国内的日本人,说明环境因素与胃癌的死亡有较大关系(表18-5)。

表 18-5 日本居民、美国的日本移民和美国居民死因标化死亡比

死因	日本居民	美国的日本移民		美国居民
		非美国出生	美国出生	
胃癌(男)	100	72	38	17
宫颈癌(女)	100	52	33	48

续表

死因	日本居民	美国的日本移民		美国居民
		非美国出生	美国出生	
脑血管疾病（男）	100	32	24	37
肠癌（男）	100	374	288	489
乳腺癌（女）	100	166	136	591
动脉硬化性心脏病（男）	100	226	165	481

案例 18-1 分析（2）

我们利用前面介绍的疾病分布描述方法对案例 18-1 进行疾病三间分布的综合描述和分析：

1. 从时间分布来看：本次戊型肝炎，从 1986 年 9 月份开始，10 月份迅速上升，1987 年 1 月份达高峰，2 月份开始下降，5 月下旬病情基本控制。1987 年 7 月中旬开始了第二波流行。9 月中旬达高峰，11 月初开始下降，至 1988 年 4 月流行被控制。分析其时间分布特点，发现有两个发病高峰，说明该疫情如果是同源传播引起，应该是两次接触同一污染源。如不是同源传播，则表明在两个时间里分别有两种不同的致病因素对人群产生作用。经调查本次戊型肝炎的平均潜伏期为 42 天，最短和最长潜伏期分别为 19、75 天，由于两个发病高峰分别在 1987 年 1 月和 1987 年 9 月，因此推测大多数病例接触致病因素的时间应该分别在 1986 年 8～9 月份和 1987 年 6～7 月份。这为后续的调查缩小了时间范围，便于集中力量调查在这两段时间里，可能影响戊型肝炎传播的自然因素或社会因素中有哪些出现了异常的变化。

2. 从地区和人群分布来看：本次流行波及了三个地区（州）的 23 个县市，以农村为主；青壮年发病为主，儿童与老年人发病较少，男女性别比为 1.25∶1，农民发病最高，维吾尔族的罹患率最高；有明显的家庭聚集性。分析地区和时间分布特点，认为本次疫情的致病因素存在范围广，人群接触机会大，且与生活条件和卫生习惯有关。再结合戊型肝炎主要传播途径为消化道传播的特点，提出饮用水或者食物受到污染有可能是本次戊型肝炎流行的主要原因的假设。

3. 围绕饮用水展开的调查发现，饮用涝坝水、河渠水者罹患率远高于饮井水者；对流行区 32 个涝坝水水样进行生物污染指标的检查，表明涝坝水源遭到了严重污染。分析污染源发现，新疆南部的绿洲，气候干燥，降雨量少，而 1986 年 7 月 1 日和 1987 年 6 月 10 日却降了两场大暴雨，地面上包括粪便在内的污物，随雨水大量流入灌溉渠和涝坝等供水系统，使主要饮用水源——涝坝与水渠被污染。因此，本次戊型肝炎的流行，系饮用水源遭污染而引起，即水型暴发；而健康人与患者的密切接触，即生活接触，在本病的长期持续流行中起了重要作用。

通过对该案例的疾病三间分布综合描述和分析表明，在防制疾病的实践中，如果能正确、充分地利用疾病三间分布综合描述的方法来分析疾病疫情的特点和规律，对研究和确定引起疾病疫情的流行因素将起到举足轻重的作用。

（何保昌）

第十九章 描述性研究

描述性研究（descriptive study）又称描述流行病学，是指利用已有的资料或对专门调查的资料，按不同地区、不同时间及不同人群特征进行归纳整理后，把疾病或健康状态的分布特征展现出来，并在此基础上形成观点或假设的一种方法。因此，描述性研究是探索因果关系过程中最基础的步骤，是其他研究方法的基础与前提。当对某种疾病的情况了解不多时，往往总是从描述性研究着手，取得与该病有关的分布特征等信息，从而获得有关研究假设的启发，进而逐步建立研究假设，或者为分析性研究提供有用线索。

描述性研究有许多方法，较常用的有现况调查、个例调查、病例报告、暴发调查、筛检和生态学研究等。筛检部分将在以后的章节中进行介绍。

第一节 现况调查

案例 19-1

结核病是严重危害健康的全球性公共卫生问题。在我国结核病发病人数一直位居法定报告甲乙类传染病前列。为了了解全国结核病的流行状况，我国先后于1979年、1984~1985年、1990年和2000年开展了结核病流行病学抽样调查。2010年，为了进一步了解全国结核病的流行状况和结核病防治规划（2001~2010年）的实施情况，相关部门组织开展了第五次全国结核病流行病学调查。

问题：
1. 基于上述背景，你认为应该开展何种方式的调查？
2. 进行本次调查，需要调查哪些方面的内容？
3. 请简要设计调查的步骤与方法。

一、现况调查的概念

现况调查又称横断面调查（cross-sectional study），是指在特定时间内调查某一人群中有关变量与疾病或健康状况关系的一种方法，其目的是描述目前疾病或健康状况的分布及某因素与疾病的关联。现况调查在特定时间内进行，即在某一特定时点或短时间内完成，这个时间点犹如一个断面，故又称为横断面研究。它所收集的资料既不是过去的记录，也不是随访的资料，而是调查时点或者时期内所得到的疾病、健康和其他有关资料。因此，现况调查又称为对疾病的现患率研究。

根据调查的目的和范围，有些疾病的调查是在一个时点上进行，称为时点患病率调查，如某年月某日零点的调查。这时现况调查就像在这个时点上，对特定的人群某病或者健康状态进行的一次"快照"。由于现场工作的条件限制，大多数疾病的调查是在特定的时期内完成的，称为期间现况调查。如果调查研究的是某种疾病期间现患率的调查，对于被调查者提供的某病频率和特征的信息，现况调查强调在一定时间内，这个时间应尽可能短一些，如果调查的时间拖延过长，则有可能所研究的疾病或因素发生变化，使调查结果的分析和解释较为困难。因此，就调查的疾病而言，不可能出现在一次调查期间内多次患病的状况，否则它就不能称为现况调查或者现况研究。

需要指出的是，现况调查并不等于只对现象做静态分析，它也可以对多个断面的现况调查做动态分析。例如，我国先后7次进行人口普查，尽管就某一次普查而言只能了解调查当时的人口基本状况、年龄与性别构成、人口素质状况分布等，但如果对7次人口普查的资料做动态分析，就可以了解上述指标在7次人口普查期间的变化动态和趋势，发现人口变化的规律并有可能对将来的人口变化趋势做出预测。

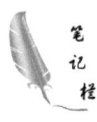

二、现况调查的目的

(一) 描述特定时间疾病或健康状况的三间分布

通过现况调查可以了解某一时段某地区某人群中某一种或多种疾病或健康状况的存在情况和分布特征,分析疾病或健康状况的频率可能与哪些环境因素、人群特征等有关。例如,我国在 2003 年进行的全国肺结核患者流行病学抽样调查,目的就是了解肺结核病总患病率,以及肺结核在各地区、不同年龄段、不同性别等因素中的分布情况。

(二) 发现病因线索

通过归纳、总结疾病或健康状况分布的特征,提出以确定病因或者健康状况的假设,为分析流行病学提供病因线索。例如,在现况调查中发现冠心病患者中有"三高"症,即高血压、高血脂、高胆固醇三个因素的比例明显高于非冠心病人群,因而提出了冠心病的发病可能与三高之间有关的病因假设。

(三) 适用于疾病的二级预防

采用普查或筛检等手段,利用快速的检验或者试验方法早期发现某病的可疑者或缺陷者,实现"早发现、早诊断和早治疗"的防治目的。例如,北京市肿瘤研究所于 1986~1990 年对北京地区 10 635 名女性进行了乳腺癌的普查,检出患者 87 例,后来在全国多地相继开展了乳腺癌的普查,发现了大量的早期患者,并及时进行了早期治疗,降低了疾病的负担。在前期大量工作的基础上,我国于 2003 年在全国展开了妇女宫颈癌和乳腺癌的全面筛查工作,促进了我国女性健康。

(四) 评价疾病的防治效果或者健康促进措施效果

考核防治措施或健康促进措施的效果,如定期在某一人群中进行横断面研究,收集有关暴露因素与疾病的资料,通过研究结果可评价某项目对疾病防治措施的效果或者对健康促进的效果。如果将多次现况调查的评价结合到一起,就可形成一个动态的评价过程。例如,对某地区儿童进行乙肝疫苗接种前后的乙肝患病率进行调查,通过比较可以评价接种效果。对糖尿病患者进行关于健康饮食和合理用药的健康教育,通过比较患者健康教育前后用药的依从性和一段时间后疾病的改善情况,可以评价健康教育的效果。

(五) 疾病或健康状态的监测

在某一特定人群中长期进行疾病或者健康状态的监测,可对所监测疾病或者健康状态的分布规律进行分析。同样,如果对它们进行长期变化趋势资料的收集,将可得到一个动态的监测数据库,从而就可以对疾病或健康状态的信息有更深刻的认识和了解。

(六) 为研究和决策提供基础性资料

现况调查不仅可用于衡量一个国家或地区的卫生水平和健康状况,而且可根据卫生服务的需要,调查特定时间和人群健康信息的基础数据,为有关卫生或检验制订标准提供基础信息和理论依据。同时,也可用于卫生服务需求的研究,为社区卫生服务规划的制订与评估,以及卫生行政部门的政策制定和科学决策提供依据。例如,儿童发育、营养水平的调查,有助于当地卫生部门开展儿童保健工作。

三、现况调查的分类

根据研究对象的范围,现况调查通常可分为普查和抽样调查。

(一) 普查 (census)

1. 概念 普查是指为了解某种健康状况或疾病的患病率,在特定时间内对特定范围内人群中每一位成员进行调查或检查的方法。特定时间可以是某个时点或者某个特定的期间,这里"某个特定的期间"要求在尽可能短的时间内尽快完成调查或检查,以防某些变量因时间较长,在调查期间内发生改变。特定范围既可以是某个单位或某居民小区,也可以是某个地区,甚至一个国家。

2. 目的 普查的目的主要是疾病的早期发现和诊断,找出人群中该病的全部病例,如近年来我国开展的女性两癌(宫颈癌、乳腺癌)普查。另外,普查的资料虽然往往比较粗糙,但由于没有抽样误差,能较全面地描述疾病或健康状态的分布与特征,为病因分析研究提供线索。

3. 适用条件

(1) 有足够的用于发现病例和及时治疗的人力、物力和设备。

（2）调查目的明确、调查项目简单，被调查者容易接受。
（3）有高度统一指挥和组织体系。
（4）有较高患病率的疾病，或较高暴露率的健康状况。
（5）检验方法不很复杂，试验的灵敏度和特异度较高。
（6）符合医学伦理学的要求。

4. 优缺点

（1）优点：能发现人群中的全部病例，做到早发现、早诊断疾病，并可以普及医学卫生知识；确定调查对象比较简单；获得的资料全面；没有抽样误差的存在；工作范围比较集中，容易动员，节省调查时间。

（2）缺点：工作量大，耗费大；组织指挥工作复杂；范围大时，调查内容有限，不适用于患病率很低和现场诊断技术比较复杂的疾病；易产生重复和遗漏现象；由于工作量大，可能导致调查的精确度下降，调查质量不易控制。

（二）抽样调查（sampling survey）

1. 概念 抽样调查是指在特定时点、特定范围内的某人群总体中，按照一定的方法抽取一部分有代表性的个体组成样本进行调查分析，并用其结果来推论该人群中某种疾病或某种特征的一种调查方法。

2. 目的 抽样调查主要是以样本统计量估计总体参数所在的范围，描述疾病或健康状况在特定时间、特定范围内人群及其影响因素的分布特征，可用于描述疾病或健康状态的三间分布、衡量人群总体健康水平、考核防治效果等方面。与普查相比，众多研究需要考虑效率、成本 - 效益等因素，使得抽样研究在实践中应用极为广泛，在流行病学调查中占有重要地位。

3. 基本原理

（1）抽样要遵循随机化原则。
（2）遵循医学伦理学原则。
（3）样本量要适当。
（4）必须要在研究的总体中进行抽样。
（5）不同的抽样方法，抽样误差不同。
（6）要根据调查目的，进行科学设计选择合理的抽样方法。

4. 抽样调查的优缺点

（1）优点：节省人力、物力和时间；按随机化原则抽取，具有代表性；由于工作做得细致，可使调查的精确度提高。

（2）缺点：存在抽样误差；抽样调查的设计、实施与资料分析比较复杂，重复和遗漏不易发现；不适用于变异较大的资料和需要普查普治的情况及患病率过低的疾病。

5. 抽样方法 目前在流行病学中使用的随机抽样可分为以下几类。

（1）单纯随机抽样（simple random sampling）：也称为简单随机抽样，是指按随机化的原理，利用抽签法或随机数字法从总体中抽出 n 个单位作为样本的方法。这种方法的基本原则就是随机化，即在要研究的总体中每个个体或者单元都有均等的机会被抽到。单纯随机抽样是最基本的抽样方法，是其他抽样方法的基础。

单纯随机抽样首要对总体中每个个体或者单位进行编号，或者利用已经具有的所有研究对象排列成序的编号名单，通过抽签、摸球、随机数字法、电子计算机等方法，随机抽取进入样本的号码，直到符合预定的样本量为止。其优点是实施简单、易理解；抽样误差小。缺点是当抽样范围较大时，工作量太大，难以采用；当样本含量较小时，所得样本的代表性差；当总体内部间存在的某些特征差异较大时，可能出现偏态问题，如调查小学生身高时，可能出现集中在低年级或者高年级的现象。

（2）系统抽样（systematic sampling）：又称机械抽样或等距抽样，指把总体中的全部调查单位或者对象按一定的顺序排列起来进行编号，随机选择第一个号码后，按固定顺序和间隔抽取个体组成样本的方法。例如，拟在一个100人的班级中选择10个同学，可按学号尾数0～9中随机选择出一个号码，假设是3，那么只要学号尾数是3、13、23、33、…、93的同学就被选择作为样本。

系统抽样方法的优点是简便易行，适合在总体量比较大，或者抽样量比较大的情况下进行。如果观察单位在总体中分布均匀，抽样误差与单纯随机抽样相似，抽样代表性较好。缺点是如果总体各单元的排列顺序有周期性或者倾向性，可能出现偏态结果，这时抽取的样本可能有偏倚。如在某社区进行调查时，选择街道门牌号码的顺序来进行抽样，由于大多数街道的门牌号码单数在街道的同一侧，双数在另一侧，用系统抽样方法时可能出现抽到集中在一侧的状况。同时也可能因环境因素（如日晒、采光、通风等）的原因，最终导致影响结果的分析和推断。因此，在进行这种抽样前，必须事先对总体的结构或者分布情况有所了解，才能选择这种方法。

（3）整群抽样（cluster sampling）：是指将总体中的个体组成不同的单位或者利用已有现成的集体，随机地选择若干个集体作为观察单位，所选的集体中的全部个体作为调查对象组成样本的方法。在进行整群抽样调查时抽样单位不是个体而是群体或者集体，如居民小区、班级、连队、乡、村、县、工厂、学校等。这些群体中包括若干个体，群体内个体数可能相等，也可能不等。

整群抽样方法具有比较简单、容易组织、节省工作时间、节约人力和物力、易于动员群众等优点，因而适合大规模调查。但也要注意这种方法要求群间的变异越小越好，否则抽样误差较大，从而不能提供总体的可靠信息。

（4）分层抽样（stratified sampling）：指按某种特征或者特性，将总体内部分为不同的层，然后在各层内随机抽取一定数量的个体组成样本的方法。如按照某些人口学特征或某些标志（如年龄、性别、住址、职业、教育程度、民族等）将研究人群分为若干组（在统计学上此方法称为分层），然后从每层抽取一个随机样本。

分层抽样又分为比例分配分层随机抽样和最优分配分层随机抽样两类。比例分配分层随机抽样是指各层内抽样比例相同。最优分配分层随机抽样（或称不等比例分层随机抽样）是指各层抽样比例不同，内部变异小的层抽样比例小，内部变异大的层抽样比例大，此时获得的样本均数或样本率的方差最小。

分层抽样方法是在总体内部存在"层"的前提下才能进行，否则这种方法抽样误差将可能大于单纯随机抽样且比较复杂。因此，要求层内变异越小越好，层间变异越大越好。这样不仅使样本的代表性更好，而且便于层间进行比较和分析。在样本量相同时，分层抽样比单纯随机抽样、系统抽样和整群抽样的抽样误差都要小。

（5）两级或多级抽样（two-stage or multistage sampling）：在大型流行病学调查中，常同时将上面几种抽样方法结合起来使用，把抽样过程分为不同阶段，每个阶段可以根据需要采用不同的抽样方法，称为多级抽样。如从总体中先抽取范围较大的单元，称为一级抽样单元（如省、市），再从抽中的一级单元中抽取范围较小的二级单元（如区、街），就是两级抽样，还可依次再抽取范围更小的单元，即为多级抽样。因此，两级或多级抽样方法可以是一种方法的多次应用，或者几种方法混合应用最终得到样本的方法。

> **案例19-1分析（1）**
> 案例19-1的目的是"了解全国结核病的流行状况和结核病防治规划（2001～2010年）的实施情况"，获得全国结核病的患病率资料。由于结核病是较为常见的疾病，且调查目的是获得患病率的资料，因此选择抽样调查。

四、现况调查的资料收集

现况调查常用的资料收集方法有面访、信访、电话访问、自填式问卷调查、必要的体格检查和实验室检查等，近年来随着网络的普及还出现了网上调查收集资料等新的方法。

1. 面访 面对面调查是最常用、最直接的方式。根据调查工具不同可分为利用调查表的问卷调查和定性访谈，在定性访谈中又有关键人物访谈、一般个人访谈、小组访谈等方式。定性访谈调查一般都是访问者对被访问者做面对面的直接调查，这是一个双方互动的过程。这种调查方法的特点是可以获得较高的应答率；可收集到许多额外的有用信息；但花费的人力、物力、财力较大，也比较费时。同时在调查过程中要注意医学伦理学的问题，访谈提问时要避免因诱导产生的信息偏倚。

2. 信访 通过邮局传递、派人送发、电子邮件等方式将调查问卷或者调查问题交到被调查者手中由被调查者自行填写，然后再返回调查者的方法。信访的优点是节约人力、物力和财力，但其存在应答率不如面对面调查高和质量控制困难等问题。在我国主要用于一些商业调查,专业医学调查应用还不是很广泛。这种方式要注意在送达调查表的同时,应提供被调查者寄回邮件的费用、邮资或者奖励等,以提高调查的应答率。近年来互联网调查已经成为数据收集的一种方法,其优势在于可以通过极低的成本获得较大样本的被调查数据,网络覆盖率是影响网络调查结果外推的主要因素,同时网络调查还受到被调查者填写意愿的影响,如目标人群可能视而不见,可能根据调查内容、主体、娱乐性或者调查的其他特征决定是否参与调查,所以调查人群不易确定。

3. 电话访问　通过固定电话或者移动电话询问调查内容来获得研究所需信息的一种方法。电话访谈具有灵活性、快捷、方便等优点,但在电话普及率较低的不发达地区和农村地区可能产生选择偏倚。与信访方式类似,调查的应答率和质量控制也是这种方法要注意的问题,同时调查者的询问调查技巧是非常重要的,否则可能出现信息偏倚。电话访问在发达国家应用较多,近年来随着我国通信工具的普及,在城市和发达地区电话访问也越来越多地被采用。

4. 体格检查和实验室检查　由医疗单位直接从体格检查和实验室检查中检测和记录被调查对象的生理和生命指标。可在诊室、病房、实验室等地点进行,具体可由临床医师、保健师、预防医师、实验室技师等完成,如身高、体重、血压、血脂、血红蛋白等指标。要注意观察者、被观察者、仪器等因素的影响导致的测量偏倚。

5. 自填式问卷调查　在调查前研究人员自行设计统一的问卷,在调查时调查人员向被调查者发放问卷,调查对象或知情人填写问卷的调查方法。其优点是调查者可以对问卷进行必要的讲解,集中调查较多人时省时省力。缺点是这种调查要求调查对象相对集中在某地,有一定的文化水平。

> **案例 19-1(续)**
> 　　采用多阶段分层整群等比例随机抽样的方法在全国抽取调查点。根据2000年全国结核病流行病学调查15岁以上人口的涂阳肺结核患病率为160/10万,1990~2000年涂阳肺结核患病率年递降率为3.2%,估算2010年的涂阳肺结核患病率为116/10万,根据以上数据计算的整群抽样点为176个,每个调查点调查1500人,全国应调查264 000人。实际调查中,平均每个流行病学调查点的实检人数为1435人,全国176个流行病学调查点抽样人口为447 563人,其中外出超过6个月人口有125 342人,15岁以下人口有58 940人,应检人口为263 281人,实检人口为252 940人,受检率96.1%。
> 问题:
> 　　1. 上述抽样方法是否合理?
> 　　2. 其样本数是否合理?

五、现况调查的实施步骤

(一)明确调查目的

根据研究所提出的目的,明确该次调查所要达到的目的,是要描述某疾病或健康状态的三间分布,还是要寻找危险因素的线索,发现高危人群,以进行疾病的"三早"预防等。在明确调查目的的基础上,还需做相关准备工作,掌握研究的背景材料,了解该问题现有的知识水平,国内外研究进展,估计其社会效益或经济效益。

(二)确定调查对象

根据研究目的来确定调查对象。如需要确定某些生理生化指标的参考值,就需选择能够代表总体的人群;如要进行疾病的三早预防,则需选择高危人群。

(三)确定调查类型和方法

调查类型的确定也应以研究目的为依据。如需了解某种疾病当前的患病率,则适宜使用抽样调查,而要了解该病的时间、地区和人群的分布则需应用普查。同时要在考虑现有人力、物力和财力综合权衡之后作出决定。

(四)选择适当的抽样方法和样本含量

如果确定要进行抽样调查,要依据研究目的确定抽样方法,在实际调查中,常常多种抽样方法同时使用,在不同的抽样阶段,采用不同的抽样方法,以期抽取到有代表性的研究对象。

确定一个研究样本含量的大小要综合考虑多种因素后进行：①预计所调查疾病患病率：如现患率低，则样本量要大；反之，样本可小些。②调查要求达到的精确度：调查要求的精确度越高，即允许误差（d）越小，样本量就越大；反之亦然。③显著性水平（α）：α 越小，样本量越大，α 通常取 0.05 或 0.01。样本量的估计：可利用公式、查表、计算机程序来实现。不同的研究设计类型、不同抽样方法所需要的样本量的计算公式不同，有专业书籍进行详细介绍，本处仅对均数或率做抽样调查（单纯随机抽样）时的样本含量公式进行介绍。

（1）若抽样调查的分析指标为计量资料，样本量的估计公式为：

$$n = Z_\alpha^2 S^2 / d^2$$

式中，n 表示样本量大小，α 表示显著性水平，通常取 0.05 或 0.01，Z 表示统计学上标准正态分布的 Z 值，当 $\alpha=0.05$ 时，$Z_\alpha \approx 2$；S 表示标准差；d 表示容许误差，即样本均数与总体均数之差的容许范围，是调查设计者根据实际情况规定的。通常 $\alpha=0.05$，$Z_\alpha \approx 2$，上式可以表示为：

$$n = 4S^2/d^2$$

（2）若抽样调查的分析指标为计数资料，样本量的估计公式为：

$$n = Z_\alpha^2 PQ / d^2$$

式中，P 为估计患病率，$Q=1-P$，其他与计量资料相似。

案例 19-2

某村人口为 5500 人，拟用单纯随机抽样了解该村居民白细胞数的平均水平，以便说明该村居住条件是否对白细胞数有影响。希望控制误差不超过 $0.1 \times 10^9/L$，若取 $\alpha=0.05$，问需调查多少人？（根据以往资料，当地人群白细胞总数的标准差为 $0.95 \times 10^9/L$）。根据题意，$Z_\alpha \approx 2$，$S=0.95 \times 10^9/L$，$d=0.1 \times 10^9/L$，则：

$$n = \frac{4S^2}{d^2} = \frac{4 \times 0.95^2}{0.1^2} = 361（人）$$

六、现况调查的资料整理与分析

（一）资料整理

现况调查结束后首先应在现场对原始资料逐项进行检查与核对，以提高原始资料的准确性、完整性。同时应查漏补缺、删去重复、纠正错误等，以免影响调查质量。如果是利用调查表进行问卷调查，应对调查表条目进行编码及编码后的审核。在此基础上，利用不同的软件建立数据库。要注意在录入数据时，同一数据应有两组人员同时录入，以便进行数据核对，或者在输入计算机时尽可能用专业人员双轨录入数据，然后应用软件中的数据录入核对功能进行检验。

（二）资料分析

根据研究的目的，确定选择什么指标来进行统计描述，采用什么方法来进行统计分析。现况调查通常利用率或比作为描述疾病或健康状态分布的常规指标。患病率是横断面研究最基本的分析指标，但在分析现况调查的资料时，为了便于不同地区的比较，常采用率的标准化方法进行。另外，如感染率、病原携带率、抗体阳性率、某因素的流行率（如吸烟率）等，均与患病率相似。对于调查中获得的定量数据，如身高、体重、年龄、肺活量、血红蛋白等，可计算出平均数、标准差等指标。根据调查目的的不同还有其他的分析指标，如相关分析、单因素分析、多因素分析等。相关分析是描述一个变量随另一个变量的变化而发生线性变化的关系。相关分析适用于双变量正态分布资料或等级资料。单因素分析用于二分类变量的资料，可以分析患病组与未患病组之间某因素率的差异，判断两者是否存在关联。多因素分析是在单因素分析的基础上，进行多元线性回归、logistic 回归等方法的分析。

案例 19-3

现以 Ferris 和 Anderson（1962）所进行的一个关于慢性呼吸道疾病与吸烟、空气污染的现况研究资料为例。其中，有关吸烟和慢性呼吸道疾病的资料经整理如表 19-1 所示。

表 19-1　吸烟与慢性呼吸道疾病的现状调查结果

	吸烟	不吸烟	合计
现患患者	142	38	180
非患者	12 000	13 100	25 100
合计	12 142	13 138	25 280

根据表19-1，可计算出吸烟组和不吸烟组的慢性呼吸道疾病的现患率，其分别为：
吸烟组的现患率=142/12 142=11.69‰
不吸烟组的现患率=38/13 138=2.89‰
人群的现患率=180/25280=7.12‰
也可按患病和非患病组计算各自的暴露率：
慢性呼吸道疾病患者中吸烟的暴露率=142/180=78.89%
非患者中吸烟的暴露率=12 000/25 100=47.81%
除此描述外，尚须进行统计学的显著性检验。

案例 19-1 分析（2）

案例19-1的调查结果发现活动性肺结核患者1310例，其中涂阳患者188例，菌阳患者347例，活动性肺结核患病率为459/10万，涂阳患病率66/10万，菌阳患病率119/10万，与2000年各患病率相比均有所下降。活动性肺结核患病率随年龄的增长有逐渐上升的趋势，75～80岁达到高峰，各年龄组均为男性高于女性。涂阳和菌阳肺结核患病率除15～20岁女性患病率高于男性外，其他年龄组患病率均为男性高于女性。乡村的活动性肺结核患病率、涂阳患病率、菌阳患病率均高于城镇。西部地区活动性肺结核患病率、涂阳患病率、菌阳患病率均高于中部地区，东部地区最低。

七、现况调查中常见的偏倚与控制

抽样调查常见的偏倚有选择偏倚和信息偏倚。

（一）选择偏倚

现况调查中可能发生的选择偏倚：①调查对象不合作或因种种原因不能或不愿意参加调查从而降低了应答率，此种现象称为无应答偏倚。若应答率低于80%就较难以用调查结果来估计整个研究对象的状况。②主观选择研究对象或者没有严格按照随机化原则抽样，如选择研究对象具有随意性；或将随机抽样当作随意抽样，或任意变换抽样方法，导致样本不能代表总体的情况，称为选择性偏倚。③幸存者偏倚：所调查到的对象均为幸存者，无法调查死亡的人，因此不能全面反映实际情况，有一定的局限性和片面性。

（二）信息偏倚

主要发生在观察、收集资料及测量等实施阶段。现况调查中可能出现的信息偏倚（information bias）有以下几种。①报告偏倚：询问调查对象有关问题时，由于种种原因回答不准确从而引起的偏倚。②回忆偏倚：调查对象对过去的暴露史或疾病史等回忆不清，特别是健康的调查对象由于没有患病经历，而容易将过去的暴露等情况遗忘，而导致回忆偏倚。③调查员偏倚：调查员有意识地深入调查某些人的某些特征，而不重视或马虎对待其他一些人的这些特征而导致的偏倚，则称为调查员偏倚。④测量偏倚：在收集病患等情况的测量中由于测量工具、检验方法不正确、化验技术操作不规范等导致的系统误差则会导致测量偏倚。

针对各种偏倚可能的来源，做好预防与控制，是一个现况调查成功与否的重要环节。现况研究中应着重强调下列几个方面：①严格遵照抽样方法的要求，确保抽样过程的随机化原则的完全实施。②明确入选标准及结果判断标准。③正确选择调查工具和检测方法。④正确校正测量仪器。⑤统一培训调查员。⑥进行预调查。⑦调查后抽样重测。⑧注意选择正确的统计分析方法，辨析混杂因素及其影响。

八、现况调查的优缺点

（一）优点

现况调查可以弥补常规报告资料的不足，能在较短的时间内得到调查结果，花费不大，是最常

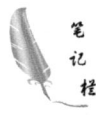

用的流行病学调查方法。现况调查是从一个目标群体中随机进行的暴露与患病状况的描述研究,研究结果有较强的推广意义。其次,现况调查是在收集资料完成之后,将样本按是否患病或是否暴露来分组比较,对照组来自自然形成的同期同一群体,使结果具有可比性,可进行检验假设。再者现况调查往往采用问卷调查或采样检测等手段收集研究资料,一次调查可同时观察多种因素,对多个因素同时分析。

(二)缺点

现况调查是对特定时点和特定范围的规定,因此调查时疾病与暴露因素一般同时存在,难以确定先因后果的时相关系。其次,现况调查得到的是某一时点的是否患病的情况,故不能获得发病率资料。另外,如果在一次现况研究进行过程中,研究对象中一些人若正处在所研究疾病的潜伏期或者临床前期,则极有可能会被误定为正常人,使研究结果发生偏倚,低估该研究群体的患病水平。现况调查中的相关因素选择有一定的限制,一般所涉及的暴露因素最好是持续不变(或很长时间内不变)的,如血型、性别、职业等。

第二节 生态学研究

案例 19-4

空气污染已经成为影响健康的重要因素之一,为了研究空气污染的趋势变化、季节规律与出生缺陷的相关性,某研究机构进行了该项研究。以 2010 年 1 月到 2015 年 12 月间某空气污染严重城市环境监测部门报告的空气中各类污染物的浓度为依据,重点关注 NO_2、SO_2、PM_{10}、$PM_{2.5}$ 的浓度。同时统计同期该市出生缺陷监测数据库中的资料,重点关注先天性心脏病、唇腭裂和神经管畸形 3 种出生缺陷类型。研究这 3 种出生缺陷发生的时序特点与污染物的相关性。

问题:
1. 本案例属于何种研究类型?
2. 进行此研究可能会达到什么目的?
3. 此种研究类型的优缺点是什么?

一、生态学研究的概念

生态学研究(ecological study)是描述性研究中的一种,它是以群体为基本的单位收集和分析资料,在群体的水平上描述不同人群中某因素的暴露状况与某种疾病的频率,研究某种因素与某种疾病之间的关系。与现况调查不同,生态学研究在收集疾病及某因素的资料时,不是在个体水平上进行,而是以群体为单位(如国家、城市等),无法得知个体的暴露与效应间的关系,但可以反映群体的平均水平,这是生态学研究的最基本特征。通过描述某种疾病或健康状况在各群体中所占的百分数或比数,以及有某种特征的个体在群体中所占的百分数或比数,从这两组群体数据分析某种疾病或健康状况分布与群体特征分布的关系,从而探求病因线索。

二、生态学研究的目的和方法

生态学研究的目的在于:①根据对人群中某因素的暴露情况与某疾病的频率进行比较和分析,产生病因学假设;②对人群中某干预措施的实施情况与某疾病频率进行评价比较分析,评价人群中某干预措施的效果。

生态学研究的方法有生态比较研究和生态趋势研究两种。生态比较研究是生态学研究中应用最广泛的一种方法。观察不同人群或地区某种疾病或健康状况的分布,然后根据同一时期不同地区或人群疾病或健康状况分布的差异,探索差异产生的原因,提出病因假设。生态趋势研究是连续观察平均暴露水平变化(或者给予干预)和一个群体中某种疾病或健康状况频率变化的关系,了解其变化趋势,通过比较暴露水平变化前后疾病或健康状况频率的变化情况,判断该暴露与某种疾病健康状况的联系。它是先将一个地区的预定调查人群按年龄、出生年代等时间变量分成不同的群组,然后调查各人群疾病或健康状况频率的变化和某些因素的变化情况,以探索疾病或健康状况与这些因素及时间是否相关。生态学研究在应用中常常将这两种类型结合起来,观察在几组人群中平均暴露水平的变化与某种疾病或健康状况频率之间的关系,以减少混杂因素的影响,提高生态学研究的准确性。

三、生态学研究的用途

1. 提供病因线索,产生病因假设 通过对人群中某种疾病或健康状况的频率与某因素的暴露状况的研究,提供病因假设,从而为病因学假设的建立提供依据。

2. 评价干预实验和现场实验的效果 在某些情况下,如果不是直接控制危险因素,而是通过综合方式减少对危险因素的暴露,对此干预措施的评价只需在人群水平上进行,则生态学研究更为合适,通过描述人群中某些干预措施的实施状况及某种疾病或健康状况的频率的变化,作出进一步比较和分析,对干预措施进行评价。

3. 监测和估计某种疾病与健康状况的流行趋势,为制订疾病预防与控制的对策措施提供依据。

四、生态学研究的优缺点

(一)优点

(1)可用常规和现成资料进行研究,节省时间、人力、物力、财力。

(2)可提供线索供病因未明疾病的病因学研究,这是生态学研究最显著的优点。

(3)对个体的暴露剂量无法测量的变量研究和人群中变异较小和难以测定暴露研究,生态学研究是唯一可供选择的研究方法。

(二)缺点

(1)生态学谬误:生态学研究是以各个不同情况的个体集合而成的群体为观察和分析的单位,无法得知个体暴露与效应之间的关系,得到的资料是群体的平均水平,是粗线条的描述,因此会削弱变量之间的联系,同时存在的混杂因素等原因会造成研究结果与真实情况不符,从而产生生态学谬误(ecological fallacy),是生态学研究最主要的缺点。

(2)缺乏控制可疑混杂因素的能力。生态学研究是利用群体的暴露资料和疾病资料来评价两者之间的关系,它不能收集协变量资料,无法消除潜在的混杂偏倚。

(3)当暴露因素与疾病之间存在非线性关系时,生态学研究很难得出正确结论。

第三节 暴发调查

案例 19-5
2014 年 5 月 26 日,某高校向某市疾病预防控制中心报告:近日有 1 例患有疑似结核性胸膜炎病例,可能与 5 月 4 日确诊的肺结核病例为同年级同学。
问题: 市疾病预防控制中心接到报告后应如何应对,采取什么具体措施?

暴发调查是对某个区域内、某个人群中突然出现的事件进行的调查研究,由于流行病学的研究范围主要在医学领域,突然出现的事件主要是与疾病和健康有关的问题。

一、暴发调查的概念

暴发调查(outbreak survey)是指对某特定人群在短时间内突然发生许多同一种疾病的病例所进行的调查。疾病暴发一般具有如下特点:时间较短,病例所在的单位或地区分布集中,症状相似的病例短期内较多,可检测到一致的病原体。由于暴发的特点和社会效应,如果能及时应用科学的方法进行调查,快速查明引起疾病暴发的原因,有针对性地采取有效措施,对迅速控制疫情播散、保护人民健康具有重要意义。

二、暴发调查的步骤

在长期的流行病学实践过程中,已经形成了较为成熟的暴发调查基本程序,其基本步骤如下。

(一)准备与组织

在接到暴发的报告后,要立即做好进入现场的准备和组织工作。具体工作:①调查区域的确定和划分;②人员的选择和培训;③物资筹备与供应;④实验室检测准备。

(二)核实诊断

在接到疫情暴发报告后,首先要结合临床症状和相关的流行病学治疗及实验室检查结果对疾病的性质做出初步的判断。要制定暴发疾病的定义,作为现场调查时发现病例的标准。病例的定义可有多个水平,有些疾病可分为确诊病例、可能病例、临床诊断病例和疑似病例;有些则将病例分为疑似病例和确诊病例两个类型。无论采用哪种病例定义的方法,都必须对病例的定义进行灵敏度和特异度分析,采用灵敏度和特异度较高的指标。病例定义常以最先发现的患者的临床症状与体征作为最初定义的依据,以后随着调查工作的逐步展开,待获得进一步的流行病学、患者潜伏期和临床表现及实验室检验资料后再作修正,形成最终定义。

(三)确定暴发或流行

在接到暴发信息后,首先必须认真核查信息的真实性,排除信息被人为地夸大或缩小。此时可从三个方面入手:①尽快从多个渠道收集信息,将不同来源资源的信息进行比较;②及时向发生单位的有关领导、医生等详细了解有关情况;③经验丰富的公共卫生医师进行快速的现场访问,根据指定的病例的定义判断暴发信息的真实性。确认暴发的存在,主要是依据当地的疾病检测系统,判断发生该病的病例数是否明显超过当地该时期预期发病水平。

(四)核实病例并计算病例数

该步骤的目标是努力找到所有可能的病例,并且尽可能地排除非病例。充分利用多种病例信息来源,列出所有病例的人员清单。

(五)描述性分析(三间分布)

对于暴发调查资料的分析,主要是对病例的三间分布的分析,以找出暴发疾病的分布特征,根据分布特征可以发现高危人群及防治的重点区域和人群,为制定防控措施提供依据,同时也可以根据疾病在不同人群、不同区域的分布差异进行比较,以发现病例之间是否存在某种关联,寻找可能的传染源和传播因素,从而形成病因假设。暴发的时间分布可以用流行曲线来表示,流行曲线(epidemic curves)是以横坐标为时间尺度、纵坐标为病例数,把各单位时间内(小时、日、周、月或年)发生的病例数标记在相应的位置上,可构成直方图或线图,称流行曲线。流行曲线可以直观地反映暴发疾病的程度和时间趋势,也可以用来分析暴发的类型,确定是同源暴发、连续传播性流行和混合型流行。可按照病例的发病地点绘制标点地图,一目了然地看到病例集中的地方。通过比较病例集中的区域与病例较少的区域之间各种相关因素的差异,提供疾病流行的线索。比较疾病在不同特征人群(年龄、职业、性别等)中的罹患率,可以发现其中有差异的因素,为研究疾病的流行因素提供线索。

(六)提出假设

对初步调查资料进行分析,分析暴发疾病的人群、时间和地区分布的特征,比较病例组与非病例组,提出病因假设,假设应包括:传染源、传播方式、流行因素和高危人群等。初步假设可以是一个,也可以是多个。

(七)验证假设

病例对照研究和队列研究是验证假设的常用方法。通过比较病例组和对照组进食各种食物的情况,从而验证是否食物污染引起暴发疾病,还可以进一步分析具体是哪一种食物引起的。在验证病因假设时,要遵循病因推断的原则。同时在疾病暴发的处理中,一般采用边调查边干预的方法,在调查早期,有了初步的假设后即开展相关的有针对性的干预措施,干预效果的评价有时也可以成为验证假设的手段。

(八)完善和实施控制措施

现场调查开始时不仅要收集和分析资料,寻求科学的调查结果,同时还应当采取必要的公共卫生控制措施,尤其是在现场调查初期,可以根据经验或常规知识先提出简单的控制和预防措施,在假设得到验证后,对引起暴发的传染源、传播途径及高危人群非常清楚后,应该制订有针对性的具体措施,排除传染源,减少人群暴露机会,及时保护高危人群。

(九)撰写总结报告

暴发终止后,要及时撰写总结报告,报告要包括以下内容:基本情况、疫情概况、事件发生经过、现场调查、实验室检测结果、流行病学分析结果、事件处理过程、采取的措施及措施的效果评价、存在的问题与教训及对今后工作的建议。

案例 19-5 分析

疾病控制中心接到报告后立即组成专业人员应急处置小组，奔赴某高校开展现场流行病学调查。同时携带疫情处置所需的记录本、现场调查表、结核菌素试验皮试用品、采样器材、杀菌消毒药品和器械、个人防护用品、一次性注射器、抗结核病预防药物、健康教育宣传册、个案调查表等应急物资装备到达现场。在听取校方汇报后，向校方通报本次调查步骤和内容。通过开展网络病例搜索、医院门诊病例搜索、肺结核症状监测、密切接触者追索，对密切接触者进行结核菌素试验，对结核菌素试验中度反应以上者进行 X 线胸片检查等一系列现场工作，29 日下午共有 11 人在医院 X 线诊断为疑似肺结核病例，对其继续在专科医院做进一步检查，以明确病例。对 11 名疑似肺结核病例进行流行病学个案调查：了解他们接触已发现病例的情况、密切接触史、个人信息、疾病临床表现等情况。

通过多次召开座谈会和现场走访，开展流行因素调查，包括学校卫生和环境状况、校医配备及卫生制度、学生结核病知识知晓率调查。在学校的配合下，指导学校消毒、通风、症状监测、疫情报告、健康教育等各项防控措施的执行。

从上述的步骤可见暴发调查中大量的工作属于描述性研究，但是在进一步调查分析中，常需对可疑的暴发原因进行假设检验，这必须通过病例对照研究和队列研究来完成。因此，暴发调查中既有描述性研究又常包含分析性研究。

总之，暴发调查中应边调查、边分析、边采取控制暴发与流行的综合措施，以免延误时机。由于暴发比较突然，在社会上造成的影响力比较大，如果能抓住时机，就容易找到传染源和传播途径，尽快控制暴发和流行，减少损失。

第四节 个例调查和病例报告

案例 19-6

1980 年 10 月，在美国加州大学洛杉矶分校的 Gottlieb 医生遇到了一位患者，31 岁男性，在其口腔和食管发现了严重的白念珠菌感染，血液中 $CD4^+T$ 淋巴细胞下降至几近为零，随后发现其患的是一种极罕见的肺孢子虫病。之后相继有另外 4 位病例相继出现，且治疗无效先后死去。Gottlieb 医生向医学界的同行们发出了警告并将这一发现报告给了美国疾病预防控制中心。1981 年 6 月 5 日，疾病预防控制中心在《发病率和死亡率周报》上发表了标题为 "Pneumocystis Pneumonia-Los Angeles" 的文章，这些病例报告引起了疾病预防控制中心的重视，进而对其病因进行探索，发现了艾滋病。在上述报告中提到：在 1980 年 10 月至 1981 年 5 月，上述 5 例男性同性恋在洛杉矶的 3 家不同医院被确诊患有肺孢子虫病，被实验室检查确认过去或现在患有巨细胞病毒感染或黏膜念珠菌感染。报告对每个病例的既往病史、发病时间、主要临床表现、实验室检查、感染病原体、治疗方案、结局及尸检结果进行了详细的描述。

问题：
1. 上述案例给我们什么启示？
2. 结合案例思考个案调查和病例报告在疾病防治中的作用。

一、个例调查和病例报告的概念

个例调查（case investigation）又称个案调查或病家调查，是指对个别发生的病例、病例的家庭及周围环境进行的流行病学调查。病例一般为传染病患者，也可以是非传染病患者或病因未明的病例。病例报告（case report）是临床上对某种罕见病的单个病例或少数病例进行研究的主要形式，是对新出现的或不常见的疾病或关于疾病不常见的表现的报道，以便引起医学界同行的注意，为探讨病因提供线索。

二、研究目的

（1）描述病例或者个案的特殊表现。
（2）调查和分析产生这种特殊现象的可能原因，对于患者探讨可能的病因，对于健康者寻找可

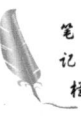

能的有益因素。

（3）为进一步详细探讨疾病的病因或者健康因素提供建立假设的线索。

（4）积累治疗和监测的经验资料。

三、研究内容

个例调查除应调查一般的人口学资料外，还包括核实诊断，确定发病时间、地点、方式，追查传染源、传播因素或发病因素，确定疫源地的范围和接触者，从而指导医疗护理、隔离消毒、检疫接触者和采取宣传教育等措施。

在临床中，病例报告往往是识别一种新的疾病或暴露的第一个线索。许多疾病都是首先通过病例报告被发现的，如发现艾滋病的过程。因此，病例报告是观察临床中罕见病的有效手段，常常能激发人们去研究某种疾病或现象。其实，对于许多非传染性疾病，病例报告和个案调查也是医生们常常使用的方法，如孕妇服用"反应停"（沙利度胺，thalidomide）引起新生儿先天畸形，口服避孕药增加静脉血栓栓塞的危险，家系调查发现遗传病等案例。

四、个例调查和病例报告的优缺点

（一）优点

（1）对罕见病的描述，病例报告是有效的手段之一。

（2）个例调查可为将来的研究提供病因线索。

（3）对传染病个案的及时调查研究，可为查找传染源、传播途径提供有利时机，为医学观察密切接触者提供条件，为认识疾病潜伏期和界定医学观察期提供依据。

（4）对遗传病的家系调查提供首诊指示病例。

（二）缺点

（1）个例调查或病例报告的研究对象只是基于一个或少数几个病例，有高度选择性，易发生偏倚，不能用来估计疾病或临床事件发生的频率，不能用来论证科研假设。

（2）个例调查或病例报告一般无对照，也无人群有关变量的资料，不宜分析变量与疾病或健康状态的关系，因而在病因研究方面作用不大。

（平卫伟）

第二十章 病例对照研究

案例 20-1

一、病人概况

患者陈某,男性,68岁,因"左侧胸痛、胸闷、干咳、气喘20天"入院。既往有30余年吸香烟史,每天吸烟20支以上。查体:体温36.5℃,脉搏82次/分,呼吸24次/分,血压130/80mmHg,一般情况差,消瘦体质(体重50kg),口唇指端轻度发绀,气管向右偏移,叩诊呈浊音,呼吸音消失。X线胸片显示:左侧中等量胸腔积液。胸部CT检查显示:左肺舌叶下段见4.5cm×3.5cm边缘不规则椭圆形高密度块状影。纤维支气管镜检查报告:左上肺舌段支气管黏膜粗糙、僵硬,管腔不规则狭窄,有接触性出血取三块活检组织后刷检涂片,病理学检查报告:低分化腺癌。明确诊断后病情进行性加重1个月后死亡。

二、临床背景

原发性支气管肺癌(肺癌)是来源于气管支气管黏膜或腺体的恶性肿瘤,是全球常见的恶性肿瘤之一。Globocan 2012年显示,我国肺癌发病人数占全球恶性肿瘤死亡的35.78%,死亡占全球的37.55%,其发病率和死亡率在40岁及以上迅速上升。20世纪前半叶,人们在英国和威尔士的死亡登记中发现,由肺癌导致的死亡例数显著增多。吸烟与肺癌的关系是依据医务工作人员的临床观察而提出的,即在临床诊疗中发现肺癌患者有很多人吸烟。此外,有人做了1900~1950年某国肺癌死亡率与烟叶和纸烟消费量之间关系的生态学研究,结果发现,随着烟草消耗量逐年上升,该国肺癌死亡率也呈上升趋势。根据上述描述研究提供的线索,提出吸烟可能为肺癌的病因这一假设。

问题:为进一步检验吸烟与肺癌的相关性,应如何进行研究设计?

第一节 病例对照研究基本概念

一、概念与基本原理

病例对照研究的基本原理是以当前已经确诊的患有某特定疾病的一组患者作为病例组,以不患有该病但具有可比性的一组个体作为对照组,通过询问、实验室检查或复查病史,收集研究对象既往各种可能的危险因素的暴露史,测量并比较病例组与对照组中各因素的暴露比例,经统计学检验,若两组差别有统计学意义,则人为因素与疾病之间存在着统计学上的关联。在评估了各种偏倚对研究结果的影响之后,再借助病因推断技术,推断出某个或某些暴露因素是疾病的危险因素,从而达到探索和检验疾病病因假说的目的。这是一种回顾性的、由结果探索病因的研究方法,是在疾病发生之后去追溯假定的病因因素的方法,是在某种程度上检验病因假说的一种研究方法(图20-1)。

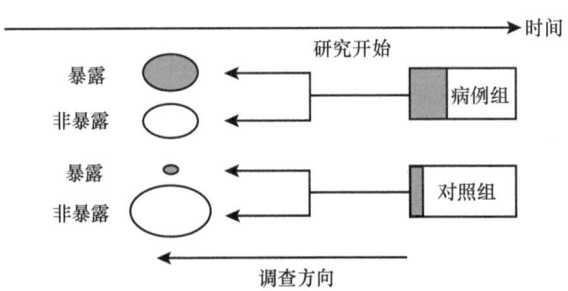

图20-1 病例对照研究示意图(Greenberg,2002)
阴影区域代表暴露于所研究的危险因素的研究对象

二、特点与用途

(一)基本特点

病例对照研究的基本特点可概括如下：

1. 观察性研究 研究对象的暴露情况是自然存在而非人为控制的，故病例对照研究属于观察性研究。

2. 研究对象分为病例组和对照组 研究对象是按是否具有研究的结局分成病例组与对照组。

3. 由果溯因 病例对照研究是在结局（疾病事件）发生之后追溯可能原因的方法。

4. 因果联系的论证强度相对较弱 病例对照研究不能观察到由因到果的发展过程，故因果联系的论证强度不及队列研究。

(二)用途

病例对照研究是一种应用甚为广泛的分析性研究方法。"病例"可以是具有所研究疾病的患者，也可以是发生某事件（如车祸、自杀等）或具有某特征（如肥胖）的个体，这就在很大程度上扩大了病例对照研究的应用范围。该方法不仅可用于疾病的研究，还可用于某种健康状态或社会问题的研究。病例对照研究现已广泛应用于探索病因、公共卫生和医学实践中的暴发调查、干预措施的评价及项目评价等。

1. 用于疾病病因或危险因素的研究 病例对照研究最常被用于疾病病因或危险因素的研究，特别适合于研究某些潜伏期较长及罕见的疾病。可以广泛探索病因或危险因素，也可在描述性研究或探索性病例对照研究初步形成病因假说的基础上检验某个或某几个病因假说。

2. 用于健康相关事件影响因素的研究 可采用病例对照研究对健康相关的医学事件或公共卫生问题的影响因素进行研究，为制定相应卫生决策提供依据。如对受到意外伤害的老年人生活质量、长寿、肥胖与超重等相关因素研究。

3. 用于疾病预后因素的研究 病例对照研究也可用于筛选和评价影响疾病预后的因素。以同一疾病的不同结局，如死亡与痊愈或并发症的有无，分为"病例组"和"对照组"，进行回顾性调查，追溯产生某种结局的有关因素，如曾经接受的各种治疗方法及其他如病期、病情及年龄、社会经济水平等因素，通过对比分析发现影响疾病预后的主要因素，指导临床实践。

4. 用于临床疗效影响因素的研究 将发生和未发生某种临床疗效者分别作为病例组和对照组进行病例对照研究，可以分析不同疗效的影响因素。

三、类 型

1. 非匹配的病例与对照 在设计所规定的目标病例和对照人群中，分别抽取一定量的研究对象，对照选择时可以没有特殊规定。

2. 病例与对照匹配 匹配（matching）或称配比，即要求对照在某些因素或特征上与病例保持一致，目的是对两组进行比较时排除匹配因素的干扰。如以年龄作为匹配因素，在分析比较两组资料时，可免除由于两组年龄构成的差别对疾病和因素关系的影响，从而更正确地说明所研究因素与疾病的关系。匹配分为频数匹配与个体匹配。

（1）频数匹配（frequency matching）：首先应当知道或估计出病例组匹配变量每一层的构成比，如年龄匹配时，应当知道20～24岁组、25～29岁组等各组的构成比，然后从备选对照中选择对照时相应年龄组应具有类似构成比。例如，病例组中20～24岁组约占1/3，则对照组中也应一样。

（2）个体匹配（individual matching）：以病例和对照个体为单位进行匹配称为个体匹配。1∶1匹配又称配对（pair matching），1∶2、1∶3、…、1∶R 匹配时，直接称为匹配。

匹配指标范围的大小应当根据可行性而定，在预实验（pilot study）中可以从较窄的范围开始，探求多大的范围最合适。一般而言，范围越宽，两组的可比性就会越差，造成较大的残余混杂（residual confounding）而达不到匹配的目的。

在病例对照研究中采用匹配的目的，首先在于提高研究效率（study efficiency），其次在于控制混杂因素的作用。所以匹配的特征或变量必须是已知的混杂因子，或有充分的理由怀疑是混杂因子，否则不应匹配。

匹配同时也增加了选择对照的难度。而且一旦某个因子作了匹配，我们将不能再分析它与疾病的关系，也不能充分分析它与其他因子的交互作用。把不必要的项目列入匹配，企图使病例与对照尽量一致，就可能徒然丢失信息，增加工作难度，结果反而降低了研究效率。这种情况称为匹配过头（over-matching），应当注意避免。有两种情况不应使用匹配，否则会造成匹配过头。一是研究因素与疾病因果链上的中间变量不应匹配。例如，吸烟对血脂有影响，而血脂与心血管疾病有病因关系，在研究吸烟与心血管病关系的病例对照研究中，按血脂水平对病例和对照进行匹配，则吸烟与心血管疾病的关联发生扭曲。另一种是只与可疑病因有关而与疾病无关的因素不应匹配。例如，避孕药的使用与宗教信仰有关，但宗教信仰与研究的疾病并无关系，因此不应将宗教信仰作为匹配因素。换句话说，上述两种情况中提到的因素都不符合混杂因素的特征，所以不应用来匹配。

> **案例 20-1（续）**
> 为了弄清楚肺癌高发的真正原因，英国流行病学家 A.B.Doll 和 R.Hill 于 1948 年 4 月～1952 年 2 月间，进行的一项病例对照研究。该研究从伦敦 20 所医院及附近几个地区的住院患者中选择确诊为肺癌的新发病例为病例组，每一病例按性别、年龄、种族、职业、社会阶层等条件匹配一个对照；对照系为胃癌、肠癌及其他非癌症住院病人。使用事先设计好的调查问卷对病例组和对照组人员进行问卷调查，获取研究对象职业、家庭住址、家庭取暖方式、呼吸系统疾病史、吸烟习惯等资料，比较患肺癌患者与非肺癌患者在既往吸烟习惯方面或其他如大气污染等方面是否存在差异。
> 问题：
> 1. 如何确定病例对照研究类型？
> 2. 选择医院病人作为研究对象有什么好处？
> 3. 病例和对照来源有哪些？

第二节　病例对照研究设计

一、确定研究目的

确定研究目的是制订整个研究计划的核心和指导思想。在开展研究之前必须查阅相关文献资料，了解本课题的研究现状，结合既往的研究结果及临床或者卫生工作中需要解决的问题，提出病因假设，确定研究目的，即本次研究要解决哪些具体问题。

案例 20-1 中吸烟与肺癌的关系是依据医务人员的临床观察而提出的，即在临床诊疗中发现"患肺癌的人好像总是倾向于以吸烟者为多"。此外，有人做了 1900～1950 年某国肺癌死亡率与烟叶和纸烟消费量之间关系的生态学研究，结果发现，随着烟草消耗量逐年上升，同时该市肺癌死亡率也呈上升趋势。根据上述描述研究提供的线索，提出吸烟可能为肺癌的病因这一假设。

二、确定研究类型

主要根据研究目的确定适宜的研究类型。如果研究目的是广泛地探索疾病的危险因素，可以采用非匹配或频数匹配的病例对照研究方法；如果研究目的是检验病因假设，尤其对于小样本研究或者因为病例的年龄、性别等构成特殊，随机抽取的对照组很难与病例组均衡可比时，可以采用个体匹配的病例对照研究，以保证对照与病例在某些方面的可比性。

案例 20-1 中，Doll and Hill 的研究为了验证吸烟与肺癌的关系，采用匹配的病例对照研究。从 20 所医院选取确诊的肺癌病例，并且选择与病例组性别、年龄、种族、职业、社会阶层等条件一致或相近的非肺癌患者作为对照组，保证对照与病例在一般特征上的可比性。

三、确定研究因素

应根据研究目的，确定研究因素（或暴露）。暴露因素可以多种多样，可以是宏观因素，如社会经济地位、生活方式等，也可以是微观的，如易感基因。可通过描述性研究、不同地区和人群中进行的病例对照研究、临床观察或其他学科领域提出的研究线索帮助确定研究因素，并且尽可能采取国际或国内统一的标准对每项研究因素的暴露与否或暴露水平做出明确而具体的规定，以便交流和比较。

测量指标尽量选用定量或半定量指标，也可按明确的标准进行定性测定，如规定吸烟者为每天吸烟至少一支而且持续一年以上者，否则即视为不吸烟；在此基础上最好结合每日吸烟量和吸烟年限进一步将吸烟者的吸烟程度半定量或定量。将所确定的研究因素及其测量标准归纳于调查表中，便于收集资料。

案例 20-1 中，Doll 和 Hill 将吸烟作为研究因素，并且将研究对象的吸烟量按照每日吸烟支数进行分级，进一步分析暴露和疾病的剂量 - 反应关系。

四、确定研究对象

病例与对照的选择，尤其是对照的选择是病例对照研究成败的关键之一。

（一）病例的选择

1. 病例的定义 有些疾病的诊断很容易确定，很少有争议，如唇裂。有些疾病需制定具体而明确的诊断标准，尤其是只适用于本次研究的标准，并且应落实为文字形式作为研究计划的附件。制定疾病标准时应注意两点：①尽量采用国际通用或国内统一的诊断标准，以便于他人的工作比较；②需要自订标准时，注意均衡诊断标准的假阳性率及假阴性率的高低，宽严适度。

2. 病例的类型 通常有三种类型的病例：新发病例、现患病例和死亡病例可供选择。这三种类型的病例各有优缺点。在病例对照研究中，首选的病例类型是新发病例，其优点在于：新发病例包括不同病情和预后的患者，代表性好，且病例资料容易获得，准确可靠。但是其缺点是在一定范围或一定时间内较难得到预期的病例数，对于罕见疾病更是如此。应用现患病例则可能弥补上述缺陷，在较小的范围或较短时间内得到足够的病例数。但是，现患病例患病时间较长，对暴露史回忆的可靠度要比新发病例差，难以区分暴露与疾病发生的先后顺序。因此，在应用现患病例时，要尽量选择诊断时间距离进行调查的时间间隔较短的病例。死亡病例的暴露信息主要由其家属提供，准确性较差，但对那些主要靠亲友提供资料的疾病如儿童白血病的研究，也不排除应用死亡病例，只是在资料整理和分析时要充分考虑到可能的偏倚。

3. 病例的来源 主要有两种：一类是从医院选择病例，即从一所或几所医院甚至某个地理区域内全部医院的住院或门诊确诊的病例中选择一个时期内符合要求的连续病例。医院来源的病例可节省费用，合作性好，资料容易得到，而且信息较完整、准确，但不同医院接收的患者具有不同的特征，如果仅从一所医院选择病例，代表性较差，为减少偏倚，病例应尽量选自不同水平、不同种类的医院。另一类是从社区人群中选择病例，即以某一地区某一时期内某种疾病的全部病例或其中的一个随机样本作为研究对象。可以利用疾病监测资料或居民健康档案选择合格的病例或从现况调查资料中获得，也可以选自人群队列中发生的某种疾病的患者。其优点是病例的代表性好，结果外推到人群的可信度较高。但调查工作比较困难，且耗费人力物力较多。

案例 20-1 的 Doll 和 Hill 的研究中，病例的定义为国际统一肺癌的诊断标准；选取的病例类型为确诊的肺癌新发病例，包括不同病情和预后的患者，代表性好，同时由于患者确诊不久即被调查，因而对于暴露的回忆较为准确，能够获得病例组准确的暴露信息；病例来源于 1948 年 4 月至 1952 年 2 月间在伦敦及附近医院的住院患者，该类患者合作性好，且较易获得其完整、准确的基本信息。

（二）对照的选择

在病例对照研究中，对照的选择往往比病例的选择更复杂、更困难。

1. 选择对照的原则 对照必须是以与病例相同的诊断标准认为不患所研究疾病的人。对照应该能够代表产生病例的源人群（source population），即对照的暴露分布应该与病例源人群的暴露分布一致。对照的选择应满足以下 4 个条件：①排除选择偏倚；②缩小信息偏倚；③缩小不清楚或不能很好测量的变量引起的残余混杂；④在满足真实性要求和逻辑限制的前提下使统计把握度达到最大。

2. 对照的来源 从病例的源人群中抽取对照，或者获取对照的人群的暴露分布与病例源人群的暴露分布一致。主要的对照来源及其优缺点如下：

（1）同一个或多个医疗机构中诊断的其他疾病的患者：其优点为易于选取，比较合作，且可利用档案资料，因此实际工作中经常采用这种对照。但是这种来源对照的暴露分布常常与病例的源人群的暴露分布不一致。

（2）社区人群或团体人群中非该病病例或健康人：不易出现上述医院对照可能面临选择偏倚的问题，但实施难度大，费用高，所选对照不易配合。

（3）病例的邻居或同一住宅区内的健康人或非该病病例：有助于控制社会经济地位的混杂作用，用于匹配设计。

（4）病例的配偶、同胞、亲戚、同学或同事等：有助于排除某些环境或遗传因素对结果的影响，用于匹配设计。

案例20-1中，对照来源于与病例在同一家医院或者同期住院的非肺癌患者（系胃癌、肠癌及其他非癌症住院患者），且与病例同性别，年龄相差不超过5岁。在实际工作中，可以选择多个对照，以弥补各自的不足；也应注意不同来源的对照可解决的问题不同，因此下结论时一定要综合考虑。

五、确定样本量

（一）影响样本量的因素

病例对照研究的样本含量与下列4个条件有关：①研究因素在对照组或人群中的暴露率（P_0）；②研究因素与疾病关联强度的估计值，即比值比（OR）；③希望达到的统计学检验假设的显著性水平，即第Ⅰ类错误（假阳性）概率（α），一般取$\alpha=0.05$；④希望达到的统计学检验假设的效能或把握度（$1-\beta$），β为第Ⅱ类错误（即假阴性）概率，一般取$\beta=0.1$。

非匹配和不同匹配方式的样本量计算方法不同，如果采取匹配设计，估计样本量时还要考虑病例和对照的比例。样本量可利用公式计算，也有现成的表可查。

（二）非匹配病例对照研究样本量估计

非匹配病例对照研究的病例组样本含量（n）可按下式计算。

$$N = \frac{\left[Z_\alpha \times \sqrt{2\bar{P}(1-\bar{P})} + Z_\beta \sqrt{P_1(1-P_1)+P_0(1-P_0)}\right]^2}{(P_1-P_0)^2}$$

式中，Z_α、Z_β分别为α与$1-\beta$对应的标准正态分布临界值，可查表得出；P_1和P_0分别为病例组和对照组的暴露率；$\bar{P}=(P_1+P_0)/2$。P_1可根据P_0与OR推算，即：

$$P_1=(OR \times P_0)/(1-P_0+OR \times P_0)$$

（三）1∶1配对病例对照研究样本量估计

个体配对时，病例与对照暴露状态不一致的对子对于所研究的问题才有意义，故样本含量也就建立在这个基础之上。Schlesselman曾提出了1∶1配对设计的病例对照研究样本含量的估计公式，具体做法是先求病例与对照暴露状态不一致的对子数（m）：

$$m=\frac{\left[Z_{1-\alpha/2}/2+Z_\beta\sqrt{P(1-P)}\right]^2}{(P-1/2)^2}$$

式中，$P=OR/(1+OR) \approx RR/(1+RR)$。

再按下式求需要调查的总对子数（M）：

$$M=\frac{m}{P_0(1-P_1)+P_1(1-P_0)}$$

式中，P_0、P_1分别代表源人群中对照组和病例组的估计暴露率。

（四）1∶R匹配病例对照研究样本量估计

可用以下公式计算病例数与对照数不等时病例对照研究所需的病例数（n），对照数为$R \times n$。

$$n=\left[Z_{1-\alpha/2}\sqrt{(1+1/r)\bar{P}(1-\bar{P})}+Z_\beta\sqrt{P_1(1-P_1)/r+P_0(1-P_0)}\right]^2/(P_1-P_0)^2$$

$$P_1=(OR \times P_0)/(1-P_0+OR \times P_0)$$

$$\bar{P}=(P_1+rP_0)/(1+r)$$

以上样本含量估计只有相对意义，并非绝对精确的数值。因为样本含量估计是有条件的，而这种条件在重复研究中不是一成不变的。实际研究中往往需要同时探索几个因素与所研究疾病的关系，而每个因素都有其各自的OR即P_0，因此，需要根据每个因素的参数估算所需样本量，然后选择最大的样本量，以便使所有的因素都能获得较高的检验效率。样本量越大，结果的精确度越好，但是样本量过大，常会影响调查工作的质量，增加负担和费用，实际工作中应当权衡利弊。

六、资料的收集

对于病例对照研究来说，信息的收集主要靠询问调查对象并填写问卷，有时需辅以查阅档案、采样化验、实验室检查、实地查看或从有关方面咨询获得。无论什么方法，都应实行质量控制，以保证调查质量。如抽取一定比例的样本进行复查，然后进行一致性检验等。又如询问疾病病史时，需用医疗档案，如门诊病历、住院病历、检验报告单来核对。询问职业史时，需核查工厂的档案。对污染因素的暴露需靠仪器的测量。对男性的吸烟量，还可同时询问其妻子或子女，综合考查并加以确定。

案例20-1中，研究人员使用设计好的调查问卷对病例及对照进行调查，收集到研究对象包括职业、家庭住址、家庭取暖方式、呼吸系统疾病史、吸烟习惯等方面的信息。

第三节 资料整理与分析

一、资料的整理

1. 原始资料的核查 收集的资料要经过核查、修正、验收、归档等一系列步骤，以保证资料尽可能的完整和高质量。

2. 原始资料的录入 收集的资料经适当的编码后，输入计算机。目前大多采用双录入的方法和录入后进行逻辑查错。

二、资料的分析

（一）描述性统计

1. 描述研究对象的一般特征 描述研究对象的人数及各种特征的构成，如性别、年龄、职业、出生地、居住地、疾病类型的分布等。一般以均数或构成比表示。

2. 均衡性检验 在描述性分析的基础上，对病例组和对照组的某些基本特征进行均衡性检验。常采用t检验、方差分析、χ^2检验等，以评价两组的可比性。对两组间差异确有统计学意义的因素，在后续分析时应考虑其对研究结果可能的影响并加以控制。

案例20-1中，研究人员通过问卷调查获得病例组和对照组患者相关信息后，进行了资料的分析。首先比较了病例组和对照组在性别、年龄、调查地点、居住地及社会地位等方面的均衡性。结果显示：病例组和对照组在性别、年龄及调查地点构成上完全一致。社会地位有所不同，但是差别无统计学意义（$\chi^2=5.28$，$0.20<P<0.30$）。

（二）统计性推断

病例对照研究中表示疾病与暴露之间关联强度的指标为比值比（odds ratio，OR，也有译作比数比、优势比、交叉乘积比）。所谓比值比是指某事物发生的可能性与不发生的可能性之比。

表 20-1 病例对照研究资料整理表

暴露或特征	疾病		合计
	病例	对照	
有	a	b	$a+b=n_1$
无	c	d	$c+d=n_0$
合计	$a+c=m_1$	$b+d=m_0$	$a+b+c+d=t$

根据表20-1，病例对照研究中病例组的暴露比值为：

$$\frac{a/(a+c)}{c/(a+c)}=a/c$$

对照组的暴露比值为：

$$\frac{b/(b+d)}{d/(b+d)}=b/d$$

因此，

$$\text{比值比（OR）} = \frac{\text{病例组的暴露比值}(a/c)}{\text{对照组的暴露比值}(b/d)} = \frac{ad}{bc}$$

病例对照研究（某些衍生类型除外）不能计算发病率，所以也不能计算相对危险度，只能用 OR 作为反映关联强度的指标。OR 的含义与相对危险度类似，指暴露者的疾病危险性为非暴露者的多少倍。OR ＞ 1 说明疾病的危险度因暴露而增加，暴露与疾病之间为"正"关联；OR ＜ 1 说明疾病的危险度因暴露而降低，暴露与疾病之间为"负"关联。但是，在不同患病率和不同发病率的情况下，利用病例对照研究所估计的 OR 与真实的 RR 是有差别的。疾病率小于 5% 时，OR 是 RR 的极好近似值。

1. 成组资料 这是病例对照研究资料分析的基本形式。将病例组和对照组按某个因素暴露史的有无整理成四格表的模式进行该暴露因素与疾病之间的关联性及其关联强度分析。

（1）案例 20-1，在 Doll 和 Hill 的研究中，首先比较了病例组和对照组在性别、年龄、调查地点、居住地及社会地位等方面的均衡可比后，进行了男性肺癌病例组和对照组在发生现患疾病前的吸烟状况的研究。该研究病例组共纳入 1357 例，对照组 1357 例，总数共 2714 例，整理结果见表 20-2。

表 20-2　男性病例组和对照组吸烟状况比较

吸烟状况	病例	对照	合计
吸烟	1350	1296	2646
不吸烟	7	61	68
合计	1357	1357	2714

（2）利用 χ^2 检验，检验病例组与对照组两组的暴露率有无显著性的统计学差异：

$$\chi^2 = \frac{(ad-bc)^2 n}{(a+b)(c+d)(a+c)(b+d)}$$

$$= \frac{(1350 \times 61 - 1296 \times 7)^2 \times 2714}{(1350+1296) \times (7+61) \times (1350+7) \times (1296+61)}$$

$$= 43.98$$

已知 $\chi^2_{0.05(1)}$ =3.84，本例 χ^2=43.98 ＞ 3.84，则 P ＜ 0.05。结论为拒绝无效假设，即病例组与对照组吸烟的暴露率的差异有统计学意义，且病例组吸烟暴露率大于对照组的吸烟暴露率。

（3）计算暴露与疾病的联系强度：

$$\text{OR} = ad/bc = (1350 \times 61)/(1296 \times 7) = 9.08$$

表明吸烟者患肺癌的风险是不吸烟者的 9.08 倍。

（4）计算 OR 的可信区间（confidence interval, CI）：前面计算的 OR 值是关联强度的一个点估计值，即用一次研究（样本人群）所计算出来的一次 OR 值。考虑到抽样误差，可按一定的概率（称为可信度）来估计总体 OR 的范围，即 OR 的可信区间，其上、下限的值为可信限。一般常计算 OR 的 95% 可信区间，以案例 20-1 为例：

1）Woolf 自然对数转换法：此法是建立在 OR 方差的基础上。OR 自然对数的方差为：

$$\text{Var}(\ln \text{OR}) = 1/a + 1/b + 1/c + 1/d$$

$$= 1/1350 + 1/1296 + 1/7 + 1/61 = 0.16076$$

$$\ln \text{OR} 95\% \text{CI} = \ln \text{OR} \pm 1.96 \times \sqrt{\text{Var}(\ln \text{OR})}$$

$$= \ln 9.08 \pm 1.96 \times \sqrt{0.16076}$$

$$= (1.42, 2.99)$$

再求 1.42 和 2.99 的反自然对数，即为 OR 值的 95% 可信区间。

$$\text{OR} 95\% \text{CI} = 4.14 \sim 19.89$$

2）Miettnen 卡方值法

$$\text{OR} 95\% \text{CI} = \text{OR}^{(1 \pm 1.96/\sqrt{\chi^2})} = 2.29^{(1 \pm 1.96/\sqrt{43.98})} = (4.73, 17.43)$$

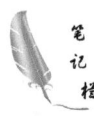

OR 值 95% 可信区间为 4.73～17.43。

OR 值的 95%CI 的意义：说明有 95% 的可能性计算得出的可信区间包含总体 OR，根据可信区间是否包含 1 来推断研究因素与疾病关联强度的可靠性。如果计算出的 OR 值的 95%CI 不包括 1，说明进行 100 次该项病例对照研究，有 95 次 OR 值不等于 1，说明计算出的 OR 值不等于 1 并非抽样误差所致。所以有理由认为该研究因素是疾病的保护因素或危险因素。如果可信区间包括 1，说明若进行多次该项病例对照研究，可能有若干次 OR 值等于 1 或接近 1。因此，OR 值不等于 1 可能是由抽样误差所致，即没有足够的把握判断研究因素是疾病的保护因素或危险因素。如果估计 99% CI，只需将以上二式中的 1.96 换成 2.58 即可。

用 Miettinen 法和 Woolf 自然对数转换法，分别计算出的表 20-2 的可信区间均大于 1，且不包括 1，说明该项吸烟与肺癌的病例对照研究所得的 OR 值 9.08 并非抽样误差所致。所以，有理由认为吸烟是肺癌的危险因素。

> **案例 20-2**
> 在避孕药上市不久，一项病例报告中首次发现心肌梗死与口服避孕药可能存在联系，随后被许多病例对照的研究证实，其中包括 WHO 开展的一项联合多个国家的病例对照研究。该研究选取 368 例首次诊断为心肌梗死的女性为病例组，选取 941 例与病例组年龄相差不超过 5 岁的非心肌梗死的女性为对照组，所有病例和对照均在医院内接受调查，均使用相同的调查表。研究过程中发现年龄与口服避孕药的行为有关，也与心肌梗死的发生有关，可能是个混杂因素，因而对资料进行了分层分析。
> **问题**：如何进行分层研究？

2. 不匹配分层资料 分层分析是把研究人群根据某特征或因素分为不同组（流行病学和统计学的术语称为"层"），如按性别可分为男女两层，按年龄可分为 20～39 岁、40～59 岁及 60 岁及以上三层，然后分别分析各层中暴露与疾病的关联。用以分层的因素是可能的混杂因素，通过分层可以控制该因素的混杂作用。

（1）分层资料的整理：首先根据表 20-3 的形式整理资料。

表 20-3 病例对照研究分层资料整理表

暴露或特征	i 层的疾病情况		合计
	病例	对照	
有	a_i	b_i	n_{1i}
无	c_i	d_i	n_{0i}
合计	m_{1i}	m_{0i}	t_i

故案例 20-2 可按年龄将研究对象分为 <40 岁和 ≥40 岁两层，如表 20-4 所示。

表 20-4 按年龄分层的结果 （单位：人）

组别	<40 岁			≥40 岁		
	服避孕药	未服避孕药	合计	服避孕药	未服避孕药	合计
病例	21（a_1）	26（b_1）	47（m_{11}）	18（a_2）	88（b_2）	106（m_{12}）
对照	17（c_1）	59（d_1）	76（m_{01}）	7（c_2）	95（d_2）	102（m_{02}）
合计	38（n_{11}）	85（n_{01}）	123（t_1）	25（n_{12}）	183（n_{02}）	208（t_2）

（2）计算各层的 OR：

$$OR_1 = (21 \times 59)/(17 \times 26) = 2.80$$
$$OR_2 = (18 \times 95)/(7 \times 88) = 2.78$$

两层的 OR_i 均较不分层时的 OR 小。

进一步分析非暴露（未服避孕药者）中年龄与心肌梗死发生的关联（表 20-5）。

表 20-5　未服避孕药者中年龄与心肌梗死发生的关联　（单位：人）

组别	≥40岁	<40岁
心肌梗死	88	26
对照	95	59

OR=2.10，χ^2=7.27，说明年龄与心肌梗死的发生有联系（年龄越大，发生心肌梗死的危险性越高）。

再分析对照组中年龄与口服避孕药的关联（表 20-6）。

表 20-6　对照组中年龄与服用避孕药行为的关联　（单位：人）

使用避孕药状况	<40岁	≥40岁
服用避孕药	17	7
未服用避孕药	59	95

OR=3.91，χ^2=8.98，说明年龄与是否口服避孕药也有联系。

另外，年龄也不是避孕药与心肌梗死联系的中间环节，故可以认为年龄是研究避孕药与心肌梗死关系时的混杂因素。这种情况下可以用分层分析方法控制年龄的混杂作用。

当两层的 OR 值接近或相同时，说明两层是同质的（homogeneous）（两层的 OR 是否同质，可用 Woolf 的齐性检验法检验，此处不做介绍）。

（3）计算总的 OR：用 Mantel-Haenszel 提出的公式：

$$OR_{M-H} = \frac{\sum(a_i d_i / N_i)}{\sum(b_i c_i / N_i)}$$

因此，案例 20-2 中，$OR_{M-H} = \dfrac{(21 \times 59/123) + (18 \times 95/208)}{(26 \times 17/123) + (88 \times 7/208)} = 2.79$

（4）计算总的 χ^2 值：也用 Mantel-Haenszel 提出的公式：

$$\chi^2_{M-H} = \frac{\left[\sum_{i=1}^{1} a_i - \sum_{i=1}^{1} E(a_i)\right]^2}{\sum_{i=1}^{1} \mathrm{Var}(a_i)}$$

其中，$\sum E(a_i)$ 为 $\sum a_i$ 的理论值：

$$\sum E(a_i) = \sum m_{1i} n_{1i} / t_i$$

式中，$\sum \mathrm{Var}(a_i)$ 为 $\sum a_i$ 的方差：

$$\sum \mathrm{Var}(a_i) = \sum_{i=1}^{I} \frac{m_{1i} m_{0i} n_{1i} n_{0i}}{t_i^2 (t_i - 1)}$$

其中，I 为分层的总层数，i 为第几层。

根据表 20-4 的数据，可得

$$\sum_{i=1}^{2} E(a_i) = \frac{47 \times 38}{123} + \frac{106 \times 25}{208} = 27.26$$

$$\sum_{i=1}^{2} \mathrm{Var}(a_i) = \frac{47 \times 76 \times 38 \times 85}{123^2(123-1)} + \frac{106 \times 102 \times 25 \times 183}{208^2(208-1)} = 11.77$$

$$\chi^2_{M-H} = \frac{(39 - 27.26)^2}{11.77} = 11.71$$

Mantel-Haenszel 分层分析的自由度等于 1，查 χ^2 界值表，$P < 0.05$。

（5）估计总 OR 的可信区间：用 Miettinen 法计算：

$$(\mathrm{OR_L, OR_U}) = \mathrm{OR_{M\text{-}H}}^{(1\pm1.96/\sqrt{\chi^2_{M\text{-}H}})} = 2.79^{(1\pm1.96/\sqrt{11.71})} = (1.55, 5.01)$$

由以上分析可以看出，若不进行分层分析，OR=2.20，经分层调整后的 $\mathrm{OR_{M\text{-}H}}$=2.79，说明由于混杂因素年龄的作用，暴露因素口服避孕药与心肌梗死间的关联被歪曲，关联强度被低估。

3. 分级暴露资料 在案例20-1该吸烟与肺癌关系的病例对照研究中，研究人员将研究对象的吸烟暴露水平按每日吸烟支数进行分级，用来分析暴露和疾病的剂量-反应关系，以增强因果关系推断的证据。

（1）将资料整理归纳成列联表（表20-7）

表20-7 病例对照研究分级资料整理表

组别	暴露分级						合计
	0	1	2	3	4	…	
病例	a_0	a_1	a_2	a_3	a_4	…	n_1
对照	b_0	b_1	b_2	b_3	b_4	…	n_0
合计	m_0	m_1	m_2	m_3	m_4	…	n

以本案例为例，介绍具体整理表（表20-8）：

表20-8 男性每日吸烟支数与肺癌的关系

组别	每日吸烟支数/支				合计
	0	1～4	5～14	15～	
病例	2	33	250	364	649
对照	27	55	293	274	649
合计	29	88	543	638	1298

（2）进行 $R \times C$ 列联表资料的 χ^2 检验：

$$\chi^2 = N\left(\sum_{i=1}^{l} \frac{A_i^2}{n_j m_i} - 1\right)$$

$$\chi^2 = 1298 \times \left(\frac{2^2}{649 \times 29} + \frac{33^2}{649 \times 88} + \frac{250^2}{649 \times 543} + \frac{354^2}{649 \times 638} + \frac{27^2}{649 \times 29} + \frac{55^2}{649 \times 88} + \frac{293^2}{649 \times 543} + \frac{274^2}{649 \times 638} - 1\right) = 20.65$$

结果，χ^2=20.65，自由度为3，$P<0.001$，结论为拒绝无效假设，说明男性肺癌组和对照组吸烟量分布的差异有统计学意义。

（3）计算各暴露分级的OR：通常以不暴露或最低水平的暴露组为参照组。本例以不吸烟组为参照组，每日吸烟支数为1～4、5～14、15～三组的OR值分别为8.10、11.52和17.93，随着吸烟量的增加而递增，呈现明显的剂量-反应关系。

（4）χ^2 趋势检验：χ^2 趋势检验公式为

$$\chi^2 = \frac{[T_1 - (n_1 T_2 / n)]^2}{\mathrm{Var}}$$

其中，

$$\mathrm{Var} = \frac{n_1 n_2 (n T_3 - T_2^2)}{n^2(n-1)}$$

案例20-1中，

$$T_1 = \sum_{i=0}^{i} a_i x_i = 33 \times 1 + 250 \times 2 + 364 \times 3 = 1625$$

$$T_2 = \sum_{i=0}^{i} m_i x_i = 88 \times 1 + 543 \times 2 + 638 \times 3 = 3088$$

$$T_3 = \sum_{i=0}^{i} m_i x_i^2 = 88 \times 1^2 + 543 \times 2^2 + 638 \times 3^2 = 8002$$

则,Var=649×649×(1298×8002−3088²)/[1298²×(1298−1)]=164.00
χ^2=[1625−(649×3088/1298)]²/164.00=40.01

本例中,Var=164.00,χ^2=40.01,$P<0.001$。说明吸烟量与肺癌危险性之间存在明显的剂量-反应关系,即随着吸烟量的增加发生肺癌危险性(OR)递增,并且该剂量反应关系有统计学意义。

> **案例 20-3**
> 子宫内膜癌是女性生殖道常见的恶性肿瘤之一。有学者发现外源性雌激素的使用可能与子宫内膜癌的发病有关。在一项子宫内膜癌发病因素的研究中,研究人员运用1:1配对病例对照研究方法,研究了外源性雌激素与子宫内膜癌的关系。
> **问题:** 如何进行1:1匹配病例对照的研究?

4. 匹配资料

(1)将资料整理成四格表(表20-9)。

表20-9　1:1匹配对照研究资料整理表

对照	病例		对子数
	有暴露史	无暴露史	
有暴露史	a	b	a+b
无暴露史	c	d	c+d
对子数	a+c	b+d	t

以案例20-4为例具体介绍(表20-10):

表20-10　外源性雌激素与子宫内膜癌关系的配对病例对照研究资料

对照	病例		对子数
	有暴露史	无暴露史	
有暴露史	27	3	30
无暴露史	29	4	33
对子数	56	7	63

(2)χ^2检验:用McNemar公式计算:

$$\chi^2 = \frac{(b-c)^2}{b+c}$$

本公式适用于较大样本,对子数较少时可用McNemar较正公式计算:

$$\chi^2 = \frac{(|b-c|-1)^2}{(b+c)}$$

$$\chi^2 = \frac{(|3-29|-1)^2}{3+29} = 19.53$$

本例计算得,χ^2=19.53,$P<0.005$,结论为拒绝无效假设,说明外源性雌激素与子宫内膜癌之间存在关联。计算OR:

$$OR = c/b = 29/3 = 9.67$$

（3）计算 OR 的 95% 可信区间：用 Miettinen 公式，则

$$OR95\%CI = OR^{(1\pm1.96/\sqrt{\chi^2})} = 9.67^{(1\pm1.96/\sqrt{21.13})} = (3.67, 25.44)$$

OR 的 95%CI 为 3.67～25.44。结果说明外源性雌激素的使用是子宫内膜癌发生的可能危险因素，且使用外源性雌激素患子宫内膜癌的风险是未使用外源性雌激素的 9.67 倍。

第四节　病例对照研究的优缺点及偏倚

一、病例对照研究的优缺点

1. 优点
（1）特别适用于罕见病、潜伏期长疾病的病因研究，有时往往是罕见病病因研究的唯一选择。
（2）相对更节省人力、物力、财力和时间，并且较易于组织实施。
（3）可以同时研究多个暴露与某种疾病的联系，特别适合于探索性病因研究。
（4）应用范围广，不仅应用于病因的探讨，而且广泛应用于其他健康事件的原因分析。

2. 缺点
（1）不适于研究人群中暴露比例很低的因素。
（2）选择研究对象时，难以避免选择偏倚。
（3）获取既往信息时，难以避免回忆偏倚。
（4）暴露与疾病的时间先后常难以判断，论证因果关系的能力没有队列研究强。
（5）不能测定暴露组和非暴露组疾病的发病率，不能直接分析 RR，只能用 OR 来估计 RR。

二、病例对照研究可能存在的偏倚

病例对照研究是一种回顾性的观察性研究，比较容易产生偏倚，常见的偏倚有选择偏倚，信息偏倚和混杂偏倚。这些偏倚可以通过严谨的设计和细致的分析加以识别和控制。

（一）选择偏倚

一项病例对照研究所选择的研究对象只是源人群的一个样本，由于选入的研究对象与未选入者在某些特征上存在差异而引起的系统误差为选择偏倚。病例对照研究中常见的选择偏倚包括入院率偏倚、现患病例-新发病例偏倚、检出症候偏倚等。

1. 入院率偏倚　入院率（admission rate bias）也称伯克森偏倚（Berkson's bias）。在以医院为基础的病例对照研究中常发生这种偏倚，即当选择医院患者为病例和对照时，病例只是该医院或某些医院的特定病例而不是全体患者的随机样本，对照是医院的某一部分患者而不是全体目标人群的一个随机样本，由于医院的医疗条件、患者的居住地区及社会经济文化等多方面因素的影响，患者对医院及医院对患者都有一定的选择性，特别是因为各种疾病的入院率不同可导致病例组与对照组在某些特征上的系统误差。因此，尽可能在社区人群中选择病例和对照，保证较好的代表性。

2. 现患病例-新发病例偏倚（prevalence-incidence bias）　也称奈曼偏倚（Neyman bias），即如果调查对象选自现患疾病，即存活病例，特别是病程较长的现患病例，得到的一些暴露信息可能只与存活有关，而未必与该病的发病有关，从而错误地估计这些因素的病因作用；另一种情况是，某病的幸存者由于疾病而改变了原有的一些暴露特征（如生活习惯），当他们被调查时容易误将这些改变了的暴露特征当作疾病前的状况，从而导致这些因素与疾病的关联误差。因此，选择新发病例作为研究对象可避免或减少此类偏倚。

3. 检出症候偏倚（detection signal bias）　也称暴露偏倚（unmasking bias），某因素虽然不是所研究疾病的病因，但有该因素的个体容易出现某些症状或体征，并常因此就医，从而提高了所研究疾病早期病例的检出率。如果病例对照研究中病例组包括了较多的这种早期病例，致使过高地估计了病例组的暴露程度，而产生的系统误差即为检出症候偏倚。因此，在医院中收集病例时，最好包括不同来源的早、中、晚期患者，以便减少这种偏倚。

（二）信息偏倚

信息偏倚又称观察偏倚或测量偏倚，是在收集整理信息过程中由于测量暴露与结局的方法有缺陷造成的系统误差。在病例对照研究中常见的信息偏倚包括回忆偏倚、调查偏倚等。

1. 回忆偏倚（recall bias） 病例对照研究主要是调查研究对象既往的暴露情况，由于被调查者记忆失真或不完整造成结论的系统误差。回忆偏倚的产生与调查时间和事件发生的时间间隔、事件的重要性、被调查者的构成及询问技术有关。病例组和对照组的回忆误差可能不一样，病例组的记忆可能较为准确，但也可能容易提供一些自认为与疾病有关的暴露但实际不真实的情况。充分利用客观的记录资料，以及选择不易为人们所忘记的重要指标做调查，并重视问卷的提问方式和调查技巧，有助于减少回忆偏倚。

2. 调查偏倚（investigation bias） 可能来自调查对象及调查者双方。病例与对照的调查环境与条件不同，或者调查技术、调查质量不高或差错，以及仪器设备的问题等均可产生调查偏倚。例如，病例在医院调查，而对照在家调查；调查者对病例与对照的态度不同；有意无意地诱导调查对象以符合设计的病因假设（有人称其为诱导偏倚）；病例组的患者可能为了解释他们的疾病，从而过度报告（over-report）他们的暴露等，均可导致调查偏倚。尽量采用客观指征，选择合适的人选参加调查，认真做好调查技术培训，采取复查等方法做好质量控制，检查条件尽量一致，尽量在同一时间内由同一调查员调查病例和对照。使用的检查仪器应精良，使用前应校准，严格掌握试剂的要求等均可减少此类偏倚。

（三）混杂偏倚

当我们研究某个因素与某种疾病的关联时，由于某个既与疾病有关系，又与所研究的暴露因素有联系的外来因素（extraneous factor）的影响，掩盖或夸大了所研究的暴露因素与疾病的联系。这种现象叫混杂（confounding），该外来因素叫混杂因素（confounding factor），造成的偏倚叫混杂偏倚（confounding bias）。

在设计时利用限制的方法和配比的方法，资料分析阶段采用分层分析或多因素分析模型处理，可适当控制混杂偏倚。

（姚　燕）

第二十一章 队列研究

案例 21-1

一、病例概况

一位 21 岁的女性发现其右侧乳腺有一可移动包块,B 超提示该包块大小为 20mm×50mm,边界清晰,经手术切除后,病理学诊断为乳腺纤维腺瘤。患者询问医生其是否为乳腺癌高危人群?

二、临床背景

乳腺纤维腺瘤是一种良性肿瘤,由上皮细胞和基质细胞组成,多见于 20 岁左右的女性。1992 年 Krirger 和 Hiatt 随访了美国旧金山港湾区 2731 名乳腺纤维腺瘤患者,其首次诊断日期在 1948～1973 年,平均随访年限为 16 年。研究发现,乳腺纤维腺瘤患者发生乳腺癌的风险是一般人群的 1.8 倍。采用 Black-Chabon 方法进一步对乳腺纤维腺瘤组织进行增生评分,发现随着增生评分的增高,其乳腺癌的发病风险逐渐增加。在 Black-Chabon 增生评分为 1～2 时,乳腺纤维腺瘤患者发生乳腺癌的风险是一般人群的 1.8 倍,而当 Black-Chabon 增生评分为 5 时,乳腺纤维腺瘤患者发生乳腺癌的风险是一般人群的 7.2 倍。此研究提示乳腺纤维腺瘤的组织病理学情况可能与将来发生乳腺癌的风险有关。

问题: 为进一步检验乳腺纤维腺瘤与乳腺癌的相关性,应如何进行研究设计?

第一节 队列研究的基本概念

一、概念与基本原理

队列研究应选择一个尚未发生所研究疾病或事件的人群,根据暴露于某研究因素的情况,如有或无暴露,将其分为暴露组和非暴露组,随访观察一定时间后,比较两组的发病率或死亡率或事件发生率,计算其相对危险度等指标,以判断研究因素与疾病(事件)的关系和验证病因或事件发生原因的假说,其原理见图 21-1。从上述定义可看出队列研究是先确定所研究的可疑致病或引起事件发生的因素,然后再追踪观察其结果,是由因及果的研究方法,其论证病因假说的能力强于病例对照研究。

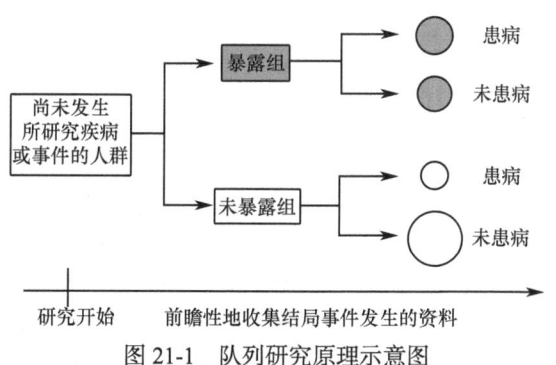

图 21-1 队列研究原理示意图

暴露(exposure)也称暴露因素或研究因素,是指研究对象接触过某种待研究的因素或具有某种特征和行为。暴露可以是遗传因素、环境因素,也可以是某种心理因素(如 A 型性格、精神创伤)、行为因素(如吸烟、饮酒);暴露可以是外源性的暴露,也可以是内源性的暴露(如血浆胆固醇浓度、激素的水平);暴露可以是某种元素或营养素过多或缺乏;暴露可以是血型、性别、年龄等描述性特征,也可以是指个体所患的某种疾病,如研究脑卒中的病因时,高血压、心脏病、糖尿病就是暴露;研究胃癌的病因时,慢性胃炎就是暴露。在流行病学研究中,暴露可以是那些增加疾病发病危险的因素,即有害因素;也可能是那些能降低疾病危险的因素,即保护因素。因此,流行病学研究中暴露通常用来代表一切可能与疾病危险有关的、研究者感兴趣的因素。

二、用　　途

（一）检验病因假设

进一步检验某个暴露与疾病的关系，从而确定该暴露与疾病的因果联系及其联系强度，验证病因假设。

（二）评价预防效果

有些暴露有预防某结局发生的效应，即产生自发的预防效果，如大量的蔬菜摄入可预防肠癌的发生，戒烟可降低吸烟者肺癌发生的危险等。这一现象不是人为的而是自发的，在队列研究中观察到的这种现象，称为人群自然实验。

（三）研究疾病自然史

这里指的是人群疾病自然史。队列研究可以观察人群从暴露于某因素后开始，到疾病逐渐发生、发展，直至结局的全过程，其中包括亚临床阶段和临床阶段。通过队列研究的随访可以观察到疾病的整个自然史。

三、类　　型

根据研究对象进入队列的时间及资料获取的方式不同，可以将队列研究分为三种类型（图21-2）。

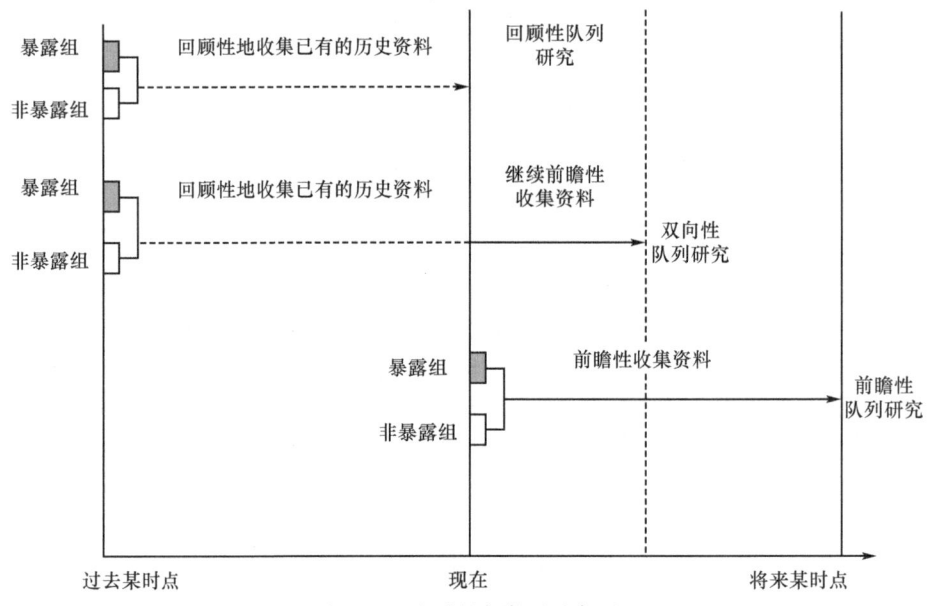

图 21-2　队列研究类型示意图

（一）前瞻性队列研究（prospective cohort study）

前瞻性队列研究即通常所说的队列研究。观察时间是从现在开始，追踪观察到将来某个时间，看其发病或死亡情况，以确定某暴露与疾病的关系，此种队列研究的优点是可信度高，偏倚少；缺点是随访时间较长，花费的人力、物力和财力均较大，实施起来困难也较多。受试者随访时间长可能会带来各种各样的问题，如受试者可能迁移或因各种原因退出研究，包括各种非观察疾病原因引起的死亡。如果大量的失访，并且失访的受试者不同于那些仍参与研究的受试者结局，研究结果的确切性会受到很大的影响。此外，在研究过程中暴露状况发生改变也是可能的。

（二）回顾性队列研究（retrospective cohort study）

队列也可以是回顾性的（retrospective）或历史性的（historical），即利用以前暴露危险因素和疾病状况的信息。需要注意的是，暴露的危险因素和随后的健康状况先于回顾性队列研究开始的时间。回顾性队列研究的优点是所要研究的事件已经发生，因此，可以迅速得出结论。此外，回顾性研究队列的费用较低，同时也是研究一些不会再发生的暴露所产生效应的唯一可行方法，如已经终止的医学治疗。但是，回顾性队列研究常依赖于已存在的记录或受试者的回忆，与前瞻性队列研究数据相比，这些资料相对不完整或不精确。

(三)双向性队列研究(ambispective cohort study)

双向性队列研究即以过去某个时间为起点,以当时人群对暴露的暴露情况划分并追踪观察到现在,且从现在起继续追踪观察到将来某个时间的队列研究。此种队列研究是前两种队列研究方法的结合,可以弥补前两种队列研究方法的不足。

案例21-1(续)

为了探讨乳腺纤维腺瘤不同组织病理学情况与乳腺癌发病的相关性,William D. Dupont等在1994年采用回顾性队列研究的方法,从纳什维尔(美国田纳西州首府)3家医院选取在1950~1968年诊断为乳腺纤维腺瘤的患者1835人,获取了90%患者的随访信息。根据乳腺纤维腺瘤是否合并①囊肿;②硬化性乳腺增生;③上皮细胞钙化;④乳头状顶浆分泌改变,分为复杂型乳腺纤维腺瘤(满足上述四个条件之一)和单纯型乳腺纤维腺瘤。后续其乳腺癌发病率从医院病历登记系统获得,并和两组对照的乳腺癌发病率相比较。第1组对照为患者亲属关系中无乳腺纤维腺瘤的非血缘关系姐妹,如姑嫂、妯娌等;第2组对照为康涅狄格州肿瘤登记系统中无乳腺纤维腺瘤的女性。研究发现乳腺纤维腺瘤患者发生乳腺癌的风险为第1组对照的2.17倍,95%可信区间(confidence interval, CI)为1.5~3.2。其中单纯型乳腺纤维腺瘤发生乳腺癌的风险为第1组对照的1.89倍,95%CI为1.30~2.90;复杂型乳腺纤维腺瘤患者发生乳腺癌的风险为第1组对照的3.10倍,95%CI为1.90~5.10。结论:乳腺纤维腺瘤是乳腺癌的危险因素,随着乳腺病理组织结构复杂程度增加其危险性增加。

问题:
1. 如何定义暴露?
2. 如何在回顾性队列研究中选取暴露组和非暴露组?
3. 如何计算本次研究所需的样本量?
4. 如何获得回顾性队列研究的随访数据?

第二节 队列研究设计

一、确定研究目的

首先要确定本次研究的目的。由于队列研究常是有一定规模的研究,不但实施起来较为复杂,而且需要观察一段很长的时间,故在进行队列研究时,常是在现况研究或病例对照研究结果的基础上确定队列研究的目的。

案例21-1(续)

本案例中乳腺纤维腺瘤与乳腺癌相关性研究的建立,是医生在实践过程中发现的一种现象。本案例的目的为:进一步探讨乳腺纤维腺瘤不同组织病理学特征与乳腺癌发病的相关性。

二、确定暴露

队列研究选择的暴露通常是在描述性研究或病例对照研究的基础上选择的,以进一步证实暴露的致病或保护作用。明确暴露的定义是非常必要的,对暴露应尽可能给予定量。一些暴露是急性的,是一次性事件,在受试者一生中都不会再次出现(如出生时窒息),而其他一些暴露是长期的,如吸烟或口服避孕药。暴露也可能是间断的,如妊娠糖尿病,它可能在一次妊娠过程中发生,在分娩后消失,也可能在随后的妊娠过程中又出现。除了要确定主要暴露外,同时也要收集次要暴露的暴露情况,以便更好地分析。非暴露在两组间最好均衡可比,在比较时才能抵消其影响。

案例21-1(续)

本案例探讨乳腺纤维腺瘤不同组织病理学特征与乳腺癌的相关性,即乳腺纤维腺瘤为暴露。乳腺纤维腺瘤的确诊是邀请两位病理学专家对所有采集的组织学切片进行独立判读,如果两个病理学家的意见不一致,则邀请两位专家同时再次判读该病理切片,最后达成一致。判定要求:①所有的病理学诊断至少要观察$0.5cm^2$的周围细胞组织或至少5个乳腺小叶单元;②切除的损伤直径应至少达到4mm且满足Fechner标准即可判定为腺纤维腺瘤。乳腺纤维腺瘤根据瘤体周围组织结构的成分,进一步分为复杂型乳腺纤维腺瘤和单纯型乳腺纤维腺瘤。复杂型乳腺纤维腺瘤的定义为满足下列要求之一即可:①周边组织含有一个直径大于3mm的囊肿;②合并硬化性乳腺增生;③合并上皮细胞钙化;④存在乳头状顶浆分泌改变;不存在其中任何一个则为单纯型乳腺纤维腺瘤。

三、选择研究对象

队列研究受试者要求代表性好,在年龄、性别等方面要能代表目标人群,同时兼顾暴露的比例和受试者的配合程度。无论是暴露组还是非暴露组都必须在研究开始时未见所研究的结局,并在研究过程中都有可能发展成为结局。

(一)暴露组的选择

暴露人群必须暴露于某研究因素,要有较高的暴露水平,足够长的暴露时间,所观察疾病的发病率或卫生事件发生率要比较高,即容易观察到"果"。

暴露对象可根据研究目的的不同选自以下三类人群:

1. 特殊暴露人群 指对某因素有高暴露水平的人群,如职业暴露,吸毒或居住在某危险环境因素中的人群等。医院患者或医护人员也常是特殊暴露人群,如经常接受放疗或化疗的患者,或放射科的医技人员等。

2. 一般人群 在社区人群中选择有暴露者作为研究对象,如吸烟、饮酒、超体重、有负性事件的人群。著名的Framingham心血管病研究就是一个典型的例子,该研究以某社区人群中具有某种暴露的人作为暴露组。

3. 有组织的人群 是指有组织单位的人群,该类人群可看做是一般人群的特殊形式。由于前瞻性队列研究的主要偏倚是失访偏倚,为了减少这种偏倚,选择有组织的人群便于随访,易于联系,应答率高。例如,书法协会会员、工会会员、某银行职员、某高校教师或学生等。Doll和Hill研究吸烟与肺癌的关系,他们选用英国医生会员作为研究对象就是这种来源形式。

案例21-1(续)

本案例暴露组的选择是具有乳腺纤维腺瘤的患者,限定为:①为了尽可能地代表全人群,研究初期选择了在纳什维尔3家大型医院诊断为乳腺纤维腺瘤的患者;②为了方便后续的随访要求其居住在田纳西州或肯塔基州;③同时为了保证她们都是单一的乳腺纤维腺瘤患者且在将来有可能发生乳腺癌,要求将在病理切片诊断为乳腺纤维腺瘤后6个月双乳保持完整且无乳腺癌的患者纳入研究。

(二)非暴露组的选择

非暴露人群即对照人群,选择对照组的目的是进行比较,因此必须注意与暴露人群的可比性,即对照人群除无暴露外,其他各种因素或人群特征,如性别、年龄构成等应尽可能与暴露组相近。是否正确选择对照人群直接影响队列研究的质量。针对暴露对象的来源,设立对照组的方式可分为以下三类:

1. 内对照 即在同一研究人群中,选择无暴露或暴露水平低的人员作对照。内对照的可比性较好,也比较方便可行,应尽量选用内对照。

2. 外对照 选择职业人群或特殊高危人群作为暴露组,常需在该人群之外特设对照组,故也称特设对照。

3. 一般人群对照 当一般人群对该暴露的暴露率较低时,可选一般人群作对照,即把暴露人群与全人群作比较,这种方式比较省时省力,但要注意其可比性,要求所选的对照人群要能代表一般人群。这种对照形式常用于具有特殊暴露的职业人群的研究。一般采用标化死亡比作间接比较。

采用不同的方法选取多个对照组的非暴露受试者可增加发现的可能性。此外,在选取暴露组时应注意其基本原则:除暴露以外,暴露人群的基本特征与非暴露人群相似;暴露组和非暴露组都应该没有患所要观察的疾病,且在研究开始时他们都可能发生该疾病;此外,在暴露组和非暴露组应该有相同的可利用信息;所有的组都易于随访。

案例 21-1（续）

　　本案例非暴露组的选择为两组人群：第1组对照为与患者有亲属关系，但并无亲缘关系的姐妹，即姑嫂、妯娌等，并从中找出两个年龄相仿的作为对照。此类对照遵循从同一人群中选取对照的原则，可以粗略地认为这些对照与乳腺纤维腺瘤患者具有相同的社会经济地位，同时对他们进行回顾性队列研究也可以节省一定时间和精力。因此，该组对照可认为是内对照。第2组对照为居住在康涅狄格州且有在未来随访期间患乳腺癌风险的女性，这些女性乳腺癌的确诊时间均可在康涅狄格州肿瘤登记系统获取。此对照可为一般人群对照。

四、确定样本量

队列研究需要从目标人群中抽取一定数量的样本进行研究，研究所需的样本量，不仅要考虑抽样方法，同时需要估算样本量大小。估算的方法可以使用查表法或公式法。样本量的大小与一些因素有关，在估计样本量之前，必须确定这些因素：

1. 非暴露人群或全人群中被研究疾病的发病率（P_0）　发病率越接近50%，所需要研究的人数越少；相反，则所需要研究的人数越多。P_0可通过查阅文献或预调查获得。

2. 暴露人群中被研究疾病的发病率（P_1）　也可通过查阅文献或预调查获得；若已知相对危险度（用RR表示，为暴露人群与非暴露人群发病率或死亡率之比；RR同样可通过查阅文献或预调查获得），可以用公式RR=P_1/P_0，求P_1。

3. 显著水平 α 值　所要求的显著水平 α 越小，需要的样本人数越多。例如，在其他条件相同时，α 为0.05时所需要的样本量小于 α 为0.01时。

4. 检验效能（$1-\beta$）　又称把握度，一般取0.8，同样 β 值越小，把握度越高，需要样本数则越大。

此外，由于队列研究的失访通常是不可避免的，为了防止在研究中因失访而引起样本不足对结果带来的影响，通常按估算样本量再增加10%作为实际每组样本量。样本量计算的公式如下：

$$n = \frac{\left[Z_\alpha \times \sqrt{2\bar{P}(1-\bar{P})} + Z_\beta \times \sqrt{P_1(1-P_1) + P_0(1-P_0)}\right]^2}{(P_1 - P_0)^2} \quad (21\text{-}1)$$

式中：$\bar{P}$为两个发病率的平均值，即$\bar{P}=(P_1+P_0)/2$；P_1为暴露组预期发病率；P_0为对照组预期发病率；Z_α为 α 的标准正态差；Z_β为 β 的标准正态差。

案例 21-1（续）

　　本案例为进一步探讨乳腺纤维腺瘤与乳腺癌的相关性。假设：未患乳腺纤维腺瘤女性乳腺癌的发病率（P_0）为0.026，乳腺纤维腺瘤患者乳腺癌的发病率（P_1）为0.047，设 α=0.05（双侧），β=0.20，求研究所需样本量。

　　Z_α=1.96，Z_β=0.842，P_0=0.026，P_1=0.047，则$\bar{P}$=（0.047+0.026）/2=0.0365

　　将上述数据带入式21-1得：

$$n = \frac{(1.96\sqrt{2 \times 0.0365 \times 0.9635} + 0.842\sqrt{0.047 \times 0.953 + 0.026 \times 0.974})^2}{(0.047-0.026)^2} = 1251$$

即乳腺纤维腺瘤组和正常对照组各需1251人。根据失访的情况，适当增加10%的人数后约为1376人。本次研究共纳入乳腺纤维腺瘤患者1835人，满足样本量需求。

五、确定研究结局

研究结局指研究者预期的结果事件，即研究个体经暴露后出现的结果，如发病或死亡及健康或疾病指标的变化结果，如血脂、血糖、血压、抗体等测量结果。确定研究结局的标准应尽量采用国际或国内统一标准，以便研究结果互相比较。

案例 21-1（续）

　　本案例中乳腺癌为结局，其判断应遵循国际标准。案例中通过再次判读组织病理学切片或寻找病历记录来确证乳腺癌。

六、随访与质量控制

1. 确定随访期 首先应确定观察的起点、观察的终点及随访的间隔时间。随访期应视疾病种类和具体研究而定。随访观察终止的时间,在理论上应以暴露作用机体至产生结局的诱导期和潜伏期为依据。但实际上,在研究开始时,暴露组已有一段暴露历史。因此,可以按样本估计时需观察的人年数,尽量缩短观察期。

2. 统一测量方法 在研究开始前,需对研究对象的基线情况、随访期间的变化情况、暴露、疾病指标、健康指标等采用统一测量方法进行测量。常用测量方法包括:

(1)调查询问:对研究对象的性别、年龄、职业、居住地等可以直接询问,填写调查表;对于某些生活习惯除向研究对象询问外,还应该通过其家属、亲友、同事等进行了解和核实。

(2)查阅有关资料:如医院的病案、工厂的工种档案、工作调动记录、各种人口与疾病统计资料、出生与死亡记录、户口登记等。

(3)定期医学检查:对研究对象进行定期医学检查,除常规体检项目外,还要根据诊断疾病的需要做特殊检查。有时需对研究对象的某些健康或疾病指标做统一测量。

(4)监测环境因素:如暴露是环境中的理化、生物、气象因子或其他相关因素时,除查阅卫生、气象等部门的有关记录外,还要进行实地测量,无论选择何种测量方法,都应选择灵敏度高、特异性强、客观性好的测量方法,并应制定统一的测量判定标准。

在设计时,还应制订严格具体的测量质量控制措施,尽量减少测量误差。

> **案例 21-1(续)**
>
> 本案例研究中,对所有的对照和乳腺纤维腺瘤患者均通过电话访谈的形式采集了其是否患有乳腺癌和一些与乳腺癌发病相关的流行病学危险因素的信息(包括年龄、分娩次数、乳腺癌家族史、第一胎怀孕时的年龄、初潮年龄和绝经年龄等)。随访间隔因本研究为回顾性队列研究,所有随访数据均根据患者的病例档案记录,故没有确定的随访间隔。随访的起点为患者病理诊断乳腺纤维腺瘤后 6 个月开始(患者和对照)。随访在满足下列任意一种条件时均可终止(适用于患者和对照):双侧乳腺因除乳腺癌之外的原因被切除(49 例);诊断为浸润性乳腺癌(130 例);死于非乳腺癌(151 例)。此外,所有自我报告患有乳腺癌的患者均通过病历复核:其中 78% 是通过再次判读病理切片确诊,22% 是通过查阅医疗档案确诊。
>
> 本案例共计判读 12 000 个乳腺病理切片,其中 2458 例为乳腺纤维腺瘤。在乳腺纤维腺瘤患者中 232 例不适于随访:12 例曾经为乳腺癌患者;13 例在诊断为乳腺纤维腺瘤后的 6 个月内进行了双侧乳腺切除术;38 例不是田纳西州或肯塔基州的居民;41 例在乳腺纤维腺瘤切除术后未同意进行后续数据采集;124 例的住院病历缺失;4 例的病理切片丢失。最终 2226 例样本中只有 1835 例样本的数据是可被随访的。随后发现在 1835 例乳腺纤维腺瘤患者中有 87 例患乳腺癌。此外,在 1835 例乳腺纤维腺瘤的患者中:463 例患者没有姑嫂或妯娌等法律关系姐妹;444 例只有一个法律关系姐妹;808 例有至少两个法律关系姐妹和 120 例不太清楚自己有几个法律关系姐妹。所以在第 1 组对照中,共计有 2060 例潜在的对照,其中完成了对 1640 例对照的随访。至 1994 年,第 1 组对照中有 43 例乳腺癌;在第 2 组对照中,截止到 1994 年,共计有 62848 例乳腺癌,其乳腺癌发病率根据肿瘤登记报告系统为 0.031。
>
> **问题:**数据获得后如何进行资料的整理与分析?

第三节 数据整理与分析

队列研究资料收集工作结束后,首先应对资料进行检查、核对、整理,然后进行描述性统计,即描述研究对象的组成、人口学特征、结局的发生情况、随访时间及失访情况等,分析暴露组和非暴露组某些基本特征是否相似。在此基础上计算各组的发病率或死亡率,检验其差异有无统计学意义,以分析暴露与疾病(事件)是否有联系,如存在联系则进一步计算相对危险度等指标,分析联系的强度。

一、表格的整理

队列研究结果可以通过表 21-1 的格式进行描述。在此表中，$a \sim d$ 四个字母分别代表着暴露和结局（发生乳腺癌）的四种可能的组合的研究对象数目。a：乳腺纤维腺瘤患者随访发生乳腺癌的人数；b：乳腺纤维腺瘤患者随访未发生乳腺癌的人数；c：无乳腺纤维腺瘤但随访发生乳腺癌的患者人数；d：无乳腺纤维腺瘤且随访未发生乳腺癌的人数。

表 21-1　队列研究结果表格整理模式

	患者人数	非患者人数	合计人数	发病率（%）
暴露组	a	b	$a+b$	$a/(a+b)$
非暴露组	c	d	$c+d$	$c/(c+d)$
合计	$a+c$	$b+d$	N	$(a+c)/N$

二、累积发病率、发病密度和标化死亡比

（一）累积发病率（cumulative incidence）

当观察的人口稳定、样本量大，且观察的时间较短时，即观察的人口在观察期间无变化，可用观察开始的人数作分母计算发病率或死亡率（发生率），即暴露组的发病率 $I_e=a/(a+b)$；非暴露组发病率 $I_0=c/(c+d)$。

（二）发病密度（incidence density）

当观察人口不稳定、样本含量大，并且观察时间较长，人数由于不断增减而不稳定时，以观察开始的人数或平均人数作分母计算发病率或死亡率显然是不合理的，则需要以人时（person-time）数代替作分母计算发病率或死亡率，用人时为单位计算出来的率带有瞬时频率的性质称为发病密度，是观察人数乘以观察时间的积。观察时间单位可用年、月、日、时等，但最常用的是年，即以人年为单位计算发病率或死亡率。故发病密度又称人年发病率，是一定时期内的平均发病率。

（三）标化死亡比（standardized mortality rate，SMR）

SMR 在职业流行病学研究中较常用，是以全人口的死亡率作为标准，计算出该观察人群的理论死亡人数，即预期死亡人数。观察人群中实际死亡人数除以所计算的理论死亡人数即为 SMR。当研究人群数量小或不便、不能计算死亡率时，多使用标化比来评价被研究人群的死亡水平。标化比是一个率的替代指标，相当于以该观察人群为暴露组，以一般人群为对照组形式，计算出来的死亡的比值。

$$\text{SMR}=\frac{\text{研究人群中实际死亡人数}（O）}{\text{按标准人口（全人口）计算的理论死亡数}（E）} \quad (21\text{-}2)$$

如果 SMR＞1，则研究人群的死亡率大于一般人群。

> **案例 21-2**
>
> 例如，某单位人群中 5 年观察期间内的观察总死亡数及观察冠心病死亡数分别为 79、18，根据某标准人群年龄别死亡率估计的期望总死亡数及期望冠心病死亡数分别为 102.95、8.40，求 SMR，并对结果作解释。
>
> 该单位总死亡 SMR = 79/102.5 = 0.77（95%CI 为 0.61~0.95），说明该单位人群的总死亡危险是标准人群的 0.77 倍，这个值小于 1，表示该单位人群的总死亡率低于标准人群。这在职业流行病学研究中是常见现象，常是由健康工人效应造成的。
>
> 该单位冠心病死亡 SMR = 18/8.4 = 2.14（95%CI 为 1.27～3.25），说明该单位人群的冠心病死亡危险是标准人群的 2.14 倍，这个值大于 1，表示该单位人群的冠心病死亡率高于标准人群。
>
> 由上述各种方法计算得到的率，在比较暴露组与非暴露组率之间的差异有无统计学意义时可使用 u 检验（样本量比较大时），也可用四格表资料的卡方检验；率比较低，样本较小时，可用确切概率法或二项分布或泊松分布（Poisson distribution）检验。

三、关联强度的估计

(一)相对危险度(relative risk,RR)

RR 又称率比(rate ratio)或危险比(risk ratio)是暴露组发病或死亡或事件发生率(I_e)与非暴露组发病或死亡或事件发生率(I_0)的比值。其计算公式为 RR=I_e/I_0,它表明暴露组发病或死亡或事件发生的危险性为非暴露组的倍数。例如,计算值为 3.5,则说明暴露组发生该事件的概率为非暴露组的 3.5 倍。

$$RR = \frac{I_e}{I_0} = \frac{a/(a+b)}{c/(c+d)} \quad (21\text{-}3)$$

如果暴露组和非暴露组有相同的发病率或死亡率,RR 值则为 1。这表明,暴露与结局无关。如果暴露人群的发病率大于相应的非暴露人群的发病率,则 RR 值大于 1。如果暴露人群的发病率小于相应的非暴露人群的发病率,则 RR 值小于 1(即保护因素)。

RR 的计算可以通过乳腺纤维腺瘤和乳腺癌的研究(表 21-2)来说明。

表 21-2 乳腺纤维腺瘤患者和对照的队列资料 *

	乳腺癌患者例数	未患乳腺癌者例数	合计例数	发病率(%)
暴露组(乳腺纤维腺瘤患者)	87	1 748	1 835	0.047
对照组 1(法律关系姐妹)	43	1 597	1 640	0.026
对照组 2(康涅狄格州女性)	62 848	1 964 507	2 027 355	0.031

*为了方便计算,此处简化为累积发病率。

则乳腺纤维腺瘤组与第 1 组对照相比,其发生乳腺癌的 RR 为:

$$RR = \frac{0.047}{0.026} = 1.81$$

说明乳腺纤维腺瘤患者发生乳腺癌的风险是第 1 组对照的 1.81 倍。

同理,乳腺纤维腺瘤组与第 2 组对照相比,其发生乳腺癌的 RR 为:

$$RR = \frac{0.047}{0.031} = 1.52$$

说明乳腺纤维腺瘤患者发生乳腺癌的风险是第 2 组对照的 1.52 倍。

RR 值与 1 相距越远,暴露与结局之间的关联强度就越大。一般以 3(或 0.3)为界,大于 3 或小于 0.3,则认为所研究的暴露与结局具有强关联。这里需要注意的是 RR 值为点估计值,需计算其可信区间,通常用 Miettinen 法计算 95%CI:

$$RR\ 95\%CI = RR^{(1\pm 1.96/\sqrt{\chi^2})} \quad (21\text{-}4)$$

点估计并不在 RR 值置信区间的中间,这种区间是非对称性的,更趋向阳性结果方向,如表 21-3 所示。

表 21-3 乳腺纤维腺瘤患者发生乳腺癌的 RR

危险因素	乳腺纤维腺瘤例数	乳腺癌例数	RR(95%CI)	
			与康涅狄格州女性居民相比*	与法律关系姐妹相比#
所有乳腺纤维腺瘤患者	1835	87	1.61(1.3~2.0)	2.17(1.5~3.2)
单纯型乳腺纤维腺瘤	1413	58	1.42(1.1~1.8)	1.89(1.3~2.9)
复杂型乳腺纤维腺瘤	422	29	2.24(1.6~3.2)	3.10(1.9~5.1)

*RR 的计算调整了年龄(诊断为乳腺纤维腺瘤时的年龄)、诊断后到现在的年数,以及随访的时长。
#RR 的计算调整了年龄、随访的时长、第一胎的怀孕年龄及初潮年龄。

上述结果表明,单纯型乳腺纤维腺瘤患者发生乳腺癌的风险低于复杂型患者。此次结果表明,与法律关系姐妹对照组相比,康涅狄格州女性乳腺癌的发病率较高。但从整体结果来看,无论是康涅狄格州女性对照组还是法律关系姐妹对照组,其 RR 在趋势上一致,故可以加强结论的可靠性。

（二）归因危险度（attributable risk，AR）

AR 又称率差（rate difference）是暴露组发病率（或死亡率）与非暴露组发病率（或死亡率）之差，其计算公式为：

$$AR = I_e - I_0 \tag{21-5}$$

它表明完全由暴露于某因素所致的发病率（或死亡率）。

如案例 21-1 所示：AR=0.047-0.026=0.021（与第 1 对照组相比较）。意义为：与第 1 组对照相比较，乳腺纤维腺瘤患者与无乳腺纤维瘤的女性相比，其患乳腺癌的风险增加了 0.021。RR 和 AR 都可以用来说明暴露的致病作用有多大，但是其含义不同的。RR 说明暴露者与非暴露者相比其发生相应疾病风险的倍数，具有病因学意义；而 AR 则表明与非暴露人群比较，暴露人群所增加的疾病发生率，换而言之，如果消除这个暴露，可以减少的发病率，因此从预防疾病的角度来讲，它具有更大的价值，以表 21-4 为例说明。

表 21-4　吸烟者与非吸烟者死于肺癌/心血管疾病的 RR 与 AR

疾病	吸烟者（1/10万人年）	非吸烟者（1/10万人年）	RR（1/10万人年）	AR（1/10万人年）
肺癌	48.33	4.49	10.8	43.84
心血管疾病	294.67	169.54	1.7	125.13

在上表中仅看 RR 值，吸烟者与非吸烟者相比，其死于肺癌的风险高于死于心血管疾病，说明吸烟与肺癌的病因联系较强；而从 AR 值来看，由于吸烟而导致心血管疾病患者的绝对数量较多，说明戒烟可以让更多的人免于心血管疾病，其预防意义更大。

（三）归因危险度百分比（attributable risk percent，AR%）

AR% 又称病因分值（etiological fraction，EF），是指暴露人群中的发病或死亡归因于暴露的部分占暴露组全部发病或死亡的百分比。其公式为：

$$AR\% = \frac{I_e - I_0}{I_e} \tag{21-6}$$

案例 21-1 中 AR% 则为

$$AR\% = \frac{0.047 - 0.026}{0.047} = 44.7\%$$

其意义为 44.7% 的乳腺癌患者与曾经患有乳腺纤维腺瘤有关。

（四）人群归因危险度（population attributable risk，PAR）

PAR 是指总人群发病率中归因于暴露的部分，其计算公式为：

$$PAR = I_t - I_0 \tag{21-7}$$

案例 21-1 中，如果将康涅狄格州的乳腺癌发病率作为全人群（I_t），那么和第 1 组对照相比较：

$$PAR = I_t - I_0 = 0.031 - 0.026 = 0.005$$

其意义为：全人群中乳腺纤维腺瘤患者与正常女性相比其乳腺癌发生率增加了 0.005。

（五）人群归因危险度百分比（population attributable risk percent，PAR%）

PAR% 是指总人群发病率中归因于暴露的部分，即 PAR 占总人群全部发病（或死亡）的百分比，其计算公式为：

$$PAR\% = \frac{I_t - I_0}{I_t} \tag{21-8}$$

案例 21-1 中 PAR% 计算如下：

$$PAR\% = \frac{0.031 - 0.026}{0.026} = 19.2\%$$

由此可以得出在全人群中，由乳腺纤维腺瘤导致的乳腺癌占所有乳腺癌的 19.2%，即全人群中有 19.2% 的乳腺癌是由乳腺纤维腺瘤引起的。

从上述的计算可知，虽然乳腺纤维腺瘤导致的乳腺癌的 AR% 为 44.7%，但是在全人群（女性）当中只有少部分人患有乳腺纤维腺瘤，故 PAR% 仅有 19.2%。注意各研究指标的单位，有助于理解其应用价值。所研究暴露在全人群中的比例影响其 PAR 的大小。

第四节　队列研究的优缺点及偏倚

一、队列研究的优缺点

（一）优点

（1）队列研究可以直接收集到暴露和疾病的第一手资料，故所得资料准确、可靠，一般不存在回忆偏倚。

（2）通过队列研究可以直接获得暴露组和对照组人群的发病率或死亡率；可计算出相对危险度和归因危险度等反映暴露和疾病关联强度的指标；可以充分而直接地分析暴露的病因作用。

（3）队列研究具有暴露在前、疾病在后的合理时间顺序，故检验病因假说的能力较强。

（4）通过队列研究有助于了解疾病的自然史；有时还可能获得多种预期外疾病的结局资料，观察单一因素的多种效应。

（二）缺点

（1）队列研究不适用于发病率很低的疾病的病因研究，因为所需样本量太大，难以做到。

（2）由于队列研究需要随访的时间长，故容易产生各种各样的失访偏倚。

（3）队列研究观察人数多、期限长，组织工作复杂，研究费用较高。暴露一旦未能选准，得不到结果，则损失较大。

（4）由于消耗太大，故对研究设计的要求更严密，资料的收集和分析也增加了一定的难度，特别是暴露人年的计算较繁重。

（5）在随访过程中，未知变量引入人群，或人群中已知暴露的变化等，都可使结局受到影响，使分析复杂化。

二、队列研究可能存在的偏倚

（一）选择偏倚（selection bias）

选择偏倚是由于所选择的样本不是一个目标人群的无偏样本，即样本不能完全代表总体人群而引起的偏倚。例如，最初选定参加研究的对象中有人拒绝参加；在进行历史性队列研究时，有些人的档案丢失了或记录不全；研究对象由志愿者组成，他们常是较健康的，或是有某种特殊倾向或习惯，都可造成研究对象的选择偏倚。因此，应保证研究的样本人群是总人群的一个无偏样本。另外，如果抽样方法不正确，或执行不严格，也将导致选择偏倚。选择偏倚要注意在设计阶段的预防，否则一旦产生，常很难消除。首先要有一个正确的抽样方法，并且严格遵循随机化的原则；严格按规定的标准选择对象，选定研究对象之后，必须克服困难，坚持随访到底；如果有志愿者加入或有选定的研究对象拒绝参加，则应了解他们的基本情况后，与正常选择参加的人群进行比较，如果两者之间在一些基本特征上没有差异，则可认为导致的选择偏倚很小，否则就不能忽视所引起的选择偏倚。

失访偏倚（lost to follow-up bias）本质上属于选择偏倚，是队列研究中不可避免的偏倚，因为在一个较长的追踪观察期内，总会有对象迁移、外出、死于非终点疾病或拒绝继续参加观察而退出队列。一项研究的失访率最好不超 10%，否则应慎重考虑结果的解释和推论。在研究现场和研究对象的选择中就要考虑此问题，并应做好宣传解释工作。对失访者和已随访者的特征做比较分析，从各种途径了解失访者最后的结局，并与已随访者的最后观察结果做比较，以推测失访可能导致的影响。如果失访率达到 20% 以上，则本次研究的真实性值得怀疑。

（二）信息偏倚（information bias）

信息偏倚是在获取暴露、结局或其他信息时所出现的系统误差或偏差，又称错分偏倚（misclassification bias），如判断有病为无病，判断有暴露为无暴露等。信息偏倚常由使用的仪器不精确、询问技巧不佳、检验技术不熟练、医生诊断水平不高或标准不明确等原因引起。另外，信息偏倚也可来源于记录错误，甚至造假等。错分偏倚若以同样的程度发生于观察的各组，则结果只会

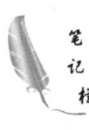

影响诊断的准确性而不太影响两组或多组的相对关系，但它们的相对危险度会比实际情况更趋近于1。错分偏倚若发生于一组而不发生于另一组，或两组错分偏倚的程度不同，则结果可能比实际的相对危险度高或低。通常将前者称为非特异性错分，将后者称为特异性错分。错分偏倚一旦产生，常较难发现，也难估计与处理，故重在预防。例如，选择精确稳定的测量方法、调准仪器、严格实验操作规程、同等地对待每个研究对象、提高临床诊断技术、明确各项标准、严格按规定执行是防止错分偏倚的重要措施。同时，还应认真做好调查员培训，提高询问调查技巧，统一标准，并进行有关责任心和诚信度的教育。此外，调查和资料收集时可应用盲法来防止错分偏倚的产生。

（三）混杂偏倚（confounding bias）

混杂是指暴露与结果的联系被其他外部因素干扰，这个外部因素就叫混杂变量（或混杂因素，由于混杂因素的存在而导致的偏倚称为混杂偏倚）。混杂因素是疾病的一个影响因素，又与所研究的因素有联系，它在暴露组与对照组的分布是不均衡的。在流行病学研究中，性别、年龄是最常见的混杂因素。在研究设计阶段可对研究对象作某种限制，以便获得同质的研究样本；在对照选择中采用匹配的办法，以保证两组在一些重要变量上的可比性；在研究对象抽样中，严格遵循随机化的原则，来防止混杂偏倚的产生。有关混杂偏倚的处理一般可采用分层分析、标准化或多因素分析的方法。

（靳光付）

第二十二章 实验性研究

第一节 概述

一、实验性研究的概念及基本特点

实验性研究经过近百年的发展，在方法学、科学性和伦理性等方面不断完善，与描述性研究和分析性研究共同构成了流行病学的研究方法学体系。实验性研究是通过比较给予干预措施后的实验组人群与对照组人群的结局，来考核干预措施有效性和安全性的一种前瞻性研究方法（图22-1）。实验性研究通过随机分组、设立平行对照和盲法实施成功地减少了偏倚的发生，在临床治疗方案和疾病预防措施的评价和筛选方面都发挥着不可替代的作用，已被视为评价干预措施有效性和安全性的标准方法。

实验性研究具有以下基本特点：①干预在前，效应在后，属于前瞻性研究；②采用随机方法把研究对象分配到实验组和对照组；③研究对象均来自同一总体，其基本特征、自然暴露因素和预后因素相似，对照组与实验组均衡可比；④在实验组和对照组分别采用干预措施和对照措施。

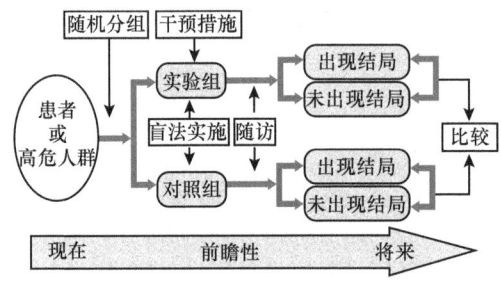

图 22-1 实验性研究原理示意图

二、实验性研究的分类

实验性研究根据研究场所和干预人群的不同，可分为临床试验和现场试验两大类（图22-2）。

（一）临床试验（clinical trail）

临床试验是指在医院或其他医疗环境下，以患者为研究对象，以个体为单位进行随机分组，评价某种新药、新器械和新治疗方法的有效性和安全性。

（二）现场试验（field trail）

现场试验又称干预试验，是指在社区或学校等社会环境下，以健康人或高危人群为研究对象，评价健康教育、生活方式改变和疫苗等预防措施的有效性和安全性。如以社区或学校的整个群体为单位实施干预措施，则称为社区试验（community trail）；如以个体为施加干预措施的单位，则称为个体试验（individual trail）。

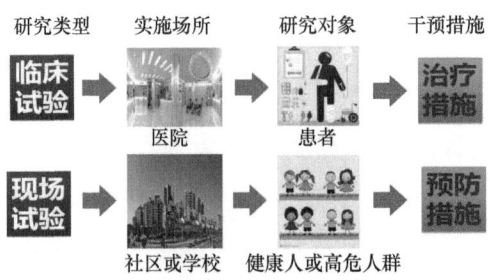

图 22-2 实验性研究的分类示意图

第二节 临床试验

一、临床试验概述

随着生物、制剂和材料等相关医药领域的快速发展，越来越多的新药、新器械和新治疗方法不断涌现，在这些治疗手段进入临床应用之前，必须采用实验性研究方法，客观评价其有效性和安全性。

（一）临床试验的定义

通常意义上的临床试验是指随机对照试验（randomized controlled trail，RCT），目前被公认为是治疗性研究设计的首选方案。RCT通过随机方法，将符合纳入排除标准的合格研究对象随机分配到试验组和对照组，接受对应的措施。在一致的条件和环境下，同步、盲法进行治疗措施的实施和试验效应的观测，估计比较组间重要临床结局和安全性指标的差别。临床试验如针对新药进行系统性研究，以证实和揭示试验新药的疗效和不良反应则称为药物临床试验。

（二）药物临床试验的分期

药物临床试验分期主要是依据研究目的和试验设计类型来进行分期，主要分为四期。

（1）Ⅰ期临床试验：包括初步的临床药理学试验、人体安全性评价试验及药代动力学试验，观察人体对试验药物的耐受及不良反应，了解人体对试验药物的吸收、分布、代谢和消除等情况，为制订临床给药方案提供依据。

（2）Ⅱ期临床试验：为治疗作用的初步评价阶段。其目的是初步评价试验药物对目标适应证患者的治疗作用和安全性，也为Ⅲ期临床试验的方案设计和给药剂量提供依据。

（3）Ⅲ期临床试验：进一步验证试验药物对目标适应证患者的治疗作用和安全性，评价利益与风险关系，最终为药物注册申请审查提供充分的依据。

（4）Ⅳ期临床试验：在新药上市后实施，其目的是考察在广泛使用条件下试验药物的疗效和不良反应、评价试验药物在普通或特殊人群中使用的利益与风险关系，改进给药剂量等。

二、药物临床试验的设计和实施

> **案例 22-1**
> 为了评价阿格列汀（1.1类新药）治疗2型糖尿病的有效性和安全性，从2009年3月至2010年3月，研究者于中国的6家医院进行临床试验，从各家医院募集2型糖尿病患者。经过知情同意说明，并取得患者的同意，满足入组条件的受试者依照随机分配方案，分别被给予阿格列汀和阿格列汀模拟药25mg，每天一次早餐前口服。观察的主要疗效指标为给药24周后糖化血红蛋白相对基线的变化，次要疗效指标为空腹静脉血糖指标相对基线的变化。研究发现，糖化血红蛋白在试验组较基线降低0.59%，在对照组较基线降低0.02%，差异具有统计学意义（$P < 0.001$），空腹血糖的降低也在试验组高于对照组（$P < 0.001$）。实验组低血糖的发生率为3.0%；对照组整体不良反应报告率为63.2%，低血糖的发生率为2.6%，两组间的差异没有统计学意义。
>
> 问题：
> 1. 本试验的研究目的是什么？
> 2. 本试验属于何种设计类型？

（一）干预措施的选择和实施

（1）临床试验设计的第一步是根据研究目的选择干预措施，由于临床试验的对象是患者，因此制订干预方案时，必须注意：

1）依据既往临床前研究和临床研究的结果，充分评价和权衡干预措施的科学性、可行性和伦理性，确定能获得疗效和安全性最佳平衡的干预措施的剂量和疗程。

2）确认在临床实际工作中，干预措施盲法实施的接受度和可行性，保证干预措施可以顺利实施。

3）进行对照组干预措施选择时，还应考虑研究是为评价药物的绝对疗效还是相对疗效。如评价新药的绝对疗效（优效性试验设计），最佳对照是安慰剂对照。如评价相对疗效（非劣效或等效试验），对照可以是标准治疗或目前临床上的最佳治疗。

（2）干预措施实施过程的标准化对干预效果的评价至关重要。在试验设计阶段应做到：

1）统一干预方案：明确规定干预措施实施的起点、终点、强度、持续时间和实施方法。其中对治疗药物要明确规定药物的剂量、剂型、给药途径、疗程和操作方案等。

2）统一附加干预措施：在试验中，除了试验药物外，如需附加辅助治疗措施，需统一规定，并且在试验组和对照组都标准化实施。

3）除干预措施和附加干预措施相同外，在试验组和对照组间，还要求护理方案相同，以抵消护理措施不同对疗效评价的影响。

（二）选择研究对象

> **案例 22-1（续）**
>
> 本临床试验中，设定如下纳入排除标准，进行合格受试者的筛选。纳入标准：①据 WHO 诊断标准确诊的 2 型糖尿病患者；②能理解本研究的程序和方法，自愿签署知情同意书；③需 ≥ 18 周岁且 ≤ 75 周岁，性别不限；④体重指数为 19～30kg/m²；⑤筛选前已接受了至少 8 周的饮食控制和体育锻炼治疗；⑥筛选前 8 周内未接受过超过 7 天的降糖药物治疗；⑦入组时 7.0% ≤ 糖化血红蛋白 ≤ 10.5%，且空腹血糖 < 13.9mmol/L。排除标准：①筛选前 2 个月内接受过类固醇皮质激素（连续 7 天以上）；②筛选前患有 1 型糖尿病、单基因突变糖尿病、胰腺损伤所致的糖尿病或继发性糖尿病，有急慢性胰腺炎病史，有症状的胆囊病史，胰腺损伤史等可能导致胰腺炎的高风险因素存在；③筛选前有任何一项实验室检查指标符合下列标准，谷丙转氨酶 > 2× 正常值范围上限 (upper limit of normal, ULN) 和（或）谷草转氨酶 > 2×ULN 和（或）总胆红素 > 2×ULN，血红蛋白 ≤ 100g/L，血肌酐 > 1.5×ULN；④血促甲状腺激素超出 ULN，且经研究者判断具有临床意义；⑤血淀粉酶超出 ULN，且经研究者判断具有临床意义；⑥具有临床意义的 12 导联心电图（ECG）异常；⑦妊娠或哺乳期女性，具有生育能力的男性或女性不愿意在研究期间避孕。
>
> **问题**：临床试验设计中，根据什么原则，确定纳入和排除标准？

研究对象的选择主要依据研究目的，一般可以根据以下几点原则去选择研究对象。

（1）制定纳入标准：纳入标准应能够产生足够数量的受试者，以保证可以产生足够的结局事件，有足够的检验效能。应用明确统一的、公认的诊断标准，最好是客观的诊断标准纳入研究对象。试验研究对象要具有普遍代表性，应具备总体研究人群的基本特征，如性别、年龄、疾病类型、病情轻重及有无合并症等，其比例亦能代表总体，保证研究结果的外推性。

（2）制定排除标准：主要考虑受试者接受治疗是否存在不可接受的伤害或不太可能对干预治疗有效，如存在上述情况，都应纳入排除标准中。排除标准也不可设置的过于严格，过严会增加招募难度和成本，削弱结果的外推性。

（3）选择依从性好的患者，依从性是研究对象对干预措施执行、服从的态度，包括服药、接受检查、回答问题等。选择依从性好的受试者，可以减少误差来源。

本试验根据客观的诊断标准（入组时 7.0% ≤ 糖化血红蛋白 ≤ 10.5%，且空腹血糖 < 13.9 mmol/L）纳入受试者，纳入了临床上多见、未经系统降糖治疗的轻中度糖尿病患者，这些受试者可以代表刚刚发现血糖异常，通过饮食控制和体育锻炼不能很好控制血糖的患者群体，因此抽样具有代表性。排除标准中首先考虑了排除影响疗效评价的相关药物的使用和既往疾病，也排除了肝肾功能异常的受试者，以避免发生严重不良反应。

（三）选择结局测量指标

临床试验中，结局测量指标包括主要疗效指标和次要疗效指标。主要疗效指标是指能确切反映药物有效性，能反映主要临床试验目的，与临床终点结局最相关的指标，也是最可信的疗效指标。主要疗效指标应根据试验目的选择易于量化、客观性强、重复性高，并在相关研究领域已有公认判断标准的指标。主要疗效指标常用于估算样本量和判断干预措施的最终效果。

次要疗效指标是与次要研究目的相关的效应指标或是与主要研究目的相关的支持性指标。一个临床试验中，可以设计多个次要疗效指标，但不宜过多，达到试验目的即可。

> **案例 22-1（续）**
> 　　本临床试验中，利用下列主要疗效指标和次要疗效指标对阿格列汀的有效性和安全性进行评价。主要疗效指标为给药 24 周后胰岛素注射液与安慰剂相比糖化血红蛋白相对基线的变化。次要疗效指标包括：①给药 24 周后胰岛素注射液与安慰剂相比糖化血红蛋白 <6.5% 和糖化血红蛋白 <7% 的比例；②空腹静脉血糖及餐后 2h 血糖等指标相对基线的变化；③生命体征、体格检查、心电图和各种实验室检查；④低血糖事件及不良事件。
> **问题：** 本试验中为何选择糖化血红蛋白，而不是空腹血糖作为主要疗效指标？

　　临床研究的目的都是为临床医疗决策提供依据，因此在选择主要评价指标时应选择对患者影响大、患者最关心、最想避开的临床事件。糖化血红蛋白是葡萄糖与血红蛋白结合的产物，一旦结合就难以分离。红细胞的生命周期为 120 天，只有等到红细胞衰亡，这种结合才会终止。本试验中胰岛素注射 24 周，因此 24 周后检测的糖化血红蛋白值可以准确反映受试者最近 2～3 个月的血糖平均水平，在评估降糖药物的效果时，有客观性强、稳定性高的优点，是评估长期血糖控制情况的金标准。而空腹和餐后血糖易受饮食、运动等因素的干扰，常有波动，不适合评估药物的长期治疗效果。

（四）随机分组

1. 随机分组的原理　随机分组意味着所有受试者具有相同（1∶1 随机）或一定（1∶N 随机）的概率被分配到试验组或对照组，分组不受研究者、医生和受试者主观意愿影响。分组程序和方法与任何已知和未知的可能影响因素无关，是获得组间可比性最可靠的方法，使非暴露在组间分布均衡，减少偏倚，增加试验结果的正确性。

2. 随机分组的方法

（1）简单随机：是指用掷硬币、抽签、使用随机数字表等方式将研究对象随机分配到试验组和对照组。简单随机法分组，常会导致分配到各组间的样本量不等。

（2）分层随机：根据研究对象的某些可能产生混杂效应的特征（如年龄、疾病轻重程度等）先进行分层，在每层内再随机地把研究对象分配到试验组和对照组。

（3）区组随机：是确保研究组的受试者数量得到平均分布的常用方法，就是将研究对象放在预先确定大小的 N 个区组里面，将区组内的研究对象按比例地分入试验组和对照组。区组随机化除了可以平衡组间的受试者数目外，还由于一个区组内的受试者入组时间接近，可以减少季节、气温及疾病流行等因素对疗效和安全性评估的影响，增加每一区组内两组受试者的可比性，将偏倚降低到最低。

3. 随机化分配方案的隐藏　对参与研究的所有人员，包括医生和受试者保密，使他们均不知道随机分组的顺序。分配隐藏与随机化同等重要，如隐藏不当，分配顺序泄漏，则不能达到控制偏倚的目的。

　　以前常用的方法为用编号的、不透光的密封信封或药品容器分两处保存盲底。目前多采用中心随机化系统进行随机化和分配隐藏。

　　目前临床试验中经常会采用多中心、分层、区组随机化方法进行受试者分配，如案例 22-1 中的阿格列汀临床试验，由全国 6 家医院共同承担，因血糖、糖化血红蛋白等的检测会由于试验中心（医生和检验设施）的不同而有所不同。为消除或减少试验中心不同所造成的影响，则以医院为单位，对每家医院入组的受试者进行随机化，保证每个试验中心分配到试验组受试者人数和对照组受试者人数基本相同。

　　另外由于患者基线糖化血红蛋白水平可能对胰岛素的治疗效果有影响，因此也把糖化血红蛋白作为分层因子进行随机，使不同治疗组间糖化血红蛋白各层内受试者分布趋于均衡，避免了混杂偏倚的产生。

　　最后本试验也考虑不同季节中，饮食和室外体育锻炼情况的不同可能对血糖的控制产生影响，因此将入组时间比较接近的 6 人为一个区组，进行了区组随机。

　　上述随机化方法的采用，使受试者被随机分配至试验组或对照组，不依据任何人的主观意愿，避免了选择偏倚。随机分组确保了年龄、性别和其他重要特征（如饮食控制、体育锻炼、糖尿病的严重程度和既往治疗史等）这些已知和未知的影响因素在两组间的均衡性，获得了具有可比性的两组。

案例 22-1（续）

本试验中共计需要入组 720 例受试者，有 6 家医院参与，每家医院拟定承担的受试者例数为 120 例，6 例受试者为 1 个区组，试验组和对照组的分配比为 1∶1，故每个研究中心将有 60 例受试者被随机分配至试验组，60 例被分配至对照组。随机方案详见图 22-3。

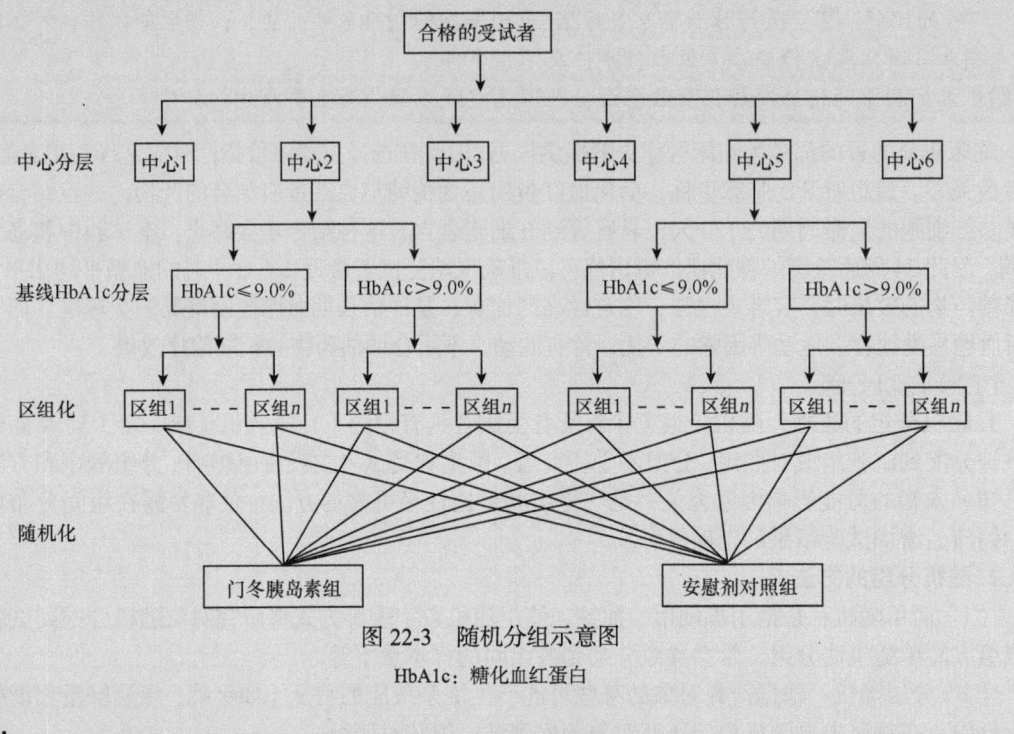

图 22-3　随机分组示意图
HbA1c：糖化血红蛋白

问题：
1. 本试验中采用了何种随机分组方法？
2. 随机分组是为何目的？

（五）设立对照组

1. 对照的原理　比较是科学研究的基础，要比较，必须先设置对照，因此在临床试验过程中，需设立临床诊断一致、各类特征相似、可以进行相互比较的组别。

2. 设立对照的目的
（1）抵消疾病自愈趋势的影响。
（2）抵消安慰剂效应的影响。
（3）抵消影响疾病预后的其他因素影响。

3. 常用的对照类型
（1）安慰剂对照：使用没有实际药效的模拟药物作为对照药与试验药进行对比，主要是为了明确试验药物的绝对疗效和安全性。

（2）阳性药物对照：在试验中使用目前临床上公认的有效药物作为对照药与试验药进行对比，主要是为了明确试验药物的相对疗效，是优效、等效还是非劣于阳性对照药。

（3）不同剂量对照：将研究对象随机分配到不同剂量组，在各剂量组间比较其治疗效果和安全性，明确剂量-效应关系，确定最佳治疗剂量。

（4）自身前后对照：同一组试验对象分别接受前、后两个阶段的药物干预治疗，对前后两种不同的干预治疗药物需用随机法分配其使用的先后顺序。自身前后对照可以消除个体特征，如年龄、性别、遗传特征等的影响。

（5）交叉对照：试验过程分为两个阶段，在前一阶段，将研究对象随机分为两组，分别接受相应的干预治疗（试验组试验对象接受 A 药；对照组试验对象接受 B 药），干预完成后，经过药物洗脱期后进入后一阶段，两组的干预措施调换（试验组试验对象接受 B 药；对照组试验对象接受 A 药）。交叉对照能增加试验的统计学检验效能，使潜在的混杂最小化，但如果洗脱期设置不够长，前一阶段药物的延滞效应将会有残留。

案例 22-1（续）

本试验药物的申办方在开展临床试验前，于制药公司的生产车间同期制作了一批物理特性（包括外观、大小、颜色、剂型、重量、味道和气味）都与阿格列汀一致的无实际药效的模拟药，其用法和用药途径等方面都与试验药物阿格列汀相同。按照随机方案将试验药物和对照药物发放给受试者，每日25mg，每天一次，早餐前口服。

问题：
1. 这项临床试验采用了何种对照？
2. 这种对照是否符合伦理？

为了明确某种原研新药的绝对疗效和安全性，临床试验中常会选用模拟药物作为安慰剂施加给对照组受试者，以解决在接受治疗措施后，伴随心理上产生的、治疗带来的一定"疗效"和"药物不良反应"，因此在两组比较中，可利用安慰剂对照组来抵消心理暗示的影响，帮助判断药物的绝对疗效和真实不良反应。

临床试验中安慰剂对照组的设置尤其要注意，要考虑不能给受试者带来额外的风险和不可逆损害，因此总体上选择疾病较轻或功能性疾病患者，并且需要严格监测患者病情变化，如因缺乏有效治疗，受试者出现疾病控制不佳，则应严格执行补救治疗或退出标准，将受试者的风险降到最低，避免给受试者带来不可逆的损伤。

（六）盲法实施

案例 22-1（续）

本试验严格按照图22-4的试验流程执行操作，从受试者的随机分配开始，一直到分组情况揭盲前的整个全试验实施过程中，对临床试验相关的研究医生、研究护士和患者隐匿具体使用的药物。

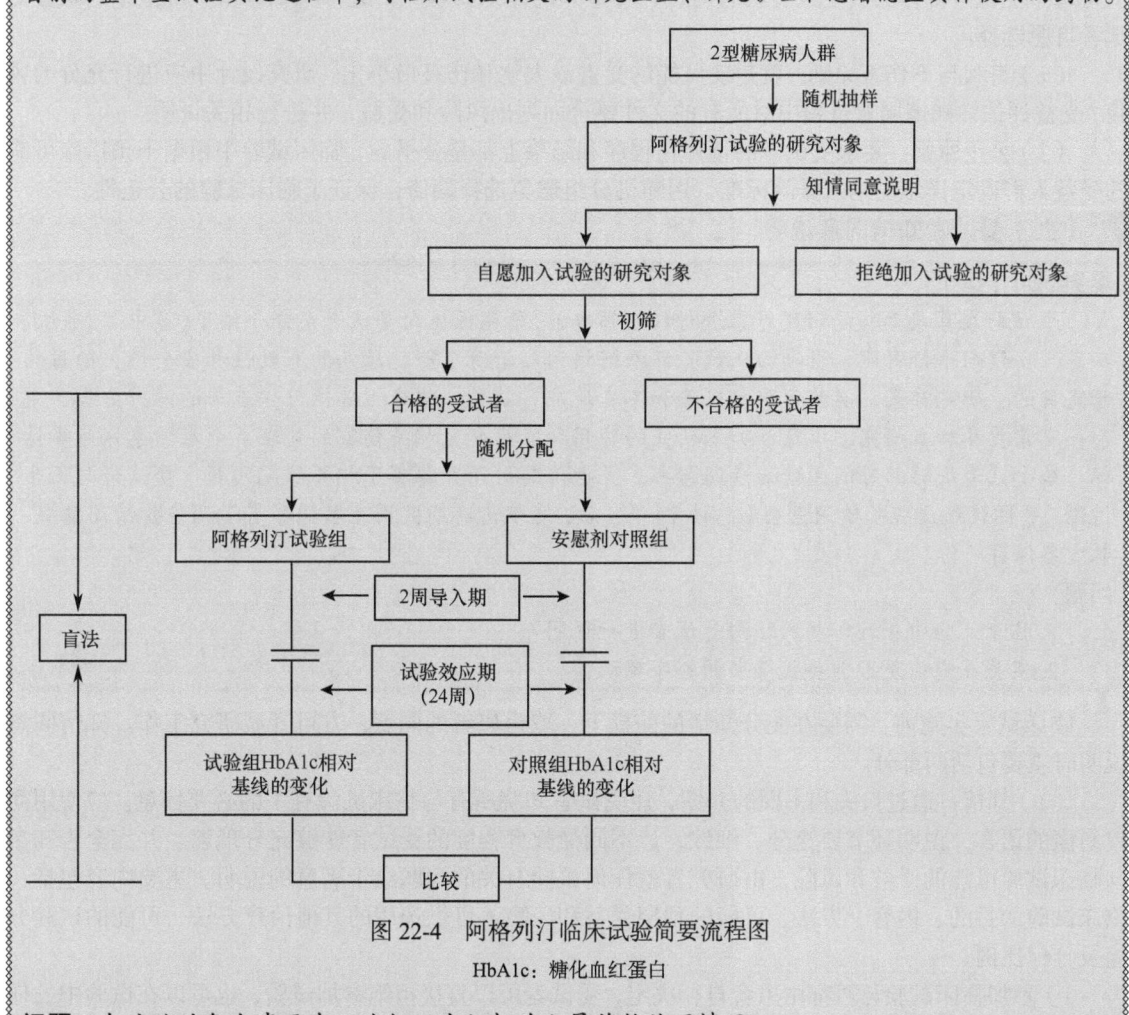

图22-4 阿格列汀临床试验简要流程图
HbA1c：糖化血红蛋白

问题： 本试验的各个步骤中，为何不告知相关人员药物使用情况？

在临床试验中，为了减少受试者主观心理作用对治疗干预实施、有效性和安全性评价的影响，避免偏倚的发生，常通过药物模拟剂的使用和隐匿随机分配方案，使参与临床试验的受试者、研究者、监察员和统计师都无法知道受试者被招募入哪一组，避免研究人员和研究对象事先了解分组情况。临床试验中根据设盲对象不同，分为：

（1）单盲：受试者本人不知道自己接受哪种治疗，但研究者了解分组情况。优点是研究者可以及时恰当、正确地处理研究对象可能发生的意外问题，使研究对象的安全得到保障。缺点是不能避免研究者的主观偏倚，易造成对试验组和对照组的处理不均衡，评价不一致。

（2）双盲：是指临床试验中受试者本人、研究者、参与疗效和安全性评价的医务人员、监察人员及统计分析人员均不了解受试者接受哪一种治疗。其优点是可以避免研究对象和研究者的主观因素所带来的偏倚。缺点是方法复杂，一旦出现严重的不良反应，需花时间进入紧急破盲流程，较难及时治疗和处理。

（七）临床试验样本量的估计原则

临床试验样本量的估计首先要确保具有足够的把握度能回答研究问题，一般通过统计学计算得出，需要考虑的因素包括：研究设计类型，主要疗效指标的数量及相关统计学检验方法、主要疗效指标的变异性、最小疗效差异、统计学检验类型、Ⅰ型错误和Ⅱ型错误水平等。其次还要考虑是否满足《药品注册管理办法》中对临床试验最低样本量的要求。

（八）临床试验设计中的基本伦理学原则

临床研究的伦理审查原则包括尊重与自主原则，有利与不伤害原则和公正原则。所有临床试验都需遵循这些伦理原则进行临床试验设计，以保护受试者，保证和规范医学研究的健康发展。

（1）尊重与自主原则：尊重人的原则要求临床试验中应该进行充分知情同意；尊重人的原则要求将每个受试者都作为自主的行动者对待，尊重人的原则要求严格进行隐私保密。自主原则是让受试者自愿选择。

（2）有利与不伤害原则：就是使可能的受益最大化和伤害最小化。研究设计中应进行充分的风险/受益评估，知情同意过程中对所有的文件要全面列出风险和受益，并进行相关说明。

（3）公正原则：要求受试者的选择在程序和结果上都是公平的，临床试验中根据干预措施可能的受益人群确定详细的纳入排除标准，用随机分组避免选择偏倚，保证了临床试验的公正性。

（九）受试者知情同意说明

> **案例22-1（续）**
>
> 本试验在募集参与的研究对象进行入组筛查前，研究医生向受试者充分介绍了《多中心、随机、双盲、安慰剂平行对照、Ⅲ期临床试验评价阿格列汀治疗2型糖尿病的有效性和安全性》项目的研究目的、研究背景、实施步骤、风险和不良反应、获益、临床上其他可供选择的治疗方案、是否一定需要参加本研究，以及参加本研究的费用和发生研究相关伤害的处理、个人信息保密等情况。给受试者足够的时间阅读知情同意书，并也与其讨论并解答了相关研究问题。受试者与医生讨论，并阅读纸质版知情同意书（总计17页）后，受试者和研究医生共同签署了两份知情同意书，双方各保存一份。
>
> 问题：
> 1. 临床试验中应就哪些内容向受试者进行说明？
> 2. 实施筛查前是否需要获得书面签字确认？

临床试验实施前，需要在充分知情的前提下，取得患者的同意，方可开展研究工作。知情同意说明时主要包括两部分。

（1）知情：通过口头和书面的介绍，让受试者知晓所有与临床试验有关的必要信息。应使用简单易懂的语言，说明环节要充分、细致，让不同受教育程度的受试者能够充分理解。并完全告知参与临床试验可能的受益和风险，由研究者就任何试验有关的问题给予满意的说明。主要内容包括：临床试验的目的、内容、方法、可能的预期受益和风险、可供选用的其他治疗方法、可能的试验分组及分配比例。

1）参加临床试验与否都由患者自行决定，受试者可以直接拒绝参加试验，也可以在试验中的任何阶段随时退出试验。

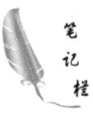

2）所有个人资料将被严格保密。

3）需告知所接受的试验药物或对照药品，因临床试验的需要而增加的检验和检查费用是免费的；若发生与试验相关的损害，受试者可能获得的治疗、经济补偿或保险赔付。

（2）同意：即受试者自愿书面确认其同意参加该临床试验的过程。同意环节应给予充分的时间，让受试者阅读和理解知情的内容，充分思考，自主选择是否参与临床试验，不获得知情同意，不能进行任何与临床试验相关的调查和检查。

（十）随访、数据管理及统计分析

> **案例 22-1（续）**
>
> 本试验的研究方案中，设计了纸质病例报告表（case report form，CRF），每个入选病例都填写了一份CRF。填写完成的CRF由监察员确认后，第一联移交数据管理员进行录入与数据管理工作。CRF数据采用独立双份录入方式进行。管理员对CRF中的数据进行核查，发现的疑问通过监察员向研究中心询问，数据管理员根据研究医生的回答进行数据修改。数据录入与核查结束后，数据管理人员、主要研究者、申办者、统计分析人员、检查负责人共同对数据进行审核并完成人群的判断，如果全部问题都已得到解决，就进行数据库锁定。
>
> 本试验统计分析计划如下：①基本情况描述对受试者各观察时点的计量资料将采用均数、标准差、中位数、四分位数间距、最小值和最大值进行统计描述。对受试者各观察时点的计数资料采用频数（构成比）进行统计描述。②主要分析，采用协方差分析模型分析糖化血红蛋白指标，影响因素包括协变量（基线糖化血红蛋白、中心和治疗分组），应答变量为24周糖化血红蛋白相对基线的变化。将估计两治疗组间糖化血红蛋白相对基线的变化及治疗组间差异的双侧95%置信区间，并计算P值。③次要分析，采用与主要有效变量糖化血红蛋白分析时类似的协方差分析模型。④安全性分析，进行安全性指标的分析。
>
> 问题：
> 1. 临床试验数据管理中的关键环节有哪些？
> 2. 为何进行治疗措施的疗效分析时要进行协变量调整？

（1）随访就是在一定时间范围内对研究对象的追踪观察，临床试验的随访主要是为了收集相关治疗依从信息和疗效指标，发现和处理治疗的不良反应。如果大量经过随机分组的受试者不依照随机方案接受干预措施，不遵从方案进行复查，出现复查时间超窗或失访，那么就会降低检验效能，并引起测量偏倚和失访偏倚的发生，因此需采取下列办法提高随访依从性，降低失访率。

1）入组筛选时，选择可能依从干预方案的受试者。

2）使干预措施简单、易接受。

3）使研究访视方便、愉悦。

4）使研究结局的测量方法无创、无痛、有用。

5）对于违反研究方案、发生不良反应后停止干预措施的受试者鼓励其继续完成试验，收集安全性数据。

6）持续尝试各种方式进行联络，找到失访受试者。

（2）在研究过程中，必须按下述流程实施严格的数据管理。

1）设计CRF、研究医生填写完成后移交给数据管理员。

2）数据管理员进行数据的录入、核查与修改。

3）数据管理人员、主要研究者、统计分析人员共同对数据进行审核，完成数据分析人群的确定。

4）数据管理员锁定数据库后，提交统计分析人员进行分析。

（3）进行临床试验数据分析前，需依据下列原则确定统计分析方法。

1）根据研究设计（平行对照设计、交叉设计和析因设计等）、分组情况（单组、两组和多组）、观察指标的类型（计数资料、计量资料、等级资料和包含时间变量的资料）和分析目的（优效性检验、等效性检验和非劣效性检验）确定具体统计方法。

2）任何治疗效果的产生，除了治疗措施本身的作用之外，还与患者的生理状态（年龄、营养状态）和病理状态（既往病史、疾病严重程度、病理分型等）等相关。虽然在临床试验设计中，采用了分层、随机化分组方法，均衡了组间的上述相关因素，使组间基本具有可比性，但为了明确患者的治疗措施和其他因素对治疗效果的影响，应在单因素分析的基础之上，进行多因素分析，调整其他相关因素，进一步分析治疗措施的效果。

（十一）偏倚与处理方法

（1）临床试验中，存在很多影响研究结果真实性和可靠性的偏倚，需在试验过程中不断识别和控制，避免研究结果受到歪曲。常见的偏倚主要有以下三种：

1）选择偏倚：是指研究纳入的人群与未纳入人群在一些重要因素上存在差异导致的偏倚。例如，由于医院性质和级别不同，不同医院纳入患者的病情、病程、临床类型和社会经济地位的差异都会带来偏倚。此外，如选定的研究对象拒绝参加及部分对象资料信息记录不完整等也可以导致选择偏倚的发生。

2）测量偏倚：是指由于采用的观察方法或测量方法不一致导致的偏倚，如测量症状缓解等主观指标时，测量结果很容易受研究对象和研究者主观因素的影响。

3）失访偏倚：是指在随访过程中，研究对象因迁移、外出、联系方式改变、治疗副作用及死于非终点疾病等原因脱离了观察，研究者无法获得其完整的结局资料，而对研究结果造成的影响。例如，失访率过高会严重影响研究结果的真实性和可靠性。

（2）偏倚可以发生在受试者纳入、基线信息收集、随访和结局判定等各环节，因此在试验的各个环节中，应采取质控措施，控制偏倚的发生。

1）首先在研究方案设计阶段，对疾病的诊断采取统一、明确的、被认可的诊断标准；用纳入标准和排除标准保证具有相似特征的研究对象进入试验；考虑基线时的某些因素是可疑的、重要混杂因素，进行了分层随机；随机分组严格按照随机化方法进行分组，以避免选择偏倚。

2）在对疗效和安全性评估中，对各种观察指标进行严格、客观的定义，采用相同的测量方法，而且主要疗效指标和次要疗效指标都是客观、量化指标以避免发生测量偏倚。

3）本试验中通过入组前与受试者充分讨论研究内容，提高研究访视和测量依从性，通过访视前一天，电话和微信通知，提供交通补偿费和其他自付费用来提高受试者的依从性，避免失访偏倚的发生。

> **案例 22-1 分析**
>
> 本临床试验为随机对照试验研究，①随机时采用中心、分层、区组随机的方法，避免了不同中心、不同基线时血红蛋白水平和不同季节等混杂因素对治疗效果的影响。②为了获得阿格列汀的绝对治疗效应和安全性，选择了安慰剂对照。③为了避免选择偏倚和测量偏倚，采用双盲法进行研究实施、疗效评价和统计分析。
>
> 本临床试验在获得受试者知情同意后，严格依据纳入排除标准进行受试者筛选，合格受试者随机分为试验组和安慰剂对照组，依据分组方案，盲法实施治疗干预和评价。在试验过程中，采取各种措施，提高患者依从性，降低失访率。数据核查后，采用协方差分析进行疗效评价。
>
> 依据统计分析结果，确认了在既往无系统药物治疗史的 2 型糖尿病患者中，阿格列汀 24 周治疗，能够降低糖化血红蛋白和空腹血糖值，降糖效应快速、持久，不依赖年龄和性别。药物耐受性良好，无治疗相关的严重不良反应发生。

第三节 社区试验

一、社区试验的概念和目的

> **案例 22-2**
>
> Tufts 大学营养科学与政策学院的 Ecomomos 等，于 2002 年起在马萨诸塞州，开展了一项为期 1 年的社区试验。他们在当地选取了三个城市的 30 所小学，其中一个城市的 10 所小学作为干预组，在另外两个与其社会人口学特征类似的城市中，选择 20 所小学作为对照组，共计 1696 名 1~3 年级的小学生参加了这项社区试验。干预组的干预措施包括加强体育锻炼及在校园、家庭和社区创造健康的饮食环境。干预组中，包括儿童、家长、教师、学校供餐机构、超市、饭店、保健服务业、政府及媒体等都参与了相关干预措施的实施，而对对照组不给予干预。经过 1 年的随访，研究者发现，与基线数据相比，干预组中处于肥胖高风险的儿童较对照组中处于肥胖高风

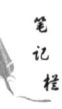

险的儿童，体重指数（body mass index，BMI）的 z 评分值降低更多，差异有统计学意义（$P <0.001$），提示加强体育锻炼、创造健康饮食环境的干预措施，可以有效降低处于肥胖危险中儿童 BMI 的 z 评分值。

问题：
1. 社区试验的目的是什么？
2. 社区试验的研究对象是什么？
3. 社区试验的设计和实施与临床试验有何异同？

社区试验又称社区干预试验，是以尚未患病的人群为研究对象，以社区为单位进行抽样、分组。试验组给予某干预措施，对照组不给予该措施，随访观察一段时间，比较不同社区内整个人群预期结局的发生率，进而判断群体干预措施的效果（图22-5）。

社区试验的目的主要包括：
（1）评价干预措施预防疾病的效果。
（2）评估病因和危险因素。
（3）评价卫生服务措施的质量。
（4）评价公共卫生策略。

例如，案例22-2中，进行该社区试验的目的为评价加强锻炼、创造健康饮食环境的干预措施对超重高风险儿童进展为肥胖的预防效果。

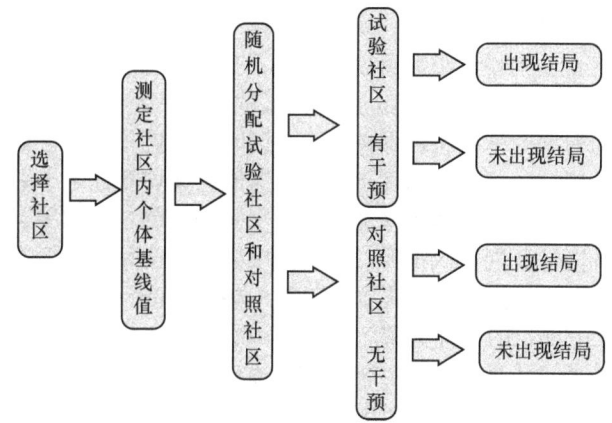

图 22-5　社区试验的示意图

二、社区试验的设计要点

（一）明确研究目的

社区试验的研究目的主要是对某种预防措施或方法的效果进行考核和评价。例如，评价含碘制剂预防地方性甲状腺肿的效果，再如前述例子中，研究目的为评价加强锻炼、创造健康饮食环境对预防超重高风险儿童进展为肥胖的干预效果。

（二）选择研究现场和研究对象

案例 22-2（续）

研究者在马萨诸塞州内选取了三个城市地区进行该项社区试验。其中，研究者与萨默维尔市的社区组织及研究机构具有良好且长期的合作关系，因此，萨默维尔市被选定为试验社区。另外两个地区被确定为对照社区，这两个社区的社会人口学特征分布与试验社区一致。研究者向选定社区中所有30所小学（试验组10所，对照组分别为15所和5所）的5940名1~3年级的小学生发送了知情同意书，其中1696名（试验组631名，对照组1065名）学生同意参与这项研究，研究开始时，试验社区和对照社区中，分别有36%和49%的儿童处于超重状态，或具有超重风险。

问题：
1. 为什么选择萨默维尔市作为试验社区？
2. 本研究的研究对象是每个参与的学生吗？

社区试验的研究现场是社区，选择试验现场时应考虑：

（1）流动性小，有足够数量的研究对象。

（2）所研究的结局事件在该地区有较高而稳定的发生率。

（3）该地区应该在近期内没有经历某疾病的暴发或流行。

（4）试验地区医疗卫生条件较好，医疗机构诊断水平较高。

（5）试验地区（单位）领导重视，群众愿意接受，有较好的协作条件等。

本例中，研究者所选取的社区，处于超重高风险及超重状态的儿童所占比例较高。其中，萨默维尔市的社区组织和研究机构与研究者具有更好的合作关系，可能具有更高的依从性，相比其他两个社区更具备实施干预的条件，因此被选定为试验组。

社区试验接受干预的基本单位是人群，不是个体，如某个社区、某个学校、某个班级。例如，本例中的干预对象是试验社区全部小学中1～3年级的学生群体，而不是每个学生个体。虽然在试验社区中，有的学生接受干预多，有的学生接受干预少，但该地区群体中的多数人接受了干预，干预措施在这一群体中的效果就会有所反应。选定社区试验的研究对象时还应注意以下几个原则：

（1）选择对干预措施有效的人群。

（2）选择预期结局事件发生率较高的人群。

（3）避免选择试验对其有害的人群。

（4）选择依从性比较好的人群。

（5）选择有代表性的人群。

（三）设计类型与对照选取

根据实际情况，社区试验的设计类型可以为设立平行随机对照的真实验，也可以是不进行随机分组或不设立同期对照的类试验。采用随机分组的社区试验，每个社区均有同等机会被分配到干预组与对照组中，使干预组与对照的基线特征保持均衡；同时，随机分配还可最大限度地减少已知或未知混杂因素对试验效应的影响，不仅可以在干预组与对照组间均衡社区水平的混杂因子（如社区大小、地理位置等），而且还可均衡个体水平的混杂因子（如年龄、性别等）。因此，如条件允许，应尽可能采用随机分组的方法开展社区试验。但实践中，常因实际情况很难对拟研究社区做随机分组，因此，采取非随机化方法更符合社区试验的实际，包括政策、伦理、可行性和成本等各个方面。本例社区研究，就采取了非随机的设计类型。

虽然社区试验并不严格要求随机分组，但仍需设立对照组。对照组的设立可以是可比的同期对照，如本例中，对照社区的社会人口学特征分布与试验社区的一致，且来自同一个洲，在同一时间内进行观察；也可不设立同期对照组，而将研究结果与国内外既往同类研究结果进行比较，或干预前、后的结果比较。

（四）干预措施的选择与实施

> **案例22-2（续）**
>
> 该研究的干预措施包括在上学前、学校内和放学后增加体育锻炼的机会；提倡摄入低热量的饮食，增加水果、蔬菜、全麦和低脂食物的摄入，降低高脂高糖食物的摄入；成立干预小组，在家庭和社区环境内敦促和宣传加强体育锻炼和健康饮食。对照组不给予任何干预，同时记录了对照组中干预实施方案中涉及的各指标及环境的变化。
>
> **问题**：为什么要记录对照组的干预实施方案涉及的各指标及环境的变化？

社区试验的干预措施要具体、可操作性强，干预措施的实施要有针对性，而且保证对人安全、无害。同时干预措施应尽可能简单，避免掺入混杂因素。为了得到更好的干预效果，干预措施可以综合应用。但社区试验研究对象的行为受很多因素影响，相对临床试验更难以控制，易产生组间"沾染"。例如，在案例22-2中，对照组处于超重风险中的个体，可能主动寻求干预或自发改变自己的行为，进而缩小干预对效应指标的影响。因此，对照组虽不给予任何干预，但仍需记录对照组中干预实施方案涉及的各指标及环境的变化，如对照组采取了和试验组相同的干预措施，需在分析时加以考虑。

（五）确定效应指标

> **案例 22-2（续）**
> 进行干预效果的评价时考虑的主要疗效指标是干预前、后 BMI 的 z 评分值变化。因此，在干预开始的前、后，对每个纳入研究的学生进行了身高和体重的测量，并计算了 BMI 的 z 评分值。依据美国疾控中心相关指南，BMI 的 z 评分值在同年龄、同性别儿童第 85 百分位和 94 百分位之间定义为处于高超重风险，在第 95 百分位及以上定义为超重。
> **问题**：本社区试验的干预指标有哪些特点？

社区试验的效应指标主要是用来反映干预措施的实施使研究对象出现效应结果的指标，通常为减少发病或死亡，但有时也包括中间结局变量，如人群知识、态度、行为的改变；行为危险因素的变化，如吸烟、膳食等；生存质量的变化，如生理功能、心理功能、社会功能等。效应指标的选择应遵循客观、灵敏、特异及可行等原则。效应指标在研究设计阶段就要作明确规定，并且要有统一的测量方法和判断标准。

本例中选择的效应指标是 BMI 的 z 评分值，该分值是国际公认的、可以用来评价儿童肥胖的指标之一，紧扣研究目的。同时，该分值由每个学生的身高、体重计算而来，并按照美国疾控中心相关指南进行了分类。

（六）资料随访与收集

社区试验的样本量常更大，因此很难像临床试验一样做精细的随访记录，而需建立社区登记系统来收集结局资料。除非社区试验的研究时间较短，资料收集可以在随访终止时一次完成，否则，需要在整个观察期内分几次随访并收集资料。随访的期限，应该以出现某种可测量的结果为期限，通常是干预措施发挥最大效应的时间。

社区试验的现场范围较广，较临床试验更容易发生失访，因此，应在计算样本量时适当增加数量。同时选择便于随访的现场和人群，充分做好宣传动员，争取社区和受试人群的配合。

（七）混杂因素的控制

社区试验常不能做到随机分组，两组间可能差异较大。因此，在设计时应尽可能做到平衡两组人群的基本特征。资料分析时可以采用分层分析、标准化和多因素分析等方法控制混杂。对自身前后对照的类试验资料，要注意可能存在时间效应偏倚。

（姜 晶）

第二十三章 筛检与诊断试验

医学的最终目标是预防与控制疾病，促进人群健康，延长人类寿命，而实现上述目标的主要策略是对人群实施一级预防和二级预防措施。其中，识别高危人群中潜在的患病者、早期发现和早期诊断临床前期的患者是一级预防和二级预防的重要内容。筛检便是在这样的背景下发展起来的一种预防策略和措施。实施准确的早期诊断是提供临床医疗服务的基本前提。随着科学技术的进步，新的筛检和诊断技术不断涌现，同时现有的筛检和诊断方法也在不断改进和提高。新出现的及现有的筛检和诊断方法应用效果怎么样？如果筛检或诊断试验检测为阳性，那么受试者真正患病的可能性有多少？要解决和回答以上这些问题就需要运用流行病学方法对特定的筛检和诊断试验进行评价研究，科学地解释试验结果，正确地认识其在人群及临床的应用价值，从而最终提高对疾病一级预防及二级预防的水平。

> **案例 23-1**
>
> 　　一位 65 岁的美国男性农场主 David 前往社区诊所进行年度体检。主诉既往身体健康，无不适。David 自诉从 18 岁开始吸纸质香烟，平均每天吸 1 包（20 支），直至 3 年前因自感劳作后呼吸气促而戒烟。他的社区医生对其进行了包括心肺部听诊等的体格检查，未发现异常。基于 David 的吸烟量及吸烟史，医生建议 David 进行低剂量螺旋 CT 胸部扫描检查。CT 结果提示 David 的左上肺叶有一个直径为 6mm 的实性结节，怀疑其为肿瘤。于是医生进一步安排 David 进行气管镜下细针穿刺抽吸肺组织活检（fine-needle aspiration，FNA）检查，FNA 病理结果显示有癌细胞。于是 David 被安排于 2 周后进行肺叶楔形切除手术。手术中对取下的肿瘤组织进行了病理活检，结果确诊为早期肺鳞癌。
>
> **问题：**
>
> 　　1. 该农场主无不适主诉，肺部听诊等体格检查也无异常，为何医生还要建议其进行低剂量螺旋 CT 胸部扫描检查？是否可以进行胸部 X 线检查代替低剂量螺旋 CT 胸部扫描检查？
>
> 　　2. 该农场主的低剂量螺旋 CT 胸部扫描检查结果为异常，为何还要进一步进行气管镜下 FNA 检查，增加患者的痛苦、创伤和诊疗费用？
>
> 　　3. 手术活检是肺癌确诊的金标准，如果 David 的低剂量螺旋 CT 胸部扫描检查结果为异常，而 FNA 检查结果为正常，是否有必要进一步进行手术活检？

第一节　概　　述

一、筛　　检

（一）概念

　　筛检（screening）是运用快速、简便的试验、检查或其他方法，从表面健康的人群中去发现那些未被识别的可疑患者或有缺陷者，把他们同真正无病或无缺陷者区分开来。筛检所用的各种方法或手段称为筛检试验（screening test）。通过筛检试验可将受检对象分为两部分：结果阴性者为健康个体，即可能未患某病的人；结果阳性者为可疑患者，建议其做进一步的诊断，如果诊断试验结果也为阳性则接受治疗。筛检与诊断试验阴性者进入随访和下一轮的筛检。因此，在一个完整的疾病防治过程中，筛检是第一步，诊断试验是第二步，治疗是第三步。筛检的流程如图 23-1 所示。

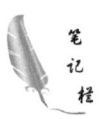

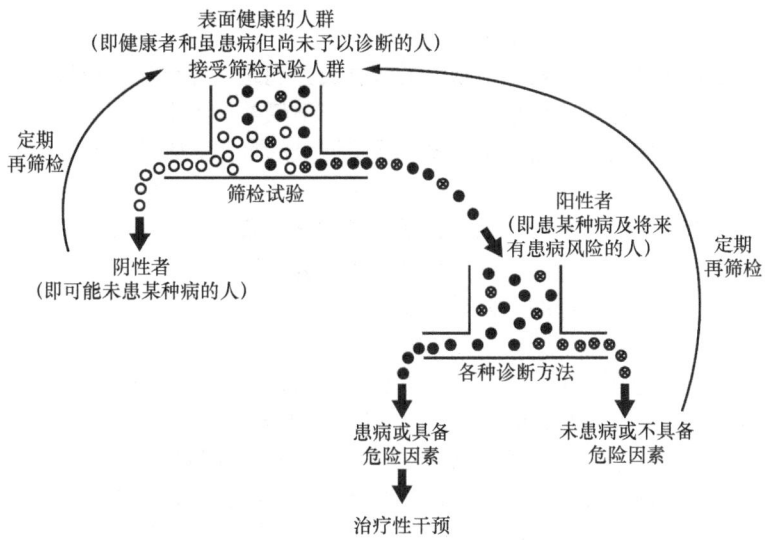

图 23-1 筛检和诊断试验流程图

(二) 筛检的分类

根据不同的指标和要素,筛检可以划分为不同的类型。

1. 按照筛检对象的范围划分

(1) 整群筛检 (mass screening):是指在疾病患(发)病率很高的情况下,用一定的筛检方法对某一定范围内人群的全体对象进行普遍筛检,找出其中的可疑患者进行进一步诊断及治疗。

(2) 选择性筛检 (selective screening):是指选择有某种暴露的人群或某种疾病的高危人群定期进行健康检查,也称高危人群筛检 (high risk screening) 或目标筛检 (targeted screening)。例如,美国预防服务工作组 (U.S. Preventive Services Task Force, USPSTF) 发布的指南中建议对 55~74 岁的重度吸烟者(吸烟大于 30 年包且戒烟不超过 15 年)进行每年一次的低剂量螺旋 CT 检查以早期发现肺癌患者及时给予治疗。案例 23-1 中的 David 正是因为符合此高危人群标准,从而社区医生建议其行低剂量螺旋 CT 胸部扫描检查进行肺癌的筛检。

2. 按照筛检项目的数量划分

(1) 单项筛检 (single screening):是指用一种筛检方法筛检一种疾病。例如,用低剂量螺旋 CT 胸部扫描检查筛检肺癌。

(2) 多项筛检 (multiple screening):是指同时应用多种筛检方法联合筛检一种疾病。例如,用胸透、痰中结核菌培养及结核菌素试验联合筛检结核病。

3. 按照筛检的目的划分

(1) 治疗性筛检 (therapeutic screening):是指筛检是为了早期发现、早期诊断和早期治疗某种疾病的患者。例如,肺癌、宫颈癌的筛检可发现和治疗早期患者,因此属于治疗性筛检。

(2) 预防性筛检 (preventive screening):是指筛检是为了查出某病的高危人群,进行健康宣教等干预措施和必要的治疗,从而预防某种疾病的发生。例如,对高血压进行筛检可预防脑卒中的发生因而属于预防性筛检。

4. 按照筛检的组织方式划分

(1) 主动性筛检 (active screening):是指主动出击,通过有组织的宣传介绍,动员群众到筛检地点接受检查。

(2) 机会性筛检 (opportunistic screening):是指将日常性的医疗服务与筛检结合起来,在患者就医过程中对非专科就诊的人群进行筛检。例如,对性病患者进行人类免疫缺陷病毒 (human immunodeficiency virus, HIV) 筛检。机会性筛检也称病例搜索 (case-finding)。

(三) 筛检的实施原则

筛检常在表面健康人群中开展,针对的是非主动就医的对象,因此不易取得筛检对象的配合。

为了确保受试者的利益及顺利完成筛检工作，一项筛检在开展之前需要认真考虑筛检项目实施的效果，充分权衡利弊。美国健康保险组织、WHO等先后提出了实施筛检计划的准则和实践指南，概括来说制订筛检计划时应该遵循以下几个方面的原则。

1. 所筛检疾病应是该地区现阶段一个重大的公共卫生问题 即该疾病患病率或死亡率较高，影响面广，对人群健康和生命造成严重危害。例如，肺癌不仅是世界上发病率最高的恶性肿瘤，同时也是治疗费用最昂贵的肿瘤之一，给各个国家造成了严重的负担。因此，对肺癌制订筛查计划一直都是各国关注的重点问题。

2. 对被筛检的疾病有进一步确诊、治疗或预防的方法与条件 由于筛检不是诊断试验，筛检的结果只能提示为某病的可疑患者，尚需进一步确诊才能进行处理和治疗。如果没有进一步确诊的方法或条件，则不宜进行筛检。同样的，如果对筛检出的疾病毫无治疗办法或可行的干预措施，则筛检也无意义。

3. 所筛检疾病或状态的自然史明确，有足够长的潜伏期或临床前期以满足实施筛检。潜伏期越长，患者通过筛检早期发现疾病的概率越大，越有利于早期诊断和治疗。

4. 有合适的筛检技术 首先，筛检试验应有较高的灵敏度和特异度，能有效地区分患者与非患者。其次，筛检方法应简便、快速、经济，易被群众接受。同时，筛检方法要求安全、可靠、无痛苦。对受试者造成创伤、有痛苦的试验方法一般不用于筛检。

5. 应考虑整个筛检、诊断、治疗的成本与收益问题 经高质量的随机对照试验证明该筛检项目可以有效地降低死亡率和病死率，筛检带来的益处超过临床确诊检查和治疗的花费及带来的躯体和精神损害。例如，美国国家肺癌筛查试验（national lung screening trail，NLST）证实，与X线检查相比，低剂量螺旋CT检查筛查降低了20%的肺癌患者死亡率。肺癌筛检所带来的收益超过其风险。这也是案例23-1中社区医生建议David进行低剂量螺旋CT胸部扫描检查而不是X线检查的依据。

二、诊断试验

（一）概念

诊断试验（diagnostic test）指应用各种检查、试验或方法，进一步把患者与可疑患病但实际无病者区分开来，即识别出真正的患者。随着生物医学科学的不断发展，新的诊断技术层出不穷，旧有的诊断项目也在不断更新，这就需要对这些诊断试验的真实性、可靠性及临床应用价值做出准确的评价，为其应用于临床提供理论依据，进而提高医生的诊断水平。

（二）筛检试验与诊断试验的区别

筛检和诊断是疾病防治过程的不同环节。筛检是在表面健康的人群中开展，将那些可疑的患者或有缺陷者与真正健康的人区分开来。筛检阳性的"患者"需要进一步诊断来确诊（图23-1）。诊断一般是对临床期的可疑患者进行检查从而确诊其是否真正患有某病，要尽量避免漏诊和误诊。筛检试验和诊断试验的具体区别见表23-1。

表23-1 筛检试验与诊断试验的区别

	筛检试验	诊断试验
目的	区分可疑患者和健康人	区分患者和可疑患病但实际无病者
对象	健康或表面健康的人	患者或筛检阳性者
要求	快速、简便、高灵敏度	准确、高特异度
费用	一般应经济、廉价	一般花费较高
处理	阳性者需做进一步的诊断试验以确诊	阳性者需严密观察和及时治疗

第二节 筛检或诊断试验的设计与实施

研究新的筛检或诊断试验，最基本的方法就是将新的试验方法同诊断该疾病的标准诊断方法（即金标准）进行同步盲法比较，以评价该方法对疾病诊断的真实性和价值，因此，其研究设计第一步是确立一个适宜的金标准；第二步，选择适量的目标疾病的研究对象并依据金标准将研究对象划分为病例组和对照组；第三步，用被研究的筛检或诊断试验方法同步地检测这些研究对象，将其获得的结果与金标准的诊断结果进行比较，并采用一系列指标来评价该试验方法对该疾病的诊断价值，同时分析试验中可能出现的各种偏倚。

一、金标准的确定

所谓金标准（gold standard）又称标准试验、参考标准等，是指当前医学界公认的诊断某种疾病最准确、最可靠的方法。使用金标准的目的就是准确的区分受试对象是否为某病患者。临床常用的金标准包括组织病理学检查、外科手术发现、尸检、微生物培养、特殊检查和影像诊断，以及长期随访得到的结果等。选择金标准时应结合临床具体情况决定，对于尚没有金标准的疾病，临床医学专家共同制定的公认的诊断标准也可以作为其金标准。

确定合适的金标准是进行筛检或诊断试验评价的前提，如果金标准选择不当，会造成对受试对象的错误分类，使整个试验的评价失去准确性的基础，从而影响对筛检和诊断试验的正确评价。

二、研究对象的选择

选择研究对象的总体原则是研究对象应能代表筛检或诊断试验可能应用的目标人群。如某诊断试验应用于某病一般人群的诊断，则通过金标准确定的病例组应包括该病的各种临床类型，如病情的各种严重程度（轻、中、重型）、病程的各个阶段（早、中、晚期）、典型和不典型病例、有及无并发症病例及治疗过的与未治疗过的病例等。对照可选未患所研究疾病的其他病例（在对某诊断试验进行评价时，对照应包括易与所研究疾病相混淆的其他疾病，提高试验的鉴别诊断价值），也可选用健康人（多用于对筛检试验的评价，因为筛检试验的目标人群多为健康或表面无明显症状和体征的人群）。

在选择研究对象时应注意遵循随机化的原则，使所选的研究对象各临床类型的分布与未入选者一致，以保证研究对象的代表性。研究对象应同时进入研究，同时接受金标准和待评价试验的检测，以尽可能地避免选择偏倚。对照与病例在年龄、性别及某些重要特征方面应具有可比性。这些均直接关系到试验评价结果的推广性和应用价值。

三、样本量的确定

（一）影响样本量大小的因素

筛检或诊断试验研究对象的样本量大小与下列因素有关。

1. 待评价试验的灵敏度和特异度 一般用于疾病筛检的试验要求灵敏度高；用于疾病临床诊断的试验要求特异度高。

2. 检验水准 α 一般定为 0.05，α 值越小所需样本量越大。

3. 容许误差 δ 一般定为 0.05 或 0.10，δ 值越小，样本量越大；δ 值越大，样本量越小。

（二）样本量大小的计算

当灵敏度和特异度在 20%～80% 区间变化时，可用对率做抽样调查时计算样本量的估计公式（23-1）进行计算。其公式如下：

$$n = \left(\frac{Z_\alpha}{\delta}\right)^2 (1-p)p \tag{23-1}$$

式中，n 为所需样本量；Z 为标准正态分布中两侧累积概率为 α 时的 Z 界值，如 $Z_{0.05}=1.96$；δ 为容许误差；p 为待评价筛检或诊断试验的灵敏度或特异度的估计值，计算病例组的样本量时 p 为灵敏度，计算对照组的样本量时 p 为特异度。

例如，某医院开展了评价使用 B 型超声检查对胆管癌进行诊断的研究。估计该方法灵敏度为 80%，特异度为 70%，则需要多少研究对象才具有统计学意义（取 $\alpha=0.05$，$\delta=0.05$）？用公式（23-1）估计其样本量大小的计算如下：

$$n_1 = \frac{(1.96)^2 \times (0.80) \times (1-0.80)}{(0.05)^2} = 246$$

$$n_2 = \frac{(1.96)^2 \times (0.70) \times (1-0.70)}{(0.05)^2} = 323$$

故作为诊断试验选取研究对象时应至少有 246 例胆管癌患者，323 例对照。

当待评价的试验其灵敏度或特异度小于 20% 或大于 80% 时，样本率的分布呈偏态，需要对率进行平方根反正弦转换，再代入公式（23-2）进行样本量的计算。其计算公式如下：

$$n = \left[\frac{57.3 \times Z_\alpha}{\sin^{-1}\left(\delta / \sqrt{p(1-p)}\right)} \right]^2 \tag{23-2}$$

四、确定试验的指标与界值

（一）试验的指标

筛检或诊断试验的指标可以分为以下三类。

1. 主观指标 是指完全根据受试者的主诉来确定其量的指标，如疼痛、乏力、食欲缺乏等。此类指标容易受到受试者心理等因素的影响而改变，因此如用主观指标作为筛检和诊断试验的指标常很难反映真实情况。

2. 客观指标 是指用客观仪器等测定获得的指标，如血压值、红细胞数、CT 显示的肺部病变等。此类指标不依赖诊断者的主观判断及受试者的意识判断，因此比较可靠。

3. 半客观指标 也称半主观指标，是指根据诊断者的主观感知来判断的指标，如肿块的大小、硬度、病理结果评分等。不同诊断者容易出现不同的主观判断结果，因此在应用此类指标时必须严格规定判断标准。

在以上三类指标中，客观指标的真实性和可靠性最好，主观指标的质量最差，在进行筛检和诊断试验指标选择时应尽可能选择客观指标。但是当临床上许多观察指标难以找到客观指标时，可以考虑用主观指标，此时对主观指标最好做到定量化，如应用疼痛评分、各种心理量表等。

（二）试验界值的确定

1. 确定试验界值的原则 筛检或诊断试验的指标确定之后，还需要确定试验划分阳性与阴性的标准，也就是界值，用以区分正常与异常。筛检或诊断试验的临界值或截断值（cut off point）的确定与试验测得的患者和非患者的观察值的分布有关。对于某项筛检或诊断试验来说，理想的临界值应该使灵敏度和特异度均为 100%，此时患者与正常人测量值的分布完全没有重叠（图 23-2A）。但在实际应用中很少有这种理想状况，由于生物的复杂性及测量方法本身的缺陷，许多的生理生化指标常是患者与正常人的参数范围互相交叉重叠（图 23-2B）。如果患病人群的指标高于正常人，将试验界值划分在患者分布的最低点，测量值高于此点的人群被判定为患者，则全部的患者都被正确地判断为患者，但有一部分正常人会被判别为患者，造成误诊。如果将试验界值划分在正常人分布的最高点，则所有的正常人都被判断为无病，但有一部分测量值低于该界值的患者被误判为正常人，造成漏诊。如果将试验界值划分在两者之间的某个数值，则同时既有一部分患者被漏诊又有一部分正常人被误诊。在确定筛检或诊断试验界值时，应该综合考虑假阴性（漏诊）或假阳性（误诊）时鉴别诊断试验的烦琐程度，以及漏诊或误诊一个可能病例其后果的严重程度等。在确定试验界值时，一般应遵循以下原则：

（1）对于预后差，漏诊可能后果严重，而早期诊断和早期治疗可获得很好的治疗效果的疾病，患者从伦理和经济角度都可以接受，此时应选择灵敏度高的判定标准，尽可能地把所有可疑患者都诊断出来，试验界值应向图 23-2B 中 a 处移动。

（2）当假阳性与假阴性同等重要时，一般选择患者与正常人分布的交界线处作为试验界值（图 23-2B 中 b 处），即灵敏度和特异度均高的位置，或正确诊断指数最大处。

（3）如果疾病后续的诊疗方法不理想，如进一步确诊试验烦琐、费用高，或疾病预后不严重但误诊一个正常人为患者时后果严重，对受试对象的心理、生理和经济上造成严重的影响，则此时试验界值应向提高特异度的方向移动，即向图 23-2B 中 c 处移动，以尽量减少假阳性对受试者造成的身心负担。

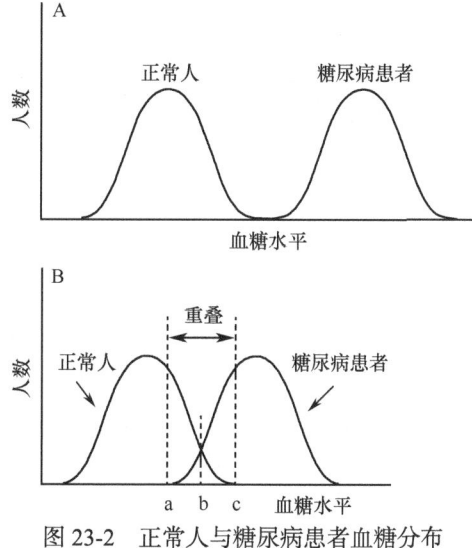

图 23-2 正常人与糖尿病患者血糖分布

A. 理想的正常人与糖尿病患者血糖分布；B. 现实的正常人与糖尿病患者血糖分布

2. 确定试验界值的方法

（1）正态分布法：当试验的指标为定量指标并且呈正态分布时，确定正常和异常的临界值一般采用"均数 ±1.96 倍标准差"的方法，即 95% 的测量值在正常范围内，两端各 2.5% 为异常。如果试验的测量值只有过高或过低为异常时，其单侧 5% 是异常的，则其单侧正常值范围用"均数 +1.64 倍标准差"或"均数 −1.64 倍标准差"表示。该方法计算简单、应用方便，是目前较为常用的方法。

（2）百分位数法：当试验的指标为偏态分布或分布类型不明确时，可用百分位数法确定临界值，即将观察值从小到大排列后，计算累计次序。以第 2.5～97.5 百分位数表示双侧正常值范围，以第 5 或 95 百分位数界定单侧正常值。

（3）ROC 曲线法：ROC 曲线即受试者工作特征曲线（receiver operator characteristic curve，ROC 曲线），其优点是简单、直观、可视化，并能直接反映出灵敏度与特异度的关系。当试验指标是定量变量时，将患者及健康者的测量值从小到大排序，并将试验的连续性变量设定出一系列不同的临界值。每个临界值可以计算出对应的灵敏度和特异度。以真阳性率（灵敏度）为纵坐标，以假阳性率即 1− 特异度为横坐标绘制坐标轴，每个临界值对应的灵敏度和 1− 特异度值构成坐标点，多个坐标点相连所绘制出的曲线即为 ROC 曲线。曲线上距离坐标轴左上角最近的坐标点，可同时满足试验的灵敏度和特异度相对最优，它所对应的取值即为最佳诊断界值。例如，以餐后 2 小时血糖水平（mg/dl）作为筛检糖尿病的指标，当取不同界值时所绘制的 ROC 曲线如图 23-3 所示，图中 A 点可作为血糖筛检试验判断糖尿病的最佳临界点，该点对应的灵敏度为 83%，特异度为 85%。

ROC 曲线与坐标轴围成的 ROC 曲线下面积（area under curve，AUC）也可以反映筛检或诊断试验的准确性。ROC 曲线下面积取值范围一般为 0.5～1。ROC 曲线下面积越大，越接近于 1，其诊断的准确度越高，越接近 0.5，其诊断的准确度越低。因此，可以通过分别计算多个试验的 ROC 曲线下面积比较不同试验的诊断效率，帮助医生对不同的筛检或诊断试验做出合理的选择。如图 23-4 所示，曲线 A 是无应用价值的试验；曲线 B、C、D 和 E 是应用价值逐步提高的试验；其中曲线 E 是诊断效率最好的试验，其灵敏度和特异度均接近 100%。

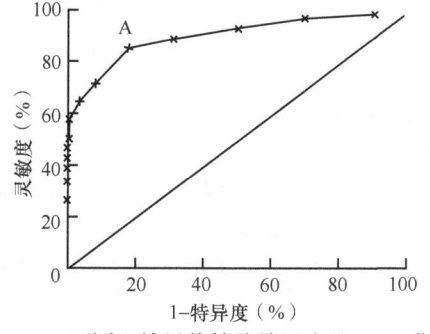

图 23-3 不同血糖界值筛检糖尿病的 ROC 曲线

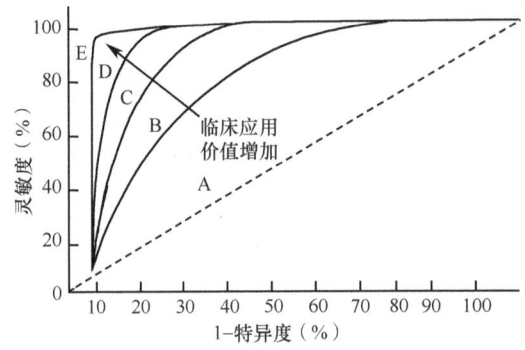

图 23-4　不同 ROC 曲线比较示意图

（4）根据实际情况人为确定界值：根据大量临床观察某些致病因素对健康损害的阈值，并结合健康人群和患者的测量值的分布资料，权衡漏诊和误诊的比例与利弊后，由专家讨论后制订正常与异常的分界值。这些界值标准是通过长期实践、观察疾病进展及预后等情况得出的结论，一般比较符合临床实际。

五、筛检或诊断试验的常见偏倚

与流行病学的其他研究设计类型一样，筛检或诊断试验中同样存在着选择偏倚、信息偏倚和混杂偏倚。在对筛检或诊断试验的效果进行评价时应该充分认识、分析和排除偏倚的影响从而得到客观真实可靠的结论。在筛检或诊断试验中可能出现的特有偏倚主要有以下几种。

（一）领先时间偏倚（lead time bias）

领先时间偏倚是指由于筛检的时间和临床诊断时间之差，被解释为由于筛检所延长的生存时间。实际上是由于筛检导致的诊断时间提前所致的偏倚。在进行筛检试验的评价时，比较筛检出的患者及医院就诊患者预后的生存期、病死率、治愈率等时，就可能因为领先时间偏倚而使结果偏离真实情况（图 23-5）。

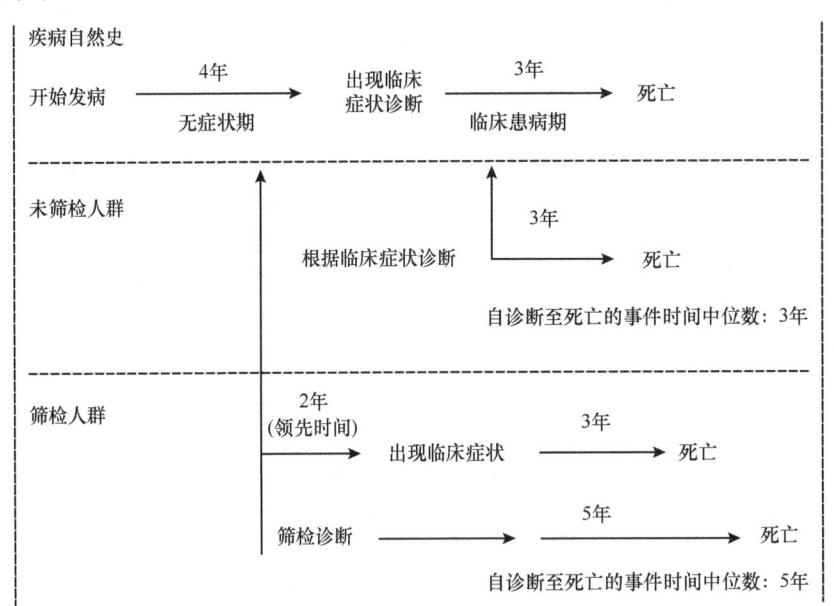

图 23-5　领先时间偏倚示意图

（二）病程长短偏倚（length bias）

疾病被检出的可能性和疾病的进展速度有关。病程短的疾病被筛检出的可能性低于病程长的疾病。如果筛检组中疾病进展缓慢的患者占较大比例，可能观察到筛检组较未筛检组生存概率更高或生存时间更长。此时，筛检的效果被高估，即病程长短偏倚。例如，病程进展缓慢的肿瘤患者要比进展快的肿瘤患者生存期长，而这并不是由于筛检所引起的生存期延长。病程长短偏倚常出现在筛检的成本效益分析时,它能产生筛检可以改善肿瘤患者结局的假象。因此在评价筛检时应充分考虑病程长短可能带来的偏倚。

(三)过度诊断偏倚(over diagnosis bias)

由于筛检发现了过多的早期病例从而增加了后续诊断和治疗的负担,这种现象称为过度诊断。某些不会进展的疾病如良性甲状腺肿瘤由于筛检而被发现、确诊患病,并被计入患者总体之中,导致经筛检发现的患者有较多的生存者或较长的生存期,从而高估了筛检的效果,即产生了过度诊断偏倚。过度诊断偏倚也是病程长短偏倚的一种极端形式。

(四)志愿者偏倚(volunteer bias)

志愿者偏倚的产生是由参与筛检或诊断试验者与不参加试验者可能在某些特征上不同而造成的。志愿者偏倚本质上属于选择偏倚。如果在设计筛检试验时选择志愿者作为研究对象,由于志愿者常文化水平较高、经济条件较好,对自己的健康状况较关心,对身体出现的异常体征警惕性较高,及时进行治疗的概率也较高,从而影响了生存时间等,即产生了偏倚。

第三节 筛检或诊断试验的评价

对筛检或诊断试验的评价,除考虑试验的安全性、操作方法上的简单便捷及价格低廉外,主要从试验的真实性、可靠性及收益三个方面进行评价。

一、真实性的评价

真实性(validity)又称准确性或效度,是指试验所获得的测量值与真实值相符合的程度。真实值常指金标准诊断得到的结果。评价试验真实性的指标主要包括灵敏度、特异度、假阳性率、假阴性率、似然比及约登指数等。以下将以表23-2的模式为例,分别说明反映真实性的各项指标。

表 23-2 筛检或诊断试验评价结果比较

筛检或诊断试验评价结果	金标准诊断结果		合计例数
	患者例数	非患者例数	
阳性	真阳性患者例数 a	假阳性患者例数 b	$a+b$
阴性	假阴性患者例数 c	真阴性患者例数 d	$c+d$
合计	$a+c$	$b+d$	N

(一)灵敏度(sensitivity,Se)

灵敏度,又称真阳性率,是指某项筛检或诊断试验将实际患病者正确判断为阳性的概率。理想的试验灵敏度应为100%。

$$灵敏度 = \frac{a}{a+c} \times 100\% \qquad (23\text{-}3)$$

(二)特异度(specificity,Sp)

特异度,又称真阴性率,是指某项筛检或诊断试验将实际的非患病者正确地判断为阴性的概率。理想的试验特异度应为100%。

$$特异度 = \frac{d}{b+d} \times 100\% \qquad (23\text{-}4)$$

(三)假阳性率(false positive rate,FPR)

假阳性率,也称误诊率,即某项筛检或诊断试验将实际无病者误判为阳性的概率。理想的试验假阳性率应为0。

$$假阳性率 = \frac{b}{b+d} \times 100\% = 1 - 特异度 \qquad (23\text{-}5)$$

(四)假阴性率(false negative rate,FNR)

假阴性率,也称漏诊率,即某项筛检或诊断试验将真实的患者误判为阴性的概率。理想的试验假阴性率应为 0。

$$假阴性率 = \frac{c}{a+c} \times 100\% = 1 - 灵敏度 \quad (23\text{-}6)$$

(五) 约登指数 (Youden Index, YI)

约登指数，也称正确诊断指数，是指灵敏度与特异度之和减去 1。该指数表示某项试验识别真正患者与非患者的总能力。约登指数的取值范围为 0～1。指数越大，则该试验的真实性越高。

$$约登指数 = (灵敏度 + 特异度) - 1 = 1 - (假阳性率 + 假阴性率) \quad (23\text{-}7)$$

(六) 似然比 (likelihood ratio, LR)

似然比，为病例组中得出某一试验结果的概率与对照组中得出这一概率的比值，说明患者中出现该结果的机会是非患者的多少倍。似然比属于同时反映灵敏度和特异度的复合指标，该指标全面反映了试验的诊断价值，非常稳定。其计算仅涉及灵敏度与特异度，不受患病率的影响。筛检或诊断试验结果通常有阳性与阴性之分，因此似然比也相应地分为阳性似然比与阴性似然比两种。

1. 阳性似然比 (positive likelihood ratio, +LR) 是试验结果真阳性率与假阳性率之比，反映了患者中该试验出现阳性结果的概率是非患者的多少倍。比值越大，试验结果阳性时其为真阳性的概率越大。

$$+LR = \frac{真阳性率}{假阳性率} = \frac{灵敏度}{1 - 特异度} \quad (23\text{-}8)$$

2. 阴性似然比 (negative likelihood ratio, –LR) 是试验结果的假阴性率与真阴性率之比，反映了患者中该试验出现阴性结果的概率是非患者的多少倍。该比值越小，试验结果阴性时为真阴性的概率越大。

$$-LR = \frac{假阴性率}{真阴性率} = \frac{1 - 灵敏度}{特异度} \quad (23\text{-}9)$$

阳性似然比越大，筛检或诊断试验的诊断价值越高；阴性似然比越小，筛检或诊断试验的诊断价值也越高。因此，在选择筛检或诊断试验时应选择阳性似然比较高、阴性似然比较低的方法。

针对同一个试验，灵敏度和特异度分别说明该试验发现患者和排除患者的能力，似然比和约登指数则是将两者结合起来的指标。

案例 23-2

为了研究血清前列腺特异性抗原 (prostate specific antigen, PSA) 对前列腺癌早期诊断的价值，Robert 等连续选择了某医院就诊的 115 例疑似前列腺癌的男性病例作为研究对象。首先检查了这些患者血清中 PSA 的水平，随后对他们进行了前列腺穿刺活检，并以此作为金标准，其检查结果列于表 23-3 中。

表 23-3 血清 PSA 检测早期诊断前列腺癌的效果评价

PSA 检查结果	前列腺穿刺活检（金标准）检查结果		合计例数
	患者例数	非患者例数	
阳性	59	13	72
阴性	21	22	43
合计	80	35	115

问题： 如何评价将血清 PSA 水平作为前列腺癌早期诊断指标的真实性？

依据案例 23-2 提供的数据，将前列腺穿刺活检作为前列腺癌诊断的金标准，对血清 PSA 检测的真实性进行评价，各项指标及计算结果如下：

$$灵敏度 = \frac{59}{80} \times 100\% = 73.75\% \qquad 特异度 = \frac{22}{35} \times 100\% = 62.86\%$$

$$假阳性率 = 1 - 特异度 = 37.14\% \qquad 假阴性率 = 1 - 灵敏度 = 26.25\%$$

$$阳性似然比 = \frac{73.75\%}{37.14\%} = 1.99 \qquad 阴性似然比 = \frac{26.25\%}{62.86\%} = 0.42$$

约登指数 =73.75%+62.86%−1=0.3661

上述结果说明，用测定血清中PSA水平高低来早期诊断前列腺癌时，能正确诊断出73.75%的前列腺癌病例，同时有26.25%的病例被漏诊；有62.86%的非前列腺癌病例被正确地诊断为正常，但同时也有37.14%的非前列腺癌病例被误诊为前列腺癌。前列腺癌患者出现血清PSA试验阳性结果的机会是非前列腺癌患者出现阳性结果的机会的1.99倍，前列腺癌患者出现血清PSA试验阴性结果的机会是非前列腺癌患者出现阴性结果机会的0.42倍。此试验的约登指数为0.3661。综合以上真实性的指标可见以血清中PSA水平高低对前列腺癌进行早期诊断并不是一个理想的指标。

二、可靠性的评价

可靠性（reliability）又称信度、精确度（precision）和可重复性（repeatability），是指在相同条件下筛检或诊断试验对同一研究对象重复检测时获得相同结果的稳定程度。值得注意的是，可靠性的评价与金标准诊断是否患病的结果无关。

（一）评价可靠性的常用指标

1. 变异系数（coefficient of variance，CV） 如果试验检测的指标为定量指标，可用变异系数来表示可靠性。即测定值均数的标准差与测定值均数之比。变异系数越小，则试验可靠性越好。

$$变异系数 = \frac{测定值均数的标准差}{测定值均数} \times 100\% \quad (23\text{-}10)$$

2. 符合率（agreement rate） 又称一致率，是同一批研究对象两次诊断结果均为阳性与均为阴性人数之和占所有进行诊断试验人数的比率。符合率也可用于比较两个医生诊断同一批患者，或同一医生两次诊断同一批患者结果的稳定性。该指标适用于定性资料的可靠性分析。符合率越高，则试验可靠性越好。

案例 23-3

现有甲乙两位病理科医生分别对同一批100例非小细胞肺癌患者的 *ALK* 基因重排免疫组化染色片进行评阅，他们的评阅结果列于表23-4中。

表23-4 病理医生对非小细胞肺癌患者 *ALK* 基因重排免疫组化染色片的评阅结果

甲医生	乙医生		合计
	阳性	阴性	
阳性	42（a）	8（b）	50（r_1）
阴性	7（c）	43（d）	50（r_2）
合计	49（c_1）	51（c_2）	100（n）

问题：这两位病理医生对非小细胞肺癌患者 *ALK* 基因重排的诊断可靠性如何？

依据案例23-3提供的数据可以通过计算符合率来评价诊断试验的可靠性，符合率指标的计算如下：

$$符合率 = \frac{相同结果次数}{观察累计数} \times 100\% = \frac{42+43}{100} \times 100\% = 85\%$$

结果表明两位医生对同一批患者结果诊断的符合率为85%，一致率较高。

3. Kappa值 观察者对结果一致性的判断既可以用符合率表示，也可以用Kappa值来描述。与符合率相比，Kappa值考虑了机遇因素对一致性的影响并加以校正，从而提高了判断的有效性。Kappa值的计算过程如下：

$$观察一致率（observed\ agreement，P_0） = \frac{a+d}{n} \times 100\% \quad (23\text{-}11)$$

$$机遇一致率（agreement\ of\ chance，P_c） = \frac{\frac{r_1 c_1}{n} + \frac{r_2 c_2}{n}}{n} \times 100\% \quad (23\text{-}12)$$

$$实际一致率（actual\ agreement\ beyond\ chance） = 观察一致率 - 机遇一致率 = P_0 - P_c \quad (23\text{-}13)$$

非机遇一致率（potential agreement beyond chance）=1- 机遇一致率 =$1-P_c$ （23-14）

$$\text{Kappa} = \frac{\text{实际一致率}}{\text{非机遇一致率}} = \frac{P_0-P_c}{1-P_c}$$ （23-15）

Kappa 值的取值范围在 -1 和 1 之间。Kappa 值 < 0，说明由机遇所致一致率大于观察一致性；Kappa 值 =0，表示观察一致率完全由机遇所致；Kappa 值 > 0，说明观察一致性大于因机遇所致一致的程度；Kappa 值 =1，说明两个结果完全一致；Kappa 值 = -1，说明两结果完全不一致。当 Kappa 值为正数且 Kappa 值越大，说明一致性越好。一般认为 Kappa 值 ≥ 0.75 为一致性极好；Kappa 为 0.4 ～ 0.75 为中、高度一致；Kappa 值 ≤ 0.40 时一致性差。

例如，对案例 23-3 计算 Kappa 值从而进一步评价其可靠性，步骤如下：

$$\text{观察一致率} = \frac{42+43}{100} \times 100\% = 85\%$$

$$\text{机遇一致率} = \frac{\left(\frac{50\times49}{100}+\frac{50\times51}{100}\right)}{100} \times 100\% = 50\%$$

实际一致率 = 观察一致率 - 机遇一致率 =85%-50%=35%

非机遇一致率 =1- 机遇一致率 =1-50%=50%

$$\text{Kappa} = \frac{\text{实际一致率}}{\text{非机遇一致率}} = \frac{35\%}{50\%} = 0.7 \text{（或 70\%）}$$

上述计算结果说明案例 23-3 中两名医生对免疫组化染色片的观察一致率虽高（85%），但是机遇一致率也高（50%），两人诊断一致率应为 70%。

（二）影响试验可靠性的因素

1. 试验方法的变异 指测量仪器、设备、试剂、时间和温度等试验条件和试验环境所致的变异可导致的重复试验结果差异性。

2. 观察者的变异 包括不同观察者的变异和同一观察者在不同时间、条件下对相同受试者的同一指标测量结果的变异。

3. 受试对象个体生物学变异 指个体生物周期等生物学变异，使得同一指标在同一受试者身上重复测量时，测量结果表现不一致的现象。

三、收　益

筛检或诊断试验是否切实可行，不仅要对试验的真实性和可靠性进行评价，还需要对试验在人群中的应用价值即筛检或诊断试验的收益进行评价。一项试验的应用价值主要包括预测值的估计、社会经济效益评价等方面。

（一）预测值

灵敏度和特异度等指标是诊断试验本身的特征，是医生是否采纳该试验进行诊断的重要决策依据。但是医生在应用诊断试验时更希望根据试验的结果来判断诊断对象真正患病的可能性，这时就出现了预测值的概念。预测值（predictive value，PV）是反映应用试验结果来估计受试者患病和不患病可能性大小的指标。该指标反映了试验实际应用到人群进行筛检或诊断后所获得的收益大小，是评价筛检或诊断试验收益的常用指标之一。试验的结果分为阳性和阴性，因此预测值可分为阳性预测值和阴性预测值。预测值反映的是某种试验结果的受试者患病与否的可能性，因此又称验后概率或后验概率。

1. 阳性预测值（positive predictive value，PPV） 是指试验结果为阳性时真正患有目标疾病的人所占的比例。对于一项试验来说，阳性预测值越大越好。

$$\text{阳性预测值} = \frac{a}{a+b} \times 100\%$$ （23-16）

2. 阴性预测值（negative predictive value，NPV） 是指试验结果为阴性时真正不患目标疾病的人所占的比例。阴性预测值也是越大越好。

$$\text{阴性预测值} = \frac{d}{c+d} \times 100\%$$ （23-17）

仍以案例23-2利用血清PSA水平对前列腺癌进行早期诊断试验为例。由表23-3可见，在72例血清PSA阳性者中，有59例被金标准确证为前列腺癌，因此该试验的阳性预测值为$\frac{59}{72}\times100\%=81.94\%$；在43例血清PSA阴性者中，有22例经金标准诊断为非前列腺癌患者，则该试验的阴性预测值为$\frac{22}{43}\times100\%=51.16\%$。对此试验的预测值可以进一步解释为当血清PSA诊断试验为阳性结果时，医生有81.94%的把握将患者诊断为前列腺癌，但是当诊断试验结果为阴性时，医生仅有51.16%的把握排除检查者患有前列腺癌。因此，从预测值的计算结果来看，血清PSA水平用于前列腺癌的早期诊断收益较差。

（二）社会经济效益

筛检及诊断试验需要一定的花费，从社会经济效益的角度考虑要求试验方法发现患者的数量多，而投入的卫生资源少、花费少。目前对筛检或诊断试验效益的定量评价一般从成本效益分析、成本效果分析和成本效用分析三个方面进行。

1. 成本效益分析 成本指试验所花费的全部费用。狭义的成本只包括用于试验的直接或间接费用，而广义的成本还包括参加试验而造成的工作损失、检查时的不适及阳性结果所致的焦虑不安等损失。效益是指通过筛检或诊断试验所取得的经济效益，是将健康改善的结局用货币价值来衡量。例如，通过筛检早期发现患者从而节约的医疗费用等。

2. 成本效果分析 效果是指筛检或诊断试验开展后人们在健康改善方面所取得的生物学效果，如寿命的延长、生存率的提高、死亡率的下降等。

3. 成本效用分析 效用是指人们通过筛检或诊断试验所取得生活质量的改善等。效用是综合了生物学效果和人们对结果的主观感受及功能状况的指标。例如，健康调整寿命年的增加，伤残调整寿命年的减少等指标。

四、各项评价指标间的关系

（一）灵敏度与特异度的关系

灵敏度与特异度是评价一项筛检或诊断试验真实性的两个基本指标，反映试验本身的特性，与患病率无关。从理论上讲，一项理想的试验其灵敏度、特异度最好均为100%，即假阳性率与假阴性率均为零。但事实上多数情况下这一理论值是很难达到的，常是患者与健康人指标的测定值有重叠，当诊断界值改变时，提高了灵敏度，则特异度下降；提高了特异度，则灵敏度下降。例如，在糖尿病的诊断中，常以餐后2小时血糖作为诊断指标，当用不同的血糖水平作为诊断界值时，其对灵敏度与特异度的影响见表23-5。

表23-5 不同血糖水平与灵敏度、特异度的关系

血糖水平（mg/dl）	灵敏度（%）	特异度（%）	血糖水平（mg/dl）	灵敏度（%）	特异度（%）
80	100.0	1.2	150	64.3	96.1
90	98.6	7.3	160	55.7	98.6
100	97.1	25.3	170	52.9	99.6
110	92.9	48.4	180	50.0	99.8
120	88.6	68.2	190	44.3	99.8
130	81.4	82.4	200	37.1	100.0
140	74.3	91.2			

（二）灵敏度、特异度、疾病患病率与预测值的关系

试验的灵敏度、特异度和目标人群疾病的患病率会影响预测值的大小。

1. 灵敏度、特异度对预测值的影响 一般来说，患病率相同时，筛检或诊断试验的灵敏度越高，则阴性预测值越高，医生越有把握判断结果为阴性的受试者为非患者；反之，试验的特异度越高，则阳性预测值越高，医生越有把握判断结果为阳性的受试者为患者。

2. 患病率对预测值的影响 当一项试验的灵敏度和特异度确定后，阳性预测值与患病率成正比，

阴性预测值与患病率成反比。即使一项试验灵敏度和特异度均高，当患病率很低时，其阳性预测值也会降低，出现许多假阳性。阳性预测值、阴性预测值与试验的灵敏度、特异度以及患病率的关系如下：

$$阳性预测值 = \frac{灵敏度 \times 患病率}{灵敏度 \times 患病率 + (1-患病率)(1-特异度)} \quad (23\text{-}18)$$

$$阴性预测值 = \frac{特异度 \times (1-患病率)}{特异度 \times (1-患病率) + (1-灵敏度) \times 患病率} \quad (23\text{-}19)$$

表23-6说明了人群在不同患病率、灵敏度和特异度的情况下，阳性预测值与阴性预测值的变化。当灵敏度与特异度一定时，疾病患病率降低则阳性预测值降低，阴性预测值升高；当患病率一定时，试验灵敏度降低则特异度升高，阳性预测值升高，阴性预测值下降。

表23-6 在灵敏度、特异度和患病率不同水平时某人群糖尿病筛检结果

患病率(%)	灵敏度(%)	特异度(%)	试验结果	金标准筛检结果 患者例数	金标准筛检结果 非患者例数	合计例数	阳性预测值(%)	阴性预测值(%)
50	50	50	+	250	250	500	50	
			−	250	250	500		50
			合计	500	500	1000		
30	50	50	+	150	350	500	30	
			−	150	350	500		70
			合计	300	700	1000		
20	90	50	+	180	400	580	31	
			−	20	400	420		95
			合计	200	800	1000		
20	50	90	+	100	80	180	56	
			−	100	720	820		88
			合计	200	800	1000		

第四节 提高筛检与诊断试验效率的方法

一、优化试验方法

试验效率的高低与试验方法的好坏密切相关，我们应该选择正确的、合适的、客观的指标并考虑合适的界限值，以尽可能地提高试验的灵敏度与特异度。同时，使试验方法、步骤和条件等做到标准化，以减少各种偏倚引起的误差，从而提高试验的效率。

二、选择患病率高的人群

当试验方法确定后，试验的灵敏度和特异度也就确定了，此时预测值主要受患病率影响。因此，选择患病率高的人群即高危人群进行试验是提高效率的有效手段。例如，将年龄为55～74岁、吸烟超过30年包且戒烟不超过15年的重度吸烟者定义为肺癌的高危人群，选择该人群开展低剂量螺旋CT筛查肺癌，可获得较高的检出率，增加了肺癌筛检的收益。

三、采用联合试验

在实际临床实践中，同时具有高灵敏度和高特异度的试验是很少的，此时可以考虑使用两项或两项以上试验联合检查的方法来提高灵敏度或特异度，从而提高试验效率，这种方式称为联合试验。根据多项试验联合的形式，可将联合试验分为并联试验和串联试验。

（一）并联试验（parallel test）

也称平行试验，即多项试验同时进行，只要有任何一项试验结果为阳性就判定最终结果为阳性，只有全部试验结果均为阴性才判定最终结果为阴性。该方法的特点是可以提高灵敏度，减少漏诊，

使阴性预测值升高，但是会降低特异度，增加误诊，使阳性预测值下降。

（二）串联试验（serial test）

也称系列试验，是指依次顺序应用多项试验，只有全部试验结果均为阳性时才能判定最终结果为阳性，任何一项试验结果为阴性就可判定最终结果为阴性。该方法的特点是可以提高试验的特异度和阳性预测值，但是降低了试验的灵敏度，增加了漏诊。当目前使用的几种诊断方法的特异度均较低时，可选用串联试验减少误诊。在实际应用中，一般先做较经济、简单安全的试验，当出现阳性结果时，再进一步做价格比较昂贵和有一定风险性的试验，一旦出现阴性结果则停止试验。

联合试验结果的判断方法见表23-7。

表23-7 联合试验结果判断

试验A	试验B	并联试验	串联试验
+	+	+	+
+	-	+	-
-	+	+	-
-	-	-	-

案例 23-4

Lewis 等采用血清甲胎蛋白（alpha-fetoprotein，AFP）水平检测与腹部B超检查联合的方法在一批高危人群中诊断肝癌，其检查结果如表23-8所示。

表23-8 血清AFP水平检测与腹部B超检查联合诊断肝癌的结果

试验结果		肝癌患者例数	非肝癌患者例数
AFP（A）水平	B超检查（B）		
+	+	270	18
+	-	23	115
-	+	165	21
-	-	63	521
合计		521	675

问题：与单独使用血清AFP水平检查或腹部B超检查相比，采用联合试验后肝癌的诊断效率有何变化？

根据案例23-4提供的数据对单独试验及采用联合试验后相应灵敏度、特异度和预测值进行计算，结果如表23-9所示。

表23-9 单独试验及两种试验联合诊断肝癌的结果

试验	灵敏度（%）	特异度（%）	阳性预测值（%）	阴性预测值（%）
A	56.2（293/521）	80.3（542/675）	68.8（293/426）	70.4（542/770）
B	83.5（435/521）	94.2（636/675）	91.8（435/474）	88.1（636/722）
并联试验	87.9（458/521）	77.2（521/675）	74.8（458/612）	89.2（521/584）
串联试验	51.8（270/521）	97.3（657/675）	93.8（270/288）	72.4（657/908）

从表23-9的结果可以看出两试验并联后与单用血清AFP水平检查或腹部B超检查相比，灵敏度和阴性预测值升高，特异度和阳性预测值下降；两试验串联与单用血清AFP水平检查或腹部B超检查相比，灵敏度和阴性预测值下降，特异度和阳性预测值升高。

（王　怡）

第二十四章 偏倚控制与病因推断

许多因素都可能影响流行病学研究的准确性,使研究结果与真实情况存在偏差。造成偏差的原因归纳起来有两个方面:一是随机误差(random error),二是系统误差(systematic error)。随机误差难以避免,但可通过严谨的研究设计和细致的统计学方法分析使其减少并对其进行评估。系统误差即偏倚可发生于流行病学研究的各个环节,有方向性,是系统地歪曲了暴露与疾病间的真实联系。如果不能识别和控制偏倚,研究结果的科学性将大大降低,甚至得出错误结论。

另外,流行病学病因研究不仅关系到疾病的诊断,而且与疾病的治疗和预防直接相关,因为针对病因所采取的治疗手段和预防措施才是最有效、最积极、最根本的。流行病学的病因和病因推断,是从群体的角度探究疾病的病因或危险因素及其对疾病发生发展的影响,其已形成了特有的因果思维方式和对研究结果的解释,对临床医学的病因研究具有十分重要的指导意义。

第一节 流行病学研究中的偏倚及其控制

一、偏倚概述

偏倚(bias)是指在流行病学研究的设计、实施、资料分析阶段由于研究方法的缺陷或错误造成对暴露和疾病关系的错误估计而产生的系统误差和结果解释及推论中的片面性。偏倚是一种系统误差,它或偏向正方向,使原来的真实值被夸大了,或偏向负方向,使真实值被缩小,因此偏倚是有方向性的。

流行病学研究从设计、实施、资料分析至推断过程中均可发生偏倚。偏倚可存在于各种流行病学研究类型中,如现况研究、病例对照研究、历史性或前瞻性队列研究和临床试验等。偏倚发生的环节繁多,形式各异,大致可分为以下三类:

1. **选择偏倚** 主要发生在研究的设计阶段,如入院率偏倚、奈曼偏倚和检出征候偏倚等。
2. **信息偏倚** 主要发生在研究的实施阶段,如报告偏倚、调查者偏倚和回忆偏倚等。
3. **混杂偏倚** 主要发生在研究的设计和资料分析阶段。

二、选择偏倚与控制

案例 24-1

Robin 等采用病例对照研究设计对比分析了不同来源研究对象,估计某些因素与疾病的关系。一个以社区人群为研究对象(病例和对照均来自同一社区人群),另一个以该社区医院病例为研究对象(病例和对照均来自医院)。表 24-1 为药物与疾病关系的病例对照研究的 OR 值。

表 24-1 针对不同来源研究对象估计药物与疾病关系的 OR 值

药物	疾病	研究对象 OR 值	
		社区人群 OR 值	医院病例 OR 值
水杨酸类药	过敏	1.15	0.18
水杨酸类药	疲乏	2.09	0.72
轻泻药	运动骨骼系统疾病	1.53	5.07
轻泻药	关节炎风湿性病	1.48	5.00
安眠药	循环系统疾病	6.38	3.27
维生素类药	过敏	1.76	0.00
维生素类药	外伤	0.61	1.92
治疗心脏病的药	循环系统疾病	30.65	19.17
治疗心脏病的药	关节炎风湿性病	3.46	49.92

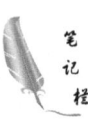

问题：
1. 两个不同来源研究对象研究结果差异的可能原因是什么？
2. 在流行病学研究过程中，如何控制该种偏倚？

（一）概念

选择偏倚（selection bias）是指被选入的研究对象不能代表目标人群而造成的系统误差。选择偏倚主要发生在研究的设计阶段，也可产生于资料收集过程中。各种流行病学研究均可发生选择偏倚，以现况研究、病例对照研究较为多见。例如，在病例对照研究中，病例和对照分别按不同条件选择，而这些条件又与既往暴露史有关；或在历史性队列研究中，暴露的识别直接与疾病的发生相关。

（二）种类

选择偏倚有多种，因研究对象的纳入方式和条件而异，常见的有：入院率偏倚、奈曼偏倚、检出症候偏倚、无应答偏倚、失访偏倚、志愿者偏倚和集合偏倚等。

1. 入院率偏倚（admission rate bias） 具体概念请参照病例对照研究章节，该偏倚常发生在以医院为基础的病例对照研究中。依据案例24-1提供的数据可以看出OR值在以社区为基础和以医院为基础的病例对照研究中表现出显著性差异，常提示可能存在入院率偏倚。这是因为目标疾病的入院率因待研究的暴露的存在与否或暴露水平的不同而存在差异，从而使得暴露-目标疾病的联系强度被高估或低估，导致了偏差。医院的特色、患者病情轻重、服用药物、住院的难度、患者对疾病的认知和自身社会地位与经济状况等都会引起疾病入院率的不同。因此，开展以医院为基础的病例对照研究时，当入院率有可能受到待研究暴露的影响时应考虑是否存在入院率偏倚。因此，应尽可能在社区人群中选择病例和对照，保证较好的代表性。如采用医院病例和医院对照，应尽量采用多家不同医院的病例和多家医院多个不同科室的对照。

2. 奈曼偏倚（Neyman bias） 参照第二十章。

3. 检出症候偏倚（detection signal bias） 参照第二十章。

4. 无应答偏倚（non-response bias） 调查对象不合作或因种种原因不能或不愿意参加调查会降低研究的应答率，由于无应答者的身体素质、暴露状况、患病情况、嗜好等可能与应答者不同，当无应答者超过一定的比例，就会使研究结果产生偏倚，即出现无应答偏倚，它在观察性与实验性研究中均可发生。

5. 失访偏倚（lost to follow-up bias） 具体概念请参照队列研究章节。失访偏倚主要发生在前瞻性队列研究及临床试验中，是由于研究对象因各种原因退出研究或失去联系，导致观察组和对照组人群结局发生率的真实性受影响，使得暴露与结局的关联被歪曲。

6. 志愿者偏倚（volunteer bias） 一般来说，志愿参加观察研究者与非志愿者在关心健康、注意饮食卫生及营养食疗、禁烟禁酒、坚持锻炼等方面有系统差异，因志愿者常被入选为观察对象，而非志愿者常落选，故这样的观察或研究结果肯定存在选择偏倚，这种偏倚称为志愿者偏倚。例如，在某项措施（如体育锻炼）预防冠心病的观察研究中，参加者都是志愿者，而非志愿者为对照，以比较该项措施的效果，这当然得不出正确结论。

7. 集合偏倚（assembly bias） 疾病预后研究中，由于医院的性质与任务不同，各医院收治患者的病情、病程、临床类型就可能不同，就诊患者的地区、经济收入、职业文化等亦可能不同。由这样的患者集合成队列进行随访，观察到的预后差异，常可能是由上述因素差异所导致，而非所研究的预后因素造成的。这种因不同来源病例集合造成的偏倚称为集合偏倚，其本质是研究对象的代表性存在问题。

（三）控制

选择偏倚来源于设计和资料收集上的缺陷，原则上应尽量避免和减少选择偏倚的产生。

1. 建立健全的健康监测系统 控制选择偏倚的关键在于获取有代表性的研究样本，而只有建立健全的健康监测系统（health information system，HIS），掌握全人群有关暴露和疾病的信息，才能最大限度地获取人群中有代表性的样本。

例如，在以医院为基础的病例对照研究中，病例和对照的选取来自医院人群，不能获得涉及全人群的有关疾病发生和死亡的相应资料，容易发生选择偏倚。而以社区为基础的病例对照，可以利用疾病监测资料或居民健康档案选择合适的病例，可以较好地确定源人群，容易保证病例和对照来自同一源人群，其代表性较好。

2. 采用严格科学的研究设计　减少选择偏倚的关键是要有一个周密严谨的科研设计。研究者应充分熟悉在研究实施中可能会出现选择偏倚的各个环节，从而在设计过程中加以控制。研究者在研究设计过程中应明确定义目标人群和研究人群，根据研究的性质预测样本建立过程中可能产生的各种选择偏倚，并采取相应的措施以减少或控制选择偏倚的发生。若选择偏倚可能与潜在的混杂因素有联系，则可通过对研究对象加以限制或精确地测量该因素，从而在分析过程中加以控制。

病例对照研究应尽量避免完全以医院人群为对象，特别是对照人群，应尽可能选择社区样本，可以同时设立社区对照和医院对照，将不同来源的对照组所获得结果加以比较，以推测是否存在选择偏倚。即使是病例组，若只能从医院选择样本，也应在不同地区、不同等级的医院中随机抽样，也可根据所研究疾病的自然史和其人群分布特点，在不同病情、病程和临床亚型的病例中获取所需样本。如果所调查目标人群中有已经建立的队列，则可从中获得所研究疾病的新发病例，并随机选择对照，必要时可进行巢式病例对照研究。

队列研究中如果条件许可，也可设立多个比较组，可将暴露人群的发病水平与全人群的发病水平进行比较，或与不同暴露水平或非暴露的其他队列进行比较。也可将暴露队列内部不同暴露程度的亚组间进行相互比较。

临床试验等实验研究应遵循随机对照原则。志愿参加研究的所有对象应随机地被分配到试验组和对照组，而不能主观选择组别。随机化的目的是使所比较各组除观察因素外，其他条件保持均衡可比。

3. 明确对象纳入标准，加强随访，提高应答率　所有纳入研究的对象都必须符合事先设立的纳入标准，包括疾病诊断标准和暴露判别标准，应尽可能选取合格的新发病例，避免存活者偏倚。

在队列研究和干预试验的实施过程中，应动态地掌握整个队列的变迁，定期随访、记录队列中有关暴露与疾病的变化，做好研究的宣传和解释工作，减少中途退出和失访。

现况调查中无应答对结果的影响随无应答率的升高而增加，研究中应尽量减少无应答的发生，如可通过各种途径增加调查对象对研究意义的了解或减少研究给调查对象带来的不便。对无应答者应尽量获取其有关信息。当无应答率大于10%时，应以无应答者的随机样本来比较其与应答者有关敏感信息的可比性，从而估计无应答偏倚对研究结果的影响程度。

三、信息偏倚与控制

> **案例 24-2**
> 在一项队列研究中，暴露组和非暴露组某病发病的真实情况的分布如表24-2所示，现假设某研究者对暴露组与非暴露组分别采用了真实性不同的两种方法去诊断疾病，暴露组所用方法的正确指数 =0.6，假阳性率 =0.3；非暴露组所用方法的正确指数 =0.5，假阳性率 =0.1。
>
> 表 24-2　暴露组和非暴露组某病发病的真实情况
>
> | | 暴露组 | 非暴露组 | 合计 |
> |---|---|---|---|
> | 发病人数 | 60 | 30 | 90 |
> | 未发病人数 | 40 | 70 | 110 |
> | 合计 | 100 | 100 | 200 |
>
> 问题：
> 1. 此项研究结果会出现何种偏倚？
> 2. 根据上述资料，对存在的偏倚大小与方向予以测量。

（一）概念

信息偏倚（information bias）又称观察偏倚（observational bias）或错分偏倚（misclassification bias），是指在研究的实施阶段，由于观察和测量方法的缺陷、诊断标准不明确或资料缺失、遗漏等产生的系统误差。信息偏倚可来自研究对象、调查者，也可来自于测量的仪器、设备、方法等。

（二）种类

信息偏倚有多种，包括回忆偏倚、报告偏倚、调查者偏倚和测量偏倚等，可发生在各种流行病学研究中。

1. 回忆偏倚（recall bias）　参照第二十章。

2. 报告偏倚（reporting bias）　具体概念请参照描述性研究章节。当调查内容为敏感问题，或可能涉及补偿、名誉等研究对象的切身利益时，易产生报告偏倚。

3. 调查者偏倚（interviewer bias）　参照第十九章和第二十章。

4. 测量偏倚（measurement bias）　参照第十九章。

5. 诊断怀疑偏倚（diagnostic suspicion bias）　是指研究者事先已经知道研究对象的暴露史，怀疑他们已经患某病，于是在对暴露者和非暴露者询问暴露史、疾病史和做各种检查时采取了不可比的做法，由此导致研究结果上产生的系统误差称为诊断怀疑偏倚。

6. 暴露怀疑偏倚（exposure suspicion bias）　常发生在病例对照研究中，研究者若事先已了解研究对象的患病情况或某结局，可能会对其采取与对照组不可比的方法探寻认为与某病或某结局有关的因素，由此而导致的系统误差称为暴露怀疑偏倚。

（三）信息偏倚的后果

信息偏倚的后果就是导致个体被纳入不正确的分组中，这种错误分类称为错分（misclassification），如判断有病为无病、判断有暴露为无暴露等。错分可分为差异错分或非差异错分。如果在比较组间暴露或结局指标测量的系统误差的大小和方向是相同或相似的，该错分称为非差异错分，否则为差异错分。非差异错分随着错分程度增大，暴露与结局趋向于无联系，即非差异错分会减弱暴露与结局的效应联系强度，但不改变方向。而差异错分则可改变暴露与结局联系的强度甚至方向。在案例 24-2 中，在无错误分类的情况下 $RR = \dfrac{60/100}{30/100} = 2$。当暴露组所用方法的正确指数 =0.6，假阳性率 =0.3 时，可计算出暴露组有 66 人发病，34 人未发病；非暴露组所用方法的正确指数 =0.5，假阳性率 =0.1 时，可计算出非暴露组有 25 人发病，75 人未发病。此时，暴露组有 6 人被错分，而非暴露组有 5 人被错分，RR 值增加为 2.64。本案例中两组错分的程度不同，导致结果比实际的相对危险度高。

（四）控制

1. 研究设计阶段　在研究设计中对暴露必须有严格、客观的定义，并力求指标定量化；要有统一、明确的疾病诊断标准。调查表项目应易于理解和回答。研究对象应清楚地了解本次研究的目的、意义和要求，以获取其配合和支持。对于涉及生活方式和隐私的问卷，应事先告知研究对象所有应答均获保密并将得到妥善保管，必要时可采用匿名问卷。调查员需经过严格培训，诚实可靠地理解调查的意义、方法和内容，能严谨客观地从事资料收集工作。研究者应定期检查资料的质量，并设立质量控制程序。

2. 资料收集阶段　信息偏倚与对象的记忆程度有关，在研究中可对同一内容以不同的形式重复询问，以帮助研究对象回忆并检验其应答的可信性。例如，询问吸烟暴露年数时可问：你一生中共吸过几年烟？和你一生中哪几年吸烟、哪几年不吸烟？为了便于对象理解并准确地定量，可在询问中使用实物如杯子、量匙等来为某些暴露，如每日饮酒量、盐摄入量等定量。

为了避免主观诱导对象，除了严格培训调查员外，在临床试验和某些现场研究中，应尽可能采用盲法以消除主观因素对研究结果的影响。研究中的各种测量仪器、试剂和方法都应标准化；应使用同一型号的仪器并定期校验；试剂必须是同一品牌、同一来源并力求同一批号；检测方法要统一，并由专人测定。

对敏感问题进行调查时，应尽量采用敏感问题调查的技术或方法，如设计适当的问卷，应用随机应答技术等，以获得可靠的信息，避免报告偏倚。

四、混杂偏倚与控制

案例 24-3

某课题开展了一项吸烟、饮酒与肺癌关系的病例对照研究，调查结果见表 24-3 和表 24-4。

表 24-3 吸烟与肺癌关系的病例对照研究资料

	病例例数	对照例数	合计例数
吸烟	24	16	40
不吸烟	6	54	60
合计	30	70	100

表 24-4 饮酒与肺癌关系的病例对照研究资料

	病例例数	对照例数	合计例数
饮酒	20	30	50
不饮酒	10	40	50
合计	30	70	100

问题：
1. 请计算吸烟与饮酒各自的 OR 值？
2. 您认为饮酒能导致肺癌吗？如果不能的话，您认为为何会出现以上分析结果？

（一）概念

在流行病学研究中，由于一个或多个外来因素（又称第三因子）的存在，掩盖或夸大了暴露与疾病（或事件）的联系，从而部分或全部地歪曲了两者之间的真实联系，称为混杂偏倚或混杂（confounding）。引起混杂偏倚的因素称为混杂因子（confounder）。混杂作用可以在任意方向上造成偏差，它可以高估效应，也可以低估效应。

（二）混杂偏倚形成的条件

在研究暴露 E 与疾病 D 的关系时，如果因素 F 是混杂因子，则应满足如下条件：①混杂因子 F 必须与所研究疾病 D 的发生有关，是该疾病的危险因素之一；②混杂因子 F 必须与暴露 E 有统计学联系；③混杂因子 F 必须不是暴露 E 与疾病 D 病因链上的中间环节或中间步骤。满足这些基本条件的混杂因子 F 如果在所比较的各组分布不均，就可导致混杂偏倚的发生（图 24-1）。

例如，在研究饮酒与肺癌的关系时，吸烟可能影响两者之间的真实联系。饮酒人群中吸烟者所占比例较高，而不饮酒人群中吸烟者所占比例较低，同时吸烟者肺癌的发病风险高于非吸烟者。案例 24-3 中，吸烟与肺癌的 OR=13.5，χ^2=28.571，说明吸烟与肺癌的发生有联系；饮酒与肺癌的 OR=2.67，χ^2=4.762，说明饮酒与肺癌的发生也有联系。但病例组与对照组吸烟分布不均衡，最终可能会高估饮酒对肺癌的危险作用，此时吸烟因素产生混杂作用，夸大了饮酒与肺癌间的真实联系。因此尚不能认为饮酒导致肺癌。

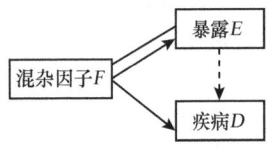

图 24-1 混杂因素特征图
注：图中无箭头连线代表非因果联系，箭头连线代表因果关联，箭头虚线代表要研究的联系。

（三）控制

混杂偏倚可发生在研究的各个阶段，因此可通过良好的设计、周密的分析和合理的解释来避免混杂因素对研究结果的影响。常用的方法包括限制条件、匹配、随机化、分层分析和多因素分析等。

1. 限制 对研究对象纳入条件按可能存在的混杂因素予以限制，如限制性别、年龄、职业等，但限制可能影响研究的外部真实性。

2. 匹配 在研究设计阶段，将混杂因素作为配比因素，采用匹配法选择对象，进而控制混杂，提高统计学效率。

3. 随机化 多用于实验性研究中，使混杂因素在各个比较组间分布均衡。在临床试验研究中，采用随机化方法进行分组是消除混杂偏倚的最好方法，它不仅平衡了治疗组和对照组的各种已知的可能影响疗效或预后的因素，而且也平衡了各种我们不知道的可能影响疗效和预后的因素。

4. 分层分析 在资料分析阶段，可按某混杂因素进行分层分析。

5. 多因素分析 为同时控制多个混杂因素的混杂作用，可采用多元 Logistic、Cox 等回归分析方法进行分析。

第二节 病因研究

一、因果关系概述

疾病病因是流行病学最主要的研究内容。病因研究不仅同疾病的诊断有关，还直接关系到疾病的治疗和预防。流行病学研究中的病因推断，实际上是病因分析或实验流行病学的指导框架和评价准则，对于形成因果思维方式和理解因果性研究结果是至关重要的，它不仅指导着预防医学实践，而且指导着临床医学实践。

（一）病因的定义

人们对于病因的认识，从最初的唯心主义病因观，到唯物主义病因观、特异病因学说，再到现代的多病因学说，经历了一个漫长的过程。由于不同学科研究病因的出发点和观察对象的水平不同，病因的概念也各异。Lilienfeld 从流行病学角度这样陈述：那些能使人群发病概率升高的因素，就可认为是病因，其中某个或多个因素不存在时，人群疾病频率就会下降。因此，流行病学中的病因观是符合概率论因果观的。流行病学一般将病因称为危险因素（risk factor），其含义就是指能使疾病发生概率升高的因素，包括化学、物理、生物、精神心理及遗传等。流行病学对病因的认识在疾病防控上有着重要的意义，一旦从流行病学角度清楚了某种病因作用，没必要等到把这种疾病的所有危险因素都搞清楚后再进行防控。例如，研究发现吸烟是肺癌发病的危险因素，即使不清楚肺癌的其他发病危险因素，我们也可以通过采取控烟有效降低肺癌的发病率。

（二）病因分类

病因的分类有多种形式，如按照病因的作用性质，可分为充分病因和必要病因；按照其作用方式，病因可分为直接病因和间接病因；按照病因的来源，可分为宿主因素和环境因素两个方面等。

1. 按作用性质 充分病因（sufficient cause）是指有该病因存在，必定（概率为100%）导致疾病发生，即一组必然导致疾病发生的最低限度的状态和事件。这类病因在急性病中表现较为明显。例如，强噪声是爆震性耳聋的充分病因、高温是中暑的充分病因。必要病因（necessary cause）是指有相应疾病发生以前必定有该病因存在，即引起某种疾病发生必须具备的条件，一旦该因素缺乏，疾病就不会发生，这类病因在传染病中的表现尤为突出。例如，结核杆菌是结核病的必要病因，没有结核杆菌的感染，结核病就不会发生。

2. 按作用方式 直接病因（direct cause）是指与疾病发生直接相关的作用因素，多为传染病的病原体或微观的致病机制，如乙型肝炎病毒是乙型肝炎的直接病因。间接病因（indirect cause）是指与疾病发生有关的间接因素，是引起疾病的辅助因素，这些因素的存在能促进疾病的发生，如营养不良、精神刺激、卫生条件差等都可能是一些疾病的间接病因。

3. 按病因的来源 宿主因素主要包括遗传、年龄、性别、种族、精神心理、行为、婚姻等先天和后天因素。环境因素主要包括生物、化学、物理和社会因素。

二、病因模型

从19世纪末至今，流行病学家提出了诸多疾病的病因模型，使人们对疾病发生的认识更加深入。病因模型（causal model）是用简洁的概念关系模式图来表达病因与疾病间的关系，提供因果关系的思维框架，其涉及各个方面因果关系的路径。目前，有代表性的病因模型包括三角模型、轮状模型、病因网模型。

（一）三角模型（triangle model）

三角模型亦称流行病学三角，该模型强调致病因子、环境和宿主是疾病发生的三要素。正常情况下，三者通过相互作用保持平衡，使人们保持健康。一旦其中某要素发生变化，三者失去平衡，就将导致疾病发生（图24-2）。该模型主要适用于传染病的研究，其缺陷在于把疾病发生的三个要素分离开来，强调三者同等重要。因此，一些慢性病和非传染性疾病，因无特异性病原体，三角模型难以表达其因果关系。

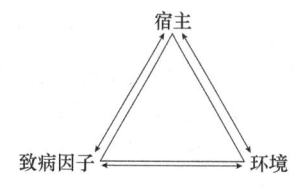

图24-2 三角模型

双向箭头代表要素间相互作用

（二）轮状模型（wheel model）

轮状模型亦称车轮模型，该模型强调环境与宿主的密切关系。轮状模型的核心是宿主，其中的遗传物质有重要作用；外围的轮子表示环境，包括生物、理化和社会环境（图24-3）。轮状模型构成的各部分具有伸缩性，其大小变化随不同疾病而异。以遗传为主的疾病的轮状模型，遗传内核可大些，如白化病等；与环境密切疾病的轮状模型，外围表示环境的轮子则大些，如硅肺等。该模型相比三角模型更接近实际，特别是对于慢性非传染性疾病，尽管其病因还不十分清楚，但它必然来自机体和环境。

（三）病因网模型（web of causation model）

病因网模型，根据三角模型或轮状模型提供的框架寻找某疾病多方面的病因，这些病因相互存在联系，按时间顺序将这些病因连起来就构成一条病因链，多个病因链交错连接起来就形成一张病因网。以冠心病的病因为例，吸烟、饮酒、不良饮食习惯和少体力活动等生活习惯均可单独或联合影响血糖、血脂、体重和血压，同时体重对血脂、血糖和血压也存在影响，高血压、高血脂和高血糖又与动脉粥样硬化有关，后者可直接引起冠心病的发生。这些因素相互作用，相互联合，共同形成了冠心病的病因网模型（图24-4）。病因网模型可以提供较为完整的因果关系途径，很好地阐述复杂的因果关系，从而使人们可以有的放矢地指导疾病的有效防控。

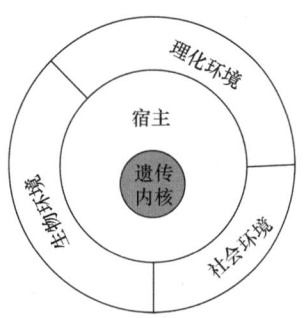

图24-3　轮状模型

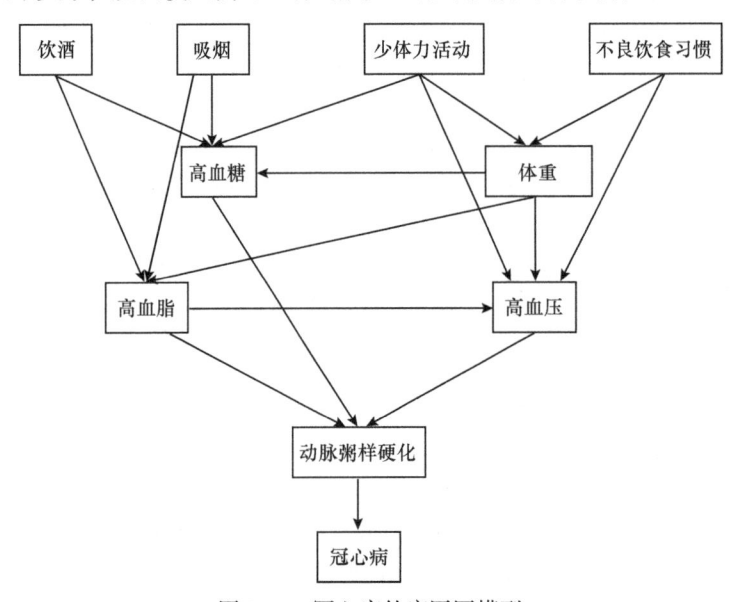

图24-4　冠心病的病因网模型

三、因果研究一般过程

> **案例24-4**
> 案例采用病例对照研究章节中肺癌的临床背景。
> 问题：你从临床观察和生态学研究结果中得到什么启示？能否下结论？若不能，为什么？还需做哪些工作？

流行病学病因学研究以人群为研究对象，通过建立病因假设、检验和验证病因假设及因果关系推断三个步骤来完成因果研究。

（一）病因假设的建立

通常从描述性研究入手，通过收集疾病和各种有关因素在不同时间、空间和人群间的分布信息，结合收集的病例的临床、实验室和病理资料，从而初步了解疾病的特征，并通过分析列出影响疾病分布因素的线索，形成关于暴露与疾病关联的病因假设。例如，通过大量的临床观察发现肺癌患者有很多人吸烟，从而为研究肺癌的病因提供了线索，即吸烟可能与肺癌有关。另外，生态学研究也显示，20世纪上半叶英国肺癌的死亡率呈迅速上升趋势，而且这一趋势与烟草的消耗量呈平行关系，这种分布状况进一步提示肺癌与吸烟可能存在联系。

案例 24-4（续）

①案例采用病例对照研究章节中 Doll 与 Hill 进行的吸烟与肺癌关系的病例对照研究。②从 1951 年开始，Doll 与 Hill 对居住在英国国内的注册医生进行了长达 20 余年的前瞻性队列研究，他们通过信函或查阅医学会有关医生死亡及患者死亡原因的报告来了解吸烟组和不吸烟组肺癌的发生及患者死亡情况。观察结束后，统计两组观察人年数，计算并比较两组肺癌发病率或死亡率的差异，并计算 RR 等关联强度指标。1956 年进行小结发现吸烟组肺癌患者死亡率为 0.90‰，不吸烟组为 0.07‰，RR 为 12.9。

问题：

1. 根据病例对照研究的结果可以得出什么结论？该研究的主要局限性是什么？
2. 在因果关系推断中，前瞻性研究跟回顾性研究相比有何优势？队列研究的结果能说明什么问题？

（二）病因假设的检验与验证

由描述性研究建立的病因假设，需经过分析流行病学、实验性研究的检验与验证。分析流行病学包括病例对照研究和队列研究，可评价所研究的暴露与疾病是否存在关联、关联的强度及其统计学意义，以及关联强度估计的有效性和精确性。例如，英国医师 Doll 与 Hill 从 1948 年开始进行的吸烟与肺癌的病例对照研究发现，肺癌患者中吸烟者比例明显高于对照组，说明吸烟有可能是肺癌的病因。但病例对照研究信息的准确性和真实性难以保证，回忆偏倚难以避免，难以确定暴露与疾病的时间顺序，一般无法直接推导因果关系的结论。

Doll 与 Hill 进行的病例对照研究的结果表明，吸烟者患肺癌的危险高于不吸烟者，吸烟量越大，患肺癌的风险越高，呈明显的剂量效应关系。队列研究暴露在前，疾病发生在后，因果时间顺序明确，加之偏倚较少，其检验病因假设的能力较强，一般可证实因果关系。上述研究获得的暴露与疾病的关联，最终仍需经过实验流行病学方法的验证。因此，在条件允许的情况下，可运用现场干预、准实验等方法来验证病因假设。例如，戒烟的干预实验结果显示，戒烟的年限越长，肺癌的发病率下降越明显，可通过评估戒烟对预防肺癌发病的效果来验证吸烟与肺癌的因果关系。

（三）因果关系推断

当上述研究证实某病因假设成立时，可结合生物学、医学及其他自然科学和社会科学的研究成果，根据因果推断标准，进行病因推断，从而明确疾病与因素是否存在因果关系。流行病学因果研究一般过程可归纳为图 24-5 所示内容。

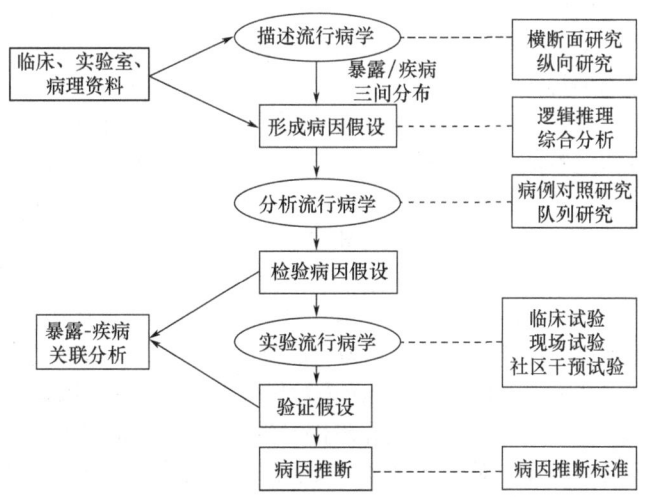

图 24-5　流行病学因果研究一般过程

第三节　因果推断

案例 24-5

在幽门螺杆菌感染与十二指肠溃疡的关系研究中我们获得如下证据：

（1）324例幽门螺杆菌感染者，10年中有11%发生十二指肠溃疡，而133例非感染者仅有0.8%发生十二指肠溃疡。说明感染在前，发病在后。

（2）90%~100%的十二指肠溃疡患者存在幽门螺杆菌的感染，OR>10；11%的感染者在10年中发生该病，RR>10；十二指肠溃疡患者的感染密度（每平方毫米胃黏膜）高于非患者；幽门螺杆菌的感染率与卫生条件有关，在发展中国家较高，可达50%以上，十二指肠溃疡患病率亦较高；幽门螺杆菌感染无性别差异。

（3）许多研究者重复得到相同结果。

（4）幽门螺杆菌结合部位在胃窦细胞，它可随着胃窦细胞进入十二指肠，引起炎症，削弱黏膜相关功能，使其易于遭受酸的损伤。

（5）临床中清除幽门螺杆菌可使十二指肠溃疡愈合，其效果等同于组胺受体拮抗剂治疗效果；用三联抗菌药物清除该菌后，长期溃疡复发率为零，而用组胺受体抗体拮抗治疗，复发率为60%~80%。

问题：

1. 上述5个证据分别对应因果推断的哪条标准？
2. 上述证据能否说明幽门螺杆菌感染与十二指肠溃疡的发生有因果关联？并说明理由。

一、因果推断的逻辑方法

在形成病因假设的思维、分析和推理中，假设演绎法和Mill准则是常用的逻辑推理方式。

（一）假设演绎法

假设是在为数不多的经验事实及已有理论的基础上，通过逻辑推理或创造性想象（猜测）等而形成的。得到假设后，描述流行病学通过假设演绎法同检验假设的分析流行病学研究相衔接。假设演绎法（hypothetic deductive method）最早由赫歇尔（Hershel）提出，对近代科学的发展给予了强有力的推动。该名称中的"演绎"仅针对待观察的经验事实，可由假设相对于背景知识演绎地推导出来，从一般的假设导出具体个别的事实，就是一个演绎推理。但从具体个别的事实成立而推出一般的假设也成立，则是一个归纳推理。其推理形式为：

（1）因为假设H，所以推出证据E（演绎推理）。

（2）因为获得证据E，所以反推假设H（归纳推理）。

假设演绎法的整个推论过程为：从假设演绎地推导出具体的证据，然后用观察或实验检验这个证据，如果证据成立，则假设亦成立。从逻辑学上看，反推是归纳的。从一个假设可推出多个具体证据，多个具体证据被证实，则可使归纳支持该假设的概率增加。

例如，在沙度利胺与畸形儿的关系研究中，依据病理报告发现问题及描述性研究总结规律，提出假设H：怀孕早期服用沙度利胺是导致畸形儿的原因；根据该假设H，加上以相关背景知识为前提，演绎地推出若干具体经验证据E_1（畸形儿母亲服用沙度利胺的比例高于正常儿童），E_2（母亲服用沙度利胺组畸形儿出生率高于母亲未服用组），E_3（控制沙度利胺的服用后，畸形儿的出生率下降）。如果E_1、E_2、E_3成立，则假设H亦获得相应强度的归纳支持。

（二）Mill准则

1. 求同法（method of agreement）　是指在发生相同事件的不同群体中寻找共同点。例如，所有天花患者都有天花病毒感染，因此天花病毒感染可能是天花的病因。又如在肝癌病例中发现均有或相当一部分患者有乙肝病毒感染，则乙肝病毒感染被怀疑是肝癌的危险因素。

2. 求异法（method of difference）　是指在事件发生的不同情况的不同群体中寻找不同点。对群体而言，发病率高与低会有差异；对个体而言，发病与不发病会有差异。如果同一疾病的发病率在某因素暴露或不暴露条件下，差异很大，则这种因素就可能为该病的病因。例如，一项食物中毒暴发调查发现，喝冰豆浆的人群比未喝冰豆浆人群的发病率明显要高，则说明冰豆浆可能是导致这起食物中毒的危险因素。

3. 共变法（method of concomitant variation）　是指当有关（暴露）因素不是二分类的（有或无），而是等级或定量的，并与事件（结局）效应成量变关系（剂量-反应关系），则该因素很可能是该病的病因。例如，在吸烟与肺癌的关系研究中，随着吸烟剂量（等级）的增加，肺癌的优势比

（OR）或 RR 也增加，即吸烟与肺癌成共变或剂量-反应关系，所以支持吸烟为肺癌的病因。

4. 剩余法（method of residues） 是指某病发生是由多种因素所致的，把其中已确认有因果联系的部分减去，那么剩余部分必有因果关系。例如，既往研究发现肝癌的发生与乙肝、丙肝等病毒感染有关，也与食物中的黄曲霉素有关。但有部分患者无法用这些危险因素解释，那么就可推理其他剩余因素也是可能的病因，如饮用水中的藻类毒素。

5. 类推法（method of analogy） 是指当一种病因未明疾病的分布与另一种病因已清楚疾病的分布相似时，把该病病因推断为不明原因疾病的可能病因。例如，已证实食用粗制棉籽油可导致棉酚中毒，现发现一种低血钾软瘫发病的地区分布也以棉区为主，故推理出食用棉籽油也可能是低血钾软瘫的病因。

二、疾病与因素间关联的种类

（一）因果关联（causal association）

因果关联是指一定的原因产生一定的结果。因与果在空间上总是相伴存在，在时间上总是先后相随的。因果关联有以下几种联系方式：

1. 单因单果 指一种因素只引起一种疾病，一种疾病只由一种因素引起。这是人类早期朴素的病因观，现代病因理论认为单因单果的病因关系几乎不存在，即使是存在必要病因的传染病，其病因也不是单一的，因为除了病原体外，还存在宿主易感性等因素的影响。

2. 单因多果 指一个因素可引起多种疾病，单因多果的现象是常见的。例如，吸烟可引起肺癌、心脏病、慢性支气管炎等多种疾病。此种因果关系解释了病因的多效应性，并指出阻断或控制某个病因可以预防多种不同的疾病。

3. 多因单果 指多种因素可以引起一种疾病，多因单果的现象也是常见的。例如，吸烟、高血压和高血脂可以引起心血管疾病，但是这些因素并非仅导致这一种疾病。多因单果从疾病发生的复杂性方面解释了病因的致病作用，并指出控制某种疾病的发生和发展可以从多个方面下手。

4. 多因多果 指多种因素可以引起多种疾病或结局。例如，吸烟、高血压和高血脂不仅可以引起心血管疾病，也会导致脑卒中等其他疾病。不同疾病的多个病因可以完全相同，但多数情况下只是部分相同。多因多果的病因现象使得病因研究变得复杂和不确定。

（二）虚假关联（spurious association）

虚假关联是指由于在研究过程中的某些人为误差或机遇，使得本来没有联系的某因素和疾病表现出了统计学上的联系。研究对象选择不恰当、测量数据的方法有错误、抽样误差等均会产生虚假的联系。流行病学研究中，暴露与疾病间的虚假关联主要由选择偏倚、信息偏倚和混杂偏倚所致。例如，在病例对照研究中，研究者调查暴露时对病例组详细询问而对对照组只是简单询问，以致病例组回忆的暴露比例高于对照组，从而使原本无关的暴露与疾病变得有关联，这是由于信息偏倚引起的虚假关联。

（三）继发关联（secondary association）

继发关联亦称间接关联（indirect association），是指本来两事件不存在因果关联，但由于两事件的发生都与另外一种因素有关，结果两事件间出现了统计学上的联系，即产生了混杂。例如，白发与年龄有关，恶性肿瘤的发病危险随年龄增长而升高，可以出现白发人恶性肿瘤发病率高于非白发人，白发与恶性肿瘤间有统计学关联。实际上白发与恶性肿瘤毫不相干，两者均与年龄有关，所以白发与恶性肿瘤的关联属继发关联。

三、因果关联的推断标准

随着流行病学的发展，判断疾病病因的流行病学标准也在不断地变化。目前，接受度最高、应用最广泛的是 1965 年 Hill 在皇家医学会职业医学分会上提出的希尔标准（Hill's criteria）。

（一）关联的时间顺序（temporality of association）

如果怀疑病因 X 引起疾病 Y（$X \rightarrow Y$），则 X 必须发生于 Y 之前，这就是前因后果的时间顺序。即使在不能明确断定 X 与 Y 的时间顺序时，也必须存在 X 先于 Y 发生的可能性。在确定前因后果的时间顺序上，实验性研究和队列研究最好，病例对照研究（用新病例）和生态学时间序列研究次之，横断面研究较差。例如，伦敦烟雾事件后呼吸道和心血管疾病患者死亡率上升，欧洲沙度利胺大量上市后海豹短肢畸形儿的数量增加，都提示了时间前后关系。对于慢性病，还需注意怀疑病因 X 与疾病 Y 的时间间隔。例如，从石棉暴露到发生肺癌至少要 15～20 年，如石棉暴露 3 年后发生了肺癌，显然不能归因于石棉。

（二）关联的强度（strength of association）

一般而言，关联的强度越大，该关联为因果关系的可能性就越大。在流行病学中评价关联强度的指标主要是 RR 或 OR。在设计和分析正确的前提下，如果 RR ≥ 3，那么某疾病与暴露间很可能存在因果关联。例如，吸烟与肺癌的 RR 为 13.7，而吸烟与冠心病的 RR 值为 2.0，提示吸烟与肺癌的因果关联的可能性比吸烟与冠心病的因果关联的可能性大。

（三）剂量-反应关系（dose-response relationship）

所研究因素可以定量或分等级时，疾病的发生频率随着因素暴露量的变化而变化，即表明因素和疾病间存在因果关联的可能性较大。在吸烟与肺癌的研究中，有研究资料表明平均每天吸烟量越多，发生肺癌的概率就越大；而戒烟人群中，戒烟的年限越长，发生肺癌的概率越小，吸烟与肺癌呈现明显的剂量-反应关系。然而，流行病学研究多是基于人群开展，因此剂量-反应关系并不一定可以用已知的直线或曲线模型拟合，也并不一定在所有人群中都能观察到剂量-反应关系。

（四）关联的可重复性（consistency of association）

关联的可重复性是指在不同的人群、不同的地区和不同的时间重复观察到相同或类似的结果。重复出现的次数越多，因果推断越具有说服力。与观察性研究相比，实验性研究的可重复性较好，这是因为实验性研究的控制条件要好得多。某些观察性研究结果的差异，有可能是由背景条件（其他危险因素）的差异所致的。多数研究的可重复性使因果关联的可能性增加，而少数或个别研究的不同甚至相反的结果并不能简单反驳因果假设，而需要仔细探究结果差异的缘由。

（五）实验证据（experimental evidence）

实验证据指关于某关联的实验研究证据。开展在人群中的病因研究都属于观察性研究，观察性研究的结论可能出错，可以用更可靠的实验性研究加以确证。例如，在人群中研究吸烟和肺癌的关系只能使用观察性研究，如果在动物实验中能利用吸烟成功诱发肺癌，将会进一步支持吸烟是肺癌病因的推论。

（六）关联的生物学合理性（biologic plausibility of association）

所研究因素与疾病的关联应符合疾病的自然史和生物学原理，在科学上应"言之有理"，即用现代医学知识可以对其做出合理的解释。例如，高脂血症与冠心病的因果关联，与冠状动脉粥样硬化的病理证据及动物实验结果吻合。

（七）关联的特异性（specificity of association）

关联的特异性是指病因与疾病有严格的对应关系，即某种因素只能引起某种特定的疾病，某种疾病只能由某因素引起。这种关联的特异性一般只适用于传染病，而对大多数非传染性疾病而言，病因关联的特异性并不十分明显。一般而言，当关联具有特异性时，可加强病因推断的说服力；当关联不存在特异性时，并不能因此排除因果联系。

（八）关联的分布一致性（coherence of association）

关联的分布一致性是指暴露与疾病在时间、空间、人群间的分布相吻合。例如，有研究发现肺癌患者死亡率的增加与烟草的消费量呈明显的相关关系，提示肺癌与吸烟可能存在因果联系。

（九）关联的相似性（analogy of association）

关联的相似性是指存在已知的类似的病因和疾病的因果关系，由于可以类比的因果关系的存在，将加强新的因果关系的可能性。例如，如果已知某化学物质有致癌作用，当发现另一种类似的化学物质与同一种癌症也存在关联时，它们之间存在因果关系的可能性加大。

因果关系的判断是复杂的，上述9条标准中，存在关联（包括剂量反应关系）及关联的时间顺序是判断因果关系的必要条件和特异条件；而关联的可重复性是重要的依据，关联的特异性、关联的生物学合理性和实验证据为参考条件。在因果关系的判断中，并不一定要求9条标准全部满足，但满足的条件越多，其因果关联成立的可能性就越大，误判的可能性就越小。另外，还需考虑不同研究设计的科学性与合理性，以此判断各研究结果作为因果关联证据的可靠性。案例24-5 幽门螺杆菌感染与十二指肠溃疡的5个证据分别对应因果关联的时间顺序、强度、可重复性、合理性和实验证据，按照因果推断标准，幽门螺杆菌感染与十二指肠溃疡的因果关联可以成立。

（丁国永）

第二十五章 循证医学

循证医学是一门要求医生、医疗卫生决策者利用现有最好的证据制订关于个体患者的治疗方案或适用于不同人群群体管理和政策措施的科学。

过去的几个世纪中，现代医学在怀疑和反思中不断前行，曾经有许多无效甚至有害的治疗手段在缺乏明确证据支持的情况下被施用，夺走了数以万计患者的生命。直到20世纪中叶随机对照试验的诞生，它通过无选择地平衡组间所有可能的混杂因子，彻底解决了几百年来困扰临床研究的比较组之间不可比的问题。随机对照试验一经诞生，很快被视为评价治疗措施有效性的金标准，并累积了大量高质量的科学证据。这个大的背景，为循证医学的诞生打下了基础。

作为临床专业的学生，我们必须具备检索、利用和整合证据的能力。作为一名医生，必须做出正确的诊断并选择最合适的治疗方法使患者恢复健康或减轻患者的疾病负担。

第一节 循证医学概述

> **案例 25-1**
>
> 桥水公司总裁雷伊·达里奥因食管不适，联系了五位专家为他治疗，第一位专家就诊后认为对该病只能先观察，但其日后有转变为食管癌的风险。第二位专家就诊后认为，应该切除这个病灶避免以后癌变，终生不发病的概率可达到90%。同样一种病，两位专家给出了截然不同的方案，这让达里奥十分困惑。于是他又联系了第三位专家，第三位专家一致认为目前没有发病的危险，但建议每3个月复查一次，并先做活检检查，利用显微镜观察病灶的发展情况。最后达里奥接受了第三位专家的意见，活检后发现没有病变，一场虚惊。
>
> 问题：
> 1. 在临床工作中，仅凭医生的个人经验得出的结论可信吗？
> 2. 如何才能更好地解决疾病相关的问题？

1996年，牛津大学循证医学中心首任主任大卫·萨基特（David Sackett）教授和牛津大学卫生科学研究院创院院长缪尔·格雷（Muir Gray）爵士在《英国医学杂志》发表了循证医学定义：循证医学是有意识地、明确地、审慎地利用现有最好的证据制订关于个体患者的诊治方案。实施循证医学意味着医生需综合参考研究证据、临床经验和患者的意见。这是诠释循证医学流传最广、影响最大的定义。与传统医学实践不同，循证医学强调一切决策都要基于证据。运用循证医学思维解决问题的过程就是利用证据进行医学实践的过程。

一、证据的含义以及分级

基于证据来进行医学实践是循证医学与传统医学的核心区别，正确理解证据的含义是掌握循证医学思维的关键。在循证医学的概念里，证据指来自以人为基本观察单位的、关于健康和疾病一般规律的科学研究的结果，是直接用来指导临床实践和宏观医疗卫生决策的研究证据。这些研究的方法来源于（临床）流行病学。

实现科学高效的决策需要最佳证据，循证医学实践者不必花费大量时间和精力检索和评价证据质量，只需要充分利用研究人员预先确立的证据分级标准和推荐意见即可。根据所研究问题的不同，研究可分为病因、诊断、预防、治疗、预后等类型。每类研究都有对应的最佳的流行病学研究方法来提供证据，并按照论证强度分为不同的级别。就干预措施的效果而言，最可靠的证据来自多个随机对照试验的系统综述，以下依次为单个随机对照试验、队列研究、病例对照研究、病例报道及医生的临床经验（图25-1）。另外，基于非研究证据的个人经验和观点、依据病理生理知识的推理，以及动物实验、离体实验室研究等也可以作为决策参考，但它们不是流行病学研究的证据，与临床决策无直接的相关性。

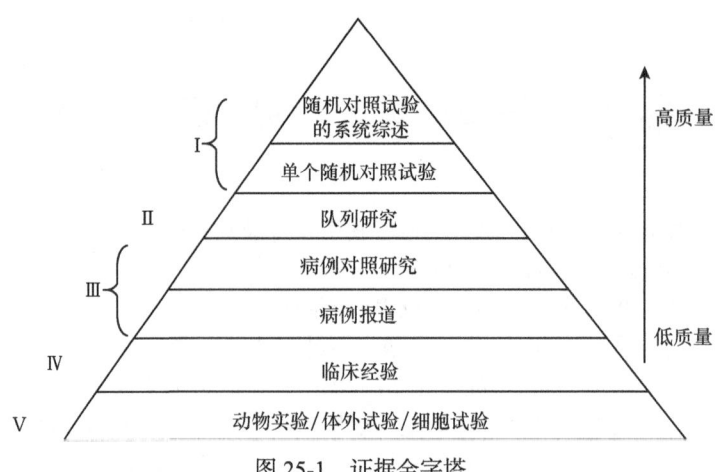

图 25-1　证据金字塔

需要强调的是，虽然随机对照试验是评估干预效果的最好研究方法，但并非提供证据的最好方法。由于问题的性质不同，以及伦理和可行性的限制，很多医学问题不需要也不可能通过随机对照试验来证明。

二、循证医学实践的步骤

循证医学的实践始终围绕着证据，循证医学专家们制作高质量的证据是为了方便循证实践者将它们运用到医学实践中，循证实践者们运用证据必须要学会证据的获取、解读和应用。利用证据的第一步是在实践中发现问题并将问题格式化后提出，这个过程可以借助 PICO 原则，即一种临床问题的构建工具来加以解决，在下文中将会着重介绍。第二步是查找适合的文献库，制订检索策略去检索有关的医学文献，寻找最佳证据。第三步，是严格地评价收集到的研究的方法学质量，判断结果的可信性，分析结果的临床价值和外推性。第四步，兼顾检索到的最佳成果和现有资源及患者的取向，制订合理的治疗方案并应用于临床决策。最后一步，评估证据应用的效果。如果应用成功则进行推广，应用失败则分析具体原因，找出问题，重新进行新一轮的循证研究。

第二节　提出临床问题

基于证据的循证医学实践从提出临床问题开始，问题应该宽窄适宜，目的明确。当构建一个具体的临床问题时，我们可以借助国际上通用的 PICO 原则。PICO 的 4 个字母分别代表研究问题的 4 个基本要素，P 指研究对象（population），I 指干预措施（intervention），C 指比较措施（comparator），O 指结局（outcome）。作为一种规范化的提问原则，PICO 原则可以帮助我们将不易定位的临床问题用标准的形式表达出来，形成全面、清晰、规范的研究问题，缩短寻找答案所需的时间。PICO 原则的用途很广，不仅可以用于循证医学实践的提问和证据检索环节，制作系统综述时的选题和检索文献也会用到。

有关病因、诊断、预防、治疗、预后、卫生经济效果等领域的问题都可以运用 PICO 原则进行梳理，形成系统且规范的研究问题。

（1）在老年人群中使用非甾体类抗炎药物是否增加心力衰竭的发生风险？
（2）多参数磁共振成像与前列腺穿刺活检术相比效果如何？可否用于前列腺癌的诊断？
（3）宫颈癌的早期筛检是否可以降低宫颈癌的死亡率？
（4）心肌梗死患者发生室性心律失常能否使用莫雷西嗪治疗？
（5）宫颈癌早期筛检的卫生经济学如何？

以上研究问题按 PICO 原则拆分后，基本要素见下表（表 25-1）。

表 25-1　实际研究问题举例分析

研究问题类型	P	I	C	O
病因	老年人	非甾体类抗炎药物	其他药物	心力衰竭的发生风险
诊断	前列腺癌患者	多参数磁共振成像	前列腺穿刺活检术	诊断

续表

研究问题类型	P	I	C	O
预防	女性人群	早期筛检	不筛检	死亡率
治疗	发生室性心律失常的心肌梗死患者	莫雷西嗪	其他药物	存活率
卫生经济学	宫颈癌早期筛检者	筛检	不筛检	卫生经济学

第三节 证据的检索

循证医学强调基于现有最好的证据进行医学实践。在循证医学的概念里，一切科学研究的结果皆可成为证据，其中最好、最具有说服力的证据来源就是医学杂志发表的科学研究。但每年都有数百万篇文献发表，且这些文献质量参差不齐，从原始研究着手寻找证据并不现实。为此，循证医学专家们做了大量的工作来收集、加工和整合证据，在原始研究数据库的基础上建立了二次研究数据库供循证实践者查找和使用。两种数据库涉及的检索知识差别不大，但是在检索的策略和使用的数据库上略有不同。

一、证据演进的 5S 模式与证据检索库

（一）5S 模式

2007 年，加拿大信息医学专家 Brian Haynes 教授用 5S 总结了循证医学信息服务模式演进的过程，5S 分别指 studies（原始研究）、syntheses（系统综述）、synopses（系统综述摘要）、summaries（综合证据）、systems（证据系统），除原始研究以外，中间的三类证据资源都属于二次研究证据。证据资源以原始研究为基础，以证据系统为终端，自下而上形成一个支持证据强度不断增加的证据资源金字塔（图 25-2）。

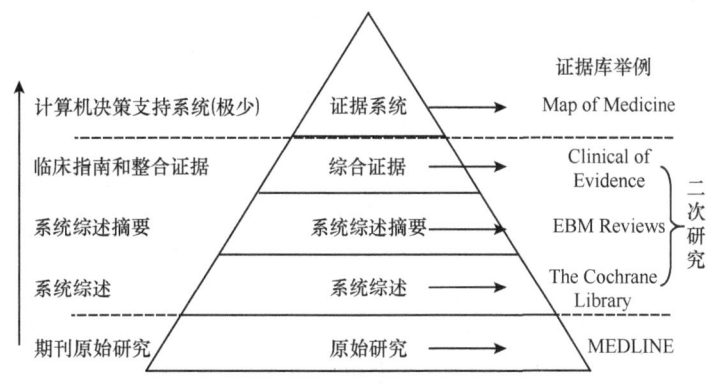

图 25-2 证据资源的 5S 金字塔

证据系统是通过电子病案，将患者个体信息与当前可得的最好证据自动连接，并提醒或告知医护人员治疗关键所在的最理想证据资源。代表类型为计算机决策支持系统。但是现今的系统多未能达到这一完善程度，大多只涵盖有限的临床问题，且为各机构自行创建，国内暂时还无法使用该系统。

综合证据主要指整合较低层次（摘要、综述、原始研究）当前可得的最佳证据，提供针对某一具体疾病及其治疗选择的全面证据。代表类型为 NGC、CE、PIER、UpToDate 及 Best Practice 等临床实践指南类和证据总结类数据库。它的汇总性很强，通常可以直接应用于临床。但是，这些数据库现有总结涉及的疾病种类不全面，制作成本也很高，通常需要付费。

系统综述摘要是对单个原始研究和（或）系统综述的简要描述文献。代表类型为美国内科医师学会杂志俱乐部（ACP Journal Club）、CRD 等循证期刊类和证据评价类数据库。

系统综述指系统综述和荟萃分析（systematic review and meta-analysis），Cochrane 图书馆是该类数据库的代表。系统综述是针对某一具体临床问题，全面收集相关文献并从中筛选出符合标准的文献，运用统计学的原理和方法，对这些文献进行全新的综合和研究而产生的新文献。荟萃分析是定量系统综述的一种分析方法。

原始研究是期刊中的原始研究，代表类型为 MEDLINE、EMBASE 等原始数据库。它的特点是文献数量庞大，但是质量没有保证，需要严格评估证据质量。

（二）二次研究数据库

鉴于检索和解读原始研究的困难，循证医学专家们在原始研究的基础上整理完成的综述、摘要及总结等二次研究，可以帮助查阅人快速及时地获得与研究问题相关的简明、综合的信息。这类证据的文献数据库最著名的有 Cochrane 图书馆、UpToDate 等。

1. UpToDate 是基于循证医学原则的临床决策支持系统，拥有最新最广泛的医学电子教科书，帮助全世界的医生在诊疗时做出正确的决策；UpToDate 会整合研究证据并给出分级推荐意见，这些意见都能够运用到临床实践。它覆盖常见的 25 个临床专科，涵盖了诊疗全流程和生命全周期的绝大多数疾病及其相关问题，且保持时时更新。

2. ACP Journal Club 是一种系统综述摘要型数据库，每月至少过滤 120 种以上的核心临床期刊以查找最佳的原始与综述型文章，结构化整理其中重要的证据所得，以结构式摘要的形式发表。每篇文章均按照 McMaster 在线证据分级系统进行评分，给出星级评价，帮助用户快速、有效挑选高质量文献。

3. Cochrane 图书馆 是一个由国际性非营利民间医疗保健学术团体建立的检索高质量系统综述及随机对照试验的数据库合集，是循证医学证据检索必须借助的数据库之一，包括 Cochrane 系统评价数据库、疗效评价文摘库、Cochrane 临床对照试验中心注册数据库（The Cochrane Central Register of Controlled Trials，CENTRAL）、Cochrane 方法学评价数据库（The Cochrane Database of Methodology Reviews，CDMR）、Cochrane 方法学注册资料数据库（The Cochrane Methodology Register，CMR）、卫生技术评估数据库（The Health Technology Assessment Database，HTA）、英国国家卫生服务部卫生经济评价数据库（The NHS Economic Evaluation Database，NHS EED），共七个子库。在众多的临床医学数据库中，Cochrane 图书馆拥有最全面的系统评价资料，被认为是循证医学的重要资料库。

（三）原始研究数据库

MEDLINE、EMBASE、CENTRAL 被视为三个收录临床试验资源最丰富的电子数据库。对于系统综述的制作者而言，对这类包含海量数据资源数据库的检索是必不可少的工作之一。这三者收录的内容可能交叉重合，但并不彼此包含，漏掉任意一个都可能导致漏检。

1. MEDLINE 由美国国立医学图书馆编纂的 MEDLINE 是原始研究最权威的数据库之一，自 1897 年出版印刷版，1966 年推出电子版以来，共收集超过 1600 万条记录，其中生物医学相关文献 960 万条，覆盖世界 70 多个国家和地区出版的 3400 余种生物医学期刊，且以每年 30~35 万条的速度递增。常用的检索平台有：PubMed、OvidSP、Cambridge Journals Online、EBSCO 等。

2. EMBASE 由荷兰爱思唯尔公司出版的 EMBASE 数据库，自 1946 年出版印刷版，1974 年推出电子版以来，共收集超过 2900 万条记录，覆盖世界 70 多个国家和地区出版的 4800 余种刊物，且以每年 50 万条的速度递增。常用的检索途径有：EMBASE 和 OvidSP 检索平台。

3. CENTRAL 是 Cochrane 图书馆旗下的一个子数据库，主要收录临床研究资料，如医学杂志、研究生论文、学术会议论文等，从中获得临床对照试验，也包括许多研究报告中的对照实验的书目型数据库。CENTRAL 只提供符合质量控制标准的随机对照试验或临床对照试验，是制作系统综述非常好的资料来源。常用检索途径：通过 Cochrane 图书馆网站进行检索。

当查找中文文献时，还需要检索，如中国生物医学期刊文献数据库（CMDisc）、中文生物医学期刊引文数据库（CMCI）、知网（CNKI）、万方资源数据库、维普期刊数据库等中文数据库。

对于循证医学实践者来说，检索目的主要聚焦于运用循证证据，没有必要从复杂的原始研究开始检索，只要检索最适合自己研究问题的数据库即可，证据检索的程序应该逆着证据演进的方向，自上而下进行，直到检索到满意的证据为止。但对于想要制作系统综述的研究者或在二次研究数据库中找不到满意的研究的学者来说，就需要制订一个能尽量收集全与研究问题相关的原始研究的检索策略，再进一步检索、初筛及精读文献。

二、证据检索策略

检索证据的途径很多，包括利用电子数据库检索、查阅相关临床指南、查阅系统综述与原始研究的参考文献、查阅近期相关会议文摘的方法，甚至还可以咨询相关领域的专家，或问讯医药公司

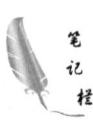

开展的相关研究等。其中，利用电子数据库进行检索是目前最主要的检索方式，也是较快、较全的检索方式。按照检索目的，证据检索可以分为两类：一是制作循证证据，学者需要全面收集与研究问题相关的所有发表的和未发表的研究，保证检索的查全率。二是运用循证证据，检索者需要快速找到可信的最佳证据来解决提出的问题，强调证据的可信度。

（一）证据检索的基本步骤

无论是制作二次研究或是筛选原始研究，其检索的步骤和思路都是相似的（图 25-3）。证据检索的第一步是明确检索目的，是要解决在临床实践中遇到的问题？还是想对某一领域的研究整理归纳，制作新的证据。第二步是根据目的选择合适的数据库及检索平台。第三步制订检索策略，检索文献。第四步是判断检索结果是否满意，如果不满意则重新制订检索策略进行检索。第五步开始筛选文献，先根据制定的文献纳入标准，通过阅读文献的标题和摘要进行初筛。第六步是获取初筛纳入文献的全文，进一步阅读和分析证据。最后一步，将检索到的证据应用于临床实践或制作一篇系统综述。

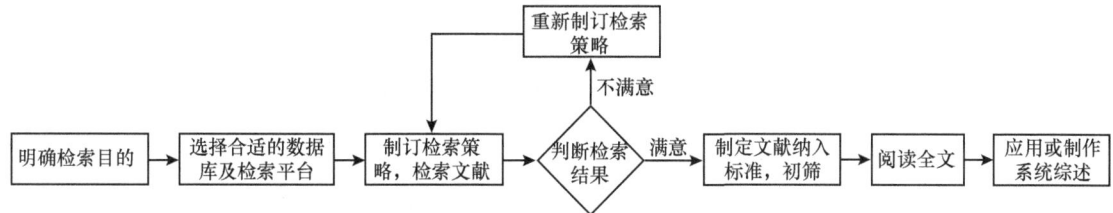

图 25-3　证据检索的基本步骤

在制订检索策略时，我们需要先掌握一些原则。首先，要根据研究问题制订检索策略；其次，制订检索策略时，要尽量使查全和查准达到平衡。无关的研究是大量的，有关的研究是少数的，我们将相关研究被检出的百分数定义为灵敏度，将无关研究不被检出的百分数定义为特异度，那么增加检索的灵敏度必然导致特异度的降低，从而检索到更多无关文献。改变检索策略总是同时改变检索的灵敏度和特异度，且两者的关系成反比。

（二）二次研究数据库的检索策略

这类数据库由于信息高度浓缩，不需要构建检索式，通常只需输入简单的关键词（自由词检索）就能获取到想要的信息。

> **案例 25-2**
>
> 某实习医生想了解在老年人群中使用非甾体类抗炎药物是否增加心衰的发生风险。他应该优先检索哪种数据库？如何检索？

按逆证据演进方向检索的原则，实习医生可以考虑优先检索综合证据类数据库。以检索 UpToDate 数据库为例，检索词为"心衰非甾体类抗炎药物"，检索结果如下（图 25-4）。

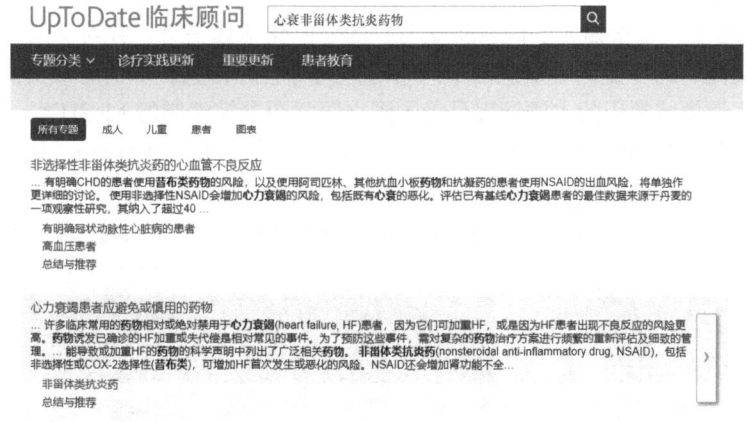

图 25-4　UpToDate 检索结果

检索结果按相关度排列，分为成人、儿童、患者、图表四类；假设我们阅读第一篇报告，直接点击页面的"总结与推荐",结果如图25-5所示。

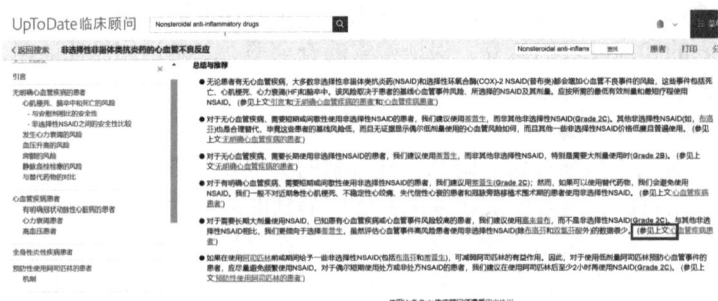

图 25-5 关于心衰与非甾体类抗炎药物关系的检索结果

有关心衰与非甾体类抗炎药物关系的结论已经分点列好,部分证据有附推荐级别,点击"其他机构的推荐意见"可以查看推荐程度的详细说明(图25-6)。

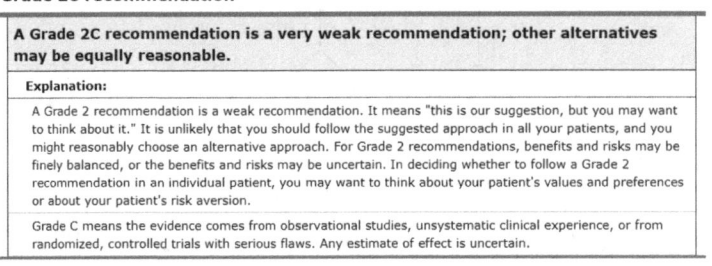

图 25-6 证据推荐等级

通过阅读可知使用非甾体类抗炎药物会增加心衰发生的可能,并不推荐使用,如果一定要短期使用,建议服用萘普生,但是推荐级别仅为2C级。读者还可以通过点击"其他机构的推荐意见"或查阅其他报告,再根据具体情况,结合自己的临床经验制订合理的处理方案。

(三)原始数据库的检索策略

当研究者检索二次文献数据库无法获得满意的证据,或需要收集文献制作一篇系统综述时,就需要检索 MEDLINE、EMBASE 等原始数据库。由于原始研究的数量非常庞大,想要查全或查准研究,需要构建能清楚表达研究目的的检索式,这涉及对检索方法、关键词的组合及运算符用法的思考。不同的检索平台常采用其特有的检索运算符,有的检索平台还有自己独特的检索模块。检索者在使用不熟悉的检索平台之前,应先阅读该检索平台的使用说明再进行检索。

1. 常用检索方法

(1)主题词检索:是将输入的内容转化为它的规范化检索语言,并对文献中出现的它的同义词、近义词、多义词、缩写及同一概念的不同书写形式等合并检索,从而有效提高文献的查全率,避免漏检。目前医学领域常用的主题词表是美国国立医学图书馆编制的 MeSH 表。

PubMed 是 MEDLINE 的数据检索平台,在其主页面点击 MeSH Database(图25-7)。输入单词 cancer,页面弹出的第一个条目 Neoplasms 就是单词 cancer 对应的主题词形式(图25-8)。

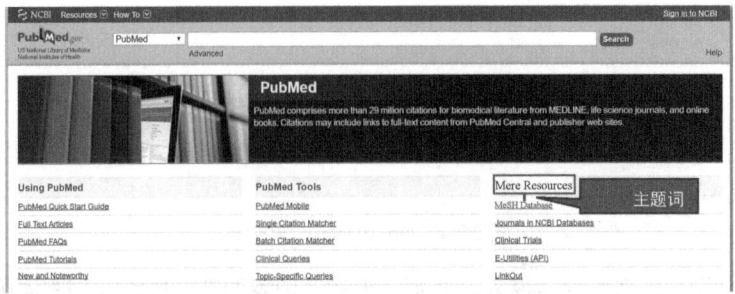

图 25-7 PubMed 主页面

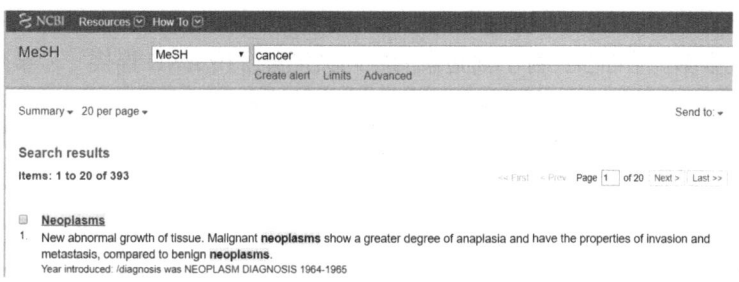

图 25-8　搜索主题词页面

如果选择合并自由词来进行检索，欲达到较高的查准率和查全率，就得查找 cancer、carcinoma、neoplasm、tumor 等词，另外还得考虑它们的复数形式；但如果使用主题词检索，只需在 PubMed 的检索框内输入 cancer[MeSH Terms] 就包括了以上所提及的不同的表达形式。

使用 MeSH Database 板块进行检索，用户输入一个主题词后，系统会自动显示该主题词所能组配的副主题词（图 25-9），将副主题词与主题词组合检索可以对某一主题词的概念进行限定，使主题词具有更高的专指性。在检索中，主题词与副主题词的组合需有必然的逻辑关系，善于分析两者之间的关系（因果关系、应用关系等）是正确组配的关键。例如，眼结核引起失明，用结核，眼/并发症；盲/病因学。咖啡可能引起尿失禁，用咖啡因/副作用，尿失禁/病因学。阿司匹林治疗感冒，用阿司匹林/治疗应用；感冒/药物疗法。

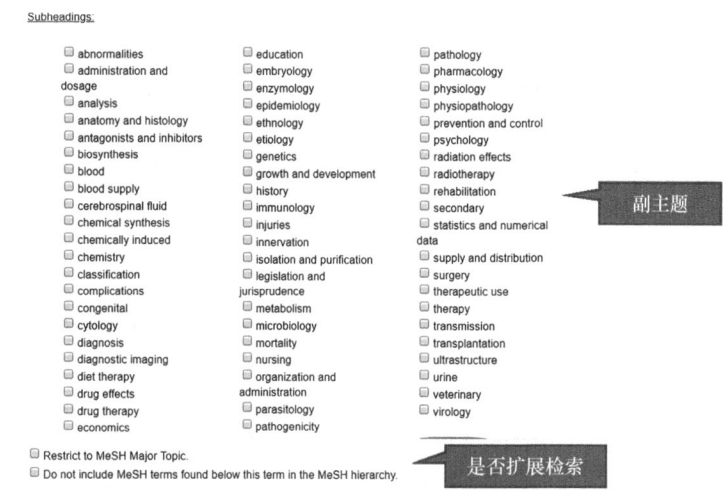

图 25-9　主题词检索页面

（2）字段检索：即只在文献中某一部分检索查询的内容。例如，在检索界面的字段选择框中勾选 Title，再在其后的检索框中输入检索式，只有在标题中出现关键词的文献才能被检索到。还有一种方法是在检索词后面添加字段名，如 neoplasms[Title]，这种检索方法适合对数据库语法比较熟悉的使用者。

（3）词组检索：是指将一个词组或短语作为一个独立检索单元进行检索，只有按顺序紧密排列的单词组合才符合检索平台的检索要求，最常见的表达方式是用 " " 将检索内容括起来。

（4）逻辑运算符：绝大多数检索平台支持布尔逻辑运算符（AND、OR、NOT），检索的优先顺序为 NOT > AND > OR。① AND："A AND B"表示同时满足 A、B 两个条件才符合检索要求，通常用于不同条目间相连。② OR："A OR B"表示只要满足 A、B 间任一条件即满足检索要求。③ NOT："A NOT B"表示检索满足 A 条件但不包括 B 条件的内容。

（5）优先检索：当某些内容需要优先检索时可以使用圆括号将其括起。圆括号内的检索内容将被优先执行。

2. 检索式的构建

第一步：仔细分析提出的问题，将其按照 PICO 原则分解成几个独立的条目。第二步：为了避免漏掉使用不同关键词检索的相关文章，尽量找全分解出的每一条目检索的关键词的同义词、近义词、缩写及历史书写形式。第三步：分步检索，用 OR 将每一条目的同义词合并，以增加相关文献的文献数量，提高查全率。第四步：将上面检索的各同义词集合用 AND 连接，检索同时存在几个检索要点的文章。通常 AND 使用得越多，检索到的文献数量越少。

读者可以根据需要对 PICO 原则的部分或全部条件进行限制，或调整合并词汇的数量以改变检索的灵敏度和特异度，从而满足自己的需要。

> **案例 25-3**
> 某医生收治了一位乳腺癌晚期的中年女性，欲通过检索随机对照试验研究结果比较托瑞米芬与他莫昔芬治疗晚期乳腺癌的生存期，以 PubMed 检索平台对 MEDLINE 数据库进行检索，请构建检索式。

首先，我们先将研究问题分解，列出研究对象、干预措施、比较措施及结局的检索词。

（1）研究对象：breast cancer、breast neoplasms、breast tumor、breast tumors、mammary cancer、malignant neoplasm of breast、breast carcinoma...

（2）干预措施：Toremifene、Fareston、FC-1157a、FC 1157a、FC1157a...

（3）比较措施：Tamoxifen、Tomaxithen、Zitazonium、ICI-46474、ICI 46474、ICI46474、ICI-46，474、ICI 46，474、ICI46，474、Soltamox...

其次，构建检索式，同一要素的连接词用 OR 连接，不同要素之间用 AND 连接。

（1）研究对象："breast cancer" OR "breast neoplasms" OR "breast tumor" OR "breast carcinoma" OR "malignant neoplasm of breast" OR "mammary cancer" OR "breast tumors"

——#1

（2）干预措施：Toremifene OR Fareston OR FC-1157a OR "FC 1157a" OR FC1157a

——#2

（3）比较措施：Tamoxifen OR Tomaxithen OR Zitazonium OR ICI-46474 OR "ICI 46474" OR ICI46474 OR ICI-46，474 OR "ICI 46，474" OR ICI46，474 OR Soltamox

——#3

检索式：1 AND 2 AND 3

——#4

最后，我们需要对设计类型进行限定，为了不漏掉文献，我们选择灵敏度高的检索方式，用尽可能多的 "OR" 合并与随机对照试验相关的同义词。

（（（（（（clinical trial[Publication Type]）OR randomized[Title/Abstract]）OR placebo[Title/Abstract]）OR randomly[Title/Abstract]）OR trial[Title]）OR Clinical Trial[MeSH Terms]））NOT（（Animals[MeSH Terms]）NOT（（Animals[MeSH Terms]）AND Humans[MeSH Terms]））

——#5

检索式：4 AND 5

——#6

最终共检索到 135 篇文献。在文章数目不多的情况下，如果对结局指标进行限定很可能一无所获，所以一般不先对结局限定条件。

检索式的构建需要在操作中一步步调整，同一个研究问题，不同的研究者去检索汇总的文献不一定相同。如果有一组与研究问题密切相关的文献，以尽量查全这组文献为标准，可以对自己构建的检索式进行检验。如果构建的成功，这组文献都应包括在搜索到的文献列表中，如果重复率很低，则需要对检索式进行修改。

三、导出和保存题录

（一）文献管理系统

面对海量文献，即使在适宜的文献库按照制订好的检索策略检索，依然有大量的文献等待研究者进一步筛选及细读。为了管理这些文献，科研工作者需要掌握文献管理工具的使用方法。常用的文献管理软件有 NoteExpress、Endnote、Notefirst、Mendeley 等，他们的主体功能相似，都具备文献信息检索与下载功能、参考文献题录的管理功能、收录全文功能及论文插入引文等功能。但在对中英文文献的支持程度、安装使用的难易程度及文献的管理页面略有差异。NoteExpress 的界面为全中文，易学易用，具备许多国内杂志的文献格式，适用于中文论文撰写（图 25-10）。

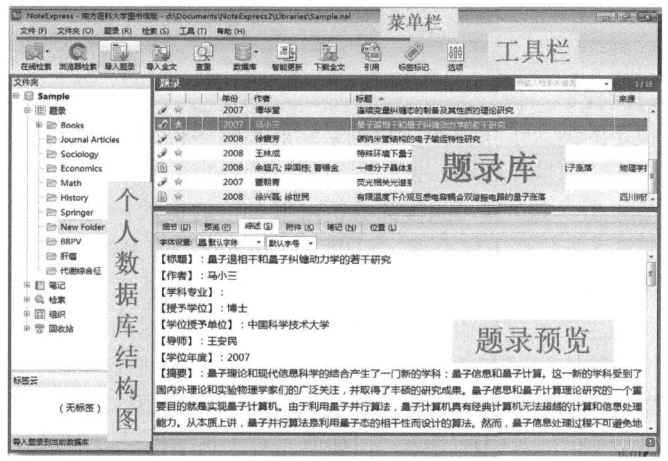

图 25-10　NoteExpress 主程序界面

(二) 导出题录

题录是将图书和报刊中论文的篇目按照一定的排检方法编排,供人们查找篇目出处的工具。题录的著录项通常包括：篇名、著者（或含其所在单位）和来源出处。以案例 25-3 为例,打开 PubMed,在检索平台页面选中想要导出题录的文献（在文献前面的方框内打勾）,点击搜索结果页面上方的"Send to"按钮,选择"Citation manager",再点击"Create File",生成题录文件（图 25-11）。

(三) 导入题录

1. 双击下载好的题录文件

2. 选择过滤器与存放位置　导入题录界面将自动跳出,设置文件存放的位置并设置当前过滤器为 PubMed,点击开始导入（图 25-12）。

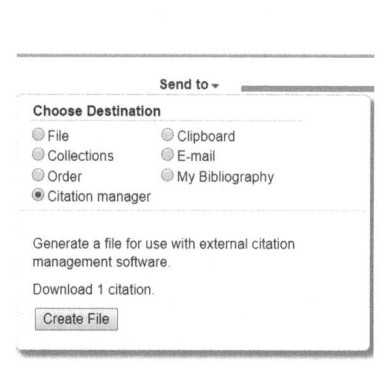

图 25-11　PubMed 生成题录界面

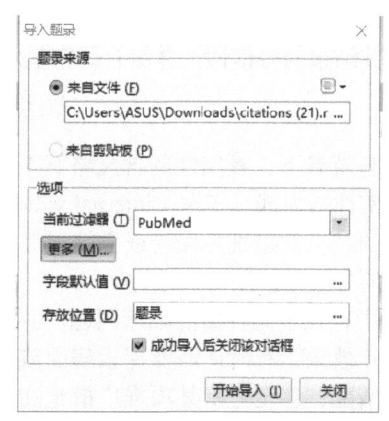

图 25-12　导入题录

因为不同的参考文献的数据存储形式不同,所以输出文件的格式需要对应的过滤器来解析,这样才能得到标准的参考文献格式。

3. 保存题录成功,准备筛选文献　数据库的题录导出方法相似,但是需要注意格式与过滤器的选择（表 25-2）。

表 25-2　其他数据库的题录导出汇总

检索平台	点击	选择过滤器
CNKI	勾选→ NoteExpress	NoteExpress
维普	导出→ NoteExpress	NoteExpress
万方	导出→ NoteExpress	NoteExpress
PubMed	Send To- > Citation Manager	PubMed
ScienceDirect	Export → Export citation to RIS	Science Direct（RIS）、Refman（RIS）
SpringerLink	RIS format	Springer Link（RIS）Refman（RIS）
Cochrane 图书馆	Export selected citation（s）	RIS（Reference Manager）

四、筛选文献

(一) 筛选文献的流程

筛选文献是指用拟定的纳入排除标准,从检索到的文献中挑出符合需要的证据。筛选文献可以分三步进行:①初筛,阅读题目和摘要,去除明显不符合要求的文献,对可能合格的文献进一步找出全文再进行筛选;②阅读全文,逐一阅读和分析可能合格的文献,判断其与研究问题的关系是否密切;③联系作者,如果文献信息不够全面,可以尝试联系作者来判断文献的取舍。

(二) 制定纳入排除标准,开始初筛

文献的纳入排除标准主要是根据研究问题及其构成要素来确定的,主要可以从以下方面入手:①研究设计,不同类型的临床问题有各自适合的研究类型,制定纳入标准时需要权衡考虑;②研究对象,需要对研究对象的疾病给予明确的定义,包括其分期、分型、严重程度等,检索时还要考虑人群的人口学特征;③干预措施及比较措施,在细节上对干预措施予以限定;④结局观察指标。

(三) 下载初筛纳入的文献,开始阅读全文

略。

第四节 证据的质量评估

循证医学的目的是生产高质量的证据并将其应用于临床实践,以期达到最佳的实践效果。无论是证据的制作者还是使用者,都关心证据的质量是否过关。那么要如何判断证据质量的高低呢?可信的证据一定可用吗?

对于证据的使用者来说,面对海量的证据资源,即使检索到了证据依然需要思考如下问题,检索的证据是否可信?有无实用价值?能否将其用于自己的患者?

为了帮助循证实践者快速、有效地找到真实、可靠的证据,必须对证据质量进行严格评估。对应以上三个问题,证据评估的三个方面依次为真实性、重要性及适用性,即评估收集到的研究的方法学质量,判断其结果的可信性,并综合研究显示的结果对其临床价值及外推性进行分析。

一、证据的真实性

在不同的学科背景下,真实性的含义略有不同,当我们讨论的对象是某项研究,尤其是基于试验的研究时,真实性指内部真实性(internal validity),即研究结果能够反应客观真实的程度。真实的疗效和观察到的结果的差别为偏倚或系统误差,一项研究的偏倚与其结果的内部真实性成反比,控制偏倚最有效的方法是控制研究设计。

在临床实践中存在不同种类的临床问题,并不是所有的研究问题都需要用随机对照试验加以解决。除了评估治疗效果,有时还需要探索病因或危险因素、评估诊断的价值及筛检的生物学效果、了解疾病的预后情况,甚至分析某项推广措施在卫生经济学角度是否合理等,每种临床研究问题都有对应的最优可行的研究设计(表25-3)。

表25-3 不同临床研究问题与其研究设计

临床研究问题	研究设计
病因或危险因素	队列研究>病例对照研究>现况调查>病例系列
诊断的价值	现况调查>病例对照研究
筛检的生物学效果	随机对照临床试验>队列研究
治疗	随机对照临床试验>队列研究>病例对照研究>病例系列
预后	队列研究>病例对照研究>病例系列
卫生经济	成本效果分析、成本效用分析、成本效益分析

二、证据的重要性

证据的重要性指研究是否具有临床应用价值。当研制出一种新药或发明出一种新的研究方法时,我们首先要考虑的问题是它与传统药或传统的诊断方法是否存在差别,差别有多大,值不值得推广?差别的大小是否具有统计学意义可以运用统计学知识予以解决,当评估研究结果的临床意义时,我

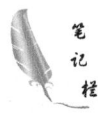

们使用量化指标来进行衡量，对不同类型的研究问题进行评估的标准和指标不同（表25-4）。

表25-4 不同证据的评估标准

评估项目	病因学研究问题	诊断性试验问题	治疗研究问题	预后研究问题
真实性	除暴露的危险因素/干预措施外，其他重要特征在组间是否可比？ 结果测量是否客观或采用了盲法？ 是否随访了所有纳入的研究对象，随访时间是否足够长？ 研究结果是否符合病因的条件？	诊断性试验是否与金标准进行了独立、盲法比较？ 研究对象是否包括了各型病例？ 新诊断性试验的结果是否影响金标准的使用？	研究对象是否为随机分配？分配方案是否隐藏？基线是否可比？随访时间是否够长？ 对纳入的所有研究对象是否均进行了随访并纳入结果分析？ 是否采用了盲法？ 患者接受的其他治疗方法是否相同？	研究对象的代表性如何？ 研究疾病所处时期是否为疾病的同一时期？ 随访时间是否足够长？ 是否采用了客观标准判断结果？ 是否校正了重要的预后因素？
重要性	暴露与结果的联系强度如何？ 关联强度的精确度如何？	是否报告了诊断性试验的似然比或提供了相关数据资料？	治疗措施的效应大小如何？ 治疗措施效应值的精确性如何？	研究结果是否随时间改变？ 对预后估计的精确性如何？
适用性	研究结果是否可应用于你的患者？ 患者发生疾病/不良反应的危险性如何？ 患者对治疗措施的期望、选择和价值观如何？ 是否有备选的治疗措施？	诊断性试验的重复性如何？ 用于你的患者能否满意？ 诊断性试验结果能否改变治疗决策？ 诊断性试验能否改变患者结局？	研究结果是否可应用于你的患者？ 治疗措施在你的医院能否实施？ 患者从治疗中获得的利弊如何？ 患者对治疗结果和治疗方案的价值观和期望是什么？	研究证据中的研究对象是否与你的患者相似？ 研究结果是否能改变对患者的治疗决策和能否向家属解释？

三、证据的适用性

适用性（applicability）指研究结果能否推广应用到研究对象以外的人群，它与外推性（外部真实性）的含义十分接近。在对证据的真实性进行评估后，即使研究结果真实、重要，仍然需要对其适用性进行评估，这个结果是否具有不确定性？进一步的研究方向如何？可应用于另一批患者吗？

适用性首先由结果的真实性决定，不真实的信息没有外推到其他情况的必要，但真实的结果未必一定可以外推到其他情况。在对适用性进行评估时需要考虑以下几点，研究人群与外推人群情况是否相符？该证据在服务对象所处的医疗条件下是否可行？该证据对服务对象可能产生的利弊权衡？服务对象自身对使用该措施的意愿等。

第五节　证据的应用与后效评价

评价证据的目的在于做好决策，通过上述严格评价，我们能够筛选到真实、有重要临床意义的证据，并通过适用性评价判断治疗是否适用于自己的患者。然而决策不等于证据，在结合现有最好证据的基础上，医生还必须考虑现在的资源及患者自身的意愿，根据患者的具体情况给出治疗建议，实现证据的应用。

循证决策的要素包括证据、医生的经验和技能、患者的意愿三个方面。循证医学除了强调证据的重要性以外，一直强调帮患者做决策时兼顾现有资源及患者的价值取向。不同的患者有不同的具体情况和价值取向，在医学决策中常掺杂着社会学和经济学因素的考量，被证明有效但价格昂贵的治疗并不一定会受到患者的青睐，最终的选择要由患者和医生共同做出。

对患者的循证医学临床实践，必然会得到成功或不成功的结果，医生应进行具体的分析和评价，总结经验教训，以达到提高认识、促进物有所值的措施的利用和提高医疗质量及效益的目的；同时这也是一个进行自我教育和提高自身临床水平的实践过程。对于尚未或难以解决的问题，后效评价将为进一步研究提供方向。

第六节　证据检索实例

案例 25-4

患者，男性，55岁，有25年吸烟史，于2个月前无明显诱因反复出现咳嗽、咳痰，咳嗽呈阵发性，痰中带血，每次约 2ml，不伴发热、盗汗、咳脓痰等症状。2 周前咳嗽、咳痰症状加重，伴有胸痛、呼吸困难，自查体温为 38℃，不伴盗汗、咳脓痰。医院经过影像学检查初步诊断为左肺中央型鳞状上皮细胞癌（$T_{2a}N_1M_0$ ⅡA 期）。医生建议患者接受手术切除治疗后联合辅助化学治疗，患者想知道术后辅助化学治疗能否延长他的生存期限，有什么研究证据可以支持他吗？

一、临床问题的提出与构建

表 25-5 临床问题的构建

P：研究对象	患有早期非小细胞肺癌的中年男性
I：干预措施	手术切除治疗联合辅助化学治疗
C：比较措施	单纯手术治疗
O：结局	患者的总生存期

由于患者正处于癌症的早期阶段，他想知道术后接受辅助化学治疗与仅接受单纯手术治疗相比，能否延长自己的寿命。鳞状细胞癌属于非小细胞肺癌的一种，研究问题因此归纳为非小细胞肺癌的男性患者接受术后辅助化学治疗的总生存期是否长于接受单纯手术治疗的患者？（表 25-5）

二、选择合适的数据库，制订检索策略

循证检索思路是逆着证据演进的方向的，从证据效力等级高的数据库进行检索，就探究干预措施的效果而言，最可靠的证据来自多个随机对照试验的系统综述，本案选择在 Cochrane 图书馆进行检索，采用对"Non-Small Cell Lung cancer"进行主题词检索的检索策略，将副主题词限制为"Surgery"。

三、检索证据

（一）在数据库中进行检索

（1）打开 Cochrane 图书馆主页，点击右上角"Advanced search（高级检索）"按钮（图 25-13）。

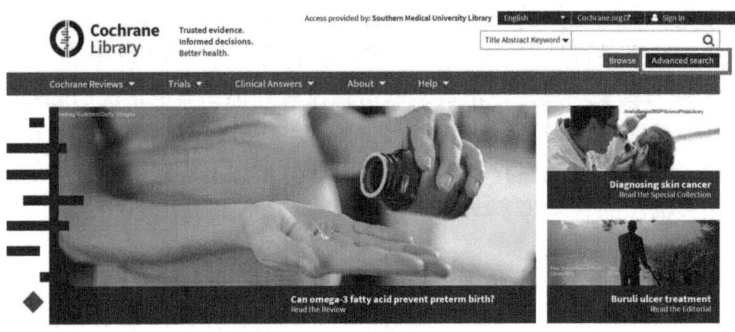

图 25-13 Cochrane 图书馆主页

（2）在"Advanced search"页面选择"Medical terms（MeSH）"主题词检索（图 25-14），输入检索词"Non-Small Cell Lung cancer"，并在副主题词栏目勾选"Surgery"。由于"Non-Small Cell Lung cancer"不是非小细胞肺癌的规范性表达方式，页面显示"No Tree available"，MeSH 表的规范化检索形式"Carcinoma，Non-small-cell Lung"显示在页面左下角。

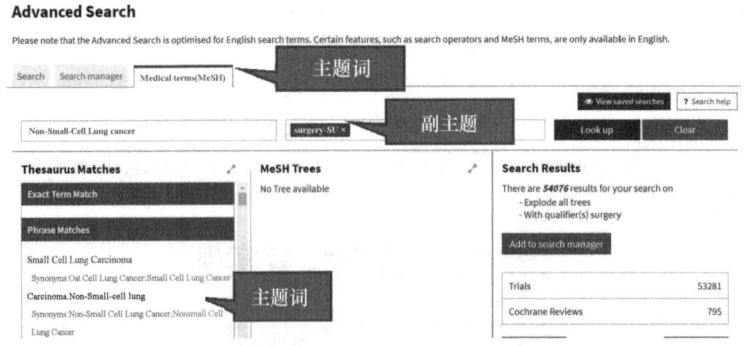

图 25-14 高级检索-主题词检索界面（1）

（3）点击左下角与研究相关的主题词后，检索页面变更（图 25-15）。本例中，我们选择"扩

展检索（explode all trees）"同时检索其下位词以提高查全率。

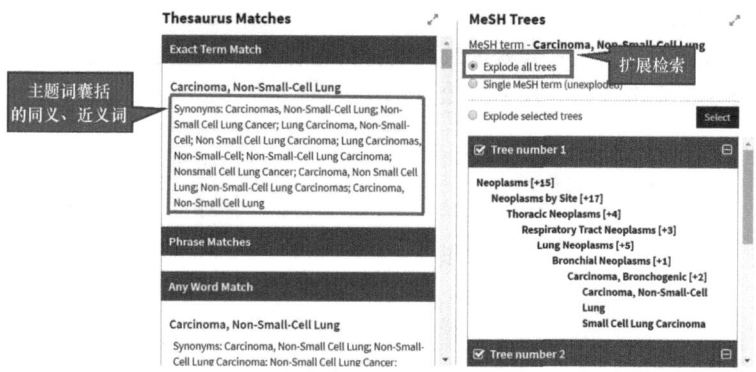

图 25-15　高级检索 - 主题词检索界面（2）

检索得到 293 篇非小细胞肺癌且与手术相关的研究（图 25-16），其中有 8 篇综述（Cochrane Reviews），其余 285 篇为登记的随机对照试验。如果对检索到的结果不满意，可以调整检索策略，或尝试使用检索平台的其他检索模块，如检索者在该数据库未浏览到合适的结果，可以选择其他数据库重新检索。

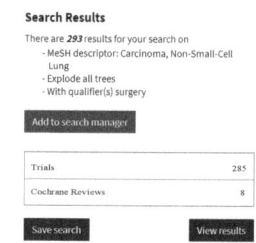

图 25-16　高级检索 - 主题词检索界面（3）

（二）导出题录

本案以 NoteExpress 为工具保存题录。

（1）打开 NoteExpress 后，在 Cochrane 图书馆页面选中刚才检索到的 8 篇综述，点击搜索结果页面上方的"Export selected citation"按钮（图 25-17）。

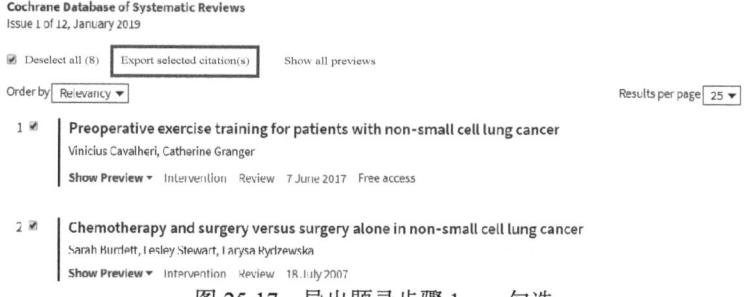

图 25-17　导出题录步骤 1——勾选

（2）在弹出的页面中，将输出文件格式设置为 RIS（Reference Manager），点击"Download"，下载题录文件（图 25-18）。

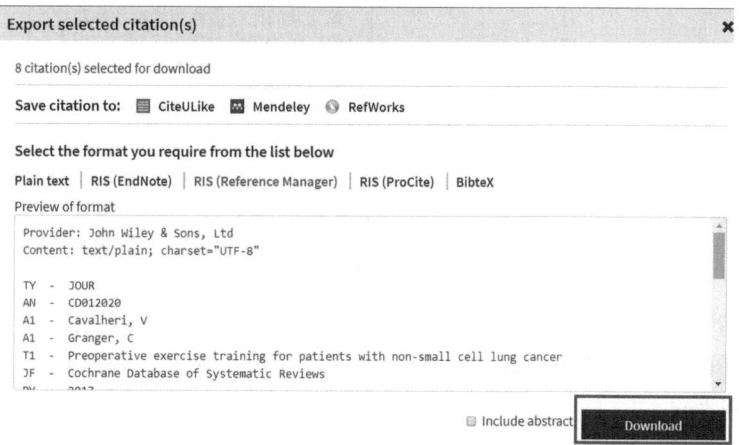

图 25-18　导出题录步骤 2——选择保存格式

(三)导入题录

(1)双击下载好的题录文件。

(2)选择过滤器与存放位置:导入题录界面将自动跳出,设置文件存放的位置并设置当前过滤器为 RefMan-(RIS),点击开始导入(图 25-19)。

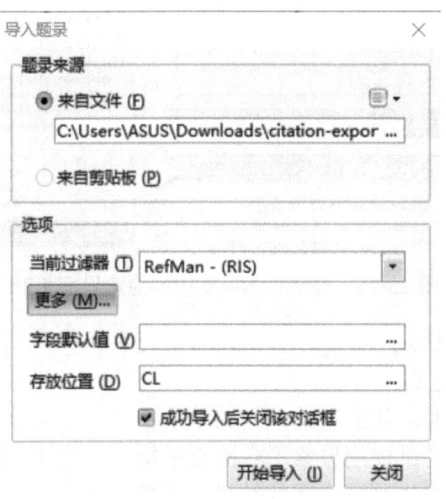

图 25-19 选择过滤器

(3)保存题录成功,准备筛选文献。

四、筛选文献

本例中,有 7 篇文献在初筛阶段被排除,理由如下:2 篇文献的比较措施为运动训练疗法;1 篇文献的比较措施为免疫治疗;1 篇文献的比较措施为术前化学治疗;1 篇文献的比较措施为辅助化学治疗;1 篇文献的研究对象为非小细胞肺癌脑转移的患者;1 篇文献的研究对象为晚期肺癌患者。有 1 篇综述符合纳入标准,进一步阅读全文。综述题目为:Adjuvant chemotherapy for resected early - stage non-small cell lung cancer。

这个过程可以绘制为文献检索流程图(图 25-20)。

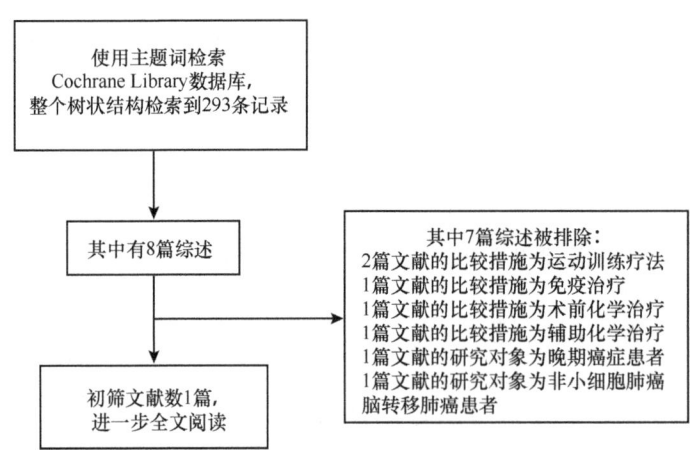

图 25-20 文献检索流程图

初筛结束后阅读通过初筛的文献全文,对其进行进一步考察。

五、证据的评价

检索到证据后需要对其真实性、重要性及适用性进行评价,可以从以下几个方面解读:①研究结果是否可信;②得到的结果是什么;③该结果对患者是否有帮助。按照以上解读原则,这篇综述的实际解读结果如下:

(一)研究结果的真实性

1. 该综述中的临床问题是否具体、明确 通过阅读该综述的题目、研究目的及摘要,发现该综述的研究问题是"早期非小细胞肺癌术后给予辅助化学治疗能否延长患者生存时长"与待研究问题高度相关。

2. 原始研究的纳入标准是否合适 根据研究目的,该综述设定了原始研究的纳入标准,包括研究对象、比较类型、结局指标和研究类型四个方面。

(1)研究对象:为各随机对照试验中的非小细胞肺癌的患者。

(2)比较类型:试验组接受手术治疗后联合辅助化学治疗,对照组接受单纯手术治疗。

(3)结局指标:主要的结局指标是总生存期、整体无复发生存期。

(4)研究类型:此临床问题是疗效评价的问题,随机对照试验为该类问题的最佳研究设计。可根据各项研究有无做到分组随机化、分组隐匿、盲法及对缺失值的处理等对纳入研究的偏倚进行评估。

3. 综述对相关研究的检索是否全面、无偏倚 通过阅读发现,作者对原始文献的检索比较全面,包括对电子数据库的检索及手工检索两个部分。

电子数据库:1995~2013年的研究通过电子数据库进行检索。常用数据库中检索了MEDLINE及CANCERLIT,电子书目数据库中检索了CENTRAL及ASCO,为了尽量集齐有关研究,作者还通过试验登记平台对未发表的试验进行了筛检。详细的检索策略列于综述附录。

手工检索:为了避免遗漏试验,作者对有关学会的会议记录及参考资料进行了手工检索。

该综述对研究的质量要求很高,检索文献时为了避免发表偏倚及语言偏倚的发生,在不考虑语种的情况下,纳入包括已发表及未发表的文献。对其他种类的偏倚,如选择性报告、结果数据发表不完整及失访偏倚等,都通过对研究对象收集信息加以克服。

4. 是否对原始研究的质量进行了评价?质量如何 该综述对纳入的每项研究均进行了质量评价,包括随机序列产生的方法、分组隐匿情况、有无采用盲法观察结局指标,以及缺失值的处理情况。除1项研究没有做到分组隐匿以外,其他研究都考虑到了以上因素,有理由相信所有纳入研究的试验的质量。

5. 研究的纳入、质量评价和数据提取是否可重复 该综述分两次检索,研究的纳入、质量评价及数据提取均分别由四名研究者分为两组进行,分歧以协商的方法得以解决。

6. 不同研究的结果是否相似?其结果的异质性如何 从森林图(图25-21)中可看出,纳入研究的可信区间无互不重叠的现象。异质性检验的$P=0.45$,$I^2=0\%$,提示各个研究基本同质。

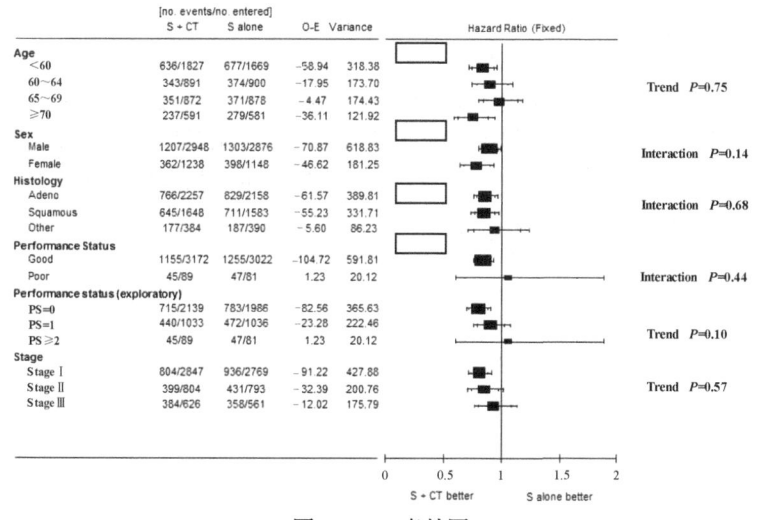

图25-21 森林图

(二)该系统综述的结论

34项临床试验报告了5年总体生存的数据,合计纳入8477例患者(3323例死亡),术后辅助化学治疗组为4305例,其中1594例死亡,死亡率为37.0%;单纯手术治疗组为4142例,其中1729例死亡,死亡率为41.7%。两组的死亡风险比HR=0.86(95%CI:0.81~0.92,$P<0.0001$;异质性

检验：$I^2=4.0\%$，$P=0.40$），有统计学意义，说明术后辅助化学治疗与单纯手术治疗相比可以延长患者的总生存时长。

（三）证据的适用性

在评价过证据的真实性和重要性后，下一步需要考虑证据能否应用于提问的这位患者，适用性的评价需要考虑如下几点：①待治疗的患者与研究中的患者是否相似；②患者的价值取向与意愿；③证据的可行性如何？

（1）首先考虑患者的社会人口学特征和疾病特征与研究中的研究对象是否相似。本例中患者计划接受的治疗方案为手术治疗加辅助化学治疗，综述对所有研究对象的年龄、性别、癌症的组织学类型、肿瘤分期和手术前状态进行了亚组分析。

患者的年龄、性别、癌症组织学类型、肿瘤分期和手术前状态所在的分层基本都支持术后放射治疗联合辅助化学治疗可以改善患者的总生存的结论。

（2）案例中患者最关心治疗延长寿命的可能性，患者愿意承担辅助化学治疗可能带来的不良反应，且家庭经济条件完全支持接受辅助治疗。

（3）接收患者的医院为当地一家三级甲等医院，医疗技术高超，手术及辅助化学治疗的药物剂量符合行业标准。

六、证据的应用

本案例中的咨询者属于非小细胞肺癌早期患者，计划接受手术切除治疗，对是否接受术后辅助化学治疗存有疑惑，患者想要延长寿命的意愿很强烈；患者经济状况好，可以承担医疗费用。医生根据咨询者提出的问题，按照循证治疗实践的步骤，对证据进行了全面检索，对证据的真实性和重要性进行了严格评价。结合现有的临床证据、医院的治疗水平及患者和家属的个人意愿。医生认为该名患者可以考虑接受术后辅助化学治疗。

医生向咨询者交代了接受化学治疗可能产生的不良反应、对生活质量产生的影响，以及接受化学治疗的禁忌证，在交代有关事项后，医生要求患者自己做出决策。

患者在与家属沟通过后，结合自身身体状况，表示愿意在手术后接受辅助化学治疗。医生在评估患者的身体状况后，为其制订了治疗方案，并嘱咐患者按时治疗，定期复查。

七、后效评价

患者依据证据接受治疗后，临床医生需要对其进行后效评价，问题为"治疗是否有效，能在多大程度上延长生存期及能否改善预后？"

因此，医生根据证据给出治疗方案后，需要对患者病情变化进行随访，通过得到反馈信息来验证证据的作用，同时根据患者的病情考虑调整治疗方案，就本案而言，医生可以观察患者的预后情况，追踪其死亡时间，与基线条件相似仅接受手术治疗的患者做对比，积累临床经验，为下一例患者提供更为准确的证据。后效评价是循证医学实践的最后一步，只有后效评价了证据应用的效果，才算真正完成循证临床实践的全过程。

（毛 琛 程 欣）

第二十六章　疾病防治效果与研究质量评价

第一节　疾病防治效果评价概述

一、疾病防治效果评价的目的与意义

在防病治病实践中，我们面临的一项重要任务是如何正确认识与评价疾病防治效果。例如，某疫苗接种后其保护率如何？又如某病发生后能否被治愈？有无特效疗法？疗效的副作用有多大？以及影响疾病防治效果的因素有哪些等一系列问题，不仅医生十分关注，而且也是患者本人和家属所期盼了解的。现代流行病学的一项重要功能就是对上述问题的探索和研究。

自20世纪50年代，流行病学作为一门方法学在社区和临床疾病防治措施的研究与应用方面有了长足的发展，主要表现在：一是通过正反两方面的经验和教训，一致认识到正确开展疾病防治效果评价的重要性与必要性；二是流行病学家、生物统计学家和医生密切合作，发展了一系列疾病防治考核方法，并经反复的社区和临床试验实践证明了其科学性与可行性；三是大量试验结果开始被用于指导医疗卫生工作者的防治实践，并成为他们日常工作的必备知识，如循证医学（evidence-based medicine）的形成与运用，促进了有关临床疗效文献评价原则的制订；四是随着新的越来越多的防治手段出现，人们对某些治疗措施的有害作用有了更多更深刻的认识。

开展疾病防治效果评价的目的与意义主要有以下三个方面：

（1）帮助医疗卫生工作者更为全面而确切地了解某项防治措施的真正效果与价值，为其选择更为正确的防治决策和可靠防治方案提供依据。

（2）通过开展疾病防治效果研究与评价，能进一步深入了解防治方案的利与弊，可降低防治实践中的风险，提高工作质量和水平，最大限度地捍卫或保护患者利益。

（3）促进预防医学和临床医学学科全面发展，丰富循证医学、循证卫生学等学科理论。

二、疾病防治效果评价的重要性与复杂性

> **案例 26-1**
>
> 虽然阿司匹林是预防心血管事件发生的重要药物，但其作为心血管疾病一级预防用药的风险和益处仍然不明确，2018年，《新英格兰医学杂志》和《柳叶刀》杂志报道了三项阿司匹林作为一级预防用药的研究：ASCEND试验，纳入糖尿病患者；ARRIVE试验，纳入了无糖尿病的高危参与者；ASPREE试验，纳入了老年人。
>
> 结果表明：ASCEND试验，使用阿司匹林，可以使严重血管事件的发生率降低12%，但大出血事件发生率增加了29%；全因死亡率的结果是中性的。ARRIVE试验，使用阿司匹林不会产生血管益处，但会导致发生出血并发症的风险显著增加；全因死亡率的结果依然是中性。ASPREE试验，没有显示出阿司匹林具有心血管益处，但显示出使用阿司匹林发生大出血的风险高于使用安慰剂。2019年，《美国医学会杂志》也在线发表了一项最新的荟萃分析，文章指出，无心血管疾病的人服用阿司匹林，发生心血管事件的风险降低，但发生大出血的风险增加。因此，虽然阿司匹林在心血管一级预防中有潜在益处但使用时需注意出血风险的增加，对于有出血倾向的人应限制使用阿司匹林进行一级预防。
>
> **问题：**
> 1. 任何一种药物或治疗方法，用于临床之前应注意什么？
> 2. 面对新的临床问题，该如何进行临床决策？什么样的证据有助于临床决策？
> 3. 通过上述案例有何启发？

（一）重要性

（1）任何来自体外研究的防治措施必须经过严格的临床验证，以便证明其是否确实有效。目前临床上许多防治方法来源于基础医学研究，不少是动物实验的结果。人体的情况非常复杂，且与体外实验的条件有很大不同，不经科学的临床疾病防治效果评价，而直接将体外实验认为有效的某些

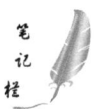

措施普遍地应用于人体是很不妥当的，甚至是有害的。

（2）即使来自临床观察或流行病学研究的防治方法，也应通过科学的评价才能确定其真正的临床应用价值。实验流行病学研究如随机对照临床试验，必须经过反复试验对其确切疗效、可能产生的副作用、临床适应证，以及药物剂量与疗程等加以证明，然后才能进一步决定其临床应用的可能性，另外，对其机制方面的探索，特别是针对其对人体远期影响的长时间的研究也十分必要。

（3）疾病防治效果评价中应采用发展的目光和辩证的观点。需要注意的是新药获批上市，在大规模临床使用后也可能出现副作用和并发症。如缺乏对新药临床应用后的严格科学评价，或是采用不完善的临床效果评价方法，会导致不能正确了解其临床应用疗效，甚至是发生严重不良反应。因此，需要具备发展的目光和辩证的观点科学而全面地评价疾病防治效果，使医生能正确使用药物，患者可以获得确切并有效的治疗，同时还可以大大减少不必要的浪费，及时停止生产那些经过严格考核被认为无效或有害的药物。

（二）复杂性

> **案例 26-2**
>
> 评价胆固醇酯转移蛋白 torcetrapib 对心血管疾病结局改善作用的大样本随机对照试验。试验共入选 15 067 例心血管疾病高危患者，在使用阿托伐他汀将低密度脂蛋白（low density lipoprotein，LDL）-C 降低至 < 100mg/dL 的基础上，将入选患者随机分为 torcetrapib 60mg/d 联合治疗组和阿托伐他汀单独治疗组，随访 1 年时，torcetrapib 联合治疗组高密度脂蛋白（high density lipoprotein，HDL）-C 升高 72.1% 且 LDL-C 降低 24.9%（$P < 0.001$），但与阿托伐他汀单独治疗组相比，主要心血管事件（包括心血管死亡、非致死性心肌梗死、卒中或不稳定心绞痛入院）显著增加（6.2% vs. 5.0%，HR 1.25，95%CI 1.09～1.44，$P=0.001$），全因死亡率显著升高（1.2% vs. 0.8%，HR 1.58，95%CI 1.14～2.19，$P=0.006$）。因此该研究被提前终止。
>
> 问题：
>
> 1. 应用既可降低 LDL-C 又能升高 HDL-C 的调脂药物胆固醇酯转移蛋白抑制剂可改善心血管疾病结局的假设在理论上是成立的，为何最终没有给患者带来益处？
> 2. 在评价疗效的时候要考虑的结局指标有哪些？哪些是重要的？哪些是次重要的？

案例 26-2 说明即使有生物学理论支持，临床试验在患者身上获得的最终结果也可能是欠佳的，甚至是相反的。人体作为一个有机整体，不同系统、不同分子的作用错综复杂，以上结果可能是由于已知的生物学理论并不全面，或治疗导致的某些预期外的生物学效应影响了最终结果，因此，任何一个方案的实施还必须考虑到患者预后过程中的复杂情况。

疾病防治效果研究的复杂性体现在以下几个方面：

（1）所采用的治疗措施本身可以对人体产生多方面的作用，其中在某些方面有可能减弱或抵消治疗手段预期的有益作用。

（2）人体疾病的复杂性常决定治疗上的复杂性和多样性，如患者个体差异、疾病的病情程度及时空的变化等均可能对疗效产生影响。

（3）对某病或其并发症有关的因素进行干预，不一定能使该病或并发症明显减少，因为当前人们对许多疾病发病机制并不完全清楚，某一疾病的发生或症状的变化可能是多种不同因素共同作用的结果。因此，只有对上述现象与实质有足够而充分的认识，才有可能达到良好的治疗效果。

（4）疾病防治效果使用的结局指标是衡量某防治措施价值和意义的基础。以临床疗效为例，与一个疾病有关的临床指标可能有很多，重要性的结局指标，如死亡、残疾、卒中、癌症、心肌梗死等对患者更为关键。例如，对高血压的治疗，可改变的临床结局包括死亡、卒中、冠心病、头痛、头晕、血压升高等，可以降低死亡发生率的药物的价值将远远高于仅可以缓解头痛、头晕的药物。研究者应对结局指标进行具体筛选和描述，对其实践意义作适当的评价以帮助读者理解和使用研究的结果。

第二节　疾病防治效果评价常用方法

一、疾病防治效果研究类型与特点

实验性研究是用于疾病防治效果评价的主要方法，按照是否随机分组可分为随机对照试验和非随机对照临床试验设计。①随机对照试验按设计方法分为：平行设计、交叉设计、析因设计、序贯设计和群组设计等；随机对照试验，尤其平行随机对照试验是疾病防治效果评价研究首选的设计类型。随机对照试验通过随机分组、设立平行对照、实施盲法，可有效防止若干混杂或偏倚因素的干扰，确保研究对象基线可比，因此，其获得的研究结果的真实性最佳，被誉为临床试验的金标准方案。②非随机对照临床试验指研究对象不是随机分组的临床试验，属于类实验研究。由于随机对照临床试验在实际操作中存在许多困难，如病例数太少或存在医学伦理问题等，有时只能用非随机对照临床试验。非随机对照临床试验的缺点是难以保证各比较组的可比性。

这些方法主要的特点为：

（1）研究对象为人，有社会属性，受精神因素和心理因素影响，与动物实验相比，外来影响因素更难以控制，同时必须在保证患者安全的前提下进行试验，试验应符合医学伦理要求。

（2）必须设立对照组。有比较才有鉴别，疾病防治效果研究是根据试验组和对照组效应差别来评价其真实效果的，如不设对照，不能排除试验措施以外的干扰因素对效果判定的影响，如疾病的自然缓解、自愈倾向及安慰剂效应等，不能真实评价治疗措施的效果。

（3）必须明确定义人为干预措施，疾病防治效果评价就是评价干预效应。研究期间对两个比较组除干预措施以外的因素严格控制，一般在试验中必须严格按设计方案实施，只能对试验组施以干预措施，如需另外附加干预措施，两组必须同时给予，不得单独对试验组或对照组附加有类似疗效的措施，因此，临床治疗试验设计比一般队列研究更为严谨。

（4）实验性研究是一种前瞻性研究。给予干预措施后，前瞻性观察干预效应。

二、疾病防治效果研究设计要点

随机对照试验的一般原则包括：对照、随机分组、分组隐匿、盲法、降低失访、维持原随机分组分析等措施。

（1）有明确的研究目的或检验假设。

（2）根据社区或临床重要性、实用性和可行性，选择防治考核指标并确定有临床意义的最小疗效。

（3）明确规定考核对象的条件（如纳入标准和排除标准）。

（4）正确设立对照组，并实施随机化分组和分配隐匿，描述产生随机分配序列的方法。

（5）根据考核内容与要求，确定研究对象的数量（样本量估计）。

（6）制订防治方案（包括如采用何种干预措施？干预的步骤和时间、终止干预的原则和对各种偏倚的控制）。

（7）明确干预实施过程中采用何种盲法。

（8）对所有研究对象包括试验组和对照组都同等地进行随访。

（9）明确选择分析的数据集及选择正确的统计分析方法。

（10）考虑结果的临床学和统计学意义，对结果如何做出正确的解释？

三、疾病防治效果评价的常用指标

（一）免疫与预防效果评价指标

1. 抗体阳转率

$$抗体阳转率 = \frac{抗体阳转人数}{接种人数} \times k \qquad (26-1)$$

$k=100\%$、$1\,000/1\,000$、$10\,000/10\,000\cdots$

2. 抗体几何平均滴度（geometric mean titer，GMT） 利用编码滴度计算血清抗体 GMT，公式为

$$GMT = (anti\ lg2^m) \times C \text{ 或 } GMT = 2^m \times C \qquad (26-2)$$

注：C 为编码滴度为零时，血清稀释倍数的倒数；m 为编码滴度的算术平均数。

3. 保护率（protective rate，PR）

$$保护率 = \frac{对照组的发病率 - 试验组的发病率}{对照组的发病率} \times k \qquad (26-3)$$

4. 效果指数（index of effectiveness，IE）

$$效果指数 = \frac{对照组的发病率}{试验组的发病率} \tag{26-4}$$

（二）临床疗效评价指标

通常在实验性研究中，需分别计算试验组事件发生率（experimental event rate，EER）及对照组事件发生率（control event rate，CER）。

1. 有效率（effective rate）

$$有效率 = \frac{治疗有效例数}{治疗的总例数} \times 100\% \tag{26-5}$$

2. 治愈率（cure rate）

$$治愈率 = \frac{某病治愈人数}{同期内接受治疗的该病患者总数} \times k \tag{26-6}$$

3. 缓解率（remission rate）

$$缓解率 = \frac{某病治疗后缓解人数}{同期内接受治疗的该病患者总数} \times k \tag{26-7}$$

4. 复发率（recurrence rate）

$$复发率 = \frac{复发的患者例数}{接受观察的总患者例数} \times k \tag{26-8}$$

5. 生存率（survival rate） 常用于长病程致死性疾病（如各种癌症等）。

$$n\text{年生存率}(_nP_0) = \frac{活满 n 年的患者例数}{n \text{年观察的总病例数}} \times k \tag{26-9}$$

注：P 为生存率，n 为随访时间，0 为观察起始点。其中癌症患者的生存率病程短的可以用 1 年生存率（$_1P_0$）表示，而一般可用 5 年生存率（$_5P_0$）来表示（计算的具体方法与步骤参考相关书籍）。

6. 死亡率（fatality rate）

$$死亡率 = \frac{因某病死亡的人数}{该病患者总数} \times k \tag{26-10}$$

7. 相对危险度降低（relative risk reduction，RRR） 采取干预措施后减少的不利事件（如死亡率等）发生率占对照组不利事件发生率的百分比。此值表示试验组在采取干预措施后，发生不利临床事件的相对危险下降的程度。通常 RRR 在 25%～50% 或以上，才有临床意义。

$$RRR = (CER - EER)/CER \times 100\% \tag{26-11}$$

8. 绝对危险度降低（absolute risk reduction，ARR） 对照组与试验组不利临床事件发生率的差值。此值越大，临床疗效越好。ARR 较 RRR 更明确，更具有临床意义。但当其值很小时会出现难以判定其临床意义的问题。绝对效应指标考虑了基线危险度水平，其临床意义更大。

$$ARR = CER - EER \tag{26-12}$$

9. 需要治疗人数（number needed to treat，NNT） 为 ARR 的倒数。其实际意义是：在一定的时间内，用某种治疗措施治疗某病，需要治疗多少患者才能防止 1 次不利结局的出现。NNT 是一个易于理解、便于比较的很好的疗效判断指标，NNT 值越小，干预措施的实际意义越大。

$$NNT = 1/ARR \tag{26-13}$$

四、疾病防治效果评价的分析策略

研究对象在随机分组前和随机分组后都有可能离开试验从而对试验造成一定的影响。排除（exclusions）指在随机分组前研究对象因各种原因没有被纳入试验，如对干预措施有禁忌者、可能失访者、拒绝参加试验者。退出（withdrawal）指研究对象在随机分组后从试验组或对照组退出。退出包括不合格、不依从和失访等。退出会使原定的样本量不足，使研究工作效力降低。如果试验组和对照组研究对象退出不均衡，更会对研究结果的真实性产生很大的影响。因此可以根据研究对象的依从性状况进行分组分析。例如，欲比较干预 1 和干预 2 两种方案的疗效，资料可能出现下列 4 种情况（图 26-1）。

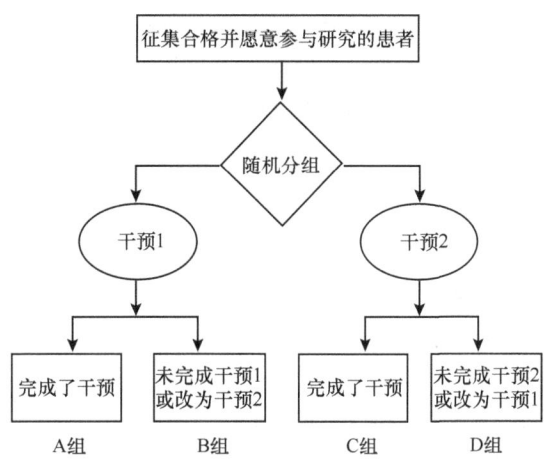

图 26-1 随机对照试验研究的结果分析示意图

针对上述资料,结果分析有下列三种方法:

1. 意向治疗分析(intention to treat analysis,ITT) 指对全部随机分配到不同干预组的个体进行分析,不管他们是否接受或完成了干预。如上图所示,是比较随机分配至干预 1 与干预 2 的每一个体,即比较 A 组 +B 组与 C 组 +D 组的疗效差别。

ITT 反映了两种治疗实际临床应用后的效果,由于是在随机分配的两组中进行结果比较,两组的可比性得以保持,增强了临床试验结果的真实性。在评价研究的真实性时 ITT 是最有效的方法,其得到的评价更为"安全",而且可以综合反映实际情况中各种因素的影响。但如果有许多患者实际上并没有接受或完成随机化分组所指定的治疗,则治疗组和对照组的差别将趋于缩小,增加治疗效果假阴性的机会。

2. 效力分析(efficacy analysis) 又称依从者分析。如上图所示,效力分析将比较 A 组和 C 组研究对象的结局,而不会考虑 B 组和 D 组研究对象的结局。这种分析方法在比较各组的疗效时,只在各组中完成了既定干预的患者中进行比较,确定干预的效果,是确定在理想条件下的治疗效果。通过分析可了解按照设计方案完成全程治疗的患者出现的效果如何。该分析方法由于不依从在比较组之间(如 A 组和 C 组)分布不均衡而出现问题,如剔除了不依从者后,组间的可比性被破坏,分析将高估治疗效果。

3. 实际治疗分析(treatment received analysis) 即比较 A 组和 D 组中改为干预 1 者与 C 组和 B 组中改为干预 2 者的结果,它是对接受了实际干预措施者进行分析。这种比较方法改变了研究开始时随机化分组所提供的两组可比性,分析也会高估治疗效果。

研究者常可对研究资料同时进行上述三种分析。可先进行 ITT 分析,再进行效力分析和实际治疗分析,以获得更全面的信息,使结果的解释更为合理。

第三节 疾病防治效果研究质量评价

一、疾病防治效果研究质量评价的基本要素

设计良好又实施得当的随机对照临床试验能为医疗干预措施的有效性提供最可靠的证据,然而,大量证据显示有些随机对照临床试验的质量不理想,所以研究者应对结果的真实性(validity)进行评价。通常,研究质量评价的基本要素包括内部真实性、外部真实性,研究结果内部真实性决定研究的质量,是对研究偏倚控制程度的总体衡量,也是结果外推和应用的基础。

(一)内部真实性(internal validity)

内部真实性指研究结果与实际研究对象真实情况的符合程度,反映一个研究本身是否真实或有效。如果研究的内部真实性不好,则很难再应用到其他人群。偏倚可以发生在研究工作的任何阶段,从而影响结果的正确性。研究的内部真实性评价主要看研究结果受各种偏倚的影响程度。疾病防治效果研究中常见的偏倚主要来源于 4 个方面。

1. 选择偏倚 主要是选择研究对象和分组时,由人为干预而导致的偏倚,使研究结果偏离真实情况。防止的方法就是严格掌握研究对象的入选标准,并使用随机抽样和随机分组法。

2. 测量偏倚　资料收集过程中，因仪器或试剂问题所产生的误差，以及观察者操作的误差和被观察者主观的误差均可导致测量偏倚的发生。防止的方法主要是试验前对所使用的仪器进行标定，试验过程中使用统一的试剂，而且对操作规程进行规范。

3. 干扰和沾染　干扰是指试验组或对照组额外地接受了类似试验药物的某种制剂从而人为地夸大了疗效，如试验组接受了干扰药物，导致疗效提高，引起试验组与对照组疗效差异的增大；反之，如果对照组接受了干扰药物，则可引起对照组疗效增高，使两组间的疗效差异缩小。沾染指对照组的患者额外接受了试验组的药物，从而人为地夸大了对照组疗效的现象。

4. 依从性　依从性指研究对象遵守试验设计所规定的程序和措施的程度。临床试验中的不依从性有三种表现：①换组，临床治疗开始后，试验组与对照组互换或各治疗组间互换；②进入，患者在分组后治疗前，试验组和对照组互换；③撤出，研究对象不再接受相应的治疗而退出研究队列。要提高患者的依从性，可在试验的设计和实施阶段采取措施。

（二）外部真实性（external validity）

外部真实性指研究结果与推论对象真实情况的符合程度。外部真实性主要与研究对象的特征、干预措施的实施方法、研究背景、结局评估的标准密切相关。如果研究对象对于推论对象的代表性不好，尽管它的内部真实性可能好，但它的外部真实性则肯定差。增加研究对象的同质性，如限制对象的类型（如年龄、职业、体质特征或疾病分型等），可以改善内部真实性；而增加研究对象的异质性，使得研究对象的代表性范围扩大，则可以改善外部真实性。在实际研究确定对象时，需要综合平衡考虑研究对象的同质性和异质性问题。

二、随机对照试验研究质量评价方法

如果随机对照试验设计或实施不合理，其结果的真实性仍会受到偏倚的影响。Cochrane偏倚评估工具2.0版本（RoB2.0）为随机对照试验研究提供了偏倚风险信息判断的方法和步骤。其中平行设计的偏倚评价包括5个分领域的偏倚评估：①随机化过程中的偏倚；②偏离既定干预的偏倚；③结局数据缺失的偏倚；④结局测量的偏倚；⑤结果选择性报告的偏倚，以及整体偏倚评估。RoB2.0要求先回答各领域的信号问题然后再评价偏倚风险。

1. 随机化过程中的偏倚　该领域信号问题包括：①分配干预的方案是否是随机产生的；②是否采用了分配隐藏；③是否存在由随机化过程中产生的问题造成的组间基线不均衡。组间基线可比性是衡量随机化是否真正实现的一个替代指标，当多个因素基线不可比时，可能提示随机化过程存在问题，如没有做到分组隐匿或产生分组序列的方法不随机。

2. 偏离既定干预的偏倚　除了试验组和对照组所研究的干预措施以外，若其他伴随干预在组间存在系统性差异，此时会产生偏离既定干预的偏倚。该领域分别评价干预分配效果和评价干预依从效果。首先对信号问题"①研究过程中研究对象是否知道他们接受哪种干预"和"②研究过程中医护人员和研究人员是否知道研究对象接受哪种干预"进行判断。如评价的是干预分配效果，进一步回答信号问题"③在患者接受的干预中，是否存在非常规的干预改变；④干预改变是否在组间不均衡，并可能对研究结局造成影响；⑤是否有研究对象没有被按照其分配的干预措施进行分析；⑥错误的分组是否会对分析结果产生影响？"。当既定干预的偏离造成干预改变在组间不均衡及影响研究结局时则可能引起偏倚。例如，原始研究没有依据ITT原则进行数据分析，若超过5%的研究对象在组别的划分中出现了错误，则可能对结果产生影响。

如评价的是干预依从效果，进一步回答信号问题"③重要的伴随干预措施在不同组间是否均衡"。当伴随干预在组间不均衡和伴随干预会对结局产生影响这两个条件同时满足时，伴随干预措施才可能造成偏倚。信号问题"④计划实施的干预措施是否成功执行；⑤研究对象是否依从了分配的干预措施"。研究对象可能因为组间交叉、依从性不佳、中断干预而造成偏倚。在第③～⑤的评价中，如存在伴随干预、未严格实施干预或未严格依从等情况，则需回答信号问题"⑥研究是否采用了恰当的方法来评价干预的依从效果"。例如，采用逆概率加权和边缘结构模型等对实际接受干预的偏离情况进行调整。

3. 结局数据缺失的偏倚　数据缺失的原因包括数据损失（失访）、错过预约、数据收集的不完整、进行分析时排除部分研究对象。该领域信号问题包括：①是否可以获得全部或绝大多数研究对象的研究结局数据，如没有失访或失访率很低（一般是5%以下），则发生偏倚的风险较小；②结局数据缺失的比例和数据缺失的原因在组间是否均衡；③是否有证据支持即便存在缺失数据，分析结果仍然是稳健的。对于结果是否稳健，需要根据原始研究处理缺失数据的方法、敏感性分析的结果等进行综合判断。

4. 结局测量的偏倚 结局测量的偏倚是由结局错分或测量误差导致的。若错分和测量误差与所接受的干预无关，则为无差异错分。与干预或结局无关的随机误差（无差异测量误差）不太可能产生偏倚。有差异的测量误差会使效应估计值存在偏倚。①结局评价者是否知道研究对象接受的干预，如结局评价者不知道研究对象接受的干预（或对研究结局评价者施盲），则发生偏倚的风险相对较小。如结局评价者知晓研究对象接受的干预，则需回答问题②结局评价者知道研究对象接受的干预措施是否会对结局测量产生影响？由主观判断进行结局测量可能带来偏倚风险，如X线片诊断、死因的判定等。

5. 结果选择性报告偏倚 该领域关注两个方面：①研究者是否对多重结局测量（multiple outcome measurement）进行了选择性报告。多重结局测量指对同一个结局在不同时间或用不同工具或用不同定义进行的多次测量。例如，从多个时间点测量数据中选择某个时间点的测量值，且没有给出选择这个时间点的恰当理由，此时就存在选择性报告。②研究者是否对多重分析的结果进行了选择性报告。例如，采用多种统计分析方法进行分析，只报道了有统计学意义的结果。

6. 整体偏倚评估 反映所评估的RCT的偏倚风险全貌，评估者先按照事先制定的标准对单个领域的偏倚风险给出"低、可能存在、高"的偏倚风险评估，如果上述所有五个领域评估结果均为低风险，则整体偏倚风险低；如果其中任意一个领域的评估结果为高风险，或多个领域内的评估结果是可能存在风险，则整体风险高。

案例 26-3

采用RoB2.0对发表在《新英格兰医学杂志》上的一项平行设计随机对照试验进行偏倚风险评价，评估患心血管疾病风险的2型糖尿病患者中，与安慰剂比较，利拉鲁肽是否可以降低首次心血管疾病死亡、非致死性心肌梗死和非致死性卒中的综合结局的风险。本实例分析中，选择进行干预分配效果评价（表26-1）。

表26-1 RoB2.0偏倚评估实例

领域	信号问题	回答	支持信息/理由
系统综述的目的是评价干预分配的效果（实际使用中选择评价干预分配或干预依从效果其中一种目的即可）			
偏离既定干预的偏倚	2.1 研究过程中研究对象是否知道他们接受哪种干预？	可能不是	"The code for a particular subject may be broken in a medical emergency if knowing the identity of the treatment allocation would influence……" 研究计划书59页10.2部分。尽管各文件中没有明确说明对研究对象如何施盲，但计划书中详细介绍了意外揭盲的条件，可推测本研究已对研究对象施盲
	2.2 研究过程中医护人员和研究人员是否知道研究对象接受哪种干预？	可能不是	"When code is broken the treatment allocation will be accessible to the investigator and the department responsible for global product safety, Novo Nordisk, or any other relevant party（i.e., Data Monitoring Committee（DMC））." 研究计划书59页10.2部分。与上个问题回答类似。尽管各文件中没有明确说明对医护人员和研究人员的施盲方法，但明确说明了意外揭盲时需要研究人员向安全委员会等机构报告，可推测对这些人员也已施盲
	2.3 如在2.1或2.2信号问题中回答是/可能是/不清楚则回答：是否存在非常规的干预改变？	不适用	
	2.4 如在2.3问题中回答是/可能是则回答：干预变化是否在组间不均衡，并可能对研究结局造成影响？	不适用	

续表

领域	信号问题	回答	支持信息/理由
偏离既定干预的偏倚	2.5 是否有研究对象没有按照其分配的干预措施进行分析？	不是	"Full Analysis Set（FAS）: includes all 690 andomized subjects. The statistical evaluation of the FAS will follow the intention-to-treat（ITT）principle and subjects will contribute to the evaluation 'as andomized'." "Analysis of the primary and the secondary efficacy endpoint will be based on the FAS." 研究计划书76页17部分，研究计划书78页18.2.1部分和发表文献表1。主要结局的分析中符合ITT原则
	2.6 如2.5问题回答是/可能是/不清楚则回答：错误的分组是否会对分析结果产生影响？	不适用	
	偏倚风险评估	低风险	
	可选：如存在偏倚，可能的方向是什么？	不适用	

需要强调的是，应用RoB2.0偏倚评估工具与内部真实性相对应，目的在于方便地、结构化地明确各领域的偏倚，而整体偏倚是对单个研究单个结局水平的评价，同一个研究的不同结局可能会有不同的整体评价结果。另外，随机对照试验研究需进行文献报告质量评估，且有专门的报告规范即临床试验报告统一标准，但RoB2.0基于研究发表的信息可以判断偏倚的来源，以及偏倚的大小和方向，对研究真实性的评价更为全面。

（吕美霞）

第四篇 卫生政策与健康管理

第二十七章 卫生保健策略与我国卫生政策

卫生保健策略（health care policy）是推动卫生事业发展的重要手段，是实现基本卫生保健的重要支柱，对于提升国家整体健康水平具有重要意义。卫生发展策略是卫生政策制定的基本方向和依据，卫生工作方针是卫生发展策略的集中体现，卫生体制改革是推进卫生政策制定和实施的重要手段和方式。本章主要介绍全球卫生发展策略、中国卫生工作方针、中国卫生政策以及中国医药卫生体制改革和健康中国建设。

第一节 全球卫生保健策略

一、初级卫生保健

> **案例 27-1**
>
> 自《阿拉木图宣言》以来，从国际层次上的健康状况得到明显改善。体现在疾病模式、主要危险因素和社会经济环境变化，以及整体化保健模式和卫生体系架构等多方面。然而，由于受到各种条件的制约，从世界范围来看，仍有相当比例的人口生活艰难，得不到起码的卫生保健。主要表现在：①全球仍有千百万人口缺乏接受初级治疗的机会和获得基本药物的正规途径；②目前全球仍有大量人口生活在极端贫困之中，贫富差距仍在扩大；③非洲等地区妊娠妇女和婴儿死亡率仍然非常高；④免疫接种覆盖率虽然明显提高，但需要综合性卫生保健系统的存在使这些成就得以持续；⑤许多国家所做的旨在减少营养不良的努力已经停滞。
>
> 问题：
> 1. 什么是初级卫生保健及其基本含义是什么？
> 2. 实施初级卫生保健任务的基本原则和要素是什么？
> 3. 你认为应采取哪些措施才能更好地发挥初级卫生保健策略的作用？
> 4. 初级卫生保健具有哪些特点？

1978 年，WHO 和联合国儿童基金会在哈萨克斯坦共和国首都阿拉木图召开了国际初级卫生保健会议（简称阿拉木图会议）。会议发表的《阿拉木图宣言》提出了"2000 年人人享有卫生保健（health for all by the year 2000）"的全球卫生策略，并明确提出了初级卫生保健（primary health care，PHC）的概念，认为推行初级卫生保健是实现"2000 年人人享有卫生保健"战略目标的关键和基本途径。全球卫生战略目标提出以后，几乎所有 WHO 会员国的元首或政府首脑对该目标的实现都做出了承诺，各级政府对此采取积极行动履行诺言。1980 年，联合国特别会议在审议国际社会经济发展新策略时，特别提到了 WHO 在实现"2000 年人人享有初级卫生保健"全球卫生战略方面做出的贡献，初级卫生保健成为 20 世纪末全球社会经济发展新策略的组成部分。

（一）初级卫生保健概念

《阿拉木图宣言》提出初级卫生保健概念为：初级卫生保健是依靠切实可行、学术上可靠又受社会欢迎的方法和技术，是社区的个人和家庭积极参与且普遍能享受的，并在本着自力更生及自决精神在发展的各个时期群众或国家能够负担得起的一种基本的卫生保健。

初级卫生保健既是国家卫生体制的一个组成部分、一个功能的中心和活动的焦点，也是社区社会及经济总体发展的一个组成部分。它是个人、家庭、社区与国家卫生保健系统接触的第一环，能使卫生保健尽可能接近于人民居住及工作的场所，它还是卫生保健持续进程的起始一级。

1990年，我国颁布了《关于我国农村实现"2000年人人享有卫生保健"的规划目标》，其中对初级卫生保健的定义为：初级卫生保健是指最基本的，人人都能得到的、体现社会平等权利的、人民群众和政府都能负担得起的卫生保健服务。

（二）初级卫生保健的原则

初级卫生保健实施的原则包括以下几点：

1. 合理配置卫生资源 深化医疗卫生保健体制改革，加大初级卫生保健的可及性，实现卫生保健的公平性。

2. 社区参与 加强社区卫生服务是保证初级卫生保健可及性的重要条件，同时需要社区、个人和家庭积极参与，保证初级卫生保健的有效实施。

3. 预防为主 初级卫生保健的显著特点是突出以预防为主的原则，采取综合性预防措施，最大限度地发挥初级卫生保健的作用，提高全体居民的健康水平。

4. 适宜技术 结合各地实际，因地制宜，量力而行，尽可能采用和发展学术可靠、居民乐于接受且费用低廉的方法、技术和设备。

5. 综合途径 要改善全人口的健康状况，必须综合采取多种途径，如满足个人生活中最基本的生活需要等。

（三）初级卫生保健的内容和任务

1. 初级卫生保健的内容

（1）针对当前的主要卫生问题及其预防、控制方法开展健康教育。

（2）改善食品供应和合理营养。

（3）供应足够的安全卫生水和基本的环境卫生设施。

（4）开展妇幼保健和计划生育。

（5）开展主要传染病的预防接种。

（6）预防和控制地方病。

（7）对常见病和外伤进行合理治疗。

（8）提供基本药物。

2. 初级卫生保健的任务

（1）健康促进：包括健康教育、保护环境、合理营养、饮用安全卫生水、改善卫生设施、开展体育锻炼、促进心理卫生、养成良好生活方式等。

（2）预防保健：在研究社会人群健康和疾病的客观规律及它们和人群所处的环境相互关系的基础上，采取积极有效措施，预防各种疾病的发生、发展和流行。

（3）合理治疗：及早发现疾病，及时提供医疗服务和有效药品，以避免疾病的发展与恶化，促使病情早日好转患者早日痊愈，防止带菌（虫）和疾病向慢性发展。

（4）社区康复：对丧失了正常功能或功能缺陷的残疾者，通过各种综合措施，尽量恢复其功能，使他们重新获得生活、学习和参加社会活动的能力。

3. 初级卫生保健的实施 初级卫生保健的有效实施的措施包括政府领导、部门协调等多种综合措施。

（1）政府领导：加强领导是实施初级卫生保健的前提，要根据各地的具体情况，确定初级卫生保健工作的具体政策和措施。

（2）部门协调：初级卫生保健的内容除涉及卫生部门外，还涉及国家及社区发展的各有关部门及有关方面，需要所有部门进行协作和共同努力才能完成。

（3）社区参与：社区参与卫生保健是指社区组织及社区成员参与卫生保健的调研、决策、实施、评价及卫生资源筹措等。开发社区资源，社区中的每个单位、家庭及个人都对自身的健康承担责任，积极参与社区活动，是人人享有卫生保健的一个重要条件。

（4）适宜技术和基本药物：适宜技术是指既合乎科学，适应当地需要，为初级卫生保健的提供者和利用者所欢迎，又是国家、社区和个人在经济上负担得起的卫生技术。

（5）其他：对当前存在的卫生问题及预防和控制方法进行宣传教育、常见病的妥善处理等。

二、人人享有卫生保健

> **案例 27-2**
> 2017年由WHO和国家卫生计生委共同主办的第九届全球健康促进大会在上海召开，来自全球100多个城市的市长就协同推进健康与城市可持续发展达成了《健康城市上海共识》。大会提出"人人享有健康，一切为了健康"的口号。《健康城市上海共识》充分认识到健康与城市可持续发展相辅相成、密不可分，也认识到健康和福祉是联合国2030发展议程和可持续发展目标的核心，呼吁所有的城市，不论大小、贫富，都积极参与健康城市建设，为健康做出积极的政治决策，并承诺朝着共同的目标努力——建设我们能力所及的最健康城市。大会总目标：推动将健康促进融入联合国2030全球可持续发展议程，重振健康促进在21世纪的发展。大会的目的：更新未来数十年健康促进的任务；明确和优化健康促进在改善健康和健康公平中的作用；提供行动指导，帮助各国利用健康促进理念和方法实现可持续发展目标；通过可持续发展目标，实现"人人享有健康"的政治承诺；为实现可持续发展目标，动员人们、政府、公民社会应对健康社会决定因素，促使人们能够控制自身的生活，交流改善健康素养的国家级经验，加强跨部门行动和社会动员，建设健康城市、社区和人居环境。
>
> **问题：**
> 1. 人人享有卫生保健的基本含义是什么？
> 2. "2000年人人享有卫生保健"的全球战略目标与"21世纪人人享有卫生保健"全球战略目标有什么不同？
> 3. 为了实现"21世纪人人享有卫生保健"，WHO建议的行动纲领有哪些？

（一）"2000年人人享有卫生保健"的概念

1977年第三十届世界卫生大会决定各国政府和WHO的主要卫生目标是：到2000年使世界所有的人民在社会和经济方面达到生活得有成效的健康水平，即"2000年人人享有卫生保健"或称"2000年人人健康"。此后，WHO将其作为最中心的工作，一直延续到今天，其主要内容包括：

（1）人们在工作和生活场所都能保持健康。

（2）人们将运用更有效的办法去预防疾病及减轻疾病或伤残带来的痛苦，并且通过更好的途径进入成年、老年，最后安乐地死去。

（3）在全体社会成员中均匀地分配一切卫生资源。

（4）所有个人和家庭，通过自身充分地参与，将享受到初级卫生保健。

（5）人们将懂得自己有力量摆脱可以避免的疾病，赢得健康，并且明白疾病不是不可避免的。

上述含义说明，人人享有卫生保健并不是指到了2000年时不再有人生病或病残，也不是指到了2000年时医护人员将为全部患者治好其所患的病，而是有更为深远和广泛的内涵。

（二）"2000年人人享有卫生保健"的总体目标

（1）每个国家的所有人至少已经使用基本卫生保健和第一级转诊设施。

（2）所有人在其可能的范围内积极参加自己及其家庭的保健工作，并且积极参加社区的卫生活动。

（3）全世界的社区都能同政府共同承担对其成员的卫生保健责任。

（4）所有政府对其人民的健康都担负起全部责任。

（5）全体人民都有安全的饮水和卫生设备。

（6）全体人民都得到足够的营养。

（7）所有儿童都进行儿童主要传染病免疫接种。

（8）发展中国家传染病在公共卫生学上的重要程度到2000年不超过发达国家1980年的程度。

（9）使用一切可能的方法，通过影响生活方式和控制自然及社会心理环境来预防和控制非传染性疾病，促进精神卫生。

（10）人人都得到基本药物。

（三）"21世纪人人享有卫生保健"

1998年，WHO执委会在第五十一届世界卫生大会上审议通过了《世界卫生宣言》，提出"21

世纪人人享有卫生保健战略"应成为今后WHO制定卫生保健政策的基础。"21世纪人人享有卫生保健"建立在原有《阿拉木图宣言》"人人享有卫生保健"战略政策的基础上，是其目标的延续和发展。

1. "21世纪人人享有卫生保健"的价值观 "21世纪人人享有卫生保健"以下列重要价值观为基础：①人权：承认享有最大可能的健康水准是一项基本人权。②伦理：将伦理应用于卫生政策、研究和提供服务，是人人享有卫生保健政策和实践的基础，在制定人人享有卫生保健政策和计划时，应充分考虑伦理学观念。③公平：消除个人间和群体间不公平和不合理的差别，实施公平的政策和战略。④性别观：承认妇女与男子的需求平等，将性别观纳入卫生政策和策略，以体现人人享有卫生保健的要求，是初级卫生保健的一个重要特点。

2. "21世纪人人享有卫生保健"的总目标 ①使全体人民增加期望寿命和提高生活质量。②在国家间和国家内部改进健康的公平程度。③使全体人民利用可持续发展的卫生系统提供的服务。

3. "21世纪人人享有卫生保健"四项战略性行动

（1）与贫困作斗争：加速人类社会经济发展，以使最贫穷的人口和社区摆脱贫困。

（2）在所有环境中促进健康：促进健康必须考虑人民生活、工作娱乐和学习所需的社会、文化、政治、法律和精神环境，使得个人、家庭和社区只要具有机遇和能力做出选择，就能采取行动改善其健康。

（3）使部门卫生政策相一致：政府各部门做出的各种影响健康的决定，对健康产生直接和间接影响的所有部门的政策都需要进行分析并加以调整，以期提供最大机遇促进和保护健康。

（4）将卫生列入可持续发展计划：健康必须在可持续发展计划中给予最优先的考虑，特别是促进和保护人类健康和幸福应是可持续发展的最终目的。

（四）阿斯塔纳宣言

在2018年10月召开的全球初级卫生保健会议通过了《阿斯塔纳宣言》，该宣言为实现全民健康覆盖提出了行动方向。与《阿拉木图宣言》一样，宣言的核心思想均为公正、公平、团结，并认为初级卫生保健是实现人人健康的重要途径。新宣言有助于进一步帮助世界实现可持续发展目标。

1. 宣言在四个关键领域做出了承诺

（1）在所有部门就健康做出大胆的政治选择。

（2）建立可持续的初级卫生保健。

（3）增强个人和社区的权能。

（4）使利益相关者的支持与国家的政策、战略和计划保持一致。

2. 《阿斯塔纳宣言》提出的推动新初级卫生保健取得成功的因素

（1）知识和能力建设：将运用知识，包括科学知识和传统知识，来加强初级卫生保健，改善健康结果。

（2）卫生人力资源：将继续投资于初级卫生保健人力资源的教育、培训、招聘、发展、激励和留用措施，使这支队伍具备适当的技能组合。

（3）技术：支持使用优质、安全、有效和负担得起的药物、疫苗、诊断及其他技术，从而推广卫生保健服务和扩大对一系列卫生保健服务的获取。

（4）融资：继续投资于初级卫生保健以改善健康结果。

（5）增强个人和社区权能：支持个人、家庭、社区和民间社会的参与，促进提高健康素养，鼓励其参与制订和实施对健康有影响的政策和计划。

（五）我国实施"2000年人人享有卫生保健"所做的工作

1977年，WHO提出"2000年人人享有卫生保健"的全球战略目标后，我国政府明确表示了对WHO倡导的全球战略目标的支持，颁布了《关于我国农村实现"2000年人人享有卫生保健"的规划目标》和《中国城市实现"2000年人人享有卫生保健"规划目标》，并提出具体目标：2020年6月1日我国开始施行《中华人民共和国基本医疗卫生与健康促进法》。

1. 农村规划目标

（1）把初级卫生保健纳入县、乡（镇）政府工作目标和当地社会经济发展规划。

（2）县、乡政府年度卫生事业拨款占两级财政支出的比例。

（3）健康教育普及率。

（4）行政村卫生室覆盖率，甲级卫生室占村卫生室的比例。
（5）集资医疗保健覆盖率。
（6）"安全卫生水"普及率。
（7）"卫生厕所"普及率。
（8）食品卫生合格率。
（9）婴儿死亡率每五年递降百分比。
（10）孕产妇死亡率每五年递降百分比。
（11）儿童"四苗"单苗接种率。
（12）法定报告传染病发病率每五年递降百分比。
（13）地方病患病率每五年递降百分比。

2. 城市规划目标
（1）卫生政策支持。
（2）具有与实施初级卫生保健相适应的卫生资源。
（3）开展健康教育。
（4）普及社区保健。
（5）公共场所卫生监督监测。
（6）饮用水和食品卫生监督监测。
（7）工业企业有毒、有害作业点卫生监控。
（8）降低儿童死亡率。
（9）降低孕产妇死亡率。
（10）降低法定传染病报告发病率。

三、联合国2030可持续发展目标

（一）联合国千年发展目标（Millennium Development Goal，MDG）

2000年9月，在联合国千年首脑会议上，世界各国领导人就消除贫穷、饥饿、疾病、文盲、环境恶化和对妇女的歧视，商定了一套有时限的目标和指标，签署了《联合国千年宣言》。这些目标和指标被置于全球议程的核心，《宣言》提出的8项核心内容均与人类健康密切相关，称为千年发展目标。

千年发展目标促使世界各国采取协调一致的行动，以改善全球卫生问题，这是朝着人人享有卫生保健方向前进的重要里程碑，对于实现"21世纪人人享有卫生保健"全球战略目标具有重要意义。

（二）联合国可持续发展目标

2015年9月，联合国可持续发展峰会在纽约总部召开，通过了联合国发展目标（Sustainable Development Goal，SDG）。SDG旨在在千年发展目标到期之后继续指导2015～2030年的全球发展政策和资金使用，以综合方式彻底解决社会、经济和环境三个维度的发展问题。

SDG作出了历史性的承诺：在世界每一个角落永远消除贫困。新目标框架超越了千年发展目标，除了保留原有发展优先事项外，还提出了各种广泛的经济、社会和环境目标。新目标涉及可持续发展的三个层面即社会、经济和环境，以及与和平、正义和高效机构相关的重要方面。新目标不仅承诺建立更加和平、更加包容的社会，还提出了执行手段。

1. SDG的原则和承诺   SDG建立在千年发展目标所取得的成就之上，致力于通过协同行动消除贫困，保护地球并确保人类享有和平与繁荣。

（1）新议程依循《联合国宪章》的宗旨和原则，充分尊重国际法。
（2）重申联合国所有重大会议和首脑会议的成果。包括《关于环境与发展的里约宣言》、《北京行动纲要》和联合国可持续发展大会等。
（3）重申《关于环境与发展的里约宣言》的各项原则。
（4）挑战和承诺相互关联，需要统筹解决。

2. SDG的内容   与千年发展目标相比，SDG增加了气候变化、经济不平等、创新、可持续消费、和平与正义等新领域。包括17个SDG及169个相关具体目标，这些目标是一个整体，不可分割。

（1）在全世界消除一切形式的贫困。

(2)消除饥饿,实现粮食安全,改善营养状况和促进可持续农业。

(3)确保健康的生活方式,促进各年龄段人群的福祉。

(4)确保包容和公平的优质教育,让全民终身享有学习机会。

(5)实现性别平等,增强所有妇女和女童的权能。

(6)为所有人提供水和环境卫生并对其进行可持续管理。

(7)确保人人获得负担得起的、可靠和可持续的现代能源。

(8)促进持久、包容和可持续的经济增长,促进充分的生产性就业和人人获得体面工作。

(9)建造具备抵御灾害能力的基础设施,促进具有包容性的可持续工业化,推动创新。

(10)减少国家内部和国家间的不平等。

(11)建设包容、安全、有抵御灾害能力和可持续的城市和人类住区。

(12)采用可持续的消费和生产模式。

(13)采取紧急行动应对气候变化及其影响。

(14)保护和可持续利用海洋和海洋资源以促进可持续发展。

(15)保护、恢复和促进可持续利用陆地生态系统,可持续管理森林,防治荒漠化,制止和扭转土地退化,遏制生物多样性的丧失。

(16)创建和平、包容的社会以促进可持续发展,让所有人都能诉诸司法,在各级建立有效、负责和包容的机构。

(17)加强执行手段,重振可持续发展全球伙伴关系。

3. 执行手段和全球伙伴关系 恢复全球伙伴关系的活力有助于让国际社会深度参与,把各国政府、民间社会、私营部门、联合国系统和其他参与者召集在一起,调动现有的一切资源,协助执行各项目标和具体目标。具体执行手段是在《亚的斯亚贝巴行动议程》提出的具体政策和行动的支持下,实现各项 SDG。

4. 后续落实和评估 各国政府采用一套全球指标来落实和评估这些目标和具体目标,在今后 15 年内落实和评估国家、区域和全球各级落实各项目标和具体目标的进展,系统进行各级的后续落实和评估工作。后续落实和评估工作将遵循以下原则。

(1)自愿进行,由各国主导,兼顾各国不同的现实情况、能力和发展水平,并尊重各国的政策空间和优先事项。

(2)跟踪所有国家执行普遍目标和具体目标的进展,包括执行手段,同时尊重目标和具体目标的普遍性、综合性和相互关联性及可持续发展涉及的三个方面。

(3)后续评估工作将长期进行,找出成绩、挑战、差距和重要成功因素,协助各国做出政策选择。相关工作还将协助各国找到必要的执行手段和伙伴关系,发现解决办法和最佳做法,促进国际发展系统的协调与成效。

(4)后续评估工作将对所有人开放,做到包容、普遍参与和透明,还将协助所有相关利益攸关方提交报告。

(5)后续评估工作坚持以人为本,顾及性别平等问题,尊重人权,重点关注最贫困、最脆弱和落在最后面的人。

(6)后续工作将以现有平台和工作(如果有的话)为基础,避免重复,顺应各国的国情、能力、需求和优先事项。

(7)后续评估工作将保持严谨细致和实事求是,并参照各国主导的评价工作结果和各类及时、可靠和易获取的高质量数据。

(8)后续评估工作要加强对发展中国家的能力建设支持,包括加强各国的数据系统和评价方案的建设。

(9)后续评估工作将得到联合国系统和其他多边机构的积极支持。

5. 中国实施联合国 SDG 的状况 联合国提出 SDG 后,中华人民共和国主席习近平发起"谋共同永续发展 做合作共赢伙伴"的提议:争取公平的发展,让发展机会更加均等;坚持开放的发展,让发展成果惠及各方;追求全面的发展,让发展基础更加坚实;促进创新的发展,让发展潜力充分释放,努力实现各国共同发展。该目标倡议,国际社会加强合作,增强各国发展能力,改善国际发展环境,优化发展伙伴关系,健全发展协调机制,共同落实 2015 年后发展议程,实现合

作共赢。

2016年9月，中国出台《中国落实2030年可持续发展议程国别方案》，坚定不移贯彻创新、协调、绿色、开放、共享的发展理念，从战略对接、制度保障、社会动员、资源投入、风险防控、国际合作、监督评估等方面入手，大力推进经济建设、政治建设、文化建设、社会建设、生态文明建设，全面开展可持续发展议程落实工作，并在多个可持续发展目标上实现"早期收获"。

第二节 我国卫生政策

案例 27-3

2015年7月，中国外交部与联合国驻华系统共同发布了《中国实施千年发展目标报告》，报告指出，中国提前完成了多个千年发展目标，受到联合国的肯定。与此同时，《中国居民营养与慢性病状况报告（2015年）》中指出，2012年中国18岁以上成年人高血压发病率为25.2%，糖尿病发病率为9.7%，慢性阻塞性肺疾病发病率为9.9%；2013年中国慢性病死亡人数占总死亡人数的86.6%，其中以心脑血管疾病、癌症、慢性呼吸系统疾病等为代表的慢性病死亡人数占总死亡人数的79.4%。

世界银行《中国慢性病报告（2015）》指出，在过去30年，中国经济的增长和发展成果令人艳羡，然而在人类发展方面却长期落后于世界上经济最发达的一些国家。中国人健康调整期望寿命为66年，比二十国集团中的主要发达成员国少10年。倘若能明确影响全人群寿命的重大卫生问题，加强政府领导及政策支持，采取适当的干预措施，中国完全能够缩小与发达国家在人类发展方面的差距。

问题：
1. 你认为当前对人类健康威胁最大的疾病是什么？
2. 你认为我国卫生工作方针和卫生政策对解决上述问题的作用是什么？

一、中国卫生工作方针

卫生工作方针是国家指导卫生事业发展的重要原则和基本思想，是卫生基本政策的总概括，是指导国家各项卫生工作和制定具体卫生政策的依据。我国的卫生工作方针是在总结我国卫生工作实践经验并吸收了国际先进科学成就的基础上形成的，并随着政治、经济、文化和医学科学的发展而充实新的内容，使之不断完善和提高。

（一）20世纪50年代卫生工作的四大原则

1950年8月，原卫生部在北京召开了全国卫生工作会议，确定了"面向工农兵、预防为主、团结中西医"我国卫生工作的三大原则。1952年第二次全国卫生会议总结了当时开展爱国卫生运动的经验，将"卫生工作与群众运动相结合"列入卫生工作原则，从而形成了我国卫生工作的四大原则。1965年6月，毛泽东同志提出"把医疗卫生工作的重点放到农村去"的指示，进一步明确了农村卫生工作的重要地位。

（二）20世纪80年代后的卫生工作方针

1990年3月，原卫生部和国家中医药管理局组织制定《中国卫生发展与改革纲要（1991—2000年）》，把"贯彻预防为主，动员全社会参与，依靠科技进步，中西医协调发展，为人民健康服务"确定为卫生工作方针。1997年中共中央、国务院《关于卫生改革与发展的决定》确定了"以农村为重点，预防为主，中西医并重，依靠科技和教育，动员全社会参与，为人民健康服务，为社会主义现代化建设服务"的卫生工作方针。

（三）21世纪我国新医改以后我国的卫生工作方针

2016年8月全国卫生与健康大会上提出我国新时期卫生与健康工作方针：以基层为重点，以改革创新为动力，预防为主，中西医并重，将健康融入所有政策，人民共建共享。

1. 以基层为重点 以基层为重点，表明我国卫生事业发展的方向是服务大众、服务基层、服务城乡居民，着力推动医疗卫生工作重心下移，医疗卫生资源下沉，努力提高全人群的健康水平。

2. 以改革创新作为动力 在坚持政府主导的前提下，发挥市场机制的作用，充分发挥科技创新和信息化的引领支撑作用，促进健康事业的快速发展。

3. 预防为主 预防为主，防治结合，加大健康教育和健康促进的力度，推行健康生活方式，强化覆盖全生命周期的健康保健措施，突出体现健康管理、健康服务和健康保障的作用，全面维护人民健康。

4. 中西医并重 充分发挥中医药的优势，提高中医药服务能力。进一步发展中医养身保健等服务产业，探索融健康文化、健康管理、健康服务、健康保险为一体的中医健康保障模式。推进中医药继承和创新，促进中医药和西医药的相互补充，协调发展。

5. 将健康融入所有政策 把健康放在优先发展的战略地位，通过加强部门行业之间的沟通合作，形成促进健康的合力，通过制定政策、政府治理、健康评估等形成有利于健康的生活方式、生态环境和经济社会发展模式，实现健康和经济社会良性协调发展。

6. 人民共建共享 共建共享是建设健康中国的战略主题和基本路径。共建共享从供给侧和需求侧两端发力，统筹社会、行业和个人三个层面，形成维护和促进健康的强大合力，实现全民健康：促进全社会广泛参与，强化跨部门协作，有效控制影响健康的生态和社会环境危险因素，形成多层次、多元化的社会共治格局。

二、我国医药卫生体制改革

> **案例 27-4**
> 2018 年我国相关部门提出了一系列医院改革重点工作，包括：①预约诊疗制度，要求预约时段精确到 1 小时，三级医院优先向医联体内基层医疗卫生机构预留预约诊疗号源；②远程医疗制度，全国所有医联体实现远程医疗全覆盖；③临床路径管理制度，医疗机构实现临床路径管理信息化；④检查检验结果互认制度，在相应级别行政区域内检查检验结果实行互认制度；⑤医务社工和志愿者制度，医疗机构设立医务社工岗位，负责协助开展医患沟通，提供诊疗、生活、法务、援助等患者支持等服务，以及其他系列医疗改革工作。
> **问题：**
> 1. 为什么要提出上述改革措施？
> 2. 上述改革措施预计能产生什么效果？

卫生改革是指卫生部门实施一系列有计划的变革以促进国家卫生政策、规划和实践发生重大变化的过程。世界各国一直都在致力于一系列卫生改革，以达到不断优化卫生资源配置，发挥卫生资源效益，最大限度地改善公民健康状况这一核心目标。

中国医药卫生体制改革可分为三个阶段：1949 年到改革开放初期，计划经济指导下我国医药卫生体制初步建立；改革开放后医药卫生体制的探索；2009 年以后医改的不断推进。

（一）1949 年到改革开放初期，我国医药卫生体制初步建立

计划经济时期我国的卫生事业取得巨大成就，卫生事业全面发展，人民群众健康水平显著提高，卫生工作基本经验得到国际社会高度赞誉。这一阶段，我国建立各级卫生行政部门和大批的医疗结构，组建了较为完善的公共卫生体系，为居民提供大量的健康保障服务，政府对卫生事业与卫生工作有着较大的投入力度，初步建立了政府主导、公益性突出、城乡分离、预防为主等为特点的我国的医药卫生体制，该时期医药卫生体制被世界公认为"中国模式"。同时，计划经济体制下的卫生事业也存在体制僵化、机制不活、供给短缺、能力不强等问题。

（二）改革开放后医药卫生体制的探索

随着计划经济体制向市场经济体制转变，这一阶段的主要特征是市场化主导医药卫生事业发展、渐进式改革、医院分级管理制度。由此取得了居民健康水平不断提高、疾病防控能力提升、全国医疗保障体系初步形成等成果。与此同时，也出现了公立医院公益性淡化，公共卫生服务严重削弱等问题。2000 年 WHO 对成员国医疗筹资分配公平性的评估排序中，中国在 191 个国家成员国中列 188 位。卫生体制改革势在必行。

1997 年，面对市场条件下卫生工作中出现的诸多问题，中共中央、国务院《关于卫生改革与发展的决定》着重强调了卫生事业的公益性，对卫生领域存在的问题提出明确的改革和发展思路，但因重要的配套政策未能及时出台，政策执行情况较差。2000 年国务院颁布《关于城镇医药卫生体制

改革的指导意见》，提出"用比较低廉的费用提供比较优质的医疗服务，努力满足广大人民群众基本医疗服务的需要"的总体改革目标。城镇职工基本医疗保险制度蓬勃发展，新型农村合作医疗和医疗救助开始启动。卫生体制改革开始注重改革的整体设计，开始触动制约卫生改革发展的一些深层次矛盾和体制机制问题，这一阶段改革积累的宝贵经验，为新一轮的卫生体制改革的转折和调整奠定了宝贵的理论和实践基础。

（三）2009年以后医改的不断推进

进入21世纪，我国医药卫生事业发展水平与人民群众健康需求及经济社会协调发展要求不适应的矛盾仍比较突出。城乡和区域医疗卫生事业发展不平衡，资源配置不合理，公共卫生和农村、社区医疗卫生工作比较薄弱，医院管理体制和运行机制不完善，医药费用上涨过快，个人负担加重等问题日益严重。同时工业化、城镇化、老龄化、疾病谱变化和生态环境变化等给医药卫生工作带来一系列的严峻挑战。深化医药卫生体制改革，成为加快医药卫生事业发展的战略选择。

2009年4月，中共中央、国务院《关于深化医药卫生体制改革的意见》，新一轮医药卫生体制改革全面展开。其基本理念是把基本医疗制度作为公共产品向全民提供，实现人人享有基本医疗卫生服务。突出强调了公平性、广覆盖、可及性以及高效、安全、优质等卫生工作的核心价值与导向。新医改总体上取得了阶段性成效，居民健康状况指标持续改善，城乡居民健康差距不断缩小；卫生总费用结构不断优化，城乡居民抵御疾病风险的能力有所增强；医疗服务的可及性显著增强。

2016年发布了《"健康中国2030"规划纲要》。这是我国首次在国家层面制定的健康领域中长期战略规划，是到2030年推进健康中国建设的行动纲领，也是我国积极参与全球健康治理、履行我国对联合国"2030可持续发展议程"承诺的重要举措。

《纲要》提出了健康中国2020年、2030年、2050年"三步走"的战略目标：到2020年，建立覆盖城乡居民的中国特色基本医疗卫生制度，健康素养水平持续提高，健康服务体系完善高效，人人享有基本医疗卫生服务和基本体育健身服务，基本形成内涵丰富、结构合理的健康产业体系，主要健康指标居于中高收入国家前列。到2030年，促进全民健康的制度体系更加完善，健康领域发展更加协调，健康生活方式得到普及，健康服务质量和健康保障水平不断提高，健康产业繁荣发展，基本实现健康公平，主要健康指标进入高收入国家行列。到2050年，建成与社会主义现代化国家相适应的健康国家。

2019年底发生的新型冠状病毒肺炎疫情是新中国成立以来我国遭遇的传播速度最快、感染范围最广、防控难度最大的公共卫生事件。在疫情防控过程中，公共卫生应急管理等方面暴露出不少薄弱环节，因此在2020年5月召开的第十三届全国人民代表大会第三次会议上习近平总书记和李克强总理均提出：加强公共卫生体系建设。要求整体谋划，重塑全面提升，织牢织密公共卫生防护网，改革疾病预防控制体系，提升疫情监测预警和应急响应能力，健全重大疫情救治体系，完善公共卫生应急法律法规，坚持开展爱国卫生运动。加快公共卫生人才队伍建设。深入开展爱国卫生运动。普及卫生健康知识，倡导健康文明生活方式。要大幅提升防控能力，坚决防止疫情反弹，坚决守护人民健康。加强和创新社会治理，完善社区服务功能，支持社会组织、人道救助、志愿服务、慈善事业等健康发展。

医药卫生体制改革是一项艰巨的社会任务，需要从筹资制度、支付制度、人事制度、评价制度等多方面进行改革，使卫生资源合理配置，有效使用，提高卫生服务的效率，最终实现卫生公平和效率的统一，达到提高人民健康的最终目标。

（陈子敏　何国忠）

第三节　医疗保险与医疗费用控制

一、医疗保险概述

医疗保险包括社会医疗保险和商业医疗保险两大类。社会医疗保险是国家通过立法强制实施的一种社会保险制度，社会医疗保险是我国医疗保险的主要组成部分，在医疗保险中占据着重要的地位。我国医疗保险仅有一部分作为补充医疗保险，由商业保险机构经营。一般而言，医疗保险指的是社会医疗保险。

（一）医疗保险的概念

医疗保险是通过各种渠道筹集医疗保险费用，用于补偿居民因疾病造成的经济损失的一种制度。不同的国家医疗保险的覆盖范围不同，一些国家医疗保险费用只用于补偿参保人因病或其他损伤导致的医疗费用，而一些发达国家医疗保险费用还用于预防、保健等项目及补偿居民因疾病造成的经济损失。

（二）医疗保险的特点

1. 医疗保险保障的普遍性　医疗保险的保障对象是全体居民。我国居民从出生到死亡的各个阶段都可以参加不同类型的医疗保险，目前我国基本医疗保险参保率稳定在95%以上，基本实现了全民医保的目标。

2. 医疗保险系统构成的复杂性　现代的医疗保险系统由参保人、医疗保险机构、医疗服务提供者和管理者构成，这几方相互影响、相互作用，使医疗保险形成了复杂的权利和义务关系。

3. 医疗保险赔付的短期性和经常性　医疗保险的赔付是随着疾病或损伤事件的发生而发生的，一次疾病或损伤事件赔付一次，这是医疗保险赔付的短期性。疾病和损伤事件发生的随机性和频繁性，使得医疗保险的赔付成为经常性事件。

4. 医疗保险补偿形式的特殊性　社会医疗保险中，医疗保险补偿采取非定额补偿方式，医疗保险待遇与参保人实际缴纳医疗保险费用的多少无关，而是按照实际医疗费用支出依据医疗保险政策来进行偿付，这与其他保险实行的定额补偿不同。

5. 医疗保险费用测算的复杂性　在进行医疗保险费用测算时需要考虑参保人面临的疾病风险、社会与个人的保险筹资能力和参保意愿、医疗费用的支付方式、支付范围、支付比例等因素，影响医疗保险费用测算的因素繁多而复杂，具有复杂性。

6. 医疗保险费用控制的困难性　医疗保险费用的支出与疾病发生的概率和造成的损失、医疗费用的支付方式、参保人的就医行为、医疗机构提供医疗服务的行为等因素有关，使得医疗费用的支出具有不确定性，给医疗保险费用的控制带来困难。

（三）主要医疗保险模式

基于医疗保险融资的模式与机制，围绕医疗保险基金的筹集方式，从筹集、支付、管理和所有制等四个方面来进行划分，医疗保险一般有四种模式：国家医疗保险模式、社会医疗保险模式、商业医疗保险模式和储蓄医疗保险模式。

1. 国家医疗保险模式　是指由政府举办医疗保险事业，通过税收形式筹措医疗保险基金，通过预算拨款的形式，将医疗保险基金拨给有关部门或直接拨给医疗服务提供方，向本国国民提供免费或低收费的医疗服务，在管理体制上属于计划型。世界范围内，采取这种医疗保险模式的国家有英国、加拿大、瑞典、丹麦、爱尔兰等国家，其中英国实行得最早，其医疗保险模式最具代表性。

（1）主要特征：①医疗保险基金绝大部分来源于国家财政预算，政府可以根据资金投入来控制医疗费用；②政府卫生部门直接举办医疗卫生服务机构，医院基本建设与日常运行经费通过各级财政下拨给医疗机构，医疗服务具有国家垄断性；③医疗服务的覆盖面一般是本国的全体居民，为全体居民提供免费或低收费的医疗服务，体现了公平性和福利性；④医疗卫生资源的配置、医疗服务价格的制订等主要通过计划体制和行政手段实现，居民的医疗需求常受一定程度的限制。

（2）优缺点

1）优点：①资金来源稳定，社会共济能力强；②政府对医疗费用的控制能力较强；③公共卫生和预防服务根据内容分别由各级政府负责提供，住院服务主要由公立医院提供，政府医院按计划给予预算补偿；④医疗保险基本覆盖全民，免费低收费服务，公平性高。

2）缺点：①医疗服务供需双方缺乏费用意识，导致医疗费用增长快，又加之筹资渠道单一，政府财政不堪重负，难以满足国民不断增长的医疗需求；②多数医疗机构归国家所有，经费由政府定额提供，医护人员领取国家工资，医疗服务效率较低下；③公有制和计划调节造成了效率低下，计划难以准确、及时地反映居民需求的变化。

2. 社会医疗保险模式　是国家通过立法实施的一种医疗保险模式，医疗保险基金通过多渠道筹集，主要由雇员和雇主缴纳，政府酌情给予补贴，参保者（甚至家属）因患病、损伤或生育需要医疗服务时，由社会医疗保险机构提供医疗服务和物质帮助，在管理体制上属于计划与市场结合型。世界范围内，很多国家采用此种医疗保险模式，以德国最具代表性。

（1）主要特征：①以法定医疗保险为主，医疗保险基金通过多渠道筹集，而且能够得到法律的保障；②医疗保险基金的筹资方式为现收现付，当年筹集当年使用，一般无积累；③参保者个人需要负担小部分医疗费用，通过增加个人的费用意识来约束医疗服务的需方；④不同国家医疗保险服务的范围不同，主要取决于经济发展水平和医疗服务水平。

（2）优缺点

1）优点：①参保者个人需要缴纳医疗保险费用，一定程度上可避免医疗资源的浪费；②医疗保险机构与医疗机构建立契约合同关系，鼓励医疗机构间的竞争，提高保险效率。

2）缺点：①基金实行现收现付制，没有纵向积累，难以解决代际间的矛盾冲突，难以应对人口老龄化；②对预防服务重视不够；③不同社会医疗保险组织间仍存在着负担水平和待遇水平的差异。

3. 商业医疗保险模式 是把医疗保险作为商品，通过市场机制来筹集费用、提供服务。医疗服务的供给、医疗服务的价格等是通过市场竞争和市场调节来决定的，政府基本不干预或很少干预，在管理体制上属于市场型。采用此种医疗保险模式的国家以美国为代表。

（1）主要特征：①社会人群通过自愿的方式参加保险，共同分担经济损失；②参保人与商业医疗保险机构签订合同，缔结契约关系，双方履行权利和义务；③医疗保险机构根据社会的不同需求开展业务，商业医疗保险的特点是灵活、多样化，可以满足社会多层次需求。

（2）优缺点

1）优点：商业医疗保险按市场机制运作，社会人群自愿参保，灵活多样，能较好地满足多层次人群的医疗需求。

2）缺点：商业医疗保险机构多以盈利为目的，常对参保人进行逆向选择，拒绝健康状况差、低收入人群投保，社会公平性差。

4. 储蓄医疗保险模式 是一种通过立法强制劳方或劳资双方缴费，以雇员的名义建立保健储蓄账户，用于支付个人及家庭成员医疗费用的医疗保险制度。采用这种模式的国家以新加坡最为典型。

（1）主要特征：①通过立法强制有收入的居民储蓄医疗保险基金；②储蓄账户的基金由个人或家庭成员使用，提高了个人责任感，激励人们审慎地利用医疗服务，有助于减少浪费；③基金可纵向积累，在人生不同年龄段分摊疾病风险，有助于解决人口老龄化医疗保健筹资问题。

（2）优缺点

1）优点：①以储蓄为基础，患者要用自己的钱支付医疗费用，可避免对医疗服务的过度利用，从而减少浪费，控制医疗费用的增长；②采取纵向积累基金的方式，每一代人的医疗保健费用问题由本代人来解决，从而避免出现医疗费用的"代际转移"。

2）缺点：①强调效率，忽视了公平性，对于收入低或无收入的人群，因其账户资金储蓄不足，得不到医疗保障或保障水平很低；②纵向积累基金，不能实现参保人员间的横向互助共济。

二、我国医疗保障体系

我国的医疗保障制度始于20世纪50年代，建立了公费医疗、劳保医疗和农村合作医疗制度，分别为不同的人群提供医疗保障，对保障职工和农民身体健康、促进经济发展、维护社会稳定发挥了重要作用。随着改革开放的深入和经济发展，这些制度存在的缺陷日渐突出。20世纪80年代，我国开始对医疗保险制度进行改革，经过多年的探索，已经建成了多层次医疗保障体系。

（一）城镇职工基本医疗保险

1998年12月国务院颁布了《关于建立城镇职工基本医疗保险制度的决定》，决定在全国范围内建立城镇职工基本医疗保险制度。

1. 建立原则

（1）基本医疗保险的水平要与社会主义初级阶段生产力发展水平相适应。

（2）城镇所有用人单位及其职工都要参加基本医疗保险，实行属地管理。

（3）基本医疗保险费用由用人单位和职工双方共同负担。

（4）基本医疗保险基金实行社会统筹和个人账户相结合。

2. 主要内容

（1）覆盖范围：城镇所有用人单位，包括企业（国有企业、集体企业、外商投资企业、私营企业等）、机关、事业单位、社会团体、民办非企业单位及其职工，都要参加基本医疗保险。

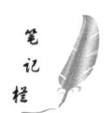

（2）缴费方式：基本医疗保险费用由用人单位和职工共同缴纳。

（3）统账结合：基本医疗保险基金由统筹基金和个人账户构成。

（4）支付范围：统筹基金和个人账户要划定各自的支付范围，分别核算，不得互相挤占。起付标准下的医疗费用，从个人账户中支付或由个人自付。起付标准以上、最高支付限额以下的医疗费用，主要从统筹基金中支付，个人也要负担一定比例。超过最高支付限额的医疗费用，可以通过商业医疗保险等途径解决。

（二）城乡居民基本医疗保险

城乡居民基本医疗保险（简称城乡居民医保）是由城镇居民基本医疗保险（简称城镇居民医保）和新型农村合作医疗制度（简称新农合）两项制度整合而来。2016年1月3日，国务院发布了《关于整合城乡居民基本医疗保险制度的意见》，提出整合城镇居民医保和新农合，建立统一的城乡居民医保。

1. 基本原则

（1）统筹规划、协调发展。

（2）立足基本、保障公平。

（3）因地制宜、有序推进。

（4）创新机制、提升效能。

2. 主要内容

（1）覆盖范围：覆盖除城镇职工基本医疗保险应参保人员以外的其他所有城乡居民。农民工和灵活就业人员依法参加城镇职工基本医疗保险，有困难的可按照当地规定参加城乡居民医保。

（2）筹资：坚持多渠道筹资，实行个人缴费与政府补助相结合为主的筹资方式，鼓励集体、单位或其他社会经济组织给予扶持或资助。

（3）医疗保险待遇：城乡居民医保基金主要用于支付参保人员发生的住院和门诊医药费用。

（4）医保目录：遵循临床必需、安全有效、价格合理、技术适宜、基金可承受的原则，在原有城镇居民医保和新农合目录的基础上，适当考虑参保人员需求变化进行调整，有增有减、有控有扩，做到种类基本齐全、结构总体合理。

（5）基金管理：城乡居民医保基金纳入财政专户，实行"收支两条线"管理。基金独立核算、专户管理，任何单位和个人不得挤占挪用。

（6）支付方式：推进按人头付费、按病种付费、按床日付费、总额预付等多种付费方式相结合的复合支付方式改革。

> **案例 27-5**
>
> 2014年12月23日，银川市人民政府办公厅印发了《银川市医疗保险按病种分值结算定点医疗机构住院费用管理办法（试行）》，该办法提出，2015年起医疗保险经办机构与定点医疗机构住院医疗费用结算实行总量控制下以病种分值付费为主，按人头、按床日和按服务项目包干付费等为辅的复合型住院费用结算方式。这种总额控制下的按病种分值结算付费方式被称为点数法。
>
> 问题：
> 1. 此种医疗保险费用结算方式是后付制还是预付制？
> 2. 此种医疗保险费用结算方式有何优点？

三、医疗费用控制措施

医疗费用包括合理的医疗费用及不合理的医疗费用。不合理的医疗费用是指过度提供医疗服务和提供不必要的服务，以及相对于经济承受能力提供人们负担不起的医疗费用。不合理的医疗费用会增加参保者的经济负担，也会造成医疗保险基金的不合理使用，造成医疗费用的过快增长，因此需要控制不合理的医疗费用及医疗费用的不合理增长。医疗费用的控制可在医疗服务供需双方进行。

（一）医疗服务需方费用控制措施

医疗服务需方为参保人员，对参保人员采取控制措施主要指让参保人员分担部分医疗费用，以此提高个人的费用意识，从而控制医疗费用的不合理增长，主要措施有以下几种。

1. 起付线方式 又称扣除保险，是指参保人员发生医疗费用之后，首先自付一定额度的医疗费

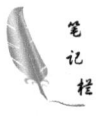

用，超过此额度的医疗费用由医疗保险机构支付，这个自付额度称为起付线。

2. 最高限额保险方式 又称封顶线方式，即确定医疗费用的封顶线，封顶线以下的医疗费用由医疗保险机构支付，超过封顶线的医疗费用由参保者个人或参保者与单位共同分担。

3. 共同付费方式 即医疗保险机构和参保者按一定的比例共同支付医疗费用，共同付费可以是固定比例的也可以是变动比例的。

4. 混合支付方式 就是将以上两种方式结合起来应用，优势互补，更有效地促进参保者合理利用医疗服务，控制医疗费用的过度增长。

（二）医疗服务供方费用控制措施

在医疗服务的供需方中，医疗机构处于主导地位，掌握着大量的医疗信息。信息不对称会产生诱导医疗服务需求，为了合理利用医疗资源，应对医疗机构采取合理的医疗保险费用支付方式，对医疗机构提供医疗服务的行为进行规范，来控制医疗费用的上涨。目前的医疗保险费用支付方式主要有以下两种。

1. 后付制 是指在医疗服务发生之后，根据服务发生的数量和支付标准进行支付的一种方式。传统的医疗服务费用支付方式是按服务项目支付，是指在医疗保险的实施中，对医疗服务过程的每一个服务项目制订价格，在参保人接受医疗服务时按服务项目价格计算医疗费用，然后由医疗保险机构向医疗服务提供方支付医疗费用。采用后付制只能在医疗服务提供后对医疗服务的账单进行监督检查，难以在医疗服务提供前为供方提供正确的费用导向，供方诱导需求的现象比较严重，不利于控制医疗费用增长。

2. 预付制 是在医疗服务发生之前，医疗保险机构按照预先确定的支付标准，向医疗服务提供者支付医疗费用，这种支付方式有利于控制医疗费用的增长。常见的预付制支付方式有以下几种。

（1）按人头付费：指医疗保险机构按合同规定的时间（一月、一季或一年），根据医疗机构服务的医疗保险对象的人数和每个人的支付定额标准，预先向医疗机构支付一笔固定的费用，在此期间医疗机构提供合同规定内的医疗服务均不再另行收费。

优点：①每一人头的支付标准固定，这种支付方式有利于控制医疗机构过度提供医疗服务的行为，有利于控制医疗费用的支出；②这种支付方式有利于促使医疗机构开展预防工作，以尽可能减少服务对象发生疾病，减轻将来的工作量，降低医疗费用支出；③这种支付方式适应范围比较广泛，只要每一人头的支付标准确定，无论医疗机构的服务对象是否是医疗保险的对象，都可以实施此种方式，管理成本相对较低。

缺点：①按人头支付，实行定点医疗，减少了参保人对医疗服务的选择性，也不利于促进医疗机构间的竞争；②医疗机构出于自身利益考虑，可能会减少对参保者提供的医疗服务数量，减少高新医疗技术的使用，降低医疗服务质量。

（2）按服务人次付费：又称平均定额付费，即制定每一门诊人次或每一住院人次的费用支付标准，医疗保险机构根据医疗机构实际提供的服务人次，按照每一人次的费用支付标准向医疗机构支付医疗费用。

优点：①能够促使医疗机构降低服务成本，减少过度用药和过度利用高新医疗技术的现象，对医疗费用的控制效果较好；②有利于缩短患者的住院时间。

缺点：①医疗机构的收入与医疗服务数量直接相关，医疗机构可能通过分解服务人次增加收入；②医疗机构出于控制医疗成本的需要，可能会减少医疗服务数量，降低医疗服务质量。

（3）按床日付费：又称按床日标准支付，是指医疗保险机构首先确定每一住院床日的支付标准，在参保人接受医疗机构的服务后，由医疗保险机构根据参保人实际住院的总床日数支付医疗机构费用。按住院床日付费支付方式主要适用于床日费用比较稳定的病种。

优点：①利于医疗机构提高工作效率控制医疗资源的不合理利用，降低服务成本；②医疗保险机构无须对医疗服务账单逐项详细审核，减少了医疗保险机构在支付工作中的工作量，降低了管理成本。

缺点：①医疗机构的收入与住院床日数相关，会出现医疗机构延长患者住院时间来增加收入的现象，造成医疗费用的增加；②由于床日支付标准固定，可能会出现医疗机构为了降低成本，推诿重症患者的现象；③医疗机构出于控制医疗成本的需要，可能会减少医疗服务数量，降低医疗服务质量。

（4）按病种付费：是指以病种为计价单位向医疗机构支付费用。该支付方式以单一病种为计费单元，采用此方式可科学测算出各级别医疗机构、各病种的支付标准，医疗保险机构按照支付标准向医疗机构支付费用。该支付方式重点应用范围在临床路径规范、治疗效果明确的常见病和多发病领域。

优点：①固定的病种付费标准，促使医疗机构主动降低医疗服务成本，限制贵重药品的使用，减少和控制过度医疗服务，减轻患者的经济负担，提高卫生资源的利用效率；②每一个单病种限价的实施，都会有标准化的临床路径和统一的付费额度，标准化的临床路径和合理的费用结构会相互促进，使医疗服务提供者的诊疗行为更有依据和更透明；③同种疾病在不同级别医疗机构的定价不同，此种支付方式可以合理分流患者，促进分级诊疗。

缺点：①覆盖范围窄，控制费用增长的作用有限；②为了降低医疗费用，医生有可能会选择减少必要检查和耗材，可能会对新技术的使用有所保留或暂不引入新设备、新技术，造成医疗质量下降。

（5）按疾病诊断相关组（diagnosis related group，DRG）付费：指的是首先综合考虑患者的年龄、性别、住院天数、临床诊断、病症、手术、合并症与并发症等情况，将临床过程相近、费用消耗相似的病例分到同一个DRG，在DRG分组的基础上，通过科学的测算制定出每一个组别的付费标准，并以此标准对医疗机构进行费用预先支付的一种方法。

优点：①同组疾病诊治费用基本相同，促使医疗机构因病施治，控制过度用药、过度检查等，可优化费用结构，降低服务成本，实现控制不合理费用增长，促进医院建立健全成本核算体系，提高效率和缩短患者的住院天数；②分级定价，使得各级医疗机构各司其职，促进疾病治疗的合理化和医疗费用的合理化；有良好的信息系统作支撑；③可提高病案管理质量，促进信息系统建设。

缺点：①集中适用于住院患者，暂时对门诊患者和门诊特殊疾病患者适应性不高；②对于少数有特殊情况的患者，存在住院天数长，或预测治疗费用高于DRG支付标准的现象，医疗机构容易出现视患者病情收治患者或不走DRG途径付费的现象等。

（6）总额预付制：又称总额预算，是由医疗机构单方面或由医疗保险机构与医疗机构协商确定每个医疗机构由医疗保险机构支付医疗费用的年度总预算额。年度总预算额的确定，需考虑医疗机构规模、医疗机构服务质量、服务地区人口密度及人群死亡率、医疗机构是否是教学医院、医疗机构设施与设备情况、医疗机构上年度财政赤字或结余情况、通货膨胀等综合因素。医疗费用总预算额一般每年协商调整一次。

优点：①医疗机构的预算额度一旦确定，医疗机构的收入就不能随着服务量的提升而增加，因此总额预付制能够较好地控制医疗费用总量；②预算额度是确定的，有利于促使医院在收入总量固定的情况下，降低服务成本，提高资源的利用率，促进卫生资源的合理配置；③大大减少了医疗保险机构的工作量，促使医疗保险费用的结算更加简单，节省了管理费用。

缺点：①医疗保险机构对医疗机构支付的预算额度是固定的，医疗机构的收入不能随其服务量的提升而增加，可能降低其提供服务的积极性和主动性，导致出现服务数量减少，服务质量下降的现象；②直接影响医疗机构提高医疗技术、更新医疗设备的积极性和主动性，可能阻碍医疗技术的更新与发展。

（三）我国医疗保险费用控制措施的选择

医疗保险费用控制是医疗保险费用支出管理的一项重要手段，是对参保人员发生的医疗费用实行有效地监督和调控，以最大限度实现医疗保险保障基本医疗的目的。医疗费用支付改革在我国医疗保险改革过程中有着很重要的地位，尤其是实行新医改以来，我国不断探索支付方式的改革以期控制医疗费用。

1. 医疗服务需方医疗费用控制措施的选择　我国城镇职工基本医疗保险和城乡居民医保通过对医疗服务需方（参保人）采取混合支付方式，来增强参保人的个人费用意识，避免医疗资源的浪费，以此控制医疗费用。具体做法是：起付线以下的合规费用由参保人承担，封顶线之上的合规费用由参保人承担，起付线和封顶线间的合规费用由医疗保险机构和参保人共同承担。

2. 医疗服务供方医疗费用控制措施的选择　我国医疗保险机构对医疗服务需方采取的支付方式主要为按服务项目支付，这种支付方式难以有效遏制医疗费用过快增长。从新医改至今，我国一直在探索医疗保险支付方式的改革。

2009年3月中共中央、国务院发布的《关于深化医药卫生体制改革的意见》提出，要完善支付制度，积极探索实行按人头付费、按病种付费、总额预付等医疗保险支付方式，建立激励与惩戒并重的有效约束机制。新医改开始后，人力资源社会保障部等部门相继印发文件，要求各地积极探索并不断完善医疗保险支付方式。

2017年国务院办公厅印发了《关于进一步深化基本医疗保险支付方式改革的指导意见》，确立了基本医疗保险支付方式改革的框架，到2020年，全国范围内普遍实施适应不同疾病、不同服务特点的多元复合式医疗保险支付方式。主要内容包括：

（1）实行多元复合式医疗保险支付方式。对住院医疗服务，主要实行按病种、按DRG付费，对长期、慢性病住院医疗服务可实行按床日付费；对基层医疗服务，可实行按人头付费；对不宜打包付费的复杂病例和门诊患者医疗服务，可实行按项目付费。

（2）重点推行按病种付费。2018年2月人力资源社会保障部办公厅印发了《关于发布医疗保险按病种付费病种推荐目录的通知》指出各地应选择诊疗方案和出入院标准比较明确、诊疗技术比较成熟、临床路径稳定、综合服务成本差异不大的疾病开展按病种付费。各地应确定不少于100个病种开展按病种付费。

（3）开展按DRG付费试点。2017年6月2日，国家卫生和计划生育委员会在深圳召开按DRG收付费改革试点启动会，宣布广东省深圳市、新疆维吾尔自治区克拉玛依市、福建省三明市3个城市的公立医院，以及福建省医科大学附属协和医院、福州市第一医院和厦门市第一医院3个省市级医院同步开展按DRG付费试点。2019年5月20日，国家医疗保障局召开DRG付费国家试点工作启动视频会议，宣发试点城市扩大到30个。

（4）完善按人头付费、按床日付费等支付方式。支持分级诊疗模式和家庭医生签约服务制度建设，依托基层医疗卫生机构推行门诊统筹按人头付费，促进基层医疗卫生机构提供优质医疗服务。对精神病、安宁疗护、医疗康复等需要长期住院治疗且日均费用较稳定的疾病，可采取按床日付费的方式，同时加强对平均住院天数、日均费用及治疗效果的考核评估。

（5）强化医疗保险对医疗行为的监管。完善医疗保险服务协议管理，将监管重点从医疗费用控制转向医疗费用和医疗质量双控制。医疗保险经办机构要全面展开医疗保险智能监控工作，实现医疗保险费用结算从部分审核向全面审核转变，从事后纠正向事前提示、事中监督转变，从单纯管制向监督、管理、服务相结合转变。

（韩冬梅）

第二十八章 疾病预防和控制

第一节 传染病预防和控制

> **案例 28-1**
>
> 2016年5月中旬，A省疾病预防控制中心（简称疾控中心）通过国家传染病网络直报系统发现，自5月份以来，B县流行性脑脊髓膜炎的报告病例数较往年同期有明显上升，并且发现患者群主要集中在该县的某中学。该疫情引起了当地原卫生和计划生育委员会和疾控中心的高度重视，A省疾控中心立即组成联合调查组赴B县开展现场流行病学调查。联合调查组与B县相关工作人员进行了交流沟通，并组织人员开展传染病网络直报系统报告的资料核查、现场调查及实验室检测等工作，分析结果如下：2016年5月1~21日，B县共报告流行性脑脊髓膜炎病例25例，主要发病人群为14~16岁的初中学生。首发病例为该县某中学初二年级学生，自首发病例出现后，6~20天内该校相继出现其他类似病例，分属3个年级5个班。本次流行性脑脊髓膜炎报告病例中，5人有流行性脑脊髓膜炎疫苗接种史，16人无接种史，4人接种史不详。根据《全国流行性脑脊髓膜炎监测方案》，该起流行性脑脊髓膜炎疫情达到流行性脑脊髓膜炎聚集性病例疫情监测要求。通过现场个案调查发现，本次流行性脑脊髓膜炎聚集性疫情发生的主要原因是易感者在一个聚集人群中积累到一定程度，加之B县浮尘天气持续时间较长和该中学教室通风条件、住宿环境较差等。
>
> 调查组根据结果分析，立刻开展全县应急动员，政府统一领导，卫生和教育部门加强沟通，协调开展防治工作，建立联防联控工作机制，实行日报告制度。将所有患者集中、隔离治疗，对所有密切接触者开展预防性服药（阿莫西林维钾片），并在1周内完成对该校所有学生的流行性脑脊髓膜炎疫苗应急接种，同时加强流行性脑脊髓膜炎疫情监测工作，严格落实晨午检工作，进行流行性脑脊髓膜炎相关知识的宣传教育及防控技能的培训。至2016年6月初，疫情得到有效控制。
>
> **问题：**
> 1. 案例中流行性脑脊髓膜炎是否为传染病？
> 2. 传染病的流行过程和流行特征是什么？
> 3. 如何预防和控制传染病？

传染病（communicable disease）是指由各种病原体引起的，能在人与人、动物与动物及人与动物间相互传播的疾病。病原体（细菌、病毒、立克次体、螺旋体、寄生虫等）通过感染的人、动物或储存宿主直接或间接地引起传播，感染易感者。

几个世纪以来，传染病一直与战争、饥荒等一起被列为影响人类进步和生存的主要因素，同时，它也是全世界造成死亡和残疾的主要原因之一。全世界每年死亡的5700万人中，约有1500万人的死亡与传染病直接相关。

虽然经过人们不懈努力，许多古老的疾病，如天花、脊髓灰质炎和麻疹得到了消除和控制，但是，新的病原体的不断涌现、新发传染病的出现及经典传染病的复燃又给人们带来了新的挑战，例如，2009年的H1N1流行性感冒大暴发、2014年脊髓灰质炎疫情、2014年西非埃博拉疫情、2016年寨卡病毒病疫情及2019年底以来的新型冠状病毒肺炎，这些公共卫生事件无论是由增加的全球商业和旅游对生态的破坏导致，还是由经济发展使人类接触到以前未被认识的病原体导致，都表明人类持续面临着微生物带来的挑战，全球健康面临的传染病大流行威胁也越来越大。2019年12月出现的新型冠状病毒肺炎（COVID-19）疫情，7个月疫情便席卷全球200多个国家或地区，截至2020年7月底，已造成1650余万人感染和65余万人死亡，大流行疫情仍在加剧，成为近百年来对人类健康危害最严重的新发传染病。新发传染病有可能在国家内和各国间迅速传播，各国均需要加强合作，不断完善传染病防控体系建设。

近几年来，尽管通过一系列的预防、监测、识别、报告、治疗措施，大多数传染病得到了有效控制。根据 WHO 的《2018 世界卫生统计报告》，全球范围内艾滋病、结核病的发病率都较前期有所下降，但其造成的死亡率仍然较高；传染病造成了 51% 的寿命损失，非传染病造成了 34% 的寿命损失，外伤则造成了 14% 的寿命损失。传染病造成的寿命损失存在很大的地区差异，如在高收入国家，传染病只造成了 8% 的寿命损失，在低收入国家则造成了 68% 的寿命损失。因此，在发展中国家，传染性疾病仍然是造成主要疾病负担的原因之一，尤其是对婴儿和儿童。根据 WHO 统计，在 2016 年 1～59 个月大儿童的主要死亡原因为急性呼吸道感染、腹泻和疟疾。目前传染病的防控形势依然严峻，各国均不能掉以轻心，传染病的预防和控制任重道远。

一、传染病的流行过程

传染病的流行过程（epidemic process）是指病原体从传染源排出，经过一定的传播途径，侵入易感者机体形成新的感染，并不断发生、发展的过程。传染病在人群中传播必须具备三个基本环节，分别是传染源、传播途径及易感人群，这三个环节互依互存，共同作用，在传染病的流行过程中缺一不可。同时，自然因素和社会因素的改变也会影响传染病的流行过程。

（一）传染源

传染源（source of infection）是指体内有病原体生长、繁殖，并能排出病原体的人或动物，包括传染病患者、病原体携带者和受感染的动物。

1. 传染病患者 通常传染病患者体内存在大量的病原体，同时其某些临床症状又有助于体内病原体的排出。例如，呼吸道传染病患者通过咳嗽、打喷嚏等方式将病原体排出体外，肠道传染病患者通过粪便将病原体排出体外等，这些都增加了易感者受感染的机会，因此传染病患者是最主要的传染源。患者排出病原体的整个时期，称为传染期（communicable period）。传染期是决定传染病患者隔离期限的重要依据；同时，传染期的长短也可影响疾病的流行特征，如传染期短的疾病，易出现暴发，而传染期长的疾病持续时间可能较长。患者根据其病程的不同阶段，可分为潜伏期、临床症状期及恢复期，由于不同时期其排出病原体的数量与频率不同，其作为传染源的意义也有所不同。

（1）潜伏期（incubation period）：是指从病原体侵入机体到最早临床症状或体征出现的这段时间。不同的传染病潜伏期长短不一，短者只有数小时，如霍乱，长者可达数年甚至数十年，如艾滋病。影响潜伏期长短的主要因素包括进入机体的病原体数量、毒力、繁殖能力及侵入途径和机体抵抗力等，如放线菌病，其潜伏期长短不等，病原体可在口腔组织中寄生多年后致病，也可在组织损伤和穿刺伤引发病原体侵入组织后数天或数月发病。通常所说的潜伏期是指平均（或常见）潜伏期，如案例 28-1 中分析的流行性脑脊髓膜炎，其最短潜伏期为 2 天，最长为 10 天，一般为 3～4 天。

潜伏期的流行病学意义及其用途为：①根据潜伏期的长短可以推断患者受感染的时间，用于追踪传染源，确定传播途径；②根据潜伏期的长短确定接触者的留验、检疫和医学观察期限，一般为平均潜伏期加 1～2 天，危害严重的传染病可按该病的最长潜伏期确定；③根据潜伏期的长短确定免疫接种的时间；④根据潜伏期来评价防制措施的效果，如果采取一项预防措施之后，该病的发病数经过一个潜伏期明显下降，则可认为该措施可能有效；⑤潜伏期的长短会影响疾病的流行特征。

（2）临床症状期（clinical stage）：指患者出现特异性临床症状和体征的时期，该时期患者的传染性最强。此时，轻型和非典型患者常未进行隔离与治疗，在疾病防控时较易被忽视，该部分人群作为传染源的意义较大，如甲型病毒性肝炎（简称甲肝），其感染发生在儿童期，表现多为无症状或轻型疾病，轻型疾病只有通过肝功能的实验室检查才能发现，而该部分人群在潜伏期后段已经开始排毒，因此较易导致该病的暴发或流行。

（3）恢复期（convalescence period）：此时患者的临床症状已消失，机体处于逐渐恢复的时期，开始产生免疫力，体内的病原体逐渐被消除，一般不再起到传染源的作用。但有些传染病，其患者在恢复期仍能排出病原体，继续作为传染源。少数传染病患者排出病原体的时间可很长，甚至维持终身。

2. 病原体携带者（carrier） 病原体携带者是指没有任何临床症状，但能排出病原体的人，包括带菌者、带毒者和带虫者。病原体携带者按其携带状态和临床分期可分为三类。

（1）潜伏期病原体携带者：指在潜伏期内携带并可向体外排出病原体的人。少数传染病存在潜伏期病原体携带者，如白喉、麻疹、甲型肝炎、痢疾、霍乱等。这类携带者一般在潜伏期末或潜伏期后段就可以排出病原体，下一阶段发展为传染病患者。

（2）恢复期病原体携带者：指传染病患者临床症状消失后仍能在一定时间内向外排出病原体的人，如乙型病毒性肝炎（乙肝）患者、伤寒患者、霍乱患者等。根据恢复期病原体携带状态持续时间的长短，将其分为暂时性病原体携带者和慢性病原体携带者。临床症状消失后3个月内仍能排出病原体的人称为暂时性病原体携带者；临床症状消失后排出病原体时间超过3个月者称为慢性病原体携带者。慢性病原体携带者常出现间歇性排出病原体的现象，因此，该部分人群为传染病防控带来了一定的困难，如对该部分人群管理不善，易造成传染病的暴发或流行。因此，要加强对慢性病原体携带者的管理。

（3）健康病原体携带者：指整个感染过程无明显的临床症状及体征，但能排出病原体的人，如脊髓灰质炎患者、流行性脑脊髓膜炎患者、猩红热患者等。这种携带者只有通过实验室检查才能证实其携带状况，如研究者通常采集健康人群的咽拭子标本，通过细菌培养、荧光定量聚合酶链反应等检测方法，分析健康人群脑膜炎奈瑟菌的携带状况。此类携带者排出病原体的数量较少，时间较短，其作为传染源的流行病学意义较小。但当某种疾病的健康病原体携带者人数较多，易感人群积累到一定程度时，也较易发生传染病的暴发或流行。例如，案例28-1中，该疫情暴发的原因之一为易感人群的不断积累。因此，在进行日常疾病监测时，某地区某传染病的健康病原体携带者的数量及类型可以评估该地区该病暴发或流行的危险程度。

3. 受感染的动物　人类罹患以动物为传染源的疾病及可以在脊椎动物与人类间自然传播的疾病和感染称为人畜共患疾病（zoonosis），如鼠疫、狂犬病、血吸虫病、布鲁菌病、戊型肝炎等。

新出现及再现的人畜共患病是目前一个突出的健康问题，如2010年首次在中国农村地区发现的发热伴血小板减少综合征是一种新出现的出血热，自首次报告以来，中国11个省已发现发热伴血小板减少综合征，该病毒可在蜱虫媒介和脊椎动物宿主中通过基因突变、重组和同源重组进行快速进化。

（二）传播途径

传播途径（route of transmission）是指病原体从传染源被排出后，侵入新的易感宿主之前，在外环境中所经历的全过程。病原体在外环境中必须依靠一定的媒介（如空气、水、土壤、食物、蚊虫等）才能进入新的易感者，这些媒介称为传播因素或传播媒介。传染病可通过一种或多种途径传播，常见的传播途径可分为以下几种。

1. 经空气传播（airborne transmission）　是呼吸道传染病的主要传播途径，包括经飞沫传播、飞沫核传播和尘埃传播。

（1）经飞沫传播（droplet transmission）：指呼吸道传染病的患者将含有大量病原体的飞沫，通过呼气、喷嚏、咳嗽经鼻口排入环境，易感者吸入后造成感染。大的飞沫迅速降落地面，小的飞沫在空气中短暂停留，飞沫局限于传染源周围，因此飞沫传播主要累及传染源周围的密切接触者。对外环境抵抗力较弱的病原体常经此方式传播，如流行性感冒病毒、风疹病毒、百日咳杆菌等。同时，该种传播在人口密集的公共场所，如车站、学校、商场、监狱等较易发生。2003年的SARS、2009年的H1N1流行性感冒大暴发，主要是通过近距离接触传染源，经飞沫传播造成的。

（2）经飞沫核传播（droplet nucleus transmission）：飞沫核即飞沫在空气中失去水分，由蛋白质和病原体组成的剩余部分。飞沫核可以气溶胶的形式在空气中漂流，存留时间较长，如结核杆菌、白喉杆菌等可以这种方式传播。

（3）经尘埃传播（dust transmission）：含有病原体的较大的飞沫或分泌物落在地面，干燥后形成尘埃，尘埃悬浮于空气中，易感者吸入后可感染。对外界抵抗力较强的病原体通过此方式传播，如结核杆菌等。因此，沙尘天气在一定程度上会影响传染病的流行状况，如新疆南疆地区某些呼吸道传染病发病率较高与该地沙尘天气较多有关。

经空气传播的传染病流行特征为：①传播广泛，发病率高；②具有一定的季节性，冬春季节高发；③以少年儿童发病多见；④在未经免疫接种的人群中，发病呈现周期性；⑤在居住环境拥挤、人口密度较大的地区高发。

案例28-1中流行性脑脊髓膜炎主要经过空气传播，其特点是病例主要集中在该县某中学，学生间密切接触，人口密度大，再加上该校教室通风环境差，容易引起流行。

2. 经水传播（waterborne transmission）　主要包括经饮用水传播和经疫水接触传播，一般肠道传染病和许多寄生虫病经此途径传播。

经饮用水传播的疾病常出现暴发，饮水污染可由自来水管网破损污水渗入所致，也可由粪便、地面污物等污染水源所致。其主要流行特征为：①病例分布与供水范围一致，有饮用同一水源史；②如水源经常受到污染，则病例长期存在，出现慢性的流行过程；③流行分布没有特异性的人群分布特征，除婴儿外，各种特征的人群均可发病；④停用污染源或采取消毒、净化措施后，暴发或流行即可平息。

经疫水接触传播通常是由人们接触疫水时，病原体经过皮肤、黏膜侵入机体造成感染。其主要流行特征为：①患者均有疫水接触史；②发病存在地区、季节、职业分布特点；③大量易感人群进入疫区时，可造成暴发或流行；④加强疫区水源管理及个人防护等措施可有效控制传染病发生。

3. 经食物传播（food-borne transmission）　是许多肠道传染病、某些寄生虫病、少数呼吸系统疾病的传播方式。它主要分为两类：一类是食物本身含有病原体，如食用被布鲁氏杆菌感染的牛、羊、牛奶和奶制品的人群，会发生布鲁菌病；另一类是指食物本身并不含有病原体，但在各种条件下被病原体污染，人类食用后被感染，如葡萄球菌引起的食物中毒等。

经食物传播传染病的主要流行特征为：①患者均有食用同一污染食品史，不食者不发病；②一般潜伏期较短；③停止食用污染食品后，暴发或流行即可平息；④如果食物被多次污染，暴发或流行的持续时间较长。

4. 经接触传播（contact transmission）　通常分为直接接触传播和间接接触传播。

（1）直接接触传播：指在没有外界因素参与下，易感者与传染源直接接触而导致的疾病传播，如性传播疾病等。

（2）间接接触传播：指易感者接触了被病原体污染的物品所造成的传播。手的污染在此类传播中起重要作用。许多肠道传染病、体表传染病及某些人畜共患病均可通过间接接触传播，如手足口病等。

5. 经节肢动物传播（arthropod-borne transmission）　又称虫媒传播，指经节肢动物机械携带或吸血叮咬来传播的疾病。传播媒介是蚊、蝇、蝉、螨、跳蚤等节肢动物，它主要分为机械携带和生物学传播两种形式。

（1）机械携带：指媒介生物对病原体仅起机械携带的作用，媒介生物与病原体没有生物学依存关系。苍蝇、蟑螂等非吸血节肢动物可以在体表和体内携带肠道传染病（如伤寒、痢疾等）的病原体；节肢动物通过接触、反吐和排便将病原体排出体外，污染食物或餐具等，感染接触者。

（2）生物学传播：指病原体进入节肢动物体内必须经过发育或繁殖，才能传给易感人群，如流行性乙型脑炎、登革热、寨卡病毒病等。

经节肢动物传播的传染病的流行特征为：①有一定的地区性，如由于没有流行性乙型脑炎的传播媒介，新疆地区无流行性乙型脑炎病例；②有明显的季节性，病例数的消长与传播媒介的活动季节一致；③某些传染病具有职业分布特征。

6. 经土壤传播（soil-borne transmission）　指易感者通过接触被病原体污染的土壤所致的传播。经土壤传播的疾病包括肠道寄生虫病（蛔虫病、钩虫病、鞭虫病等）及能形成芽孢的细菌性疾病（炭疽、破伤风等）。经土壤传播传染病的流行病学意义主要取决于病原体在土壤中的存活时间、人与土壤的接触机会、个人卫生习惯和劳动条件等。

7. 医源性传播（iatrogenic transmission）　指在医疗或预防工作中，由于未能严格执行规章制度和操作规程，人为地造成某些传染病的传播，可分为两类：①易感者在接受治疗或受检查时由污染的医疗器械所致的疾病传播，如由于无菌操作管理松懈增加了医院婴儿室葡萄球菌病的发生；②医疗器械消毒不严，药品或生物制剂被污染而导致的传播，如患者由于输血而罹患丙型肝炎、艾滋病等。

8. 垂直传播（vertical transmission）　是指在怀孕期间和分娩过程中，病原体通过母体直接传给子代。包括经胎盘传播、上行性传播和分娩时传播。

（1）经胎盘传播：指通过孕妇胎盘血液将病原体传给胎儿，如风疹病毒、艾滋病病毒和乙肝病毒等。

（2）上行性传播：指病原体从孕妇阴道到达绒毛膜或胎盘引起胎儿宫内感染，如单纯疱疹病毒、白色念珠球菌等。

（3）分娩时传播：指分娩过程中胎儿在通过母亲严重感染的产道时受到感染，如淋球菌、疱疹病毒等。

许多传染病可以通过许多不同的途径传播，这主要取决于病原体自身的特征和所处的环境，例如，空肠弯曲杆菌和产志贺毒素的大肠杆菌（大肠杆菌O157：H7和其他溶血性尿毒综合征的病原体）感染农业动物后，通过食物、牛奶、水或直接动物接触进入人类体内。

（三）易感人群

易感人群是影响传染病流行的一个重要因素。人群作为一个整体对传染病的易感程度称为人群易感性。人群易感性的高低取决于该人群中易感者及免疫人口所占的比例，人群中易感者比例越大，则人群易感性越高；人群中免疫人口所占比例越大，则人群易感性越低。已经患有某种传染病的患者，其对其他各种机会性病原体的易感性会显著增加，例如，艾滋病病毒是人类免疫缺陷的最大单一原因，并显著增加了患者对各种机会性病原体的易感性。

引起人群易感性升高的主要因素包括：①新生儿增加，出生6个月以上的婴儿或未经人工免疫的婴儿，在母传抗体逐渐消失，获得性免疫尚未形成时，容易感染多种传染病；②易感人口迁入，长期居住于流行区的居民因显性或隐性感染获得了特异性免疫力。大量缺乏相应免疫力的非流行区居民迁入，会导致流行区的人群易感性增高；③免疫人口减少、人群免疫力自然消退和免疫人口死亡；④新型病原体出现或病原体变异，新型病原体出现或某些病原体发生变异，由于人群普遍缺乏免疫力，会引起人群易感性增高。

导致人群易感性降低的主要因素包括：①计划免疫，这是降低人群对传染病易感性的主要措施。根据疫情监测和人群免疫状况，按照程序规范对人群实施预防接种，可以有效提高人群的特异性免疫力，降低人群易感性；②传染病流行，一次传染病流行过后，人群中有相当数量的易感者因患病或隐性感染而获得免疫力，在该病流行后的一段时间内，人群对该病的易感性降低。因传染病病种不同，人群感染该病后，其免疫力的强弱及持续时间也不同。

（四）传染病流行过程的影响因素

传染病在人群中流行必须具备传染源、传播途径和易感人群三个环节，任何一个环节的变化都可能影响传染病的流行过程，而这三个环节均受到自然因素和社会因素的影响和制约，如有些传染病（疟疾和黄热病），在某些特定地区流行，在其他地区则几乎不发生。

1. 自然因素 包括气候、地理、土壤和动植物等，以气候和地理因素的影响较为显著。例如，厄尔尼诺现象与霍乱和疟疾的复发有关。

气候、地理因素对动物传染源的影响导致许多传染病呈现出地方性和季节性特点。虫媒传染病受自然因素影响最为明显，如乙脑等，它们的主要传播媒介是蚊子，因此病例主要发生在夏季和初秋季，常表现为地区局限性，在每年温度高、蚊虫多的季节发病。人类的生活习性和机体抵抗力等也会因自然因素的改变而发生变化，从而影响传染病的流行特征。

2. 社会因素 包括人类的一切活动，如生产和生活条件、卫生习惯、医疗卫生条件、居住环境、人口流动、生活方式、风俗习惯和社会制度等。近年来新发、再发传染病的流行，很大程度上是受到了社会因素的影响。

生产方式和生活方式对传染病有明显的影响。例如，赤脚下水田劳动或捕鱼捉虾的人容易得血吸虫病；在某些经济较落后的地区，没有下水管道，易造成饮用水不安全，增加了肠道传染病的传播。城市化及人口流动加速了传染病的传播，全球旅游业的迅猛发展使传染病在短时间、长距离传播成为可能，如2016年寨卡病毒病的传播。抗生素和杀虫剂的滥用使病原体和传播媒介耐药性日益增强。农业、饲养宠物、打猎和露营、砍伐森林及其他类型的栖息地破坏，都为虫媒传染性病原体入侵人类宿主创造了新的机会。1998～1999年马来西亚尼帕病毒流行进一步说明了人类行为和环境干扰对新发传染病的影响。

二、传染病预防和控制的策略及措施

传染病不仅会导致疾病、死亡和残疾，还会给经济增长及社会发展造成巨大的影响，如COVID-19的大流行，远远不止是一场健康危机，该病毒在全球的蔓延，已使卫生系统不堪重负，并造成广泛的社会和经济干扰，给人类社会带来沉重的打击。由于缺乏有效的疫苗和药物，或因抗生素耐药性，许多重要传染病的防控十分困难。为抗击传染病，国际社会采取了诸多行动，相继成立了艾滋病、结核病、疟疾防治全球基金，国际疫苗和免疫联盟等。我国也把加强公共卫生能力建设摆在重要位置，在抗击新冠肺炎疫情中，完善重大疫情防控体制机制，健全国家公共卫生应急管理体系。

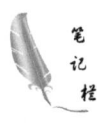

（一）防治策略

根据《中华人民共和国传染病防治法》，国家对传染病防治实行以预防为主的方针，防治结合、分类管理、依靠科学、依靠群众。

传染病预防可以采取全人群策略和高危人群策略。全人群策略是针对人群中危险暴露的决定因素采取措施，降低整个人群危险因素的暴露水平。高危人群策略主要是对疾病风险高的个体，针对致病危险因素采取干预措施，降低其未来发病的风险。双向策略（two pronged strategy）即将针对全人群的普遍预防和对高危人群的重点预防联合起来使用。

（二）防治措施

传染病的预防和控制措施主要包括传染病监测、控制传染源、切断传播途径、保护易感人群。

1. 传染病监测 是公共卫生监测的一种，主要是对传染病的发生、流行及影响因素等进行监测。自2004年1月起，我国正式启动了传染病与突发公共卫生事件网络直报系统。传染性非典型肺炎个案专报信息系统、麻疹个案专报信息系统、流行性脑脊髓膜炎个案专报系统、传染病与突发公共卫生事件监测信息系统均为我国已经建立的传染病监测系统。

（1）报告病种：我国目前法定报告传染病为3类39种，其中甲类2种，乙类26种，丙类11种。①甲类传染病，鼠疫、霍乱；②乙类传染病，传染性非典型肺炎、艾滋病（艾滋病病毒感染者）、病毒性肝炎、脊髓灰质炎、人感染高致病性禽流感、麻疹、出血热、狂犬病、流行性乙型脑炎、登革热、炭疽、细菌性和阿米巴性痢疾、肺结核、伤寒和副伤寒、流行性脑脊髓膜炎、百日咳、白喉、新生儿破伤风、猩红热、布鲁菌病、淋病、梅毒、钩端螺旋体病、血吸虫病、疟疾、人感染H7N9禽流感；③丙类传染病，流行性感冒，流行性腮腺炎，风疹，急性出血性结膜炎，麻风病，流行性和地方性斑疹伤寒，黑热病，包虫病，丝虫病，除霍乱、细菌性和阿米巴性痢疾、伤寒和副伤寒以外的感染性腹泻病，手足口病。

目前，乙类传染病中的肺炭疽、传染性非典型肺炎、人感染高致病性禽流感等按照甲类传染病进行管理。

（2）责任报告单位及责任报告人：根据《传染病信息报告管理规范（2016年版）》要求，各级各类医疗卫生机构、疾病预防控制机构、采供血机构均为责任报告单位；其执行职务的人员、乡村医生、个体开业医生均为责任报告人。

（3）诊断与分类：责任报告人应按照传染病诊断标准（卫生计生行业标准）及时对传染病患者或疑似患者进行诊断。根据不同传染病诊断分类，病例分为疑似病例、临床诊断病例、确诊病例和病原体携带者四类。其中，需报告病原体携带者的病种包括霍乱、脊髓灰质炎及国家卫生健康委员会规定的其他传染病。

（4）登记与报告：责任报告单位或责任报告人在诊疗过程中应规范填写或由电子病历、电子健康档案自动生成规范的门诊日志、入/出院登记、检测检验和放射登记。首诊医生在诊疗过程中发现传染病患者、疑似患者和规定报告的病原体携带者后应按照要求填写《中华人民共和国传染病报告卡》或通过电子病历、电子健康档案自动抽取符合交换文档标准的电子传染病报告卡。

（5）填报要求：统一格式，可采用纸质或电子形式填报，内容完整、准确，填报人签名。

（6）报告程序与方式：传染病报告实行属地化管理、首诊负责制。传染病报告卡由首诊医生或其他执行职务的人员负责填写。现场调查时发现的传染病病例，由属地医疗机构诊断并报告。采供血机构发现阳性病例也应填写报告卡。

（7）报告时限：责任报告单位和责任报告人发现甲类传染病和乙类传染病中的肺炭疽、传染性非典型肺炎等按照甲类管理的传染病患者或疑似患者时，或发现其他传染病和不明原因疾病暴发时，应于2小时内将传染病报告卡通过网络报告。对其他乙类、丙类传染病患者、疑似患者和规定报告的传染病病原体携带者在诊断后，应于24小时内进行网络报告。不具备网络直报条件的医疗机构及时向属地乡镇卫生院、城市社区卫生服务中心或县级疾病预防控制机构报告，并于24小时内寄送出传染病报告卡至代报单位。

2. 控制传染源 控制传染源的主要目的是消除或减少传播病原体的机会，从而有效控制传染病的流行。

（1）对患者采取的措施：主要是早发现、早诊断、早报告、早隔离、早治疗。通过早发现、早诊断，让患者尽早接受治疗，防止其作为传染源进一步扩散疾病，阻断疾病的传播；一旦发现传病患者或疑似患者要立即按照传染病报告制度报告，同时实行分级管理，尽快控制传染源，防止传染病在人群中传播蔓延。

对甲类传染病患者、甲类管理的乙类传染病（传染性非典型肺炎和炭疽中的肺炭疽）患者、疑似患者在确诊前必须实施强制隔离治疗，隔离期根据医学检查结果确定，如该人群拒绝隔离治疗或隔离期未满擅自脱离隔离治疗，可由公安机关协助医疗机构依法采取强制隔离治疗措施。对乙或丙类传染病患者、疑似患者应根据病情采取必要的隔离和治疗措施，隔离可在医院或家中进行，一般隔离至患者没有传染性为止；对某些传染病患者，其作为传染源的作用不大，可不必隔离，如出血热、布鲁菌病等的患者。

（2）对病原体携带者采取的措施：对甲类传染病及甲类管理的乙类传染病病原体携带者必须实施强制隔离治疗，隔离期根据医学检查结果确定。对病原体携带者应做好登记、管理，进行卫生宣传教育，定期随访至其病原体检查2～3次为阴性后。有些传染病病原体携带者的职业和行为会受到一定的限制。例如，久治不愈的伤寒或病毒性肝炎病原体携带者不得从事饮食行业，艾滋病病毒和乙肝病毒携带者严禁献血。

（3）对接触者采取的措施：对凡与传染源（患者、病原体携带者、疑似患者）有过密切接触并可能受感染者都应采取必要的预防措施。主要包括留验、医学观察、应急接种和药物预防。

留验：即隔离观察。针对甲类传染病的密切接触者应限制其活动范围，要求在指定场所进行诊察、检验和治疗。

医学观察：针对乙类和丙类传染病密切接触者在不影响其工作学习的情况下，需开展医学观察，包括体温监测、体格检查、病原学检查和必要的卫生处理。

应急接种和药物预防：对危害较重且潜伏期较长的传染病的密切接触者可采取应急预防接种或药物预防。例如，被狗咬伤或抓伤的人应及时接种狂犬疫苗；流行性脑脊髓膜炎的密切接触者可服用抗生素类药物预防疾病的发生。但药物预防作用时间短、效果不巩固，易产生耐药性。

（4）对动物传染源采取的措施：根据感染动物对人类的危害程度、经济价值和所感染的病种，采取隔离治疗、捕杀、焚烧、深埋、彻底消灭等措施。此外，还要做好家畜和宠物的预防接种和检疫。

3. 切断传播途径　是有效控制传染病蔓延的措施之一。主要是消除或杀灭传染源排放到环境中的病原体。针对不同的传播途径要采取不同的措施，如肠道传染病的主要传播途径是粪口传播，应对传染源的排泄物、污水、垃圾、被污染的物品和周围环境等进行消毒处理；呼吸道传染病主要通过空气传播，如案例28-1中，可采取教室通风、空气消毒等措施，防止疫情进一步扩散；艾滋病可通过性传播和血液传播，应采取安全性行为（如大力推荐使用安全套），杜绝吸毒和共用注射器，加强血液及其制品安全；虫媒传染病主要采取杀虫灭蚊来控制。

（1）消毒：是采用化学、物理、生物等方法消除或杀灭外界环境中病原体的一种措施，针对防控传播途径方面主要包括预防性消毒和疫源地消毒。

1）预防性消毒：指对可能被病原微生物污染的场所和物品进行消毒，如乳制品消毒、饮水消毒、餐具消毒等。

2）疫源地消毒：疫源地是指传染源向四周排出病原体所能波及的范围。其目的是通过对现有或曾经有传染源存在的场所进行消毒，以消灭传染源排出的病原体。包括随时消毒和终末消毒，随时消毒是指当传染源还在疫源地时，对其排泄物、分泌物及被污染的物品和场所进行的及时消毒；终末消毒是当传染源痊愈、死亡或离开后，对疫源地所做的彻底消毒。一般对外界抵抗力较强的病原体引起的传染病才需要进行终末消毒，如鼠疫、霍乱、病毒性肝炎、结核、伤寒、炭疽、白喉等，而对流行性感冒、水痘、麻疹等对外界抵抗力较弱的病原体引起的传染病一般不需要进行终末消毒。

（2）杀虫：指使用物理、化学、生物等方法杀灭传播病原体的有害昆虫，如蚊子、苍蝇、跳蚤等。包括预防性杀虫和疫源地杀虫，后者又分为随时杀虫和终末杀虫。

4. 保护易感人群

（1）免疫预防：是预防、控制乃至消灭传染病的有效手段，包括主动免疫和被动免疫。它们都是通过利用人工制备的抗原或抗体通过适宜的途径对机体进行接种，使机体获得对某种传染病的特异免疫力，在传染病流行时，提高个体或群体的免疫水平。

（2）药物预防：对某些有特效防治药物的传染病，在传染病流行时对易感人群采取药物预防可作为一种应急预防措施，如在案例28-1中，对所有密切接触者开展预防性服药（阿莫西林维钾片）。但药物预防缺点较多，如作用时间短、易产生耐药性。

（3）个人防护：易感者的个人防护措施对预防感染有着重要作用，应根据各种传染病的不同特点选择相应的个人防护用品和措施。例如，接触传染病的医务人员和实验室人员应严格遵守操作规程，配置和使用必要的个人防护用品（如口罩、帽子、手套、鞋套等）；在呼吸道传染病流行的季节，接触呼吸道传染病患者时应佩戴口罩；在蚊媒传染病的流行区，可使用蚊帐、驱蚊剂等；使用安全套可以有效预防性传播疾病的传播；为了阻止COVID-19蔓延，个人勤洗手、戴口罩、避免触摸自己的脸、遵守良好的呼吸道卫生礼仪、与他人保持身体距离，这些都是保护自己和他人简单有效的措施。

三、免疫规划

（一）免疫规划的概念

免疫规划是指根据国家传染病防治规划，使用有效疫苗对易感人群进行预防接种所制订的规划、计划和策略，按照国家或省、自治区、直辖市确定的疫苗品种、免疫程序或接种方案，在人群中有计划地进行预防接种，提高人群的免疫水平，达到预防、控制和消灭相应传染病的目的。

1974年，WHO针对当时发展中国家（不包括我国）每年约有8000万新生儿出生，90%新生儿未能接受预防接种服务的现状，借鉴全球消灭天花和发达国家成功地控制儿童传染病的经验，正式提出实施扩大免疫规划（expanded program on immunization，EPI）。EPI主要包含着两个方面，一是要扩大预防接种的目标人群，提高接种率；二是要逐步推广使用安全、有效的新疫苗，扩大使用疫苗的种类。结合我国的实际情况，1978年卫生部提出了适合我国国情的计划免疫的概念，即有计划地实施预防接种工作。我国于1981年正式加入EPI活动，并于1986年经国务院批准，成立了全国儿童计划免疫工作协调小组，并确定每年的4月25日为全国儿童预防接种日。

我国于2008年提出了《扩大国家免疫规划实施方案》，该方案是在已有全国范围内使用的乙肝疫苗、卡介苗、脊髓灰质炎疫苗、百白破疫苗、麻疹疫苗、白破疫苗等6种国家免疫规划疫苗基础上，以无细胞百白破疫苗替代全细胞百白破疫苗，将甲肝疫苗、流行性脑脊髓膜炎疫苗、流行性乙型脑炎疫苗、麻风腮疫苗纳入国家免疫规划，对适龄儿童进行常规接种。在重点地区对重点人群进行出血热疫苗接种；发生炭疽、钩端螺旋体病疫情或发生洪涝灾害可能导致钩端螺旋体病暴发时，对重点人群进行炭疽疫苗和钩体疫苗应急接种。通过接种上述疫苗，预防乙肝、结核病、脊髓灰质炎、百日咳、白喉、破伤风、麻疹、甲肝、流行性脑脊髓膜炎、流行性乙型脑炎、风疹、流行性腮腺炎、出血热、炭疽和钩端螺旋体病等15种传染病。

我国通过接种疫苗，实施国家免疫规划，有效地控制了疫苗针对性传染病的发病。通过口服脊髓灰质炎糖丸，自1995年，我国阻断了本土脊髓灰质炎病毒的传播，使成千上万孩子避免了肢体残疾；普及新生儿乙肝疫苗接种后，我国5岁以下儿童乙肝病毒携带率已从1992年的9.7%降至2014年的0.3%；20世纪中期，我国麻疹年发患者数曾高达900多万，至2017年，发患者数已不到6000；普及儿童计划免疫前，白喉每年可导致数以十万计儿童发病，2006年后，我国已无白喉病例报告。20世纪60年代，我国流行性脑脊髓膜炎发病最高人数曾达304万，至2017年，发患者数已低于200；流行性乙型脑炎最高发病近20万例，2017年发病仅千余例。国家免疫规划的实施有效地保护了广大儿童的健康和生命安全，国家通过不断提高免疫服务质量，加强疫苗使用和冷链管理，来维持高水平接种率。2018年在十三届全国人大常委会第七次会议中，我国首次提出拟对疫苗管理单独立法，以切实保证疫苗安全、有效和规范地接种。

通过全球儿童乙型肝炎免疫覆盖率不断提高，WHO宣布，实现2020年5岁以下儿童乙型肝炎感染率降至1%以下的目标，这意味着，今后几代人肝癌和肝硬化病例数将大幅减少。

（二）免疫规划的效果评价

免疫规划的效果评价是免疫规划工作的重要内容。它的结果不但可以评价疫苗接种效果，也为制订免疫策略提供科学依据。主要包括免疫效果评价、流行病学效果评价和免疫规划管理评价3个方面。

1. 免疫效果评价 免疫效果可通过血清抗体免疫成功率、血清抗体保护率及血清抗体几何平均滴度等指标来评价。

$$抗体保护率 = \frac{具有保护抗体的人数}{调查人数} \times 100\%$$

2. 流行病学效果评价 评价疫苗效果最直接可靠的方法是研究疫苗接种后的流行病学效果，即疫苗对人群实际保护效果的现场调查，其反映的是疫苗大规模应用后预防疾病发生的真实情况。

$$疫苗保护率 = \frac{对照组发病率 - 接种组发病率}{对照组发病率} \times 100\%$$

$$疫苗效果指数 = \frac{对照组发病率}{接种组发病率}$$

3. 免疫规划管理评价 免疫规划工作质量的考核内容包括组织领导、经费落实；预防接种单位设置和资质管理；入托/入学儿童预防接种证查验工作；适龄儿童预防接种管理；疫苗使用及冷链系统管理；国家免疫规划疫苗针对传染病的监测与控制；预防接种异常反应与事故的报告、处理及安全注射管理；国家免疫规划疫苗接种率评价；免疫监测完成情况等。

主要考核评价指标为建卡（证）率、卡（证）填写符合率、疫苗合格接种率、报表报告完整率、报表报告及时率、流动人口接种率、免疫成功率、抗体阳性率等。同时，针对不同的疾病，会建立单独的专项指标进行考核，例如，急性弛缓性麻痹病例、新生儿破伤风及麻疹监测指标。

传染病是严重威胁人类身心健康的一类疾病，如果不严格控制，很容易造成大范围的流行，并引发新的疾病。即使经过人们的努力，很多传染病得到了有效控制和消灭，但新发传染病的不断出现和经典传染病的复燃仍是目前传染病预防和控制的重大挑战。今后仍需规范、科学、有序地进行防治工作，做好消毒隔离，提高人群防控能力，建立更加完善的传染病监测体系，推进实施全面的预防和控制措施，以减少和控制传染病的发生和流行。

（戴江红）

第二节 慢性非传染性疾病的预防和控制

案例 28-2

20世纪60年代到70年代早期，芬兰冠心病和其他心血管疾病患者的死亡率极高，其中男性患者的死亡率为全球最高。北加里里省（North Karelia）是当时芬兰心血管疾病发病率最高的省份，居民代表请求国家帮助解决此问题。因此，北加里里省成为干预的试验地区。芬兰的科研人员、医学专家和决策者经过仔细研究后提出，要改变这种状况必须关注3个方面：创造健康的环境、引导人们建立健康的生活方式和提供优质的卫生服务，并决定从这3个方面着手实施综合干预措施。1972年，北加里里干预项目开始实施。该项目的实施以社区为基础，为了确保社区的广泛支持，成立了包括大量社区代表在内的各类工作小组，在实施过程中采取了多种干预手段：①进行创新型的媒体宣传和交流活动，在电视上开展专题互动节目，医生与具有危险习惯的人群进行对话，劝说他们改变自己的行为；②发动基本医疗服务人员的系统性参与，特别是全科医生和公共卫生护士的参与；③与国家健康政策密切配合，参与国家发起的许多健康活动，在电视节目中进行控烟宣传，并进行健康指导，开展戒烟竞赛，在村庄和学校中开展降低胆固醇的竞赛等。

问题：
1. 案例中所涉及的疾病是否属于慢性非传染性疾病？依据是什么？
2. 慢性非传染性疾病的主要危险因素有哪些？本案例中所涉及的慢性非传染性疾病危险因素有哪些？
3. 慢性非传染性疾病预防策略与措施是什么？本案例采取了哪些防治措施？

随着全球人口老龄化加剧、居民生活方式改变及生态环境和社会环境变化，慢性非传染性疾病的发病及患病人数不断增多，患病率显著上升，所导致的疾病负担日益加重，已经成为严重威胁人类健康，影响国家经济社会发展的重大公共卫生问题。及时采取有效措施防治慢性非传染性疾病的危害尤为紧迫。当前慢性非传染性疾病的防治远远超出了医疗卫生机构或公共卫生机构的能力范围，需要通过政府制定和执行社会政策进行干预,使居民从对健康的传统理解转向对生命质量的关注,同时提高整个社会对健康活动的重视和参与,从根本上解决慢性非传染性疾病的严重威胁。

一、慢性非传染性疾病的流行概况

(一)慢性非传染性疾病的概念

慢性非传染性疾病(noncommunicable disease,NCD)简称慢性病,是对一类起病隐匿、病程较长、病因复杂或病因尚未完全确认且缺乏明确传染性生物病因证据的疾病的概括性总称。其中,冠心病、脑卒中、恶性肿瘤、糖尿病及慢性呼吸系统疾病是常见的慢性病。从广义上讲,慢性病是在多个遗传基因轻度异常的基础上,长期紧张疲劳、不健康的生活方式和饮食习惯、环境污染物的暴露、忽视自我保健和心理应变平衡逐渐积累而发生的疾病。慢性病一般无传染性,但是某些慢性病的发生可能与传染因子有关或由慢性传染性疾病演变而成,如肝癌可从慢性活动性乙肝转化而成。另外,有些非传染性疾病可以突然发生,病程很短,如自杀、车祸、中暑等,不属于慢性病的范畴。

(二)慢性病的流行概况

1. 慢性病的全球流行概况及趋势 2015年全球全死因死亡人数约为5600万,其中死于慢性病的人数约为3950万,占总死亡人数的70%,比2005年增加了10%;慢性病患者的主要死因有心血管疾病(45%)、恶性肿瘤(22%)、慢性呼吸系统疾病(9.9%)、糖尿病(4.1%)。2006~2016年,全球心脑血管疾病造成的死亡人数增加了14.5%。慢性病对低收入和中等收入国家造成的影响较大,是除非洲外的所有地区导致死亡的主要原因。根据以往数据进行估测,到2030年,非洲国家死于非传染性疾病的人数将超过死于传染病和营养性疾病的死亡人数。

2. 我国慢性病的流行特点

(1)高发病率、高患病率、高死亡率:中国卫生服务调查结果显示,我国居民慢性病患病率由2003年的12.3%上升到2013年的24.5%,10年增长了1倍。据此测算,中国慢性病的确诊患者已经超过3亿人。调查结果显示2013年我国成人糖尿病的患病率为10.4%,较1980年的低于1%,1994年的2.5%,2002年的2.7%,2007年的9.7%有明显的上升。2012年我国18岁及以上成人高血压患病率为25.2%,与2002年相比,患病率上升。40岁及以上人群慢性阻塞性肺疾病患病率为9.9%。2013年中国肿瘤登记的结果显示,我国癌症发病率为235/10万,肺癌和乳腺癌分别位居男、女性发病原因的首位,其次分别为肝癌、胃癌、食道癌、结直肠癌,10年来中国癌症发病率呈上升趋势。近些年,恶性肿瘤、心脏病、脑血管病和呼吸系统疾病均位列城乡居民疾病死亡原因和死因比的前4位。城市人群中这4类疾病患者的死亡率波动不大,恶性肿瘤患者的死亡率一直居高不下,且高于乡村人群的死亡率,但呼吸系统疾病患者的死亡率低于乡村人群。在乡村人群中4类疾病患者的死亡率有较大波动,尤其心脏病和脑血管病患者的死亡率上升明显,自2013年后高于城市人群死亡率。呼吸系统疾病患者的死亡率在乡村人群中逐渐下降,但在城市人群中有上升趋势。城市和乡村死亡人群的疾病死因比分布不同,在城市死亡人群中恶性肿瘤的死因比最高,其次是心脏病和脑血管病,呼吸系统疾病最低,而且在2009~2015年死因比变动不大;在乡村死亡人群中,心脏病和脑血管病的死因比有上升趋势,呼吸系统疾病的死因比逐渐下降。

(2)潜在慢性病患者众多:老年人是慢性病的高发人群。未来10~20年,中国将迎来老年人口高负担期。2013年的糖尿病流行病学研究表明糖尿病前期的流行率为35.7%,据此估算,我国有3.88亿成人为糖尿病前期,男性和女性分别为2亿和1.88亿,他们将成为潜在慢性病患者,未来发展成为患者的可能性极大。

(3)主要危险因素的暴露水平不断提高:人口老龄化、不良生活方式、环境破坏和遗传变异等是目前已知的非传染性疾病的主要危险因素。2015年中国65岁以上老年人约1.44亿,占总人口的10.4%,预计2050年将达到4亿。除人口老龄化外,我国城市居民和城市化的农民正暴露在强度不断上涨的危险因素之中。根据《2015年中国成人烟草调查报告》,中国人群吸烟率与5年前相比没有显著差异,为27.7%,其中男性吸烟率为52.1%,女性为2.7%,与2010年比较,吸烟人数增加了1500万。联合国发布的《世界粮食安全和营养状况2018年报告》中指出,中国成人肥胖人数从2012年的5470万人已上升到7290万人。《中国居民营养与慢性病状况报告(2015年)》结果显示,2005~2015年,我国城乡居民豆类和奶类消费量偏低,脂肪摄入量过多,平均膳食脂肪供能比超过30%,

蔬菜、水果摄入量略有下降，钙、铁、维生素 A 和 D 等部分营养素缺乏依然存在。这些饮食上的变化导致慢性病发病率不断上升。随着现代化和城市化的快速发展，居民的出行方式和运动模式发生变化，社会竞争加剧，工作压力增大导致更多心理问题的出现，也成为慢性病发病率持续上升的重要原因，全球主要慢性病负担的 6 大危险因素见表 28-1。

表 28-1 全球主要慢性病负担的 6 大危险因素分析（2013 年）

序号	危险因素	所致死亡人数（万）	所致疾病负担（亿美元）
1	饮食因素	1130	2.414
2	高收缩压	1040	2.081
3	儿童和孕产妇营养不良	170	1.769
4	吸烟	610	1.450
5	空气污染	550	1.415
6	高体重指数	440	1.340

（4）慢性病的疾病谱发生变化：高血压、糖尿病患病率明显增高，冠心病发病率和患者死亡率显著上升，恶性肿瘤中宫颈癌、鼻咽癌发病率下降，肺癌、乳腺癌、大肠癌发病率增高，脑癌、胰腺癌等低发肿瘤的发病率呈上升趋势。

（5）疾病负担不堪重负：随着我国城乡居民慢性病患病人数的持续增加，疾病经济负担不断升高。WHO 全球疾病负担调查数据显示，2016 年我国缺血性脑卒中患病率为 1762.77/10 万、出血性脑卒中患病率为 406.16/10 万。《2017 中国卫生和计划生育统计年鉴》数据显示，我国 2005～2016 年脑出血与脑梗死患者的出院人数及人均医药费用均呈增长态势，尤其是脑梗死住院患者人数呈暴发式增长。到 2016 年，我国抽样综合医院中脑出血、脑梗死患者的出院总人数为 360 万余，相比 2010 年分别增长 48.6%、147.0%；2015 年中国医院心脑血管疾病出院总人次数为 1887.7 万人次。2016 年我国脑出血与脑梗死患者住院人均费用分别为 17787 元和 9387 元，相比 2010 年分别增长 61.4%、31.4%。2015 年心脑血管疾病的住院费用中，心肌梗死患者占 153.4 亿元，颅内出血患者占 232.0 亿元，脑梗死患者占 524.3 亿元，扣除物价因素的影响，自 2004 年以来，年均增长速度分别为 30.1%、18.1% 和 23.5%。《中国心血管病报告 2017》中显示，我国心血管病的现患人数达 2.9 亿，1980～2015 年，中国心脑血管疾病患者出院人次数年均增速为 9.96%，快于同期出院总人次数的年均增速（6.3%）。WHO 报道，慢性病在中国所有疾病负担中所占的比重约为 69%；世界银行预测，到 2030 年，人口迅速老龄化可能使中国的慢性病负担增加 40%。中国慢性病的经济负担增长速度远超过疾病经济负担和国内生产总值的增长速度。今后，慢性病仍将占用疾病预防的大量医疗资源。慢性病严重影响社会劳动力的发展，由慢性病引起的巨大经济负担对我国社会经济的和谐发展造成了沉重的压力。

二、慢性病的主要危险因素

慢性病是一个多阶段、多危险因素的复杂疾病。其危险因素有多种，最主要的为吸烟、饮酒、膳食因素、静坐生活方式及有害使用乙醇等因素，其次是病原体感染、遗传因素、职业暴露、环境污染和精神心理因素等。慢性病不是单一危险因素造成的，常常是多个危险因素（表 28-2）综合作用的结果。病因模式常表现为多因多果、互为因果、一因多果、一果多因（图 28-1）。

表 28-2 主要慢性病的共同危险因素

危险因素	慢性病			
	心脑血管疾病[a]	糖尿病	肿瘤	呼吸道疾病[b]
吸烟	√	√	√	√
饮食	√		√	
膳食因素	√	√		√
静坐生活方式	√	√	√	√

续表

危险因素	慢性病			
	心脑血管疾病[a]	糖尿病	肿瘤	呼吸道疾病[b]
肥胖	√	√		√
高血压	√	√		
高血糖	√	√		
高血脂	√	√	√	

注：a. 包括心脏病、脑卒中和高血压；b. 包括慢性阻塞性肺部疾病及哮喘。

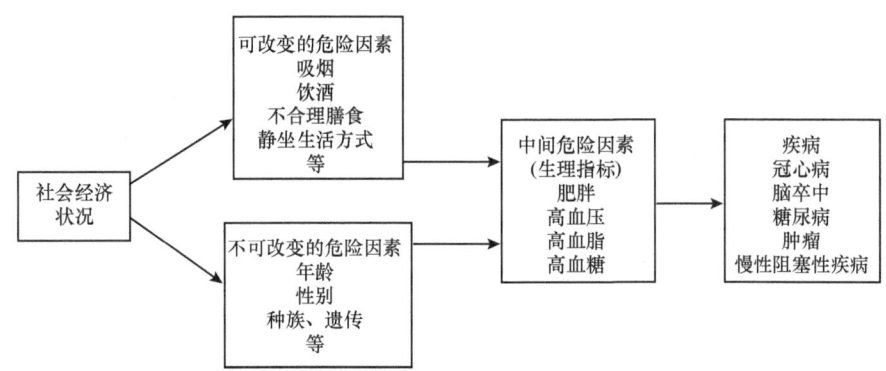

图 28-1　常见慢性病及其共同危险因素的内在关系

（一）吸烟（smoking）

吸烟是一种成瘾性行为，它是大约 25 种主要慢性病的首要危险因素。据 WHO 统计，目前全球约有 11 亿吸烟者，每年有 600 多万人死于吸烟相关疾病。如吸烟得不到有效控制，2030 年以前烟草每年将导致 800 多万人死亡。中国烟民有 3.16 亿人，每年吸烟导致的死亡人数超过 100 万，疾病经济负担超过 2000 亿元。但大多数人还没有意识到吸烟的严重危害性。如果烟草流行趋势得不到有效扭转，到 2020 年中国因吸烟而造成的死亡人数将增长到每年 200 万，到 2050 年这一数字将达到 300 万。

英国和美国的大型前瞻性研究表明，吸烟者的死亡率是终生不吸烟者的 2～3 倍。青少年时开始吸烟者至少 50% 最终死于吸烟相关性疾病。有研究表明，与不吸烟者相比，吸烟者患冠心病的风险将增加 2～4 倍，患肺癌的风险将增加 13～40 倍，由慢性阻塞性肺疾病导致死亡的风险将增加 12～13 倍。早在 20 世纪 90 年代，中国医学科学院的回顾性研究报告就指出，在我国有 1/4 的吸烟者因吸烟而死亡，3000 万 29 岁以下的中国男性中约有 100 万人死于与吸烟相关的疾病。吸烟对女性有特殊危害，吸烟的妇女如果正使用口服避孕药，会增加心脏病发作和下肢静脉血栓形成的机会，吸烟孕妇所怀的胎儿易发生早产和体重不足。吸烟不仅危害吸烟者本人，而且还殃及其周围的人，被动吸烟者受到的伤害甚至超过吸烟者本人。

（二）酗酒（excessive drinking）

有许多研究都证实，饮酒与健康呈"U"形关系，即与不饮酒者及酗酒相比，适度饮酒者患高血压、心肌梗死和脑卒中等心脑血管疾病的风险降低，活得更健康，也更长寿。但酗酒是导致躯体及精神健康问题的重要原因之一。大量饮酒会对人体的大脑、神经、心、肝等器官造成不同的损害，不仅会损害人类的生理功能，而且还会对人类的心理、社会功能造成重大损害。

酗酒首先影响安全，少量饮酒会损害协调力、判断力，从而容易导致家庭内或工作场所事故及意外伤害的发生；长期大量饮酒可致多种疾病，如肝脏疾病、心血管疾病、抑郁症、精神错乱、糖尿病、性无能及多种癌症的发生。自家酿制的白酒危害更大，偶尔会导致失明甚至死亡。而酗酒对脆弱人群，如饥饿者、年轻人、孕妇危害更大。据报告，在大量饮酒的人群中，肝癌患者的死亡率将增加 50%；在中度严重饮酒者中，高血压的患病率远高于正常人群；酗酒可以增加发生脑出血的风险。大量饮酒是高血压的重要危险因素。研究表明，男性每周饮酒 300～499ml 者，收缩压和舒张压水平分别比不饮酒者高 2.7mmHg 和 1.6mmHg；如果每周饮酒多于 500ml，收缩压和舒张压水平分别比不饮酒者高 4.6mmHg 和 3.0mmHg。流行病学研究表明，男性持续饮酒者与不饮酒者比较，4 年内发生高血压的危险增高 40%。一般认为，无论是一次酗酒或是长期酗酒，都会增加发生出血性脑卒中的危险，但对于脑梗死的影响尚无明确结论。饮酒还可增加发生口腔、咽和食管等部位肿瘤的危险性。

WHO 的研究指出，全球饮酒行为普遍，2010 年全球饮酒者数量有 20 亿，且有 205 万人因饮酒导致死亡，WHO 将饮酒界定为全球健康危害的第三大因素。目前美国约有 10% 的人每月饮酒 20 天以上，约有 10% 饮酒者一天饮酒 5 次以上。我国居民的饮酒状况同样不容乐观，中国居民营养与健康状况监测 2014 年结果显示，我国成年居民饮酒率为 32.8%，其中男性饮酒率为 52.6%，女性饮酒率为 12.4%，城市居民高于农村居民。饮酒者日均乙醇摄入量为 32.0g，其中男性为 37.3g，女性为 8.7g。与 2002 年相比，饮酒者日均乙醇摄入量增加 5.5g，其中男性摄入量增加，女性摄入量降低。饮酒危害的大小与饮酒的方式（进餐时饮酒、节假日饮酒、周末狂饮、进餐之外饮酒）和饮酒量有关。

（三）膳食因素和肥胖

慢性病的发生和人们的膳食方式与结构有很大关系。著名的流行病学家 Doll 认为，20%～60% 的癌症与膳食因素相关。美国癌症学会指出美国每年 50 万癌症死亡者中约 1/3 是由饮食不当引起的。影响慢性病发生的膳食因素主要有脂类、维生素与纤维素。长期高脂、高蛋白饮食，容易导致血脂升高、肥胖，进而导致高血压、糖尿病等慢性病。除此之外，膳食因素中与慢性病发生有关的还有微量元素、食盐、食物的加工与烹调及进食方式等。

超重（overweight）或肥胖（obesity）正逐渐成为我国的一个重要公共卫生问题。2015 年，全球肥胖儿童数约为 1.077 亿，肥胖成人数约为 6.037 亿。儿童和成人的肥胖发生率分别为 5% 和 12%。儿童的肥胖率低于成人，但增长速度高于成人。超重和肥胖是导致许多慢性病发生的主要危险因素，因此，预防和控制超重和肥胖对防治与其相关的健康问题有着重要的意义。超重或肥胖有下列危害：①可增加心脏病、脑卒中、2 型糖尿病、高血压、高血脂、骨关节炎、哮喘、大肠癌、乳腺癌、月经不调、抑郁症等许多疾病发生的风险，也可增加早亡的发生风险。②肥胖影响呼吸功能，易出现睡眠呼吸暂停、精神紧张和情绪低落等问题，进而影响肥胖者的生活质量和自尊。③儿童和青少年时期的肥胖不仅为成年时期发生心血管疾病的发生埋下隐患，也会直接对生长发育造成极大的危害，女孩早熟，男性女性化，肥胖男性儿童的睾丸仅有正常儿童的 1/3 大小，成年后其生殖能力明显较低。

高能饮食是明确的 2 型糖尿病的重要危险因素。目前认为，高脂肪、高蛋白、高糖类和缺乏纤维素的膳食可能与 2 型糖尿病的发生有关。高脂肪膳食同心血管疾病和癌症发生有密切关系。膳食中脂肪和胆固醇的摄入量与动脉粥样硬化的发病率和患者死亡率呈正相关。大量研究表明，膳食中的饱和脂肪酸可提高血液中胆固醇水平；单不饱和脂肪酸（如橄榄油、茶油）可降低血液胆固醇和低密度脂蛋白（low density lipoprotein，LDL）的水平，而高密度脂蛋白（high density lipoprotein，HDL）的水平不降低或稍降低；n-6 系列多不饱和脂肪酸（如亚油酸）可同时降低血液胆固醇、LDL 和 HDL 的水平；n-3 系列多不饱和脂肪酸在降低血液三酰甘油、胆固醇水平的同时可升高 HDL 水平，还具有调节血管内皮合成与释放一氧化氮，抑制血小板凝聚，改善血管内皮的功能。反式脂肪酸（trans fatty acids）可升高 LDL 水平、降低 HDL 水平。凡可以使 HDL/LDI 比值下降的因素都能增加动脉粥样硬化发生的风险。脂肪的摄入量与结肠癌、乳腺癌的发病率呈正相关，还可能与前列腺癌、膀胱癌、卵巢癌等的发生有关。

维生素的摄入不足与某些癌症的发病相关。饮食中叶酸缺乏可使胃癌、食管癌等上消化道癌症发病率增加。维生素 A 的重要功能是维持上皮系统结构和功能的完整。流行病学研究显示，上皮系统恶性肿瘤，如皮肤癌、食管癌、胃癌、肺癌、结肠癌、直肠癌、膀胱癌等患者血浆中维生素 A 和胡萝卜素水平低于正常人。大量研究显示食盐摄入量与高血压的发生密切相关。我国人群食盐摄入量高于西方国家。北方人群食盐摄入量每人每天约为 12～18g，南方人约为 7～8g。膳食钠摄入量与血压水平呈显著相关性，北方人群血压水平高于南方人群。

（四）静坐生活方式

静坐生活方式，又称缺乏体力活动，是指在工作、家务、交通行程或在休闲时间内，不进行任何体力活动或仅有非常少的体力活动。由于现代交通工具的不断更新、工作与生活条件的改善，人们体力活动的时间逐渐减少，强度日益减弱。中国健康与营养调查显示，1991～2011 年 18～60 岁居民体力活动量呈明显下降趋势，其中职业活动量下降最为明显，男性职业活动量从 1991 年的 382MET-h/周降至 2011 年的 264MET-h/周（下降 31%），女性的则从 420MET-h/周降至 243MET-h/

周（下降42%）；体育锻炼水平低，2011年男性不足7MET-h/周，女性不足3MET-h/周。2014年国民体质监测表明，中国20～59岁人群休闲时间体力活动达标率（每周中等强度锻炼150min或高强度锻炼75min）与前几次调查相比有小幅增加，但静态心率、最大肺活量、坐位体前屈、握力和单腿站立时间等身体体质指标呈下降趋势。WHO健康报告显示，静坐生活方式是导致全球死亡的第8位主要危险因素。因静坐生活方式导致的疾病负担占全球疾病总负担的3%～4%。因此，减少静坐生活方式、增加体力活动及体育锻炼应成为慢性病防治的一个重点。

静坐生活方式与冠心病、高血压、脑卒中、糖尿病、多种癌症等的发生有关。有数据显示，22%的冠心病、11%的缺血性脑卒中、14%的糖尿病、10%的乳腺癌、16%的大肠癌都是由缺乏体力活动所致。除此之外，缺乏体力活动还会导致骨质疏松、情绪低落、关节炎等疾病，也会引起生活质量下降、寿命缩短等。其可能的机制在于缺乏体力活动可导致人体超重与营养分布不均衡，而体力活动可以对体重、血脂、血压、血栓的形成，葡萄糖耐量，胰岛素抗性，某些内分泌激素等发挥作用，使其产生有利于机体健康的变化，从而减少发病的危险。

（五）遗传因素

目前认为，几乎所有慢性病均是遗传因素和环境因素共同作用的结果。许多疾病的家系研究或双生子研究，均证实了遗传因素在发病中的作用。如2型糖尿病有很强的家族聚集性，糖尿病亲属患病率比非糖尿病亲属高4～8倍。高血压患者多有家族史，单卵双生同胞胎的高血压相关系数可达55%；双亲血压都高于正常的子女患高血压的概率为45%；双亲血压都正常的子女患高血压的概率只有3%。一般认为高血压发病比例中遗传因素大约占40%，环境因素大约占60%。冠心病有明显的遗传倾向，急性心肌梗死患者的一级亲属发生心肌梗死的概率比一般人群高5.5～12.8倍。肿瘤的发生也具有遗传易感性、家族聚集现象及种族差异等。

（六）心理因素

现代人工作压力大，如果心理承受能力较差、不及时调整心态、随时化解压力，精神压抑长时间积蓄，大脑超负荷运转，不仅妨碍脑细胞对氧和营养的及时补充，还会使内分泌紊乱、交感神经兴奋增强、自主神经系统失调，降低人体免疫力，引起全身的亚健康状态；而且紧张的刺激容易引起血中儿茶酚胺类激素升高，导致血压升高、心跳加快，容易引发高血压等心脑血管疾病（图28-2）。

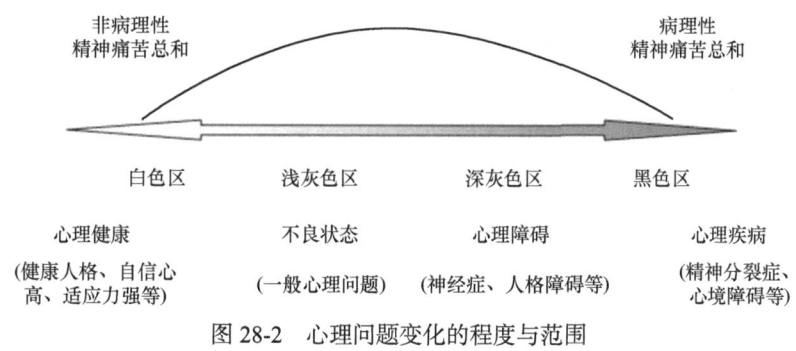

图28-2 心理问题变化的程度与范围

三、慢性病的预防和控制策略与措施

> **案例28-2（续）**
>
> 北加里里干预项目的实施以社区为基础，主要围绕创造健康的环境、引导人们建立健康的生活方式和提供优质的卫生服务三个方面逐步开展。芬兰创造健康的环境主要是通过颁布政策法规得以实现。以控烟为例，在全国性的控烟规划中，政府制定和颁布了一系列的控烟策略和法规，包括提高烟草价格，提高烟草税至75%，并于1977年和1995年分别颁布和修改了禁烟法，立法规定禁止一切烟草广告、禁止向18岁以下青少年售烟和学校校园全部设为禁烟区等。为引导人们建立健康的生活方式，芬兰调动社区内一些可利用的资源，动员家庭和个人积极参与，营造有利于慢性病防治的人文环境和社会环境。芬兰早在20世纪70年代初就提出了"芬兰行为改变模式"，营养委员会从1987年起每年公布食物平衡表，并陆续推出"胆固醇项目""草莓计划"等营养干预活动；以青少年为重点开展了吸烟行为的干预工作；举办全国性的戒烟竞赛，鼓励全民参与，参与者占总吸烟者的1%，一年后追踪其戒烟率达15%。在提供优质的卫生服务方面，

主要由受过专门训练的公共卫生护士提供健康服务。健康教育是健康服务的重要内容,通过健康教育,有效地改变了人们的饮食习惯,从而降低了人群的胆固醇水平。芬兰十分重视社区慢性病患者及高危人群的筛查,以减少发病和死亡,提高患者的生命质量,并借此开展健康教育。20世纪90年代末期,芬兰北加里里省成为全国示范地区,并得到了WHO的高度赞扬,将其模式作为慢性病防控典范向世界各国推广。

问题:
1. 案例中分别体现了哪些慢性病防治指导原则?
2. 为何要防治慢性病?本案例中所涉及的慢性病防治策略与措施有哪些?
3. 我国应如何借鉴芬兰的慢性病防治经验?

慢性病发病率和死亡率的迅速上升,导致了巨额的医疗负担和大量劳动力的损失,给家庭和社会带来巨大的负担,必须制订有效的慢性病防治策略和措施来遏止这种严峻的形势。

(一)WHO提出的慢性病防治策略

1999年开始,WHO陆续制订了一系列慢性病防治指南、规范、程序、临床路径等,形成了相对统一的规范和要求。在2011年9月召开的联合国慢性病预防和控制高级别会议(联合国慢性病峰会)上,时任联合国秘书长潘基文强调"慢性病是公共卫生问题,更是社会经济发展问题"。为各国政府凝聚共识,制订国别战略,遏制慢性病的增长势头提供了一个重要的契机。WHO在实施2008～2013年预防和控制非传染性疾病行动计划基础上,编制了《预防控制非传染性疾病全球行动计划(2013—2020)》。该计划提出通过在国家、区域和全球层面开展多部门协作与合作,降低或减少慢性病导致的可预防和可避免的发病率、死亡率和残疾负担,使所有人群都能获得其年龄水平能够达到的健康和生产力标准,使慢性病不再成为人类幸福和社会经济发展的障碍。

1. 战略目标 2013年5月,世界卫生大会通过全球非传染性疾病预防控制综合监测框架,其中包括一套到2025年实现的全球自愿目标,该目标主要包括以下几点:

(1)死亡率和发病率:心血管疾病、癌症、糖尿病和慢性呼吸系统疾病总死亡率相对降低25%。

(2)国家系统应对:至少50%符合条件人群接受预防心脏病和脑卒中发生的药物治疗和咨询(包括控制血糖);80%的公立和私营医疗卫生机构提供经济有效的慢性病诊治所需的基本技术和药物。

(3)慢性病危险因素防控:有害乙醇使用现象比例相对减少至少10%;体力活动量不足的流行率相对降低10%;人群平均食盐摄入量/钠摄入量相对降低30%;15岁以上人群烟草使用流行率相对降低30%;血压升高患病率相对降低25%;遏制糖尿病发病率和肥胖的流行率上升。

2. 原则

(1)生命全过程:预防和控制慢性病的机会出现在生命的多个阶段。生命早期阶段的干预措施是实施一级预防的最佳时机。慢性病预防和控制政策、计划和服务的确立有必要考虑生命历程各个阶段的健康、社会需要。

(2)个人和社区能力:使个人和社区有能力参与慢性病预防和控制工作,包括参与宣传、服务提供、教育和培训、监测、研究和评价等方面工作。

(3)全民健康覆盖:所有人都应该获取由国家给定的必要的具有促进性、预防性、治疗性和康复性的基本卫生服务,以及安全、可负担、有效和优质的基本药物和诊断试剂。同时,必须确保对这些服务的使用不会导致使用者陷入经济困境,尤其要注重穷人和生活在脆弱状况中的人群。

(4)管理现实、已知或潜在的利益冲突:国家和非国家方面的多种行为者,包括学术界、工业界、非政府组织和专业组织等都需要参与进来才能有效应对慢性病。因此必须保证预防和控制慢性病的公共卫生政策不受任何形式既得利益的不当影响。

(5)循证策略:预防和控制慢性病的策略和做法需要以最新科学证据、最佳做法、成本效益、经济负担能力及公共卫生原则为基础,同时考虑文化因素。

(6)尊重人权:认识到享受最高的、能获得的健康标准是人人基本权利之一。不分种族、肤色、性别、宗教、政治或其他见解、国籍或社会出身等任何区别。

(7)公平公正的方法:认识到慢性病疾病负担不同是受健康问题、社会决定因素的影响,针对这些决定因素采取行动既是为了弱势群体也是为了整个人群。减少慢性病疾病总体负担,创建包容公平、有经济生产力和健康的社会是至关重要的。

（8）国家行动、国际合作与团结：确认政府在应对慢性病挑战方面的首要作用与责任，同时应当认识到国际合作在协助会员国方面具有重要作用，可以补充各国的不足。

（9）多部门行动：认识到慢性病的有效预防和控制需要领导、多方利益相关者的协调参与及政府和多部门行动，包括卫生、农业、教育、环境、财政、社会和经济发展等各部门实行将"卫生纳入所有政策"和"整个政府采取行动"的方针，与相关民间组织和私营部门实体建立伙伴关系。

3. 防治工作策略

（1）通过加强国际合作，在全球、区域和国家层面的发展目标中提高对慢性病预防和控制工作的重视。联合国大会、联合国可持续发展会议及联合国发展议程工作组的第一份报告把预防和控制慢性病确定为社会发展和投资于民的优先重点工作。

（2）通过加强国家能力、领导力，协调多部门行动和合作伙伴关系，促进国家对慢性病预防和控制的应对。作为人群健康的最终保护者，各国政府应为预防和控制慢性病提供适当的体制、法律、财政和服务安排。政府层面采取多部门合作方针，实行"整个政府采取行动""全社会努力"和"将卫生纳入所有政策"方针。

（3）通过创建健康促进环境，消除或减少慢性病可改变的危险因素。各国政府应酌情根据本国国情，通过多部门行动，采用法律和其他政策，通过监管或奖惩措施，创建有利于保护身心健康和促进健康行为的支持性环境。

（4）通过以人为本的初级卫生保健服务和全民健康覆盖，加强和调整卫生系统，应对潜在的社会决定因素。所有人都必须不受歧视地获取国家确定的基本卫生服务，减轻患者经济负担。卫生系统应当着重于加强针对心血管疾病、癌症、慢性呼吸系统疾病、糖尿病和其他慢性病患者或高危人群的健康促进、预防、早期发现、治疗和持续管理，以避免并发症，减少住院需求及过早死亡。

（5）推动和支持国家能力建设，开展高质量的慢性病防治研究。联合国大会呼吁所有支持和促进有关预防和控制慢性病方面的研究，并将其转化为实践，以充实用于国家、区域和全球行动的知识库。结合社会科学和生物医学，开展比较研究、应用研究和实施研究，以扩大现有干预措施并使其产生最大影响。

（6）监测慢性病流行趋势和决定因素，评估防控进展情况和效果。监测工作将提供对慢性病趋势变化的国际评估，加强国家收集、分析和交流数据的能力，协助建立各国与同区域或发展类别相同的其他国家比较的基准，为开展宣传、制定政策和采取协调行动提供依据。

（二）我国慢性病防治策略与措施

1. 规划目标 《中国防治慢性病中长期规划（2017—2025年）》中提出了我国慢性病防治的目标：到2020年，慢性病防控环境显著改善，降低因慢性病导致的过早死亡率，力争30～70岁人群因心脑血管疾病、癌症、慢性呼吸系统疾病和糖尿病导致的过早死亡率较2015年降低10%。到2025年，慢性病危险因素得到有效控制，实现全人群全生命周期健康管理，力争30～70岁人群因心脑血管疾病、癌症、慢性呼吸系统疾病和糖尿病导致的过早死亡率较2015年降低20%。逐步提高居民健康期望寿命，有效控制慢性病疾病负担。《中国慢性病防治中长期规划（2017—2025年）》中所规划的目标如表28-3所示。

表28-3 《中国慢性病防治中长期规划（2017—2025年）》主要指标

主要指标	基线	2020年	2025年
心脑血管疾病死亡率（1/10万）	241.3/10万	下降10%	下降15%
总体癌症5年生存率（%）	30.9%	提高5%	提高10%
高发地区重点癌种早诊率（%）	48%	55%	60%
70岁以下人群慢性呼吸系统疾病死亡率（1/10万）	11.96/10万	下降10%	下降15%
40岁以上居民肺功能检测率（%）	7.1%	15%	25%
高血压患者管理人数（万人）	8 835	10 000	11 000
糖尿病患者管理人数（万人）	2 614	3 500	4 000
高血压、糖尿病患者规范管理率（%）	50%	60%	70%

续表

主要指标	基线	2020年	2025年
35岁以上居民年度血脂检测率（%）	19.4%	25%	30%
65岁以上老年人中医药健康管理率（%）	45%	65%	80%
居民健康素养水平（%）	10%	大于20%	25%
全民健康生活方式行动县（区）覆盖率（%）	80.9%	90%	95%
经常参加体育锻炼的人数（亿人）	3.6	4.35	5
15岁以上人群吸烟率（%）	27.7%	控制在25%以内	控制在20%以内
人均每天食盐摄入量（g）	10.5	下降10%	下降15%
国家慢性病综合防控示范区覆盖率（%）	9.3%	15%	20%

2. 指导原则

（1）坚持统筹协调：统筹各方资源，健全政府主导、部门协作、动员社会、全民参与的慢性病综合防治机制，将健康融入所有政策，调动社会和个人参与防治的积极性，营造有利于慢性病防治的社会环境。

（2）坚持共建共享：倡导"每个人是自己健康第一责任人"的理念，促进群众形成健康的行为和生活方式。构建自我为主、人际互助、社会支持、政府指导的健康管理模式，将健康教育与健康促进贯穿于全生命周期，推动人人参与、人人尽力、人人享有。

（3）坚持预防为主：加强行为和环境危险因素控制，强化慢性病早期筛查和早期发现，推动由疾病治疗向健康管理转变。加强医防协同，坚持中西医并重，为居民提供公平可及、系统连续的预防、治疗、康复、健康促进等一体化的慢性病防治服务。

（4）坚持分类指导：根据不同地区、不同人群慢性病流行特征和防治需求，确定针对性的防治目标和策略，实施有效防控措施。充分发挥国家慢性病综合防控示范区的典型引领作用，提升各地区慢性病防治水平。

3. 策略 全人群和高危人群相结合的策略。

（1）全人群策略：慢性病全人群预防策略是指政府制定相应的卫生政策，以减少发病为目的，以控制主要危险因素为主要内容，通过健康促进、健康教育、社区参与等主要方法，在全人群中控制主要危险因素，预防和减少疾病的发生与流行。这些策略属于一级预防的范畴。

社区慢性非传染性疾病的防治，即以社区为基础，以健康促进和行为危险因素干预为主要技术手段和工作内容，以提高防治效果和成本效益为目标的多种慢性病的综合防治。至2000年，我国建立了24个示范点，且陆续开展了不少活动，如在主要危险因素的控制方面进行了戒烟、合理膳食、运动、高血压防治、牙病防治、心理卫生、糖尿病防治、肿瘤防治、慢性阻塞性肺疾病防治、预防环境污染等10项内容。实践证明，以社区为基础实施慢性病防治，是降低慢性病发病率、提高治愈率、提高居民生活质量的积极有效方法，是利国利民的根本措施。

社区在慢性病的防治方面有很多优势：第一，服务对象，不仅有患者与高危人群，而且有普通人群；第二，组织机构，不仅包括卫生部门，还有居委会、公安、工商、税务、学校等政府与民间的各种职能部门；第三，防治工作有防病部门和医院、康复部门的共同参与；第四，社区人群相对稳定，卫生人员与居民易于沟通，各类工作便于开展。我国已制订了《全国社区慢性非传染性疾病综合防治方案》，为广泛开展社区慢性病防治提供了政策保障。

（2）高危人群策略：是对高危人群进行的三级预防。应针对高危人群的人群特点与有关疾病的特点，以促进转归和早期发现为目的，实施主要危险因素的干预和监测，进行人群筛检，早期发现患者；以减少并发症和伤残为目的，对患者实行规范化治疗和康复指导，提高痊愈率，减少并发症和伤残。

一级预防：又称病因预防，是指对高危人群进行健康生活方式和合理膳食结构的健康教育与健康促进。例如，降低烟草使用，强调合理营养，提倡多蔬菜、水果和低脂肪的食谱，避免肥胖，增加体力活动，强化乙肝疫苗免疫接种，减少儿童时期的呼吸道感染，提倡室内通风等。天津市率先实施健康促进，控制慢性病的主要危险因素，使危险因素的人群暴露降低，经过7年的综合干预，

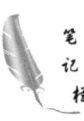

脑卒中发病率男性下降16.3%，女性下降14.8%，冠心病事件发病率也有下降。

二级预防：指对高危人群进行筛检、普查、定期健康检查及设立专科门诊等早期发现患者。普查是早期发现疾病的一种较全面的方法，但普查工作不宜广泛应用，因为在短时期内需要集中大量人力、物力。筛检是早期发现的主要方法，但要决定是否对某个疾病开展筛检，要考虑疾病筛检的原则。例如，在40岁以上的心血管疾病高危人群中定期测量血压、检测血脂、询问心绞痛病史，以便检出早期的高血压患者和可疑的冠心病患者。在胃肠道肿瘤的高发区，进行大便隐血等筛查试验，早期检出胃肠道癌症患者。二级预防的核心是早期诊断，早期诊断的前提在于早期发现，从而改善预后。要做好二级预防就需要向群众宣传防病知识，提高医务人员的诊疗水平和建立灵敏而可靠的疾病监测系统。

三级预防：指对已患病者采取及时有效的治疗措施，防止病情恶化，预防并发症和伤残；对已丧失劳动力或残疾者，主要促进其功能恢复、心理康复，进行家庭护理指导，使患者尽量恢复生活和劳动能力，并能参加社会活动及延长寿命。主要措施有对症治疗和康复治疗。对症治疗可以改善症状，减轻痛苦，减少疾病的不良反应，防止并发症和伤残，争取伤而不残，对已丧失劳动力或残疾者通过康复治疗，可以促进其身心早日康复，恢复劳动力，争取残而不废，保护其生活能力。康复治疗的措施包括功能康复、心理康复、社会康复和职业康复等。

4. 措施

（1）加强健康教育，提升全民健康素质：主要方法有：①开展慢性病防治全民教育。宣传合理膳食、适量运动、戒烟限酒、心理平衡等健康科普知识，规范慢性病防治健康科普管理，建立健全健康教育体系，教育引导群众树立正确健康观。②倡导健康文明的生活方式。加强幼儿园、中小学营养均衡、口腔保健、视力保护等健康知识和行为方式教育，实现预防工作的关口前移；开展"三减三健"等专项活动，增强群众维护和促进自身健康的能力。

（2）实施早诊早治，降低高危人群发病风险：①促进慢性病早期发现。全面实施35岁以上人群首诊测血压，基层医疗卫生机构提供基础检测项目，将疾病筛检技术列为公共卫生措施，加强健康体检规范化管理。②开展个性化健康干预。在基层医疗卫生机构开展慢性病高危人群的患病风险评估和干预指导，重视老年人常见慢性病、口腔疾病、心理健康的指导与干预，开展集慢性病预防、风险评估、跟踪随访、干预指导于一体的职工健康管理服务。

（3）强化规范诊疗，提高治疗效果：①落实分级诊疗制度。优先将慢性病患者纳入家庭医生签约的服务范围，积极推进分级诊疗，形成基层首诊、双向转诊、上下联动、急慢分治的合理就医秩序，健全治疗-康复-长期护理服务链。②提高诊疗服务质量。建设医疗质量管理与控制信息化平台，全面实施临床路径管理，规范诊疗行为，推广应用癌症个体化规范治疗方案。

（4）促进医防协同，实现全流程健康管理：①加强慢性病防治机构和队伍能力建设，明确和充分发挥各级医疗卫生机构在慢性病防治工作所承担的咨询、监测、评价、指导等工作；二级以上医院要配备专业人员，履行公共卫生职责。②构建慢性病防治结合工作机制。疾病预防控制机构、医院和基层医疗卫生机构要建立健全分工协作、优势互补的合作机制，加强医防合作，推进慢性病防、治、管整合发展。③建立健康管理长效工作机制。明确政府、医疗卫生机构和家庭、个人等各方在健康管理方面的责任，完善健康管理服务内容和服务流程。

（5）完善保障政策，切实减轻群众就医负担：①完善医保和救助政策。完善城乡居民医保门诊统筹、不同级别医疗机构医保差异化支付等相关政策，发展多样化健康保险服务，开展各类慢性病相关保险经办服务；对符合条件的患慢性病的城乡医保对象、特困人员实施医疗救助。②保障药品生产供应。做好专利到期药物的仿制和生产，提升仿制药质量；加强二级以上医院与基层医疗卫生机构用药衔接，发挥社会药店在基层的药品供应保障作用，发挥中医药在慢性病防治中的优势和作用。

（6）控制危险因素，营造健康支持性环境：①建设健康的生产生活环境。加强文化、科教、休闲、健身等公共服务设施建设；推动覆盖城乡、比较健全的全民健身服务体系建设；建立健全环境与健康监测、调查、风险评估制度，降低环境污染对健康的影响。②完善政策环境。推动国家层面公共场所控制吸烟条例出台，加大控烟执法力度；严格执行不得向未成年人出售烟酒的有关法律规定；加强食品安全和饮用水安全保障工作。③推动慢性病综合防治区创新发展。以国家慢性病综合防控示范区建设为抓手，培育适合不同地区特点的慢性病综合防控模式。

（7）统筹社会资源，创新驱动健康服务业发展：①动员社会力量开展防治服务。鼓励、引导、支持社会力量参与所在区域医疗服务、健康管理与促进、健康保险及相关慢性病综合防治服务，建立多元化资金筹措机制，鼓励社会资本投向慢性病防治服务和社区康复领域。②促进医养融合发展。促进慢性病全程防治管理服务与居家、社区、机构养老紧密结合，加快推进面向养老机构的远程医疗服务试点。③推动互联网创新成果应用。促进互联网与健康产业融合，完善移动医疗、健康管理法规和标准规范，推进预约诊疗、在线随访、疾病管理、健康管理等网络服务应用。

（8）增强科技支撑，促进监测评价和研发创新：①完善监测评估体系。整合单病种、单因素慢性病及其危险因素监测信息，健全死因监测和肿瘤登记报告制度，开展营养和慢性病危险因素健康干预和疾病管理队列研究。②推动科技成果转化和适宜技术应用。系统加强慢性病防治科研布局，完善重大慢性病研究体系，加强慢性病防治基础研究、应用研究和转化医学研究，开展慢性病社会决定因素与疾病负担研究，积极参与国际慢性病防治交流工作。

（三）几种主要慢性病的预防策略

1. 心血管疾病　心血管疾病简称心血管病，又称循环系统疾病，是指循环系统的一系列疾病，包括心脏、动静脉血管、微血管疾病，如高血压、高血糖及心脑血管硬化、脑卒中等。

（1）高血压的预防策略：一级预防，即病因预防，着眼危险因素的预防，降低社会群体危险度；二级预防，即发病预防，着眼于临床前期早发现、早诊断和早治疗；三级预防，即病残预防，目的在于减少致残和死亡，促进康复。可以通过如下措施进行高血压的预防：①了解遗传性状，指出易感个体，有利于针对个体选择最合适的预防措施。②从儿童时期就培养健康的生活方式，这对降低成人高血压十分重要。③短期控制办法是控制体重、降低钠摄入、少饮酒、不吸烟及正确的用药治疗。

（2）冠心病的防治策略：冠心病的防治要从多方面做起，降低血压、治疗糖尿病、降低血脂和戒烟，都是冠心病预防的重要措施。①降低血压，预防冠心病，高血压的发病率随年龄的增长而明显升高。高血压是冠心病独立的危险因素，若同时伴有血脂异常、吸烟、肥胖、糖尿病等，则高血压的危险性明显升高。高血压治疗能降低总体冠心病及脑卒中的发生率，这些作用在老年女性中更为明显。②治疗糖尿病，预防冠心病，糖尿病与冠心病的严重程度有关，但是对女性的危险性更大，糖尿病可增加心肌梗死患者的死亡率。非胰岛素依赖型糖尿病、肥胖、上腹部脂肪异常分布、高血压、胰岛素抵抗等，均与冠心病的发生、发展有关。③降低血脂预防冠心病，总胆固醇和LDL水平的升高与冠心病的发生、发展相关性较弱，高密度脂蛋白水平与冠心病的发生、发展呈高度负相关，高三酰甘油是冠心病的危险因素。④戒烟预防冠心病，吸烟是冠心病很强的独立危险因素。即使每天只吸几支烟，患冠心病的危险仍然存在，吸烟和服避孕药有明显的协同作用，对年龄大于35岁的女性常致过早停经。

2. 脑血管病预防策略　脑血管病（cerebral vascular disease），泛指脑部血管的各种疾病，包括脑动脉粥样硬化、血栓形成、狭窄、闭塞、脑动脉炎、脑动脉损伤、脑动脉瘤、颅内血管畸形、脑动静脉瘘等。脑血管病分为缺血性脑血管病和出血性脑血管病。缺血性脑血管病包括脑栓塞、短暂性脑缺血发作、脑血栓等；出血性脑血管病包括脑出血、蛛网膜下腔出血等。脑血管病预防策略的全人群策略，其核心要素是使与脑血管病发生有关的危险因素在人口分布中的危险度下降。通过健康教育培养健康的行为与生活方式，控制高血压和高血脂，控制吸烟和饮酒，加强锻炼和控制肥胖。脑血管病的高危人群策略为通过检测查找高危个体，提供包括咨询、随访和早期治疗在内的保健监控。

3. 恶性肿瘤预防策略　WHO的《世界癌症报告》提供了确切证据表明，多达1/3的癌症是可以预防的。该报告号召各国政府、卫生官员和普通民众采取紧急行动，来预防1/3的癌症、治愈另1/3癌症，为其余1/3患者提供最佳的治疗。癌症防治的首要任务是开展健康教育，让人们了解致癌因素和促癌因素，使其自觉采取恰当防癌措施，掌握癌症的早期信号，争取早发现、早诊断、早治疗，以达到令人满意的效果。①全民健康教育：广泛开展抗癌健康教育，改变不良的生活习惯和行为方式，增强群众的自我保健能力。通过健康教育，借助已知的卫生知识，提高人们防癌、抗癌意识，树立癌症可防可治的信心，其意义远大于治疗。由于恐癌心理，癌症患者面对疾病的诊断常烦躁、恐惧、焦虑，难以摆脱癌症带来的身心折磨，病程的冗长不适，不断的各项检查和治疗，使患者产生极大的心理压力，而且癌症患者常容易灰心丧气，甚至悲观厌世。癌症患者因这些特有复杂的心

理问题及心理障碍，较其他疾病患者更加需要进行健康教育。②危险因素调查：开展社区肿瘤预防试点，针对主要因素，结合当地情况，总结有效的预防方法；控制吸烟；对重点肿瘤开展预防和干预。③人群健康监测：提高普查和诊断水平，加强社区防治，提高患者生存质量。

4. 糖尿病预防策略 糖尿病的预防可以从以下几个方面开展：①健康教育，加强糖尿病全民教育，提高居民对糖尿病的认知能力。②饮食指导，指导人们平衡膳食，不要过多摄入肉、蛋、油、奶类；严格限制高糖、高脂饮食，多吃富含纤维素和维生素的蔬菜及水果、玉米、薯类等粗粮，防止能量过分摄入。③适量运动，研究表明，运动少是2型糖尿病高发的危险因素，职业性体力活动是保护因子。④必要的药物治疗。⑤自我监控，提高患者的自我保护意识。

（景汇泉）

第三节 全科医学

> **案例 28-3**
>
> 　　某地社区卫生服务中心配有全科医生3名，护士若干名，负责给当地居民提供全科医学服务。3名全科医生一天的工作内容如下：全科医生李医生与当地某小区居民约定，当天到小区上门给患有高血压、糖尿病的居民做社区随访，每个月全科医生都会提前一天通知小区居民具体的时间、地点及相关注意事项。在李医生的管理下，小区内多名患者的血压和血糖控制得很好。另一名全科医生陈医生负责当天社区卫生服务中心的门诊工作，患有高血压、期前收缩、骨质疏松的王阿姨属于陈医生第一批家庭医生签约服务的居民，王阿姨因手脚发麻、头晕、胸闷前来就诊，陈医生经过检查和过往对王阿姨病情的了解，考虑其有发生脑卒中的可能，随后通过电子转诊平台，将王阿姨转诊到上级医院进行诊疗。张医生也是社区卫生服务中心的一名全科医生，辖区居民刘先生是一名脑卒中后遗症患者，因行动不便，生活一直不能自理，无法到中心进行就诊随访。当天张医生和护士到刘先生家中进行随访，为其测量血压、血糖并询问病情进展，及时更新了刘先生的健康档案。
>
> **问题：**
> 1. 本案例体现了全科医疗的哪些基本原则？
> 2. 本案例体现了全科医疗的哪些特征？
> 3. 本案例体现了全科医生哪些角色特征？

一、全科医学的概念及主要特征

（一）全科医学的概念

全科医学（general practice）是一门面向基层卫生的新兴的医学二级学科，诞生于20世纪60年代。自学科正式成立至今，世界上对于该学科的称谓有两种，一种是全科医学；另外一种是家庭医学（family medicine）。在本教材中，我们统称为全科医学。

对于全科医学的定义，世界各地有着不同的界定。

美国家庭医生学会（American Academy of Family Physician，AAFP）和美国家庭医学专科委员会（American Board of Family Medicine，ABFM）定义全科医学为：是为个人和家庭提供连续性和综合性卫生保健的医学专科。全科医学是一个整合了生物医学、临床医学及行为科学于一体的宽广专业学科，其范围涵盖了所有年龄、性别、器官系统及各种疾病实体。

澳大利亚皇家全科医生学会（Royal Australian College of General Practitioner，RACGP）对全科医学的定义是：全科医学是卫生保健系统的一个组成部分，它将目前的生物医学、心理医学及社会学科整合于一体，为所有个人、家庭及社区提供基本的、连续的、综合的及可协调的医疗保健服务。

欧洲全科医学认为全科医学是一门理论与实践结合的学科，具有独特的教学、科研、循证与临床实践内容，以及以初级医疗卫生为主的服务特色。

我国将全科医学定义为一个面向个人、社区与家庭，整合临床医学、预防医学、康复医学及人文社会学科相关内容于一体的综合性临床二级专业学科。其范围涵盖了不同年龄、性别及各个器官系统的各类健康问题/疾病。其主旨强调以人为中心、以家庭为单位、以整体健康的维护与促进为方向的长期负责式照顾，并将个体与群体健康照顾、防与治有机融为一体。

全科医学涉及的范围较广，除了临床医学各学科外，还与预防医学、康复医学、社会医学、心理学、伦理学、医学法学及人际沟通技巧等学科有交叉。但全科医学并不是多个学科知识和技能的简单叠加，它有其独特的思维方法和原则。全科医学以初级卫生保健为目的，在明确社区和家庭卫生服务需求的基础上，重视家庭背景、经济关系和生活方式对健康的影响，在社区范围内综合运用各种方式减少疾病和促进健康。全科医学的理论和方法与社会发展水平相适应，并对居民的卫生保健需求的变化保持高度敏感性。

(二) 全科医学的发展概况

18世纪的美洲出现大量移民，当地医疗服务需求剧增，然而开业医生数量有限，使得他们需要向患者提供，如检验、配药、放血、灌肠、缝合等多项服务，这就是全科医生最早的雏形。19世纪初，《柳叶刀》杂志首次将这种具有多种技能的医生命名为通科医生（general practitioner，GP），从此通科医疗快速发展。直至19世纪末，通科医生占据了西方医学的主导地位。

20世纪初，由于医学及相关学科的快速发展，医学向着技术化、专科化的方向突飞猛进。综合性医院大量出现，使得专科医生成为医学的主导，通科医生一度被社会冷落，数量逐渐减少，在20世纪30年代美国每600人中有1名通科医生，20世纪70年代每3000人中才有1名通科医生，通科医生与专科医生的比例从1930年的4∶1降到1970年的1∶4。然而随着人口老龄化、慢性病和退行性疾病患病率的快速上升，专科医疗无法满足需要，社会再度呼唤提供人性化、综合性、持续性保健服务的通科医生的回归。英国、美国、加拿大等国相继建立了全科医生学会（学院）。美国、加拿大在20世纪六七十年代将通科医生改称为全科医生，其提供的服务被称为全科医疗，1969年美国家庭医疗专科委员会成立，成为美国第20个专科委员会，标志着全科医学作为一个新的临床专业学科正式建立。随后，美国、英国和加拿大等国又建立了相应的全科医学培训制度。1972年，世界全科医生/家庭医生学会在墨尔本举行的第一届国际会议上正式成立，专科和全科医疗进入协调发展时代。与历史上的通科医疗不同，如今的全科医疗处于一个完善的医疗保健体系中，与各高度发展的专科并存，全科医生与专科医生取长补短、协调合作，更好地服务于患者。

20世纪80年代末，全科医疗正式引入我国。1989年，首都医科大学成立了国内第一个全科医学培训机构——全科医生培训中心，同年在北京召开了第一届国际全科医学学术会议，促进了全科医学在国内的传播，对我国全科医学的发展起到了重要的推动作用。1997年中共中央、国务院印发《关于卫生改革与发展的决定》，并做出"加快发展全科医学，培养全科医生"的重要决策，自此以来，在国家和地方各种政策的支持下，全科医学得到了长足的发展。为了规范全科医学教育和培训，1999年卫生部出台了《全科医师规范化培训大纲》和《全科医师岗位培训大纲》。2006年《国务院关于发展城市社区卫生服务的指导意见》为全科医学的发展提供了新的动力和方向，必将对我国全科医学的发展产生深远的影响。2016年多部委联合发布的《关于推进家庭医生签约服务的指导意见》提出，到2020年力争将全科医生签约服务扩大到全人群，形成与居民长期稳定的契约服务关系，基本实现全科医生签约服务制度的全覆盖，为全科医学的发展和全科医生的培养提供了制度保障。

(三) 全科医学的学科特点

1. 服务内容广泛 全科医学涉及的范围较广，除了临床医学各学科外，还与预防医学、康复医学、社会医学、心理学、伦理学、医学法学以及人际沟通技巧等学科有交叉。但全科医学并不是多个学科知识和技能的简单叠加，它有其独特的思维方法和原则。

2. 具有整体观和系统论的医学思维 全科医学把医学看成一个整体，从生理、心理、社会等多方面将照顾对象看作一个不可分割的整体。全科医学用系统理论和整体论来解释和解决社区人群存在的健康问题或疾病，并且对服务对象提供"全人"照顾。全科医生不仅要考虑患者所患生理疾病的客观需求，同时也要关注患者的主观需求。

3. 定位于基层卫生保健领域 全科医学定位于基层卫生保健领域，以家庭、社区为背景，主要处理常见的未分化的早期健康问题或已经在专科诊断明确的疾病。全科医学服务于社区全体居民，其服务内容丰富、形式多样、地点灵活。

4. 注重艺术和人性化 全科医学提倡在提供服务的过程中，既要重视技术水平，同时也要顾及服务对象的感受。全科医生关注患者优于疾病，关注伦理胜于病理，关注患者需求胜于疾病诊疗。

二、全科医疗服务的特点与原则

（一）全科医疗的概念

全科医疗是全科医生应用全科医学的理论和方法，为个人、家庭和社区提供集预防、治疗、保健、康复、健康教育和计划生育技术服务为一体的可及、持续、综合、协调的一种卫生保健服务的实践模式，是现阶段世界各国公认的基层医疗最佳服务模式。在北美等一些国家和地区被称为家庭医疗。我国全科医疗的内涵与北美地区家庭医疗的含义一致。全科医学是整合了生物医学、临床医学与行为科学的宽广专业。全科医疗的范围涵盖了不同年龄、性别及每一种器官系统的各类疾病实体。全科医疗以现代医学理论为指导，以家庭和社区为范围，强调人性化、综合性、长期负责式照顾，重视预防疾病和促进健康。

（二）全科医疗的主要特征

1. 基层医疗服务（primary care） 全科医疗是以家庭和社区为基础的、以门诊为主体的、综合性的、可及性的健康保健服务。全科医生负责解决社区居民的大多数卫生需求，如常见病、多发病、慢性病等的诊疗服务。

2. 首诊服务（first-contact care） 全科医疗服务是医疗保健系统的门户和基础，是社区居民为解决其健康问题最先接触的服务。全科医生是这个门户的"守门人"，它的主要任务是解决居民最常见的卫生问题，并根据需要指导居民接受适宜的专科治疗。

3. 综合性服务（comprehensive care） 全科医疗实行全方位、立体式的服务，目标是提高人群健康水平，非单纯治疗疾病，是一种以预防为主的综合性服务。服务的对象不分年龄、性别和疾病类型，包括社区内所有居民；服务的内容包括治疗、预防、康复、健康促进和健康管理等；服务的层次包括生物、心理、社会各个方面。

4. 协调性服务（coordinated care） 全科医生所提供的是广泛而综合的基层医疗服务。由于他们生活在社区，本身就是一体化服务系统中的一员，他们了解并掌握社区内外的各种资源，如各级医疗保健机构的分布、各系统中专家和卫生专业人员的组成等，当患者及其家庭需要时，他们可以通过会诊、转诊、会晤等协调性措施，及时而方便地给患者提供医疗、社区护理等方面的帮助。全科医生是为患者组织家庭和社区各类资源的中心和枢纽，是社区居民的"健康代理人"。

5. 持续性服务（continuous care） 全科医疗服务的持续性体现在服务过程的持续性和健康档案及病理记录的连续性。全科医疗对人的照顾，包括健康、疾病、康复的各个阶段，无论服务对象处于何时何地，都负有连续性照顾的责任。

6. 可及性服务（accessible care） 全科医疗在地理上接近居民，心理上亲近居民，经济上易于为居民接受。这些特点使其成为基层医疗的有效服务模式。

7. 团队合作式服务（team work） 社区医务人员通常是团队工作，如门诊团队、社区团队、医疗-社会团队、康复团队等。这些团队以全科医生为核心，还包括社区护士、公卫医生、营养师、康复医生/技师、心理/精神医生、其他专科医生、社会工作者、护工等，在服务过程中充分发挥各自的作用，从多个角度进行分析和治疗，为社区居民提供综合性、全方位的服务。

（三）全科医疗的基本原则

1. 以家庭为单位的健康照顾（family as a vital unit of care） 家庭是全科医疗的服务对象和工作场所，是全科医生可利用的资源，家庭成员生活环境一致（生活周期、生活压力事件等），家庭成员的健康状况、情感依赖性和心理状态相互影响。以家庭为照顾单位，有利于全科医生寻找真正的病因，采取正确治疗的手段。

2. 以社区为范围的健康照顾（community-based care） 社区是全科医疗的实施阵地，也是全科医疗存在的基础，因此，全科医疗应以社区居民需求为导向，在社区背景下去解决和处理居民健康问题，充分利用社区资源，为居民提供服务。

3. 以预防为先导的健康照顾（prevention-oriented care） 以预防为导向的服务模式是全科医疗区别于临床医疗的主要特征，体现了全科医疗存在的价值。全科医护人员在社区、家庭等的日常临床诊疗过程中对个体及其家庭提供随时随地的个体化预防服务，可使预防为主的思想贯穿于整个卫生保健服务过程。

4. 以生物-心理-社会医学模式为指导 全科医学是伴随着生物-心理-社会医学模式的确立而

发展起来的。全科医学以其特有的整体论思维来认识和处理健康问题，在了解患者的临床资料基础上，综合分析个体-家庭-社区、生物-心理-社会因素，进行诊断和治疗。

（四）全科医疗与专科医疗的区别

全科医疗有其独特的模式，与传统的专科医疗在服务职责、内容和方法上均有区别。从居民接受医疗保健服务的过程上看，全科医疗主要针对健康时期、疾病早期及接受专科治疗后的恢复期的居民进行长期的照顾，而专科医疗主要负责患者在医院里的治疗及照顾，服务缺乏连续性。在功能布局合理的卫生保健服务体系中，全科医疗与专科医疗在服务内容上是互补与互助的关系。全科医疗主要处理常见的健康问题，多利用适宜社区开展的方法和技术，以较低的成本来保护社区居民的健康。专科医疗多采用较复杂的技术，处理医学上的疑难重症。两者在具体特性上的区别如表28-4所示。

表28-4　全科医疗与专科医疗具体特性区别

特性	全科医疗	专科医疗
服务人口	较少而稳定，1：（2000~3000）	大而流动性强，1：（5万~50万）
照顾范围	宽（生物-心理-社会功能）	窄（系统-器官-细胞）
疾病类型	常见问题	疑难急重问题
技术	基本技术，不昂贵	高新技术，昂贵
方法	综合、主动	分科、被动
责任	持续性，生前→死后	间断性
服务内容	"医防保康教计"一体化	以医疗为主
态度/宗旨	以健康为中心，全面管理；以人为中心，患者主动参与	以疾病为中心，救死扶伤；以医生为中心，患者被动服从
预防	一、二、三级预防	三级预防

（五）全科医疗与专科医疗的联系

在布局合理的卫生服务体系中，全科医疗与专科医疗是一种互补、互助的关系，表现为：

1. 合理分工　综合性医院不再需要处理一般常见病，可将精力集中于疑难问题诊治和高技术研究，成为专科医院；基层卫生机构则应全力提供社区人群的全科医疗式基本医疗保健服务。专科医疗与全科医疗共同存在，合理分工，相互补充，通过双向转诊为居民提供"接力棒"式的服务。

2. 密切合作　专科医疗和全科医疗建立了双向转诊及信息共享关系，并形成一种由全科医疗和专科医疗构成的网络，这些关系与网络可保证服务对象获得有效、方便、及时与适宜的服务。同时，通过全科医生和专科医生在信息收集、病情监测、疾病系统管理和行为指导、新技术适宜利用、医学研究等各方面的积极合作，可全面改善国家医疗服务质量，并提高医疗服务效率。

三、全科医生的角色和工作任务

（一）全科医生的概念

全科医生（general practitioner）又称家庭医生（family doctor），是全科医疗服务的提供者、全科医学理论的实践者、社区居民健康的"守门人"。关于全科医生的定义，不同地区和国家有所不同，全科医生在各个国家执行的服务功能也不完全一样。美国一贯将全科医生定义为经过全科医疗这种范围宽广的医学专业教育培养的医生。面对患者与家庭成员，无论其性别、年龄或健康问题类型是生物医学的、行为的或社会的，全科医生均能够以独特的知识、技能和态度，向家庭中的每个成员提供持续性和综合性的医疗照顾、健康维持和预防服务；由于全科医生特殊的培养背景及其与患者家庭的相互作用关系，最具资格服务于每一位患者。在必要时，作为所有健康相关事务的组织者也适当地利用顾问医生、卫生服务及社区资源。英国对全科医生的定义则是在患者家里、诊所或医院里向个人和家庭提供人性化、基层、连续性医疗服务的医生。他承担对自己患者所陈述任何问题做出初步解决的责任，在适当的时候请专科医生会诊。为了共同的目的，他通常与其他全科医生以团队形式一起工作，并得到医疗辅助人员、适宜的行政人员和必要设备的支持。全科医生的诊断由生物、心理、社会几个方面组成，全科医生也为促进患者健康而对其进行教育性、预防性和治疗性的干预。全科医生最高学术组织世界全科/家庭医生学会将全科医生定义为对个人、家庭和社区提供优质、方便、经济有效的、一体化的基层医疗保健服务，进行生命、健康与疾病的全过程、全方位负责式管理的医生。其服务涵盖不同性别、年龄的对象及其所涉及的生理、心理、社会各层面的健康问题；全科医生能在所有与健康相关的事务上，为每个服务对象当好首诊医生和健康代理人。

我国在引进全科医学以后，多介绍英国对全科医生的定义。2011年7月1日，我国颁布的《国务院关于建立全科医生制度的指导意见》中指出：全科医生是综合程度较高的医学人才，主要在基层承担预防保健与常见病、多发病的诊疗和转诊、康复及慢性病管理、健康管理等一体化服务，被称为居民健康的"守门人"。

（二）全科医生的角色

1. 全科医生在医疗保健系统中的角色

（1）全科医生是医疗保健系统的重要组成部分：全科医生是从事社区卫生服务的主要力量。全科医生作为首诊医生和医疗保健体系的"看门人"，为患者提供基层医疗保健服务，用最少的资源尽可能解决最多的健康问题或疾病，以便合理使用卫生资源，减少医疗费用。另外，全科医生的服务理念之一就是充分发挥个人及家庭主观能动性，提高其自我保健能力，从而达到节省资源的目的。

（2）团队管理：全科医生作为社区团队的核心人物，管理社区卫生服务中的人、财、物，协调医护、医患关系及社区各方面关系，组织团队成员发展业务，开展继续教育活动，保证服务质量和学术水平。

（3）研究者：为促进全科医学学科发展，改善全科医疗服务质量，不断适应社区居民健康需求，一部分全科医生还将投身于全科医学理论、服务技能规范、教育等研究。另外，对社区居民健康状况、服务需求、常见健康问题或疾病的有效管理等方面进行针对性的研究，也是做好社区卫生服务工作的必要条件。因此，全科医生也是一个严谨的科学研究者。

2. 全科医生对社区、家庭与患者起的作用

（1）居民的首诊医生：由于全科医生常接触社区居民，对社区居民的健康状况比较了解，服务地点接近居民住所，因此全科医生常是社区居民患病后最先接触到的医生，因而成为首诊医生。作为首诊医生，必须能够及时获取有效医疗信息，并对患者健康问题及其严重程度作出判断，如有必要，能够帮助患者联系会诊或转诊。在澳大利亚、英国等具有良好医疗保健体系的国家中，通过建立首诊和转诊制度，全科医生是法定的首诊医生，是患者进入医疗保健体系的"门户"，全科医生为居民的健康和医疗保健系统"守门"，开展常见病、多发病和诊断明确慢性病的诊疗活动。在遇到急危重症患者时，能够迅速有效地为患者提供转诊服务。

（2）健康的管理者：全科医生作为社区服务团队的核心，不仅要处理已患病居民的健康问题，还负责患者和家庭的健康管理，促进健康生活方式的形成，定期开展健康检查，早期发现并干预健康危险因素。同时还要将所在区域的服务团队管理好、建设好，协调利用各种资源，建设高质量的服务团队。

（3）健康教育者：全科医生要在工作中利用各种机会和形式，对所服务社区中的患者、健康人、高危人群等进行深入细致的健康教育和教育效果评估，保证教育的全面性、针对性和科学性。

（4）健康咨询者：全科医生要能够提供健康与疾病的咨询服务，聆听患者的患病感受和健康行为咨询，对健康相关问题给予详细解释说明，指导服务对象实施有效的自我保健。

（5）卫生服务协调者：全科医生要动用社区内外各种资源，为服务对象提供协调性服务，在社区卫生服务机构和医院建立有效的双向转诊关系。

（6）患者的朋友：全科医生要对患者及其家庭的健康全面负责，必须了解患病背景，只有成为患者及其家人的朋友，才能得到他们的信任与支持，才能准确了解患者及其家庭存在的健康问题，进而帮助其解决与健康相关的问题。

（三）全科医生的工作任务

通常一个合格的全科医生要胜任以下工作：

（1）建立并使用家庭、个人健康档案（病历）。

（2）社区常见病、多发病的医疗诊治及适宜的会诊/转诊。

（3）急、危、重患者的院前急救与转诊。

（4）社区健康人群与高危人群的健康管理，包括疾病筛检与健康咨询。

（5）社区慢性病患者的系统管理。

（6）根据需要提供家庭病床及其他家庭服务。

（7）社区重点人群（包括老人、妇女、儿童、残疾人等）保健。

（8）人群与个人健康教育。

（9）提供基本的精神卫生服务（包括初步的心理咨询与治疗）。

（10）开展医疗诊治与伤残人员的社区康复。

（11）计划生育技术指导。

（12）通过团队合作执行家庭护理、卫生防疫、社区初级卫生保健任务等。

在我国，由于全科医学被引入得较晚，全科医生的数量远少于需求量，对全科医生的培养尚需进一步提高。因此，我国不同地区赋予全科医生的任务还存在一定的差异。随着我国新的医疗改革方案的颁布实施和基本医疗制度的进一步完善，全科医生的任务会更加明确与规范。

（四）全科医生的素质要求

1. 强烈的人文精神 全科医疗中处理的常见问题有两类，一类是早期未分化问题，另一类是慢性病患者的长期照顾管理。这些问题的处理都需要全科医生从生理、心理及社会等多个层面去和患者沟通与交流，要求全科医生必须具备"以人为中心"的服务理念；具有对人类和社会生活无限的热爱，愿意服务于社区居民，并与之进行交流；对患者怀有高度的同情心和责任感。具有高尚的人格是当好一名全科医生的基本前提。

2. 扎实的专业知识 全科医生要全面掌握基础医学、临床医学和预防医学的理论知识和操作技能，应具有较强的诊断、医疗操作能力，并能对急症患者进行初步处理，根据患者的情况进行及时、准确地转诊。

3. 卓越的管理才能 全科医生应该具备自信心、自控力和决断力，敢于独立承担责任，善于处理和平衡工作与生活中的各种关系。作为工作团队的核心，全科医生还应该具备协调意识、合作精神和足够的灵活性，擅于创造良好的人际环境。

4. 执着的科学精神 随着医学知识的迅速更新，社区居民卫生保健需求的日益增长，全科医生要不断学习新知识，应积极参与各种科研和学术交流活动。只有具有谦虚的作风和严谨的科学态度，才能与时俱进，成为高素质的医生。

（五）全科医生应具备的能力

1. 处理健康问题和疾病的能力 全科医生作为首诊医生，应具备全面的业务技能，不仅要具备常见健康问题和疾病的诊治能力，并且能够对临床少见但威胁患者生命的疾病或健康问题进行鉴别，进行必要处理后，及时转诊给相应专科医生，以保证患者安全。

2. 着重于社区人群的健康维护、疾病预防和疾病控制能力 全科医生应具备群体预防和公共卫生服务的观念，能够通过社区诊断，明确社区人群主要存在的健康问题，并组织协调社区内外资源，制订和实施社区计划，为社区重点人群、高危人群和健康人群提供具有针对性的预防保健服务，如健康教育、健康促进、疾病筛检、疾病综合干预等。对已患患者群，能够提供有效地控制及干预措施。

3. 处理心理行为问题的能力 全科医生应具备熟练评价和处理各种行为问题的能力，如家庭生活事件、应激反应与膳食营养问题，吸烟、饮酒及妇女、儿童和老年人的一些特殊问题等。熟悉各类身心疾病产生的机制，掌握心理咨询和心理治疗的基本技能。

4. 良好的协调和沟通能力 全科医生不仅是医疗服务的执行者，同时也是社区卫生服务的管理者，不论是在照顾个体患者的过程中还是在对社区人群进行健康教育、疾病干预等工作中，都需要与患者及其家属、社区志愿者、社区管理者、卫生行政人员、专科医生等进行有效沟通与协调，保证疾病的诊治、干预和管理工作能够顺利进行。可见，全科医生在其服务过程中具备良好的沟通与协调能力是必需的。

5. 信息收集、利用与管理能力 全科医生不仅要在医疗实践中有效地收集患者的诊疗信息，而且还应能够利用网络等现代化信息收集手段，科学、有效、客观、及时地收集医学进展的研究成果等相关信息来指导临床实践。除此之外，全科医生还应根据本社区人群和健康问题的特点，研究设计相关信息的收集和管理内容，并将收集的信息有效地应用于社区卫生服务管理实践中。

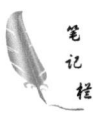

6. 自我学习和发展的能力 一名合格的全科医生应紧跟医学进展的步伐，更好满足患者服务需求，不断巩固已学医学知识和技能，同时还要不断学习新的医学知识。全科医生长期在社区环境中工作，由于社区卫生人力资源短缺，很难抽出时间离开其工作岗位到其他医疗机构长期进修学习。为了提高业务技能，全科医生必须具备自我学习和发展的能力，充分利用信息化技术，熟练查阅文献资料，将医学最新研究成果运用到患者照顾中。

（六）全科医生与专科医生的区别

全科医生与专科医生在所受的训练、服务模式、服务对象、服务内容等方面均存在一定的区别（表28-5）。

表28-5 全科医生与专科医生的区别

	全科医生	专科医生
训练背景	接受过全科医学专科医生培训	接受过其他专科的专科医生培训
服务模式	以生物-心理-社会医学模式为基础	以生物医学模式为基础
服务对象	不仅为就诊的患者服务，也为未就诊的患者和健康的人服务	只为就诊的患者服务
服务的单位	为个人、家庭服务，兼顾社区	只为个人服务
照顾重点	疾病与人的生命质量	病理变化、患者的治疗效果
服务内容	注重预防、保健、治疗、康复、健康教育等一体化服务，对医疗的全过程负责	注重疾病的治疗，只对医疗的某些方面负责
所处理问题的特点	以处理早期未分化的疾病为主	以处理高度分化的疾病为主
服务的连续性	提供连续的、整体化服务	提供片段的、专科化服务
服务的主动性	主动为社区全体居民服务	在医院里被动地等患者
医患关系	医患关系亲密、连续	医患关系疏远、间断

注：表中所列的专科医生是指经过住院医生培训，在综合性医院各临床专科工作的医生，如儿科医生。

（景汇泉）

第二十九章 健康教育与健康管理

第一节 健康教育与健康促进概述

> **案例 29-1**
> 　　2016年，中共中央、国务院印发了《"健康中国2030"规划纲要》（以下简称"纲要"），"共建共享、全民健康"是建设健康中国的战略主题，核心是以人民健康为中心，坚持以基层为重点，以改革创新为动力，预防为主，中西医并重，把健康融入所有政策，人民共建共享的卫生与健康工作方针，针对生活行为方式、生产生活环境及医疗卫生服务等健康影响因素，坚持政府主导与调动社会、个人的积极性相结合，推动人人参与、人人尽力、人人享有，推行健康生活方式，减少疾病发生，强化早诊断、早治疗、早康复，实现全民健康。"纲要"要求提高全民健康素养，加大学校健康教育力度，塑造自主自律的健康行为，提高全民身体素质，加强健康干预，促进重点人群体育活动，充分体现了健康教育和健康促进的战略地位。
> **问题：**
> 　　1. 什么是健康教育？
> 　　2. 什么是健康促进？
> 　　3. 健康教育与健康促进的区别是什么？

一、健康教育、健康促进

（一）健康教育（health education）

1. 健康教育的概念　关于健康教育至今没有统一的概念或定义。从健康教育的内容和实质来理解，健康教育是有计划地运用循证的教学原理和技术，为学习者提供获取科学健康知识、树立健康观念、掌握健康技能的机会，帮助他们做出有益健康的决定和有效且成功执行有益健康的生活行为方式的过程。核心是健康行为的养成。

2. 健康教育的五个环节　健康教育是由健康教育的教学者（健康教育工作者）把健康相关信息借教学活动传达给学习者，从而把人类有关医学或健康科学的知识和技术转化为有益于人们健康的行为。健康教育包括五个环节：教学者、健康相关信息、教学活动、学习者、效果。

3. 健康教育与卫生宣教和健康传播　我国早期的健康教育主要以卫生宣教为主，针对当时传染病流行、百姓缺乏基本卫生知识的状况，在人群中普及卫生知识，进行宣传教育称为卫生宣教。特点是单向传播，其健康信息的选择是由专家基于当时的主要卫生问题而定的，宣传渠道为大众传媒。传播成本比较低，覆盖面很广。在知识匮乏的时代，其效果是非常明显的。

健康教育与卫生宣教既有联系又有区别。联系在于我国当前的健康教育是在过去卫生宣教的基础上发展起来的，现在健康教育的部分措施仍可称为卫生宣教。区别在于：①与过去的卫生宣教相比，健康教育明确了自己特定的工作目标，促使人们改善健康相关行为，从而防治疾病、增进健康，而不是仅作为一种辅助方法为卫生工作某一时间的中心任务服务；②健康教育不是简单的、单向的信息传播，而是既有调查研究又有干预的，有计划、有组织、有评价，涉及多层次多方面对象和内容的系统活动。

健康传播是健康教育和健康促进的主要手段。健康传播是将健康知识通过有效的传播途径进行传播，使公众对各类健康知识能够知晓和理解，从而采取有利于健康的行为和生活方式的过程。简单讲，健康传播就是健康信息的传递与交流的行为和过程。

（二）健康促进（health promotion）

1. 健康促进的概念　《渥太华宪章》指出，健康促进是促使人们提高、维护和改善他们自身健康的过程，同时，健康促进是一个综合的社会政治过程，它不仅包含了加强个人素质和能力的行动，还包括改变物质环境、社会环境及经济条件，从而削弱它们对大众及个人健康的不良影响。2005年WHO《曼谷宪章》把健康促进定义为"增加人们对健康及其决定因素的控制能力，从而促进健康的过程"。

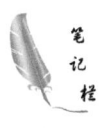

健康促进通过健康教育提高个人和公众的健康素养，强化社会的健康倡导，同时通过健康共治，整个政府各部门间加强协作，制定和实施健康的公共政策，营造健康的支持性环境，动员全社会参与，调整卫生服务方向，促成健康的生活行为方式，促进人群健康和福祉（图29-1）。

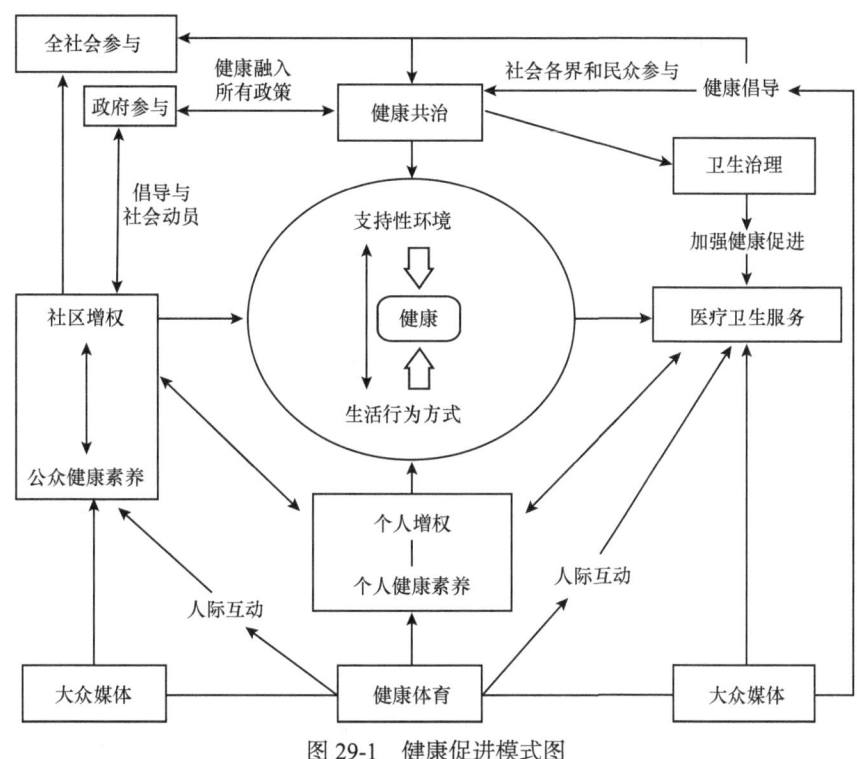

图29-1　健康促进模式图

2. 健康促进的行动策略　《渥太华宪章》提出了健康促进的五大行动领域。

（1）制定促进健康的公共政策（build healthy public policy）：强调政府决策对健康问题的影响，要求决策者以"大健康和大卫生"为指导，将健康融入所有政策。健康公共政策包括法令、规章和规范等。

（2）营造支持性环境（create supportive environment）：在促进人群健康的过程中，必须使物质环境、社会经济和政治环境都有利于健康，通过营造一种安全、舒适、满意、愉悦的生活和工作条件，促使人们在这样的环境下培养良好的生活行为方式，同时也保证环境对公众健康产生积极有利的影响。

（3）强化社区行动（strengthen community action）：核心问题是对个人和社区增权。社区增权（community empowerment）是通过动员群众参与解决健康问题的决策过程（包括确立优先解决问题、做出决策、设计策略及其实施和评价），更大地影响和控制他们所在社区决定健康与生活质量的因素，增强社区成员的归属感，以及对健康的拥有权和控制权，从而提升社区、组织和个体的健康掌控力。

（4）发展个人技能（develop personal skill）：通过健康教育，提升人们健康素养、提高人们的生活技能及使人们参与创建支持性环境，来支持个人和社会的发展，即个体层面的增权。

（5）调整卫生服务方向（reorient health service）：重新调整卫生系统和卫生服务方向，使之满足健康促进和疾病预防的需求，从以疾病为中心转变为以人群和社区健康为中心。

3. 健康教育与健康促进的区别与联系

（1）区别：健康教育是帮助个体和群体掌握健康知识和技能，提高健康素养，做出"健康的选择"，提高自我保健能力，养成有益于健康的行为和生活方式的过程。健康促进强调政治和社会运动，通过健康共治制定和实施健康的公共政策和动员全社会的参与，来营造健康的支持性环境。

（2）联系：健康教育与健康促进密不可分。健康教育是健康促进的重要策略和方法之一，融合在健康促进的各个环节中。无论是健康政策开发还是社会动员，无论是倡导还是增权，都要首先对人们进行健康教育，提高人们的健康素养，帮助人们树立正确的健康意识，掌握必要的健康知识和技能。但健康教育必须以健康促进战略思想为指导，健康教育欲改善的人们的行为需要得到环境和政策的支持。可见，健康教育不能脱离健康促进，健康促进也不能没有健康教育。

二、健康教育与健康促进的发展简史

（一）国外的健康教育与健康促进的发展概况

国外健康教育思想及活动可以追溯到千年以前。现代健康教育最先是从19世纪80年代美国、英国等国家学校教育中的卫生课开始的。美国是最早发展健康教育专业的国家。健康教育起初是和体育一起被作为促进人民强身和健康的策略的，后来单独发展为一个独立的学科。随着人们对慢性病影响因素认识的加深和人民保健需求的增加，美国健康教育在20世纪60～70年代得到大发展。随着疾病谱的变化，人们发现很多与自身行为相关的健康问题"无药可治"，开始寻求改变人类自身行为促进健康的"自然法则"。1978年WHO在《阿拉木图宣言》中强调健康教育是初级卫生保健各项任务当中的首要任务。美国、英国等国家纷纷成立健康教育机构，健康教育逐渐向专业化发展。

（二）我国的健康教育与健康促进的发展概况

20世纪初，随着西方医学的全面传入，健康教育理论开始被引进我国。1916年"卫生教育联合会"成立并有了专门从事健康教育的医生，1920年第一部健康教育影片《驱蚊灭蝇》出现，1934年陈志潜编译《健康教育原理》、徐苏恩主编《学校健康教育》。中华人民共和国成立以来，健康教育专业机构、人才培养机构、研究机构和学术团体不断发展。1984年中国健康促进与教育协会在北京成立，1985年专业学术期刊《中国健康教育》创刊，1986年中国健康教育研究所正式成立，标志着一个比较完整的健康教育组织体系的形成。随着第一届国际健康促进大会1986年在加拿大渥太华召开，健康促进理念开始引入中国。2005年卫生部发布了《全国健康教育与健康促进工作规划纲要（2005—2010）》，提出了健康教育和健康促进的总目标。2008年中国疾病预防控制中心健康教育所更名为中国健康教育中心/卫生部新闻宣传中心，专门负责我国健康教育与健康促进研究和工作实施，并开展了全国性的健康促进项目。2016年11月《关于加强健康促进与教育的指导意见》明确了"十三五"期间健康促进与教育工作的主要目标。

三、健康教育与健康促进在建设健康中国建设中的作用

2016年中共中央、国务院印发了《"健康中国2030"规划纲要》，作为今后一段时间里推进健康中国建设的行动纲领，规划纲要提出：到2030年，促进全民健康的制度体系更加完善，健康领域发展更加协调，健康生活方式得到普及，健康服务质量和健康保障水平不断提高，健康产业繁荣发展，基本实现健康公平。到2050年，建成与社会主义现代化国家相适应的健康国家。可见，《"健康中国2030"规划纲要》与健康促进的五大工作领域紧密结合，体现在健康政策、健康环境、社区增权、居民健康素养与技能、健康服务质量与保障的联合，是健康教育与健康促进在国家层面的新时期实践。由此可以预见，健康教育与健康促进将会在建设健康中国中发挥越来越大的作用。

第二节　健康行为因素与行为改变理论

案例 29-2

科学证据表明，通过对50～74岁的女性进行乳房X线早期筛查，可以实现早发现、早诊断、早治疗，降低乳腺癌死亡率。但很多美国西班牙裔女性从来没有接受过乳房X线、巴氏涂片检查或定期体检。研究发现，社会经济地位低、贫困、教育水平低、缺乏健康知识、文化因素是导致西班牙裔女性筛查率较低的原因。

问题：

1. 健康行为的影响因素有哪些？
2. 如何促使人们采纳健康行为？

一、健康行为与健康相关行为

健康行为（health behavior）广义上是指人体在身体、心理、社会各方面都处于良好健康状态下

的行为模式,这是一种理想模式,在现实生活中几乎不存在,实际工作中,健康行为长期被理解为有益于健康的行为或健康促进的行为。狭义上讲,1966 年 Kasl 和 Cobb 提出,健康行为是个体为了预防疾病或早期发现疾病而采取的行为,包括预防行为、疾病行为、患者行为三类。

人类个体或群体与周围环境互动后产生的行为反应会直接或间接地与个体本身的健康、疾病有关联,或与他人的健康、疾病有关联,这些对健康有影响的行为称为健康相关行为。根据行为主体的性质,健康相关行为可分为个体健康相关行为(主要包括与日常生活关联的健康行为和与健康维护、疾病预防相关的行为)和群体健康相关行为(如政府制定各种可能影响人群健康和环境的政策、企业对"三废"的处理、群众团体所开展的文体活动)。

二、健康生态学模型

人类健康行为的影响因素很多,包括个体因素、家庭因素、教育与学习因素、文化因素、大众传媒、社会因素、物质环境等,其按照个体水平、家庭水平、群组水平、社区水平等水平分层所形成的框架模型,称为健康行为的生态学模型(图 29-2)。

三、常用的健康行为改变理论

(一)健康信念模式

1. 背景 健康信念模式(health belief model,HBM)是最早被运用于解释和预测个体健康行为的理论模型,是目前接受度较高、相对比较成熟的健康行为改变理论。后来该模式被成功运用于促进安全带使用、遵医行为和健康筛检等领域。经过不断完善,2012 年欧兹(Rita Orji)等在健康信念模式(感知到易感性、感知到严重性、感知到益处、感知到障碍、自我效能与行动线索)的基础上,增设了健康饮食行为的四个决定因素(自我认同、感知重要性、未来结果的考量、关注表象),即扩展健康信念模式,并运用结构方程模型验证了其预测能力。

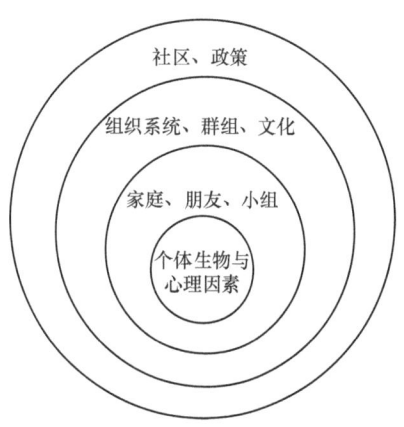

图 29-2 健康行为的生态学模型

2. 健康信念模式框架 健康信念模式的核心概念是感知(perception),指对相关疾病的威胁和行为后果的感知,即健康信念。健康信念决定着人们的各种健康行为,是人们改变行为的关键。具体如下:

(1)感知到威胁(perceived threat):指感知到某种疾病或危险因素的威胁,并进一步认识到问题的严重性。

1)感知到易感性(perceived susceptibility):指个体对自己罹患某种疾病或陷入某种疾病状态可能性的判断,如某些疾病发病率高,流行范围广,周围有人发病或死亡,个体对易感性的感知就强。形成易感性的信念是健康教育成败的关键因素之一。

2)感知到严重性(perceived severity):指个体对自己罹患某种疾病、暴露于某种健康危险因素或对已患疾病不进行控制或治疗可导致后果的感知。如果个体认识到某种疾病后果严重,就会采取积极的行动,改变不健康的行为和生活方式,建立健康行为的模式,预防和控制疾病的发生、发展及转归。

如果个体只知道疾病的严重性,不知道疾病的易感性,也不会采取任何的防护性措施。例如,艾滋病预防,人们已经知道艾滋病是一种严重疾病,但存有侥幸心理,忽视采用使用安全套这种保护性措施,致使艾滋病在高危人群中传播感染。

(2)行为评价(behavioral evaluation):是指对采纳某种健康行为益处和障碍的感知,也就是对采纳或放弃某种行为能带来的益处和障碍的主观判断。一方面个体相信采纳健康行为确实有好处,另一方面个体认识到采纳健康行为还面临着一些障碍。

1)感知到益处(perceived benefits):指个体对采纳某种健康行为后或放弃某种危害行为后,能否有效降低患病风险或减轻疾病后果的判断,包括减轻病痛、减少疾病产生的社会影响等。

2)感知到障碍(perceived barriers):指人们在采取某健康行为过程中对困难或阻力的感知,如花费大、痛苦多、个人爱好难以割舍、与日常习惯有冲突等。

(3)行动线索(cues to action):上述四个因素只能说明人们"准备采取行动",不能说明实际行动。行动线索也称行动诱因,是激发或唤起个体采取行动的"导火索"或"扳机",是健康行为发生的决定因素，可以是内在线索，如身体疼痛等，可以是外在线索，如医生建议、名人去世、朋友或周围人的痛苦经历等。行动线索越多，权威性或影响力越大，个体采纳健康行为的可能性越大。

（4）自我效能（self-efficacy）：指个体对自己成功采纳某种健康行为能力的自信，相信自己通过努力一定能成功采纳某种健康行为。自我效能高的人，更有可能采纳并坚持有益于健康的行为。

健康信念模式经过不断发展和完善，形成了如下的框架（图29-3）。

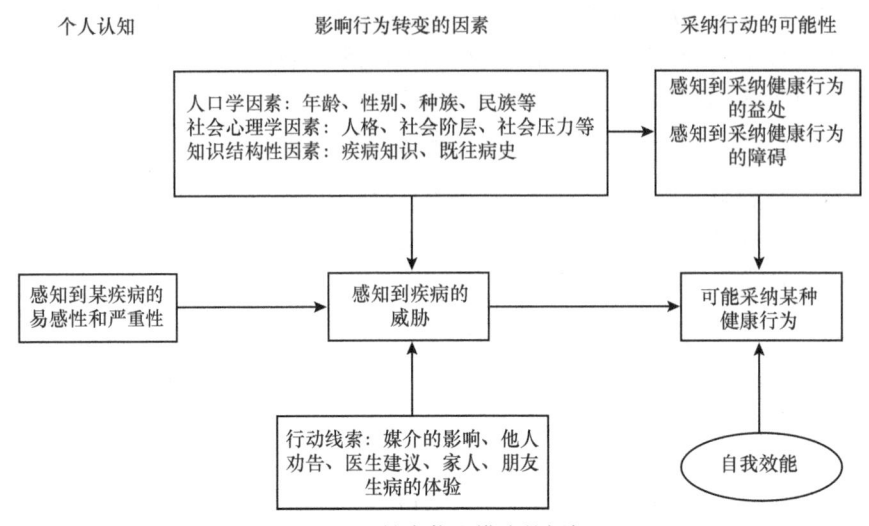

图29-3 健康信念模式的框架

（二）阶段变化理论

1. 背景 阶段变化理论属于个体水平的行为理论之一，把对行为变化的认知、行为和时间有效地结合起来，成功运用于行为干预中，被认为是过去10年里最重要的健康促进发展模式之一。20世纪80年代美国普罗查斯卡（Prochaska）和迪可乐曼特（Diclemente）针对戒烟行为进行了研究，结果发现被观察者在不同的时间点有不同的行为反应，显示了"行为变化是一个连续或系列的过程"，因此，提出了阶段变化的概念。后来阶段变化理论被广泛应用于乙醇及药物滥用、饮食失调等不健康行为的干预研究。

2. 理论结构

（1）行为改变阶段（stage of change）：阶段变化理论认为行为的改变需要经历以下5个阶段（图29-4）。

无打算阶段（precontemplation）：指人们在未来6个月没有改变行为的意愿，或有意坚持不改。人们可能是还没有意识到自己的行为会有不良的后果，也可能是多次尝试后一再失败而泄气，对自己的能力失望。

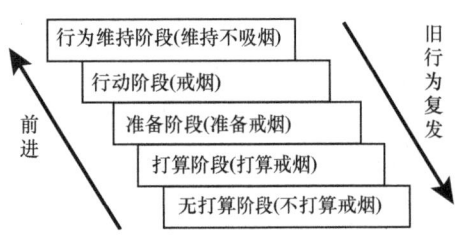

图29-4 行为改变的阶段模式（以戒烟为例）

打算阶段（contemplation）：指人们有在未来6个月改变行为的意向，有意改变不健康行为，这个阶段人们已经意识到自己的行为会有不良后果，也已经意识到了改变行为的好处，但同时也意识到在改变行为的过程中会有一些困难和障碍，人们在权衡好处与困难时会处于一种选择的矛盾状态，因而可能长期停留在这个阶段，不再继续。

准备阶段（preparation）：指人们在未来30天内将会改变不健康行为或已经采取行动。在过去的1年中已经有所行动，并对所采取的行动已有打算，如参加健康教育课程、请教专业人员或医生、购买需要的资料等。准备期的人常被视为健康教育目标对象。

行动阶段（action）：指人们已采取行动且在行为上已呈现变化但持续时间尚未超过6个月。处在行动阶段的人在过去6个月已经采取行动，其行为不仅可被观察且有明显的变化。

行为维持阶段（maintenance）：指人们改变原来行为采取新行为的状态已超过6个月。"避免复发"是行为维持阶段最重要的工作，人们努力防止旧行为复发，但是已经比较自信，不易受到诱惑而使旧行为复发。

（2）行为改变过程：5个阶段的行为改变过程包含了10个认知和行为步骤，见表29-1。

表 29-1　不同行为变化阶段的行为变化过程

行为改变阶段	行为改变过程
无打算阶段至打算阶段	提高认知：增加对危险行为的认识，包括危险行为的原因、后果、治疗方法等
打算阶段至准备阶段	情感唤起：感知到采取健康行为的益处与障碍
准备阶段至行动阶段	自我再评价：在认知与情感上对自己的健康风险行为进行自我评价，认识到行为改变的重要性 环境再评价：在认知与情感上对自己的健康风险行为对社会环境产生的影响进行评价，如评估自己吸烟对他人健康的危害 自我解放：在建立行动信念的基础上做出改变行为的承诺 社会解放：意识到社会环境在支持健康行为
行动阶段至行为维持阶段	反思习惯：认识到不健康行为习惯的危害，学习一种健康的行为 强化管理：增加对健康行为的奖赏，反之则实施惩罚 控制刺激：消除诱发不健康行为的因素，增加有利于行为向健康行为转变的提示 求助关系：在健康行为形成过程中，向社会支持网络寻求支持

（三）社会认知理论

社会认知理论属于人际水平的健康相关行为理论，可用来解释广泛的人类行为，它强调人类行为是个体、行为和环境等相互作用的产物。1986年班杜拉（Albert Bandura）和麦克（Mickel）发表了社会认知理论（social cognitive theory，SCT），该理论认为：个体的行为既不是单由内部因素驱动，也不是单由外部刺激控制的，而是由个人的认知及其他内部因素、行为、环境三者交互作用所决定的，这就是三元交互决定论。社会认知理论被广泛应用在教育、个人发展与社会化、行为矫正、健康教育与健康促进等领域。

三元交互决定论（图29-5）认为，个人、行为、环境是一个整体，环境对行为有塑造作用，行为对环境有影响，环境对个人的感知有影响，个体（群体）对环境有影响，个人认知控制行为，行为结果会影响个人认知，在健康教育与健康促进活动中，要考虑个人、行为、环境三者的相互作用。

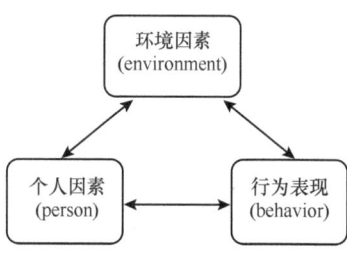

图 29-5　三元交互决定论示意图

（四）社会网络与社会支持理论

社会网络对健康及健康行为的影响机制对于制订有效的健康教育与健康促进干预措施具有重要作用。现实生活中，我们每个人都有多个社会网络：家庭网络、职业网络、兴趣网络、校友网络等。法国学者涂尔干最早研究了社会联系与健康的关系，他进行了自杀率与社区宗教信仰的关系研究。当前研究结果显示：社会网络和社会支持不但与心理健康、身体活动、饮食等健康行为有关，而且与全死因死亡率、心血管疾病和肿瘤发病及生存等健康结局有关。

社会支持是社会网络的一项重要功能，对健康与健康行为具有积极的影响和保护作用。社会支持是指通过社会网络建立的联系，成员间互相帮助和支持。社会支持分为情感支持、物质支持、信息支持、评价支持四类。

社会网络、社会支持对健康的影响有多种途径，与压力，个人资源，组织和社会资源，个体健康相关行为、身体健康、心理健康和社会健康存在复杂的相互关系（图29-6）。

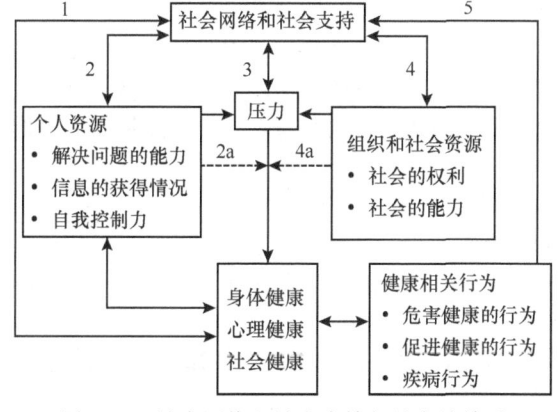

图 29-6　社会网络和社会支持与健康的关系

(五)创新扩散理论

在健康教育与健康促进中扩散的方式、速度及影响因素是健康教育与健康促进工作能否达到预期目标的关键。创新扩散理论阐述了新事物或新实践如何在一个社会系统中扩散,并逐渐为社会系统成员所了解和采纳的过程,属于群体和社区水平的健康相关行为理论。

创新扩散(diffusion of innovation,DI)是指一项创新(新概念、新事物或新实践)经由一定的传播渠道,通过一段时间,在一个社会系统中扩散,并逐渐为社会系统成员所了解和采纳的过程。创新扩散理论包含4个基本要素,分别是创新、传播渠道、时间和社会系统。

案例 29-3

20世纪90年代,我国某地农村环境卫生项目中有一项为推进厕所改良的健康教育工作。经调查研究,健康教育工作人员认为在现有经济和社会条件下已经可以建议村民采用城市居民广泛使用的家庭坐式抽水马桶(节水型),但它对农村居民来说是一项创新,需要帮助他们认识和接受坐式抽水马桶:首先,在干部和村民中宣传厕所改良的卫生意义,进行必要的社会动员;在此基础上选择知识水平较高、认识较清楚、经济条件较好的人士(每村10~20位),如乡村教师、卫生人员、干部、乡镇企业负责人等作为"先驱者";针对村民不愿改变原有习惯、对厕所建在屋里的顾虑和花钱建的犹豫,开展了讲解抽水马桶优点、展示城市居民的室内抽水马桶等活动,并使用项目预算中原有厕所改良补贴经费的一部分对建抽水马桶式卫生厕所者予以奖励性补贴(相当于建抽水马桶所需费用的一小部分)。第一批新的室内抽水马桶式卫生厕所在"先驱者"的家里建起来了。部分村民随即表示要建这样的厕所,此时健康教育工作者宣布在某时以前建厕还可以得到奖励性补贴,但只有"先驱者"奖励的一半,这些村民纷纷着手建厕,他们相当于"早期接受者"和"相对较早的大多数接受者"。最后,过了给予奖励性补贴的时间,尽管健康教育工作者宣布不再有补贴,依然有更多的村民动手建这样的厕所,他们即是另一部分"相对较早的大多数接受者"和"相对较晚的大多数接受者"。这样,室内抽水马桶式卫生厕所很顺利地在该农村地区普及起来。不过,到项目结束时还有少数村民不愿放弃传统马桶,他们被称为"迟缓者"。

(六)社会营销理论

20世纪70年代现代营销学家Philip Kotler提出了社会营销(social marketing)的概念。2002年,经过多年的实践和完善,Philip Kotler给出了社会营销新的定义:社会营销是使用市场营销的原理与技术来影响目标受众,使他们为了个人、群体或整个社会的利益而接受、拒绝、调整或放弃某种行为。社会营销着眼于个人或群体行为的改变,可以有效地提高行为变革的效率和效果。有著作指出:大多数的社会营销活动都是使用"下游"社会营销来影响不良行为,如吸烟、忽视母乳喂养,但很少使用"上游"社会营销,应通过"上游"目标群体(媒体、编剧、政府工作人员、医务人员等)的行为,促使他们帮助我们改变环境、政策或提供其他服务或信息,进而促进"下游"群体的行为变革。社会营销理论在健康问题、防止伤害、保护环境、社区参与4个方面的50多个问题中得到应用。健康社会营销是社会营销和健康教育与健康促进的交叉,发挥了两种理论的优势,对于解决健康问题,促进健康行为的改变具有重要意义。

四、健康传播与健康传播活动

健康教育中传播是基本手段之一,健康传播活动是健康教育的重要内容之一。健康传播活动有不同的分类方法:按照项目大小划分为大型传播活动和小型传播活动;按照传播途径划分为大众传播和人际传播;按照传播次数可分为系列传播和单项传播。传播策略是健康教育工作者开展具体工作的指南。

(一)传播策略的分类

传播策略是一个有组织、有系统地为达到某种预定目标,在特定时间内通过某(几种)传播渠道向目标群众传播特定讯息的全面计划。传播策略有以下几种划分方法。

1. 以大众传播为主的传播策略

(1)宣传性传播策略:主要用于某些信息的广泛告知,基本为单向传播活动,受众广泛,卫生宣传工作即属此类。

（2）倡导性传播策略：与宣传性传播策略不同的是它通过制造舆论提倡某种健康行为方式，对受众进行影响，如倡导不吸烟、不酗酒、保护环境等。

2. 以人际传播为主的健康传播策略

（1）教育性传播策略：指运用教育学的原理和原则，对目标受众进行教育，使目标受众学习某些专门的知识，或转变对某种事物的认知、信念、态度等。

（2）训练性传播策略：属于教育性传播策略，目标是使传播对象接受某种技能训练。

（3）咨询性传播策略：健康咨询以个别谈话为基本形式，咨询者利用个人的知识和经验帮助寻求帮助的人理解卫生知识、树立正确观念、主动选择健康行为。

（4）劝服性传播策略：指针对服务对象的某些不正确观点、态度和行为进行启发引导，说服其改变观点、态度或采纳健康行为。

（5）指导性传播策略：指对某些个体或群体的学习过程、实际操作技能、健康行为实践给予具体指导。

3. 综合性传播策略　是将人际传播与大众传播结合运用的传播策略。大众传播和人际传播各有特点，要根据具体情况进行设计运用，一般情况下，大型健康教育活动常需要同时采用这两类传播策略，两种方式可以相互弥补和促进，有利于提高传播效果。

（二）怎样制订传播策略（计划）

制订一个好的传播策略是一项健康教育计划取得成功的关键，传播策略的制订应该围绕所要实现的目标，同时，必须考虑传播过程中的每个要素、实现传播策略的条件、过程的监测和对效果的评价。在制订传播策略时要按照以下的思路和程序进行工作。

（1）明确需要解决的问题。
（2）明确传播的目的和确定检验指标。
（3）确定哪些人群为主要受众。
（4）分析受众的特点，设计针对性活动。
（5）选择、确定、表述与制作讯息。
（6）挑选最能接近和影响受众的传播渠道。
（7）从人、财、物方面进行潜在的资源分析。
（8）传播信息的同时注意结合保健服务。
（9）监测与评价传播效果。
（10）制订具体时间表。

五、健康咨询的基本模式

1. 健康咨询　是指通过健康咨询的技术与方法，为求助者解除健康问题提供咨询服务。在临床场所，医务人员在为个体提供医疗服务的过程中，可以提供健康咨询服务，健康咨询可以作为治疗的一部分被提供给患者，也可以是疾病预防和健康促进的重要组成部分。

2. 健康咨询的基本模式　用以改变患者的各种不健康行为，是指导患者"如何做"的一套程序，包含5个基本的步骤（图29-7），也称5A模式。

（1）评估（ask/assess）：包括评估行为、病情、知识、技能和自信心。
（2）劝告（advise）：指提供健康危害的相关信息及行为改变的益处。
（3）达成共识（agree）：指根据患者的兴趣、能力与患者共同设定一个改善健康行为的目标。
（4）协助（assist）：指为患者找出行动中可能遇到的障碍，帮助其确定正确的策略、解决问题的技巧及获得社会支持。
（5）安排随访（arrange）：指明确随访的时间、方式与行动计划，最终通过患者自己的行动计划，达成既定的目标。

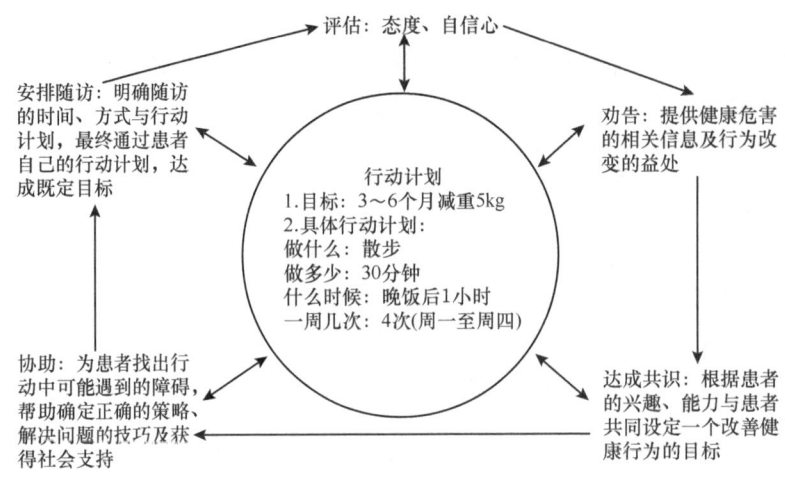

图 29-7　健康咨询的 5A 模式

3. 健康咨询的原则　健康咨询过程中，应该遵守以下原则：①建立友好关系，咨询者首先需要与患者建立良好的关系，赢得信任，患者才会敞开心扉，谈论自己的问题。②鉴别需求，咨询者通过倾听，设法了解患者存在的问题及其具体需求。③移情，咨询者应该对患者表示理解和接受，不仅是同情。④调动参与，好的咨询者应帮助人们找出各种存在的问题因素，并鼓励人们找出适合自己的解决问题的办法。⑤保守秘密，咨询者一定要保守求助者的个人隐私和秘密，除非得到允许或客观需要，绝不要泄露求助者的信息。⑥尽量提供有用的信息和资源，咨询者向求助者分享有用的信息、所需的资源，以供求助者自己做出决定，注意不要给求助者上课，而是和他（她）讨论以帮助求助者对自己的问题有一个清楚的认识并做出决策。

第三节　健康教育与健康促进项目的设计、实施与评价

一、健康教育与健康促进项目计划的设计

（一）健康教育与健康促进计划设计的目的和意义

健康教育与健康促进计划是基于研究目标人群有关健康问题及特征，形成针对该问题的理论假设，提出解决问题的目标及为实现这些目标所采取的一系列具体方法、措施和步骤。

（二）设计健康教育与健康促进计划应考虑的原则

1. 目标原则　目标明确，重点突出。健康教育一般有明确的总体目标和具体目标。

2. 整体性原则　健康教育是公共卫生工作的一个重要组成部分，制订健康教育计划应围绕卫生工作总目标展开。

3. 参与性原则　指健康教育活动需要广泛动员相关组织和目标人群积极参与。

4. 可行性原则　指根据当地的实际情况，结合目标人群的健康问题、认知水平、风俗民情、生活习惯等主客观情况，提出符合实际、易为目标人群接受、切实可行的健康教育计划。

5. 灵活性原则　指计划设计要留有余地，健康教育计划应能适应实施过程中可能发生的变化，进行适当的计划修订，以保证计划的顺利实施。

（三）健康教育与健康促进计划设计的基本步骤

要设计针对某一场所或某一人群的健康教育与健康促进项目，首先要对该场所或该人群进行健康问题分析，发现主要的健康问题及主要的行为危险因素。在需求评估的基础上，对现有的人、财、物等资源进行分析，然后制订健康教育与健康促进项目计划。

格林模式是目前应用最广泛、最具权威性的健康教育与健康促进设计模式，其综合运用多种行为改变理论，为健康教育与健康促进计划设计、实施和评价提供了连续的步骤。

1. 格林模式简介及应用　格林认为，在制订一项健康教育与健康促进计划之前，首先对问题及其影响因素进行评估，然后找出可以改变这些因素的方法或策略，并制订有依据的干预计划。完善后的格林模式包括 5 个诊断阶段（也称需求评估）、1 个执行阶段、3 个评价阶段，完善后的模式称为 PRECEDE-PROCEED 模式（图 29-8）。

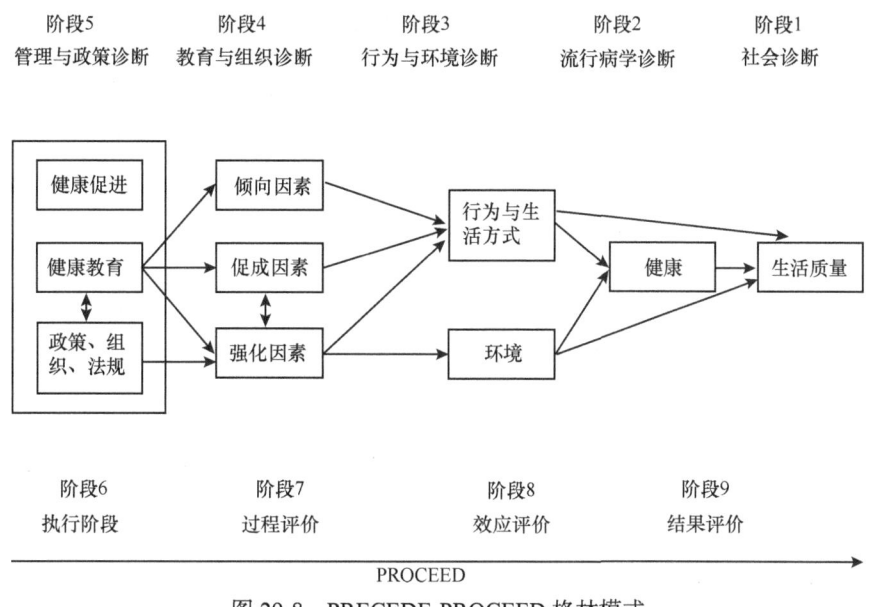

图 29-8　PRECEDE-PROCEED 格林模式

2. 健康教育与健康促进项目计划设计　基本步骤为需求评估、确定计划目标、确定目标人群、确定干预内容、确定健康教育干预场所、建立干预框架、确定干预活动、干预活动组织网络与人员队伍建设、确定监测与质量控制计划、制订项目预算等内容。

> **案例 29-4**
> 自《世界卫生组织烟草控制框架公约》在我国生效以来，我国的控烟履约工作取得了积极进展，全国已有 18 个城市颁布了公共场所禁止吸烟的地方性法规。教育部两次印发控烟文件，要求全国大中小学校创建无烟学校，有力地推动了学校控烟工作的开展。调查显示，我国青少年吸烟率为 6.9%，尝试吸烟率为 19.9%，还有 1.8 亿儿童遭受二手烟的危害。青少年时期是健康行为和生活方式形成的关键时期，这一时期养成的习惯将伴随一个人一生。因此，必须高度重视青少年控烟工作，某校拟开展青少年控烟项目，减少烟草带来的危害。
> 问题：
> 　1. 如何进行项目设计？
> 　2. 健康教育与健康促进项目设计的基本步骤是什么？

（1）需求评估：通过社会诊断、流行病学诊断、行为与环境诊断、教育与生态学诊断、管理与政策诊断完成需求评估。案例 29-4 中，通过收集已有的资料、现况调查等掌握学生吸烟情况，了解控烟知识、信念、行为现状及影响吸烟行为的主要人物等情况。调查结果显示：该学校学生尝试吸烟率为 41.9%，吸烟率为 18.8%，吸烟行为的主要影响人物是同伴、父亲，对控烟知识、信念、行为的总得分为 66.2 分。实施控烟计划，将提高学生的控烟知识、信念、行为总分，将降低学生的尝试吸烟率、吸烟率。

（2）确定计划目标：计划目标分为总体目标和具体目标。具体目标设计遵循 4W2H 原则，即干预对象（who）、干预内容（what）、干预时间（when）、干预地点（where）、变化程度（how much）、如何测量（how to measure）。也有学者提出具体目标设计的 SMART 原则，即具体的（special）、可测量的（measurable）、可实现的（achievable）、可信的（reliable）、有时间性（time bound）。健康教育计划的目标可以分为教育目标、行为目标、健康目标等。

案例 29-4 中，教育目标是提高学生对吸烟危害的认识及对戒烟意义和重要性的认识。案例 29-4 中干预对象是在校职中 1~3 年级学生。具体率、健康目标是改善吸烟率，改善由吸烟带来的健康问题。

（3）确定目标人群：一级目标人群为在校青少年，二级目标人群为对一级目标人群的知识、态度和行为可产生重要影响的人群，如案例29-4中该学校学生的同伴、父亲。

（4）确定干预内容：确定干预目标行为及影响因素，如倾向因素、促成因素、强化因素。案例29-4中青少年吸烟行为的倾向因素可以是吸烟或戒烟的愿望、信念、知识和态度等，主要是指主观因素；促成因素是使愿望得以实现的因素；强化因素是指家人或周围朋友对该行为实施奖励或惩罚措施，以便使该行为得到支持或反对的因素，如对青少年吸烟的处罚措施及戒烟或不吸烟的奖励措施。

（5）确定健康教育干预场所：健康教育干预场所是干预目标人群所处的主要场所，如案例29-4中健康教育干预场所选在学校。

（6）建立干预框架：在健康教育计划制订中一般将干预分为教育策略、社会策略、环境策略及资源策略等。教育策略又可以分为信息交流类、技能培训类、组织方法类，如①大众传播，包括广播、电视、报纸、网络、新媒体；②传播材料，小折页、宣传栏、标语等；③讲座、培训等；④医护人员指导；⑤社区活动，咨询、义诊；⑥同伴教育。社会策略即政策、法规、制度等。环境策略即可以改善有关行为的社会文化环境和物理环境的各种策略手段。资源策略指各种有形和无形的资源，包括人力、物力、财力等。案例29-4中，可以采用学校组织讲座、班级发放吸烟危害材料、组织观看吸烟有害健康的宣传片等策略。

（7）确定干预活动：包括科学合理安排干预活动日程、准备教育材料、组织人员培训等，制订计划进度，包括计划阶段、准备阶段、干预阶段、总结阶段。案例29-4中，计划进度可以为，1～2月成立组织网络、培训相关人员；3月进行需求评估，确定吸烟行为的相关影响因素；4～8月进行禁烟、戒烟宣传，组织无烟校园月活动，开设讲座等；9月份进行效果评价。

（8）干预活动组织网络与人员队伍建设：组织网络中要注意所涉及各类人员、各层次人员的参与，除专业人员外，吸收网络中其他部门人员参与。案例29-4中，建立无烟校园及对青少年进行控烟，需要校领导、班主任等加入组织网络，得到政策保障、资金保障和组织保障。

（9）确定监测与质量控制计划：为确保项目的实施质量，在制订方案时就事先制订好监测与质量控制计划，包括监测与评价的内容、进度是否符合计划等。

（10）制订项目预算：制订项目预算要遵循科学合理、细致认真、厉行节约、留有余地的原则，分门别类测算出各类经费，包括资料费、专家费、劳务费、租赁费、办公用品费等。

二、健康教育与健康促进项目的实施

健康教育与健康促进项目实施的5大要素也称SCOPE模式，分别是时间表（schedule）、质量控制（control of quality）、组织（organization）、实施人员（person）和设备物件（equipment）。

（一）制订时间表

制订时间表指以时间为引线列出各项实施工作内容、具体负责人员、参与者、地点、材料、设备、经费等。

（二）做好质量控制

做好质量控制需要对工作进程、活动内容、活动开展状况、相关指标的监测、经费开支等进行控制。质量控制的方法包括记录与报告、现场考察和参与观察、经费审计、定量及半定量调查等。

（三）实施工作中的组织要素

组织要素包括领导机构、执行机构、组织间的协调与合作、政策支持等。

（四）实施人员

实施人员包括人员的选择、数量的安排、实施人员相关知识技能的培训。

（五）实施工作所需的设备物件

实施工作中需要的设备物件分为交通工具类、印刷设备类、音像设备类、办公设备类、教学设备类。设备物件的来源可以是经费购置、租赁，或是已有的设备等。

三、健康教育与健康促进项目的评价

健康教育与健康促进项目的评价标准：有效性（effectiveness）、适当性（appropriateness）、可接受性（acceptability）、效率（efficiency）、公平性（equity）。健康教育与健康促进项目的评价类型有形成性评价、过程评价、效应评价、效果评价、总结评价。

(一)形成性评价

形成性评价指在方案执行前或执行早期,对方案内容进行的评价。评价内容包括目标是否合理、干预对象是否明确、干预内容和措施是否恰当、测量指标是否合适、资源种类及数量是否充足、资料收集方法是否可行及经费预算是否符合规定等。可采用专家咨询、问卷调查、专题小组讨论等方法完成。

(二)过程评价

过程评价指对项目从开始到结束的整个过程进行评价,包括对项目方案、实施过程、管理措施、工作人员情况等进行评价。常用的评价指标有项目活动执行率、干预活动覆盖率、目标人群满意度、资金使用率等。可以采用查阅资料、现场考察和定性定量调查获得数据。

(三)效应评价

效应评价指评价项目实施以后目标人群健康相关行为及其影响因素的变化,内容包括:倾向因素(知识、价值观、态度、信念)的改变、促成因素(卫生服务、法规政策、支持性环境)的改变、强化因素(社会支持、周围人的支持)的改变及健康相关行为(戒烟、运动、减重等目标行为)的改变。常用评价指标为:健康知识平均得分、健康知识合格率、健康知识知晓率、行为改变率等,可采用定量定性调查获得数据。

(四)效果评价

效果评价指评价项目实施之后目标人群的健康状况及生活质量的变化。常用评价指标有健康状况指标(身高、体重、血压、发病率、患病率、死亡率等)和生活质量指标(生活质量指数、生活满意度指数、健康政策、环境改善等)。可采用干预前后的数据进行比较分析。

(五)总结评价

总结评价指把形成性评价、过程评价、效应评价、效果评价进行总结,全面反映项目取得的成绩和不足,为今后深入开展健康教育与健康促进项目提供参考。

需要注意的是,一些因素会影响评价结果,如时间因素、观察因素、回归因素、选择偏倚、失访偏倚等。时间因素主要是指干预周期越长,干预目标越容易受到同时期干预策略以外的健康相关政策出台、居住地自然环境改善等因素的影响,夸大或减弱项目效果。观察因素是指在获取评估数据时测量者的技术成熟度、暗示效应或主观愿望,以及被测者的态度、测量仪器等都会影响数据的准确性和真实性。回归因素指个别被测者的数值由于偶然原因过高或过低,重复测量可以减弱这个因素的影响。选择偏倚指对照组人群选择不当所致的结果偏倚,可采用随机分组应对。失访偏倚指目标人群由于各种原因未能被干预或评价,失访比例超过10%,将导致结果偏离真实,可采用意向处理分析进行处理。

第四节 场所健康教育与健康促进

> **案例 29-5**
>
> 近年来,医患纠纷不断,暴力伤医事件频发,2014 年至 2015 年 7 月就有 40 起有关伤医事件的报道,近 50 名医务人员受到伤害,发生分布地域涵盖了 15 个省市,说明暴力伤医事件已经发展到了不能不受重视的阶段。
>
> **问题:**
> 1. 在暴力伤医事件中,哪些人受到了伤害?
> 2. 引发医患纠纷的原因有哪些?
> 3. 如何应对患者的不信任问题?
> 4. 如何应对医务人员的身心伤害?

一、医院健康教育与健康促进

医院是进行患者救治的场所,也是健康教育与健康促进的重要阵地。目前很多医院已经开展了多种形式的健康教育与健康促进活动。充分发挥医院健康知识与技能资源的优势,把向患者、患者家属乃至社区广大群众提供健康教育纳入医院的服务,已经成为提高医疗质量和控制疾病发生发展的重要策略。

(一) 医院健康教育

医院健康教育泛指医疗保健机构在伴随医疗保健活动中所开展的健康教育。狭义的健康教育指医护人员根据患者所患疾病的特点和转归情况，对患者及其家属所开展的疾病预防、治疗和康复知识传播的活动。广义的健康教育活动包括了对患者、社区居民、医院职工、所属社区企事业单位职工、大中小学生等不同人群所开展的健康教育工作，健康教育活动不仅传播防病和保健知识，而且通过提高患者及家属的健康知识水平，改善其健康行为和生活方式、提高心理健康促进知识水平等，对改善就医行为，提高患者依从性，促进康复，减少复发等都有重要作用。

开展医院健康教育具有重要意义。现代医学模式不但强调疾病的生物学模式，而且强调了社会、心理、行为与生活方式、环境、服务等影响健康的综合因素。临床服务也由以治病为主模式转向治疗、预防、保健服务为一体的以促进健康为中心的服务。健康教育本身是重要的治疗手段。通过健康教育指导患者及其家属学习疾病、治疗和康复的相关知识和技能可提高其自我保健的水平，促进病情转归，巩固疗效。健康教育是密切医患关系的重要措施。健康教育促进了医患沟通，加强了患者对医护人员的信任感，促进了遵医嘱行为。健康教育是医疗机构提高社会经济效益的有效途径。通过对患者和社会人群进行健康教育，可提高他们的健康知识水平，使其改变不良行为和生活方式，降低疾病发生率和复发率，教育患者密切配合治疗和护理，缩短病程，加速床位周转率，推广新技术、新项目，提高医院信誉等。

医院健康教育的内容与方法是多样的。建立覆盖医院的健康教育工作网络，设立健康教育科，各科室配置健康教育兼职人员；对医护人员开展健康教育，对于医护人员普遍存在的健康问题如暴力伤医事件带来的心理应激可以聘请院外专家进行专题讲座，或组织培训班或活动等；针对患者的健康教育包括门诊教育、住院教育、出院教育、随访教育。需要注意的是，健康教育要有针对性，解决当下问题，才能被接受并起到相应的效果。

(二) 健康促进医院

健康促进医院 (health promotion hospital) 是医院健康教育与健康促进工作的制度化、长期化和可持续发展，建设健康促进医院的目标是通过改善就医环境，出台或改革有利于患者、医护人员及社区居民健康的政策，开展健康教育，普及健康知识和技能及提供综合的健康服务等措施，建立以促进健康为中心的医院。

医院健康教育与健康促进是全民健康教育与健康促进的重要组成部分，是社会发展和医学进步的产物，贯穿于预防治疗、护理、康复管理等许多具体环节，具有特殊的意义和作用。医院健康促进的内容首先强调医院支持性环境的建设，包括以促进健康为中心的物质环境、人文环境和支持性政策环境建设；其次，医院健康促进包括了在医院开展的多种形式、针对不同对象的健康教育活动。健康促进医院的建设强调成立健康促进工作网络、建立健康促进管理机制及建立健康促进工作制度等。

二、社区健康教育与健康促进

(一) 社区健康教育与健康促进的概念与功能

社区健康教育是指以社区为单位，以社区人群为对象，以促进社区健康为目标，有组织、有计划、有评价的健康教育活动和过程。通过社区健康教育发动和引导社区居民建立健康意识，关注个人、家庭和社区的健康问题，积极参与健康教育与健康促进规划的制订和实施，养成良好的健康行为和生活方式，提高自我保健能力和群体的健康水平。

社区健康促进是通过健康教育和社会支持改变个体和群体行为、生活方式和环境影响，降低社区的发病率和死亡率，提高社区人群的健康水平和生活质量的所有社会活动过程。它强调人群行为改变所需要的社会管理机构的各种支持，强调社会参与和多部门合作。

(二) 开展社区健康教育与健康促进的意义

首先，社区是城市的基本单位，没有健康社区就没有健康中国。《"健康中国2030"规划纲要》将健康城市和健康农村建设作为推进健康中国建设的重要抓手，从国家战略高度明确了社区健康促进建设的意义。其次，社区具有相对独立的体系，便于开展社区健康教育与健康促进；最后，社区人群面临众多健康问题，不同年龄段、不同人群的健康问题多样，尤其是老年人和儿童主要在社区活动，是社区健康促进的重点人群。开展社区健康促进有助于降低社区人群的发病率和死亡率，提高社区各年龄段人群的生活质量。

（三）社区健康教育与健康促进计划的制订、实施与评价

社区健康工作者通过流行病学方法，对社区人群的主要健康问题进行诊断，发现威胁社区人群健康的主要危险因素，找到最急需解决的健康教育问题；争取社区领导支持，获得社区力量支持，开发社区人力、物力资源；制订社区健康教育与健康促进计划；组织骨干人群培训、目标人群社会教育，确定教育对象、教育内容、教育形式、教育地点、教育时间，聘请专家或形象大使承担教育角色；严格进行计划实施；通过查阅资料、现场观察、访谈、问卷调查、横向纵向比较等手段，进行过程评价和效果评价，并撰写评价报告。

三、学校健康教育与健康促进

（一）学校健康教育的概念、内容、方法

学校健康教育是通过课堂教学、健康教育活动、发放健康教育宣传材料及健康讲座等，使学生掌握疾病防治、人际交往、心理健康、膳食营养、运动与健康的知识和技能，增强学生自我保健意识，使其养成科学、文明、健康的生活方式和行为习惯，从而达到预防疾病、增进健康、提高学生个体和群体健康水平的目的。

在不同生长发育阶段，学生面临的主要健康问题不同，要采取针对性的内容进行健康教育。

小学阶段：健康教育的重点是生长发育知识、良好的生活和行为习惯的养成、儿童常见病防治知识、预防意外伤害的知识和技能等。

中学阶段：健康教育的重点是青春期发育知识、性知识、人际交往技能、运动与健身的知识和技能、心理健康的知识和技能、意外伤害预防、急救和互救技能、拒绝毒品及吸烟、乙醇的知识和技能。

大学阶段：健康教育的重点是日常保健、人际关系处理、安全性行为和预防艾滋病等。

在学校开展健康教育，可采取设置健康教育课和将其融入其他课程、举办健康教育活动、组织校外教育等方法。

（二）学校健康促进的主要任务、工作内容

学生的健康成长仅靠健康教育课是不够的，需要营造健康环境和获取社会支持。学校健康促进的主要任务是培养学生的健康生活方式、提高学生的身体素质、为师生及员工提供良好的学习工作环境、促进学生的心理健康。

学校健康促进的工作内容包括以下7个方面：培训教职工树立"健康第一"的理念，考虑如何在日常教学活动中对学生进行健康教育；制定学校健康政策；改善学校物质环境，促进学生健康；建立良好的社会环境；与社区建立健康互动关系；促进学生健康相关知识的增长及健康相关态度、行为的改变，提高学生健康保健技能；为师生提供基本的卫生服务。

第五节 健康管理

一、健康管理的相关概念

1. 健康管理的概念　目前健康管理没有统一的概念。参照健康管理师的职业定义，可以认为，健康管理是以现代健康概念为指导，运用医学、管理学等相关学科理论、技术和方法，对个体或群体的健康状况及其健康危险因素进行全面检测、分析、评估及健康咨询、指导和健康危险因素干预，实现人人健康目标的全过程，具体做法主要是通过医疗机构、专业的健康管理公司等对个人和群体的健康状况、生活方式和居住环境进行评估，为个人和群体提供有针对性的健康指导，并实施干预。

2. 健康管理师　2005年劳动和社会保障部首次发布健康管理师职业。健康管理师是指从事对个体或人群健康和疾病的监测、分析、评估及健康维护和健康促进的专业人员。

3. 智能健康管理　是健康管理与信息技术的整合，指运用信息化技术，研究健康信息的获取、传输、处理及反馈等技术在健康监测、健康生活方式与健康风险评估、制订健康管理计划、实施健康干预过程中的应用，实现高效率、高品质的健康管理。目前有数字健康（e-health）、移动健康（m-health）、我的健康（i-health）等几种类型。

二、健康管理的基本步骤和流程

1. 健康管理的 3 个基本步骤

（1）收集服务对象的个人健康信息：包括一般信息（性别、年龄），目前健康状况（主诉和现病史），疾病家族史、生活方式（膳食、体力活动、吸烟、饮酒等），体格检查（身高、体重、血压等），实验室检查（血糖、血脂等）等。

（2）进行健康和疾病风险评估：根据所收集的个人健康信息，对个人的健康状况、未来的患病或死亡风险进行量化评估。

（3）进行健康干预：运用多重理论，帮助个体采取行动，纠正不良生活方式和习惯，控制健康危险因素，实现个体的健康管理计划目标。

健康管理是个性化、长期、持续、周而复始的过程。

2. 健康管理的常用服务流程

（1）健康体检：指以人群健康需求为基础，针对健康危险因素，按照早发现、早干预的原则来收集个人健康史、家族史、生活方式和精神方面的资料，并选定体格检查和实验室检查的项目。

（2）健康评估：指通过分析个人健康史、家族史、生活方式、精神压力、体格检查和实验室检查等资料，为服务对象提供一系列的评估报告，提供服务对象健康危险状态的报告。

（3）个人健康管理咨询：解释个人健康信息及健康评估结果及其对健康的影响，制订个人健康管理计划，提供健康指导，制订随访跟踪计划等。

（4）个人健康管理后续服务：可以是多种形式的，如通过互联网查询个人健康信息和接受健康指导、定期寄送健康管理通讯和健康提示，以及提供个性化的健康改善行动计划，监督随访。

（5）专项的健康及疾病管理服务：包括疾病管理、高危人群管理及对患有慢性病个体的针对特定疾病或疾病危险因素的服务，如糖尿病管理、心血管疾病危险因素管理、精神压力管理、戒烟、运动、营养及膳食咨询等。对没有慢性病的个体，可以提供健康教育、生活方式改善咨询、疾病高危人群的教育及维护项目等。

三、健康管理实践

健康管理是以人的健康为中心，长期连续、周而复始、螺旋上升的全人、全程、全方位的健康服务。健康管理是以最优化的资源投入产出最大的健康效益，其中对健康危险行为的干预是一项重要内容，以下介绍了烟草使用控制、身体活动干预。

（一）烟草使用控制

1. 烟草使用的流行 据 WHO 2016 年统计，全球平均每 15 个人里就有 1 人为依赖成瘾型烟民。综观世界各国，年龄为 13～15 岁的低龄烟民已逾 2400 万之众。《2015 年中国成人烟草调查报告》数据显示，我国 15 岁及以上人群的现在吸烟率为 27.7%，吸烟者总数达 3.16 亿。在全国，每年有超过 100 万人死于烟草相关疾病。

2. 烟草的定义 烟草主要包括两大类型：有烟烟草和无烟烟草。有烟烟草是指经点燃产生烟气的烟草植物干叶或烟熏叶子。其中，机制卷烟在全球烟草制品中占据最大份额。无烟烟草则是不用点燃而直接用口或鼻子吸用的烟草产品。无烟烟草产品多种多样，其中最常见的为鼻烟和咀嚼烟草。不存在无害的烟草制品，所有形式的烟草制品都会危害健康。

二手烟又称被动吸烟和环境烟草烟雾暴露，根据 WHO 的定义，不吸烟者每周至少有一天以上吸入吸烟者呼出的烟雾，且每天超过 15 分钟，即为被动吸烟。

3. 烟草使用与二手烟流行对健康的主要危害及机制 烟草烟雾含有 7000 余种化学成分，如一氧化碳、一氧化氮、氨、硫化氢、氰化氢等，已明确至少有 69 种化学物质是致癌物。尼古丁是导致烟草成瘾的主要物质，可促进交感神经和肾上腺释放儿茶酚胺，导致心率增快、血压升高，这也是烟草使用导致心脑血管疾病的重要原因之一。二手烟的成分与一手烟几乎没有差异。

已经有充分的证据表明，吸烟可以导致肺癌、口腔癌、鼻咽部恶性肿瘤、喉癌、食管癌、胃癌、肝癌、胰腺癌、肾癌、膀胱癌和宫颈癌等。还有证据提示吸烟可以导致结直肠癌、乳腺癌和急性白血病。吸烟对呼吸道免疫功能、肺功能均会产生不良影响，引起多种呼吸系统疾病。有充分证据证明吸烟可以导致慢性阻塞性肺疾病和青少年哮喘，增加肺结核和其他呼吸道感染的发病风险。而戒烟可以明显降低患上述疾病的风险，并可改善预后。

吸二手烟不仅将遭受到与吸一手烟同样的危害，而且遭受的对健康的损害更为严重、更为强烈。纸烟烟雾的10%真正为吸烟者吸入肺部，约90%的烟气污染环境，使不吸烟者被动吸烟，对其产生有害影响。二手烟雾已被美国环保署和国际癌症研究署确定为人类A类致癌物质。二手烟暴露能使非吸烟者患冠心病的风险增加25%～30%、患肺癌风险增加20%～30%。二手烟包含多种能够迅速刺激和伤害呼吸道内膜的化合物，因此即使短暂的暴露，也会导致上呼吸道损伤，激发哮喘频繁发作，增加血液黏稠度，伤害血管内膜，引起冠状动脉供血不足，增加心脏病发作的危险等。二手烟可导致新生儿发生猝死综合征、中耳炎及低出生体重等。

4. 烟草成瘾干预

（1）烟草依赖疾病：吸烟是一种烟草依赖疾病，吸烟会使人对烟草里的尼古丁产生依赖，而尼古丁最大的危害就在于导致成瘾性，而且作用极为迅速，吸入后只需7.5秒就可达到大脑。使用烟草一定时间后，就可以成瘾，即所谓的烟草依赖疾病，它是一种慢性高复发性疾病，其本质是尼古丁依赖，症状表现为烦躁不安、易怒、焦虑、情绪低落、注意力不集中、失眠、心率降低、食欲增加等，再者就是心理依赖，俗称"心瘾"。

参照国际疾病分类-10中关于药物依赖的诊断条件，烟草依赖的临床诊断标准为：①强烈渴求吸烟；②难以控制吸烟行为；③当停止吸烟或减少吸烟量后，出现戒断症状；④出现烟草耐受表现，即需要增加吸烟量才能获得过去吸较少量烟即可获得的吸烟感受；⑤为吸烟而放弃或减少其他活动及喜好；⑥不顾吸烟的危害而坚持吸烟。吸烟者在过去1年内体验过或表现出6项中的至少3项，即可以做出诊断。

（2）临床戒烟指导：烟草依赖者戒烟常需要专业戒烟干预。《中国临床戒烟指南2015年版》提出强化戒烟干预和简短戒烟干预两种方法。

强化戒烟干预包括联合使用多种干预方法、进行多次随访、增加每次干预的时间、几位医生共同进行干预等，适用于烟草依赖较为严重并愿意接受强化干预的吸烟者。强化戒烟干预应由经过培训的临床医生实施。

烟草依赖严重程度的评估：对于存在烟草依赖的患者，可根据烟草依赖评估量表和吸烟严重度指数评估其烟草依赖严重程度。烟草依赖评估量表和吸烟严重度指数（heaviness of smoking index，HSI）的累计分值越高，说明吸烟者的烟草依赖程度越深，该吸烟者从强化戒烟干预，特别是戒烟药物治疗中获益的可能性越大。

干预方法：医生应询问就医者的吸烟状况，评估吸烟者的戒烟意愿，根据吸烟者的具体情况提供恰当的治疗方法。目前常以"5R"法增强吸烟者的戒烟动机，用"5A"法帮助吸烟者戒烟。

对于暂时没有戒烟意愿的吸烟者采取"5R"干预措施增强其戒烟动机，"5R"包括：相关（relevance），使吸烟者认识到戒烟与其自身和家人的健康密切相关；危害（risk），使吸烟者认识到吸烟的严重健康危害；益处（reward），使吸烟者充分认识到戒烟的健康益处；障碍（roadblock），使吸烟者知晓和预估戒烟过程中可能会遇到的问题和障碍，让他们了解现有的戒烟干预方法（如咨询和药物）可以帮助他们克服这些障碍；反复（repetition），反复对吸烟者进行上述戒烟动机干预。

对于愿意戒烟的吸烟者采取"5A"戒烟干预方案，"5A"戒烟干预方案由5种活动组成，即：询问（ask）所有患者关于吸烟的问题；建议（advise）吸烟者戒烟；评估（assess）吸烟者的戒烟意愿；提供（assist）戒烟药物或行为咨询治疗等及向吸烟者提供实用的戒烟咨询，向吸烟者提供戒烟资料，向吸烟者介绍戒烟热线，推荐有戒烟意愿的吸烟者使用戒烟药物；安排（arrange）随访。吸烟者开始戒烟后，应安排至少6个月的随访，6个月内随访次数不宜少于6次。随访的形式可以是要求戒烟者到戒烟门诊复诊或通过电话了解其戒烟情况。

简短戒烟干预是指在日常的诊疗服务中，医务工作者提供的简短的专业戒烟建议和帮助。

（3）常用戒烟药物：目前我国已被批准使用的戒烟药物有：尼古丁贴片、尼古丁咀嚼胶（非处方药）、盐酸安非他酮缓释片（处方药），伐尼克兰（处方药）。医生应严格依照说明书指导戒烟者使用。

（4）人群烟草控制策略：《烟草控制框架公约》与控制策略（MPOWER战略）：

WHO主持制定的《烟草控制框架公约》是世界上第一个限制烟草的全球性公约，也是联合国第一部具有法律约束力的医药卫生多边条约。它标志着烟草控制已经由国内立法控制扩大到国际法上的共识。2006年1月9日，《烟草控制框架公约》在我国正式生效。

WHO结合《烟草控制框架公约》条款的要求，从减少烟草需求的角度提出了6项重要且有效的烟草控制政策，即MPOWER战略，其中字母M代表监测烟草使用与预防政策；P代表保护人们不接触烟草烟雾；O代表提供戒烟帮助；W代表警示烟草危害；E代表执行禁止烟草广告、促销和赞助的规定；R代表提高烟草税。

（二）身体活动促进

身体活动不足已成为很多慢性病的危险因素。身体活动促进已经成为慢性病防治的重要措施之一。

1. 身体活动的概念 身体活动（physical activity）系指由骨骼、肌肉产生的需要消耗能量的任何身体动作。身体活动不足（或缺乏身体活动）是慢性病的一种独立高危因素。身体活动与锻炼不能混为一谈，锻炼是身体活动的一部分，身体活动包括锻炼及涉及身体动作的其他活动，作为游戏、工作、出行（不用机动车）、家务和娱乐活动的一部分开展。

体适能（physical fitness），是指人们拥有或获得的，与完成身体活动能力相关的一组要素或特征。美国运动医学学会认为体适能包括健康体适能和技能体适能。健康体适能包括心血管耐受性、身体组成、肌肉力量、肌肉耐力、柔韧性等。技能体适能包括灵活性、协调性、平衡性、力量、反应时间、速度等。体适能可被视为身体适应生活、运动与环境（如温度、气候变化或病毒等因素）的综合能力。

按照日常生活方式分类，可以将身体活动分为：①职业性身体活动，即工作相关的身体活动；②交通或出行相关的身体活动；③家务性身体活动，即日常居家的身体活动；④闲暇时间身体活动。

身体活动强度（intensity）指单位时间内身体活动消耗的能量水平或对人体生理刺激的程度，可根据身体活动的生理反应或活动的绝对物理负荷量来衡量，常用的指标有：最大心率百分比、最大氧耗量百分比、自我感知运动强度和代谢当量等。根据以上四个指标，可将身体活动划分为低强度、中等强度、高强度、极高强度身体活动。

身体活动总量（total volume of physical activity）是个体的身体活动的强度、频度和每次活动的时间的综合度量。计算单位为梅脱*分钟（MET*min）或梅脱*小时（MET*h），如一个人进行4MET的活动每周3天，每天60分钟，那么他的身体活动总量为4×3×60=720 MET*min。

2. 身体活动与健康 经常和适当的身体活动能够改善肌肉和心肺功能，改善骨骼功能和功能性健康，降低患高血压、冠心病、脑卒中、糖尿病、包括乳腺癌和结肠癌在内的多种癌症及抑郁症的风险，降低跌倒及发生髋部或脊椎骨折的风险，对能量平衡和体重控制具有极端重要的作用。

缺乏身体活动是全球十大主要死亡风险因素之一，且人们缺乏身体活动在许多国家日益加重，增加了非传染性疾病负担并影响全球总体健康。与身体活动充分者相比，身体活动不足者的死亡风险会增加20%～30%。

不正确的身体活动也会带来身体损伤，如肌肉拉伤、脚腕扭伤等。运动伤害是指身体活动中或活动后发生的疾病，最常见的是外伤和心血管事件。运动可能是疾病的诱发因素或直接因素。因此，个体在运动前，应根据自己的身体状况，制订适合自己的运动类型、运动强度及运动时间等，同时在活动中采取保护措施以避免伤害。

参照国际身体活动量表（international physical activity questionnaire，IPAQ）的评分标准，身体活动水平分为3类：①高水平，每周高强度身体活动天数≥3天且总量≥1500 MET-min，或每周高强度身体活动、中等强度身体活动、步行天数合计≥7天且总量≥3000MET-min。②中等水平，每周高强度身体活动天数≥3天且每天活动时间≥20min，或每周中等强度身体活动或步行天数≥5天且每天≥30min，或每周高强度身体活动、中等强度身体活动与步行合计天数≥5天且每周身体活动总量≥600MET-min。③低水平，指身体活动未达到中等或高水平。

WHO给出了5～17岁组、18～64岁组、65岁及以上年龄组的有益健康的身体活动推荐量，详见《关于身体活动有益健康的全球建议》。

3. 临床场所身体活动指导 医务人员为患者设计治疗方案时，应该考虑运动干预的设计，采用科学的方法制订个体化运动处方，指导就医者进行适合的身体运动类型和运动量，有效预防疾病和辅助疾病的治疗。

运动处方是指根据医学检查资料（包括运动测试与体适能测试），按其健康、体适能、心血管功能状况，结合生活环境、条件和运动爱好等，用处方的形式规定就医者的运动类型、强度、时间和频度，并提出运动注意事项，以便有计划地进行经常性锻炼，达到预防或治疗疾病的效果。

制订个体化运动处方的原则：医务人员为就医者制订个性化运动处方时，要求医务人员要全面了解就医者的健康状态、生活方式特点和健身现状及运动风险。原则上，医务人员只能在就医者病情稳定的情况下制订运动处方，严格掌握运动禁忌证，注意防范运动风险。为使患者从运动中获益，医务人员需要遵循以下原则①制订运动处方要个体化，具有针对性。②制订运动处方要循序渐进。③制订运动处方要考虑有效性和安全性。④制订运动处方要具有全面性和长期性。

运动处方的制订步骤：①行为理论指导下的身体活动咨询，包括身体活动咨询的5A模式，即询问与评估、提供建议、达成共识、帮助与鼓励、随后安排。②应用行为改变阶段变化模式指导身体活动的开展，包括评价身体活动行为改变的阶段、针对不同阶段提出不同干预指导。③制订个性化运动处方，包括运动前风险评估、确定身体活动目标量、确定活动进度、预防意外和不适处理。

常见疾病的运动处方：①原发性高血压运动处方，身体运动有助于控制高血压患者的体重、血糖、血脂，提高生活质量。为高血压患者制订运动处方前需要对其进行风险评估，分为低危组、中危组和高危组患者，根据不同类型决定其是否需要进行运动测试。高血压患者的身体活动主要以提高心肺功能、代谢功能，稳定血压，控制体重，预防并发症和缓解精神压力为目标，运动形式以大肌肉群参与的有氧、中低强度、持续10分钟以上的活动为主，如太极拳、瑜伽等，强调运动、意念、心态调整相结合。运动强度一般应达到中等强度，心率应达到最大心率的60%～70%。运动应该以日常习惯性运动为主，循序渐进，根据病情和运动情况及时调整运动方式和运动量。要注意防范心脑血管意外事件的发生。②2型糖尿病运动处方，身体活动有助于肌肉获取葡萄糖，辅助降低血糖，并有助于预防和治疗糖尿病相关的并发症，控制血糖、血脂，提高生活质量。糖尿病患者的身体活动以大肌肉群参与的有氧耐力运动和肌肉力量练习为主，包括骑自行车、游泳、俯卧撑、引体向上等。在没有运动禁忌和运动能力受限的情况下，运动量与正常人相同，运动量较少者应选择适宜强度制订身体活动目标。运动强度一般应达到中等强度，心率应达到最大心率的50%～70%，最好能保证每周4次，每次20～60分钟中等强度的有氧运动。鼓励患者从事有氧肌肉力量训练。运动中注意防范风险。

（赵　芳）

第三十章 公共卫生系统绩效评价

案例 30-1

2019年1月,《国务院办公厅关于加强三级公立医院绩效考核工作的意见》中指出2019年在全国启动三级公立医院绩效考核工作,2020年基本建立较为完善的三级公立医院绩效考核体系。为了维护医院公益性、调动医生积极性、提升群众获得感,《意见》同时发布了《三级公立医院绩效考核指标》供各地使用,各地可以结合实际,适当补充承担政府指令性任务等部分绩效考核指标。

该绩效考核指标体系由医疗质量、运营效率、持续发展、满意度评价等4个方面的指标构成:①医疗质量,提供高质量的医疗服务是三级公立医院的核心任务。通过医疗质量控制、合理用药、检查检验同质化等指标,考核医院医疗质量和医疗安全情况。通过代表性的单病种质量控制指标,考核医院重点病种、关键技术的医疗质量和医疗安全情况。通过预约诊疗、门急诊服务、患者等待时间等指标,考核医院改善医疗服务的效果。②运营效率,运营效率体现医院的精细化管理水平,是实现医院科学管理的关键。通过人力资源配比和人员负荷指标考核医疗资源利用效率;通过经济管理指标考核医院经济运行管理情况;通过考核收支结构指标间接反映政府落实办医责任情况和医院医疗收入结构合理性,推动实现收支平衡、略有结余,有效体现医务人员技术劳务价值的目标;通过考核门诊和住院患者次均费用变化,衡量医院主动控制费用不合理增长情况。③持续发展,人才队伍建设与教学科研能力体现医院的持续发展能力,是反映三级公立医院创新发展和持续健康运行的重要指标。主要通过人才结构指标考核医务人员稳定性,通过科研成果临床转化指标考核医院创新支撑能力,通过技术应用指标考核医院引领发展和持续运行情况,通过公共信用综合评价等级指标考核医院信用建设。④满意度评价,医院满意度由患者满意度和医务人员满意度两部分组成。患者满意度是三级公立医院社会效益的重要体现,提高医务人员满意度是医院提供高质量医疗服务的重要保障。通过门诊患者、住院患者和医务人员满意度评价,衡量患者获得感及医务人员积极性。

问题:
1. 三级公立医院绩效考核的主要目标是什么?
2. 绩效考核的目标通过什么途径来实现?

第一节 绩效评价

一、绩 效

1. 绩效的概念 绩效(performance)是一个组织、机构或内部成员的成就与效果的全面系统的表征,通常与生产力、质量、效果等概念密切相关。绩效最早源于企业管理,包括企业的工作成果和员工的工作效率两个层面,后来运用范围不断扩大。目前学术界普遍认为绩效是具有多层次性的概念。根据Spangenberg的观点,绩效有三个层次,即组织层次、过程/职能层次及团队、个人层次。学界对绩效内涵的理解存在不同观点。Bernardin等认为"绩效是结果",绩效是在特定时间内由特定的工作职能、活动或行为产生的结果;Campbell等认为"绩效是行为",绩效是人们实际的行为表现,并能够被观察到,这种观点强调绩效不是行为后果或结果,而是行为本身。Spencer认为能力是一项潜在的个人特质,这些特质与高效的工作表现具有高度的因果关系,能力可以被用于预测行为表现,并通过影响行为导致绩效结果。

近年来,学界多认为绩效是一个范围宽广的概念。1988年,Brumbrach给绩效下了较为全面的定义,他认为绩效包括行为和结果,行为由从事工作的人表现出来,行为不仅是结果的工具,行为本身也是结果,是为完成工作任务所付出的脑力和体力的结果,并且是能与结果分开进行判断的工具。由此可以说明绩效应该包含行为和结果两个方面的内容,对绩效进行管理时,既要考虑投入或行为也要考虑产出或结果。

2. 绩效的特征 绩效行为和结果的产生,受到多种内外环境因素的影响,常表现出以下几个基

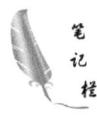

本特征。

（1）多因性：绩效的好坏并不仅取决于某一个因素，而是受到组织内外多种因素的影响，这些因素虽可能独立存在，但却共同作用于绩效，在不同的时期和不同的情景下以单独或联合作用表现出来。

（2）多维性：指绩效常通过多个维度呈现，要全面客观地进行绩效评价，就要综合考虑系统的投入、产出、结果、效率等多个方面。

（3）动态性：绩效会随着自然环境和社会环境的变化而发生变化，绩效管理的内容、手段甚至标准也会发生变化。因此，在进行绩效管理时，要用发展的眼光，不断更新管理的方法和内容。

二、评　价

评价（evaluation）也称评估、测评、考评，是指通过评价者（evaluator）对评价对象的各个方面，根据评价标准进行量化和非量化的测量，最终得出一个可靠的并且符合逻辑的结论。评价包括评价主题、评价维度、评价指标和评价方法四个基本要素。

1. 评价主题　20世纪70年代初，美国学者从经济性、效率性、效果性三个方面提出了"3E"绩效准则，并运用此准则对组织利用资源的绩效进行评价。随着社会的发展，学界将"3E"绩效准则丰富并扩展成"4E"绩效准则，即从经济性（economy）、效率性（efficiency）、效益性（effectiveness）和公平性（equity）四个维度对企业、政府等组织进行绩效评价。经济是指在财政支出管理中建立有效的支出决策机制和支出优先安排机制，以较少的财政预算投入实现既定的绩效目标，克服财政支出活动中严重浪费和分配不均的问题。效率是指以较少的资源投入或较短的时间投入取得一定的产出或是以一定的资源投入或时间投入取得较大的产出，体现了政府及民众对财政支出在项目决策机制、实施进度、经济效益和社会效益等方面的要求。效益是指资源投入所取得的最终产出对绩效目标的实现程度，包括产出的质量、期望得到的社会效果和公众的满意度等。公平是指投入公共资金以后，社会公众尤其是弱势群体是否得到公平的待遇和享受到公共服务。

2. 评价维度　维度由若干反映同一特征的条目构成，根据评价对象和评价行为的类型区分不同的维度。一个评价模式究竟要分为几个维度，则并没有确定，根据评价目标、评价对象不同，可以有不同的评价维度；即使是同一评价目标，评价的对象不同，评价的维度也可能不同，如不同国家（或组织）卫生系统的绩效评价体系所包含的维度不尽相同（表30-1）。

表30-1　不同国家（或组织）卫生系统绩效评价体系所包含的维度

维度	英国	美国	加拿大	澳大利亚	印度	WHO	中国
可及性	√		√	√			√
公平性	√	√	√	√		√	
适宜性			√	√			
提供服务能力			√	√	√		√
效率/有效性	√	√	√	√			√
成本/费用						√	
效益		√		√			√
反应性/患者	√	√	√	√		√	
安全性		√	√	√			
可持续性				√			
临床效果/质量	√	√	√	√			√
及时性	√	√		√			

3. 评价指标　科学合理地构建评价指标体系是实施绩效评价工作的前提。开展绩效评价，就需要能够表达评价对象特征、水平的指标，这既是所有评价工作的基础，也是评价能否准确反映评价对象真实水平的关键。因此，要对机构、组织、单位、某系统或其子系统的绩效进行客观、正确、可靠、综合的评价，必须建立一套适宜的指标体系。评价指标体系所包含的指标要能够较全面地反

映该系统的整体状况，指标数量要尽量少而精，以免增加评价的难度和复杂性。为此，需采用专家咨询法和数理统计方法，从众多的指标中筛选出有代表性的指标。

评价指标的确立一般需遵循 SMART 原则：S 即 specific，是指评价指标要切中特定的工作目标；M 即 measurable，是指评价指标是可以测量的，相关数据或信息是可以获取的；A 即 attainable，是指评价指标是可以实现的，应避免设立过高或过低的目标；R 即 realistic，是指评价指标应该与工作有关，是实际存在并可以被证明和观察得到的；T 即 time bound，是指在评价指标中要设定完成这些指标的期限，一般以 1 年为单位，也可设立季度目标或 3～5 年的中长期目标。

4. 评价方法 可分为定性方法和定量方法两大类。常使用的定性方法有深入访谈法、专家会议法、专题小组讨论法、德尔菲法、观察法等，这些方法至今仍在绩效评价中被广泛使用，是非常重要的研究方法。定量方法除了常用的统计学方法以外，还包括近年来兴起的层次分析法、TOPSIS 法、网络分析法、模糊评价法、综合评分法等。这些方法广泛地被应用于绩效评价之中，可以单独使用，也可以定性方法和定量方法结合使用，目标是实现最合理的绩效评价。

三、绩效评价的概念

绩效评价（performance assessment）是指运用数理统计和运筹学的方法，采用特定的评价指标体系，对照一定的标准，按照一定的程序，通过定量定性对比，对企业或组织一定经营时期内的经营效果和经营者的业绩做出客观、公正和准确的综合评判。

绩效评价是一个综合性的概念，根据评价对象的特征，可以分为系统性绩效评价和机构绩效评价；根据评价的层次，也可以分为对组织、过程及团队、个人绩效的评价；根据评价的范围，绩效评价可以是全方位的，也可以是局部性的；根据评价的时间，绩效评价可以在事前进行或事中进行，也可以在事后进行。总之，绩效评价是一个复杂的过程，与各方的价值取向密切相关。

国外绩效评价的研究和实践经历了较长的时期，而我国绩效评价的起步较晚，目前已经基本上与国际接轨，并且进行了符合我国国情的多方面的相关研究。近年来，绩效评价研究中逐渐引入了利益相关者分析法，在进行绩效评价时，常要确定基本利益相关者有哪些，找出不同利益相关者的共同利益，以及个人或组织的单独利益，在进行绩效评价的指标体系构建过程中，评估共同利益与单独利益的影响，从而制订切实可行的评价指标体系，才能达到绩效评价的最终目标。绩效评价要达到预期效果、取得成功，需要具备以下条件：①确定利益相关者并争取他们的合作；②获得决策者的支持；③合理制订评价目标和评价任务；④构建合理的评价主题、评价维度和评价指标体系；⑤评价方法科学合理、容易控制；⑥有强大的技术支持。

第二节　公共卫生绩效评价

> **案例 30-2**
>
> 2016 年 8 月的全国卫生与健康大会提出，我国的卫生与健康工作方针是：以基层为重点，以改革创新为动力，预防为主，中西医并重，将健康融入所有政策，人民共建共享。随后中共中央、国务院印发了《"健康中国 2030"规划纲要》，其中指出要坚持以人民为中心的发展思想，牢固树立和贯彻落实创新、协调、绿色、开放、共享的发展理念，坚持正确的卫生工作方针，坚持健康优先、改革创新、科学发展、公平公正的原则，以提高人们健康为中心，以体制机制改革创新为动力，从广泛的健康影响因素入手，以普及健康生活、优化健康服务、完善健康保障、建设健康环境、发展健康产业为重点，把健康融入所有政策，全方位、全周期保障人民健康，大幅度提高健康水平，显著改善健康公平。
>
> 问题：
> 1. 根据公共卫生的特点，分析当前卫生工作的方针是否体现了公共卫生的特征？
> 2. 如果当前卫生工作的方针体现了公共卫生的特征，具体体现在哪些方面？

一、公共卫生

美国耶鲁大学 Winslow 教授认为公共卫生是通过有组织的社区努力来预防疾病、延长寿命、促进健康和提高效益的科学和艺术。有组织的社区努力包括改善环境卫生、控制传染病、教育人们注意个人卫生、组织医护人员提供疾病早期诊断和预防性治疗的服务，以及建立社会机制来保证每个人都达到足以维护健康的生活标准。组织以上效益的目的是使每个公民都能实现其与生俱有的健康和长寿。1988年，美国医学研究所在《公共卫生的未来》中明确提出公共卫生就是一个社会为保障人人健康的各种条件所采取的集体行动。随后又进一步阐明了该定义的内涵和外延，认为公共卫生定义包含了三个部分：①公共卫生的宗旨是通过保障人人健康的各种条件来实现社会的利益；②公共卫生的本质是以流行病学为其科学核心，联合多学科通过有组织的社区努力来解决预防疾病和促进健康的问题；③公共卫生的结构框架包括政府公共卫生机构、私立机构、志愿者组织和个人进行的所有公共卫生活动。

2003年7月，全国卫生工作会议上明确提出公共卫生就是组织社会共同努力，改善环境卫生条件，预防控制传染病和其他疾病流行，培养良好卫生习惯和文明生活方式，提供医疗服务，达到预防疾病、促进人们身体健康的目的。这一概念与Winslow的定义基本一致，但进一步提出了政府对公共卫生的责任。

在现代，公共卫生的内涵可概括为疾病预防（prevention）、健康保护（protection）、健康促进（promotion）和卫生服务研究。不同国家和组织对公共卫生内涵都有不同的界定，通过比较可以发现，在公共卫生监测、健康促进、法律法规建设等方面存在较多共识。

1. 疾病预防 指的是对传染病、慢性非传染性疾病及伤害的预防和控制，是传统预防医学的研究领域。

2. 健康保护 包含了以生物医学为基础的预防医学领域的内容，包括环境卫生、职业卫生、营养与食品卫生、学校卫生、流行病学等均含有健康保护的元素。对生命全过程、全周期的保护是新公共卫生的重要理念。健康保护应包括所有针对人体健康的防护措施、卫生工程技术措施、公共卫生政策措施及公共卫生干预等。

3. 健康促进 《渥太华宪章》倡导在没有任何歧视的条件下享有最高可获得的健康标准是每个人的基本权利。发掘促进人类健康的资源，改变不良生活方式和个人卫生行为，最重要的是改变促使人们做出行为方式改变的环境，也就是公共卫生要为人们更多地提供有益于健康的资源。

4. 卫生服务研究 是从卫生服务的供方、需方和第三方（如决策方、医疗保险公司等）及其相互之间的关系出发，研究卫生系统为一定的目的合理使用卫生资源，向居民提供预防、保健、医疗、康复、健康促进等卫生服务的过程，包括理论研究、发展研究、政策分析及卫生服务的计划、组织、管理、制度、政策、指导、实施、质量控制、激励、效益和效果评价等。

二、公共卫生绩效评价的相关理论

2000年WHO《世界卫生报告》以全新的视角和理念提出了评价不同国家卫生系统绩效的新框架，并运用这一框架对191个成员国的卫生系统进行了绩效评价，引起了社会各界对卫生系统绩效的关注。经过十几年的发展，卫生系统绩效评价已经引起政府、社会公众及研究人员的广泛关注，针对卫生系统开展的绩效评价逐渐深入。

公共卫生绩效是经济学、管理学、伦理学、社会学、医学等诸多学科在公共卫生领域的综合运用。

1. 预防医学理论 现代健康观的确立促进了公共卫生绩效内涵的更新和价值导向的重建。同时随着疾病谱和死亡谱的变化、环境的恶化、行为生活方式的转变、社会经济的发展等因素的变化，公共卫生服务的提供与管理有了新的要求，改变了公共卫生服务的内容与方式。根据健康观念和医学模式的转变，社会大卫生观应成为公共卫生绩效管理的指导思想，公共卫生绩效不仅体现公共卫生服务机构或人员的努力，也包含社会各界的公共责任。在开展绩效评价实践时，必须着眼于多种因素，针对包括心理、行为及社会因素在内的整个系统制订绩效管理策略，同时还需要从改善公众健康出发，体现公共卫生的效果和效率。

2. 经济学理论 从经济学角度研究公共卫生活动，可以从资源配置角度研究公共卫生服务的提供机制，在特定的区域和范围内系统分析应该提供什么样的公共卫生服务、如何提供、为谁提供等经济选择问题，有助于实现公共卫生服务的效率和公平，促进公共卫生系统绩效的整体改进。

3. 公共管理学理论 公共卫生属于典型的公共事业，是公共治理理论研究的主要内容之一。公共卫生绩效管理可以从公共治理理论得到多重启发，公共卫生治理主体是多元化的，要改善对公共卫生的治理，必须实现政府干预与市场机制的综合运用与协调。公共卫生绩效的形成涉及卫生、教育、环境保护等多个部门、多个社会组织和广大的社会公众，要建立科学的公共卫生绩效管理制度，就应该设计一种机制让更多的利益相关者参与到公共卫生治理中，整合来自政府、市场及第三方组织的支持与协作，实现管理目标的最大化和多样化。

第三节　公共卫生绩效评价框架

案例 30-3

为研究能够普遍适用于中国现有的公共卫生项目，为各级卫生行政部门和公共卫生服务机构提供科学、可行的公共卫生项目绩效评价指标体系，孙磊等依据现有国家政策规定和制度要求，考虑公共卫生项目的特点，在专家论证、四省八县实地调研的基础上，研制了公共卫生项目绩效评价指标体系（表30-2）。

表30-2　公共卫生项目绩效评价指标体系

一级指标	二级指标	指标说明
1. 项目目标	1.1 目标科学性	主要评价是否制订了科学合理的绩效目标
	1.2 目标完整性	主要评价是否制订了详细完整的绩效目标
	1.3 目标可行性	主要评价绩效目标是否可行，是否有明确的阶段性计划
	1.4 财政预算计划	省级是否有配套资金
	1.5 项目风险认知	是否有项目执行风险控制预案
2. 项目运行	2.1 项目组织管理	主要评价项目实施过程中领导重视、组织协调、实施方案制订等情况
	2.2 项目资金管理	主要评价项目资金的拨付到位及资金支出完成等情况
	2.3 项目财务管理	主要评价项目资金财务内控制度建设和落实、日常财务管理、资金使用合规性等情况
	2.4 项目督导	主要评价是否开展了项目督导及整改
3. 项目评价	3.1 项目任务完成数量	主要评价项目业务工作任务数量完成情况
	3.2 项目任务完成质量	主要评价项目业务工作任务完成的质量或目标实现情况
	3.3 绩效评价	主要评价是否开展了绩效评价
4. 社会效果	4.1 项目社会效益	主要评价项目实施给经济社会发展、居民健康、公共卫生均等化等产生的积极作用
	4.2 项目经济效益	主要评价项目实施所带来的直接或间接经济效益
	4.3 项目持续影响	主要评价项目实施对居民生活环境、公共卫生服务体系功能等所产生的长期影响

问题：

1. 思考公共卫生绩效评价可能涉及哪些方面？
2. 如果要对某个城市的公共卫生进行绩效评价，应从哪些方面考虑？

测量绩效需要有多个指标构成的、结构合理的、分布均衡的指标体系，并应建立在概念框架的基础上。概念是对复杂事物或现象抽象化的过程，概念化可将复杂的事物或现象转化为可操作性的概念，这些可操作性的概念和概念间的相互关系构成了框架，这些具操作性的概念在框架中可被称为维度。概念框架的制订应依据公共卫生的理论，而概念框架下的维度和子维度则反映公共卫生系统的具体的概念。概念框架除了说明公共卫生指标体系的构成，更重要的是要阐明各个维度间的相互关系。指标体系的概念框架应指导指标体系的构建，是指标体系构建的蓝图。公共卫生指标体系概念框架的研究目前在我国尚未建立，但可以借鉴和参考整个卫生系统、医疗系统概念框架研究的成果，建立符合公共卫生特点和我国具体实际的公共卫生指标体系概念框架。

一、美国公共卫生系统绩效评价体系的构建

20世纪90年代以来，公共卫生绩效及其理论在美国得到迅速发展。1988年，美国医学科学研究所（Institute of Medicine，IOM）发布了《公共卫生的未来》研究报告，明确提出公共卫生的三大

核心功能是评价、政策发展和保障，开启了美国公共卫生绩效研究的新时代。1990 年，美国卫生与人类发展部发布的《Health People 2000》又明确提出 2000 年的美国公共卫生发展目标是"至少 90% 的人口能够得到地方卫生部门有效提供的核心公共卫生功能"。在 1994 年，美国公共卫生学界就公共卫生的基本内容达成一致，提出了十项基本公共卫生服务（ten essential public health services，EPHS）。1994 年 Miller 通过专家评审的方法，确定了 81 项用于评价地方公共卫生绩效的指标，随后又运用心理测量分析量表的制定方法，进行了指标筛选，将指标内容缩小为 20 项，于 1997 年命名为 Miller-Turnock Twenty，在此基础上，美国公共卫生学者 B.Turnock 和 A.Handler 提出了公共卫生系统的概念性框架，如图 30-1 所示。

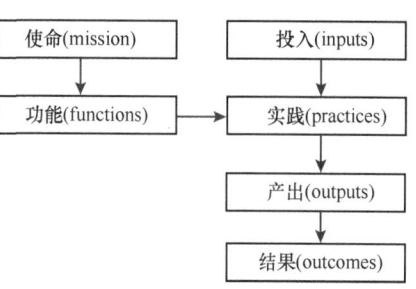

图 30-1　公共卫生系统的测量框架

1998 年，美国成立公共卫生联合小组开始实施国家公共卫生绩效标准项目（the national public health performance standards program，NPHPSP）。该项目的设计遵循以下四条理念：①以美国的十项基本公共卫生服务为基础；②侧重于评价总体卫生系统绩效；③以最佳水平的绩效为基础；④支持质量改善工程。NPHPSP 共包含三套评价方案：州公共卫生系统绩效评估方案、地方公共卫生系统绩效评估方案和地方公共卫生管理部门的系统绩效评估工具。其中州和地方公共卫生系统绩效评估方案均以十项 EPHS 为基础。地方公共卫生系统绩效评估工具的首要目的就是促进地方公共卫生系统服务质量的持续改进。公共卫生系统不同层次的绩效评价如图 30-2 所示。

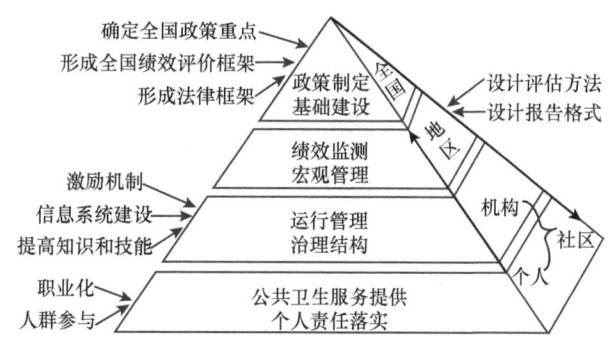

图 30-2　公共卫生系统不同层次的绩效评价

地方公共卫生系统绩效评估方案共包括十个部分，每一部分分别对应一项 EPHS，每一项 EPHS 又被分为若干指标，这些指标用来表示卫生服务的主要组成。与指标相联系的是描述地方公共卫生系统最适宜绩效的示范标准，这些标准代表了高绩效的公共卫生系统所必需的投入和能力。每一个示范标准都有一系列绩效评价问题所组成，从而形成评价绩效的工具，每个工具对应完全符合、大部分符合、少部分符合和不符合四个选项。地方公共卫生系统的参与者对每一个问题进行讨论，最终找到一个最适合当前公共卫生活动开展水平的答案。当地方公共卫生系统完成所有评价之后，会将评价的数据传递到 NPHPSP 的网站，系统自动对数据进行分析并提交分析报告。分析报告包括以下几个部分：①每一项 EPHS 的总体成绩；② 每一项 EPHS 中各个指标的成绩；③每一个示范标准的关键点。报告的目的在于为地方不断提高服务质量、改善绩效提供指导。

2002～2007 年 NPHPSP 工具在美国推广到 30 多个州，取得了较好的应用效果。经过信度和效度分析，地方公共卫生绩效评价工具具有较高的表面效度和内容效度，但是内部效度不够高。2009 年美国肯塔基大学的 F.Douglas Scutchfield 和阿肯色医科大学（UAMS）的 Glen P.Mays 的研究团队根据 NPHPSP 工具的使用效果，对 B.Turnock 和 A.Handler 提出的公共卫生系统的概念性框架进行了改进，进一步对公共卫生绩效的内外部影响因素进行了系统研究，构建了公共卫生绩效的形成机制，高度重视各类公共卫生活动与绩效之间的因果关系，提出了公共卫生系统的概念模型。

公共卫生系统的概念模型（图 30-3）认为，公共卫生系统的边界是十分广泛和动态变化的，除了政府组织体系中的公共卫生机构之外，还有大量的非政府组织也在提供公共卫生服务和公共卫生管理，他们共同构成公共卫生的内部组成。在政府与非政府组织之间需要进行有效的责任分担，同时人力、物力、组织等资源也要进行合理配置，政府承担资格认定、绩效测量、实践指导的职责。

公共卫生系统内外部因素是通过政府制定政策环节对公共卫生绩效发挥作用的，政策制定的质量直接影响公共卫生产出与结果绩效中一系列重要的绩效指标。该模型还关注了绩效对于公共卫生系统内外因素的反作用过程，一方面，可以通过政府反馈公共卫生的过程与结果绩效，促使不断改善公共卫生管理职能的履行；另一方面，则可以通过绩效完成满足人群的健康需求，并改善公共卫生的外部环境。通过公共卫生内外系统的优化，进而改善公共卫生政策制定的水平，再对公共卫生绩效产生积极提升，由此形成一个相互作用，持续改善的良性循环系统。

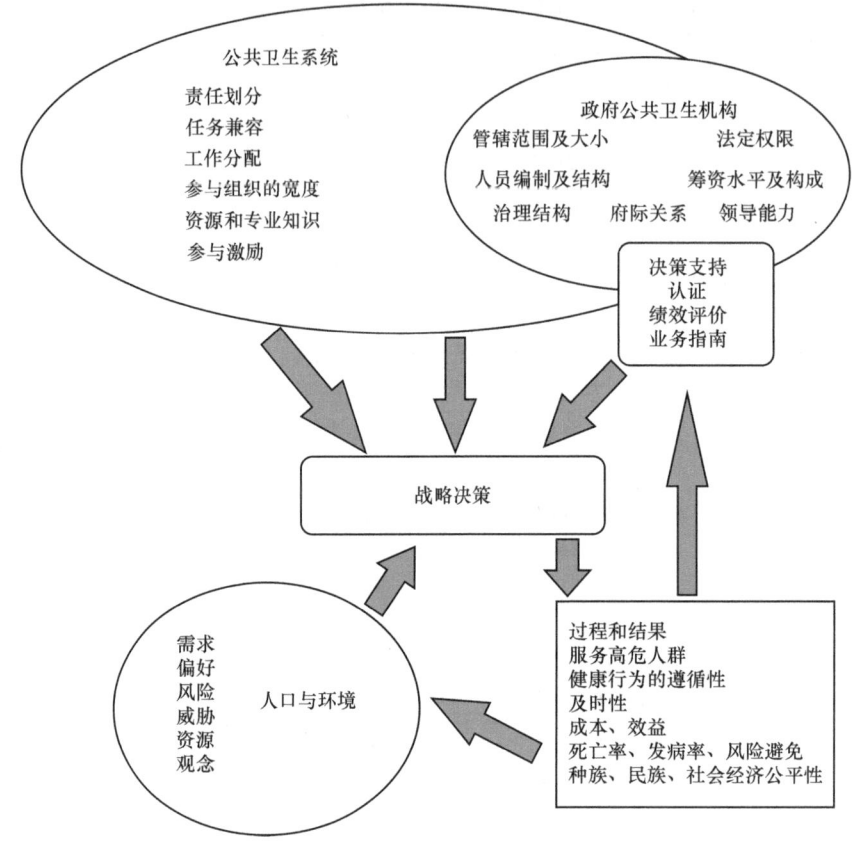

图 30-3　公共卫生系统的概念模型

二、我国公共卫生绩效评价的实践

自 WHO 提出卫生系统绩效并发布了针对 191 个国家的卫生系统绩效评价报告以来，我国政府和研究人员也逐渐进行了卫生系统绩效评价的相关研究。2007 年我国学者经过研究提出了中国公共卫生的十项基本职能：①监测人群健康相关状况；②疾病或健康危害事件的预防和控制；③发展健康的公共政策和规划；④执行公共政策、法律、行政法规、部门规章和卫生标准；⑤开展健康教育和健康促进活动；⑥动员社会参与及多部门合作；⑦保证卫生服务的可及性和可用性；⑧保证卫生服务的质量和安全性；⑨公共卫生体系基础结构建设；⑩研究、发展和实施具有革新性的公共卫生措施。

2009 年初，卫生部印发《各级疾病预防控制机构基本职能》和《疾病预防控制工作绩效评估标准》等文件，从国家层面对公共卫生绩效评价给予了重视。我国公共卫生绩效考核相关研究在此后呈逐年增长趋势，此类研究在 2006 年仅有 1 项，而在 2010 年增至 11 项，目前研究量显著增长。本节就公共卫生服务体系绩效评价指标框架进行介绍。

华中科技大学的苏海军于 2010 年借鉴投入-产出-结果结构模型，在以往的研究成果、国家基本公共卫生服务项目规范、基本公共卫生服务均等化指标体系和疾病预防控制区域绩效评估指标的基础上，经过两轮专家咨询，初步构建了公共卫生服务体系绩效评价指标框架，该框架共包括一级指标 3 个，二级指标 12 个，三级指标 25 个。具体指标体系见表 30-3。

表 30-3　公共卫生服务体系绩效评价指标框架

一级指标	二级指标	三级指标
1. 投入	1.1 筹资	1.1.1 当年各级财政拨付的公共卫生服务经费（万元）
		1.1.2 疾病预防控制经费占地方财政经常性支出的比例
	1.2 机构	1.2.1 公共卫生机构密度
	1.3 人员	1.3.1 人均疾病预防控制中心卫生技术人员数
		1.3.2 人均妇幼保健机构卫生技术人员数
	1.4 基础设施和设备	1.4.1 疾病预防控制机构基础设施和仪器设备达标单位比例
2. 产出	2.1 传染病预防控制	2.1.1 儿童疫苗接种率
		2.1.2 结核病 DOT 覆盖率
		2.1.3 乙肝 5 岁以下儿童表面抗原携带率
	2.2 慢性病预防控制率	2.2.1 居民健康档案建档覆盖率
		2.2.2 慢性病患者规范管理率
	2.3 突发公共卫生事件处置	2.3.1 突发公共卫生事件规范处置指数
	2.4 健康教育和健康促进	2.4.1 居民基本卫生防病知识知晓率
		2.4.2 居民基本卫生防病行为形成率
	2.5 健康危害因素监测评价与干预	2.5.1 农村安全饮用水覆盖率
		2.5.2 农村无害化厕所普及率
	2.6 妇幼保健	2.6.1 孕产妇系统管理率
		2.6.2 产后访视率
		2.6.3 新生儿访视率
		2.6.4 3 岁以下儿童系统管理率
3. 结果	3.1 死亡评价	3.1.1 围生儿死亡率
		3.1.2 孕产妇死亡率
		3.1.3 人口死亡率
	3.2 非死亡评价	3.2.1 低出生体重发生率
		3.2.2 传染病总发病率

（郑建中）

第三十一章 医院感染的预防和控制

第一节 医院感染的定义、分类及诊断标准

一、医院感染的定义

医院感染（nosocomial infection，NI 或 healthcare-associated infection，HAI）是指在医院内获得的感染，包括住院期间发生感染并发病和在医院内发生感染出院后发病，不包括入院前已获得感染或入院时已处于潜伏期的感染。发病可在医院内或医院外发生。感染疾病的潜伏期短，则发病可能在院内发生，而对于潜伏期长的疾病如乙肝，住院期间患者发生感染，可能在出院后发病。

医院感染的对象广义上包括住院患者、医院职工、门诊患者、探视者和陪护家属，这些人在医院区域里获得的感染均可被称为医院感染。但门诊患者、探视者和陪护家属在医院内停留时间短暂，而且感染因素较多，常难以确定感染是否来自医院。因此，医院感染的对象主要是指住院患者和医院职工。

医院感染必须是在医院内获得的，因此多根据疾病的潜伏期进行判断，即从患者入院的第一天算起，超过平均潜伏期而发生的感染，均应被诊断为医院感染。而对于潜伏期不详的疾病，一般患者入院 48 小时后发生的感染被诊断为医院感染。

二、医院感染的分类

医院感染的分类方法有很多，可以按感染途径、病原体的来源、感染部位、感染的病原体种类等进行分类。

医院感染按其感染途径的不同分为内源性感染（endogenous infection）和外源性感染（exogenous infection）两种类型。外源性感染包括医源性感染（iatrogenic infection）、带入传染和交叉感染（cross infection）三种。

1. 内源性感染 又称自身感染（self infection），指病原体来自患者体内的感染。正常的人体有许多部位存在细菌，如皮肤、肠道、口咽和泌尿生殖道等均存在细菌，这些细菌在正常情况下对人体并无感染力。由于患者长期使用抗菌药物、免疫抑制剂或激素等，机体抵抗力降低，原存在于患者体内的正常菌群失调，或由于诊断和治疗措施引起的损伤为存在于体内的非条件致病菌提供了侵入机会而发生感染。例如，大肠埃希菌离开肠道进入尿路造成尿路感染；晚期再生障碍性贫血、晚期白血病、晚期癌症患者等发生的感染；外科手术后造成患者伤口感染的葡萄球菌来自自身皮肤等。

2. 医源性感染 指在诊疗过程中由所用医疗器械、设备、药物、制剂及卫生材料的污染或医院内场所消毒不严而引起的感染。

3. 带入传染 指患者入院时已处于另一种传染病的潜伏期，住院后发病而引起其他患者或医院职工的感染。

4. 交叉感染 指患者与患者、患者与医务人员、患者与陪护人员或探视人员通过直接或间接触引起的感染。其中间接接触感染是指可通过接触医院的环境、物品等获得的感染。

内源性感染的发病机制比较复杂，较难预防和控制。外源性感染可通过医院消毒、灭菌、隔离等达到有效预防和控制。

三、医院感染的诊断标准

医院感染的诊断要依靠临床资料、实验室检查及其他检查和临床医生的诊断。参照 WHO 及美国疾病控制预防中心的诊断标准，我国于 2001 年制定了《医院感染诊断标准（试行）》。

（一）医院感染诊断标准的说明

1. 下列情况属于医院感染

（1）针对无明确潜伏期的感染，规定入院 48 小时后发生的感染为医院感染；针对有明确潜伏期的感染，规定自入院起超过平均潜伏期后发生的感染为医院感染。

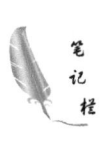

（2）本次感染直接与上次住院有关。

（3）在原有感染基础上出现其他部位新的感染（除脓毒血症迁徙灶），或在原感染已知病原体基础上又分离出新的病原体（排除污染和原来的混合感染）的感染。

（4）新生儿在分娩过程中和产后获得的感染。

（5）由诊疗措施激活的潜在性感染，如疱疹病毒、结核分枝杆菌等的感染。

（6）医务人员在医院工作期间获得的感染。

2. 下列情况不属于医院感染

（1）皮肤黏膜开放性伤口只有细菌定植面无炎症表现。

（2）由创伤或非生物性因子刺激而产生的炎症表现。

（3）新生儿经胎盘获得（出生后48小时内发病）的感染，如单纯疱疹、弓形虫病、水痘等。

（4）患者原有的慢性感染在医院内急性发作。

（二）医院感染的分类诊断标准

（1）泌尿道感染：有下列情况之一者，即可诊断为泌尿道感染。①出现临床症状或体征；②尿常规出现脓细胞或白细胞数>10个/视野；③细菌学定量培养法证明有意义的菌尿（即细菌数>10^5/ml）或在多次定量培养中出现大量的同一细菌。

（2）下呼吸道感染：出现咳嗽、发热、脓性痰或阳性体征，或原有呼吸道感染出现明显加重者（细胞学检查或X线检查不是必需的）。

（3）胃肠道感染：出现临床症状或体征，且粪便中培养出沙门菌、痢疾杆菌、耶尔森菌或其他病原菌。如果没有阳性粪便培养结果，有很充分的流行病学资料证实有医院交叉感染存在时，也可以认为是医院感染。

（4）心血管感染：发生于心瓣膜、心包、心肌及血管等部位的感染（细菌学阳性培养结果不是必需的）。

（5）烧伤感染：伤口中有脓性分泌物排出。

（6）术后伤口感染：外科伤口中有脓性分泌物排出或出现典型的感染症状（细菌学阳性培养结果不是必要的）。对于原有感染的伤口，如果从临床上或细菌学上证明是一次新的感染，亦可诊断。

（7）皮肤感染：皮肤病灶溃疡肿块或其他损伤部位有脓性物排出，包括有临床症状而皮肤完好者（不一定需要细菌学阳性培养结果）。

（8）腹腔内感染：腹腔内出现脓肿或腹膜炎。

（9）骨髓感染：有典型的临床症状和体征，即使没有临床表现而出现有意义的X线检查结果，也可诊断（细菌学检查不是必需的）。

（10）败血症：只有得到有意义的阳性血培养结果，才能诊断。

（11）脑膜感染：有临床症状或脑脊液培养阳性。

（12）针刺部位的感染：针刺的部位有脓性分泌物排出并出现典型的感染体征。

第二节 医院感染的流行病学

案例31-1

某年2月2～9日，某医院暴发诺如病毒感染，57例住院患者中共有9例患者发病，其中8例为医院感染，医院感染罹患率为14.4%（8/57）。主要临床表现以恶心、呕吐、腹泻为主。病程最短为1天，最长为4天，多数为2～3天，具有一定自限性，病情较轻，无明显脱水症状。通过调查发现本病区2月2日曾经收住1例有胃肠道感染症状的患者，经补液及使用小檗碱（黄连素）治疗，该患者病情于2月4日已好转，未引起主管医生及护士的注意，未采取隔离措施。而2月4日发生胃肠道感染的3例患者临床症状与2月2日收住患者的临床症状类似，因此考虑与该例患者感染有关。同时对同病区、同院内的患者、陪护人员和医务人员开展调查，包括饮食情况、接触者中有无其他患者及医务人员出现类似症状、其他病区有无类似情况、感染情况有无共同点等。调查结果显示，感染患者与非感染者在上述并无不同，因此对本次发生感染的3例患者，考虑为由2月2日第1例胃肠道感染患者传播所致，原因可能为与患者共用一个卫生间，而发病的3例患者在同一病房，考虑为经接触引起感染的传播。经调查判断感染患者之间为接触传播，通过对感染病例的临床症状、体征及实验室检查进行认真探讨，因便常规及血常规均无异常，不考虑为细菌感染，为病毒感染的可能性大。考虑到当时该地区正流行诺如病毒，而且患者发生的临床症状与社会上感染患者的临床症状很像，且第1例患者的房间也发生了1例继发感染。因此经认真讨论，将本次事件初步判定为一起由诺如病毒引起的胃肠道感染暴发，且对留便标本进行病毒检验，3人诺如病毒阳性。

问题：上述案例中应采取哪些措施切断疾病传播？

一、医院感染的传播过程

（一）传染源

医院感染的传染源主要为患者和病原体携带者。

1. 患者 是医院感染的重要传染源。患者体内有大量病原体生长繁殖，又有促进病原体传播的症状和行为，且抗生素的应用使得这些病原体多具有耐药性甚至具有多重耐药性，因而这类病原体经过特定的传播途径很容易在另一易感宿主体内定植而引起感染。患者成为医院感染的传染源有以下三种情形。

（1）已感染的患者在各种诊断和治疗过程中经含有病原体的血液、体液、分泌物、排泄物等污染诊疗器械及周围的环境与物品。

（2）患者入院时已患传染病但被误诊、漏诊或正处于另一种传染病的潜伏期。

（3）医院发现有感染症状的患者时，未及时采取适当的隔离和消毒措施。

2. 病原体携带者 病原体携带者本身无任何临床感染症状，但由于其体内的病原体未被清除，仍能向外界排出、传播病原体，常因无症状与体征而未被发现或隔离，因此其是医院感染的重要传染源。常见传染病的病原体携带者包括痢疾、伤寒、水痘、麻疹、甲肝、白喉、流行性脑膜炎、乙肝、猩红热、霍乱等患者。临床上由患者或医院内人员作为病原体携带者引起的医院感染事件屡见不鲜。对于内源性感染的患者而言，机体内正常菌群在一定的条件下转变为能引起自身感染的条件致病菌，从而导致自身感染的发生。

3. 环境贮源 环境污染物也是医院感染重要的非生物媒介。一些革兰阴性杆菌，如铜绿假单胞菌、克雷伯菌、肠杆菌、沙雷菌、不动杆菌等，在医院潮湿的环境或某些液体中可存活很长时间（数日以上），在获得很少营养物质的情况下也能进行繁殖。此外，某些真菌及革兰阳性厌氧芽孢杆菌可在空气、尘土或土壤中长久存活，这种病原体兼有腐生菌的特性，能在环境中生存和繁殖，这些环境场所称为病原体的环境贮源。另一些革兰阳性球菌（葡萄球菌及链球菌）常能在医院环境物体上被检出，并且可在干燥的环境物体表面存活多日，其致病力随时间延长而降低。大部分从这种来源获得的感染，其环境均是近期被微生物污染的，这种污染的环境不属于环境贮源。上述病原体大多存在于医院中未经严格消毒的医疗器械、敷料、被褥、病房设备，如橱柜、便器、地毯、拖把等，极易引起医院感染的发生。美国的资料表明，估计有45%的医院感染是由医疗器械引起的，这些被病原体污染的物体统称为带菌污染物。

4. 动物感染源 鼠、蚊、蝇、蟑螂等是医院感染的主要动物感染源，如鼠类是鼠伤寒沙门菌的重要宿主。

（二）传播途径

病原体从传染源体内被排出后，除少数几种病原体可以直接被传播给新的宿主，大多数病原体都需要依赖外界环境的一些传播媒介的帮助才能实现传播。

1. 接触传播 是医院感染内病原体最常见的传播方式，可分为直接接触传播和间接接触传播。

（1）直接接触传播：是指病原体在没有外界传播媒介的参与下直接从传染源被传播给易感者。例如，在一个拥挤的病房内直接由医务人员与患者或患者与患者间互相接触所引起的感染等。患者的自身感染也可认为是自身直接接触传播，如病原体从已感染的切口传播至身体其他部位、粪便中革兰阴性杆菌可通过手被传播到鼻咽部或伤口而引起感染等。

（2）间接接触传播：是指由接触携带病原体的污染物而引起的感染。间接接触传播最常见的方式是病原体从传染源被传播到医务人员的手、医疗设备、病房内相关物品，通过中间环节，再被传播至其他患者。例如，链球菌、金黄色葡萄球菌、铜绿假单胞菌、沙眼衣原体、真菌等的传播。医务人员的手对传播病原体起着重要的作用，因为手经常接触各种感染性物质及其污染物品，很容易经再接触将病原体传播给其他医务人员和患者。各种诊疗设备也是间接接触传播的载体。例如，某医院 292 例手术中共发生 166 例手术切口感染，经调查发现此感染事件是一起由龟分枝杆菌导致的医院感染暴发事件。感染的原因是浸泡手术刀片、剪刀和缝线的消毒液戊二醛配制错误未达到灭菌效果，后经采取停止手术、积极治疗感染患者等控制措施才终止了这次医院感染的暴发。

2. 经空气传播 是指以空气为传播媒介。由空气中带有病原体的微粒子随气流流动导致疾病的传播，是引起呼吸道感染的主要途径之一。该传播的实现取决于患者的行为及机体对病原体的抵抗力。此种传播方式在结核分枝杆菌感染等呼吸道传播疾病和手术切口部位感染中起重要作用。某些呼吸治疗装置（如湿化器或雾化器）、微生物实验室操作及空调系统等也可产生生物气溶胶，引起某些呼吸道传染病的医院感染。

3. 经水传播 医院的水源同样可因各种原因受到不同程度污染，使用了未经严格净化消毒的水也可导致医院感染的发生。医院内由经水传播导致伤寒、细菌性痢疾、病毒性腹泻等疾病的暴发在国内已有多次报道。

4. 经食物传播 多见于肠道传染病。主要由医院中供应的食物被病原体污染所致。原因可能是食物在生产、加工、运输、贮存、烹调、供应过程中被病原体携带者或鼠类污染，或被不洁的水、容器、炊具、食具等污染，也可能是食物本身带有病原体，在加工过程中病原体未能被杀死，在患者食用后导致医院感染的发生。经食物传播疾病常见的有细菌性食物中毒、细菌性痢疾、甲肝等。

5. 医源性传播 是医院感染传播的特点之一。常见的传播媒介有以下几种。

（1）医疗器械和设备：医院为达到诊断及治疗疾病的目的，常需借助于各种诊疗器械，如各种纤维内镜、呼吸治疗装置、麻醉机、血液透析装置及各种导管插管等，这些器械及设备多具有结构复杂、清洁及消毒难度大等特点，加之这些介入性诊疗操作常损伤人体皮肤、黏膜的防御屏障，增加了感染发生的机会，有的器械或设备在使用过程中还可被各种溶液污染，因此医疗器械被污染所引起的医院感染也属于一种共同媒介物传播。

（2）血液及血液制品：可经此途径传播的常见病原体有乙肝病毒、丙型肝炎病毒、巨细胞病毒、弓形虫及艾滋病病毒等，血液及血液制品传播的预防以输血后肝炎和输血引起的艾滋病传播为重点。例如，血液（含血液制品）是丙型肝炎的主要传播媒介。

（3）药品及药液：各种输液用品，如药品、药液、透析液、高能营养液等在生产或使用过程中受到病原体（尤其是各种条件致病病原体）的污染，病原体可在其中生长繁殖。在口服药物或多种外用药液中，常可检出铜绿假单胞菌、克雷伯菌、肠杆菌、沙雷菌、不动杆菌等条件致病菌。近年来，静脉高能营养液在临床上应用日益广泛，这种液体易受到病原体的污染，常引起患者发生菌血症甚至是败血症，导致医院感染的发生。

（三）易感人群

病原体侵入人机体后是否引起感染主要取决于病原体的毒力和宿主的易感性。宿主的易感性由病原体的定植部位和机体的防御功能决定，如大肠杆菌定植于肠道时并不引起感染，而定植于泌尿道时则引起感染。机体的防御功能由特异性和非特异性免疫功能构成，前者对传染病病原体的预防具有重要意义，而后者对各种条件致病菌侵袭或感染的防御具有重要意义，因此机体的防御功能在医院感染的预防中有着非常重要的作用。

常见医院感染的易感人群有以下几种。

1. 机体免疫功能严重受损者 各种恶性肿瘤、糖尿病、造血系统疾病及肝、肾系统疾病的患者；接受各种免疫抑制剂治疗（如化疗、放疗及抗癌药治疗等）的患者。这些患者的特异性和非特异性免疫功能遭受了极大的破坏，从而使其对病原体的抵抗及屏障作用减弱。

2. 婴幼儿、老年人和营养不良者 婴幼儿的免疫功能尚未发育完善，老年人的免疫功能退化，这些患者处于对病原体的易感状态。

3. 接受各种介入性操作的患者 介入性操作易使皮肤、黏膜遭受损伤，使人体的天然屏障遭到破坏，为病原体的侵入提供了有利的条件。

4. 长期使用广谱抗菌药物者 长期使用广谱高效抗菌药物可使患者发生菌群失调，使细菌产生耐药性，从而导致耐药性细菌及真菌感染，增加了消化道及泌尿道感染的发生风险。

5. 手术时间或住院时间长的患者 手术时间的长短与手术部位发生感染的危险性成正比，即时间越长，发生感染的风险越大。因为手术时间越长，切口组织受损越重，越易致患者局部及全身抵抗力下降，而造成患者处于对病原体的易感状态。此外，医院感染的发生与患者住院时间的长短关系较为密切，患者住院时间越长，病原体在患者体内定植的机会就越大，患者发生医院感染的风险就越大。

二、医院感染的流行类型

1. 散发型 主要危害受感染的个体，但却是医院感染长年不断的重要原因，多由病原体携带者及媒介物污染引起。

2. 暴发型 多由一次同源暴露而引起，发生比较突然，且危害较大。若采取有效措施则感染可迅速被平息，流行曲线常表现为单峰型。如果医院感染为同一来源的而多次暴露则出现多批成簇的患者，流行曲线可呈多峰型。超过最长潜伏期还可出现二代散发病例。

三、医院感染的流行病学特征

1. 地区分布 不同国家、地区的医院感染发生率不同，一般认为，发展中国家医院感染发生率高于发达国家，在同一国家内，由于不同等级医院的条件、管理水平、对医院感染的认识及就诊患者的病情构成不一致，不同等级医院的医院感染发生率也不同。通常级别越高的医院其医院感染的发生率愈高，三级医院医院感染发生率高于二级医院，教学医院的医院感染发生率高于非教学医院，大医院（病床数＞1000 张病床的医院）医院感染发生率高于小医院（病床数＜500 张病床的医院）。这可能与级别高的医院或教学医院收治的患者常病情较重，又有较多的危险因素和侵袭性操作等相关。某市一家三级甲等医院的调查结果显示，该院各科室的医院感染发生率以内科最高，外科次之，妇科最低。此外，不同临床科室的医院感染率不同，主要与患者的疾病严重程度、免疫功能状态、住院时间长短等因素相关。通常医院感染易发生在重症监护病房、新生儿病房、危重患者抢救室、神经外科、心胸外科、呼吸病房、血液病房、肾病病房等。

2. 时间分布 医院属于特殊环境，因此医院感染可常年发生，且无明显的周期性。一些能引起医院感染的病原体，如大肠埃希菌、厌氧菌、化脓性链球菌及金黄色葡萄球菌等无季节性发病特点，但有些类型的医院感染具有季节性，其主要与病原体的特点相关，如医院内呼吸道疾病的暴发多在冬、春季，如流行性感冒多发生在冬、春季。手术切口医院感染则在夏季发病率最高，而克雷伯菌、大肠杆菌及铜绿假单胞菌等感染则多发生在夏秋季节。

医院感染的长期趋势是从较长的时期来考察医院感染的演变过程，包括感染率、病原体及其耐药性等方面的变化趋势。国内外医院感染发生率均呈上升趋势，其高低主要受医院感染管理的规范化程度及新的诊断及治疗技术应用的程度等因素影响。长期以来，医院感染的病原体构成也在发生变化，耐药菌的比例不断增加。20 世纪 30 年代初，医院感染的病原体主要以革兰阳性球菌如 B 群溶血性链球菌和葡萄球菌为主，20 世纪 50 年代以致病性较强的耐药金黄色葡萄球菌多见，20 世纪 60 年代初革兰阴性杆菌和真菌的比例在不断上升，革兰阳性球菌的比例不断下降。20 世纪 90 年代以来具有多重耐药性的革兰阳性球菌所占比例在回升，一些新的病原体如艾滋病病毒、丙型肝炎病毒等也成为医院感染不容忽视的病原体。一些条件致病菌如肺炎克雷伯菌、大肠埃希菌、铜绿假单胞菌等引起的医院感染比例也有上升。

3. 人群分布 医院感染的人群分布特点为：①不同年龄人群医院感染的发生率存在很大差别，其中以婴幼儿及老年人的发生率最高；②不同性别人群医院感染的发生率没有明显差别，但某些部位的感染可表现出性别上的差异，如泌尿道感染发生率女性较男性高，这主要与男性和女性解剖结构不同等因素相关；③不同疾病的住院患者中，医院感染的发生率有明显差别。全国医院感染监测系统的监测报告显示恶性肿瘤患者、重症监护室患者、血液系统疾病患者的医院感染发生率较高；④暴露在不同危险因素中的患者医院感染发生率存在差别。具有某些危险因素的患者的医院感染发生率高，如心脏外科手术后行气管插管的患者，插管时间＞4 天者医院感染发生率为插管时间＜4 天者的 20.1 倍，手术时间＞5 小时者为手术时间＜5 小时者的 3.7 倍；⑤医务人员医院感染发生率高。例如，2003 年严重急性呼吸综合征流行初期，我国台湾、广州、北京、香港等地的医务人员均发生了严重的医院感染事件。

四、医院感染的危险因素

发生医院感染的危险因素很多,如管理不当、诊断治疗失误、引起医院感染的病原体自身特性改变及医院感染对象的复杂性等,归纳起来主要有以下几个方面。

1. 对医院感染预防控制的重要性缺乏足够重视 表现为没有建立健全预防医院感染的专门机构、严格的管理制度及设置专职人员,未能切实实行分诊制度,未设立发热门诊、肝炎门诊及肠道门诊,缺少隔离观察室,对医护人员未进行系统培训,使得不少医护人员对医院感染的预防观念淡薄,不能严格执行各项规章制度等。

2. 医院内交叉感染 指由于入院时的诊断错误,将一种传染病误诊为另一种传染病或把传染病误诊为非传染病等造成交叉感染。例如,将鼠伤寒沙门菌感染误诊为单纯性婴儿腹泻等。此外,若患者入院时正处于某种传染病的潜伏期,如麻疹、风疹、流行性感冒、猩红热等疾病的患者在潜伏期不具有传染性,入院后同样易引起医院内交叉感染发生。

3. 不合理使用抗生素及其他抗菌制剂 大剂量、长期应用广谱抗菌药物或盲目地联合应用,既杀死或抑制敏感的病原菌,同时又杀死或抑制人体正常菌群,破坏宿主微生态的平衡,从而引起菌群失调或二重感染,使多重耐药菌产生,增加了条件致病菌感染的机会。例如,医务人员或患者在无明确用药指征的情况下,不按适应证用药,甚至带有一定盲目性地使用抗生素及其他抗菌制剂,如普通感冒或其他病毒感染的早期就使用多种广谱抗生素。将不适用于局部用药的抗生素用于局部,配伍不当或将药物用于试验治疗及预防性给药均极易引起耐药菌株的产生,增加医院感染的发生。

4. 医院消毒、隔离和灭菌操作不严格 环境的清洁、消毒程度,以及医疗器械的清洗、消毒都与医院感染发生率密切相关。消毒与灭菌方法的选择和实际操作不符合规范要求、医护人员对于消毒及灭菌的重要性缺乏足够的认识、一些医院内消毒和灭菌设备比较陈旧、医护人员对操作规程不够熟悉、有些医院的压力蒸汽灭菌器达不到规定的压力与温度及物品装放器皿留有死腔都可增加医院感染的发生。所用紫外线灯管消毒未达到单位空间内的有效剂量。化学消毒剂的使用问题也较多,如配制未达到有效浓度、药液未定期更换、消毒液内细菌浓度超标及对消毒灭菌效果缺少监督与评价等。

5. 临床治疗方式的改变 一些免疫抑制剂如糖皮质激素、放疗、化疗等损害免疫功能的各种细胞毒性药物在临床应用广泛,但其应用不当或应用时间过长则易引起不良反应,如激素的应用改变了宿主的防御状态、抑制了免疫系统功能及增加了机体对病原体的易感性。另外,手术方式发生转变,一些原来需住院实施的手术,现在可在门诊进行,使得门诊手术量增加,这些因素也增加了医院感染的可能性。

6. 侵入性操作 随着医学技术的发展,各种侵入性诊疗操作如插管、内镜检查等诊疗技术被广泛应用,一方面由于器械材质、结构等原因使器械清洗、消毒、灭菌工作存在困难,另一方面诊疗操作会破坏正常的皮肤、黏膜屏障,给病原体的入侵提供机会,如留置导尿管可造成尿道黏膜的损伤,为细菌的逆行感染打开了"门户"。气管插管或气管切开后人工机械通气已广泛应用于临床,是发生医院感染的高危因素。留置血管内导管的患者存在发生导管相关血流感染的风险。

7. 感染者自身因素 早产儿及低体重新生儿等婴幼儿是医院感染的高危人群。早产儿及低体重儿等婴幼儿免疫系统发育不成熟,易发生感染。老年人机体免疫功能降低,入院时大多数患有多种严重慢性病,易发生院内感染。患严重基础疾病或原发疾病如恶性肿瘤、各种造血系统疾病、糖尿病、肝病、慢性阻塞性肺疾病、慢性肾病的患者抵抗力差,易发生医院感染。

第三节 医院感染的预防和控制

案例 31-2

2015 年 5 月 19 日某三甲医院感控科通过医院感染监控系统回顾发现 4 月 9 日至 5 月 9 日心外科、肝胆外科、重症监护病房(intensive care unit, ICU)近一个月内有 5 例患者发生黏质沙雷菌医院感染菌血症,且细菌药敏谱一致,首例为 ICU 患者,另外 4 例患者均为外科手术后入住 ICU,其中 2 例来自心外科、2 例来自肝胆外科。初步调查发现 5 株黏质沙雷菌药敏谱一致,分析罹患率为 3.70/ 万人次,是去年同期的 4.74 倍。通过开展病例对照研究深入调查,寻找高危因素,采取同源性鉴定等分析手段进行寻找病因。分别收集了5例感染患者及20例配比患者（同期同科手术后入住ICU但是未感染者）做病例对照研究和深入调查，对比分析从手术日期至感染日期的静脉用药、使用一次性医疗用品及置管情况，结果显示病例组与对照组除了静脉使用胰岛素存在差异，其余因素均无显著性差异，怀疑医院感染与ICU患者使用胰岛素相关性较高，但未得到病原学的证实。由于介入调查时5例患者已全部出院，标本未收集到，继续追踪，对ICU的3例长期住院患者后期血培养检出的黏质沙雷菌进行同源性鉴定，结果显示其中2例患者的黏质沙雷菌为同一基因型，另外1例为其他基因型。本次外科系统5例黏质沙雷菌医院感染菌血症为医院感染聚集性病例，与ICU胰岛素的使用相关性较高。在规范胰岛素使用的同时，加强医院感染防控综合干预，使感染得到了有效控制，后续没有相关感染发生。

问题：上述案例中应采取哪些措施控制医院感染？

一、医院感染管理

医院感染管理是现代医院综合质量管理的重要组成部分，也是当代临床医学、流行病学、卫生学和医院管理学的一个重要课题。

（一）制定相关法律法规、部门规章和规范性文件

近年来，国内外医院感染的管理均依据国家出台的相关法律法规、部门规章和规范性文件来对医院感染工作进行监督与指导，且各国立法或颁布专业指南的速度明显加快。以我国为例，在2000年后制定或修订颁布实施的与医院感染有关的法律法规、部门规章制度和规范性文件达20余部，如《医疗废物管理条例》及其配套文件、《医院感染管理办法》、《医院感染诊断标准（试行）》、《医疗感染监测规范》、《消毒技术规范》、《内镜清洗消毒技术操作规范（2004年版）》、《医疗机构口腔诊疗器械消毒技术操作规范》、《医务人员手卫生规范》及《抗菌药物临床应用指导原则》等，这些法律法规、部门规章和规范性文件的颁布实施，对规范与指导医疗机构的医院感染管理工作起到重要的作用，同时也为医院感染管理的监督提供了依据。

（二）将医院感染管理纳入医院评价系统

发生医院感染不仅增加患者的痛苦和经济负担，严重时还会危及患者的生命，因此医院感染与医疗质量密切相关，医院感染管理是医院管理的重要组成部分，各国对该项工作均给予了高度重视，并且将医院感染的监测、控制与管理纳入医院管理的常规工作，尤其是将医院感染管理纳入医院评价系统。医院感染管理是医院评价系统的重要组成部分，我国颁布的医院管理评价指南对医院感染管理工作提出了明确的要求。

（三）以实施医疗保险制度推动医院感染管理工作

各国不断推进实施医疗保险制度并采取了一些有力措施，如保险公司实行单病种付费，这就要求医院采取有效措施，提高医疗质量，包括改进各项工作，降低医院感染的发生，控制单病种的医疗费用，提高医院的成本效益，保障患者的安全。

（四）建立健全医院感染管理的组织机构

建立健全医院感染管理的组织机构是保证医院感染管理工作顺利进行的基础性工作。原卫生部发布的关于《建立健全医院感染管理组织的暂行办法》的通知对医院感染管理的组织形式提出了具体的要求，各级各类医疗机构应当建立医院感染管理责任制，即300张床以上的医院需设医院感染管理委员会；300张床以下的医院需设医院感染管理小组，在院长领导下，全面负责医院感染的监控管理工作，具体职责有：制定全院医院感染控制规划及各项卫生学标准；制定全面防治感染的有关制度和法规；定期召开会议或据情况紧急程度随时召开会议；研究医院感染的现状和存在的主要问题；考评有关管理效果；提供控制感染方面的咨询；对全院医院感染管理工作的奖惩办法提出建议等。目前，我国医院一般设有医院感染管理科或预防保健科，它是医院感染管理的职能部门。护理部对护理职责范围内的医院感染管理处于直接指挥地位。事实已经证明，只要加强管理和控制，医院感染多数是可以预防的。

二、医院感染监测

医院感染监测是指长期、系统、连续地收集、分析医院感染在一定人群中的发生、分布及其影

响因素信息，并将监测结果报送和反馈给有关部门和科室，为医院感染的预防控制和管理提供科学依据。2009年版的《医院感染监测规范》规定医院应建立有效的医院感染监测与通报制度，及时诊断感染病例，分析医院感染危险因素，采取针对性的预防与控制措施。因此，应将医院感染监测控制质量纳入医疗质量管理考核体系。

（一）医院感染监测的目的

（1）通过监测，建立医院感染发生率基线，掌握医院感染流行基本特征，为发现和控制医院感染的暴发提供依据。

（2）通过监测，及时发现医院感染危险因素、流行强度，加强医院感染的预防和控制。

（3）通过监测和分析反馈，能为医务人员的宣传教育提供有说服力的数据。从而提高医院领导层与临床医务人员对医院感染的认识，促进医院感染预防与控制措施的落实。

（4）通过监测，评价医院感染控制措施效果，从而提高管理质量，减少医院感染的发生，并根据监测过程中发现的问题，提出相应的具体措施，以降低医院感染的发生率，保护医院环境中特殊人群的健康。

（二）医院感染监测的任务

（1）评价医院现行的医院感染预防措施的效果，根据日常监测结果，提出预防方案和建议，防止可能发生的相关医院感染事件。

（2）对已发生的医院感染，快速查明原因，采取有针对性的紧急措施，尽快控制传播。

（3）判断采取的经常性或特殊性措施是否适宜，并评价其效果。

（三）医院感染监测的常用指标

1. 医院感染发生率 指一定时期内，在所有住院患者中发生医院感染新病例的频率，计算公式为：

$$医院感染发生率 = \frac{同期住院患者发生医院感染新病例数}{观察期内住院患者总数} \times 100\% \quad (31\text{-}1)$$

医院感染常有一个患者发生多次或多种感染，此时可用感染例次发生率来表示，即指一定时期内，同期住院患者中新发生医院感染例次的频率，其计算公式：

$$医院感染例次发生率 = \frac{同期住院患者发生医院感染新例次数}{观察期内住院患者总数} \times 100\% \quad (31\text{-}2)$$

2. 医院感染患病率 指观察期内医院感染总病例数占同期住院患者总数的比例，计算公式为：

$$医院感染患病率 = \frac{同期住院患者发生医院感染总例数}{观察期内住院患者总数} \times 100\% \quad (31\text{-}3)$$

3. 医院感染续发率 指在与指示病例有效接触后一个最长潜伏期内，接触者中续发病例数与接触者总数的比值，计算公式为：

$$医院感染续发率 = \frac{接触后发生医院感染总例数}{接触原发病例的患者数} \times 100\% \quad (31\text{-}4)$$

在医院感染的调查中，医院感染续发率可被用来分析传染源、流行因素和评价防治措施的效果。

4. 医院感染漏报率 为确保医院感染监测资料的准确性，可以定期或不定期地进行漏报率调查。医院感染漏报率调查一般以一年为单位，也可以日为单位，其计算公式为：

$$医院感染漏报率 = \frac{医院感染漏报病例数}{已报病例数 + 漏报病例数} \times 100\% \quad (31\text{-}5)$$

医院感染漏报率的高低是评价一所医院感染监测质量好坏的重要指标。一般要求医院感染漏报率不超过10%。

三、医院感染的预防与控制措施

医院感染的预防与控制是一项复杂工作，涉及问题比较多。例如，有关患者诊断、治疗、护理、消毒及隔离等的规章制度的建立和执行；医院的建筑、病区的配备；医院感染管理体系是否建立健全等，但最重要的是要做到严格的无菌操作，对患者进行正确的处理，制订出相关的卫生技术规程及严格的医院管理制度等。

（一）常规性预防措施

医院感染具有其特殊性和复杂性，因此要预防和控制医院感染的发生，平时必须注意做好以下几方面工作：

1. 加强医院感染的管理力度 要依法开展医院感染的管理工作，按照《建立健全医院感染管理组织的暂行办法》建立健全各级医院的医院感染管理体系，建立医院感染管理责任制，成立相应的医院感染管理部门，负责落实好医院感染预防与控制方面的管理和业务工作。不断提高医院领导及医护人员预防医院感染发生的思想意识，建立并落实奖惩机制，奖罚分明。加强对住院患者的管理及建立严格分诊制度，做好医院感染的常规监测工作。

2. 医院的合理布局 医院建筑作为医疗活动的最主要的载体，必然对医院感染的发生、发展和预防与控制起到十分重要的作用。《医院感染管理办法》规定医院感染管理委员会根据预防医院感染和卫生学要求，对本医院的建筑设计、重点科室建设的基本标准、基本设施和工作流程进行审查并提出意见。在进行医院建筑设计时就应考虑防止院内交叉感染发生的问题，同时需兼顾方便患者就诊和治疗，妥善处理各种废弃物，以免污染环境。医院建筑的设计应符合《综合医院建筑设计规范》要求。例如，传染病科应设在单独建筑内；医院的出入口走廊、楼梯、电梯等公用通道均应注意有效地防止交叉感染的发生；病室中两排床间最小间距应为1米；每床占用横宽最好为2米；传染病房应有污水消毒处理设施。候诊室最易发生交叉感染，应分科设立，尤其是儿科应设检诊室，怀疑有传染病患儿时，应送隔离诊断室诊察，并使用专用出口。依据我国公共场所卫生标准中的医院候诊室卫生标准（GB 9671—1996），要求候诊室细菌总数不超过4000个/m^3。

3. 加强临床对抗生素应用的管理 加强对抗菌药物临床应用的监测与管理，既是保证患者用药安全，提高诊疗效果的重要措施，也是减少耐药菌株产生，预防医院感染的基本环节。合理使用抗生素是控制医院交叉感染的关键，对抗感染药物采用分级管理，建立健全抗菌药物临床合理应用的管理制度，将抗菌药物合理使用纳入医疗质量和综合目标管理考核体系。各地医疗机构应按照《医疗机构药事管理暂行规定》禁止临床医生对抗菌药物的大量应用甚至滥用，避免病原体产生耐药性导致患者机体发生微生态失调而引起内源性感染的发生。因此，临床医生平时必须加强对抗菌药物知识的学习，认真遵守抗菌药物的应用原则，严格掌握其适应证，及时进行病原学检验和按药敏试验合理选用抗菌药物。

4. 加强医院消毒及灭菌的监督、监测 各级和各类医院在开展医疗服务的同时必须严格执行消毒及灭菌等的规章制度，及时杀灭或消除医院环境中医疗用品及日常生活用品上的病原体，切断各种传播途径，消除环境贮源，有效防止医院感染的发生。

在具体消毒工作中，应针对不同的消毒对象选择适宜的消毒方法，并加强消毒及灭菌的质量控制工作。对其他消毒方法（如紫外线消毒）应及时监测其强度是否符合要求。对压力蒸汽灭菌必须每锅进行工艺监测，每包进行化学监测和每月进行生物监测。总之，对医院消毒及灭菌的监督、监测一定要按有关法规及技术规范进行，同时还需加强对临床医务人员的业务培训，包括消毒及灭菌方法的选择、适用范围、使用方法、优缺点和注意事项等的培训，使其能够合理选用和应用消毒及灭菌方法。

5. 加强对医源性传播因素的监测与管理 对使用中的诊疗用液体应定期进行细菌学监测，禁止使用已被污染的液体。对血液及其制品从献血员的筛选到制成成品都应进行严格的病原学检查，尤其应注意对各型肝炎病毒及艾滋病病毒的检测。对医院中各种介入性的诊疗器械应严格掌握其使用适应证，并注意其清洗、消毒及灭菌，以减少感染机会。

6. 加强临床一次性无菌医疗用品的购入及使用管理 应加强其质量的监测，以防不合格的产品进入临床。同时还需对使用后的初步消毒与毁形加强管理，防止未经无害化处理的一次性无菌医疗用品流入社会造成公害。

（二）医院感染发生时应采取的措施

一旦发生医院感染，应立即组织医院感染管理的相关人员进行流行病学调查，尽快查清引起医院感染流行的三环节，并及时采样进行病原学检测，同时还需积极采取以下措施。

1. 隔离并治疗患者 对已发生医院感染的有传染性的患者需立即进行隔离，直至连续进行病原学检查确认其无传染性后，方可解除隔离。

2. 检疫 对接触者进行医学观察，对已发生医院感染的相关科室进行终末消毒，同时停止接收新患者，直至超过最长潜伏期且无新的感染发生。对接触者实行应急预防接种，以增强其抵抗力。

3. 检查病原体携带者 医院感染发生后，若经流行病学调查仍找不到传染源时，应考虑是否有病原体携带者的存在，应检对象包括患者、医院工作人员及一些常来医院的陪护、探视人员。

（三）医院感染的流行病学调查

开展医院感染的流行病学调查，及时了解掌握医院感染发生的动态及原因是医院感染管理中的一项重要任务。医院感染流行病学调查常用方法有暴发调查、现况调查、病例对照研究、队列研究和干预研究等。

随着医学科学的发展，各级医院不断引进新的诊断及治疗技术，以及众多新的抗感染药物在临床上的应用，均可能给医院感染的预防带来许多新的问题，要正确识别这些可能导致医院感染的新危险因素，必须经过周密的流行病学调查分析，才能得出正确的结论，以便采取有针对性的措施，达到预防及控制医院感染发生的目的。

（庞雅琴　张志将）

第三十二章 公共卫生监测

案例 32-1

流行性感冒是全球重点防控的急性传染病。流行性感冒病毒极易变异，人群普遍易感，传播速度迅速，容易在人群聚集的集体单位发生暴发疫情，历史上发生的几次流行性感冒大流行都给人类带来了沉重的打击。准确掌握流行性感冒疫情特征对于其防控极为重要。然而，由于流行性感冒症状不典型，如果没有实验室检测支持，很难将其与其他呼吸道疾病进行鉴别，临床医生对于这一类疾病常以"上呼吸道感染（常简称上感）"作为诊断。然而，国家传染病疫情报告系统报告的流行性感冒病例数远低于实际发病情况，从而低估了实际发生的流行性感冒疫情，因此需要通过多种途径对流行性感冒实施疾病监测。

问题：
1. 如何对流行性感冒实施疾病监测？
2. 选用哪种监测方法？
3. 监测指标包括哪些？要考虑哪些因素？

第一节 公共卫生监测概述

公共卫生监测是公共卫生实践的一个重要组成部分。最早的监测活动主要是针对患者的发生和死亡而进行的，故称疾病监测。随着监测范围不断扩大，公共卫生监测内容不仅包括疾病（传染病和慢性非传染性疾病），还包括行为危险因素、环境因素、出生缺陷、药物不良反应及突发公共卫生事件等。通过系统的公共卫生监测，获得重要的公共卫生信息，为制订和完善疾病预防控制及其他公共卫生应对策略和措施提供科学依据。

一、公共卫生监测的概念

公共卫生监测（public health surveillance）是长期、连续、系统地收集人群中有关健康问题、卫生事件的资料，经过分析和解释后将信息及时反馈给有关部门和人员，用以指导制订、实施和评价公共卫生干预措施与策略的过程。

公共卫生监测包括以下三个基本要素。

1. 信息收集 长期、连续、系统地收集人群中疾病、健康状态或卫生问题的资料，发现其分布特征和变化趋势。

2. 信息分析 对所收集的原始资料进行整理、分析和解释，将其转化为有价值的公共卫生信息。

3. 信息反馈和利用 及时将信息反馈给有关部门和人员，利用这些信息及时制订、调整相关的策略和措施，并评价其效果。

二、公共卫生监测的目的

1. 了解疾病/卫生事件模式，确定主要的公共卫生问题 公共卫生监测通过系统、连续地收集疾病/卫生事件的资料，掌握其分布特征和变动趋势，确定当前主要的公共卫生问题。例如，美国死亡监测资料显示，1982～1992年25～44岁男性的死因别死亡率中，人类免疫缺陷病毒感染造成的死亡率逐年上升，在1992年已成为首位死因，提示艾滋病的流行已严重地威胁到美国人的健康，成为一个严重的公共卫生问题。

2. 发现异常情况，查明原因，及时采取干预措施 在公共卫生监测过程中，某种疾病的分布出现异常变化常预示着该种疾病的暴发流行，应尽快查明原因，及时采取措施。例如，1988年初，上海市甲肝病例骤然上升，每天报告病例数达上万例，为近年病例数的十几倍甚至几十倍。经流行病学调查发现，这次暴发是由居民生食被甲肝病毒污染的毛蚶引起的，遂禁售毛蚶，不久暴发即告平息。

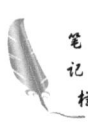

3. 预测疾病/卫生事件流行，估计卫生服务需求　通过公共卫生监测动态观察疾病/卫生事件的发展趋势，预测流行规模，估计未来的卫生服务需求。例如，在许多发展中国家通过艾滋病监测预测到未来艾滋病的流行将极其严重，因此，估计各国卫生资源的消耗将是巨大的。

4. 确定疾病/卫生事件的危险因素和高危人群　公共卫生监测的内容包括与疾病有关的暴露因素，有助于确定危险因素；而监测对象的人口学等方面的特征，则有助于确定高危人群。以此为依据制订干预措施，控制疾病流行。例如，在明确的吸烟是慢性阻塞性肺疾病的重要危险因素后，我国广泛开展了倡导戒烟工作，特别明确了在公共场所禁止吸烟；在明确了高盐饮食是心血管疾病的危险因素后，我国在人群中开展了限盐的健康促进工作。

5. 评价干预效果，制订科学、有效的公共卫生策略和措施　通过监测可掌握疾病和其他卫生事件发生、发展的动态变化趋势，通过比较干预措施实施前后的情况，来客观地评价干预效果。例如，通过在疫苗接种后对人群疫苗免疫疾病的监测进行免疫效果的评价；在实施特定的健康行为干预后，通过对人群某种/某一类疾病发生情况或某种健康行为依从性情况进行持续监测，以此评价社区健康促进工作的实施效果。

三、公共卫生监测的种类

目前，公共卫生监测的种类包括疾病监测、危险因素监测、症状监测和其他卫生问题监测等。

（一）疾病监测

1. 传染病监测　不同国家规定的监测病种有所不同。WHO将疟疾、流行性感冒、脊髓灰质炎、流行性斑疹伤寒和回归热列为国际监测的传染病，我国根据情况又增加了登革热。随着对外开放政策的实施，我国已把艾滋病列为国境检疫监测的传染病。我国根据《中华人民共和国传染病防治法》将法定报告的传染病分为甲、乙、丙三类，共39种，我国还将近年新发现的传染病，如埃博拉、中东呼吸综合征等也作为严密监测的传染病。各地区把本地区危害较大的传染病也列为当地的法定报告传染病，如恙虫病、肝吸虫病、水痘等。传染病监测的主要项目有：

（1）监测人群的基本情况。即了解一般人口学资料、出生、死亡、生活习惯、经济状况、教育水准、居住条件和人群流动的情况。

（2）监测传染病分布的动态变化，包括漏报调查和亚临床感染调查。

（3）监测人群传染病的易感性。

（4）监测病原体的型别、毒力和耐药性情况。

（5）监测传染病的动物宿主、昆虫媒介及传染来源。

（6）评价防疫措施的效果。

（7）研究疾病病因学、流行因素和流行规律。

（8）预测疫情。

2. 非传染病监测　随着社会的发展及疾病谱的改变，疾病监测的范围已扩大到了非传染病，而且目前已涉及很多种疾病及其相关问题，如恶性肿瘤、心脑血管疾病、呼吸系统疾病、糖尿病、精神病、职业病、出生缺陷、流产等。我国大部分地区已对恶性肿瘤、心脑血管疾病、高血压、出生缺陷等非传染病开展了监测。例如，由北京某心肺血管研究中心牵头组织了我国16省市、19个监测区的多省市大协作，对心血管病发展趋势及其决定因素进行监测；天津市开展了以"肿瘤、冠心病、脑卒中、高血压"为重点的非传染性"四病"的防治研究等。美国疾病控制与预防中心在20世纪80年代建立了慢性病预防和健康促进中心，工作的首要对象是严重影响生命和生活质量的10种可预防的慢性病，包括冠心病、慢性梗阻性肺病、糖尿病、肝硬化与酒精中毒、乳腺癌、宫颈癌、肺癌、脑血管病、大肠癌、慢性肌肉骨骼病。慢性病预防和健康促进中心找出了这些疾病的共同危险因素，进行监测并控制。

（二）危险因素监测

无论是传染病还是非传染病，其发生、发展及结局都与危险因素的暴露密切相关，如果监测的内容只包括发病和死亡，就不可能全面掌握疾病发生规律、合理地分配卫生资源及制订有针对性的干预措施并正确评价。目前，越来越多的国家将危险因素，特别是行为危险因素的监测作为疾病监测的一个组成部分。美国疾病控制与预防中心在1984年建立了行为危险因素监测系统（behavioral risk factors surveillance system，BRFSS），该系统运用随机抽取电话号码进行电话调查的方法，定期收集与慢性病、伤害和某些传染病有关的资料，包括吸烟、饮酒、使用汽车安全带、合理营养、体力活动等情况。我国对性病艾滋病的监测也包括了行为危险因素的内容，由此确定了针对性乱和吸毒人群的重点干预措施，并取得了一定成效。

（三）症状监测（syndrome surveillance）

症状监测是指持续、系统地收集、分析临床明确诊断前与疾病暴发相关的资料，及时发现疾病在时间、空间上的异常聚集，以及对疾病暴发进行早期探查、预警和快速反应的监测方法。症状监测通常不依赖于特定的疾病诊断，而是对人群中特定临床综合征进行监测。20世纪90年代中后期，美国开展了症状监测。随着信息化技术的不断发展，症状监测越来越多趋向于使用电子数据源。在印度，有研究通过收集急诊室数据来调查一般急性发热症状的空间分布，以及相关的危险因素。研究人员收集所有呼入急救电话的患者的地理位置、社会形态等信息，经过分析和比较，最终得出从事家居行业、居住在乡村、居住地靠近森林的人更容易受到一般急性发热症状的影响。在中东地区，症状监测系统被用来研究伊朗朝圣者在朝圣期间的患病情况。出发前，参与者的健康状况被记录下来。在2004～2008年，研究人员通过发放问卷调查的方式，持续监测朝圣者的健康状况，其中包括呼吸系统问题、感冒症状、肌肉骨骼问题等。在连续5个时期，一共254 823个伊朗朝圣者被监测到有较常见的普通疾病。非特异的临床症状，也被作为症状监测的一个主要对象应用于研究之中。2009年甲型H1N1流行性感冒流行期间，为了验证单独监测点流行性感冒监测结果是否和整个流行性感冒季的趋势相吻合，有研究将流行性感冒样症状作为一项重要的指标进行调查，通过记录监测点流行性感冒样症状人群的数量和变化趋势，并与流行性感冒的发生与高峰期进行比较。结果显示，监测点的流行性感冒监测结果与整个流行性感冒季的趋势高度一致。

（四）其他卫生问题监测

其他卫生问题监测包括营养监测、环境监测（包括大气、水、土壤、生活居住环境、生产环境等的监测）、学校卫生监测、工厂缺勤监测、药物不良反应监测等，以及在紧急情况下启动的应急监测。

四、公共卫生监测的程序

（一）建立监测组织和监测系统

监测组织是负责设计、制订、管理和评估全球或国家疾病监测系统的专门机构。该机构根据不同的监测目的，建立执行监测工作的操作系统，即监测系统。我国的监测系统主要包括以人群为基础的监测系统、以实验室为基础的监测系统、以医院为基础的监测系统和以高危人群为对象的哨点监测系统。

（二）公共卫生监测的基本过程

公共卫生监测包括以下4个基本过程。

1. 资料收集 指根据监测目的确定监测对象和需收集的内容，采用统一的标准和方法，建立完善的监测信息系统，长期收集和管理与疾病/卫生事件相关的资料信息。监测资料主要包括人口学资料、发病和死亡资料、暴发或流行的报告资料及流行病学调查的资料、实验室资料、危险因素调查资料、个案调查资料、干预措施资料（生物制品、药物应用及防治措施等的资料）、动物宿主及媒介昆虫的分布资料和其他有关资料等。

2. 资料分析 先认真整理、核对监测的原始资料，了解数据来源和收集的方法，再应用流行病学与卫生统计学方法对资料进行分析，并对结果做出合理的解释。

3. 信息反馈 建立信息反馈渠道，及时将分析结果和解释反馈给相关机构和人员。信息反馈分为纵向反馈和横向反馈两个方面。纵向反馈包括将信息上报至卫生行政部门，向下反馈到下级监测机构；横向反馈包括将信息反馈至有关的医疗机构和社区居民等。利用互联网及期刊等定期发布监测信息是信息反馈与利用的很好的方法。

4. 信息利用 充分利用信息是公共卫生监测的最终目的。利用监测资料可以描述疾病/卫生事件的分布特征和变化趋势，进行流行预测；如果同时有危险因素监测资料，可以进行流行病学生态分析；监测资料能够确定高危人群，评价干预措施的效果，为制订公共卫生策略和措施提供科学依据。

（三）公共卫生监测系统的评价

对公共卫生监测系统的质量、用途、费用及效益应定期进行评价，以进一步对其进行改进与完善。对公共卫生监测系统主要通过以下7个方面进行评价：

1. 简便性（simplicity） 是指公共卫生监测系统收集资料和监测方法的操作简便易行，系统运作的程序简单。

2. 灵活性（flexibility） 是指公共卫生监测系统对新发生的卫生问题、操作程序或技术要求能及时做出反应和调整，以适应其变化。

3. 可接受性（acceptability） 是指公共卫生监测系统的参与者对监测工作的参与意愿达到的程度，以参与者能否持续、及时地提供准确和完整的资料来反映。

4. 及时性（timeliness） 是指公共卫生监测系统发现卫生问题直到有关部门接到报告并做出反应的时间间隔。它反映了信息的反馈速度，对急性传染病监测尤为重要，因为它会直接影响到干预的效率。

5. 敏感性（sensitivity） 是指公共卫生监测系统识别卫生问题的能力。灵敏度是疾病监测系统评估的重要指标，它主要包括两个方面，一是指公共卫生监测系统报告的病例占实际病例的比例；二是指公共卫生监测系统判断暴发或流行的能力。

6. 阳性预测值（positive predictive value） 是指公共卫生监测系统报告的病例中真正的病例所占的比例。阳性预测值很低时，由于要去调查假阳性病例和干预并未发生的流行将造成卫生资源的浪费。

7. 代表性（representativeness） 是指公共卫生监测系统监测到的卫生问题能在多大程度上代表目标人群中实际发生的卫生问题。监测资料缺乏代表性将直接影响到所制订策略的正确性。

第二节 疾病监测

疾病监测是公共卫生监测最为重要的组成部分，系统的疾病监测工作始于20世纪40年代末美国疾病控制与预防中心。1968年第21届世界卫生大会讨论了国家和国际传染病监测问题。20世纪70年代以后，许多国家广泛开展了监测，观察传染病疫情动态，以后又将监测范围扩展到非传染病，并评价了预防措施和防治效果，疾病监测逐渐从单纯的生物医学角度的监测发展到生物-心理-社会角度的监测。我国法定的传染病疫情报告及反馈系统建于1950年，20世纪70年代后期，疾病监测的概念开始被传入我国。自1978年开始，我国陆续建立了流行性感冒、乙型脑炎、流行性脑脊髓膜炎、副霍乱、出血热、鼠疫、钩端螺旋体病等单病种的监测系统。1980年在卫生部卫生防疫司和中国预防医学科学院领导下，由流行病学微生物学研究所牵头建立了全国疾病监测网，形成了长期的、综合性的疾病监测系统，开展了以传染病为主并逐渐增加非传染病内容的监测工作，使疾病监测工作逐渐走向系统化、规范化。1989年初，我国提出了第二阶段疾病监测总体设计方案的原则，即按分层整群随机抽样的方法，在全国不同类别的地区，按人口分布建立疾病监测点，对监测人群的出生、死亡、甲乙丙三类法定管理传染病的发病、儿童计划免疫情况进行监测。疾病监测的范围不断扩大，监测的方法不断完善，而且计算机、网络技术、人工智能、大数据的应用，不仅显著提高了资料处理的效率，而且大大提高了信息反馈的速度，提高了疾病干预措施实施的及时性和有效性。

一、疾病监测的概念

疾病监测（surveillance of disease），也称流行病学监测（epidemiological surveillance），是指长期、连续和系统地收集疾病的动态分布及其影响因素的资料，经过分析将信息及时上报和反馈，传达给所有应当知道的人，以便及时采取干预措施并评价其效果。

疾病监测的定义强调要长期、连续、系统地收集资料，这样才能发现疾病的分布规律、发展趋势及其影响因素。同时，疾病监测的定义重点强调了信息的利用和反馈，疾病监测的最终目的是为控制疾病而服务。

二、疾病监测的方法

很好地利用相关的技术与方法，有助于保证疾病监测工作的质量，提高其效率。

(一)被动监测

下级单位按照常规向上级单位报告监测数据和资料,而上级单位被动接受,称为被动监测(passive surveillance),各国常规法定管理传染病报告属于被动监测的范畴。

(二)主动监测

根据特殊需要,上级单位亲自专门调查或要求下级单位严格按照规定调查收集资料,称为主动监测(active surveillance)。我国疾病预防控制中心开展的传染病漏报调查,以及按照统一要求对某些传染病、非传染病和某些疾病的高危人群进行重点监测,均属于主动监测的范畴。

主动监测的质量明显优于被动监测。例如,漏报调查表明,我国多数地区肠道传染病的实际发病率要比报告发病率高出5~10倍。可见,只有通过漏报调查这种主动监测的方式,才有可能掌握这些疾病的实际发生情况。

(三)哨点监测

某个特定的人群,即能灵敏反映总人群中某种疾病流行状况的有代表性的特定人群为哨点人群。对哨点人群用统一的内容和方法开展的监测,称为哨点监测(sentinel surveillance)。例如,由中国疾病预防控制中心牵头设计的流行性感冒监测系统,在全国各地选取了有代表性的医疗卫生机构、社区卫生服务中心、学校、疾病预防和控制机构、药店、安养机构、社会福利机构,监测对象为发热病例(体温≥38℃,伴有咳嗽或咽痛),采集病例咽拭子标本进行流行性感冒病毒的核酸检测、病毒培养、核酸测序,收集感冒类药物销售情况,收集学生因为发热症状缺勤、就医情况,收集发热聚集性事件发生情况,利用综合数据,分析当地流行性感冒病毒流行情况,及时进行疾病的预警预测,指导疫苗接种、人群健康教育与促进及医疗卫生各部门紧急应对等。流行性感冒临床表现不典型,确证需要有能力的实验室支持,各医疗机构实际上报的流行性感冒病例难以反映人群真实发病水平。通过哨点监测,可以及时掌握疾病的发生与发展趋势。

(四)无关联匿名监测

利用为其他目的所收集的资料,在不识别个人身份的情况下开展监测,称为无关联匿名监测(unrelated surveillance)。监测的目的不是发现病例,而是了解人群中疾病(或其他卫生问题)的流行状况。例如,收集医院检验科血样(无个人识别标记)进行HIV检测,对HIV阳性者进行肺结核的筛查,以了解HIV人群中合并肺结核的情况。在识别个人身份的情况下开展监测,有伦理学方面的许多问题需要去考虑。

(五)记录连接

把两个来源不同的资料连接起来进行分析,组成一个新的信息的过程,称为记录连接(record linkage)。例如,在出生资料中没有关于未来发病或死亡的记录,而在婴儿死亡资料中也没有既往关于出生体重的记录,但如果把两类资料连接起来分析,可以获得不同出生体重婴儿死亡情况的信息。

(六)监测的直接指标与间接指标

监测病例的统计数字,如发病数、死亡数、发病率、死亡率等称为监测的直接指标。有时监测的直接指标不易获得,如因流行性感冒死亡与因肺炎死亡有时难以被区分,则可将"流行性感冒和肺炎的死亡数"作为监测流行性感冒疫情的间接指标。

(七)动态人群和静态人群

研究过程中无人口迁出、迁入的人群称为静态人群(fixed population)。如果一个地区人口有少量出生、死亡、迁出和迁入,仍可视其为静态人群。计算率时可采用观察期的平均人口数做分母。研究过程中人口频繁地迁出、迁入的人群称为动态人群(dynamic population)。涉及动态人群的计算需要采用人时(人年或人月)计算法。

(八)保密制度

如某些疾病的发生涉及个人隐私,为了防止患者受到歧视,在对这些疾病开展监测时一定要遵守保密制度,这样做可增强社会公众对监测工作的信任感和参与意识。

三、疾病监测系统

为了达到特定的目标而对某些疾病或公共卫生问题开展有组织、有计划的监测时,就形成了一个监测系统。我国的疾病监测系统主要包括:

（一）全国法定管理传染病报告系统

依据《中华人民共和国传染病防治法》进行法定管理传染病的上报，该系统的作用是监测主要传染病相关情况的动态变化，是我国最基本、最主要的传染病监测系统。其中，典型代表是 2004 年在全国投入使用的中国疾病预防控制信息系统，该系统包括传染病报告信息管理系统，突发公共卫生事件管理信息系统，症状监测直报系统，高温中暑病例报告信息系统，出生登记信息系统，鼠疫防治管理信息系统，救灾防病信息报告系统，人感染禽流感信息管理系统，霍乱、流行性乙型脑炎、麻疹、流行性脑脊髓膜炎、监测信息报告管理系统，重点慢性病监测信息系统，流行性感冒监测信息系统，人口死亡信息登记管理系统，艾滋病综合防治信息系统，全国饮用水水质卫生监测信息系统，结核病信息管理系统，职业病与职业卫生监测信息系统，急性弛缓性麻痹监测信息报告管理系统。

（二）全国疾病监测点监测系统

1980 年由中国预防医学科学院流行病学研究所牵头，我国在以自愿方式参加而组成的 71 个疾病监测点监测系统工作的基础上，建立了长期综合疾病监测系统。1989 年初提出了第二阶段疾病监测点的设计方案，采用分层整群随机抽样的方法，考虑了地理位置、经济状况、城市大小等因素，在全国抽取了 145 个疾病监测点，覆盖人口超过 1500 万，对全国的情况有较好的代表性，该监测系统于 1990 年 1 月 1 日开始运作，开展了以传染病为主逐渐增加非传染病内容的监测工作，包括传染病监测、非传染病监测、危险因素监测和其他卫生问题的监测，如营养监测、环境监测、社区卫生服务评价等。全国疾病监测点监测系统是我国最主要、最全面的疾病监测系统，该系统不仅可提供较准确的卫生信息，而且可使疾病的预防控制工作更加规范化、系统化。

（三）以医院为基础的监测系统

该系统主要是对医院感染、病原菌耐药、出生缺陷等进行监测的系统。我国有组织的医院感染监测系统始建于 1986 年，由中国预防医学科学院流行病学研究所牵头。到目前为止已建立了有百余所医院参加的监测系统，定期上报、反馈医院感染与病原菌耐药的信息。出生缺陷监测系统始建于 1983 年，由北京医科大学和华西医科大学牵头，提供较为准确的信息，在危险因素研究、干预措施评价等方面做了许多工作。

（四）单病监测系统

除以上综合监测系统以外，我国还有各种传染病及非传染病的监测系统，传染病的监测系统有：性病艾滋病、流行性感冒、流行性脑脊髓膜炎、出血热、伤寒、肝炎、腹泻监测系统等；非传染病的监测系统有：肿瘤、心血管疾病、出生缺陷、流产、药品副作用监测系统等。其中有代表性的监测系统有全国性病艾滋病监测系统、全国碘缺乏病防治监测系统和中国妇幼卫生监测系统。

第三节 药品不良反应的监测

一、药品不良反应的概念

药品不良反应（adverse drug reaction，ADR）是指在合格药物用法用量正常的情况下，出现的与用药目的无关的或意外的对人体有害的反应。药物不良反应根据与药理作用的关系分为 A 型反应、B 型反应和 C 型反应三类。A 型反应是药品本身作用（如毒副作用）引起的不良反应，其特点是与剂量有关，发生率高，但死亡率低，包括过度作用、副作用、毒性反应、首剂效应等；B 型反应是与正常药理作用完全无关的一种特异性反应，发生率低，但死亡率高，包括遗传药理学不良反应和药品变态反应等；C 型反应是指 A 型和 B 型反应之外的其他不良反应，包括继发反应、致畸作用、致癌作用、药物依赖性、停药综合征等。

二、药品不良反应监测的概念与方法

（一）药品不良反应监测的概念

药品不良反应监测主要是监测药品上市后的不良反应情况，是药品的再评价工作的一部分。其监测工作的主要内容是：①收集药品不良反应信息，对药品不良反应的危害情况进行进一步的调查，及时向药品监督管理机构报告，并提出相关的药品管理意见和措施；②及时向药品生产经营企业、医疗预防保健机构和患者反馈药品不良反应信息，以防止其再度发生，保证患者用药安全。

(二)药品不良反应监测的方法

目前,国际上已有多种监测药品不良反应的方法,常用的药品不良反应监测方法包括以下几种。

1. 自愿报告系统(spontaneous reporting system,SRS) 当医疗机构、药品生产和经营企业的相关人员发现某药品有可疑不良反应时,即可填写药品不良反应报告表,呈交给监测机构或在医药学刊物上进行报道,因其源自英国1964年来实行的药品不良反应自愿报告制度,又称黄卡系统(yellow card system)。自愿报告系统是目前世界上监测药品不良反应的最主要方法,是WHO国际药物监测合作计划成员国大多采用的监测方法。其优点是形式简单、监测范围广、参与人员多和不受时间空间限制,可发现罕见的、新的不良反应,以及特殊人群和药品合用发生的药品不良反应,及早发现问题并提出预警;其缺点是漏报率高、存在报告偏倚、无法计算药品不良反应发生率、不能证实因果关系及不能对不良反应事件进行完整评价等。

2. 义务性监测(mandatory or compulsory monitoring) 1975年,瑞典在自愿报告制度的基础上,建立了义务性监测报告制度,要求医生报告所发生的每一例药品不良反应,在很大程度上提高了药品不良反应监测报告率。

3. 重点医院监测(intensive hospital monitoring) 是指定有条件的医院,报告药品不良反应和对药品不良反应进行系统监测研究。这种方法覆盖面较小,提高了监测的针对性和准确性,能够反映一定范围内某些药品不良反应发生率和药品利用的模式。主要缺点是耗费较大,多用于临床常用药品,较难反映新药的问题。

4. 重点药物监测(intensive medicines monitoring) 主要是对一部分新药进行上市后监测,以便及时发现一些未知或非预期的药品不良反应,并作为这类药品的早期预警系统。药品不良反应专家咨询委决定哪些药品需要重点监测;专家咨询委根据该药是否为新型药品、其相关药品是否有严重的不良反应,来估计该药物是否会被广泛应用而决定能否进入重点药品监测目录。

5. 速报制度(expedited reporting) 许多国家要求制药企业对其产品有关的药品不良反应做出"迅速报告"。例如,美国、法国和日本等国均要求,上市后的药品发生严重药物不良反应要在15天之内向药品安全性监测机构报告,临床试验中的药品发生药品不良反应要在7天之内报告。我国《药品不良反应报告和监测管理办法》(2004年版)规定,对新的或严重的药品不良反应应于发现之日起15天内报告。

三、药品不良反应因果关系评价

药品不良反应因果关系评价直接关系到对药物的正确评价。目前,国际上药品不良反应因果关系评价有多种方法,如Karach和Lasagna方法、计分推算法及贝叶斯方法等,根据需要和实际条件选择评价方法。

目前,我国采用WHO国际药品不良反应监测合作中心建议使用的方法,将药品不良反应因果关系分为肯定、很可能、可能、可能无关、待评价和无法评价6个等级,主要考虑以下5个方面:①开始用药的时间与不良反应出现的时间有无合理的先后关系?②所出现的不良反应是否是该药品已知不良反应的类型?③停药或减少用药后,不良反应是否减轻或消失?④再次接触药品后是否再次出现相同的不良反应?⑤出现的可疑不良反应是否可用并用药的作用、患者的临床状态或其他疗法的影响来解释?原国家食品药品监督管理总局药品评价中心推荐的药品不良反应因果关系评价表见表32-1。

表32-1 药品不良反应因果关系评价表

等级	1	2	3	4	5
肯定	+	+	+	+	-
很可能	+	+	+	?	-
可能	+	-	±?	?	±?
可能无关	-	-	±?	?	±?
待评价	需要补充材料才能评价				
无法评价	评价的必须资料无法获得				

注:+表示肯定;-表示否定;±表示难以肯定或否定;?表示情况不明。

药品不良反应因果关系评价分为个例评价与群体评价,个例评价是指对每一份药品不良反应报告表逐一进行评价;群体评价是对一系列药物不良反应报告表的系统研究和阐释,是在个例评价基础上进行的综合评价,两者有各自对应的评价标准和评价程序。

在评价药品不良反应时应谨慎考虑药代动力学参数,不要把原发疾病与药品不良反应混淆,特别是在一些药品不良反应出现以后所用的药品可能和引起药品不良反应的药品作用会产生严重的药品不良反应。另外,滞后事件是药品不良反应判断中应注意的另一个问题,在评价时不要完全简单地套用原国家食品药品监督管理总局药品不良反应评价中心制订的评价药品不良反应的5个方面,应该主动寻找资料,做到具体问题具体分析。

(杨巧媛　李铁钢　王德东)

第三十三章 突发公共卫生事件的应对策略

案例 33-1

2014年10月14日,某县人民医院接诊了1名来自该县某村患者,该患者出现发热、气喘、咳嗽、昏迷等症状,经抢救无效于当天22点死亡,初步怀疑该病例为人间肺鼠疫病例。接到报告后,10月15日凌晨1点,该县政府立即启动鼠疫防控应急预案Ⅳ级响应,成立"10.14"鼠疫疫情防控现场指挥部,抽调工作人员组成11个工作组开展疫情处置工作。10月16日,省、市、县三级专家会诊确诊为1例人间肺鼠疫病例,市政府启动了鼠疫防控应急预案Ⅲ级响应,在县级指挥部的基础上成立了市"10.14"人间肺鼠疫疫情防控现场指挥部。10月23日,经调查发现22名密切接触者无异常反应,实验室检验结果全部为阴性,"10.14"人间肺鼠疫疫情得到成功处置。

问题:

1. 上述案例中的突发公共卫生事件会产生哪些主要危害?
2. 上述案例中体现了突发公共卫生事件应急处置的什么工作原则?

近年来,国际上发生了一系列重大突发公共卫生事件(emergency public health events),如印度鼠疫、英国口蹄疫事件、我国严重急性呼吸综合征疫情、禽流感疫情、甲型流行性感冒疫情、江苏盐城响水特大爆炸事件等,人们日益认识到突发公共卫生事件对当今社会经济发展的重大影响。

突发公共卫生事件是一项重大的社会问题,其关系到人群的整体健康水平和生活质量,正在被越来越多的公众关注,尤其是在新媒体日益发展的现代社会。我国颁布了多条突发公共卫生事件及应急处理的相关条例和法律法规,包括《中华人民共和国传染病防治法》《中华人民共和国食品安全法》《中华人民共和国职业病防治法》《突发公共卫生事件应急条例》《学校卫生条例》《国家突发公共卫生事件应急预案》《突发公共卫生事件与传染病疫情监测报告管理办法》《职业病危害事故调查处理办法》等,处理突发公共卫生事件要以相关的法律法规为依据。

第一节 突发公共卫生事件概述

一、突发公共卫生事件的概念

我国《突发公共卫生事件应急条例》规定,突发公共卫生事件是指突然发生的造成或可能造成公众健康严重损害的重大传染病疫情、群体性不明原因疾病、重大食物中毒和职业中毒及其他严重影响公众健康的事件。

1. 重大传染病疫情 指发生《中华人民共和国传染病防治法》规定的传染病或新的传染病暴发或流行严重的疫情,包括甲类传染病、乙类与丙类传染病暴发或多例死亡、罕见或已消灭的传染病、临床特点及病原学特点与原有疾病特征明显不同的疾病、新出现传染病的疑似病例等。

2. 群体性不明原因疾病 指一定时间内,在某个相对集中的区域内同时或相继出现多个临床表现基本相似患者,但又暂时不能明确诊断的疾病。

3. 重大食物中毒和职业中毒事件 指危害严重的急性食物中毒和职业中毒事件等。

二、突发公共卫生事件的主要危害

突发公共卫生事件不仅给人民的健康和生命造成重大损失,对经济和社会发展也具有重要影响,主要表现在以下几个方面。

1. 直接损害人类健康 每次严重的突发公共卫生事件都造成大规模的人群患病、伤残甚至死亡。

2. 严重的心理创伤 突发公共卫生事件对于全社会人的心理都是一种强烈的刺激,会导致许多人产生焦虑、神经症和忧虑等精神神经症状。

3. 造成严重经济损失 一是治疗及相关成本高;二是政府、社会和个人防疫的直接成本高;三是疫情导致的经济创造能力下降而造成的经济损失大。

4. 给国家或地区形象及政治发展带来影响 突发公共卫生事件频繁发生或处置不当、不及时,

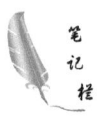

可能对国家和地区的形象产生很大的负面影响，也可使医疗卫生等有关单位和政府有关部门产生严重的信任危机，影响社会的团结和谐稳定。

三、突发公共卫生事件的特点

1. 突发性 突发公共卫生事件有着不可预测性，发生突然并且发展迅猛，人们对其常难以做出预警和识别。

2. 公共性 突发公共卫生事件是一种公共事件，其在公共卫生领域发生，危害的不是特定的个体，而是不特定的社会群体，具有公共卫生属性，常同时波及一个区域甚至多个区域的大多数人群。

3. 严重性 突发公共卫生事件涉及范围大，影响严重，可以对公众的身心健康产生危害，甚至冲击医疗卫生体系本身、威胁医务人员自身健康，在很长时间内对公众心理产生负面影响；另外，突发公共卫生事件对社会稳定和经济发展也会产生重大影响。

四、突发公共卫生事件的分类和分级

1. 突发公共卫生事件的分类 根据事件发生过程、性质和机制主要分为以下四类。

（1）自然灾害：主要包括水旱灾害、气象灾害、地震灾害、地质灾害、海洋灾害、生物灾害和森林草原火灾等。

（2）事故灾难：主要包括工矿商贸等企业的各类安全事故、交通运输事故、公共设施和设备事故、环境污染和生态破坏事件等。

（3）公共卫生事件：主要包括传染病疫情、群体性不明原因疾病、食品安全和职业危害、动物疫情，以及其他严重影响公众健康和生命安全的事件。

（4）社会安全事件：主要包括恐怖袭击事件、经济安全事件和涉外突发事件等。

2. 突发公共卫生事件的分级 在《国家突发公共卫生事件应急预案》中，各类突发公共卫生事件按照其性质、严重程度、可控性和影响范围等因素，一般分为四级：Ⅰ级（特别重大）、Ⅱ级（重大）、Ⅲ级（较大）和Ⅳ级（一般）。

第二节 突发公共卫生事件的应急管理

应急处置突发公共卫生事件的各项工作必须由各级人民政府统一领导，各有关部门都要在各级人民政府或成立的应急指挥部的领导下，依照相关法律法规开展预防与应急处置工作。同时，政府和其他有关部门要在各自职责范围内做好突发公共卫生事件预防与应急处置的有关工作，对发生在不同范围内的突发公共卫生事件，实行分级负责制度。

一、工作原则

1. 以人为本，减少危害 切实履行政府的社会管理和公共服务职能，把保障公众健康和生命财产安全作为首要任务，最大限度地减少突发公共事件及其造成的人员伤亡和危害。

2. 居安思危，预防为主 高度重视公共安全工作，常抓不懈，防患于未然。增强忧患意识，坚持预防与应急相结合，常态与非常态相结合，做好应对突发公共事件的各项准备工作。

3. 统一领导，分级负责 在党中央、国务院的统一领导下，建立健全以分类管理、分级负责、条块结合、属地管理为主的应急管理体制，在各级党委领导下，实行行政领导责任制，充分发挥专业应急指挥机构的作用。

4. 依法规范，加强管理 依据有关法律和行政法规，加强应急管理，维护公众的合法权益，使应对突发公共事件的工作规范化、制度化、法制化。

5. 快速反应，协同应对 加强以属地管理为主的应急处置队伍建设，建立联动协调制度，充分发挥乡镇、社区、企事业单位、社会团体和志愿者队伍的作用，依靠公众力量，形成统一指挥、反应灵敏、功能齐全、协调有序、运转高效的应急管理机制。

6. 依靠科技，提高素质 加强公共安全科学研究和技术开发，采用先进的监测、预测、预警、预防和应对处置技术及设施，充分发挥专家队伍和专业人员的作用，提高应对突发公共事件的科技水平和指挥能力，避免发生次生、衍生事件。加强宣传和培训教育工作，提高公众自救、互救和应对各类突发公共事件的综合素质。

二、我国突发公共卫生事件应急处置的组织体系

1. 领导机构 国务院是突发公共事件应急管理工作的最高行政领导机构。在国务院总理领导下，国务院常务会议和国家相关突发公共事件应急指挥机构负责突发公共事件的应急管理工作；必要时，派出国务院工作组指导有关工作。

2. 办事机构 国务院办公厅设国务院应急管理办公室，履行值守应急、信息汇总和综合协调职责，发挥运转枢纽作用。

3. 工作机构 国务院有关部门依据法律、行政法规和各自的职责，负责相关类别突发公共事件的应急管理工作，具体负责相关类别的突发公共事件专项和部门应急预案的起草与实施，贯彻落实国务院有关决定事项。

4. 地方机构 地方各级人民政府是本行政区域突发公共事件应急管理工作的行政领导机构，负责本行政区域各类突发公共事件的应对工作。

5. 专家组 国务院和各应急管理机构建立各类专业人才库，可以根据实际需要聘请有关专家组成专家组，为应急管理提供决策建议，必要时参加突发公共事件的应急处置工作。

三、突发公共卫生事件的运行机制

1. 预测与预警 各地区、各部门要针对各种可能发生的突发公共事件，完善预测与预警机制，建立预测与预警系统，开展风险分析，做到早发现、早报告、早处置。

根据预测分析结果，对可能发生和可以预警的突发公共事件进行预警。预警级别依据突发公共事件可能造成的危害程度、紧急程度和发展势态，一般被划分为四级：Ⅰ级（特别严重）、Ⅱ级（严重）、Ⅲ级（较重）和Ⅳ级（一般），依次用红色、橙色、黄色和蓝色表示。

预警信息包括突发公共事件的类别、预警级别、起始时间、可能影响范围、警示事项、应采取的措施和发布机关等。

预警信息的发布、调整和解除可通过广播、电视、报刊、通信、信息网络、警报器、宣传车或组织人员逐户通知等方式进行，对老、幼、病、残、孕等特殊人群及学校等特殊场所和警报盲区应当采取有针对性的公告方式。

2. 应急处置

（1）信息报告：特别重大或重大突发公共事件发生后，各地区、各部门要立即报告，最迟不得超过4小时，同时通报有关地区和部门。应急处置过程中，要及时续报有关情况。

（2）先期处置：突发公共事件发生后，事发地的省级人民政府或国务院有关部门在报告特别重大、重大突发公共事件信息的同时，要根据职责和规定的权限启动相关应急预案，及时、有效地进行处置，控制事态。境外发生涉及中国公民和机构的突发事件时，我驻外使领馆、国务院有关部门和有关地方人民政府要采取措施控制事态发展，组织开展应急救援工作。

（3）应急响应：对于先期处置未能有效控制事态的特别重大突发公共事件，要及时启动相关预案，由国务院相关应急指挥机构或国务院工作组统一指挥或指导有关地区、部门开展处置工作。现场应急指挥机构负责现场的应急处置工作。对需要多个国务院相关部门共同参与处置的突发公共事件，由该类突发公共事件的业务主管部门牵头，其他部门予以协助来开展应急处置工作。

（4）应急结束：指在特别重大突发公共事件应急处置工作结束或相关危险因素消除后，对现场应急指挥机构予以撤销。

突发公共卫生事件应急反应的终止需符合以下条件：突发公共卫生事件隐患或相关危险因素消除后，或末例传染病病例发生后经过最长潜伏期无新的病例出现。

一般突发公共卫生事件，由县级人民政府卫生主管部门组织专家进行分析论证，提出终止应急反应的建议，报请县级人民政府或县级突发公共卫生事件应急处理指挥部批准后实施，并向上一级人民政府卫生主管部门报告。较大突发公共卫生事件由地市级人民政府卫生主管部门组织专家进行分析论证，提出终止应急反应的建议，报地市级人民政府或地市级突发公共卫生事件应急处理指挥部批准后实施，并向上一级人民政府卫生主管部门报告。重大突发公共卫生事件由省级人民政府卫生主管部门组织专家进行分析论证，提出终止应急反应的建议，报省级人民政府或省级突发公共卫生事件应急处理指挥部批准后实施，并向国务院卫生主管部门报告。特别重大突发公共卫生事件由

国务院卫生主管部门组织国家有关专家进行分析论证，提出终止应急反应的建议，报国务院或全国突发公共卫生事件应急处理指挥部批准后实施。

上级人民政府卫生主管部门要根据下级人民政府卫生主管部门的请求，及时组织专家对突发公共卫生事件应急反应的终止的分析论证提供技术指导和支持。

3. 突发公共卫生事件的恢复与重建

（1）善后处置：要积极稳妥、深入细致地做好善后处置工作。对突发公共事件中的伤亡人员、应急处置工作人员，以及紧急调集、征用的有关单位及个人的物资，要按照规定给予抚恤、补助或补偿，并提供心理及司法援助。有关部门要做好疫病防治和环境污染消除工作。保险监管机构督促有关保险机构及时做好有关单位和个人损失的理赔工作。

（2）调查与评估：要对特别重大突发公共事件的起因、性质、影响、责任、经验教训等问题进行调查与评估。

（3）恢复与重建：根据受灾地区恢复与重建计划组织实施恢复与重建工作。

（4）信息发布：突发公共事件的信息发布应当及时、准确、客观、全面。要在事件发生的第一时间向社会发布简要信息，随后发布初步核实情况、政府应对措施和公众防范措施等，并根据事件处置情况做好后续发布工作。信息发布形式主要包括授权发布、散发新闻稿、组织报道、接受记者采访、举行新闻发布会等。

四、突发公共卫生事件现场应急处理

快速反应是应急处置突发公共卫生事件的关键所在，在其发生后，应立即成立应急指挥部，统一指挥和协调社会各部门各负其责地投入到预防和控制事件的扩大蔓延及救治受害公众的工作中。同时，要采取果断措施快速处理突发公共卫生事件所造成的危害，彻底预防和控制其进一步蔓延，最大限度地避免和减少人员伤亡、财产损失，降低社会影响，尽快恢复社会秩序，维护公众生命、财产安全，维护国家安全和利益。

1. 医疗救护 针对突发公共卫生事件的医学应急救援大体可分为三级救治（rescues by three stage）：第一级为现场抢救；第二级为早期救治；第三级为专科治疗。

（1）一级医疗救治：又称现场抢救，主要任务是迅速发现和救出伤员，对伤员进行一级分类判断，抢救需紧急处理的危重伤员。设立临时分类站及转运中心，填写伤员登记表，后将其送至现场医疗站和专科医院；对人员进行体表污染检查和初步去污处理，防止污染扩散；初步判断伤员有无体内污染，必要时及早采取阻吸收和促排措施；收集、留取可估计受污剂量的物品和生物样品。

（2）二级医疗救治：又称早期救治或就地救治，在现场医疗站对现场送来的伤员进行早期处理、检伤分类。主要任务是对中度和中度以下急性中毒患者、复合伤伤员、有明显体表和体内污染的人员进行确定诊断与治疗；对中度以上中毒或受伤的伤员进行二级分类诊断，并将重度和重度以上中毒和复合伤伤员及难以确诊和处理的伤员，在条件允许下尽早后送到三级医疗救治单位。

（3）三级医疗救治：又称专科治疗，由国家指定的具有各类伤害治疗专科医治能力的综合医院负责实施。主要任务是收治重度和重度以上的急性中毒患者和严重污染伤员，进一步做出明确的诊断，并给予良好的专科治疗。有些伤员治愈后留下残疾，尚需做进一步康复治疗。

2. 现场流行病学调查 尽快开展现场流行病学调查，有利于判断突发公共卫生事件的源头，其中以传染性疾病的流行病学调查尤为重要，以防止传染性疾病的蔓延和扩散。事件中期的调查应在早期已经开展的人员、地面和水体等周围环境污染巡测基础上，进一步扩大调查地域范围，确定整个事件中所发生的污染水平和范围，为后期决策提供依据。

3. 突发公共卫生事件应急处置中的安全防护 突发公共卫生事件应急处置中的安全防护是指用物理手段阻止有害因子及其传播媒介对人体的侵袭，防止有害因子通过呼吸道或皮肤、黏膜侵入人体，使人体免受污染或感染的措施，可分为应急处置中的个人防护、医院病房或隔离区防护和实验室防护等不同层次。

（1）个人防护装备分成三个级别：一级防护，穿工作服，隔离衣，佩戴12～16层纱布口罩；二级防护，穿工作服，外罩一件隔离衣，戴防护帽和符合N-95或FFP2标准的防护口罩，戴乳胶手套和鞋套，必要时戴护目镜，尽量遮盖暴露的皮肤、口鼻等部位；三级防护，在二级防护的基础上，将隔离衣改为标准的防护服，将口罩、护目镜改为全面呼吸型面罩。生物防护措施主要针对两个方面，一是针对气溶胶的防护，二是针对媒介昆虫的防护。在生化防护中，如有相应疫苗或药物储备，可进行紧急接种疫苗或预防性服药，化学防护如着防毒服；在放射医学防护中，除使用铅制屏障外，还可服用稳定性碘，配备能报警的探测仪器、个人剂量仪。

（2）对有可能对其他人造成威胁的患者或感染者应在有良好防护设施的病房或区域进行治疗或隔离，如高致病性传染病患者应在负压病房中进行治疗，放射损伤患者应在专科医院或综合性医院进行相应的专科治疗。

（3）针对危险因子的实验操作具有高风险性，预防实验室感染和环境污染是突发公共卫生事件应急处置工作的重要一环。实验室安全相关的工作应该贯穿于实验的整个过程，从取样开始到所有潜在的危险的材料被处理，都应努力做好危害评估工作，在有适当安全防护的实验室开展监测、检验工作，尽量降低实验室感染和环境污染的危险。感染性物质的运输要遵循国家法律法规的要求。

4. 社会动员（social mobilization） 指通过一定的手段，调动社会现有的和潜在的卫生资源，将满足社会民众需求的社会目标转化为社会成员广泛参与的社会行动的一个实践过程。其特点是要在特定环境中应用，在一定范围内开展，有系统地实施。为充分进行社会动员可采取以下措施：

（1）处理好公共关系：是使自己与公众相互了解和相互适应的一种活动或职能，由社会组织（公共关系机构及其成员）、公众和传播三个要素构成。在突发公共卫生事件中要处理好三者的关系，充分利用三者之间的相互作用。

（2）利用好传播媒介：传播媒介指信息传播所依附的物质载体。在突发公共卫生事件发生时，要充分利用好人体媒介、印刷媒介、电子媒介、户外媒介、实物媒介等，及时发布公共信息，维护社会稳定。

（3）处理好医患关系：在突发公共卫生事件发生时，医患关系尤为突出，涉及技术因素、经济因素、伦理因素和法律因素等。要以主动-被动模式、指导-合作模式和相互参与模式相结合的方式，使医患双方的共同利益得到满足。

（4）发挥民间社会的作用：民间社会指政府和企业以外的、以民间组织为主要载体的民间关系的总和。民间社会能弥补当地政府失灵和市场失灵的缺陷，促进社会各界的共同参与。民间社会参与公共事务有其合法性、可及性和有效性。在突发公共卫生事件发生时要充分发挥民间社会的作用，使其参与到突发公共卫生事件的应急处置工作中来。

5. 心理干预 在发生突发公共卫生事件时，要关注人群在身体、心理、社会适应三个层面上的健康状况，及时恢复社会秩序，防止和减轻突发公共卫生事件对社会心理的影响。当地政府应重视舆论导向，统一发布和传播真实信息，及时通报处理措施和结果预测等，既不夸大也不隐瞒，使公众对信息感到真实、可信；邀请有关代表或个人参加环境和食品监测、剂量估算及防护措施的实施等，使公众了解实情，增强信心；组织专门的危机心理干预队伍进行及时、有效的心理干预，有效的预防和处理心理应激损伤。

在实际工作中，精神病学临床医生要通过心理与环境（自然环境和社会环境，特别是社会环境的统一性、心理活动自身的完整性和协调性、个性的相对稳定性）对一个人是否具有精神障碍进行判断；并综合判断心理异常发生的频度、异常心理的持续时间和严重性，从而进行危机干预（crisis intervention）。通过媒体宣传、集体晤谈和治疗性干预等心理干预方式，对不同人群进行危机干预，使心理危机的症状立刻得到缓解和持久地消失，使心理功能恢复到危机前水平，并获得新的应对技能。心理干预的目标是积极预防、及时控制和减轻突发公共卫生事件的心理社会危机，促进心理健康重建，维护社会稳定，保障公众的心理健康。

第三节　突发公共卫生事件应急处置的保障

突发公共卫生事件应急处置应遵循"预防为主，平战结合"的原则，国务院有关部门、各级地方政府和卫生主管部门应加强突发公共卫生事件的组织建设，组织开展突发公共卫生事件的监测和预警工作，加大突发公共卫生事件应急处置队伍建设和技术研究，建立健全国家统一的突发公共卫生事件预防控制体系，保证突发公共卫生事件应急处置工作的顺利开展。

1. 人力资源 公安（消防）、医疗卫生、地震救援、海上搜救、矿山救护、森林消防、防洪抢险、核与辐射、环境监控、危险化学品事故救援、铁路事故、民航事故、基础信息网络和重要信息

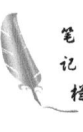

系统事故处置，以及水、电、油、气等工程抢险救援队伍是应急救援的专业队伍和骨干力量。地方各级人民政府和有关部门、单位要加强应急救援队伍的业务培训和应急演练，建立联动协调机制，提高装备水平；动员社会团体、企事业单位及志愿者等各种社会力量参与应急救援工作；增进国家间的交流与合作。要加强以乡镇和社区为单位的公众应急能力建设，发挥其在应对突发公共事件中的重要作用。中国人民解放军和中国人民武装警察部队是处置突发公共事件的骨干和突击力量，按照有关规定参加应急处置工作。

2. 财力保障 要保证所需突发公共事件应急准备和救援工作资金。对受突发公共事件影响较大的行业、企事业单位和个人要及时研究提出相应的补偿或救助政策。要对突发公共事件财政应急保障资金的使用和效果进行监管和评估。鼓励自然人、法人或其他组织（包括国际组织）按照《中华人民共和国公益事业捐赠法》等有关法律、法规的规定进行捐赠和援助。

3. 物资保障 要建立健全应急物资监测网络、预警体系和应急物资生产、储备、调拨及紧急配送体系，完善应急工作程序，确保应急所需物资和生活用品的及时供应，并加强对物资储备的监督管理，及时予以补充和更新。地方各级人民政府应根据有关法律、法规和应急预案的规定，做好物资储备工作。

4. 基本生活保障 要做好受灾群众的基本生活保障工作，确保灾区群众有饭吃、有水喝、有衣穿、有住处、有病能得到及时医治。

5. 医疗卫生保障 卫生部门负责组建医疗卫生应急专业技术队伍，根据需要及时赶赴现场开展医疗救治、疾病预防控制等卫生应急工作。及时为受灾地区提供药品、器械等卫生和医疗设备。必要时组织动员红十字会等社会卫生力量参与医疗卫生救助工作。

6. 交通运输保障 要保证紧急情况下应急交通工具的优先安排、优先调度、优先放行，确保运输安全畅通；要依法建立紧急情况下社会交通运输工具的征用程序，确保抢险救灾物资和人员能够及时、安全送达。根据应急处置需要，对现场及相关通道实行交通管制，开设应急救援"绿色通道"，保证应急救援工作的顺利开展。

7. 治安维护 要加强对重点地区、重点场所、重点人群、重要物资和设备的安全保护，依法严厉打击违法犯罪活动。必要时，依法采取有效管制措施，控制事态，维护社会秩序。

8. 人员防护 要指定或建立与人口密度、城市规模相适应的应急避险场所，完善紧急疏散管理办法和程序，明确各级责任人，确保在紧急情况下公众安全、有序地转移或疏散。要采取必要的防护措施，严格按照程序开展应急救援工作，确保人员安全。

9. 通信保障 建立健全应急通信、应急广播电视保障工作体系，完善公用通信网，建立有线和无线相结合、基础电信网络与机动通信系统相配套的应急通信系统，确保通信畅通。

10. 公共设施 有关部门要按照职责进行分工，分别负责煤、电、油、气、水的供给，以及废水、废气、固体废弃物等有害物质的监测和处理。

11. 科技支撑 要积极开展公共安全领域的科学研究；加大公共安全监测、预测、预警、预防和应急处置技术研发的投入，不断改进技术装备，建立健全公共安全应急技术平台，提高我国公共安全科技水平；注意发挥企业在公共安全领域的研发作用。

（张忠臣　菅向东）

参考文献

陈曦, 冯占春. 2012. 美国公共卫生绩效评价工具的研究进展及借鉴意义 [J]. 中国社会医学杂志 (4):75-77.
陈育德. 2018. 重温《阿拉木图宣言》推进健康中国建设 [J]. 中华预防医学杂志, 52(5):457-459.
范春. 2009. 公共卫生学 [M]. 厦门: 厦门大学出版社.
方积乾. 2012. 卫生统计学 [M]. 第 7 版. 北京: 人民卫生出版社.
傅华, 施榕, 张竞超. 2017. 健康教育学 [M]. 第 3 版. 北京: 人民卫生出版社.
郭姣. 2017. 健康管理学 [M]. 北京: 人民卫生出版社.
郭秀花. 2017. 医学统计学与 SPSS 软件实现方法 [M]. 北京: 科学出版社.
国务院办公厅关于加强三级公立医院绩效考核工作的意见（国办发〔2019〕4 号）政府信息公开专栏. http://www.gov.cn/zhengce/content/2019-01/30/content_5362266.htm.
郝模. 2013. 卫生政策学 [M]. 北京. 人民卫生出版社.
季成叶. 2013. 儿童少年卫生学 [M]. 第 7 版. 北京: 人民卫生出版社.
菅向东. 2009. 中毒急危重症诊断治疗学 [M]. 北京: 人民卫生出版社.
李康, 贺佳. 2018. 医学统计学 [M]. 第 7 版. 北京: 人民卫生出版社.
李六亿, 吴安华, 李卫光. 2018. 医院感染管理案例精解 [M]. 北京: 北京大学医学出版社.
李鲁, 吴群红, 郭清, 邹宇华. 2017. 社会医学 [M]. 第 5 版. 北京: 人民卫生出版社.
李晓松. 2017. 卫生统计学 [M]. 第 8 版. 北京: 人民卫生出版社.
梁万年. 2017. 卫生事业管理学 [M]. 第 4 版. 北京: 人民卫生出版社.
刘川. 2011. 药物临床试验方法学 [M]. 北京: 化学工业出版社.
卢祖洵. 2017. 医疗保险学 [M]. 北京. 人民卫生出版社.
卢祖洵, 姜润生. 2013. 社会医学 [M]. 北京: 人民卫生出版社.
罗家洪, 郭秀花. 2017. 医学统计学 [M]. 北京: 科学出版社.
罗家洪, 徐天和. 2006. 医学统计学 [M]. 北京: 科学出版社.
马斌荣. 2005. 医学统计学 [M]. 第 4 版. 北京: 人民卫生出版社.
马骁. 2012. 健康教育学 [M]. 第 2 版. 北京: 人民卫生出版社.
牛静萍. 2016. 环境卫生学 [M]. 第 2 版. 北京: 科学出版社.
沈洪兵, 齐秀英. 2018. 流行病学 [M]. 北京: 人民卫生出版社.
孙贵范. 2014. 职业卫生与职业医学 [M]. 第 7 版. 北京: 人民卫生出版社.
孙磊, 林晶, 尹鹏. 2015. 公共卫生项目绩效评价指标体系研究 [J]. 中国公共卫生管理 (03):277-279.
孙长颢. 2017. 营养与食品卫生学 [M]. 北京: 人民卫生出版社.
孙志伟. 2017. 毒理学基础 [M]. 第 8 版. 北京: 人民卫生出版社.
陶芳标. 2017. 儿童少年卫生学 [M]. 第 8 版. 北京: 人民卫生出版社.
田本淳. 2014. 健康教育与健康促进使用方法 [M]. 第 2 版. 北京: 北京大学医学出版社.
汪胜. 2017. 卫生事业管理学案例与实训教程 [M]. 杭州: 浙江大学出版社.
王培玉. 2018. 预防医学 [M]. 第 4 版. 北京: 北京大学医学出版社.
王欣心, 金银龙. 多环芳烃遗传毒性研究进展 [J]. 环境与健康杂志, 2010, 27(2):174-177.
邬堂春. 2017. 职业卫生与职业医学 [M]. 第 8 版. 北京: 人民卫生出版社.
武松, 潘发明. 2014. SPSS 统计分析大全 [M]. 北京: 清华大学出版.
徐望红. 2015. 流行病学案例分析 [M]. 上海: 复旦大学出版社.
颜虹, 徐勇勇. 2015. 医学统计学 [M]. 第 3 版. 北京: 人民卫生出版社.
杨海兵, 葛明, 洪梅, 等. 2010. 苏州市恶性肿瘤日死亡率与大气主要污染物的关系 [J]. 环境与职业医学, 27(6): 353-355.
杨辉. 2019. 从《阿拉木图宣言》到《阿斯塔纳宣言》: 全科医学发展是实现全民健康覆盖的重中之重 [J]. 中国全科医学, 22(1):1-4.

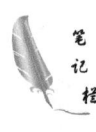

杨克敌. 2018. 环境卫生学 [M]. 第 8 版. 北京：人民卫生出版社.

杨克敌. 2019. 现代环境卫生学 [M]. 第 3 版. 北京：人民卫生出版社.

杨月欣, 葛可佑. 2019. 中国营养科学全书 [M]. 北京：人民卫生出版社.

姚应水, 夏结来. 2017. 预防医学 [M]. 北京：中国医药科技出版社.

袁兆康, 崔香淑. 2013. 医学统计学 [M]. 北京：人民军医出版社.

詹思延. 2017. 流行病学 [M]. 北京：人民卫生出版社.

张卫东. 2017. 流行病学实习教程 [M]. 第 2 版. 北京：人民卫生出版社.

张文彤. 2017. SPSS 统计分析基础教程 [M]. 第 3 版. 北京：高等教育出版社.

张永利, 刘卫艳, 陈树昶, 等. 2017. 大气污染物与学龄儿童呼吸系统疾病的关联研究 [J]. 上海预防医学, 29(11): 847-849.

郑玉建, 王家骥. 2007. 预防医学 [M]. 北京：科学出版社.

中华人民共和国国家卫生和计划生育委员会. WS/T 455—2014 卫生监测与评价名词术语 [Z]. 2014-11-15.

周绿林, 李绍华. 2016. 医疗保险学 [M]. 北京：科学出版社.

朱启星. 2018. 卫生学 [M]. 第 9 版. 北京：人民卫生出版社.

ASCEND Study Collaborative Group. 2018. Effects of aspirin for primary prevention in persons with diabetes mellitus. The New England Journal of Medicine. 379:1529-1539.

Denise R Aberle, Sarah DeMello, Christine D Berg, et al. 2013. Results of the two incidence screenings in the National Lung Screening Trial[J]. The New England Journal of Medicine. 369:920-931.

Gaziano JM, Brotons C, Coppolecchia R, et al. 2018. Use of aspirin to reduce risk of initial vascular events in patients at moderate risk of cardiovascular disease (arrive): A randomised, double-blind, placebocontrolled trial[J]. Lancet (London, England). 392:1036-1046.

McNeil JJ, Nelson MR, Woods RL, et al. 2018. Effect of aspirin on all-cause mortality in the healthy elderly[J]. N Engl J Med. 379:1519-1528.

Pan CY, Li WH, Zeng JE, et al. 2013. The design and baseline characteristics of a phase III study to evaluate the efficacy and safety of alogliptin versus placebo in type 2 diabetes mellitus in Mainland China [J]. Zhonghua Nei Ke Za Zhi. (11):932-935.

Zheng SL, Roddick AJ. 2019. Association of Aspirin Use for Primary Prevention With Cardiovascular Events and Bleeding Events: A Systematic Review and Meta-analysis[J]. JAMA, 321(3):277-287.

附 表

附表1 t界值表（双侧尾部面积）

自由度 v		概率,P								
	单侧:	0.25	0.20	0.10	0.05	0.025	0.01	0.005	0.0025	0.001	0.0005
	双侧:	0.50	0.40	0.20	0.10	0.05	0.02	0.01	0.005	0.002	0.001
1		1.000	1.376	3.078	6.314	12.706	31.821	63.657	127.321	318.309	636.619
2		0.816	1.061	1.886	2.920	4.303	6.965	9.925	14.089	22.327	31.599
3		0.765	0.978	1.638	2.353	3.182	4.541	5.841	7.453	10.215	12.924
4		0.741	0.941	1.533	2.132	2.776	3.747	4.604	5.598	7.173	8.610
5		0.727	0.920	1.476	2.015	2.571	3.365	4.032	4.773	5.893	6.869
6		0.718	0.906	1.440	1.943	2.447	3.143	3.707	4.317	5.208	5.959
7		0.711	0.896	1.415	1.895	2.365	2.998	3.499	4.029	4.785	5.408
8		0.706	0.889	1.397	1.860	2.306	2.896	2.355	3.833	4.501	5.041
9		0.703	0.883	1.383	1.833	2.262	2.821	3.250	3.690	4.297	4.781
10		0.700	0.879	1.372	1.812	2.228	2.764	3.169	3.581	4.144	4.587
11		0.697	0.876	1.363	1.796	2.201	2.718	3.106	3.497	4.025	4.437
12		0.695	0.873	1.356	1.782	2.179	2.681	3.055	3.428	3.930	4.318
13		0.694	0.870	1.350	1.771	2.160	2.650	3.012	3.372	3.852	4.221
14		0.692	0.868	1.345	1.761	2.145	2.624	2.977	3.325	3.787	4.140
15		0.691	0.866	1.341	1.753	2.131	2.602	2.947	3.286	3.733	4.073
16		0.690	0.865	1.337	1.746	2.120	2.583	2.921	3.252	3.686	4.015
17		0.689	0.863	1.333	1.740	2.110	2.567	2.898	3.222	3.646	3.965
18		0.688	0.862	1.330	1.734	2.101	2.552	2.878	3.197	3.610	3.922
19		0.688	0.861	1.328	1.729	2.093	2.539	2.861	3.174	3.579	3.883
20		0.687	0.860	1.325	1.725	2.086	2.528	2.845	3.153	3.552	3.850
21		0.686	0.859	1.323	1.721	2.080	2.518	2.831	3.135	3.527	3.819
22		0.686	0.858	1.321	1.717	2.074	2.508	2.819	3.119	3.505	3.792
23		0.685	0.858	1.319	1.714	2.069	2.500	2.807	3.104	3.485	3.768
24		0.685	0.857	1.318	1.711	2.064	2.492	2.797	3.091	3.467	3.745
25		0.684	0.856	1.316	1.708	2.060	2.485	2.787	3.078	3.450	3.725
26		0.684	0.856	1.315	1.706	2.056	2.479	2.779	3.067	3.435	3.707
27		0.684	0.855	1.314	1.703	2.052	2.473	2.771	3.057	3.421	3.690
28		0.683	0.855	1.313	1.701	2.048	2.467	2.763	3.047	3.408	3.674
29		0.683	0.854	1.311	1.699	2.045	2.462	2.756	3.038	3.396	3.659
30		0.683	0.854	1.310	1.697	2.042	2.457	2.750	3.030	3.385	3.646
31		0.682	0.853	1.309	1.696	2.040	2.453	2.744	3.022	3.375	3.633
32		0.682	0.853	1.309	1.694	2.037	2.449	2.738	3.015	3.365	3.622
33		0.682	0.853	1.308	1.692	2.035	2.445	2.733	3.008	3.356	3.611
34		0.682	0.852	1.307	1.691	2.032	2.441	2.728	3.002	3.348	3.601
35		0.682	0.852	1.306	1.690	2.030	2.438	2.724	2.996	3.340	3.591
36		0.681	0.852	1.306	1.688	2.028	2.434	2.719	2.990	3.333	3.582
37		0.681	0.851	1.305	1.687	2.026	2.431	2.715	2.985	3.326	3.574
38		0.681	0.851	1.304	1.686	2.024	2.429	2.712	2.980	3.319	3.566
39		0.681	0.851	1.304	1.685	2.023	2.426	2.708	2.976	3.313	3.558
40		0.681	0.851	1.303	1.684	2.021	2.423	2.704	2.971	3.307	3.551
50		0.679	0.849	1.299	1.676	2.009	2.403	2.678	2.937	3.261	3.496
60		0.679	0.848	1.296	1.671	2.000	2.390	2.660	2.915	3.232	3.460
70		0.678	0.847	1.294	1.667	1.994	2.381	2.648	2.899	3.211	3.435
80		0.678	0.846	1.292	1.664	1.990	2.374	2.639	2.887	3.195	3.416
90		0.677	0.846	1.291	1.662	1.987	2.368	2.632	2.878	3.183	3.402
100		0.677	0.845	1.290	1.660	1.984	2.364	2.626	2.871	3.174	3.390
200		0.676	0.843	1.286	1.653	1.972	2.345	2.601	2.839	3.131	3.340
500		0.675	0.842	1.283	1.648	1.965	2.334	2.586	2.820	3.137	3.310
1000		0.675	0.842	1.282	1.646	1.962	2.330	2.581	2.813	3.098	3.300
∞		0.6745	0.8416	1.2816	1.6449	1.9600	2.3263	2.5758	2.8070	3.0902	3.2905

附表 2-1 F 界值表（方差齐性检验用，双侧界值）

$P=0.05$

分母的自由度 v_2	\	分子的自由度 v_1												
	1	2	3	4	5	6	7	8	9	10	12	15	20	30	60	∞
1	647.79	799.50	864.16	899.58	937.11	937.11	948.22	956.66	963.29	968.63	976.71	984.87	993.10	1001.41	1009.80	1018.26
2	38.51	39.00	39.17	39.25	39.33	39.33	39.36	39.37	39.39	39.40	39.41	39.43	39.45	39.46	39.48	39.50
3	17.44	16.04	15.44	15.10	14.88	14.73	14.62	14.54	14.47	14.42	14.34	14.25	14.17	14.08	13.99	13.90
4	12.22	10.05	9.98	9.60	9.36	9.20	9.07	8.98	8.90	8.84	8.75	8.66	8.56	8.46	8.36	8.26
5	10.01	8.43	7.76	7.39	7.15	6.98	6.85	6.76	6.68	6.62	6.52	6.43	6.33	6.23	6.12	6.02
6	8.81	7.26	6.60	6.23	5.99	5.82	5.70	5.60	5.52	5.46	5.37	5.27	5.17	5.07	4.96	4.85
7	8.07	6.54	5.89	5.52	5.29	5.12	4.99	4.90	4.82	4.76	4.67	4.57	4.47	4.36	4.25	4.14
8	7.57	6.06	5.42	5.05	4.82	4.65	4.53	4.43	4.36	4.30	4.20	4.10	4.00	3.89	3.78	3.67
9	7.21	5.71	5.08	4.72	4.48	4.32	4.20	4.10	4.03	3.96	3.87	3.77	3.67	3.56	3.45	3.33
10	6.94	5.46	4.83	4.47	4.24	4.07	3.95	3.85	3.78	3.72	3.62	3.52	3.42	3.31	3.20	3.08
11	6.72	5.26	4.63	4.28	4.04	3.88	3.76	3.66	3.59	3.53	3.43	3.33	3.23	3.12	3.00	2.88
12	6.55	5.10	4.47	4.12	3.89	3.73	3.61	3.51	3.44	3.37	3.28	3.18	3.07	2.96	2.85	2.72
13	6.41	4.97	4.35	4.00	3.77	3.60	3.48	3.39	3.31	3.25	3.15	3.05	2.95	2.84	2.72	2.60
14	6.30	4.86	4.24	3.89	3.66	3.50	3.38	3.29	3.21	3.15	3.05	2.95	2.84	2.73	2.61	2.49
15	6.20	4.77	4.15	3.80	3.58	3.41	3.29	3.20	3.12	3.06	2.96	2.86	2.76	2.64	2.52	2.40
16	6.12	4.69	4.08	3.73	3.50	3.34	3.22	3.12	3.05	2.99	2.89	2.79	2.68	2.57	2.45	2.32
17	6.04	4.62	4.01	3.66	3.44	3.28	3.16	3.06	2.98	2.92	2.82	2.72	2.62	2.50	2.38	2.25
18	5.98	4.56	3.95	3.61	3.38	3.22	3.10	3.01	2.93	2.87	2.77	2.67	2.56	2.44	2.32	2.19
19	5.92	4.51	3.90	3.56	3.33	3.17	3.05	2.96	2.88	2.82	2.72	2.62	2.51	2.39	2.27	2.13
20	5.87	4.46	3.86	3.51	3.29	3.13	3.01	2.91	2.84	2.77	2.68	2.57	2.46	2.35	2.22	2.09
21	5.83	4.42	3.82	3.48	3.25	3.09	2.97	2.87	2.80	2.73	2.64	2.53	2.42	2.31	2.18	2.04
22	5.79	4.38	3.75	3.44	3.22	3.05	2.93	2.84	2.76	2.70	2.60	2.50	2.39	2.27	2.14	2.00
23	5.75	4.35	3.72	3.41	3.18	3.02	2.90	2.81	2.73	2.67	2.57	2.47	2.36	2.24	2.11	1.97
24	5.72	4.32	3.69	3.38	3.15	2.99	2.87	2.78	2.70	2.64	2.54	2.44	2.33	2.21	2.08	1.94
25	5.69	4.29	3.67	3.35	3.13	2.97	2.85	2.75	2.68	2.61	2.51	2.41	2.30	2.18	2.05	1.91
26	5.66	4.27	3.65	3.33	3.10	2.94	2.82	2.73	2.65	2.59	2.49	2.39	2.28	2.16	2.03	1.88
27	5.63	4.24	3.63	3.31	3.08	2.92	2.80	2.71	2.63	2.57	2.47	2.36	2.25	2.13	2.00	1.85
28	5.61	4.22	3.61	3.29	3.06	2.90	2.78	2.69	2.61	2.55	2.45	2.34	2.23	2.11	1.98	1.83
29	5.59	4.20	3.59	3.27	3.04	2.88	2.76	2.67	2.59	2.53	2.43	2.32	2.21	2.09	1.96	1.81
30	5.57	4.18	3.46	3.25	3.03	2.87	2.75	2.65	2.57	2.51	2.41	2.31	2.20	2.07	1.94	1.79
40	5.42	4.05	3.34	3.13	2.90	2.74	2.62	2.53	2.45	2.39	2.29	2.18	2.07	1.94	1.80	1.64
60	5.29	3.93	3.31	3.01	2.79	2.63	2.51	2.41	2.33	2.27	2.17	2.06	1.94	1.82	1.67	1.48
120	5.15	3.80	3.23	2.89	2.67	2.52	2.39	2.30	2.22	2.16	2.05	1.94	1.82	1.69	1.53	1.31
∞	5.02	3.69	3.12	2.79	2.57	2.41	2.29	2.19	2.11	2.05	1.95	1.83	1.71	1.57	1.39	1.00

附表 2-2　F 界值表

方差分析用（单尾）上行: $P = 0.05$，下行: $P = 0.01$
两样本方差齐性检验用（双尾）上行: $P = 0.10$

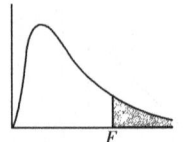

分母的自由度 v_2	分子的自由度, v_1											
	1	2	3	4	5	6	7	8	9	10	11	12
1	161	200	216	225	230	234	237	239	241	242	243	244
	4052	4999	5403	5625	5764	5859	5928	5981	6022	6056	6082	6106
2	18.51	19.00	19.16	19.25	19.30	19.33	19.36	19.37	19.38	19.39	19.40	19.41
	98.49	99.00	99.17	99.25	99.30	99.33	99.34	99.36	99.38	99.40	99.41	99.42
3	10.13	9.55	9.28	9.12	9.01	8.94	8.88	8.84	8.81	8.78	8.76	8.74
	34.12	30.82	29.46	28.71	28.24	27.91	27.67	27.49	27.34	27.23	27.31	27.05
4	7.71	6.94	6.59	6.39	6.26	6.16	6.09	6.04	6.00	5.96	5.93	5.91
	21.20	18.00	16.59	15.98	15.52	15.21	14.98	14.80	14.66	14.54	14.45	14.37
5	6.61	5.79	5.41	5.19	5.05	4.05	4.88	4.82	4.78	4.74	4.70	4.68
	16.26	17.27	12.06	11.39	10.97	10.67	10.45	10.27	10.15	10.05	9.96	9.89
6	5.99	5.15	4.76	4.53	4.39	4.28	4.21	4.15	4.10	4.06	4.03	4.00
	13.74	10.92	9.78	9.15	8.75	8.47	8.26	8.10	7.98	7.87	7.79	7.72
7	5.59	4.74	4.35	4.12	3.97	3.87	3.79	3.73	3.68	3.63	3.60	3.57
	12.25	9.55	8.45	7.85	7.46	7.19	7.00	6.84	6.71	6.62	6.54	6.47
8	5.32	4.46	4.07	3.84	3.69	3.58	3.50	3.44	3.39	3.34	3.31	3.28
	11.26	8.65	7.59	7.01	6.63	6.37	6.19	6.03	5.91	5.82	5.74	5.67
9	5.12	4.26	3.86	3.63	3.48	3.37	3.29	3.23	3.18	3.13	3.10	3.07
	10.56	8.02	6.99	6.42	6.06	5.80	5.62	5.47	5.35	5.26	5.18	5.11
10	4.69	4.10	3.71	3.48	3.33	3.22	3.14	3.07	3.02	2.97	2.94	2.91
	10.04	7.56	6.55	5.09	5.64	5.39	5.21	5.06	4.95	4.85	4.78	4.71
11	4.84	3.98	3.59	3.36	3.20	3.09	3.01	2.95	2.90	2.86	2.82	2.79
	9.65	7.20	6.22	5.67	5.32	5.07	4.88	4.74	4.63	4.54	4.46	4.40
12	4.75	3.88	3.49	3.26	3.11	3.00	2.62	2.85	2.80	2.76	2.72	2.69
	9.33	6.93	5.59	5.41	5.06	4.82	4.65	4.50	4.39	4.30	4.22	4.16
13	4.67	3.80	3.41	3.18	3.02	2.92	2.84	2.77	2.72	2.67	2.63	2.60
	9.07	6.70	5.74	5.20	4.85	4.62	4.44	4.30	4.19	4.10	4.02	3.96
14	4.60	3.74	3.34	3.11	2.96	2.85	2.77	2.70	2.65	2.60	2.56	2.53
	8.86	6.51	5.56	5.03	4.69	4.46	4.28	4.14	4.03	3.94	3.86	3.80
15	4.54	3.68	3.29	3.06	2.90	2.79	2.76	2.64	2.59	2.55	2.51	2.48
	8.68	6.36	5.42	4.89	4.56	4.32	4.14	4.00	3.89	3.80	3.73	3.67
16	4.49	3.63	3.24	3.01	2.85	2.74	2.66	2.59	2.54	2.49	2.45	2.42
	8.53	6.23	5.29	4.77	4.44	4.20	4.03	3.89	3.78	3.69	3.61	3.55
17	4.45	3.59	3.20	2.96	2.81	2.70	2.62	2.55	2.50	2.45	2.41	2.38
	8.40	6.11	5.18	4.67	4.34	4.10	3.93	3.79	3.68	3.59	3.52	3.45
18	4.41	3.55	3.16	2.93	2.77	2.66	2.58	2.51	2.46	2.41	2.37	2.34
	8.28	6.01	5.09	4.58	4.55	4.01	3.85	3.71	3.60	3.51	3.44	3.37
19	4.38	3.52	3.13	2.90	2.74	2.63	2.55	2.48	2.43	2.38	2.34	2.31
	8.18	5.93	5.01	4.50	4.17	3.94	3.77	3.63	3.52	3.43	3.36	3.30
20	4.35	3.49	3.10	2.87	2.71	2.60	2.52	2.45	2.40	2.35	2.31	2.28
	8.10	5.85	4.94	4.43	4.10	3.87	3.71	3.56	3.45	3.37	3.30	3.23
21	4.32	3.47	3.07	2.84	2.68	2.57	2.49	2.42	2.37	2.32	2.28	2.25
	8.02	5.78	4.87	4.37	4.04	3.81	3.65	3.51	3.40	3.31	3.24	3.17
22	4.30	3.44	3.05	2.82	2.66	2.55	2.47	2.40	2.35	2.30	2.26	2.23
	7.94	5.72	4.82	4.31	3.99	3.76	3.59	3.45	3.35	3.26	3.18	3.12
23	4.28	3.42	3.03	2.80	2.64	2.53	2.45	2.38	2.32	2.28	2.24	2.20
	7.88	5.66	4.76	4.86	3.94	3.71	3.54	3.41	3.30	3.21	3.14	3.07
24	4.26	3.40	3.01	2.78	2.62	2.51	2.43	2.36	2.30	2.26	2.22	2.18
	7.82	5.61	4.72	4.22	3.90	3.67	3.50	3.36	3.25	3.17	3.09	3.03
25	4.24	3.38	2.99	2.76	2.60	2.49	2.41	2.34	2.28	2.24	2.20	2.16
	7.77	5.57	4.68	4.18	3.86	3.63	3.46	3.32	3.21	3.13	3.05	2.99

续表

分母的自由度 v_2	分子的自由度, v_1											
	14	16	20	24	30	40	50	75	100	200	500	∞
1	245	246	248	249	250	251	252	253	253	254	254	254
	6142	6169	6208	6234	6258	6286	6302	6323	6334	6352	6361	6366
2	19.42	19.43	19.44	19.45	19.46	19.47	19.47	19.48	19.49	19.49	19.50	19.50
	99.43	99.44	99.45	99.46	99.47	99.48	99.48	99.49	99.49	99.49	99.50	99.50
3	8.71	8.69	8.66	8.64	8.62	8.60	8.58	8.57	8.56	8.54	8.54	8.53
	26.92	26.83	26.69	26.60	26.50	26.41	26.35	26.27	26.23	26.18	26.14	26.12
4	5.87	5.84	5.80	5.77	5.74	5.71	5.70	5.68	5.66	5.65	5.64	5.63
	14.24	14.15	14.02	13.93	13.83	13.74	13.69	13.61	13.57	13.52	13.48	13.46
5	4.64	4.60	4.56	4.53	4.50	4.46	4.44	4.42	4.40	4.38	4.37	4.36
	9.77	9.68	9.55	9.47	9.38	9.29	9.24	9.17	9.13	9.07	9.04	9.02
6	3.96	3.92	3.87	3.84	3.81	3.77	3.75	3.72	3.71	3.69	3.68	3.67
	7.60	7.52	7.39	7.31	7.23	7.14	7.09	7.02	6.99	6.94	6.90	6.88
7	3.52	3.49	3.44	3.41	3.38	3.34	3.32	3.29	3.28	3.25	3.24	3.23
	6.35	6.27	6.15	6.07	5.98	5.90	5.85	5.78	5.75	5.70	5.67	5.65
8	3.23	3.20	3.15	3.12	3.08	3.05	3.03	3.00	2.98	2.96	2.94	2.93
	5.56	5.48	5.36	5.28	5.20	5.11	5.06	5.00	4.96	4.91	4.88	4.86
9	3.02	2.98	2.93	2.90	2.86	2.82	2.80	2.77	2.76	2.73	2.72	2.71
	5.00	4.92	4.80	4.73	4.64	4.56	4.51	4.45	4.41	4.36	4.33	4.31
10	2.86	2.82	2.77	2.74	2.70	2.67	2.64	2.61	2.59	2.56	2.55	2.54
	4.60	4.52	4.41	4.33	4.25	4.47	4.12	4.05	4.01	3.96	3.93	3.91
11	2.74	2.70	2.65	2.61	2.57	2.53	2.50	2.47	2.45	2.42	2.41	2.40
	4.29	4.21	4.10	4.02	3.94	3.86	3.80	3.74	3.70	3.66	3.62	3.60
12	2.64	2.60	2.54	2.50	2.46	2.42	2.40	2.36	2.35	2.32	2.31	2.30
	4.05	3.98	3.86	3.78	3.70	3.61	3.56	3.49	3.46	3.41	3.38	3.36
13	2.55	2.51	2.46	2.42	2.38	2.34	2.32	2.28	2.26	2.24	2.22	2.21
	3.85	3.78	3.67	3.59	3.51	3.42	3.37	3.30	3.27	3.21	3.18	3.16
14	2.48	2.44	2.39	2.35	2.31	2.27	2.24	2.21	2.19	2.16	2.14	2.13
	3.70	3.52	3.51	3.43	3.34	3.26	3.21	3.14	3.11	3.06	3.02	3.00
15	2.43	2.39	2.33	2.29	2.25	2.21	2.18	2.15	2.12	2.10	2.08	2.07
	3.56	3.48	3.36	3.29	3.20	3.12	3.07	3.00	2.97	2.92	2.89	2.87
16	2.37	2.33	2.28	2.24	2.20	2.16	2.13	2.09	2.07	2.04	2.02	2.01
	3.45	3.37	3.25	3.18	3.10	3.01	2.96	2.89	2.86	2.80	2.77	2.75
17	2.33	2.29	2.23	2.19	2.15	2.11	2.08	2.04	2.02	1.99	1.97	1.96
	3.35	3.27	3.16	3.08	3.00	2.92	2.86	2.79	2.76	2.70	2.67	2.65
18	2.29	2.25	2.19	2.15	2.11	2.07	2.04	2.00	1.98	1.95	1.93	1.92
	3.27	3.19	3.07	3.00	2.91	2.83	2.78	2.71	2.68	2.62	2.59	2.57
19	2.26	2.21	2.15	2.11	2.07	2.02	2.00	1.96	1.94	1.91	1.90	1.88
	3.19	3.12	3.00	2.92	2.84	2.76	2.70	2.63	2.60	2.54	2.51	2.49
20	2.23	2.18	2.12	2.08	2.04	1.99	1.96	1.92	1.90	1.87	1.85	1.84
	3.13	3.05	2.94	2.86	2.77	2.69	2.63	2.56	2.53	2.47	2.44	2.42
21	2.20	2.15	2.09	2.05	2.00	1.96	1.93	1.89	1.87	1.84	1.82	1.81
	3.07	2.99	2.88	2.80	2.72	2.63	2.58	2.51	2.47	2.42	2.38	2.36
22	2.18	2.13	2.07	2.03	1.98	1.93	1.91	1.87	1.84	1.81	1.80	1.78
	3.02	2.94	2.83	2.75	2.67	2.58	2.53	2.46	2.42	2.37	2.33	2.31
23	2.14	2.10	2.04	2.00	1.96	1.91	1.88	1.84	1.82	1.79	1.77	1.76
	2.97	2.89	2.78	2.70	2.62	2.53	2.48	2.41	2.37	2.32	2.28	2.26
24	2.13	2.09	2.02	1.98	1.94	1.89	1.86	1.82	1.80	1.76	1.74	1.73
	2.93	2.85	2.74	2.66	2.58	2.49	2.44	2.36	2.33	2.27	2.23	2.21
25	2.11	2.06	2.00	1.96	1.92	1.87	1.84	1.80	1.77	1.74	1.72	1.71
	2.89	2.81	2.70	2.62	2.54	2.45	2.40	2.32	2.29	2.23	2.19	2.17

续表

分母的自由度 v_2	分子的自由度 v_1											
	1	2	3	4	5	6	7	8	9	10	11	12
26	4.22	3.37	2.98	2.74	2.59	2.47	2.39	2.32	2.27	2.22	2.18	2.15
	7.72	5.53	4.64	4.14	3.82	3.59	3.42	3.29	3.17	3.09	3.02	2.96
27	4.21	3.35	2.96	2.73	2.57	2.46	2.37	2.30	2.25	2.20	2.16	2.13
	7.68	5.49	4.60	4.11	3.79	3.56	3.39	3.26	3.14	3.06	2.98	2.93
28	4.20	3.34	2.95	2.71	2.56	2.44	2.36	2.29	2.24	2.19	2.15	2.12
	7.64	5.45	4.57	4.07	3.76	3.53	3.36	3.23	3.11	3.03	2.95	2.90
29	4.18	3.33	2.93	2.70	2.54	2.43	2.35	2.28	2.22	2.18	2.14	2.10
	7.60	5.42	4.54	4.04	3.73	3.50	3.33	3.20	3.08	3.00	2.92	2.87
30	4.17	3.32	2.92	2.69	2.53	2.42	2.34	2.27	2.21	2.16	2.12	2.09
	7.56	5.39	4.51	4.02	3.70	3.47	3.30	3.17	3.06	2.98	2.91	2.84
32	4.15	3.30	2.90	2.67	2.51	2.40	2.32	2.25	2.19	2.14	2.10	2.07
	7.50	5.35	4.46	3.97	3.66	3.42	3.25	3.12	3.01	2.94	2.86	2.80
34	4.13	3.28	2.88	2.65	2.49	2.38	2.30	2.23	2.17	2.12	2.08	2.05
	7.44	5.29	4.42	3.93	3.61	3.38	3.21	3.08	2.98	2.89	2.82	2.76
36	4.11	3.26	2.86	2.63	2.48	2.36	2.28	2.21	2.15	2.10	2.06	2.03
	7.39	5.25	4.38	3.89	3.58	3.35	3.18	3.04	2.94	2.86	2.78	2.72
38	4.10	3.25	2.85	2.62	2.46	2.35	2.26	2.19	2.14	2.09	2.05	2.02
	7.35	5.21	4.31	3.86	3.54	3.32	3.15	3.02	2.91	2.82	2.75	2.69
40	4.08	3.23	2.84	2.61	2.45	2.34	2.25	2.18	2.12	2.07	2.04	2.00
	7.31	5.18	4.31	3.83	3.51	3.29	3.12	2.99	2.88	2.80	2.73	2.66
42	4.07	3.22	2.83	2.59	2.44	2.32	2.24	2.17	2.11	2.06	2.02	1.99
	7.27	5.15	4.29	3.80	3.49	3.26	3.10	2.96	2.86	2.77	2.70	2.64
44	4.06	3.21	2.82	2.58	2.43	2.31	2.23	2.16	2.10	2.05	2.01	1.96
	7.24	5.12	4.26	3.78	3.46	3.24	3.07	2.94	2.84	2.75	2.68	2.02
46	4.05	3.20	2.81	2.57	2.42	2.30	2.22	2.14	2.09	2.04	2.00	1.97
	7.21	5.10	4.24	3.76	3.44	3.22	3.05	2.92	2.82	2.73	2.66	2.60
48	4.04	3.19	2.80	2.56	2.41	2.30	2.21	2.14	2.08	2.03	1.99	1.96
	7.19	5.08	4.22	3.74	3.42	3.20	3.04	2.90	2.80	2.71	2.64	2.58
50	4.03	3.18	2.79	2.56	2.40	2.29	2.20	2.13	2.07	2.02	1.98	1.95
	7.17	5.06	4.20	3.72	3.41	3.18	3.02	2.88	2.78	2.70	2.62	2.56
60	4.00	3.15	2.76	2.52	2.37	2.25	2.17	2.10	2.04	1.99	1.95	1.92
	7.08	4.98	4.13	3.65	3.34	3.12	2.95	2.82	2.72	2.63	2.56	2.50
70	3.98	3.13	2.74	2.50	2.35	2.23	2.14	2.07	2.01	1.97	1.93	1.89
	7.01	4.92	4.08	3.60	3.29	3.07	2.91	2.77	2.67	2.59	2.51	2.45
80	3.96	3.11	2.72	2.48	2.33	2.21	2.12	2.05	1.99	1.95	1.91	1.88
	6.96	4.88	4.04	3.56	3.25	3.04	2.87	2.74	2.64	2.55	2.48	2.41
100	3.94	3.09	2.70	2.46	2.30	2.19	2.10	2.03	1.97	1.92	1.88	1.85
	6.90	4.82	3.98	3.51	3.20	2.99	2.82	2.69	2.59	2.51	2.43	2.36
125	3.92	3.07	2.68	2.44	2.29	2.17	2.08	2.01	1.95	1.90	1.86	1.83
	6.84	4.78	3.94	3.47	3.17	2.95	2.79	2.65	2.56	2.47	2.40	2.33
150	3.91	3.06	2.67	2.43	2.27	2.16	2.07	2.00	1.94	1.89	1.85	1.82
	6.81	4.75	3.91	3.44	3.14	2.92	2.76	2.62	2.53	2.44	2.37	2.30
200	3.89	3.04	2.65	2.41	2.26	2.14	2.05	1.98	1.92	1.87	1.83	1.80
	6.76	4.71	3.88	3.41	3.11	2.90	2.73	2.60	2.50	2.41	2.34	2.28
400	3.86	3.02	2.62	2.39	2.23	2.12	2.03	1.96	1.90	1.85	1.81	1.78
	6.70	4.66	3.83	3.36	3.06	2.85	2.69	2.55	2.47	2.37	2.29	2.23
1000	3.85	3.00	2.61	2.38	2.22	2.10	2.02	1.95	1.89	1.84	1.80	1.76
	6.66	4.62	3.80	3.34	3.04	2.82	2.66	2.53	2.43	2.34	2.26	2.20
∞	3.84	2.99	2.60	2.37	2.21	2.09	2.01	1.94	1.88	1.83	1.79	1.75
	6.64	4.60	3.78	3.32	3.02	2.80	2.64	2.51	2.41	2.32	2.24	2.18

续表

分母的自由度 v_2	分子的自由度, v_1											
	14	16	20	24	30	40	50	75	100	200	500	∞
26	2.10	2.05	1.99	1.95	1.90	1.85	1.82	1.78	1.76	1.72	1.70	1.69
	2.86	2.77	2.66	2.58	2.50	2.41	2.36	2.28	2.25	2.19	2.15	2.13
27	2.08	2.03	1.97	1.93	1.88	1.84	1.80	1.76	1.74	1.71	1.68	1.67
	2.83	2.74	2.63	2.55	2.47	2.38	2.33	2.25	2.21	2.16	2.12	2.10
28	2.06	2.02	1.96	1.91	1.87	1.81	1.78	1.75	1.72	1.69	1.67	1.65
	2.80	2.71	2.60	2.52	2.44	2.35	2.30	2.22	2.18	2.13	2.09	2.06
29	2.05	2.00	1.94	1.90	1.85	1.80	1.77	1.73	1.71	1.68	1.65	1.64
	2.77	2.68	2.57	2.49	2.41	2.32	2.27	2.19	2.15	2.10	2.06	2.03
30	2.04	1.99	1.93	1.89	1.84	1.79	1.76	1.72	1.69	1.66	1.64	1.62
	2.74	2.66	2.55	2.47	2.38	2.29	2.24	2.16	2.13	2.07	2.03	2.01
32	2.02	1.97	1.91	1.86	1.82	1.76	1.74	1.69	1.67	1.64	1.61	1.59
	2.70	2.62	2.51	2.42	2.34	2.25	2.20	2.12	2.08	2.02	1.98	1.96
34	2.00	1.95	1.89	1.84	1.80	1.74	1.71	1.67	1.64	1.61	1.59	1.57
	2.66	2.58	2.47	2.38	2.30	2.21	2.15	2.08	2.04	1.98	1.94	1.91
36	7.98	1.93	1.87	1.82	1.78	1.83	1.69	1.65	1.62	1.59	1.56	1.55
	2.62	2.54	2.43	2.35	2.26	2.17	2.12	2.04	2.00	1.94	1.90	1.87
38	1.96	1.92	1.85	1.80	1.76	1.71	1.67	1.63	1.60	1.57	1.54	1.53
	2.59	2.51	2.40	2.32	2.22	2.14	2.08	2.00	1.97	1.90	1.86	1.84
40	1.95	1.90	1.84	1.79	1.74	1.69	1.66	1.61	1.59	1.55	1.53	1.51
	2.56	2.49	2.37	2.29	2.20	2.11	2.05	1.97	1.94	1.88	1.84	1.81
42	1.94	1.89	1.82	1.78	1.73	1.68	1.64	1.60	1.57	1.54	1.51	1.49
	2.54	2.46	2.35	2.26	2.17	2.08	2.02	1.94	1.91	1.85	1.80	1.78
44	1.82	1.88	1.81	1.76	1.72	1.66	1.63	1.58	1.56	1.52	1.50	1.48
	2.52	2.44	2.32	2.24	2.15	2.06	2.00	1.92	1.88	1.82	1.78	1.75
46	1.91	1.87	1.80	1.75	1.71	1.65	1.62	1.57	1.54	1.51	1.48	1.46
	2.50	2.42	2.30	2.22	2.13	2.04	1.98	1.90	1.86	1.80	1.76	1.72
48	1.90	1.85	1.79	1.74	1.70	1.64	1.61	1.56	1.53	1.50	1.47	1.45
	2.48	2.40	2.28	2.20	2.11	2.02	1.96	1.88	1.84	1.78	1.73	1.70
50	1.90	1.85	1.78	1.74	1.69	1.63	1.60	1.55	1.52	1.48	1.46	1.44
	2.46	2.39	2.26	2.18	2.10	2.00	1.94	1.86	1.82	1.76	1.71	1.68
60	1.86	1.81	1.75	1.70	1.65	1.59	1.56	1.50	1.48	1.44	1.41	1.39
	2.40	2.32	2.20	2.12	2.03	1.93	1.87	1.79	1.74	1.68	1.63	1.60
70	1.84	1.79	1.72	1.67	1.62	1.56	1.53	1.47	1.45	1.40	1.37	1.35
	2.35	2.28	2.15	2.07	1.98	1.88	1.82	1.74	1.69	1.62	1.56	1.53
80	1.82	1.77	1.70	1.65	1.60	1.54	1.51	1.45	1.42	1.38	1.35	1.32
	2.32	2.24	2.11	2.03	1.94	1.84	1.78	1.70	1.65	1.57	1.52	1.49
100	1.79	1.75	1.68	1.63	1.57	1.51	1.48	1.42	1.39	1.34	1.30	1.28
	2.26	2.19	2.06	1.98	1.89	1.79	1.73	1.64	1.59	1.51	1.46	1.43
125	1.77	1.72	1.65	1.60	1.55	1.49	1.45	1.39	1.36	1.31	1.27	1.25
	2.23	2.15	2.03	1.94	1.85	1.75	1.68	1.59	1.54	1.46	1.40	1.37
150	1.76	1.71	1.64	1.59	1.54	1.47	1.44	1.37	1.34	1.29	1.25	1.22
	2.20	2.12	2.00	1.91	1.83	1.72	1.66	1.56	1.51	1.43	1.37	1.33
200	1.74	1.69	1.62	1.57	1.52	1.45	1.42	1.35	1.32	1.26	1.22	1.19
	2.17	2.09	1.97	1.88	1.79	1.69	1.62	1.53	1.48	1.39	1.33	1.28
400	1.72	1.67	1.60	1.54	1.49	1.42	1.38	1.32	1.28	1.22	1.16	1.13
	2.12	2.04	1.92	1.84	1.74	1.64	1.57	1.47	1.42	1.32	1.24	1.19
1000	1.70	1.65	1.58	1.53	1.47	1.41	1.36	1.30	1.26	1.19	1.13	1.08
	2.09	2.01	1.89	1.81	1.71	1.61	1.54	1.44	1.38	1.28	1.19	1.11
∞	1.69	1.64	1.57	1.52	1.46	1.40	1.35	1.28	1.24	1.17	1.11	1.00
	2.07	1.99	1.87	1.79	1.69	1.59	1.52	1.41	1.36	1.25	1.15	1.00

附表3 q界值表（Newman-Keuls）

上行：$P=0.05$，下行：$P=0.01$

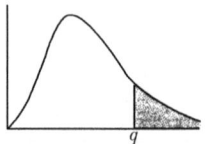

v	组数，a								
	2	3	4	5	6	7	8	9	10
5	3.64	4.60	5.22	5.67	6.03	6.33	6.58	6.80	6.99
	5.70	6.98	7.80	8.42	8.91	9.32	9.67	9.97	10.24
6	3.46	4.34	4.90	5.30	5.63	5.90	6.12	6.32	6.49
	5.24	6.33	7.03	7.56	7.97	8.32	8.61	8.87	9.10
7	3.34	4.16	4.68	5.06	5.36	5.61	5.82	6.00	6.16
	4.95	5.92	6.54	7.01	7.37	7.68	7.94	8.17	8.37
8	3.26	4.04	4.53	4.89	5.17	5.40	5.60	5.77	5.92
	4.75	5.64	6.20	6.62	6.96	7.24	7.47	7.68	7.86
9	3.20	3.95	4.41	4.76	5.02	5.24	5.43	5.59	5.74
	4.60	5.43	5.96	6.35	6.66	6.91	7.13	7.33	7.49
10	3.15	3.88	4.33	4.65	4.91	5.12	5.30	5.46	5.60
	4.48	5.27	5.77	6.14	6.43	6.67	6.87	7.05	7.21
12	3.08	3.77	4.20	4.51	4.75	4.95	5.12	5.27	5.39
	4.32	5.05	5.50	5.84	6.10	6.12	6.51	6.67	6.81
14	3.03	3.70	4.11	4.41	4.64	4.83	4.99	5.13	5.25
	4.21	4.89	5.32	5.63	5.88	6.08	6.26	6.41	6.54
16	3.00	3.65	4.05	4.33	4.56	4.74	4.90	5.03	5.15
	4.13	4.79	5.19	5.49	5.72	5.92	6.08	6.22	6.35
18	2.97	3.61	4.00	4.28	4.49	4.67	4.82	4.96	5.07
	4.07	4.70	5.09	5.38	5.60	5.79	5.94	6.08	6.20
20	2.95	3.58	3.96	4.23	4.45	4.62	4.77	4.90	5.01
	4.02	4.64	5.02	5.29	5.51	5.69	5.84	5.97	6.09
30	2.89	3.49	3.85	4.10	4.30	4.46	4.60	4.72	4.82
	3.89	4.45	4.80	5.05	5.24	5.40	5.54	5.65	5.76
40	2.86	3.44	3.79	4.04	4.23	4.39	4.52	4.63	4.73
	2.82	4.37	4.70	4.93	5.11	5.26	5.39	5.50	5.60
60	2.83	3.40	3.74	3.98	4.16	4.31	4.44	4.55	4.65
	3.76	4.28	4.59	4.82	4.99	5.13	5.25	5.36	5.45
120	2.80	3.36	3.68	3.92	4.10	4.24	4.36	4.47	4.56
	3.70	4.20	4.50	4.71	4.87	5.01	5.12	5.21	5.30
∞	2.77	3.31	3.63	3.86	4.03	4.17	4.29	4.39	4.47
	3.64	4.12	4.40	4.60	4.76	4.88	4.99	5.08	5.16

附表4 Dunnet t 检验 q′值表

上行:$P=0.05$,下行:$P=0.01$

(单侧)

误差的自由度 v	处理数(不包括对照组)T								
	1	2	3	4	5	6	7	8	9
5	2.02	2.44	2.68	2.85	2.98	3.08	3.16	3.24	3.30
	3.37	3.90	4.21	4.43	4.60	4.73	4.85	4.94	5.03
6	1.94	2.34	2.56	2.71	2.83	2.92	3.00	3.07	3.12
	3.14	3.61	3.88	4.07	4.21	4.33	4.43	4.51	4.59
7	1.89	2.27	2.48	2.62	2.73	2.82	2.89	2.95	3.01
	3.00	3.42	3.66	3.83	3.96	4.07	4.15	4.23	4.30
8	1.86	2.22	2.42	2.55	2.66	2.74	2.81	2.87	2.92
	2.90	3.29	3.51	3.67	3.79	3.88	3.96	4.03	4.09
9	1.83	2.18	2.37	2.50	2.60	2.68	2.75	2.81	2.86
	2.82	3.19	3.40	3.55	3.66	3.75	3.82	3.89	3.94
10	1.81	2.15	2.34	2.47	2.56	2.64	2.70	2.76	2.81
	2.76	3.11	3.31	3.45	3.56	3.64	3.71	3.78	3.83
11	1.80	2.13	2.31	2.44	2.53	2.60	2.67	2.72	2.77
	2.72	3.06	3.25	2.38	3.48	3.56	3.63	3.69	3.74
12	1.78	2.11	2.29	2.41	2.50	2.58	2.64	2.69	2.74
	2.68	3.01	3.19	3.32	3.42	3.50	3.56	3.62	3.67
13	1.77	2.09	2.27	2.39	2.48	2.55	2.61	2.66	2.71
	2.65	2.97	3.15	3.27	3.37	3.44	3.51	3.56	3.61
14	1.76	2.08	2.25	2.37	2.46	2.53	2.59	2.64	2.69
	2.62	2.94	3.11	3.23	3.32	3.40	3.46	3.51	3.56
15	1.75	2.07	2.24	2.36	2.44	2.51	2.57	2.62	2.67
	2.60	2.91	3.08	3.20	3.29	3.36	3.42	3.47	3.52
16	1.75	2.06	2.23	2.34	2.43	2.50	2.56	2.61	2.65
	2.58	2.88	3.05	3.17	3.26	3.33	3.39	3.44	3.48
17	1.74	2.05	2.22	2.33	2.42	2.49	2.54	2.59	2.64
	2.57	0.86	3.03	3.14	3.23	3.30	3.36	3.41	3.45
18	1.73	2.04	2.21	2.32	2.41	2.48	2.53	2.58	2.62
	2.55	2.84	3.01	3.12	3.21	3.27	3.33	3.28	3.42
19	1.73	2.03	2.20	2.31	2.40	2.47	2.52	2.57	2.61
	2.54	2.83	2.99	3.10	3.18	3.25	3.31	3.36	3.40
20	1.72	2.03	2.19	2.30	2.39	2.46	2.51	2.56	2.60
	2.53	2.81	2.97	3.08	3.71	3.23	3.29	3.34	3.38
24	1.71	2.01	2.17	2.28	2.36	2.43	2.48	2.53	2.57
	2.49	2.77	2.92	3.03	3.11	3.17	3.22	3.27	3.31
30	1.70	1.99	2.15	2.25	2.33	2.40	2.45	2.50	2.54
	2.46	2.72	2.87	2.97	3.05	3.11	3.16	3.21	3.24
40	1.68	1.97	2.13	2.23	2.31	2.37	2.42	2.47	2.51
	2.42	2.68	2.82	2.92	2.99	3.05	3.10	3.14	3.18
60	1.67	1.95	2.10	2.21	2.28	2.35	2.39	2.44	2.48
	2.39	2.64	2.78	2.87	2.94	3.00	3.04	3.08	3.12
120	1.66	1.93	2.08	2.18	2.26	2.32	2.37	2.41	2.45
	2.36	2.60	2.73	2.82	2.89	2.94	2.99	3.03	3.06
∞	1.64	1.92	2.06	2.16	2.23	2.29	2.34	2.38	2.42
	2.33	2.56	2.68	2.77	2.84	2.89	2.38	2.97	3.00

(双侧) 续表

误差的自由度 v	处理数（不包括对照组）T								
	1	2	3	4	5	6	7	8	9
5	2.57	3.03	3.29	3.48	3.62	3.73	3.82	3.90	3.97
	4.03	4.63	4.98	5.22	5.41	5.56	5.69	5.80	5.89
6	2.45	2.86	3.10	3.26	3.39	3.49	3.57	3.64	3.71
	3.71	4.21	4.51	4.71	4.87	5.00	5.10	5.20	5.28
7	2.36	2.75	2.97	3.12	3.24	3.33	3.41	3.47	3.53
	3.50	3.95	4.21	4.39	4.53	4.64	4.74	4.82	4.89
8	2.31	2.67	2.88	3.02	3.13	3.22	3.29	3.35	3.41
	3.36	3.77	4.00	4.17	4.29	4.40	4.48	4.56	4.62
9	2.26	2.61	2.81	2.95	3.05	3.14	3.20	3.26	3.32
	3.25	3.63	3.85	4.01	4.12	4.22	4.30	4.37	4.43
10	2.23	2.57	2.76	2.89	2.99	3.07	3.14	3.19	3.24
	3.17	3.53	3.74	3.88	3.99	4.08	4.16	4.22	4.28
11	2.20	2.53	2.72	2.84	2.94	3.02	3.08	3.14	3.19
	3.11	3.45	3.65	3.79	3.89	3.98	4.05	4.11	4.16
12	2.18	2.50	2.68	2.81	2.90	2.98	3.04	3.09	3.14
	3.05	3.39	3.58	3.71	3.81	3.89	3.96	4.02	4.07
13	2.16	2.48	2.65	2.78	2.87	2.94	3.00	3.06	3.10
	3.01	3.33	3.52	3.65	3.74	3.82	3.89	3.94	3.99
14	2.14	2.46	2.63	2.75	2.84	2.91	2.97	3.02	3.07
	2.98	3.29	3.47	3.59	3.69	3.76	3.83	3.88	3.93
15	2.13	2.44	2.61	2.73	2.82	2.89	2.95	3.00	3.04
	2.95	3.25	3.43	3.55	3.64	3.71	3.78	3.83	3.88
16	2.12	2.42	2.59	2.71	2.80	2.87	2.92	2.97	3.02
	2.92	3.22	3.39	3.51	3.60	3.67	3.73	3.78	3.83
17	2.11	2.41	2.58	2.69	2.78	2.85	2.90	2.95	3.00
	2.90	3.19	3.36	3.47	3.56	3.63	3.69	3.74	3.79
18	2.10	2.40	2.56	2.68	2.76	2.83	2.89	2.94	2.98
	2.88	3.17	3.33	3.44	3.53	3.60	3.66	3.71	3.75
19	2.09	2.39	2.55	2.66	2.75	2.81	2.87	2.92	2.96
	2.86	3.15	3.31	3.42	3.50	3.57	3.63	3.68	3.72
20	2.09	2.38	2.54	2.65	2.73	2.80	2.86	2.90	2.95
	2.85	3.13	3.29	3.40	3.48	3.55	3.60	3.65	3.69
24	2.06	2.35	2.51	2.61	2.70	2.76	2.81	2.86	2.90
	2.80	3.07	3.22	3.32	3.40	3.47	3.52	3.57	3.61
30	2.04	2.32	2.47	2.58	2.66	2.72	2.77	2.82	2.86
	2.75	3.01	3.15	3.25	3.33	3.39	3.44	3.49	3.52
40	2.02	2.29	2.44	2.54	2.62	2.68	2.73	2.77	2.81
	2.70	2.95	3.09	3.19	3.26	3.32	3.37	3.41	3.44
60	2.00	2.27	2.41	2.51	2.58	2.64	2.69	2.73	2.77
	2.66	2.90	3.03	3.12	3.19	3.25	3.29	3.33	3.37
120	1.98	2.24	2.38	2.47	2.55	2.60	2.65	2.69	2.73
	2.62	2.85	2.97	3.06	3.12	3.18	3.22	3.26	3.29
∞	1.96	2.21	2.35	2.44	2.51	2.57	2.61	2.65	2.69
	2.58	2.79	2.92	3.00	3.06	3.11	3.15	3.19	3.22

附表 5 百分率的可信区间

上行:95%可信区间,下行:99%可信区间

n	0	1	2	3	4	5	6	7	8	9	10	11	12	13
1	0~98													
	0~100													
2	0~84	1~99												
	0~93	0~100												
3	0~71	1~91	9~99											
	0~83	0~96	4~100											
4	0~60	1~81	7~93											
	0~73	0~89	3~97											
5	0~52	1~72	5~85	15~95										
	0~65	0~81	2~92	8~98										
6	0~46	0~64	4~78	12~88										
	0~59	0~75	2~86	7~93										
7	0~41	0~58	4~71	10~82	18~90									
	0~53	0~68	2~80	6~88	12~94									
8	0~37	0~53	3~65	9~76	16~84									
	0~48	0~63	1~74	5~83	10~90									
9	0~34	0~48	3~60	7~70	14~79	21~86								
	0~45	0~59	1~69	4~78	9~85	15~91								
10	0~31	0~45	3~56	7~65	12~74	19~81								
	0~41	0~54	1~65	4~74	8~81	13~87								
11	0~28	0~41	2~52	6~61	11~69	17~77	23~83							
	0~38	0~51	1~61	3~69	7~77	11~83	17~89							
12	0~26	0~38	2~48	5~57	10~65	15~72	21~79							
	0~36	0~48	1~57	3~66	6~73	10~79	15~85							
13	0~25	0~36	2~45	5~41	9~61	14~68	19~75	25~81						
	0~34	0~45	1~54	3~62	6~69	9~76	14~81	19~86						
14	0~23	0~34	2~43	5~51	8~58	13~65	18~71	23~77						
	0~32	0~42	1~51	3~59	5~66	9~72	13~78	17~83						
15	0~22	0~32	2~41	4~48	8~55	12~62	16~68	21~73	27~79					
	0~30	0~40	1~49	2~56	5~63	8~69	12~74	16~79	21~84					
16	0~21	0~30	2~38	4~46	7~52	11~59	15~65	20~70	25~75					
	0~28	0~38	1~46	2~53	5~60	8~66	11~71	15~76	19~81					
17	0~20	0~29	2~36	4~43	7~50	10~56	14~62	18~67	23~72	28~77				
	0~27	0~36	1~44	2~51	4~57	7~63	10~69	14~74	18~78	22~82				
18	0~19	0~27	1~35	4~41	6~48	10~54	13~59	17~64	22~69	26~74				
	0~26	0~35	1~42	2~49	4~55	7~61	10~66	13~71	17~75	21~79				
19	0~18	0~26	1~33	3~40	6~46	9~51	13~57	16~62	20~67	24~71	29~76			
	0~24	0~33	1~40	2~47	4~53	6~58	9~63	12~68	16~73	19~77	23~81			
20	0~17	0~25	1~32	3~38	6~44	9~49	12~54	15~59	19~64	23~69	27~73			
	0~23	0~32	1~39	2~45	4~51	6~56	9~61	11~66	15~70	18~74	22~78			
21	0~16	0~24	1~30	3~36	5~42	8~47	11~52	15~57	18~62	22~66	26~70	30~74		
	0~22	0~30	1~37	2~43	3~49	6~54	8~59	11~63	14~68	17~71	21~76	24~80		
22	0~15	0~23	1~29	3~35	5~40	8~45	11~50	14~55	17~59	21~64	24~68	28~72		
	0~21	0~29	1~36	2~42	3~47	5~52	8~57	10~61	13~66	16~70	20~73	23~77		
23	0~15	0~22	1~28	3~34	5~39	8~44	10~48	13~53	16~57	20~62	23~66	27~69	31~73	
	0~21	0~28	1~35	2~40	3~45	5~50	7~55	10~59	13~63	15~67	19~71	22~75	25~78	
24	0~14	0~21	1~27	3~32	5~37	7~42	10~47	13~51	16~55	19~59	22~63	26~67	29~71	
	0~20	0~27	1~33	2~39	3~44	5~49	7~53	9~57	12~61	15~65	18~69	21~73	24~76	
25	0~14	0~20	1~26	3~31	5~36	7~41	9~45	12~49	15~54	18~58	21~61	24~65	28~69	31~72
	0~19	0~26	1~32	1~37	3~42	5~47	7~51	9~56	11~60	14~63	17~67	20~71	23~74	26~77

续表

n	x													
	0	1	2	3	4	5	6	7	8	9	10	11	12	13
26	0~13	0~20	1~25	2~30	4~35	7~39	9~44	12~48	14~52	17~56	20~60	23~63	27~67	30~70
	0~18	0~25	0~31	1~36	3~41	4~46	6~50	9~54	11~58	13~62	16~65	19~69	22~72	25~75
27	0~13	0~19	1~24	2~29	4~34	6~38	9~42	11~46	14~50	17~54	19~58	22~61	26~65	29~68
	0~18	0~25	0~30	1~35	3~40	4~44	6~48	8~52	10~56	13~60	16~63	18~67	21~70	24~73
28	0~12	0~18	1~24	2~28	4~33	6~37	8~41	11~45	13~49	16~52	19~56	22~59	25~63	28~66
	0~17	0~24	0~29	1~34	3~39	4~43	6~47	8~51	10~55	12~58	15~62	17~65	20~68	23~71
29	0~12	0~18	1~23	2~27	4~32	6~36	8~40	10~44	13~47	15~51	18~54	21~58	24~61	26~64
	0~17	0~23	0~28	1~33	2~37	4~42	6~46	8~49	10~53	12~57	14~60	17~63	19~66	22~70
30	0~12	0~17	1~22	2~27	4~31	6~35	8~39	10~42	12~46	15~49	17~53	20~56	23~59	26~63
	0~16	0~22	0~27	1~32	2~36	4~40	5~44	7~48	9~52	11~55	14~58	16~62	19~65	21~68
31	0~11	10~17	1~22	2~36	4~30	6~34	8~38	10~41	12~45	14~48	17~51	19~55	22~58	25~61
	0~16	0~22	0~27	1~31	2~35	4~39	5~43	7~47	9~50	11~54	13~57	16~60	18~63	20~66
32	0~11	0~16	1~21	2~25	4~29	5~33	7~36	9~40	12~43	14~47	16~50	19~53	21~56	24~59
	0~15	0~21	0~26	1~30	2~34	3~38	5~42	7~46	9~49	11~52	13~56	15~59	17~62	20~65
33	0~11	0~15	1~20	2~24	3~28	5~32	7~36	9~39	11~42	13~46	16~49	18~52	20~55	23~58
	0~15	0~20	0~25	1~30	2~34	3~37	5~41	7~44	8~48	10~51	12~54	14~57	17~60	19~63
34	0~10	0~15	1~19	2~23	3~28	5~31	7~35	9~38	11~41	13~44	15~48	17~51	20~54	22~56
	0~14	0~20	0~25	1~29	2~33	3~36	5~40	6~43	8~47	10~50	12~53	14~56	16~59	18~62
35	0~10	0~15	1~19	2~23	3~27	5~30	7~34	8~37	10~40	13~43	15~46	17~49	19~52	22~55
	0~14	0~20	0~24	1~28	2~32	3~35	5~39	6~42	8~45	10~49	12~52	14~55	16~57	18~60
36	0~10	0~15	1~18	2~22	3~26	5~29	6~33	8~36	10~39	12~42	14~45	16~48	19~51	21~54
	0~14	0~19	0~23	1~27	2~31	3~35	5~38	6~41	8~44	9~47	11~50	13~53	15~56	17~59
37	0~10	0~14	1~18	2~22	3~25	5~28	6~32	8~35	10~38	12~41	14~44	16~47	18~50	20~53
	0~13	0~18	0~23	1~27	2~30	3~34	4~37	6~40	7~43	9~46	11~49	13~52	15~55	17~58
38	0~10	0~14	1~18	2~21	3~25	5~28	6~32	8~34	10~37	11~40	13~43	15~46	18~49	20~51
	0~13	0~18	0~22	1~26	2~30	3~33	4~36	6~39	7~42	9~45	11~48	12~51	14~54	16~56
39	0~9	0~14	1~17	2~21	3~24	4~27	6~31	8~33	9~36	11~39	13~42	15~45	17~48	19~50
	0~13	0~18	0~21	1~25	2~29	3~32	4~35	6~38	7~41	9~44	10~47	12~50	14~53	16~55
40	0~9	0~13	1~17	2~21	3~24	4~27	6~30	8~33	9~35	11~38	13~41	15~44	17~47	19~49
	0~12	0~17	0~21	1~25	2~28	3~32	4~35	5~38	7~40	9~43	10~46	12~49	13~52	15~54
41	0~9	0~13	1~17	2~20	3~23	4~26	6~29	7~32	9~35	11~37	12~40	14~43	16~46	18~48
	0~12	0~17	0~21	1~24	2~28	3~31	4~34	5~37	7~40	8~42	10~45	11~48	13~50	15~53
42	0~9	0~13	1~16	2~20	3~23	4~26	6~28	7~31	9~34	10~37	12~39	14~42	16~45	18~47
	0~12	0~17	0~20	1~24	2~27	3~30	4~33	5~36	7~39	8~42	9~44	11~47	13~49	15~52
43	0~9	0~12	1~16	2~19	3~23	4~25	5~28	7~31	8~33	10~36	12~39	14~41	15~44	17~46
	0~12	0~16	0~20	1~23	2~26	3~30	4~33	5~35	6~38	8~41	9~43	11~46	13~49	14~51
44	0~9	0~12	1~15	2~19	3~22	4~25	5~28	7~30	8~33	10~35	11~38	13~40	15~43	17~45
	0~11	0~16	0~19	1~23	2~26	3~29	4~32	5~35	6~37	8~40	9~42	11~45	12~47	14~50
45	0~8	0~12	1~15	2~18	3~21	4~24	5~27	7~30	8~32	9~34	11~37	13~39	15~42	16~44
	0~11	0~15	0~19	1~22	2~25	3~28	4~31	5~34	6~37	8~39	9~42	10~44	12~47	14~49
46	0~8	0~12	1~15	2~18	3~21	4~24	5~26	7~29	8~31	9~34	11~36	13~39	14~41	16~43
	0~11	0~15	0~19	1~22	2~25	3~28	4~31	5~33	6~36	7~39	9~41	10~43	12~46	13~48
47	0~8	0~12	1~15	2~17	3~20	4~23	5~26	6~28	8~31	9~34	11~36	12~38	14~40	16~43
	0~11	0~15	0~18	1~21	2~24	2~27	3~30	5~33	6~35	7~38	9~40	10~42	11~45	13~47
48	0~8	0~11	1~14	2~17	3~20	4~22	5~25	6~28	8~30	9~33	11~35	12~37	14~39	15~42
	0~10	0~14	0~18	1~21	2~24	2~27	3~29	5~32	6~35	7~37	8~40	10~42	11~44	13~47
49	0~8	0~11	1~14	2~17	3~20	4~22	5~25	6~27	7~30	9~32	10~35	12~37	13~39	15~41
	0~10	0~14	0~17	1~20	1~24	2~26	3~29	4~32	6~34	7~36	8~39	9~41	11~44	12~46
50	0~7	0~11	1~14	2~17	2~19	3~22	5~24	6~26	7~29	9~31	10~34	11~36	13~38	15~41
	0~10	0~14	0~17	1~20	1~23	2~26	3~28	4~31	5~33	7~36	8~38	9~40	11~43	12~45

续表

n	\multicolumn{12}{c}{x}
	14	15	16	17	18	19	20	21	22	23	24	25
26												
27	32~71											
	27~76											
28	31~69											
	26~74											
29	30~68	33~71										
	25~72	28~75										
30	28~66	31~69										
	24~71	27~74										
31	27~64	30~67	33~70									
	23~69	26~72	28~75									
32	26~62	29~65	32~68									
	22~67	25~70	27~73									
33	26~61	28~64	31~67	34~69								
	21~66	24~69	26~71	29~74								
34	25~59	27~62	30~65	32~68								
	21~64	23~67	25~70	28~72								
35	24~58	26~61	29~63	31~66	34~69							
	20~63	22~66	24~68	27~71	29~73							
36	23~57	26~59	28~62	30~65	33~67							
	19~62	22~64	23~67	26~69	28~72							
37	23~55	25~58	27~61	30~63	32~66	34~68						
	19~60	21~63	23~65	25~68	28~70	30~73						
38	22~54	24~57	26~59	29~62	31~64	33~67						
	18~59	20~61	22~64	25~66	27~69	29~71						
39	21~53	23~55	26~58	28~60	30~63	32~65	35~68					
	18~58	20~60	22~63	24~65	26~68	28~70	30~72					
40	21~52	23~54	25~57	27~59	29~62	32~64	34~66					
	17~57	19~59	21~61	23~64	25~66	27~68	30~71					
41	20~51	22~53	24~56	26~58	29~60	31~63	33~65	35~67				
	17~55	19~58	21~60	21~63	25~65	27~67	29~69	31~71				
42	20~50	22~52	24~54	26~57	28~59	30~61	32~64	34~66				
	16~54	18~57	20~59	22~61	24~64	26~66	28~67	30~70				
43	19~49	21~50	23~53	25~56	27~58	29~60	31~62	33~65	36~67			
	16~53	18~56	19~58	23~60	23~62	25~65	27~66	29~69	31~71			
44	19~48	21~50	22~52	24~55	26~57	28~59	30~61	33~63	35~65			
	15~52	17~55	19~57	21~59	23~61	25~63	26~65	28~68	30~70			
45	18~47	20~49	22~51	24~54	26~56	28~58	30~60	32~62	34~64	36~66		
	15~51	17~54	19~56	20~58	22~60	24~62	26~64	28~66	30~68	32~70		
46	18~46	20~48	21~50	23~53	25~55	27~57	29~59	31~61	33~63	35~65		
	15~50	16~53	18~55	20~57	22~59	23~61	25~63	27~65	29~67	31~69		
47	18~45	19~47	21~49	23~52	25~54	26~56	28~58	30~60	32~62	34~64	36~66	
	14~19	16~52	18~54	19~56	21~58	23~60	25~62	26~64	28~66	30~68	32~70	
48	17~44	19~46	21~48	22~51	24~53	26~55	28~57	30~59	31~61	33~63	35~65	
	14~49	16~51	17~53	19~55	21~57	22~59	24~61	26~63	28~65	29~67	31~69	
49	17~43	18~45	20~47	22~50	24~52	25~54	27~56	29~58	31~60	33~62	34~64	36~66
	14~48	15~50	17~52	19~54	20~56	22~58	23~60	25~62	27~64	29~66	31~68	32~70
50	16~43	18~45	20~47	21~49	23~51	25~53	26~55	28~57	30~59	32~61	34~63	36~65
	14~47	15~49	17~51	18~53	20~55	21~57	23~59	25~61	26~63	28~65	30~67	32~68

续表

附表6 χ^2界值表

自由度ν	概率,P												
	0.995	0.990	0.975	0.950	0.900	0.750	0.500	0.250	0.100	0.050	0.025	0.010	0.005
1					0.02	0.10	0.45	1.32	2.71	3.84	5.02	6.63	7.88
2	0.01	0.02	0.05	0.10	0.21	0.58	1.39	2.77	4.61	5.99	7.38	9.21	10.60
3	0.07	0.11	0.22	0.35	0.58	1.21	2.37	4.11	6.25	7.81	9.35	11.34	12.84
4	0.21	0.30	0.48	0.71	1.06	1.92	3.36	5.39	7.78	9.49	11.14	13.28	14.86
5	0.41	0.55	0.83	1.15	1.61	2.67	4.35	6.63	9.24	11.07	12.83	15.09	16.75
6	0.68	0.87	1.24	1.64	2.20	3.45	5.35	7.84	10.64	12.59	14.45	16.81	18.55
7	0.99	1.24	1.69	2.17	2.83	4.25	6.35	9.04	12.02	14.07	16.01	18.48	20.28
8	1.34	1.65	2.18	2.73	3.49	5.07	7.34	10.22	13.36	15.51	17.53	20.09	21.95
9	1.73	2.09	2.70	3.33	4.17	5.90	8.34	11.39	14.68	16.92	19.02	21.67	23.59
10	2.16	2.56	3.25	3.94	4.87	6.74	9.34	12.55	15.99	18.31	20.48	23.21	25.19
11	2.60	3.05	3.82	4.57	5.58	7.58	10.34	13.70	17.28	19.68	21.92	24.72	26.76
12	3.07	3.57	4.40	5.23	6.30	8.44	11.34	14.85	18.55	21.03	23.34	26.22	28.30
13	3.57	4.11	5.01	5.89	7.04	9.30	12.34	15.98	19.81	22.36	24.74	27.69	29.82
14	4.07	4.66	5.63	6.57	7.79	10.17	13.34	17.12	21.06	23.68	26.12	29.14	31.32
15	4.60	5.23	6.26	7.26	8.55	11.04	14.34	18.25	22.31	25.00	27.49	30.58	32.80
16	5.14	5.81	6.91	7.96	9.31	11.91	15.34	19.37	23.54	26.30	28.85	32.00	34.27
17	5.70	6.41	7.56	8.67	10.09	12.79	16.34	20.49	24.77	27.59	30.19	33.41	35.72
18	6.26	7.01	8.23	9.39	10.86	13.68	17.34	21.60	25.99	28.87	31.53	34.81	37.16
19	6.84	7.63	8.91	10.12	11.65	14.56	18.34	22.72	27.20	30.14	32.85	36.19	38.58
20	7.43	8.26	9.59	10.85	12.44	15.45	19.34	23.83	28.41	31.41	34.17	37.57	40.00
21	8.03	8.90	10.28	11.59	13.24	16.34	20.34	24.93	29.62	32.67	35.48	38.93	41.40
22	8.64	9.54	10.98	12.34	14.04	17.24	21.34	26.04	30.81	33.92	36.78	40.29	42.80
23	9.26	10.20	11.69	13.09	14.85	18.14	22.34	27.14	32.01	35.17	38.08	41.64	44.18
24	9.89	10.86	12.40	13.85	15.66	19.04	23.34	28.24	33.20	36.42	39.36	42.98	45.56
25	10.52	11.52	13.12	14.61	16.47	19.94	24.34	29.34	34.38	37.65	40.65	44.31	46.93
26	11.16	12.20	13.84	15.38	17.29	20.84	25.34	30.43	35.56	38.89	41.92	45.64	48.29
27	11.81	12.88	14.57	16.15	18.11	21.75	26.34	31.53	36.74	40.11	43.19	46.96	49.64
28	12.46	13.56	15.31	16.93	18.94	22.66	27.34	32.62	37.92	41.34	44.46	48.28	50.99
29	13.12	14.26	16.05	17.71	19.77	23.57	28.34	33.71	39.09	42.56	45.72	49.59	52.34
30	13.79	14.95	16.79	18.49	20.60	24.48	29.34	34.80	40.26	43.77	46.98	50.89	53.67
40	20.71	22.16	24.43	26.51	29.05	33.66	39.34	45.62	51.81	55.76	59.34	63.69	66.77
50	27.99	29.71	32.36	34.76	37.69	42.94	49.34	56.33	63.17	67.50	71.42	76.15	79.49
60	35.53	37.48	40.48	43.19	46.46	52.29	59.33	66.98	74.40	79.08	83.30	88.38	91.95
70	43.28	45.44	48.76	51.74	55.33	61.70	69.33	77.58	85.53	90.53	95.02	100.43	104.21
80	51.17	53.54	57.15	60.39	64.28	71.14	79.33	88.13	96.58	101.88	106.63	112.33	116.32
90	59.20	61.75	65.65	69.13	73.29	80.62	89.33	98.65	107.57	113.15	118.14	124.12	128.30
100	67.33	70.06	74.22	77.93	82.36	90.13	99.33	109.14	118.50	124.34	129.56	135.81	140.17

附表7　r 界值表

自由度 v	概率, P			
	单侧: 0.05	0.025	0.01	0.005
	双侧: 0.10	0.05	0.02	0.01
1	0.998	0.997	1.000	1.000
2	0.900	0.950	0.980	0.990
3	0.805	0.878	0.934	0.959
4	0.729	0.811	0.882	0.917
5	0.669	0.755	0.833	0.875
6	0.621	0.707	0.789	0.834
7	0.582	0.666	0.750	0.798
8	0.549	0.632	0.715	0.765
9	0.521	0.602	0.665	0.735
10	0.497	0.576	0.658	0.708
11	0.476	0.553	0.634	0.684
12	0.457	0.532	0.612	0.661
13	0.441	0.514	0.592	0.641
14	0.426	0.497	0.574	0.623
15	0.412	0.482	0.558	0.606
16	0.400	0.468	0.542	0.590
17	0.389	0.456	0.529	0.575
18	0.378	0.444	0.515	0.561
19	0.369	0.433	0.503	0.549
20	0.360	0.423	0.492	0.537
21	0.352	0.413	0.482	0.526
22	0.344	0.404	0.472	0.515
23	0.337	0.396	0.462	0.505
24	0.330	0.388	0.453	0.496
25	0.323	0.381	0.445	0.487
26	0.317	0.374	0.437	0.479
27	0.311	0.367	0.430	0.471
28	0.306	0.361	0.423	0.463
29	0.301	0.355	0.416	0.456
30	0.296	0.349	0.409	0.449
35	0.275	0.325	0.381	0.418
40	0.257	0.304	0.358	0.393
45	0.243	0.288	0.338	0.372
50	0.231	0.273	0.322	0.354
60	0.211	0.250	0.295	0.325
70	0.195	0.232	0.274	0.302
80	0.183	0.217	0.257	0.283
90	0.173	0.205	0.242	0.267
100	0.164	0.195	0.230	0.254
110	0.156	0.186	0.220	0.242
120	0.150	0.178	0.210	0.232
130	0.144	0.171	0.202	0.223
140	0.139	0.165	0.195	0.215
150	0.134	0.159	0.189	0.208
200	0.116	0.138	0.164	0.181
300	0.095	0.113	0.134	0.148
400	0.082	0.098	0.116	0.128
500	0.074	0.088	0.104	0.115
800	0.058	0.069	0.082	0.091
1000	0.052	0.063	0.073	0.081

附表 8-1　T 界值表（配对比较的符号秩和检验用）

n	单侧:0.05 双侧:0.10	0.025 0.05	0.01 0.02	0.005 0.010
5	1~15(0.0312)			
6	2~19(0.0469)	0~21(0.0156)		
7	3~25(0.0391)	3~26(0.0234)	0~28(0.0078)	
8	5~31(0.0391)	3~33(0.0195)	1~35(0.0078)	0~36(0.0039)
9	8~37(0.0488)	5~40(0.0195)	3~42(0.0098)	1~44(0.0039)
10	10~45(0.0420)	8~47(0.0244)	5~50(0.0098)	3~52(0.0049)
11	13~53(0.0415)	10~56(0.0210)	7~59(0.0093)	5~61(0.0049)
12	17~61(0.0461)	13~65(0.0212)	9~69(0.0081)	7~71(0.0046)
13	21~70(0.0471)	17~74(0.0239)	12~79(0.0085)	9~82(0.0040)
14	25~80(0.0453)	21~84(0.0247)	15~90(0.0083)	12~93(0.0043)
15	30~90(0.0473)	25~95(0.0240)	19~101(0.0090)	15~105(0.0042)
16	35~101(0.0467)	29~107(0.0222)	23~113(0.0091)	19~117(0.0046)
17	41~112(0.0492)	34~119(0.0224)	27~126(0.0087)	23~130(0.0047)
18	47~124(0.0494)	40~131(0.0241)	32~139(0.0091)	27~144(0.0045)
19	53~137(0.0478)	46~144(0.0247)	37~153(0.0090)	32~158(0.0047)
20	60~150(0.0487)	52~158(0.0242)	43~167(0.0096)	37~123(0.0047)
21	67~164(0.0479)	58~173(0.0230)	49~182(0.0097)	42~189(0.0045)
22	75~178(0.0492)	65~188(0.0231)	55~198(0.0095)	48~205(0.0046)
23	83~193(0.0490)	73~203(0.0242)	62~214(0.0098)	54~222(0.0046)
24	91~209(0.0475)	81~219(0.0245)	69~231(0.0097)	61~239(0.0048)
25	100~225(0.0479)	89~236(0.0241)	76~249(0.0094)	68~257(0.0048)

注：括号内为单侧确切概率

附表 8-2　*T* 界值表（两样本比较的秩和检验用）

	单侧	双侧
1 行	$P=0.05$	$P=0.10$
2 行	$P=0.025$	$P=0.05$
3 行	$P=0.01$	$P=0.02$
4 行	$P=0.005$	$P=0.01$

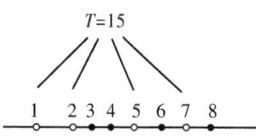

n_1(较小 n)	\multicolumn{11}{c}{n_2-n_1}
	0	1	2	3	4	5	6	7	8	9	10
2				3～13	3～15	3～17	4～18	4～20	4～22	4～24	5～25
					3～19	3～21	3～23	3～25	4～26
3	6～15	6～18	7～20	8～22	8～25	9～27	10～29	10～32	11～34	11～37	12～39
		6～21	7～23	7～26	8～28	8～31	9～33	9～36	10～38	10～41
			6～27	6～30	7～32	7～35	7～38	8～40	8～43
				6～33	6～36	6～39	7～41	7～44
4	11～25	12～28	13～31	14～34	15～37	16～40	17～43	18～46	19～49	20～52	21～55
	10～26	11～29	12～32	13～35	14～38	14～42	15～45	16～48	17～51	18～54	19～57
		10～30	11～33	11～37	12～40	13～43	13～47	14～50	15～53	15～57	16～60
			10～34	10～38	11～41	11～45	12～48	12～52	13～55	13～59	14～62
5	19～36	20～40	21～44	23～47	24～51	26～54	27～58	28～62	30～65	31～69	33～72
	17～38	18～42	20～45	21～49	22～53	23～57	24～61	26～64	27～68	28～72	29～76
	16～39	17～43	18～47	19～51	20～55	21～59	22～63	23～67	24～71	25～75	26～79
	15～40	16～44	16～49	17～53	18～57	19～61	20～65	21～69	22～73	22～78	23～82
6	28～50	29～55	31～59	33～63	35～67	37～71	38～76	40～80	42～84	44～88	46～92
	26～52	27～57	29～61	31～65	32～70	34～74	35～79	37～83	38～88	40～92	42～96
	24～54	25～59	27～63	28～68	29～73	30～78	32～82	33～87	34～92	36～96	37～101
	23～55	24～60	25～65	26～70	27～75	28～80	30～84	31～89	32～94	33～99	34～104
7	39～66	41～71	43～76	45～81	47～86	49～91	52～95	54～100	46～105	58～110	61～114
	36～69	38～74	40～79	42～84	44～89	46～94	48～99	50～104	52～109	54～114	56～119
	34～71	35～77	37～82	39～87	40～93	42～98	44～103	45～109	47～114	49～119	51～124
	32～73	34～78	35～84	37～89	38～95	40～100	41～106	43～111	44～117	45～122	47～128
8	51～85	54～90	56～96	59～101	62～106	64～112	67～117	69～123	72～128	75～133	77～139
	49～87	51～93	53～99	55～105	58～110	60～116	62～122	65～127	67～133	70～138	72～144
	45～91	47～97	49～103	51～109	53～115	56～120	58～126	60～132	62～138	64～144	66～150
	43～93	45～99	47～105	49～111	51～117	53～123	54～130	56～136	58～142	60～148	62～154
9	66～105	69～111	72～117	75～123	78～129	81～135	84～141	87～147	90～153	93～159	96～165
	62～109	65～115	68～121	71～127	73～134	76～140	79～146	82～152	84～159	87～165	90～171
	59～112	61～119	63～126	66～132	68～139	71～145	73～152	76～158	78～165	81～171	83～178
	56～115	58～122	61～128	63～135	65～142	67～149	69～156	72～162	74～169	76～176	78～183
10	82～128	86～134	89～141	92～148	96～154	99～161	103～167	106～174	110～180	113～187	117～193
	78～132	81～139	84～146	88～152	91～159	94～166	97～173	100～180	103～187	107～193	110～200
	74～136	77～143	79～151	82～158	85～165	88～172	91～179	93～187	96～194	99～201	102～208
	71～139	73～147	76～154	79～161	81～169	84～176	86～184	89～191	92～198	94～206	97～213

附表9 H 界值表（三样本比较的秩和检验用）

n	n_1	n_2	n_3	P 0.05	P 0.01
7	3	2	2	4.71	
	3	3	1	5.14	
8	3	3	2	5.36	
	4	2	2	5.33	
	4	3	1	5.21	
	5	2	1	5.00	
9	3	3	3	5.60	7.20
	4	3	2	5.44	6.44
	4	4	1	4.97	6.67
	5	2	2	5.16	6.53
	5	3	1	4.96	
10	4	3	3	5.73	6.75
	4	4	2	5.49	7.04
	5	3	2	5.25	6.82
	5	4	1	4.99	6.95
11	4	4	3	5.60	7.14
	5	3	3	5.65	7.08
	5	4	2	5.27	7.12
	5	5	1	5.13	7.31
12	4	4	4	5.69	7.65
	5	4	3	5.63	7.44
	5	5	2	5.34	7.27
13	5	4	4	5.62	7.76
	5	5	3	5.71	7.54
14	5	5	4	5.64	7.79
15	5	5	5	5.78	7.98

附表10 r_s 界值表

n	单侧	0.25	0.10	0.05	0.025	0.01	0.005	0.0025	0.001	0.0005
	双侧	0.50	0.20	0.10	0.05	0.02	0.01	0.005	0.002	0.001
4		0.600	1.000	1.000						
5		0.500	0.800	0.900	1.000	1.000				
6		0.371	0.657	0.829	0.886	0.943	1.000	1.000		
7		0.321	0.571	0.714	0.786	0.893	0.929	0.964	1.000	1.000
8		0.310	0.524	0.643	0.738	0.833	0.881	0.905	0.952	0.976
9		0.267	0.483	0.600	0.700	0.783	0.833	0.867	0.917	0.933
10		0.248	0.455	0.564	0.648	0.745	0.794	0.830	0.879	0.903
11		0.236	0.427	0.536	0.618	0.709	0.755	0.800	0.845	0.873
12		0.217	0.406	0.503	0.587	0.678	0.727	0.769	0.818	0.846
13		0.209	0.385	0.484	0.560	0.648	0.703	0.747	0.791	0.824
14		0.200	0.367	0.464	0.538	0.626	0.679	0.723	0.771	0.802
15		0.189	0.354	0.446	0.521	0.604	0.650	0.700	0.750	0.779
16		0.182	0.341	0.429	0.503	0.582	0.635	0.679	0.729	0.762
17		0.176	0.328	0.414	0.503	0.582	0.635	0.679	0.729	0.762
18		0.176	0.328	0.414	0.485	0.566	0.615	0.662	0.713	0.748
19		0.170	0.317	0.401	0.472	0.550	0.600	0.643	0.695	0.728
20		0.161	0.299	0.380	0.447	0.520	0.570	0.612	0.662	0.696
21		0.156	0.292	0.370	0.435	0.508	0.556	0.599	0.648	0.681
22		0.152	0.284	0.361	0.425	0.496	0.544	0.586	0.634	0.667
23		0.148	0.278	0.353	0.415	0.486	0.532	0.573	0.622	0.654
24		0.144	0.271	0.344	0.406	0.476	0.521	0.562	0.610	0.642
25		0.142	0.265	0.337	0.398	0.466	0.511	0.551	0.598	0.630
26		0.138	0.259	0.331	0.390	0.457	0.501	0.541	0.587	0.619
27		0.136	0.255	0.324	0.382	0.448	0.491	0.531	0.577	0.608
28		0.133	0.250	0.317	0.375	0.440	0.483	0.522	0.567	0.598
29		0.130	0.245	0.312	0.368	0.433	0.475	0.513	0.558	0.589
30		0.128	0.240	0.306	0.362	0.425	0.467	0.504	0.549	0.580
31		0.126	0.236	0.301	0.356	0.418	0.459	0.496	0.541	0.571
32		0.124	0.232	0.296	0.350	0.412	0.452	0.489	0.533	0.563
33		0.121	0.229	0.291	0.345	0.405	0.446	0.482	0.525	0.554
34		0.120	0.225	0.287	0.340	0.399	0.439	0.475	0.517	0.547
35		0.118	0.222	0.283	0.335	0.394	0.433	0.468	0.510	0.539
36		0.116	0.219	0.279	0.330	0.388	0.427	0.462	0.504	0.533
37		0.114	0.216	0.275	0.325	0.382	0.421	0.456	0.497	0.526
38		0.113	0.212	0.271	0.321	0.378	0.415	0.450	0.491	0.519
39		0.111	0.210	0.267	0.317	0.373	0.410	0.444	0.485	0.513
40		0.110	0.207	0.264	0.313	0.368	0.405	0.439	0.479	0.507
41		0.108	0.204	0.261	0.309	0.364	0.400	0.433	0.473	0.501
42		0.107	0.202	0.257	0.305	0.359	0.395	0.428	0.468	0.495
43		0.105	0.199	0.254	0.301	0.355	0.391	0.423	0.463	0.490
44		0.104	0.197	0.251	0.298	0.351	0.386	0.419	0.458	0.484
45		0.103	0.194	0.248	0.294	0.347	0.382	0.414	0.453	0.479
46		0.102	0.192	0.246	0.291	0.343	0.378	0.410	0.448	0.474
47		0.101	0.190	0.243	0.288	0.340	0.374	0.405	0.443	0.469
48		0.100	0.188	0.240	0.285	0.336	0.370	0.401	0.439	0.465
49		0.098	0.186	0.238	0.282	0.333	0.366	0.397	0.434	0.460
50		0.097	0.184	0.235	0.279	0.329	0.363	0.393	0.430	0.456

附表11　随机排列表（$n=20$）

编号	1	2	3	4	5	6	7	8	9	10	11	12	13	14	15	16	17	18	19	20	r_k
1	8	6	19	13	5	18	12	1	4	3	9	2	17	14	11	7	16	15	10	0	−0.632
2	8	19	7	6	11	14	2	13	5	17	9	12	0	16	15	1	4	10	18	3	−0.0632
3	18	1	10	13	17	2	0	3	8	15	7	4	19	12	5	14	9	11	6	16	0.1053
4	6	19	1	5	18	12	4	0	13	10	16	17	7	14	11	15	8	3	9	2	−0.0842
5	1	2	7	4	18	0	15	13	5	12	19	10	9	14	16	8	6	11	3	17	0.2000
6	11	19	2	15	14	10	8	12	1	17	4	3	0	9	16	6	13	7	18	5	−0.1053
7	14	3	16	7	9	2	15	12	11	4	13	19	8	1	18	6	0	5	17	10	−0.0526
8	3	2	16	6	1	13	17	9	8	14	0	15	9	18	11	5	4	10	7	12	0.0526
9	16	9	10	3	15	0	11	2	1	5	18	8	19	13	6	12	17	4	7	14	0.0947
10	4	11	18	6	0	8	12	16	17	3	2	9	5	7	19	10	15	13	14	1	0.0947
11	5	15	18	13	7	3	10	14	16	1	8	2	17	6	9	4	0	12	19	11	−0.0526
12	0	18	10	15	11	12	3	13	14	1	17	2	6	9	16	4	7	8	19	5	−0.0105
13	10	9	14	18	12	17	15	3	5	2	11	19	8	0	1	4	7	13	6	16	−0.1579
14	11	9	13	0	14	12	18	7	2	10	4	17	19	6	5	8	3	15	1	16	−0.0526
15	17	1	0	16	9	12	2	4	5	18	14	15	7	19	6	8	11	3	10	13	0.1053
16	17	1	5	2	8	12	15	13	19	14	7	16	6	3	9	10	4	11	0	18	0.0105
17	5	16	15	7	18	10	12	9	11	6	13	17	14	1	0	4	3	2	19	8	−0.2000
18	16	19	0	8	6	10	13	17	4	3	15	18	11	1	12	9	5	7	2	14	−0.1368
19	13	9	17	12	15	4	3	1	16	2	10	18	8	6	7	19	14	11	0	5	−0.1263
20	11	12	8	16	3	19	14	17	9	7	4	1	10	0	18	15	6	5	13	2	−0.2105
21	19	12	13	8	4	15	16	7	0	11	1	5	14	18	3	6	10	9	2	17	−0.1368
22	2	18	8	14	6	11	1	9	15	17	10	4	7	13	3	12	5	16	19		0.1158
23	9	16	17	18	5	7	12	2	4	10	0	13	8	3	14	15	6	11	1	19	−0.0632
24	15	0	14	6	1	2	9	8	18	4	10	17	3	12	16	11	19	13	7	5	0.1789
25	14	0	9	18	6	16	10	4	5	1	6	2	12	3	11	13	7	8	17	15	0.0526

附表12　随机数字表

编号	1~10					11~20					21~30					31~40					41~50				
1	22	17	68	65	81	68	95	23	92	35	87	02	22	57	51	61	09	43	95	06	58	24	82	03	47
2	19	36	27	59	46	13	79	93	37	55	39	77	32	77	09	85	52	05	30	62	47	83	51	62	74
3	16	77	23	02	77	09	61	87	25	21	28	06	24	25	93	16	71	13	59	78	23	05	47	47	25
4	78	43	76	71	61	20	44	90	32	64	97	67	63	99	61	46	38	03	93	22	69	81	21	99	21
5	03	28	28	26	08	73	37	32	04	05	69	30	16	09	05	88	69	58	28	99	35	07	44	75	47
6	93	22	53	64	39	07	10	63	76	35	87	03	04	79	88	08	13	13	85	51	55	34	57	72	69
7	78	76	58	54	74	92	38	70	96	92	52	06	79	79	45	82	63	18	27	44	69	66	92	19	09
8	23	68	35	26	00	99	53	93	61	28	52	70	05	48	34	56	65	05	61	86	90	92	10	70	80
9	15	39	25	70	99	93	86	52	77	65	15	33	59	05	28	22	87	26	07	47	86	96	98	29	06
10	58	71	96	30	24	18	46	23	34	27	85	13	99	24	44	49	18	09	79	49	74	16	32	23	02
11	57	35	27	33	72	24	53	63	94	09	41	10	76	47	91	44	04	95	49	66	39	60	04	59	81
12	48	50	86	54	48	22	06	34	72	52	82	21	15	65	20	33	29	94	71	11	15	91	29	12	03
13	61	96	48	95	03	07	16	39	33	66	98	56	10	56	79	77	21	30	27	12	90	49	22	23	62
14	36	93	89	41	26	29	70	83	63	51	99	74	20	52	36	87	09	41	15	09	98	60	16	03	03
15	18	87	00	42	31	57	90	12	02	07	23	47	37	17	31	54	08	01	88	63	39	41	88	92	10
16	88	56	53	27	59	33	35	72	67	47	77	34	55	45	70	08	18	27	38	90	16	95	86	70	75
17	09	72	95	84	29	49	41	31	06	70	42	38	06	45	18	64	84	73	31	65	52	53	37	97	15
18	12	96	88	17	31	65	19	69	02	83	60	75	86	90	68	24	64	19	35	51	56	61	87	39	12
19	85	94	57	24	16	92	09	84	38	76	22	00	27	69	85	29	81	94	78	70	21	94	47	90	12
20	38	64	43	59	98	98	77	87	68	07	91	51	67	62	44	40	98	05	93	78	23	32	65	41	18
21	53	44	09	42	72	00	41	86	79	79	68	47	22	00	20	35	55	31	51	51	00	83	63	22	55
22	40	76	66	26	84	57	99	99	90	37	36	63	32	08	58	37	40	13	68	97	87	64	81	07	83
23	02	17	79	18	05	12	59	52	57	02	22	07	90	47	03	28	14	11	30	79	20	69	22	40	98
24	95	17	82	06	53	31	51	10	96	46	92	06	88	07	77	56	11	50	81	69	40	23	72	51	39
25	35	76	22	42	92	96	11	83	44	80	34	68	35	48	77	33	42	40	90	60	73	96	53	97	86
26	26	29	31	56	41	85	47	04	66	08	34	72	57	59	13	82	43	80	46	15	38	26	61	70	04
27	77	80	20	75	82	72	82	32	99	90	63	95	73	76	63	89	73	44	99	05	48	67	26	43	18
28	46	40	66	44	52	91	36	74	43	53	30	82	13	54	00	78	45	63	98	35	55	03	36	67	68
29	37	56	08	18	09	77	53	84	46	47	31	91	18	95	58	24	16	74	11	53	44	10	13	85	57
30	61	65	61	68	66	37	27	47	39	19	84	83	70	07	48	53	21	40	06	71	95	06	79	88	54
31	93	43	69	64	07	34	18	04	52	35	56	27	09	24	86	61	85	53	83	45	19	90	70	99	00
32	21	96	60	12	99	11	20	99	45	18	48	13	93	55	34	18	37	79	49	90	65	97	38	20	46
33	95	20	47	97	97	27	37	83	28	71	00	06	41	41	74	45	89	09	39	84	51	67	11	52	49
34	97	86	21	78	73	10	65	81	92	59	58	76	17	14	97	04	76	62	16	17	17	95	70	45	80
35	69	92	06	34	13	59	71	74	17	32	27	55	10	24	19	23	71	82	13	74	63	52	52	01	41
36	04	31	17	21	56	33	73	99	19	87	26	72	39	27	67	53	77	57	68	93	60	61	97	22	61
37	61	06	98	03	91	87	14	77	43	96	43	00	65	98	50	45	60	33	01	07	98	99	46	50	47
38	85	93	85	86	88	72	87	08	62	40	16	06	10	89	20	23	21	34	74	97	76	38	03	29	63
39	21	74	32	47	45	73	96	07	94	52	09	65	90	77	47	25	76	16	19	33	53	05	70	53	30
40	15	69	53	82	80	79	96	23	53	10	65	39	07	16	29	45	33	02	43	70	02	87	40	41	45
41	02	89	08	04	49	20	21	14	68	86	87	63	93	95	17	11	29	01	95	80	35	14	97	35	33
42	87	18	15	89	79	85	43	01	72	73	08	61	74	51	69	89	74	39	82	15	94	51	33	41	67
43	98	83	71	94	22	59	97	50	99	52	08	52	85	08	40	87	80	61	65	31	91	51	80	32	44
44	10	08	58	21	66	72	68	49	29	31	89	85	84	46	06	59	73	19	85	23	65	09	29	75	63
45	47	90	56	10	08	88	02	84	27	83	42	29	72	23	19	66	56	45	65	79	20	71	53	20	25
46	22	85	61	68	90	49	64	92	85	44	16	40	12	89	88	50	14	49	81	06	01	82	77	45	12
47	67	80	43	79	33	12	83	11	41	16	25	58	19	68	70	77	02	54	00	52	53	43	37	15	26
48	27	62	50	96	72	79	44	61	40	15	14	53	40	65	39	27	31	58	50	28	11	39	03	34	25
49	33	78	80	87	15	38	30	06	38	21	14	47	47	07	26	54	96	87	53	32	40	36	40	96	76
50	13	13	92	66	99	47	24	49	57	74	32	25	43	62	17	10	97	11	69	84	99	63	22	32	98

中英文名词对照

A

阿拉木图宣言 Alma-ata Declaration
阿斯塔纳宣言 Astana Declaration
氨 ammonia，NH_3
氨基酸 amino acid
氨基酸评分 amino acid score
按床日付费 per diem system
按服务项目付费 fee for service
按疾病诊断相关组付费 diagnosis related groups，DRG
按人头付费 per capita
澳大利亚皇家全科医生学会 Royal Australian College of General Practitioner，RACGP

B

百分条图 percentage bar chart
百分位数 percentile
半定量资料 semi-quantitative data
半对数线图 semi-logarithmic line chart
半乳糖 galactose
保护率 protective rate，PR
报告偏倚 reporting bias
暴发 outbreak
暴发调查 outbreak survey
暴露 exposure
暴露怀疑偏倚 exposure suspicion bias
暴露偏倚 unmasking bias
备择假设 alternative hypothesis
被动监测 passive surveillance
苯 benzene
比 ratio
比较措施 comparator
比例风险 proportional hazards
比例死亡比 proportionate mortality rate，PMR
比数比/优势比 odds ratio，OR
比值比 odds ratio
比值测度资料 ratio scale data
必需氨基酸 essential amino acid
必需脂肪酸 essential fatty acid
必要病因 necessary cause
变量 variable
变量窗口 variable view
变量赋权 weight cases
变量值 value of variable
变形杆菌 proteus
变异 variation
变异系数 coefficient of variance
标化死亡比 standardized mortality ratio
标准差 standard deviation
标准化率 standardized rate
标准化偏回归系数 standardized partial regression coefficient
标准化死亡比 standard mortality ratio，SMR
标准误 standard error
标准正态分布 standard normal distribution
并联试验 parallel test
病程长短偏倚 length bias
病例报告 case report
病例报告表 case report form
病例搜索 case-finding

病死率 case fatality rate
病态建筑物综合征 sick building syndrome，SBS
病因分值 etiological fraction
病因模型 causal models
病因网模型 web of causation model
伯克森偏倚 Berkson's bias
泊松分布 Poisson distribution
不溶性膳食纤维 insoluble fiber

C

参考蛋白质 reference protein
参数 parameter
参数估计 estimation of parameter
参数检验 parametric test
残余混杂 residual confounding
测量 measurement
测量偏倚 measurement bias
插入变量 insert variable
插入记录 insert case
拆分文件 split files
倡导 advocacy
超重 overweight
尘埃传播 dust transmission
尘肺病 pneumoconiosis
乘积极限法 product-limited method
程序编辑窗 syntax editor
程序编辑窗口 program editor
持久性有机污染物 persistent organic pollutants，POPs
持续性服务 continuous care
充分病因 sufficient cause
抽样 sampling
抽样调查 sampling survey
抽样误差 sampling error
抽样研究 sampling study
臭氧空洞 ozone hole
出生队列 birth cohort
出生队列分析 birth cohort analysis
初级卫生保健 primary health care
传播途径 route of transmission
传染病 infectious diseases
传染期 communicable period
传染源 source of infection
串联试验 serial test
创建时间序列变量 create time series
创新扩散 diffusion of innovation，DI
垂直传播 vertical transmission
次生环境 secondary environment
刺激性气体 irritant gases
粗死亡率 crude death rate，CDR
错分 misclassification
错分偏倚 misclassification bias

D

达成共识 agree
打算阶段 contemplation
大骨节病 Kashin-Beck disease
大流行 pandemic
大气圈 atmosphere

大气污染　air pollution
代表性　representativeness
单纯随机抽样　simple random sampling
单项筛检　single screening
单样本 t 检验　one sample/group t test
单样本 u 检验　one-sample u test
单因素方差分析　one-way analysis of variance
胆固醇　cholesterol
蛋白质　protein
蛋白质功效比值　protein efficiency ratio
蛋白质互补作用　protein complementary action
蛋白质净利用率　net protein utilization
蛋白质-能量营养不良　protein-energy malnutrition
氮氧化物　nitrogen oxide, NOX
地方性　endemic
地方性氟病　endemic flfluorosis
地方性砷中毒　endemic arsenicosis
等级测度资料　ordinal scale data
等级相关　rank correlation
等级资料　ranked data
等响曲线　equal loudness curves
低密度脂蛋白　low density lipoprotein, LDL
第二级预防　secondary prevention
第三级预防　tertiary prevention
第一级预防　primary prevention
点估计　point estimation
碘缺乏病　iodine defifificiency disorders, IDD
电离辐射　ionizing radiation, IR
调查偏倚　investigation bias
调查者偏倚　interviewer bias
定量资料　quantitative data
定性资料　qualitative data
定义变量属性　define variable properties
定义时间　define dates
动态人群　dynamic population
毒蕈　toxic mushroom
短期波动　rapid fluctuation
对观察单位进行计数　count values within cases
对照　control
对照组事件发生率　control event rate, CER
多环芳烃　polycyclic aromatic hydrocarbon, PAH
多项筛检　multiple screening
多重比较　multiple comparison
多重极差检验　multiple range test
多重结局测量　multiple outcome measurements

E

二次污染物　secondary pollutant
二氧化氮　nitrogen dioxide, NO_2

F

发病率　incidence rate
发病密度　incidence density
发育　development
发育毒性　developmental toxicity
发展个人技能　develop personal skill
法定职业病　statutory occupational disease
反式脂肪酸　trans fatty acids
方差　variance
方差分析　analysis of variance, ANOVA
方差齐性　homogeneity of variance
飞沫传播　droplet transmission
飞沫核传播　droplet nucleus transmission
非参数检验　nonparametric test
非传染性疾病　noncommunicable disease, NCD
非电离辐射　non-ionizing radiation
非机遇一致性　potential agreement beyond chance
非连续性资料　discrete data
非随机对照临床试验　nonrandomized control clinical trial
非随机误差　nonrandom error
非血红色铁　nonheme iron
肥胖　obesity
分层抽样　stratified sampling
分析资料　analysis of data
氟斑牙　dental fluorosis
氟骨症　skeletal fluorosis
符号秩和检验　Wilcoxon signed-rank test
符合率　agreement rate
负担系数　dependency ratio
负相关　negative correlation
复发率　recurrence rate
复制数据属性　copy data properties
副溶血弧菌　vibrio parahaemolyticus

G

钙　calcium
概率　probability
感染率　infection rate
感知　perception
干预措施　intervention
高密度脂蛋白　high density lipoprotein, HDL
高危人群筛检　high risk screening
个案调查　case investigation
个体匹配　individual matching
个体试验　individual trail
铬　chromium
公共卫生　public health
公共卫生监测　public health surveillance
公害病　public nuisance disease
公平性　equity
汞　mercury, Hg
共变法　method of concomitant variation
共同付费　cost-sharing
共振频率　resonant frequency
构成比　proportion
固醇类　sterols
固有频率　natural frequency
观测值排序　sort cases
观察单位　observation unit
观察单位排秩　rank cases
观察法　observation
观察偏倚　observational bias
观察一致率　observed agreement
观察值　observed value, measurements
光化学烟雾　photochemical smog
光化学氧化剂　photochemical oxidants
归因危险度　attributable risk
归因危险度百分比　attributable risk percent
硅酸盐　silicates
硅酸盐尘肺　silicatosis
国家肺癌筛查试验　national lung screening trail, NLST
国家公共卫生绩效标准项目　the national public health performance standards program, NPHPSP
果糖　fructose
过程步　proc procedure
过度报告　over-report
过度诊断偏倚　over diagnosis bias

过氧酰基硝酸酯　peroxyacyl nitrate，PAN

H

含氯氟烃　chlorofluorocarbons，CFCs
含铁小体　ferruginous bodies
合并方差　combined/pooled variance
河豚毒素　spheroidine
核黄素　riboflavin
横断面调查　cross-sectional study
横断面分析　cross-sectional analysis
后付制　post-payment
化学物质过敏症　multiple chemical sensitivity，MCS
坏血病　scurvy
环境　environment
环境基因组计划　environmental genome project，EGP
环境介质　environmental media
环境污染　environmental pollution
环境因素　environment factors
缓解率　remission rate
患病率　prevalence
黄卡系统　yellow card system
挥发性有机物　volatile organic compound，VOC
恢复期　convalescence period
回顾性队列研究　retrospective cohort study
回归平方和　regression sum of squares
回归系数　coefficient of regression
回忆偏倚　recall bias
混合性尘肺　mixed dust pneumoconiosis
混合性粉尘　mixed dust
混杂　confounding
混杂偏倚　confounding bias
混杂因素　confounding factor
混杂因子　confounder

J

机会筛检　opportunistic screening
机遇一致率　agreement of chance
积矩相关系数　coefficient of product-moment correlation
基本死因　underlying death cause
基层医疗服务　primary care
基础代谢　basal metabolic rate
及时性　timeliness
极差　range
急性呼吸窘迫综合征　acute respiratory distress syndrome，ARDS
疾病分布　distribution of disease
疾病监测　surveillance of disease
疾病预防　prevention
集合偏倚　assembly bias
几何均数　geometric mean
几何平均滴度　geometric mean titer，GMT
计量资料　measurement data
计数资料　enumeration data
计算机资源中心　computer resource center
记录连接　record linkage
季节性变化　seasonal variation
剂量-反应关系　dose-response relationship
剂量-效应关系　dose-effect relationship
继发关联　secondary association
绩效　performance
绩效评价　performance assessment
家庭医生　family doctor
家庭医学　family medicine
假设检验　hypothesis test
假设演绎法　hypothetic deductive method

假阳性率　false positive rate
假阴性率　false negative rate
间接病因　indirect cause
间接关联　indirect association
检出症候偏倚　detection signal bias
检验水准　level of test
检验统计量　test statistic
检验效能　power of a test
简便性　simplicity
简单相关　simple correlation
建筑物相关疾病　building related illness，BRI
健康保护　health protection
健康促进　health promotion
健康促进行为　health promoted behavior
健康促进医院　health promotion hospital
健康监测系统　health information system
健康教育　health education
健康信念模式　health belief model，HBM
健康行为　health behavior
交叉感染　cross infection
交叉设计　cross-over design
脚气病　beriberi
接触传播　contact transmission
节肢动物传播　arthropod-borne transmission
结合反应　conjugation
结局　outcome
截断值　cut off point
截距　intercept
介水传染病　waterborne infectious diseases
金标准　gold standard
金属尘肺　metallic pneumoconiosis
近似 t 检验　separate variance estimation t test
经济发展　economic development
精密度　precision
精确度　precision
静态人群　fixed population
决定系数　coefficient of determination
绝对危险度降低　absolute risk reduction，ARR
均方　mean square，MS

K

抗坏血酸　ascorbic acid
可及性服务　accessible care
可接受性　acceptability
可靠性　reliability
可耐受最高摄入量　tolerable upper intake level
可溶性膳食纤维　soluble fiber
可视化分类器　visual bander
可信度　confidence level
可信区间　confidence interval
可重复性　repeatability
克山病　Keshan disease
克汀病　cretinism
空气传播　airborne transmission
矿物质　mineral
扩大免疫规划　expanded program on immunization，EPI

L

拉丁方设计　Latin square design
蓝藻　blue-green algae
类推法　method of analogy
类脂　lipoid
累积发病率　cumulative incidence
累积生存概率　cumulative probability of survival

离均差平方和　total sum of squares
罹患率　attack rate
理论频数　theoretical frequency
连续性资料　continuous data
两独立样本 t 检验　tow independent sample t test
两级或多级抽样　two-stage or multistage sampling
两样本 u 检验　tow-sample u test
临床试验　clinical trail
临床症状期　clinical stage
灵活性　flexibility
灵敏度　sensitivity
领先时间偏倚　lead time bias
流行　epidemic
流行病学　epidemiology
流行病学监测　epidemiological surveillance
流行过程　epidemic process
流行曲线　epidemic curves
硫氨酸　thiamine
硫化氢　hydrogen sulfide，H_2S
轮状模型　wheel model
率　rate
率比　rate ratio
率差　rate difference
氯气　chlorine，Cl_2

M

麦芽糖　maltose
慢性阻塞性肺疾病　chronic obstructive pulmonary disease，COPD
盲法　blinding
煤工尘肺　coal worker's pneumoconiosis
美国家庭医生学会　American Academy of Family Physician，AAFP
美国家庭医学专科委员会　American Board of Family Medicine，ABFM
美国预防服务工作组　U.S. Preventive Services Task Force
描述性研究　descriptive study
名义变量　nominative variable
名义测度资料　nominal scale data
目标筛检　targeted screening

N

纳入标准　inclusive criteria
奈曼偏倚　Neyman bias
脑血管病　cerebral vascular disease
内部真实性　internal validity
内插　interpolation
内源性感染　endogenous infection
能量　energy
能量需要量　energy requirement

P

排除　exclusions
排除标准　exclusive criteria
配对　pair matching
配对设计　paired/matched design
配伍组设计/随机区组设计　randomized block design
皮尔逊相关系数　Person coefficient
匹配　matching
匹配过头　over-matching
偏似然函数　partial likelihood function
偏倚　bias
频率　relative frequency
频数分布　frequency distribution
频数匹配　frequency matching
平均偏差　mean difference

平均数　average
平均需要量　estimated average requirement
平行对照　parallel control
评估　ask/assess
评价　evaluation
葡萄糖　glucose
普查　census
普通线图　line chart

Q

起付线　deductible
气象因素　meteorologic factor
铅　lead，Pb
前瞻性队列研究　prospective cohort study
潜伏期　incubation period
强化社区行动　strengthen community action
情绪　emotion
求同法　method of agreement
求异法　method of difference
区间测度资料　interval scale data
曲线模型　curvilinear modal
全科医生　general practitioner
全科医学　general practice
全球卫生策略　Global Health Strategy
劝告　advise
缺失值替代　replace missing values

R

热痉挛　heat cramp
热适应　heat acclimatization
热衰竭　heat exhaustion
人畜共患疾病　zoonosis
人格　personality
人口金字塔　population pyramid
人口总数　population size
人类基因组计划　human genome project，HGP
人类免疫缺陷病毒　human immunodeficiency virus，HIV
人群归因危险度　population attributable risk
人群归因危险度百分比　population attributable risk percent
人群健康效应谱　spectrum of health effect
人时　person-time
人为污染　anthropogenic pollution
认知　cognition
日志窗口　log
肉毒毒素　creatoxin
肉毒梭菌　clostridium botulinum
乳糖　lactose
乳糖不耐症　lactose intolerance
入院率偏倚　admission rate bias

S

三级救治　rescus by three stages
三角模型　triangle model
三酰甘油　triglyceride
散点图　scatter diagram
散发　sporadic
沙门菌属　salmonella
筛检　screening
筛检试验　screening test
删失数据　censored data
膳食调查　dietary survey
膳食结构　dietary pattern
膳食叶酸当量　dietary folate equivalence
商业医疗保险　commercial medical insurance
哨点监测　sentinel surveillance

设计　design
社会动员　social mobilization
社会环境　social environment
社会科学统计学软件包　statistical package for social science，SPSS
社会认知理论　social cognitive theory，SCT
社会医疗保险　social medical insurance
社会营销　social marketing
社区试验　community trail
身高　height
身体活动　physical activity
身体活动总量　total volume of physical activity
生产性毒物　productive toxicant
生产性粉尘　industrial dust
生存分析　survival analysis
生存概率　probability of survival
生存函数　survival function
生存率　survival rate
生存曲线　survival curve
生存时间　survival time
生活变化单位　life change uni，LCU
生活方式　life style
生活事件　life event
生态平衡　ecological balance
生态系统　ecosystem
生态学谬误　ecological fallacy
生态学研究　ecological study
生物测量法　bio physiological measures
生物地球化学性疾病　geo-chemical disease
生物放大作用　biomagnification
生物富集作用　bioconcentration
生物价　biological value
生物圈　biosphere
生长　growth
生长模式　growth pattern
生殖毒性　reproductive toxicity
声强　sound intensity
声压　sound pressure
剩余标准差　residual standard deviation
剩余法　method of residues
剩余平方和　residual sum of squares
失访偏倚　lost to follow-up bias
湿球黑球温度　wet-bulb globe temperature，WBGT
十项基本公共卫生服务　ten essential public health services，EPHS
石棉　asbestos
石棉肺　asbestosis
石棉小体　asbestos bodies
时间表　schedule
识别重复观察单位　identify duplicate cases
实际频数　actual frequency
实际一致率　actual agreement beyond chance
实际治疗分析　treatment received analysis
实验证据　experimental evidence
食品安全　food safety
食物传播　food-borne transmission
食物链　food chain
食物网　food web
食物营养素参考摄入量　dietary reference intakes
食源性疾病　food borne disease
世界卫生组织　World Health Organization，WHO
试验组事件发生率　experimental event rate，EER
适当性　appropriateness
适宜摄入量　adequate intake
适用性　applicability

室内空气污染　indoor air pollution
室内微小气候　indoor microclimate
似然比　likelihood ratio
似然比检验　likelihood ratio test
手臂振动　hand-arm vibration
手臂振动病　hand-arm vibration disease
手传振动　hand-transmitted vibration
首诊服务　first-contact care
受试者工作特征曲线　receiver operator characteristic curve
输出窗口　output
数据编辑窗　data editor
数据步　data procedure
数据分列汇总　aggregate data
数据转置　transpose
数值变量　numerical variable
双变量正态分布　bivariate normal distribution
双向策略　two pronged strategy
双向性队列研究　ambispective cohort study
水传播　waterborne transmission
水体污染　water body pollution
水肿型蛋白质 - 能量营养不良　kwashiorkor
死亡概率　probability of death
死亡率　mortality rate
死亡专率　specific death rate
死因别死亡率　cause-specific death rate，CSDR
死因构成比　proportion of dying of a specific cause
四分位数间距　inter-quartile range，QL-QU
速报制度　expedited reporting
酸雨　acid ran
算术均数　mean
随机　randomization
随机测量误差　random error of measurement
随机对照试验　randomized controlled trial，RCT
随机区组设计　randomized block design
随机事件　random event
随机数生成器　random number generators
随机误差　random error

T

太阳辐射　solar radiation
炭尘肺　carbon pneumoconiosis
碳水化合物　carbohydrate
碳氧血红蛋白　carboxyhaemoglobin，COHb
糖脂　glycolipid
特异度　specificity
体格发育　physical growth
体能　physical fitness
体适能　physical fitness
体重　weight
体重指数　body mass index，BMI
天然污染　natural pollution
调整卫生服务方向　reorient health service
听觉疲劳　auditory fatigue
听觉适应　auditory adaptation
听力损伤　hearing impairment
听力损失　hearing loss
通科医生　general practitioner，GP
同期对照　concurrent control
同质　homogeneity
统计表　statistical table
统计地图　statistical map
统计量　statistic
统计描述　descriptive statistics

统计图　statistical chart
统计推断　statistical inference
土壤　soil
土壤传播　soil-borne transmission
土壤污染　soil pollution
土壤自净　soil self-purifiction
团队合作式服务　team work
推荐摄入量　mended nutrient intake
退出　withdrawal

W

外部真实性　external validity
外来因素　extraneous factor
外延　extrapolation
外源性感染　exogenous infection
外照射急性放射病　acute radiation sickness from external exposure
外照射慢性放射病　chronic radiation sickness from external exposure
完全数据　complete data
完全随机设计　completely randomized design
危害健康的行为　health risky behavior
危机干预　crisis intervention
危险比　risk ratio
危险因素　risk factor
维生素　vitamin
卫生技术评估数据库　The Health Technology Assessment Database，HTA
卫生学　hygiene
温室效应　greenhouse efffect
无打算阶段　precontemplation
无关联匿名监测　unrelated surveillance
无机粉尘　inorganic dust
无限总体　infinite population
无效假设　null hypothesis
无序分类变量　unordered categorical variable
无应答偏倚　non-response bias
误差　error

X

吸烟　smoking
吸烟严重度指数　heaviness of smoking index，HIS
系统抽样　systematic sampling
系统误差　systematic error
系统综述　syntheses
系统综述和荟萃分析　systematic review and meta-analysis
系统综述摘要　synopses
细颗粒物　fifine particles matter，$PM_{2.5}$
纤维　fiber
显著性　significant
显著性检验　significant test
显著性水准　significant level
现场试验　field trail
现代流行病学　modern epidemiology
现患病例-新发病例偏倚　prevalence-incidence bias
限制性氨基酸　limiting amino acid
线性　linear
相对比　relative ratio
相对危险度　relative risk，RR
相对危险度降低　relative risk reduction，RRR
相关关系　correlation
相关系数　correlation coefficient
箱式图　box-plot
响度　loudness level
消化率　digestibility
消瘦型蛋白质-能量营养不良　marasmus

效果指数　index of effectiveness，IE
效力分析　efficacy analysis
效率　efficiency
协调性服务　coordinated care
协助　assist
斜率　slope
携带者　carrier
心身疾病　psychosomatic diseases
锌铁调控样蛋白　Zrt-and Irt- like proteins,ZIP
锌原卟啉　zinc protoporphyrin，ZPP
信息偏倚　information bias
行动线索　cue to action
行为　behavior
行为改变阶段　stage of change
行为评价　behavioral evaluation
行为危险因素监测系统　behavioral risk factors surveillance system，BRFSS
性别比　sex ratio
虚假关联　spurious association
需要治疗人数　number needed to treat，NNT
酗酒　excessive drinking
续发率　secondary attack rate，SAR
选择偏倚　selection bias
选择性筛检　selective screening
学校物质环境　school physical environment
血红色铁　heme iron
询问法　interview
循环测度资料　circular scale data
循证医学　evidence-based medicine
蕈类　mushroom

Y

压力　stress
亚硝酸盐　nitrite
研究对象　population
研究效率　study efficiency
阳性似然比　positive likelihood ratio
阳性预测值　positive predictive value
样本　sample
样本量　sample size
药品不良反应　adverse drug reaction，ADR
一次污染物　primary pollutant
一氧化氮　nitrogen monoxide，NO
一氧化碳　carbon monoxide，CO
医疗保险　medical insurance
医学参考值范围　reference value range
医学人口统计　medical demography
医学统计学　medical statistics
医源性传播　iatrogenic transmission
医源性感染　iatrogenic infection
医院感染　nosocomial infection，NI；healthcare-associated infection，HAI
移民流行病学　migrant epidemiology
遗传毒性　genetic toxicity
义务性监测　mandatory or compulsory monitoring
抑制物　inhibitor
抑制作用　inhibition
易感性　susceptibility
意向治疗分析　intention to treat analysis，ITT
因果关联　causal association
阴性似然比　negative likelihood ratio
阴性预测值　negative predictive value
应变量　dependent variable
英国国家卫生服务部卫生经济评价数据库　The NHS Economic

Evaluation Database，NHS EED
营养素　nutrient
营养学　nutrition
营造支持性环境　create supportive environment
永久性听阈位移　permanent threshold shift，PTS
游离原卟啉　free erythrocyte proloporphyrin，FEP
有机粉尘　organic dust
有机磷　organophosphate
有机磷中毒迟发性多发性神经倚　organophosphate induced delayed poly-neuropathy，OPIDP
有机阴离子转运肽　OATP
有时间性　time bound
有限总体　finite population
有效率　effective rate
有效性　effectiveness
有序分类变量　ordinal categorical variable
诱导作用　induction
预测值　predictive value
预防性筛检　preventive screening
预防医学　preventive medicine
预付制　prospective payment system
预实验　pilot study
原生环境　primitive environment
原始研究　studies
圆图　pie chart
源人群　source population
约登指数　Youden's Index
运动病　motion sickness

Z

暂时性听阈位移　temporary threshold shift，TTS
噪声　noise
噪声性耳聋　noise-induced deafness
蔗糖　sucrose
真实性　validity
诊断标准　diagnostic criteria
诊断怀疑偏倚　diagnostic suspicion bias
诊断试验　diagnostic test
振动　vibration
振动性白指　vibration-induced white finger，VWF
整理资料　sorting data
整群抽样　cluster sampling
整群筛检　mass screening
正常值范围　normal value range
正常值范围上限　upper limit of normal，ULN
正交设计　orthogonal design
正态分布　normal distribution
正态性检验　normality test
正相关　positive correlation
证据系统　systems
症状监测　syndrome surveillance
脂蛋白　lipoprotein
脂肪　fat
脂肪酸　fatty acid
脂类　lipid
直方图　histogram
直接病因　direct cause
直条图　bar chart
直线回归　linear regression
直线相关　linear correlation
直线相关系数　linear correlation coefficient

职业病　occupational disease
职业健康监护　occupational health surveillance
职业紧张　occupational stress
职业性苯中毒　occupational benzene poisoning
职业性汞中毒　occupational mercury poisoning
职业性铅中毒　occupational lead poisoning
职业性有害因素　occupational hazards or occupational harmful factors
职业中毒　occupational poisoning
志愿者偏倚　volunteer bias
制订健康的公共政策　build healthy public policy
质量控制　control of quality
治疗性筛检　therapeutic screening
治愈率　cure rate
窒息性气体　asphyxiating gases
中毒性肺水肿　toxic pulmonary edema
中间期肌无力综合征　intermediate myasthenia syndrome，IMS
中暑、热射病　heat stroke
中位生存时间　median survival time
中位数　median
重大突发公共卫生事件　emergency public health events
重点药物监测　intensive medicines monitoring
重点医院监测　intensive hospital monitoring
重症监护病房　intensive care unit，ICU
周期性　periodicity
主动监测　active surveillance
主动筛检　active screening
追赶性生长　catch-up growth
准备阶段　preparation
准确度　accuracy
资料　data
自变量　independent variable
自动重新赋值　Automatic Recode
自然环境　natural environment
自身感染　self infection
自我效能　self-efficacy
自由度　degree of freedom
自愿报告系统　spontaneous reporting system，SRS
综合性服务　comprehensive care
综合证据　summaries
总额预付制　global budget
总离均差平方和　sum of squares of deviations from mean，SS
总体　population
组胺　histamine
最高限额　ceiling
最小二乘法　least square method

其他

Cochrane 方法学评价数据库　The Cochrane Database of Methodology Reviews，CDMR
Cochrane 方法学注册资料数据库　The Cochrane Methodology Register，CMR
Cochrane 临床对照试验中心注册数据库　The Cochrane Central Register of Controlled Trials，CENTRAL
Cox 比例风险回归模型　Cox proportional hazard regression model
Fisher 确切概率法　Fisher's exact probability
ROC 曲线下面积　area under curve
γ-氨基丁酸　γ-aminobutyric acid，GABA
δ-氨基-γ-酮戊酸　δ-aminolevulinic acid，ALA
δ-氨基-γ-酮戊酸脱水酶　δ-aminolevulinic acid dehydratase，ALAD